Rudolf A. Weiner (Hrsg.)

Adipositaschirurgie

Rudolf A. Weiner (Hrsg.)

Adipositas-chirurgie

Operationstechnik – Komplikationsmanagement – Nachsorge

Mit Beiträgen von
Imke Behnken, Rafael Blanco-Engert, Lars Fischer, Stephan Göttig, Carsten Gutt, Bernhard Husemann, Klaus Lewandowski, Monika Lewandowski, Kaja Ludwig, Thomas Manger, Oliver Mann, Ralf Matkowitz, Beat Müller-Stich, Heike Raab, Norbert Runkel, Oliver Scheffel, Axel Schüler-Schneider, Edward Shang, Jürgen Stein, Christine Stroh, Petra Stübler, Sebastian Turinsky, Rudolf A. Weiner, Sylvia Weiner

ELSEVIER
URBAN & FISCHER

URBAN & FISCHER München

Zuschriften und Kritik an:
Elsevier GmbH, Urban & Fischer Verlag, Hackerbrücke 6, 80335 München, E-Mail: medizin@elsevier.de

Herausgeber:
Prof. Dr. med. Rudolf A. Weiner
Krankenhaus Sachsenhausen
Schulstraße 31
60594 Frankfurt a. M.

Mit freundlicher Unterstützung von:
Covidien Deutschland GmbH
Gewerbepark 1
93333 Neustadt an der Donau

Wichtiger Hinweis für den Benutzer
Die Erkenntnisse in der Medizin unterliegen laufendem Wandel durch Forschung und klinische Erfahrungen. Herausgeber und Autoren dieses Werkes haben große Sorgfalt darauf verwendet, dass die in diesem Werk gemachten therapeutischen Angaben dem derzeitigen Wissensstand entsprechen. Das entbindet den Nutzer dieses Werkes aber nicht von der Verpflichtung, anhand weiterer schriftlicher Informationsquellen zu überprüfen, ob die dort gemachten Angaben von denen in diesem Buch abweichen und seine Verordnung in eigener Verantwortung zu treffen.
Wie allgemein üblich wurden Warenzeichen bzw. Namen (z. B. bei Pharmapräparaten) nicht besonders gekennzeichnet.

Bibliografische Information der Deutschen Nationalbibliothek
Die Deutsche Nationalbibliothek verzeichnet diese Publikation in der Deutschen Nationalbibliografie; detaillierte bibliografische Daten sind im Internet über http://dnb.d-nb.de abrufbar.

10 11 12 13 5 4 3 2 1

Um den Textfluss nicht zu stören, wurde bei Patienten und Berufsbezeichnungen die grammatikalisch maskuline Form gewählt. Selbstverständlich sind in diesen Fällen immer Frauen und Männer gemeint.

Planung: Dr. Till Meinert, Martina Braun, München
Lektorat: Dr. Bernhard Gall, Dr. Dorothea Pusch, München
Redaktion: Susanne C. Bogner, Dachau
Herstellung: Petra Laurer, München
Satz: Kösel, Krugzell
Druck und Bindung: Printer Trento S.r.l.
Zeichnungen: Henriette Rintelen, Velbert
Umschlaggestaltung: Spieszdesign, Neu-Ulm
Titelfotografie: Corbis RM

ISBN 978-3-437-23025-7

Aktuelle Informationen finden Sie im Internet unter **www.elsevier.de** und **www.elsevier.com**.

Vorwort

Die Adipositas als Krankheit nimmt weltweit auf allen Kontinenten mit Ausnahme von Afrika rasant zu. Die globale Ausbreitung der „Obesity“ (engl. für Adipositas) führte zum Begriff „Globesity“. Es steigt nicht nur das Durchschnittsgewicht der Bevölkerung in industrialisierten Ländern, sondern gerade auch in Schwellenländern nimmt in den letzten Jahrzehnten das Problem von Übergewicht und Adipositas rasant zu.

Folgeerkrankungen der Adipositas, insbesondere der Diabetes mellitus Typ 2 und seine vielfältigen Langzeitschäden, stellt die Gesundheitssysteme langfristig vor riesige ökonomische Probleme. Der Prävention der Entwicklung von Übergewicht und Adipositas kommt damit eine bislang noch ungelöste Aufgabe in allen Gesellschaften zu, um einem ökonomischen Kollaps der Gesundheitssysteme vorzubeugen. Die Häufigkeit von Übergewicht und Adipositas nimmt gerade im Kindes- und Jugendalter rasant zu, so dass die weitere Entwicklung vorgezeichnet ist. Damit wird das Problem Adipositas auch in unserer Gesellschaft in der Zukunft weiter zunehmen.

Diese erschreckende Tendenz hat zur Folge, dass für viele Betroffene die operative Intervention die derzeit einzig effektive Lösung darstellt. Konservative Therapieansätze versagen langfristig, wenn ein Übergewicht von mehr als 30 bis 40 kg besteht. Gewichtsreduktionen sind durch Diäten oder Lebensumstellungen meist nur in einem Umfang von 5 bis 10 kg und nur für begrenzte Zeiträume möglich. Medikamentöse Ansätze sind noch weit davon entfernt, dauerhafte Gewichtsreduktionen von mehr als 10 kg zu erzeugen. Eine grundlegende Lebensumstellung, die eine nachhaltige langfristige und deutliche Gewichtsreduktion nach sich zieht, ist ohne professionelle Unterstützung und kontinuierliche Motivation nicht möglich.

Die Ressourcen für eine derartige professionelle Begleitung von übergewichtigen und adipösen Patienten sind derzeit nur unzureichend vorhanden. Ist erst einmal eine Fettmasse von 30 bis 40 kg bei einem Menschen vorhanden, dann sind die eigenen hormonalen Regulationsmechanismen des Fettgewebes derartig ausgeprägt, dass zum gegenwärtigen Zeitpunkt nur eine operative Intervention langfristig eine Entleerung der Fettspeicher ermöglicht.

Die Vorbehalte gegenüber der Adipositas-Chirurgie sind seit der Einführung der minimal-invasiven Operationstechniken und Standardisierung der Operationsverfahren einschließlich der umfassenden Vor- und Nachsorgeprogramme weitgehend gewichen. Dennoch stellt die operative Intervention allein nicht ein Allheilmittel dar. Nur eine gezielte, patientenorientierte Auswahl des Operationsverfahrens sowie eine optimal vorbereitete, standardisierte und kompetent durchgeführte Operation mit einer lebenslangen Nachbetreuung garantieren einen Langzeiterfolg.

Nicht jeder Adipöse ist unbedingt ein Kandidat für eine operative Intervention. Etwa 15% der Patienten mit einem BMI von mehr als 40 kg/m^2 ziehen überhaupt eine operative Intervention persönlich in Erwägung. Die Erfolgsbilanz der Adipositaschirurgie wird diesen Anteil möglicherweise in den nächsten Jahren größer werden lassen. Die aktive Mitwirkung des Patienten ist eine elementare Grundvoraussetzung, um langfristige Therapieerfolge zu erzielen. Bei restriktiven Verfahren, die die Aufnahmefähigkeit für feste Nahrung einschränken, stellt diese Mitwirkung eine Grundvoraussetzung für die erfolgreiche Gewichtsreduktion auf lange Sicht dar. Bei malabsorptiven Verfahren, bei denen die Resorption des Hauptenergieträgers Fett eingeschränkt wird, ist – ebenfalls unter aktiver Mitwirkung des Patienten – die Durchführung einer lebenslangen Supplementation eine Voraussetzung zur Vermeidung von Langzeitschäden, die durch Mangel an einzelnen Spurenelementen, Vitaminen und Eiweißen entstehen können.

Das Spektrum der operativen Eingriffe ist einem stetigen Wandel unterworfen. Die individuelle Verfahrensauswahl zeigt zudem regionale und nationale Unterschiede, die nicht zuletzt durch den Einfluss der Versicherungsträger mit bedingt sind.

Auch im Kindes- und Jugendalter werden zunehmend häufiger Extremformen mit einem BMI von weit über 40 kg/m^2 beobachtet, für die als einzig nachhaltig wirksame Therapieoption eine operative Intervention in Frage kommt. Jede operative Maßnahme hat ein eigenes Komplikationspotenzial. Die allgemeine Morbidität der extrem Übergewichtigen trägt dazu bei, dass generell eine erhöhte postoperative Morbidität im Vergleich zu Normalgewichtigen besteht. Dementsprechend ist eine umfassende präoperative Diagnostik und Vorbereitung notwendig, um das Gesamtrisiko für den operativen Eingriff zu senken.

Es ist heute eindeutig zu belegen, dass die Einführung der minimal-invasiven Operationstechniken in der Adipositaschirurgie eine deutliche Reduktion der Morbidität und Mortalität bewirkt haben. Mithilfe einer konsequenten medikamentösen Thromboseprophylaxe sowie intermittierender Kompression der Beine und insbesondere durch die Frühmobilisation, die nach allen minimal-invasiven Eingriffen aufgrund geringerer postoperativer Schmerzen möglich ist, konnte das Risiko für Lungenembolien drastisch gesenkt werden. In der Ära der offenen Adipositas-

Chirurgie in den 70er Jahren drohte eine letale Lungenembolie in einer Häufigkeit von 1% der Fälle. Inzwischen konnte diese schwere allgemeine Komplikation um mehr als den Faktor 10 gesenkt werden. Am eigenen Krankengut wurde über einen Zeitraum von mehr als 14 Jahren Adipositaschirurgie mit insgesamt mehr als 4000 Eingriffen nur eine tödliche Lungenembolie beobachtet. Darin zeigt sich beispielhaft, dass die Sicherheit der Patienten durch ein komplexes perioperatives Management deutlich erhöht wurde. Die Risiken und Nebeneffekte den einzelnen Patienten betreffend werden in hohem Maße von den Vorteilen durch die Verringerung der Komorbiditäten aufgewogen. Wenn Begleit- und Folgeerkrankungen der Adipositas, wie Diabetes mellitus, arterieller Hypertonus, Dyslipidämie und Schlafapnoe unabhängig von den Operationsverfahren in über 80% der Fälle verbessert oder geheilt werden können, dann ist auch der Nutzen für den einzelnen Patienten wie auch der ökonomische Nutzen nicht mehr zu bestreiten.

Für das Individuum kommen als wesentliche Faktoren noch hinzu, dass sich sowohl die Lebensqualität als auch die Lebenserwartung positiv verändern. Alle Aspekte der individuellen Lebensqualität, angefangen von psychischen Faktoren, sozialen Umständen bis hin zur Lebensfreude, werden nachweislich bereits innerhalb des ersten Jahres nach der Operation deutlich verbessert. Die Beeinträchtigung der Lebensqualität, wie sie mit Testbatterien objektiv erhoben werden kann, zeigt bei morbider Adipositas die gleiche Einschränkung wie bei Krebskranken. Krankhafte Adipositas führt zur sozialen Isolation und zur reaktiven Depression, welche ohne Gewichtsreduktion therapieresistent sind. Nach einer erfolgreichen Operation mit anschließender drastischer Gewichtsreduktion verbessern sich die Lebensbedingungen für die Patienten und sie können zunehmend wieder ein normales Leben führen. Mit der Entscheidung für die Adipositaschirurgie haben Patienten aber nicht nur die Chance, ihre Lebensfreude wiederzuerlangen, sondern sie können damit auch ihre eingeschränkte Lebenserwartung wieder normalisieren.

Insbesondere bei Patienten mit extremem Übergewicht im Alter zwischen 30 und 40 Jahren ist durch die Kombination mit Begleiterkrankungen, wie Diabetes mellitus und Hochdruckkrankheit mit einer mittleren Verkürzung der Lebenserwartung von bis zu 25 Jahren zu rechnen. Generell muss jedoch festgehalten werden, dass die Adipositaschirurgie keine Lösung des Gesamtproblems der sich entwickelnden Adipositasepidemie in den Industriegesellschaften bietet. Sie bleibt stets ein individueller therapeutischer Ansatz, der dem Betroffenen unter seiner Mitwirkung eine Normalisierung seines Lebens sowie auch die Befreiung von Begleiterkrankungen ermöglichen kann. Hausärzte und Internisten, aber auch Orthopäden und Gynäkologen, sind mit dem Problem der extremen Adipositas direkt konfrontiert, da sie diesen Patienten keine kurative Behandlung ihrer Erkrankung anbieten können. Diese Situation führt nicht selten in der täglichen Praxis zu Frustration und Resignation auf beiden Seiten. In einer solch schwierigen Situation bietet die Adipositaschirurgie bzw. die metabolische Chirurgie extrem Adipösen mit z. B. Diabetes mellitus Typ 2 und ihren behandelnden Ärzten eine Perspektive, die einen wirksamen Ausweg aus dem Teufelskreis einer stetig steigenden Anpassung der Insulindosis mit nachfolgender weiterer Gewichtszunahme darstellt. Die neuen Entwicklungen auf dem Gebiet der Stoffwechseltherapie durch gezielte operative Eingriffe gehen weit über das eigentliche Maß der Adipositaschirurgie hinaus. Es sind inzwischen neue Verfahren in Entwicklung, die nicht nur eine Gewichtsreduktion bewirken, sondern die metabolischen Störungen gezielt beseitigen können. Hier ist Neues zu erwarten für die Zukunft und lässt viele Patienten, aber auch Ärzte hoffen. Das vorliegende Werk stellt die operative Adipositaschirurgie für Primär- und Sekundäreingriffe im wissenschaftlichen Umfeld der Adipositastherapie dar. Grundlagen und praktische Empfehlungen für das postoperative Management und die Nachbehandlung umrahmen die operativen Techniken, die in Form einer schrittweisen Operationsdurchführung, illustriert durch zahlreiche Abbildungen, Skizzen und einem Videoanhang detailliert dargestellt werden. Die aktuellen Leitlinien zur Adipositasbehandlung runden im Anhang die erste Operationslehre für Adipositaschirurgie in deutscher Sprache ab.

Für die freundliche Überlassung der Röntgen-, MRT-, und CT-Aufnahmen danke ich den Kollegen Dr. B. Bauer und Dr. U. Berner (Radiologische Praxis am Krankenhaus Sachsenhausen, Frankfurt a. Main).

Ausblick

Adipositaschirurgie ist eine Hochrisikochirurgie, unabhängig von der Verfahrenstechnik. Extrem übergewichtige Patienten haben eine hohe Morbidität, die multifaktoriell ist. Die präoperative Abschätzung der Risikolage ist eine zwingende Maßnahme. Postoperative Komplikationen, insbesondere pulmonale, können durch eine präoperative Konditionierung und ganz entscheidend durch die laparoskopische Ausführung der Operation gesenkt werden.

Die Ergebnisse der modernen Chirurgie zur dauerhaften Gewichtssenkung sind überzeugend. Dementsprechend nimmt derzeit die Zahl der operativen Maßnahmen zur dauerhaften Gewichtsreduktion weltweit exponentiell zu. In dem vorliegenden Werk wurde der Stand der Adipositaschirurgie dargestellt. Die Innovationen auf diesem Gebiet sind die größten Veränderungen auf dem Gebiet der Viszeralchirurgie in den letzten 15 Jahren.

Die Krankheit Adipositas erfordert ein integratives ärztliches Management, dessen Ziele neben einer radikalen und langfristigen Gewichtsreduktion die Beseitigung und Beeinflussung von Komorbiditäten, die Verbesserung der Lebensqualität und Normalisierung der Lebenserwartung sind. Hier müssen alle beteiligten Fachdisziplinen Hand in Hand zusammenarbeiten, um diesem Anspruch gerecht zu werden.

Die neuen therapeutischen Ansätze in der experimentellen Adipositas- und metabolischen Chirurgie sind vielfältig. Elektrostimulation des Magens, die Vagusstimulation, das Einbringen von Plastikschläuchen („Sleeves"), die den Darm auskleiden, die Kombination von restriktiven Verfahren mit pharmakologischen oder psychobiologischen Neuentwicklungen, eröffnen neue Therapieansätze. Es gibt Ansätze, die sich grundlegend von allen bisher angewandten Verfahren unterscheiden. Die Selfish-Brain-Theorie beinhaltet die Rolle des Zentralnervensystems in der Regulation des Energiehaushalts. Das Gehirn gibt der Einstellung der eigenen ATP-Konzentration die höchste Priorität. Hier ergibt sich eine Reihe von potenziellen Ansatzpunkten, um die körpereigene Energiebilanz durch zentralnervöse Stimulationen zu beeinflussen. Die Energieabfrage des Gehirns koordiniert den kontinuierlichen Verbrauch und die zyklische Belieferung des Organismus. Essverhalten ist keine Reaktion auf leere Speicher, sondern es gibt antizipatorische Mechanismen. Hier ergeben sich neue Therapieansätze.

Die Gentechnologie und weitere Entwicklungen der medizinischen Wissenschaften können neue Therapieansätze liefern. Die operative Intervention am Magen als zentralem Erfolgs- und Steuerungsorgan der Nahrungsaufnahme wird auf lange Sicht der etablierte Therapieansatz der Adipositaschirurgie bleiben. Die Technologien der Magenwanddurchtrennung werden durch Neuentwicklungen wie Klammernahtverstärkungen weiterentwickelt. Die Zugangswege werden sich möglicherweise ändern. N.O.T.E.S. oder trans- und intragastrale Techniken stehen der laparoskopischen Vorgehensweise als potenzielle Konkurrenz gegenüber. Nach wie vor gilt der laparoskopische Zugang („minimal-invasive Chirurgie") als Standard bei Primäreingriffen. Inwieweit der Zugang über natürliche Körperöffnungen (oral transgastral, transvaginal oder transrektal: natural orifice transluminal endoscopic surgery: N.O.T.E.S.) für die Adipositaschirurgie neue Impulse bringen wird, ist bislang offen. Ein deutlicher Innovationsschub bei der Weiterentwicklung von Instrumenten, hier insbesondere von flexiblen Arbeitsarmen, scheint auf jeden Fall in Gang gesetzt worden zu sein. Erste experimentelle Studien zeigen auch Erfolg versprechende Ansätze. Die technologische Entwicklung steht derzeit erst am Anfang. Unabhängig vom Zugangsweg bleiben zunächst die Prinzipien der bisher erprobten Operationsverfahren bestehen. Dennoch können sich hier neue Wege und neue Therapieansätze ergeben. Auf jeden Fall wird der Vielfach-Zugang, d. h. das „Spicken" der Patienten mit vielen Trokaren, seltener werden oder möglicherweise ganz verschwinden.

Die frustranen Erfolge konservativer Therapieversuche bei Adipositas, wie sie im Abschlussbereicht der Leitlinienrecherche des IQWiG, veröffentlicht im Mai 2009, dokumentiert sind, lassen die Chirurgie derzeit als einzige effektive und kosteneffiziente Behandlungsoption erscheinen (Bockerbrink et al. 2008). Die Wissenschaft kann immer genauer die Entstehung des exzessiven Übergewichts und die sozioökonomischen Bedingungen für die weitere Entwicklung der Adipositas beschreiben. Man versteht auch zunehmend mehr, wie das Fettgewebe, wenn es einmal übermäßige Speicher angelegt hat, hormonal den Organismus beeinflusst. Therapeutische Ansätze fehlen jedoch bislang. Das trifft insbesondere auf die Pharmakotherapie zu, die heute vor einem Scherbenhaufen steht. Die Adipositaschirurgie gewinnt daher in der Gegenwart weltweit weiter an Bedeutung und wird wohl noch lange nicht von nichtoperativen Verfahren abgelöst werden können. Trotz der Tatsache, dass sowohl die WHO als auch die EU das Problem erkannt haben, ist Adipositas im SGB V der Bundesrepublik Deutschland nicht als Krankheit erfasst. Es ist an der Zeit, dass die Adipositaschirurgie auch in Deutschland die Stellung bekommt, die ihr auf der Basis unzähliger Studiendaten heute zusteht.

Frankfurt am Main, Sachsenhausen, im Dezember 2009
Prof. Dr. Rudolf A. Weiner (Hrsg.)

Literatur

Bockerbrink A, Stöber Y, Roll S, Vauth C et al. Medizinische und ökonomische Beurteilung der bariatrischen Chirurgie (Adipositaschirurgie) gegenüber konservativen Strategien bei erwachsenen Patienten mit morbider Adipositas. HTA-Abschlussbericht. DIMDI. Schriftenreihe Health Technology Assessment, Bd. 73, 1. Aufl., 2008.

Gemeinsamer Bundesausschuss. Beschluss über die Beauftragung des Institutes für Qualität und Wirtschaftlichkeit: Leitlinienempfehlungen für das DMP-Modul Adipositas und die Aktualisierung bestehender DMP [Online-Text]. 19. Dez. 2006 [Zugriff am 13. Mär. 2008]. Gelesen unter: http://www.g-ba.de/downloads/39-261-361/2006-12-19-IQWiG-DMP.pdf.

Bundesministerium für Gesundheit und soziale Sicherung. Sozialgesetzbuch SGB (SGB V): Gesetzliche Krankenversicherung – § 137f Absatz 2 [Online-Text]. 2006 [Zugriff am 9. Mai 2007]. Gelesen unter: http://bundesrecht.juris.de/bundesrecht/sgb_5/gesamt.pdf.

Bundesministerium für Gesundheit. Glossar zur Gesundheitsreform. Strukturierte Behandlungsprogramme: Erläuterungen und Informationen [Online-Text]. 2006 [Zugriff am 9. Mai 2007]. Ge-

lesen unter: http://www.gesundheitsglossar.de/glossar/strukturierte_behandlungsprogramme.html.
Gemeinsamer Bundesausschuss. Chronikerprogramme: strukturierte Behandlungsprogramme für chronisch kranke Menschen [Online-Text]. 2006 [Zugriff am 13. Mär. 2008]. Gelesen unter: http://www.gba.de/informationen/chronikerprogramme.
Institut für Qualität und Wirtschaftlichkeit im Gesundheitswesen (IQWiG). Leitlinienrecherche und -bewertung für ein DMP-Modul Adipositas. Abschlussbericht 2009-06-12.
World Health Organization. Obesity: preventing and managing the global epidemic; report of a WHO consultation. Genf: WHO; 2000. (WHO technical report series; Band 894).
Weltgesundheitsorganisation. Adipositas: eine Herausforderung für die Europäische Region der WHO; Faktenblatt EURO/13/05 [Online-Text]. 12. Sep. 2005 [Zugriff am 13. Mär. 2008]. Gelesen unter: http://www.euro.who.int/document/mediacentre/fs1305g.pdf.

Inhaltsverzeichnis

Autorinnen und Autoren

Imke Behnken
St. Marienkrankenhaus
Medizinische Klinik
Richard-Wagner-Str. 14
60318 Frankfurt am Main

Dr. med. Rafael Blanco-Engert
Chirurgische Praxis „Am Dornbusch"
Eschersheimer Landstraße 248
60320 Frankfurt

Priv.-Doz. Dr. med. Lars Fischer
Klinik für Allgemein-, Viszeral- und Transplantationschirurgie
Universität Heidelberg
Im Neuenheimer Feld 110
69120 Heidelberg

Stephan Göttig
Krankenhaus Sachsenhausen
Chirurgische Klinik
Schulstraße 31
60594 Frankfurt

Prof. Dr. med. Carsten N. Gutt
Klinikum Memmingen
Klinik für Allgemein-, Viszeral-, Thorax- und Gefäßchirurgie
Bismarckstraße 23
87700 Memmingen

Prof. Dr. med. Bernhard Husemann
Oberkasseler Straße 36 F
40545 Düsseldorf

Prof. Dr. med. Klaus Lewandowski
Elisabeth-Krankenhaus Essen
Klinik für Anästhesiologie, Operative Intensivmedizin und Schmerztherapie
Klara-Kopp-Weg 1
45138 Essen

Dr. med. Monika Lewandowski
Essen

Prof. Dr. med. Kaja Ludwig
Klinikum Südstadt Rostock
Klinik für Chirurgie
Südring 81
18059 Rostock

Prof. Dr. med. Thomas Manger
Klinik für Allgemein-, Viszeral- und Kinderchirurgie
SRH Wald-Klinikum Gera
Straße des Friedens 122
07549 Gera

Dr. med. Oliver Mann
Universität Hamburg Eppendorf
Klinik und Poliklinik für Allgemein-, Viszeral- und Thoraxchirurgie
Martinstraße 52
20246 Hamburg

Priv.-Doz. Dr. med. Ralf Matkowitz
Klinik Rotes Kreuz
Chirurgische Klinik
Königswarterstr. 16
60316 Frankfurt

Priv.-Doz. Dr. med. Beat P. Müller-Stich
Klinik für Allgemein-, Viszeral- und Transplantationschirurgie
Universität Heidelberg
Im Neuenheimer Feld 110
69120 Heidelberg

Dr. oec. troph. Heike Raab
Krankenhaus Sachsenhausen
Schulstraße 31
60594 Frankfurt

Prof. Dr. med. Dr. h.c. Norbert Runkel
Schwarzwald-Baar-Klinikum Villingen-Schwenningen
Klinik für Allgemein-, Visceral- und Kinderchirurgie
Vöhrenbacherstr. 23
78050 Villingen-Schwenningen

Dr. med. Oliver Scheffel
Krankenhaus Sachsenhausen
Chirurgische Klinik
Schulstraße 31
60594 Frankfurt am Main

Dr. med. Axel Schüler-Schneider
Internistische Praxis, Psychosomatik
Stresemannallee 11
60596 Frankfurt

Priv.-Doz. Dr. med. Edward Shang
Klinikum Mannheim
Chirurgische Klinik
Theodor-Kutzer-Ufer 1–3
68167 Mannheim

Prof. Dr. med. Dr. oec. troph. Jürgen Stein
Katharina-Kasper-Kliniken
St. Elisabethen-Krankenhaus
Klinik für Innere Medizin
Ginnheimer Str. 3
60487 Frankfurt am Main

Dr. med. Christine Stroh
SRH Wald-Klinikum Gera
Klinik für Allgemein-, Viszeral- und Kinderchirurgie
Straße des Friedens 122
07549 Gera

Dr. med. Petra Stübler
Landteilstraße 24
68163 Mannheim

Dr. med. Sebastian Turinsky
HELIOS Klinikum Krefeld
Klinik für Anästhesiologie, operative Intensivmedizin und Schmerztherapie
Lutherplatz 40
47805 Krefeld

Prof. Dr. med. Rudolf A. Weiner
Krankenhaus Sachsenhausen
Chirurgische Klinik
Schulstraße 31
60594 Frankfurt am Main

Dr. med. Sylvia Weiner
Krankenhaus Sachsenhausen
Chirurgische Klinik
Schulstraße 31
60594 Frankfurt am Main

Abkürzungsverzeichnis

$AaDO_2$	alveolo-arterielle Sauerstoffpartialdruckdifferenz
AGRP	Agouti related peptide
AL	alimentary limb, alimentäre Schlinge
ALI	acute lung injury
ANV	akutes Nierenversagen
ARDS	acute respiratory distress syndrome
ASB	assisted spontaneous breathing
BAROS	Bariatric Analysis and Reporting Outcome System
BIA	bioelektrische Impedanzanalyse
BIPAP	biphasic intermittent positive airway pressure
BL	biliodigestive limb, biliodigestive Schlinge
BMI	Body Mass Index, Körpermassenindex
BMI AGA	
BPD	biliopankreatic diversion, biliopankreatische Diversion
BPD-DS	biliopankreatische Diversion mit Duodenalswitch
BQL	Bariatric Quality of Life
C_l	Compliance der Lunge
C_{rs}	Compliance des Atemapparats
C_{ts}	Compliance des Thorax
CART	Kokain- und amphetaminreguliertes Transkript
CC	Common Channel, gemeinsamer Verdauungskanal
CCK	Cholezystokinin
CCV	critical closing volume, kritisches Verschlussvolumen
CPAP	continous positive airway pressure
CRH	Corticotropin-Releasing-Hormon
CrP	C-reaktives Protein
DEXA, DXA	dual-energy-x-ray-absorptiometry, Dual-Röntgen-Absorptiometrie
DRG	Diagnosis Related Groups, Diagnosebezogene Fallgruppen
DS	Duodenalswitch, Umleitung Zwölffingerdarm
EAES	European Assosciation of Endoscopic Surgeons
EBL	excess BMI loss
EBWL	Excess Body Weight Loss
ECMO	extrakorporale Membranoxygenierung
EE	Entero-entero-Anastomose
EWL	excess weight loss, Übergewichtsverlust
F_iO_2	inspiratorische Sauerstoffkonzentration
FDA	U.S. Food and Drug Administration, Bundesaufsichtsbehörde in den USA zur Genehmigung und Zulassung u. a. auch von Medizinprodukten
FFS	freie Fettsäuren
FRC	funktionelle Residualkapazität
GB	gastric bypass, Magenbypass
GE	Gastro-Enterostomie
GERD	gastro-esophageal reflux disease, gastroösophageale Refluxerkrankung
GIP	Gastrointestinales Peptid
GLP-1	Glucagon-like-peptide-1
HRQL	Health-Related Quality of Life
IAP	intraabdominal pressure, intraabdomineller Druck
IBW	ideal body weight, Idealgewicht
IFSO	International Federation of Surgery of Obesity and Metabolic Disorders
IGF-1	Insulin-like growth factor-1
IL-6	Interleukin 6
IWQoL	Impact of Weight on Quality of Life
JIB	jejunoilealer Bypass
KG	Körpergewicht
LAGB	laparoscopic adjustable gastric banding: laparoskopische Magenbandanlage
MCH	Melanozyten-konzentrierendes Hormon
MetS	Metabolisches Syndrom
MIC	minimal-invasive Chirurgie
MOS SF-36	Medical Outcome Short Form-36
NAFLD	non-alcoholic fatty liver disease, nicht-alkoholisch bedingte Fettlebererkrankung
NASH	non-alcoholic steatosis hepatis, nicht-alkoholische Fettleber
NHP	Nottingham Health Profile
N.O.T.E.S.	Natural Orifice Transluminal Endoscopic Surgery

NPY	Neuropeptid Y
OHS	Obesity-Hypoventilationssyndrom
OR	Odds Ratio
ORWELL 97	obesity related well-being 97
OSAS	obstruktives Schlafapnoe-Syndrom
PaO_2	Sauerstoffpartialdruck
PCOS	polyzystisches Ovarsyndrom
PEEP	positive end-expiratory pressure
POMC	Proopiomelanocortin
pQCT	periphere quantitative Computertomographie
PRIS	Propofol-Infusionssyndrom
PROCAM-Studie	Prospective Cardiovascular Münster Study
QALY	quality-adjusted life years
QCT	quantitative Computertomographie
RCT	Randomisierte kontrollierte Studie
RML	Rhabdomyolyse
RNYGB	Roux-en-Y-Gastric bypass, Roux-Y-Magenbypass
RSI	Rapid-sequence-induction
RTP	Real-Time Pressure Sensing, Echtzeitdruckmessung
SaO_2	arterielle Sauerstoffsättigung
SF	Short Form
SG-DJGB	Sleeve Gastrectomy with duodenal-jejunal bypass, Schlauchmagenbildung mit duodenojejunalem Bypass
SGIT	Schlauchmagenbildung mit intestinaler Transposition
SpO_2	periphere Sauerstoffsättigung
SSI	Stress-Strain-Index
TFEQ	Three Factor Eating Questionnaire
TLC	totale Lungenkapazität
TRH	TSH-Releasing-Hormon
TSH	Thyreoidea-stimulating-Hormon
UCP	Uncoupling Proteine
V_T	Tidalvolumen
VBG	vertical banded gastroplasty, vertikale „bandverstärkte“ Gastroplastik
VLCD	very low calorie diet
VMH	Nucleus ventromedialis hypothalami
VTE	venöse Thromboembolie(n)
WHR	Waist-to-Hip-Ratio

KAPITEL

1

I. Behnken, J. Stein, mit zwei Beiträgen von C. Stroh

Grundlagen

Die Adipositas betrifft große Anteile aller entwickelten Gesellschaften. Sie hat in Deutschland längst ein epidemieartiges Ausmaß angenommen und gilt als *das* zentrale Gesundheitsproblem. Derzeit ist jeder zweite Deutsche übergewichtig (BMI ≥ 25 kg/m²), etwa jeder fünfte gilt als adipös (→ fettsüchtig: Body-Mass-Index [BMI] ≥ 30 kg/m²), Tendenz steigend. Nach Schätzungen der WHO ist davon auszugehen, dass bis zum Jahr 2040 rund die Hälfte der erwachsenen Bevölkerung in den westlichen Ländern adipös sein wird. Die gesundheitlichen Folgen und auch die Kosten, die hierdurch verursacht werden, wurden bereits 1990 auf 6 – 8% aller Ausgaben im deutschen Gesundheitssystem geschätzt. Besondere Sorge bereitet die Zunahme der Adipositas bereits im Kindesalter. Bei schätzungsweise 10% der Deutschen beginnt die Adipositas bereits im Kindesalter (Hauner 2000).

1.1 Definition

Unter Übergewicht versteht man zunächst eine das physiologische Maß überschreitende Zunahme der Körpermasse. Ursachen können grundsätzlich neben einer Erhöhung des Körperfettanteils auch eine vermehrte Muskelmasse oder Wassereinlagerungen sein. Dagegen bezeichnet **Adipositas** (Obesitas, Fettsucht) eine Vermehrung des Körpergewichts einzig durch eine über das Normalmaß hinausgehende Vermehrung des Körperfettanteils, die mit gehäuften Folgeerkrankungen (Morbidität) und einer schlechteren Lebenserwartung (Mortalität), also einer eingeschränkten Gesundheit, einhergeht (Willet et al. 1999, Wirth 2003).

1.2 Einteilung und Klassifizierung des Körpergewichts

Etwa die Hälfte der Körperfettmasse ist subkutan verteilt. Das subkutane Fettgewebe macht etwa 11% des Körpergewichts eines schlanken Mannes und 18% bei schlanken Frauen aus. Das exzessive Gewicht bei Adipositas besteht zu 75% aus Fett und zu 25% aus fettfreiem Gewebe (25% Wasser, 25% Protein). Eine von der Weltgesundheitsorganisation autorisierte Einteilung verschiedener Grade von Übergewicht/Adipositas beruht auf der Bestimmung des BMI (➤ Tab. 1.1).

Zwischen Männern und Frauen, aber auch innerhalb der Geschlechter gibt es typische **Fettverteilungsmuster,** die mit unterschiedlichen gesundheitlichen Risiken einhergehen. So spricht man von der zentralen Adipositas mit *„androider“* Fettverteilung, der sog. **Apfelform** der Adipositas, die besondere metabolische und kardiovaskuläre Risiken

Tab. 1.1 Klassifikation des Übergewichts bei Erwachsenen anhand des BMI (autorisiert durch die WHO).

Klassifikation	BMI (kg/m²)	Risiko für Begleiterkrankungen
Untergewicht	< 18,5	Niedrig (andere klinische Probleme können aber gehäuft vorkommen)
Normalbereich	18,5 – 24,9	Durchschnittlich
Übergewicht	≥ 25,0	
Prä-Adipositas	25 – 29,9	Vermehrt
Adipositas Klasse I	30 – 34,9	Mäßiggradig erhöht
Adipositas Klasse II	35 – 39,9	Deutlich erhöht
Adipositas Klasse III	≥ 40	Erheblich erhöht

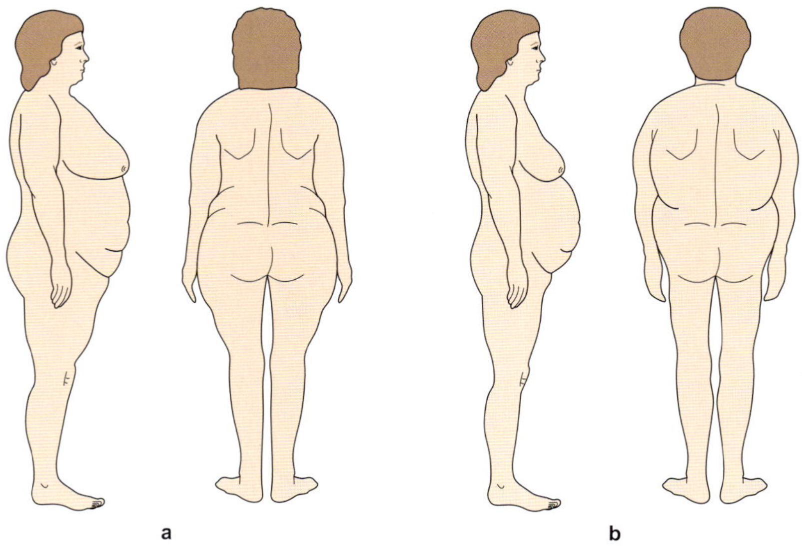

Abb. 1.1 Schematische Darstellung gynoider **(a)** und androider **(b)** Fettverteilung.

birgt. Im Gegensatz hierzu steht die *„gynoide"* **Birnenform** mit betonten Fettdepots im Bereich der Hüften und Oberschenkel (➤ Abb. 1.1). Diese Form der Adipositas ist entsprechend mit geringeren metabolischen und kardiovaskulären Risiken verbunden.

Eine weitere Unterscheidung erfolgt anhand des **Waist-to-Hip-Ratio** (WHR, Verhältnis von Taillenumfang zu Hüftumfang: die des Bauchumfangs zwischen Unterrand des Rippenbogens und Oberrand des Beckenknochens [der Bauchnabel kann bei ausgeprägter abdomineller Fettsucht nach unten sinken]). Ein **erhöhtes Risiko** wird bei Männern durch einen Bauchumfang von **94 cm,** ein deutlich erhöhtes Risiko ab **102 cm** festgestellt. Die entsprechenden Grenzwerte für Frauen liegen bei 88 bzw. 98 cm (➤ Tab. 1.2).

Tab. 1.2 Taillenumfang und Risiko für metabolische und kardiovaskuläre Erkrankungen.

Geschlecht	Erhöhtes Risiko	Deutlich erhöhtes Risiko
Männer	> 94 cm	> 102 cm
Frauen	> 80 cm	> 88 cm

1.3 Epidemiologie

Verlässliche Daten zur *Prävalenz* der Adipositas in der Bundesrepublik Deutschland basieren auf der DHP-Studie (Deutsche Herz-Kreislauf-Präventionsstudie) und dem MONICA-Augsburg-Projekt sowie den Erhebungen des Bundesgesundheitsamtes.

Nach der DHP-Studie, die 1990 an 4700 repräsentativ ausgewählten Männern und Frauen im Alter zwischen 25 und 69 Jahren durchgeführt worden war, betrug der mittlere BMI für Männer 26,8 kg/m². 51% der Bevölkerung waren übergewichtig (BMI > 25 kg/m²) und 19,3% der Frauen bzw. 17,2% der Männer adipös (BMI > 30 kg/m²).

Im Rahmen des MONICA-Projekts wurden 1989/1990 bis 1994/1995 in Augsburg und zwei benachbarten Landkreisen über 500 000 Personen (25- bis 75-jährig) erfasst (Filipiak et al. 1993). Der durchschnittliche BMI lag zu Beginn bei Männern bei 26,9 kg/m² und bei Frauen bei 26,0 kg/m². Die Prävalenz der abdominalen Adipositas nahm im Beobachtungszeitraum (fünf Jahre!) bei Männern um 3,3%, bei Frauen um 3,6% zu. Die Adipositas (BMI-Werte) nahm im gleichen Zeitraum bei Männern um 2,0% bzw. bei Frauen um 2,5% zu (Liese et al. 2001).

Der Bundes-Gesundheitssurvey 1998 ergab anhand der Körpermessungen an über 7100 Frauen und Männern im

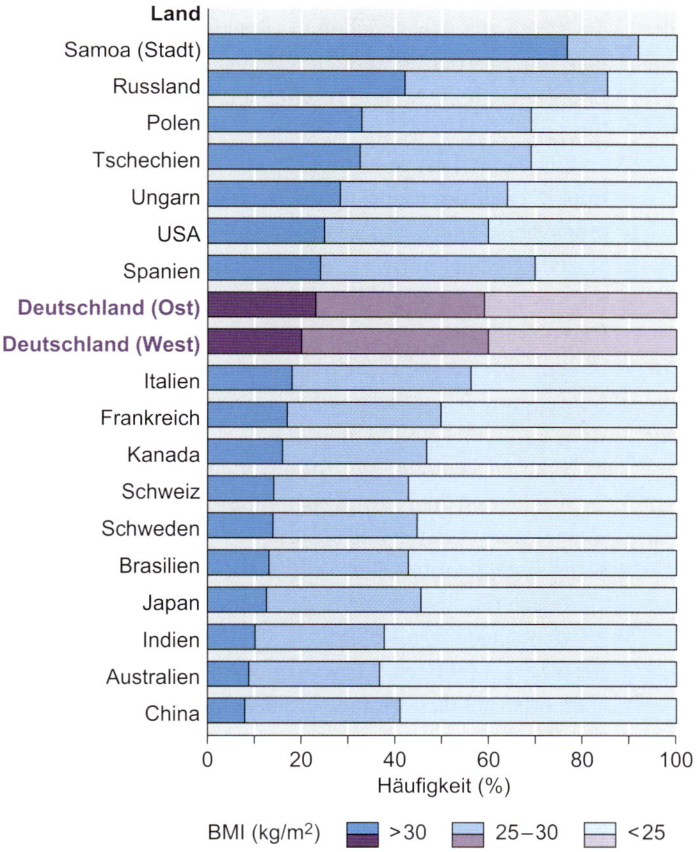

Abb. 1.2 BMI-Klassen im internationalen Vergleich (MONICA-Projekt; nach Wirth 2007).

Alter zwischen 18 und 79 Jahren folgende Ergebnisse: Übergewicht (BMI ≥ 25 kg/m²) besteht insgesamt bei 52% (westdeutsche Frauen) bis 67% (westdeutsche Männer) der Bevölkerung. Eine Adipositas (BMI ≥ 30 kg/m²) ist mit 18% unter den westdeutschen Männern am wenigsten verbreitet und mit 24,5% unter den ostdeutschen Frauen am häufigsten.

Daten, die im Rahmen der „Studie zur Gesundheit von Kindern und Jugendlichen in Deutschland" (KiGGS, 2003–2006) erhoben wurden, belegen, dass 15,0%, d.h. jedes sechste(r) bis siebte(r) Kind bzw. Jugendlicher in Deutschland, übergewichtig sind (Definition: BMI AGA > 90. Perzentile). Eine Adipositas liegt bei etwa 6,3% vor (Definition: BMI AGA > 97. Perzentile) vor. In dieser Studie steigt der Anteil der Übergewichtigen von 9% bei den 3- bis 6-Jährigen über 15% bei den 7- bis 10-Jährigen bis hin zu 17% bei den 14- bis 17-Jährigen. Eine Adipositas haben nach KIGGS 2,9% der 3- bis 6-Jährigen, 6,4% der 7- bis 10-Jährigen und 8,5% der 14- bis 17-Jährigen.

Laut KiGGS sind die Prävalenzzahlen für Übergewicht um 50% gestiegen (auf Basis der Referenzdaten von 1985–1999). Die Häufigkeit der Adipositas hat sich sogar verdoppelt (auf Basis der Referenzdaten von 1985–1999).

Die besten Daten zur **Adipositasprävalenz im internationalen Vergleich** sind dem weltweiten MONICA-Projekt (Monitoring of Trends and Determinants in Cardiovascular Disease) der WHO zu entnehmen (Gostynski et al. 2004). Sowohl was den BMI als auch was die Häufigkeit der Adipositas betrifft, nimmt Deutschland hier einen Platz im oberen Drittel ein. *Der mittlere BMI liegt in Deutschland mit 27,3 kg/m² nur noch knapp unter dem der USA (28,1 kg/m²)* (➤ Abb. 1.2).

1.4 Ätiopathogenese

Adipositas ist eine chronische Erkrankung, der ein **multifaktorielles Geschehen** zugrunde liegt. Ursächlich gilt eine gestörte Balance zwischen Energieaufnahme (Nahrung) und Energieverbrauch (körperliche Arbeit oder Wärmeproduktion = Thermogenese). Die Verschiebung dieses Gleichgewichts ist auf zahlreiche Faktoren zurückzuführen. Hierzu zählen genetische, soziokulturelle und psychosoziale Faktoren, möglicherweise auch weitere Umweltfaktoren.

1.4.1 Regulation der Nahrungsaufnahme: Hunger und Sättigung

Obwohl die tägliche Aufnahme von Nahrung unter energetischen Gesichtspunkten betrachtet sehr variabel ist und an sich nicht gut mit dem Energieverbrauch des gleichen Tages korreliert, gelingt es erstaunlich gut, über lange Zeit betrachtet, die kumulative Energieaufnahme an den Energieverbrauch anzupassen. Dieser Prozess heißt **Energiehomöostase** und trägt dazu bei, dass die Energie, die im Körper in Form von Fett gespeichert wird, relativ stabil bleibt. Untersuchungen der vergangenen Jahre haben ergeben, dass an der Regulation verschiedene Signalmoleküle und ihre Rezeptoren beteiligt sind, deren Dysfunktion u.a. bei genetischen Formen des Übergewichts eine wichtige Rolle spielen (Schwartz et al. 2000).

Nach einer Fastenperiode folgt zum Ausgleich eine Hyperphagie (erhöhte Energieaufnahme durch die Nahrung). Das Ende einer Mahlzeit wird zunächst bestimmt von neuralen und humoralen Sättigungsfaktoren, z.B. Cholezystokinin (CCK) und Glucagon-like-peptide-1, die aus dem Gastrointestinaltrakt stammen und dem Hirn signalisieren, dass die Mahlzeit beendet werden kann. Zahlreiche Untersuchungen belegen, dass insbesondere die **volumetrische Dehnung des Magens** über afferente Vagusfasern zur Freisetzung von CCK im Hypothalamus führt und so an der **Kurzzeitregulation** des Sättigungsverhaltens beteiligt ist.

Demgegenüber scheint der interdigestive Anstieg von Ghrelin, einem im Magen gebildeten, 28 Aminosäuren langem Peptid, für das Eintreten eines erneuten Hungergefühls verantwortlich zu sein.

Der Nährstoffgehalt einer Mahlzeit kann darüber hinaus die durch die Magendehnung induzierten Sättigungssignale synergistisch verstärken. Demgegenüber kommt dem Energiegehalt einer Mahlzeit keine entscheidende Bedeutung zu.

Eine längerfristige Kontrolle wird über Signalwege vermittelt, die ihren Ursprung im Fettgewebe haben. Das hier *proportional zur Körpermasse* produzierte *Leptin* (Woods et al. 2001) gelangt mittels eines sättigbaren Transportmechanismus über die Blut-Hirn-Schranke an hypothalamische Rezeptoren.

Hier löst es wahrscheinlich über eine Hemmung der Neuropeptid-Y-Synthese eine Verminderung der Nahrungsaufnahme aus (➤ Abb. 1.3):

- Niedrige Leptinspiegel führen regulärerweise zu einer Stimulation der Nahrungsaufnahme, bis die Fettgewebsspeicher wieder gefüllt sind.
- Erhöhte Leptinspiegel sollten die Nahrungsaufnahme reduzieren, bis ebenfalls das homöostatische Gleichgewicht wieder erreicht ist.

Bei übergewichtigen Menschen ist dieser Mechanismus aber offensichtlich gestört: Es liegt eine **Leptinresistenz** vor. Hierfür kann teilweise ein gestörter Transportmechanismus über die Blut-Hirn-Schranke verantwortlich gemacht werden (Woods et al. 2001).

Die **zentralnervöse Regulation** der **Energieaufnahme**,

d. h. die Regulation von Hunger, Appetit und Sättigung, konzentriert sich auf **Kerngebiete des Hypothalamus,** wo im Nucleus ventromedialis hypothalami (VMH) neuronale Strukturen für das Sättigungsverhalten verantwortlich sind, während der laterale Hypothalamus (LH) für die Regulation des Essverhaltens wichtig ist. Hierbei sind sowohl klassische Neurotransmitter (z. B. Serotonin, Noradrenalin) wie eine Vielzahl von Neuropeptiden in die Regulation der Nahrungsaufnahme involviert (➤ Tab. 1.3); (vertiefende Darstellung bei Schick et al. 2007).

1.4.2 Genetische Aspekte

Zahlreiche Zwillings-, Adoptions- und Familienstudien deuten zweifelsfrei auf eine wesentliche Bedeutung genetischer Faktoren für die Ausbildung des Phänotyps Adipositas hin. Studien an gemeinsam oder getrennt aufgewachsenen Zwillingen ergaben, dass 60 – 80 % der Varianz des BMI genetisch bedingt ist. Es ließ sich dabei weiterhin zeigen, dass eineiige Zwillinge jeweils ähnlich auf eine Unter- bzw. Überernährung reagieren (Hamann et al. 2007).

Allerdings konnten bislang nur bei einigen seltenen Formen **syndromaler Adipositas** Mutationen eines einzelnen Gens oder eine Chromosomenaberration nachgewiesen werden. Häufigstes Beispiel ist mit einer Prävalenz von ca. 1 : 25 000 das **Prader-Willi-Syndrom,** das eine schwere, stammbetonte Adipositas bei massiver Hyperphagie sowie Kleinwuchs, Intelligenzminderung und einen hypogonadotropen Hypogonadismus umfasst. Im Säuglingsalter haben die Kinder häufig eine Gedeihstörung, die mit Untergewicht einhergehen kann. Erst ab dem zweiten Lebensjahr stellt sich eine Hyperphagie ein, die die Entstehung der meist massiven Adipositas propagiert. Zusätzlich ist bei den Betroffenen der Grundumsatz erniedrigt.

Beim autosomal-rezessiv vererbten **Bardet-Biedl-Syndrom** liegen neben der Adipositas eine Intelligenzminderung und eine retinale Pigmentierung vor. Bisher konnten hier vier verschiedene chromosomale Regionen identifiziert werden.

Weitere Beispiele für syndromale Adipositas sind das **Alström-Syndrom** und das **Fröhlich-Syndrom** (Übersicht bei Hamann et al. 2007).

Keines der an den verschiedenen syndromalen Formen beteiligten Gene scheint jedoch für die hohe Prävalenz von Adipositas in unserer Bevölkerung relevant zu sein. Ähnlich wie bei anderen Komponenten des metabolischen Syndroms wie Diabetes mellitus Typ 2, Dyslipoproteinämie und arterieller Hypertonie handelt es sich nicht um einen **monogenen**, sondern um einen **polygenen Vererbungsmodus.** Statt einem einfachen Mendel-Erbgang zu folgen, scheint die genetische Prädisposition für diese Zivilisationserkrankungen aus der **Addition verschiedener sog. Suszeptibilitätsallele** zu resultieren. Keine dieser geneti-

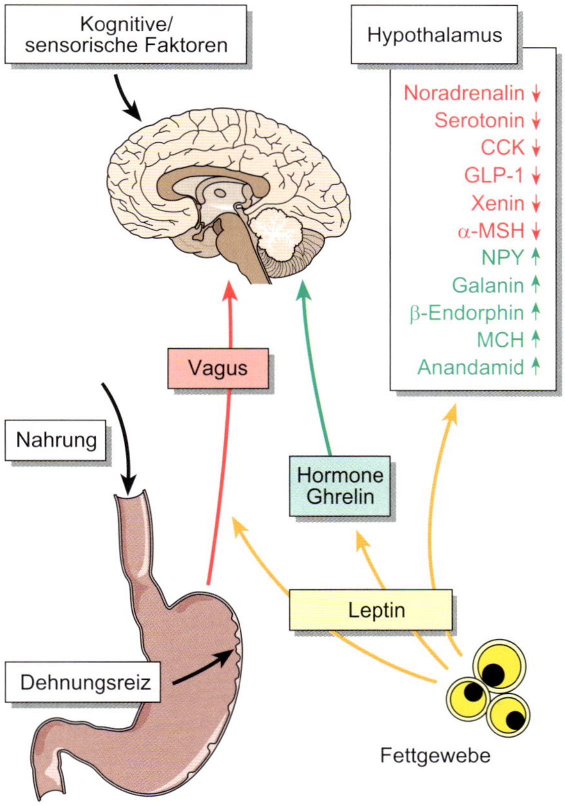

Abb. 1.3 Schematische Darstellung der wesentlichen an der Regulation von Hunger und Sättigung beteiligten Mechanismen.

Tab. 1.3 Wirkung klassischer Neurotransmitter und Neuropeptide auf die Nahrungsaufnahme.

Wirkung auf die Nahrungsaufnahme	Neurotransmitter/Neuropeptid
Nahrungsaufnahme steigernd („orexigen")	Neuropeptid Y (NPY) Agouti-related peptide (AGRP) Melanozyten konzentrierendes Hormon (MCH) Hypokretin I und II/Orexin A und B Galanin Noradrenalin
Nahrungsaufnahme hemmend („an-orexigen")	α-Melanozyten stimulierendes Hormon (α-MSH) Corticotropin-Releasing-Hormon (CRH) TSH-Releasing-Hormon (TRH) Kokain- und amphetaminreguliertes Transkript (CART) Interleukin 1β (IL-1β) Urokortin Glucagon-like-peptide-1 (GLP-1) Oxitozym Neurotensin Serotonin

schen Varianten ist alleine für die Ausprägung des jeweiligen Phänotyps ausreichend oder notwendig, sondern jede erhöht lediglich das Risiko der Erkrankung.

Im Rahmen tierexperimenteller Untersuchungen konnten fünf weitere Mutationen identifiziert werden, die für die monogenen Formen der Adipositas bei Nagetieren verantwortlich sind. Auch beim Menschen wurden vier seltene autosomal-rezessive Formen von extremer Adipositas identifiziert, denen Mutationen in den Genen für Leptin, Leptinrezeptor, Prohormon-Convertase-1 (PC-1) bzw. Proopiomelanocortin (POMC) zugrunde liegen. Darüber hinaus wurden zahlreiche neue Proteine entdeckt, die an der Regulation von Nahrungsaufnahme, Energieverbrauch und den molekularen Mechanismen der Fettgewebedifferenzierung entscheidend beteiligt sind. Auch der Nachweis neuer Kandidatengene, wie z. B. dem β_3-adrenergen Rezeptor oder den „Uncoupling Proteinen" (UCP-1, UCP-2, UCP-3), ergab in keinem Fall eine eindeutige Relevanz von Polymorphismen für den adipösen Phänotyp (➤ Tab. 1.4).

1.4.3 Umwelteinflüsse – psychosoziale Einflüsse

Da sich der Gen-Pool des Menschen in den letzten 50 Jahren nicht verändert hat, müssen Veränderungen der **Umwelt** wesentlich an der Adipositasepidemie beteiligt sein. Der gewichtigste Punkt ist sicher die **Verfügbarkeit von Nahrungsmitteln.** Bereits 1962 stellte Neel die Hypothese auf, dass die zunehmende Verbreitung von Adipositas und Diabetes in bestimmten Volksgruppen auf den sog. „thrifty genotype" zurückzuführen sei, d. h. eine evolutionäre Anreicherung von Genvarianten, die einen möglichst sparsamen Energiehaushalt zur Folge haben, was in Zeiten geringen Nahrungsangebots den Individuen einen Überlebensvorteil bot, deren Stoffwechsel die zugeführte Energie mit größtmöglicher Effizienz aufnahm und speicherte. Ein solcher Genotyp besaß im Rahmen der Evolution einen eindeutigen Selektionsvorteil (Neel 1962). Erst mit der Änderung des Nahrungsangebots und dem Lebensstil unserer Industriegesellschaften wurde dieser ökonomische Stoffwechsel zum Nachteil:

Fast Food und Adipositasepidemie (Hebebrand 2005):
- Ausgaben für Fast Food in den USA:
  - 1970: 6 Milliarden US$,
  - 2001: 110 Milliarden US$.
- US-Amerikaner essen im Durchschnitt 3 Hamburger und 4 Portionen Pommes frites pro Woche.
- Der Konsum kohlensäurehaltiger Softdrinks hat sich in 40 Jahren vervierfacht.
- Beispiel McDonald's:
  - 1968: 1000 Restaurants,
  - 2002: 32 000 Restaurants (weltweit ca. 5 neue Restaurants/Tag),
  - 1972: Einführung der Large French Fries,
  - 1992: Einführung der Super Size French Fries.

Als weiterer Faktor veränderter Umweltbedingungen in der Entstehung von Übergewicht gilt die Entwicklung der **körperlichen Inaktivität:** Saßen die 14- bis 29-Jährigen 1988 durchschnittlich 92 Minuten vor dem Fernseher, waren es 1999 schon 135 Minuten. Zeitgleich nahm die körperliche Aktivität (Arbeit) im Berufs- und Privatleben ab.

Das MONICA-Projekt zeigte, dass in der BRD der **soziale Status** ähnliche Auswirkungen auf den BMI hat wie in anderen Industrienationen: je niedriger die soziale Sicht, desto höher der BMI (Filipiak et al. 1993). Dies galt insbesondere für Frauen; Frauen mit Hauptschulabschluss waren 4-mal häufiger adipös als jene mit Abitur. Auch die Kiel Obesity Prevention Study (KOPS), in der 1350 Jungen und

Tab. 1.4 Genetische Defekte, die in Zusammenhang mit der Entstehung von Adipositas gebracht werden.

Betroffenes Genprodukt	Funktion	Hinweise für Bedeutung bei Menschen
DB (Diabetes; Leptinrezeptor)	Verlust des Signals über Fettgewebsmasse	Wahrscheinlich
OP (Leptin)	Verlust des Signals über Fettgewebsmasse	In Einzelfällen beschrieben
Melanokortin-4-Rezeptor	Funktionsdefekt des Hirnrezeptors für α-MSH und Agouti-related-Protein	Bei 2–4% der Patienten mit Adipositas Grad III nachweisbar
Pro-Opiomelanocortin (POMC)	Funktionsverlust des Vorläufermoleküls von α-MSH und β-Endorphin	Wahrscheinlich
Prohormon-Convertase-1	Funktionsverlust eines Prohormon-spaltenden Enzyms	Wahrscheinlich
Agouti-Protein (Mutation Lethal yellow [A^y])	Ektope Expression eines sezernierten Antagonisten des Melanocortin-Rezeptors	Nicht bekannt
Tubby (Tubby-Protein)	Funktionsverlust eines Transkriptionsfaktors in Hypothalamus und Retina	Kein Hinweis
FAT (Carboxypeptidase F)	Funktionsverlust eines Prozessierungs- und Sortierungsrezeptor für Pro-Hormone	Kein Hinweis

Mädchen im Alter von fünf bis sieben Jahren beobachtet wurden, belegt zweifelsfrei, dass sich die Zugehörigkeit zur Sozialschicht auf den BMI auswirkt (Langnäse 2002). Da ein niedriger sozioökonomischer Status auch mit einem ungünstigen Lebensstil bzgl. Ernährung und Bewegung verknüpft ist, ist davon auszugehen, dass letzteres für die hohe Prävalenz der Adipositas in den unteren sozialen Schichten verantwortlich ist.

1.4.4 Adipositas – eine Infektionskrankheit?

Lyons et al. wiesen 1982 erstmals auf einen möglichen Zusammenhang zwischen der in den USA seit 1980 drastisch gestiegenen Adipositasprävalenz und einer viralen Genese hin. Ihre Daten wurden seither in zahlreichen tierexperimentellen Untersuchungen wie auch ersten Humanstudien untermauert. Ausgehend von Zwillingsuntersuchungen wird angenommen, dass zumindest bei einer Subgruppe von Adipösen eine virale Genese zugrunde liegen könnte. Als möglicher Pathomechanismus wird u. a. für das Ad-36-Virus die Beeinflussung der Adipozytenreifung und weniger eine direkte Beeinflussung des Hunger-Sättigungs-Mechanismus angenommen (Übersichten bei Atkins 2007 und 2008).

1.4.5 Sekundäre Adipositas

Grundsätzlich sollten bei jedem Patienten mit Adipositas ursächliche Erkrankungen (z. B. Endokrinopathien) und/oder die Einnahme adipogener Medikamente ausgeschlossen werden (➤ Tab. 1.5).

Endokrinopathien

Obwohl Übergewicht im Volksmund sehr häufig einer „Drüsenerkrankung" zugeordnet wird, sind Endokrinopathien als Ursache einer Adipositas ausgesprochen selten. In Erwägung gezogen werden müssen das Cushing-Syndrom (Stammfettsucht), eine Schilddrüsenunterfunktion (Hypothyreoidismus) und verschiedene Syndrome, die mit einem Hypogonadismus einhergehen. Zu nennen sind das Syndrom polyzystischer Ovarien (PCOS), das kongenitale Prader-Willi-Syndrom, Laurence-Moon-Biedl-Syndrom sowie die adiposogenitale Dystrophie (Fröhlich-Syndrom).

Eine **Hypothyreose** besteht bei ca. 5% der Adipösen. Die Bestimmung des basalen TSH ist bei Adipösen daher obligatorisch. Dagegen muss ein **Morbus Cushing** nur bei klinischem Verdacht ausgeschlossen werden (Häufigkeit < 1%). Striae und Stammfettsucht gelten bei Adipösen nicht als pathognomonisch. Der Dexamethason-Hemmtest gilt als Diagnostikum der Wahl.

Das **polyzystische Ovarsyndrom** (früher Stein-Leventhal-Syndrom) geht mit Adipositas (50%), Amenorrhö (50%), Infertilität (70%) und großen, zystischen, sklerosierten Ovarien einher. Beim PCOS besteht regelhaft eine Insulinresistenz, häufig liegt ein komplettes metabolisches Syndrom vor.

Adipogene Pharmaka

Vor allem trizyklische **Antidepressiva** mit sedierenden Wirkungen wie Amitriptylin, Imipramin und Mirtazapin führen über Stimulation von Hunger und Appetit zur Gewichtszunahme (häufig 1 kg pro Monat). Pharmaka mit zusätzlicher anticholinerger Wirkung bewirken eine Mundtrockenheit und induzieren so eine vermehrte Flüssigkeitsaufnahme (**cave** Softdrinks!).

Dagegen führen Serotonin-Wiederaufnahmehemmer wie Topiramat und **Fluoxetin** eher zur Gewichtsabnahme als zur -zunahme (siehe Sibutramin). Sie sollten bei Adipösen als Mittel der Wahl gelten. So hemmt Fluoxetin ausschließlich die Wiederaufnahme von Serotonin, nicht die von Noradrenalin und Dopamin. Die Substanz führt ähnlich wie Sibutramin (Reductil®) über eine Appetithemmung zur Gewichtsabnahme, ist in Deutschland für diese Indikation allerdings nicht zu gelassen.

Tranquilizer/Anxiolytika, wie z. B. Diazepam und Benzodiazepine, beeinflussen das Körpergewicht nur unwesentlich (Himmerich 2005).

Dagegen verstärken MAO-Hemmer wie Tranylcypromin (Parnate®) den Appetit deutlich, was langfristig zu einer Gewichtszunahme von bis zu 5 kg führen kann.

Neuroleptika können durch Blockierung von Dopaminrezeptoren und weiteren Rezeptoren innerhalb von drei bis vier Monaten zu einer Gewichtszunahme von 3 – 4 kg führen.

Tab. 1.5 Sekundäre Ursachen der Adipositas.

Ursachen	Beispiele
Endokrine Ursachen	• Hypothyreose • Cushing-Syndrom • Syndrom der polyzystischen Ovarien • Klinefelter-Syndrom
Genetische Syndrome	Prader-Willi-Syndrom u. a.
Medikamentöse Ursachen	• Neuroleptika, Antidepressiva • Insulin • Kortikosteroide • Östrogene/Gestagene • Sulfonylharnstoffe, Thiazolidindione

Bei adipösen Patienten sollten daher Neuroleptika mit möglichst geringer adipogener Potenz eingesetzt werden (z. B. Haloperidol).

Zur Gewichtszunahme durch Psychopharmaka ➢ Tab. 1.6.

Insulin ist seit langem als anaboles Pharmakon bekannt. In der UKPD-Studie nahmen die mit Insulin behandelten Diabetiker innerhalb von zehn Jahren im Mittel 5,2 kg an Gewicht zu, am stärksten mit plus 8 kg unter intensivierter Insulintherapie. Die mittlere Gewichtszunahme von Erwachsenen liegt dagegen bei ca. 3 kg in zehn Jahren (Fritsche und Häring 2004).

Sulfonylharnstoffe besitzen über die Stimulation der Insulinsekretion ebenfalls eine adipogene Wirkung. In der UKPD-Studie nahmen die mit Glibenclamid behandelten Patienten im Mittel 5,2 kg zu, während in der mit Metformin behandelten Gruppe das Gewicht konstant blieb (Fritsche und Häring 2004).

Glitazone (sog. Insulinsensitizer) stimulieren die Umwandlung von Präadipozyten zu reifen Adipozyten, was mit einer Zunahme der Körperfettmasse verbunden ist. Gleichzeitig kommt es zu einer mehr peripheren Fettverteilung, die mit einer Abnahme des Fettgehalts in Leber und Muskulatur verbunden ist.

Kortikosteroide (exogen oder endogen) erhöhen das Körpergewicht typischerweise in Form einer abdominellen Adipositas mit Striae rubrae, rundlichem Gesicht und Muskelschwäche.

Östrogene/Kontrazeptiva erhöhen nach dem derzeitigen Kenntnisstand im Rahmen einer Hormonersatztherapie das Körpergewicht nicht (Meilahn et al. 1994). Dagegen begünstigen Östrogene in hohen Konzentration (z. B. in Kontrazeptiva) durch Hemmung der Fettoxidation die Körperfettvermehrung.

β-Blocker senken den Sympathikotonus und damit den Energieverbrauch. In einer Metaanalyse von acht Studien betrug die mittlere Gewichtszunahme in acht Monaten 1,2 kg. Sie hemmen zudem die Lipolyse sowie die Fettoxidation (Sharma 2001). Zwischen den verschiedenen β-Blockern besteht hierbei keinerlei Unterschied. Da sie zudem die Insulinwirkung verschlechtern, sollte insbesondere bei Adipösen mit metabolischem Syndrom anderen Antihypertensiva der Vorzug gegeben werden (z. B. ACE-Hemmer, AT_1-Blocker, Kalziumantagonisten).

α_2-Agonisten (z. B. Clonidin) stimulieren zwar wie Noradrenalin im Hypothalamus die Nahrungsaufnahme, klinische Daten zum Ausmaß der Gewichtszunahme unter einer Dauertherapie liegen derzeit nicht vor.

Tab. 1.6 Gewichtszunahme durch Psychopharmaka (Himmerich et al. 2005).

Psychopharmakagruppe	Gewichtszunahme		
	Hoch	Mäßig	Gering
Antidepressiva	Amitriptylin Doxepin Maprotilin Mirtazapin Trimipramin	Clomipramin Imipramin Nortriptylin	Citalopram Fluoxetin Flavoxamin Moclobemid Dertralin Tranylcypromin
Phasenprophylaktika	Lithium Valproat	Carbamazepin	Gabapentin Lamotrigin Topiramat
Antipsychotika	Clozapin Olanzapin	Zuclopenthixol Quetiapin Risperidon	Amisulpirid Aripiprazol Haloperidol Ziprasidon

1.5 Gesundheitliche Konsequenzen

Die klinische Relevanz von Übergewicht und Adipositas wurde in der Vergangenheit häufig unterschätzt. **Wichtigstes Ziel der Adipositasbehandlung muss die Senkung von Inzidenz und Prävalenz der adipositasbedingten Folgeerkrankungen sein,** um Morbidität und Mortalität der Bevölkerung in Deutschland entscheidend zu reduzieren. Wichtige Schrittmacher in diesem Zusammenhang sind Hypertonie, Diabetes mellitus und Hyperlipidämie, die auch unter dem Begriff des metabolischen Syndroms zusammengefasst werden.

Die an ca. 20 000 Mitarbeitern in 52 Betrieben Westfalens im Alter von 40–65 Jahren durchgeführte PROCAM-Studie (Prospective Cardiovascular Münster Study) zeigte, dass alle kardiovaskulären Risikofaktoren sowohl bei Männern als auch bei Frauen deutlich vom Übergewicht abhängen (➢ Abb. 1.4).

Die Adipositas ist mit Erkrankungen aus den verschiedensten Organbereichen, z. B. Diabetes mellitus Typ 2, assoziiert (➢ Tab. 1.7). Der Anteil der Adipositas an der Entstehung von einer Vielzahl der assoziierten Erkrankungen ist dabei unterschiedlich hoch (➢ Tab. 1.8).

1.5.1 Metabolisches Syndrom

Als metabolisches Syndrom (MetS) bezeichnet man das gleichzeitige Vorliegen mehrerer kardiovaskulärer Risikofaktoren wie **Typ-2-Diabetes, Hypertonus und Dyslipoproteinämie** auf dem Boden einer Insulinresistenz. Die **abdominelle Adipositas** nimmt in der Entwicklung des MetS eine Schlüsselrolle ein (➢ Abb. 1.5). Da mit zunehmender Adipositas auch die abdominellen Fettdepots wachsen, wird ab einem BMI von 30 kg/m² nahezu immer eine Insulinresistenz beobachtet.

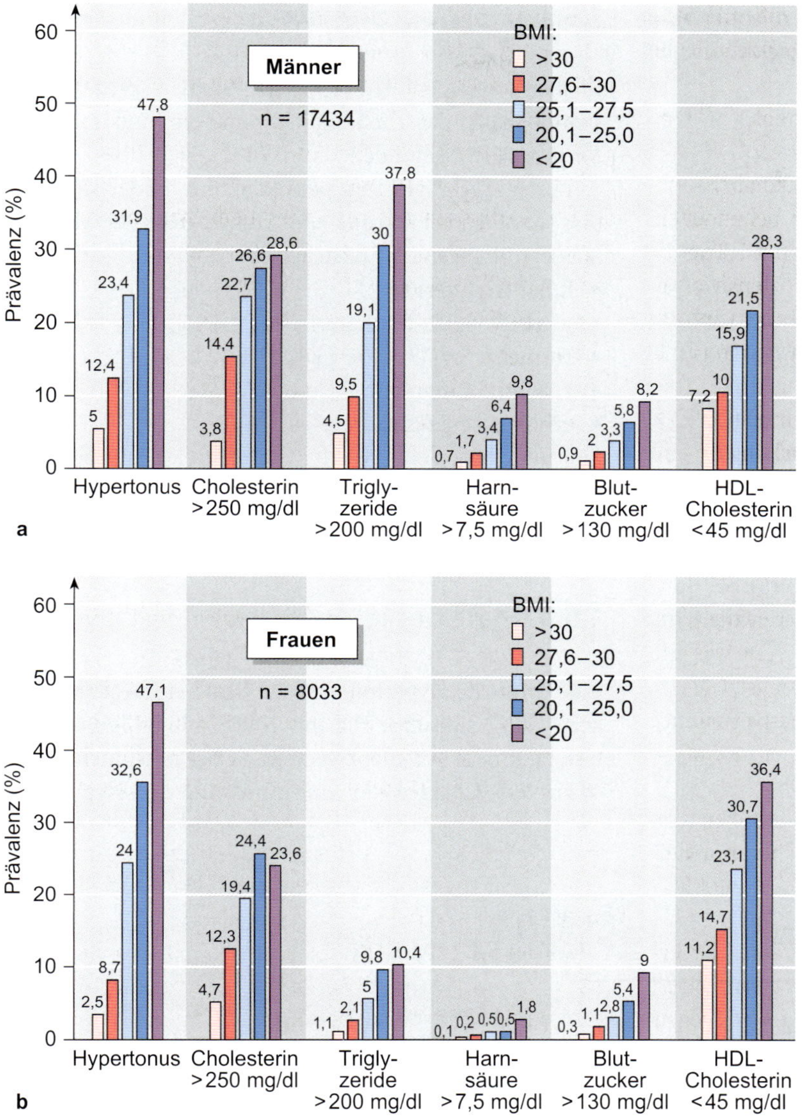

Abb. 1.4 Beziehung zwischen BMI und kardiovaskulären Risikofaktoren bei Männern **(a)** und Frauen **(b)** in der PROCAM-Studie (Assman und Schulte 1992).

Tab. 1.7 Risikoprofil für adipositasassoziierte Krankheiten (WHO).

Risiko	Krankheiten
3-fach erhöht	Diabetes mellitus Typ 2 Gallensteinleiden Dyslipoproteinämie Schlafapnoe-Syndrom Insulinresistenz
2- bis 3-fach erhöht	Hypertonie, linksventrikuläre Hypertrophie, KHK, Schlaganfall Hyperurikämie, Gicht Arthrosen (Hüfte, Knie)
1- bis 2-fach erhöht	Tumorleiden Störungen der Reproduktionsfunktion inklusive polyzystische Ovarien Fetopathien Erhöhtes Narkose- und Operationsrisiko Rückenschmerzen

Tab. 1.8 Anteil der Adipositas an der Entstehung von Erkrankungen (populationsbezogene Häufigkeit; nach Wirth 2007).

Erkrankung	Anteil der Adipositas
Diabetes mellitus Typ 2	69%
Koronare Herzkrankheit	40–69%
Gallensteine	50%
Arterielle Hypertonie	27–40%
Endometriumkarzinom	27%
Degenerative Gelenkerkrankungen	20%
Herzinsuffizienz	13%
Kolonkarzinom	10%
Mammakarzinom	7%

Weitere Komponenten des MetS sind **Hyperurikämie, gestörte Fibrinolyse** und eine **Hyperandrogenämie** bei Frauen (Übersicht bei Wirth 2008).

1.5.2 Diabetes mellitus Typ 2

Adipositas gilt als der mit Abstand wichtigste Auslöser für einen Typ-2-Diabetes. Nach der Nurses Health Study ist das Diabetesrisiko bei einem BMI > 30 kg/m² bereits um das 20- bis 30-Fache erhöht. Eine Gewichtszunahme von 10 kg verdreifacht das Diabetesrisiko (Colditz et al. 1995). Vice versa verbessert eine Gewichtsabnahme von 10 – 20% die glykämische Kontrolle und Insulinempfindlichkeit signifikant. Als zentraler Pathomechanismus der typischerweise vorliegenden Hyperinsulinämie, insbesondere bei abdominaler Adipositas, gilt eine periphere wie zentrale (Leber) Insulinresistenz. Sie ist vornehmlich verursacht durch die Synthese von Zytokinen wie TNFα, Interleukin-6 und PAI-1 (Übersicht bei Wirth 2008).

1.5.3 Dyslipoproteinämie

In allen großen epidemiologischen Studien wurde ein Zusammenhang zwischen Lipidparametern und erhöhtem Körpergewicht gefunden.

Eine ausgeprägte Dyslipoproteinämie findet sich auch hier vor allem bei Personen mit vermehrter viszeraler Fettmasse, mit folgender Konstellation:

- hohe Triglyzeride,
- niedriges HDL-Cholesterin (v. a. HDL2),
- vermehrt Small-dense-LDL,
- erhöhtes Apoprotein B (Apo B),
- erhöhte freie Fettsäuren.

Zugrunde liegen ein erhöhter Umsatz freier Fettsäuren, die Produktion verschiedenster Zytokine im viszeralen Fettgewebe und die daraus resultierende Insulinresistenz.

1.5.4 Hypertonie

Eine arterielle Hypertonie ist die häufigste Begleiterkrankung der Adipositas. Die mit einer Million Teilnehmern bislang größte Prävalenzstudie fand bei noch nicht quantifiziertem Übergewicht eine Zunahme der Hypertonie-

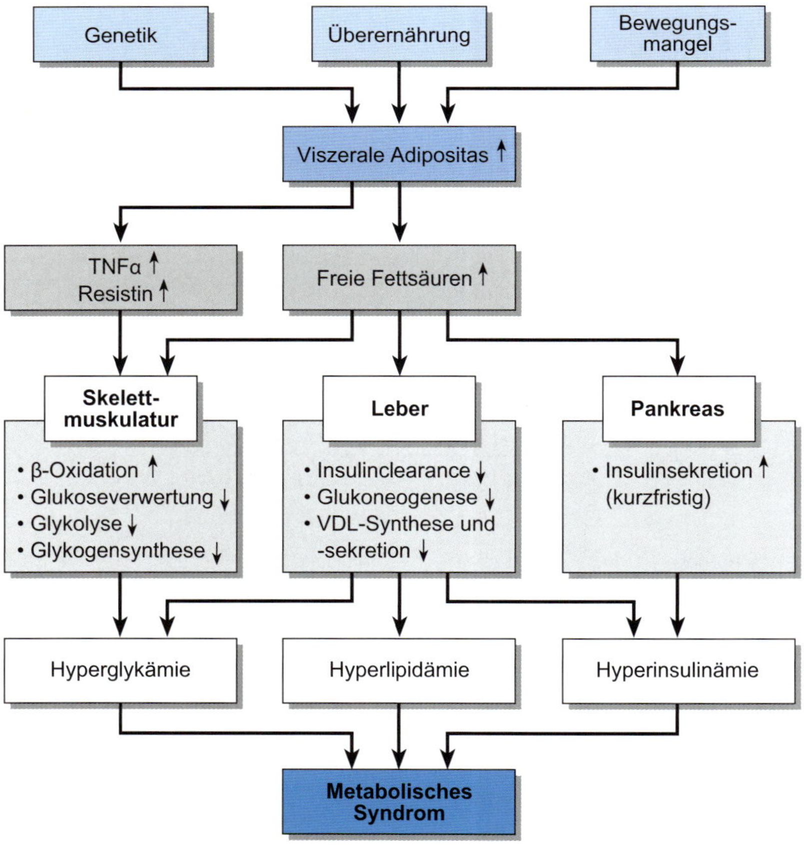

Abb. 1.5 Schematische Darstellung der Beziehung zwischen Adipositas und metabolischem Syndrom.

wahrscheinlichkeit von 50% (Stamler et al. 1978). In der NHANES-II-Studie konnte in der gesamten Population (20 – 75 Jahre) bei Personen mit einem BMI > 27 kg/m² eine dreimal höhere und bei jüngeren Adipösen (20 – 45 Jahre) eine sechsmal höhere Hypertonieprävalenz festgestellt werden (Kuczmarski et al. 1994). Die PROCAM-Studie beschreibt ebenfalls eine kontinuierliche Beziehung zwischen BMI und Hypertonieprävalenz. 23,4% der Personen mit einem BMI von 25,1 – 27,5 kg/m² sowie 47,8% der Personen mit einem BMI > 30 kg/m² wiesen eine arterielle Hypertonie auf (Assmann und Schulte 1992). Die Relevanz stammbetonter Adipositas drückt sich in der Verdoppelung der Prävalenz einer arteriellen Hypertonie bei Frauen (20 – 59 Jahre) mit einem Taillenumfang > 88 cm gegenüber Frauen mit einem Taillenumfang von 80 – 87,9 cm, bei Männern mit einem Taillenumfang von > 102 cm im Vergleich zu 94 – 101,9 cm aus (Lean et al. 1995). Ein Schlüsselmechanismus für die Hypertonie bei stammbetonter Adipositas wird in der Insulinresistenz mit einer Aktivierung des Renin-Angiotensin- und des sympathischen Nervensystems gesehen (Tuck et al. 1981, Landsberg und Krieger 1989). Gewichtsabnahme führt regelhaft zu einer Senkung systolischer und diastolischer Blutdruckwerte. Das Ausmaß der Blutdrucksenkung ist – einer Dosis-Wirkungs-Beziehung entsprechend – der Gewichtsreduktion proportional (Reisin et al. 1983). Ein in 21 Wochen bei jungen übergewichtigen Patienten erreichter Gewichtsverlust um 7,1 kg übertraf den blutdrucksenkenden Effekt, der in der Kontrollgruppe mit einer medikamentösen Monotherapie (200 mg Metoprolol) erzielbar war (MacMahon et al. 1985).

1.5.5 Kardiovaskuläre Erkrankungen

Adipositas gilt als eigenständiger Risikofaktor für Herzinfarkt, Herzinsuffizienz und plötzlichen Herztod. Das KHK-Risiko ist dabei bei jungen Adipösen und bei viszeraler Fettverteilung am größten (Han et al. 1995). In der Nurses Health Study hatten Frauen mit einem BMI > 29 kg/m² ein dreifach höheres Risiko für kardiale Ereignisse als Frauen mit einem BMI < 21 kg/m² (Wollett et al. 1995).

1.5.6 Erkrankungen der Atemwege

Neben einer infolge der durch die erhöhte Körpermasse vermehrt bedingten Muskelarbeit auftretenden **Belastungsdyspnoe** gehören das obstruktive **Schlafapnoe-Syndrom (OSAS)** und das **Hypoventilationssyndrom** ähnlich wie kardiovaskuläre Risikofaktoren zu den am engsten mit der Adipositas assoziierten Erkrankungen.

Circa 70% der Patienten mit OSAS sind adipös und umgekehrt leiden ca. 40% der Adipösen unter einem OSAS (Poulain et al. 2006).

Die Definition des **„Obesity-Hypoventilations-Syndroms“ (OHS),** bereits in den 50er Jahren als „Pickwickian Syndrome“ bekannt, beinhaltet einen BMI > 30 kg/m² und eine Hyperkapnie ($PaCO_2$ > 45 mmHg) tagsüber. Bei Patienten mit einem BMI > 35 kg/m² fand sich bei 31%, bei einem BMI > 50 kg/m² bei mehr als 50% ein OHS (Olsen und Zwillich 2005).

1.5.7 Erkrankungen des Bewegungsapparats

Querschnittsuntersuchungen belegen, dass v. a. die **Gonarthrose** mit steigendem BMI und Taillenumfang zunimmt (Frauen > Männer). Eine Gonarthrose bildete sich v. a. dann aus, wenn zum erhöhten BMI eine gesteigerte körperliche Aktivität hinzukam (Felson und Edmund 2003).

Wie die Gonarthrose tritt die **Koxarthrose** bei Adipösen häufig, jedoch nicht immer beidseitig auf. Da sich das Körpergewicht auf größere Teile des Gelenks verteilt, ist die Hüfte bei Adipösen seltener betroffen als das Kniegelenk.

Dorsopathien (Rückenschmerzen) korrelieren mit dem BMI und der Fettverteilung (stammbetonte Adipositas).

1.5.8 Maligne Erkrankungen

Das Karzinomrisiko adipöser Personen ist um das 1,5- bis 2,5-Fache erhöht. So fällt bei Frauen auf, dass v. a. östrogenabhängige Tumoren deutlich häufiger auftreten, was insbesondere für das **Endometriumkarzinom** gilt. Beim **Mammakarzinom** wird ein rascherer Progress beschrieben, was auch für das Ansprechen verschiedener Therapien gilt. Zugrunde liegt zumindest die vermehrte Östrogensynthese des Fettgewebes (Renehan et al. 2008).

Adenokarzinome von **Ösophagus** und **Kardia** treten bei Personen mit einem BMI > 25 kg/m² etwa doppelt so häufig auf als bei Personen mit einem BMI < 25 kg/m² (Hampel et al. 2005). Als Ursache gilt in beiden Fällen das gehäufte Vorkommen eines gastroösophagealen Refluxes (s. u.).

Bei adipösen Männern treten **Prostatakarzinome** etwa doppelt so häufig auf wie bei Normalgewichtigen (Calle et al. 2003). Die pathophysiologischen Zusammenhänge sind unklar.

Die Inzidenz für **kolorektale Karzinome** ist vor allem bei Männern um den Faktor 1,5 erhöht. Möglicherweise steigert die erhöhte Aufnahme von Fett und gesättigten Fettsäuren das Karzinomrisiko (Johnson und Lund 2007).

1.5.9 Gastrointestinale Erkrankungen

In einer Metaanalyse fand sich in sechs von sieben Studien ein deutlicher Zusammenhang zwischen **gastroösophagealen Refluxbeschwerden und Übergewicht** (Hampel et al. 2005): Symptome wie Sodbrennen und Aufstoßen waren bei einem BMI von 25 – 30 kg/m² um 43% und bei einem BMI von > 30 kg/m² um 94% erhöht. Zu ähnlichen Daten kam die Nurses Health Study, in der 10 545 Frauen nach Refluxbeschwerden befragt wurden (Jacobson et al. 2006). Ursächlich diskutiert werden ein mit zunehmendem Körpergewicht erhöhter intraabdominaler Druck, eine verminderter Druck des unteren Ösophagussphinkter sowie häufigere Sphinkterrelationen (Hampel et al. 2005).

Gallensteine kommen bei Adipösen etwa drei- bis viermal häufiger vor als bei Normalgewichtigen, das Risiko steigt weiter beim Vorliegen eines abdominellen Fettverteilungsmusters. Der Grund liegt zum einen in einem erhöhten lithogenen Index (→ erhöhte Sättigung der Galle mit Cholesterin) der Galle, zum anderen ist bei Adipösen die Gallenblasenkontraktilität deutlich vermindert, was zu einem erhöhten Residualvolumen führt (Everson und Kugelmas 2003). Weiter aggravierend wirkt sich eine zu schnelle und ausgeprägte Gewichtsabnahme aus: 10 – 25% entwickeln unter einer niedrigkalorischen Diät („very low calorie diet“: VLCD) Gallensteine. Als weitere Risikofaktoren gelten zu lange nächtliche Fastenphasen und erhöhte Triglyzeride (Erlingen 2000).

Adipositas gilt als **bedeutendster Faktor** für die Entstehung einer **nicht-alkoholisch bedingten Fettlebererkrankung (NAFLD).** Das Spektrum reicht dabei von der einfachen Fettleber (Steatosis hepatis) über Steatohepatitis (NASH) und Steatofibrosis bis hin zur Leberzirrhose. Die Prävalenz in der Gesamtbevölkerung wird auf 20 – 30% geschätzt, wobei bereits 2,6% im Kindesalter manifestiert sind. Die Klassifikation der NAFLD erfolgt anhand histologischer Parameter und unterscheidet zwischen vermehrten hepatozellulären Lipidablagerungen (> 5 – 10% des Lebergewichts oder > 50% der Hepatozyten im mikroskopischen Bild, Typ 1, Steatosis hepatis), Steatosis mit zusätzlichen lokalen Entzündungen (Typ 2), Steatosis mit hepatozellulären Schädigungen (Ballonierung; Typ 3) und Steatosis mit sinusoidaler Fibrose und/oder Mallory-Körpern (Typ 4; McCullough 2004). Die Steatohepatitis (NASH; Typ 3 und 4) wird als schwerwiegendste Form der NAFLD angesehen und ist häufig mit einem ungünstigen klinischen Verlauf assoziiert. So muss bei ca. 15% aller NASH-Patienten mit der Progression zu einer Leberzirrhose gerechnet werden, wobei 11% der Patienten an den leberassoziierten Folgeerscheinungen versterben (Matteoni et al. 1999). Weiterhin sind vermutlich 13% aller hepatozellulären Karzinome auf eine NAFLD zurückzuführen (Smedile und Bugianesi. 2005). Die **Insulinresistenz** wird auch hier als zentraler pathogenetischer Faktor der NAFLD angesehen. Die daraus resultierende Hyperinsulinämie führt zu einer inadäquat gesteigerten peripheren Lipolyse. Das Ergebnis ist ein Anstieg freier Fettsäuren mit gleichzeitig gesteigerter Fluktuation in die Leber.

In einer aktuellen prospektiv durchgeführten Studie fand sich ein signifikanter Zusammenhang zwischen dem Auftreten einer **Divertikulitis** sowie von **Divertikelblutungen** und einer Adipositas (Strate et al. 2008). Der zugrunde liegende Pathomechanismus ist unklar; diskutiert werden u. a. die durch das Fettgewebe gebildeten Zytokine, die Entzündungen induzieren können.

1.5.10 Störungen der Gerinnung und Fibrinolyse

Sowohl Fibrinogen als auch der Plasminogen-Aktivator-Inhibitor-1 (PAI-1) sind positiv mit dem BMI wie auch mit dem Taillenumfang korreliert. Insbesondere bei abdomineller Adipositas wird eine verminderte fibrinolytische Aktivität als Folge erhöhter Plasmakonzentrationen des PAI-1 beobachtet. Scheinbar stimulieren auch hier Zytokine des Fettgewebes (TNFα, IL-1β, TGFβ) die Expression von PAI-1 (Gottschilling-Zeller et al. 2000).

1.5.11 Lebererkrankungen

C. Stroh

Die nicht-alkoholische Fettleber (NASH) stellt wahrscheinlich die häufigste aller Lebererkrankungen dar. In Autopsiestudien wurde eine Prävalenz von bis zu 70% bei übergewichtigen und bis zu 35% bei normalgewichtigen Fällen nachgewiesen (Wiegand et al. 2007, Youssef und McCullough 2002). Bei übergewichtigen Typ-2-Diabetikern liegt in 19% eine Leberzirrhose vor (Neuschwandner-Tetri und Caldwell 2003; ➤ Tab. 1.9).

Die non-alcoholic fatty liver disease (NAFLD) resultiert aus Fetteinlagerungen in den Hepatozyten (➤ Abb. 1.6, ➤ Abb. 1.7, ➤ Abb. 1.8, ➤ Abb. 1.9, ➤ Abb. 1.10). Das zusätzliche Auftreten einer entzündlichen Aktivität wird als

Tab. 1.9 Prävalenz der Fettleber bei Adipositas (Youssef und McCullough 2002).

Klinische Daten	NAFLD (%)	NASH (%)
Adipositaschirurgie	75 – 85	20 – 25
Adipositasklinik	79	40
Autopsiestudien	> 60	20

non-alcoholic steatohepatitis bezeichnet. Die NASH kennzeichnet somit die Progression der NAFLD bis hin zur Leberzirrhose. NAFLD und NASH sind mit Übergewicht, Insulinresistenz und Diabetes mellitus assoziiert. Sie werden daher als hepatische Manifestation des metabolischen Syndroms aufgefasst.

Das Risiko, eine fortgeschrittene Fibrose oder Zirrhose auf dem Boden einer NASH zu entwickeln, beträgt ca. 20% (Liu et al. 2007). Es hängt vom Alter, Geschlecht, Ausmaß des Übergewichts, Vorliegen eines Diabetes mellitus und einer Hypertriglyzeridämie ab. Insbesondere das Vorliegen einer viszeralen Adipositas ist mit einer NASH vergesellschaftet (Boza et al. 2005, Crespo et al. 2001, Farrell und Larter 2006).

Für die Entstehung eines hepatozellulären Karzinoms konnten bisher keine eindeutigen Prädiktoren evaluiert werden. Übergewicht und Diabetes mellitus sind jedoch ungünstige prognostische Parameter (Boza et al. 2005, Cuadrado 2005). Die 5- bis 10-Jahres-Überlebensraten bei Vorliegen einer NASH werden mit 59–67% angegeben (Wiegand et al. 2007).

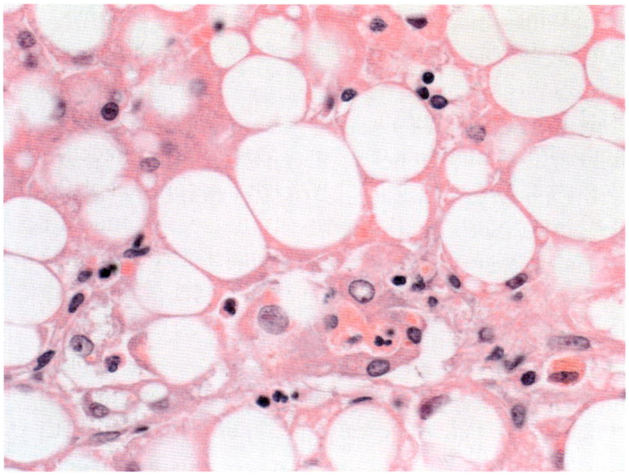

Abb. 1.6 Gering floride NASH.

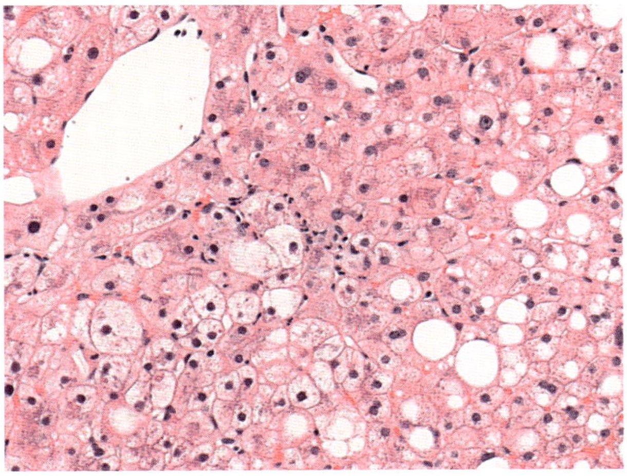

Abb. 1.7 Hochfloride NASH.

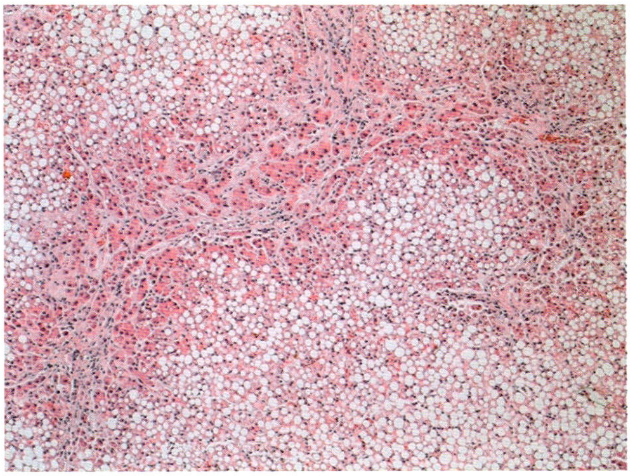

Abb. 1.8 Steatosis hepatis.

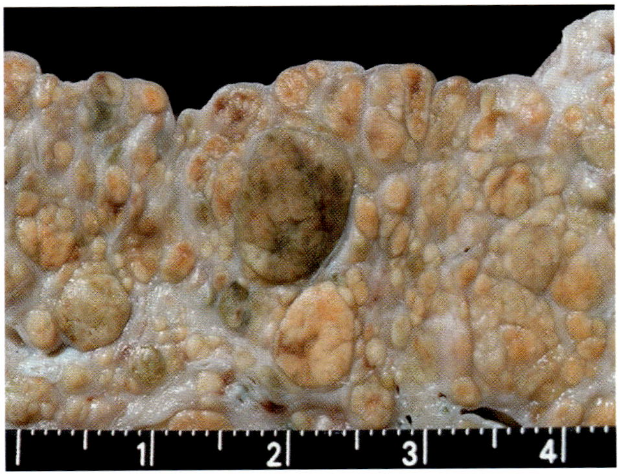

Abb. 1.9 Makroskopische Leberzirrhose.

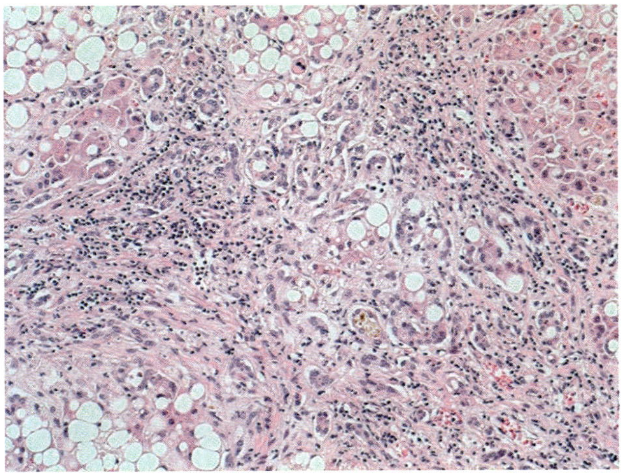

Abb. 1.10 Leberzirrhose infolge einer NASH.

Diagnostik

Diagnostisches Kriterium zur Bestimmung und Klassifikation der NAFLD und der NASH ist die Leberbiopsie. Aufgrund ihrer Invasivität werden serologische Parameter ermittelt, um die NAFLD und NASH zu diagnostizieren. Die Serumspiegel von Aspartat-Aminotransferase (AST) und Alanin-Aminotransferase (ALT) sind mit dem Fortschreiten der Erkrankung bei Vorliegen einer Adipositas assoziiert. Eine AST/ALT-Ratio < 1 ist Zeichen der Progression der NASH (Sorbi et al. 1999).

Hohe Serumspiegel von TNFα korrelieren mit der mitochondrialen Dysfunktion und dem oxidativen Stress bei NASH (Perez et al. 2003).

Zusätzlich weisen Patienten mit einer schweren NASH hohe IL-6-Spiegel auf. Allerdings ist nach derzeitigen Daten IL-6 kein prognostischer Parameter (Garcia-Galiano et al. 2007). Insulin-like growth factor-(IGF-)1 reguliert den Eiweiß- und Kohlenhydratmetabolismus. Bei Vorliegen einer Leberzirrhose findet sich ein Defizit von IGF-1. Dieses korreliert mit der Schwere der NASH.

Pathophysiologie

Die Genese der NAFLD und der NASH ist multifaktoriell und folgt einer „Zwei-Schritt-Hypothese" (Day und James 1998). Das Gleichgewicht zwischen pro- und antiinflammatorischen Zytokinen, die in den Adipozyten gebildet werden, ist verantwortlich für die Ausbildung der Insulinresistenz.

Erster Schritt ist die Zunahme des endokrin hochaktiven viszeralen Fettgewebes. Hieraus resultieren die vermehrte Expression adrenerger Rezeptoren sowie die gesteigerte Cortisol- und Resistinbildung. Infolge der gesteigerten Produktion von TNFα im viszeralen Fettgewebe wird die Lipolyse bei vorliegender Insulinresistenz weiter verstärkt (➤ Abb. 1.11). TNFα bewirkt durch die Serinphosphorylierung des Insulinrezeptors anstelle der Tyrosinphosphorylierung die Hemmung der intrazellulären Signalwege. Hierdurch entsteht ein Circulus vitiosus, der die Insulinresistenz verstärkt. Das Vorliegen eines hohen Anteils an freien Fettsäuren (FFS), die Insulinresistenz und Hyperinsulinämie reduzieren die β-Oxidation. Folglich werden mehr Triglyzeride in den Hepatozyten akkumuliert. Adiponektin, Gegenspieler des TNFα, verhindert die Fettakkumulation in der Leber. Jedoch sind infolge des erhöhten TNFα-Spiegels der Adiponektinspiegel sowie die Expression des hepatischen Adiponektinrezeptors vermindert. Hieraus resultieren die vermehrte Aufnahme freier Fettsäuren, die verminderte β-Oxidation und der reduzierte Triglyzeridtransport. Die hepatische Fettakkumulation bewirkt die verstärkte Bildung von TNFα, IL-6, IL-8 und Lipopolysaccharid-bindendem Protein. Diese vermitteln einen proinflammatorischen Zustand, bei dem oxidativer Stress mit Vorliegen hoher Endotoxinspiegel, Apoptose und Rekrutierung von Entzündungszellen auftritt. IL-6 verstärkt die vorliegende Insulinresistenz. Leptin intensiviert diesen Mechanismus. Die leptininduzierte β-Oxidation von freien Fettsäuren und die Bildung freier Sauerstoffradikale führt zur hepatischen Fibrose (Marchesini et al. 2005).

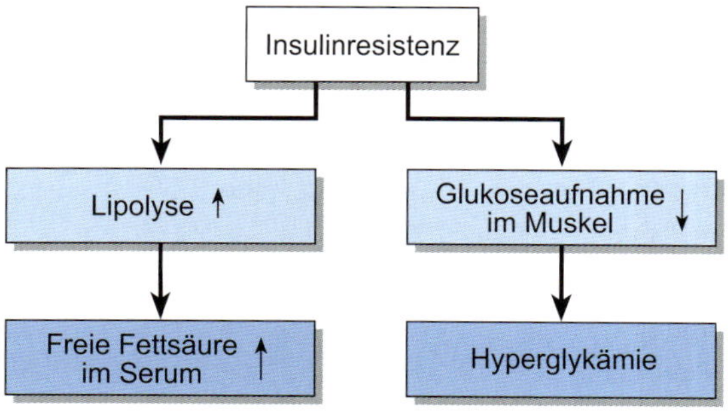

Abb. 1.11 Genese der NASH.

Therapie

In der Therapie der NAFLD und der NASH ist eine wöchentliche Gewichtsreduktion von 1 kg anzustreben (Wiegand et al. 2007). Dies wird jedoch durch konservative Therapien langfristig kaum erreicht. Für die medikamentöse Behandlung liegen derzeit keine evidenzbasierten Daten vor. Aufgrund dessen ist die bariatrische Chirurgie eine Therapieoption, deren positiver Effekt auf die Rückbildung der NASH in Studien nachgewiesen wurde (Dixon et al. 2004, Keal et al. 2001, Liu et al. 2007, Luyckx et al. 1998).

1.5.12 Polyzystisches Ovarsyndrom (PCOS)

C. Stroh

Das PCOS ist eine der bedeutendsten endokrinologischen Erkrankungen der prämenopausalen Frau mit einer Prävalenz von 6 – 10 % (Asuncion et al. 2000, Carmina und Lobo 2001, Dunaif et al. 1997, Ehrmann et al. 1999, Ehrmann et al. 2005, Norman et al. 2007). Erstmalig wurde der Zusammenhang zwischen einem gestörten Glukosestoffwechsel und einer Hyperandrogenämie 1921 als Diabetes der „bärtigen Frau" beschrieben (Archad und Thiers 1921).

Die Kriterien für die Diagnose eines PCOS wurden zuletzt 2003 auf einer Konsensuskonferenz der European Society for Human Reproduction and Embryology und der

American Society for Reproductive Medicine definiert (The Rotterdam 2004):

- Oligo- und/oder Anovulation,
- klinische oder biochemische Hyperandrogenämie,
- polyzystische Ovarien ohne Anhalt für eine andere Ätiologie (➤ Abb. 1.12, ➤ Abb. 1.13).

Zur Diagnose eines PCOS müssen zwei dieser Kriterien erfüllt sein. Diese Kriterien sind nicht unumstritten, eignen sich aber gut zur Stellung der dringenden Verdachtsdiagnose eines PCOS. Obgleich eine Insulinresistenz nicht dezidiert Teil dieser Definition ist, spielt sie eine erhebliche Rolle in der klinischen Charakterisierung wie auch in der Pathogenese des PCOS (Dunaif et al. 1997). Etwa 35% der Patientinnen weisen zum Zeitpunkt der Diagnosestellung eine gestörte Glukosetoleranz auf. Die Prävalenz des Typ-2-Diabetes wird mit 7,5 – 10% angegeben (Ehrmann et al. 1999). Retrospektive Studien zeigen, dass etwa ein Viertel aller prämenopausalen Diabetikerinnen ein PCOS aufwiesen (Peppard et al. 2001). In einer britischen Studie zeigen 82% der Diabetikerinnen vaginalsonographisch ein PCOS (Conn et al. 2000). Das Risiko einer gestörten Glukosetoleranz und damit für das Auftreten eines Typ-2-Diabetes bei Vorliegen eines PCOS ist um das 2- bis 3-Fache erhöht (Dunaif 2006). Darüber hinaus zeigen zahlreiche, auch prospektive Studien, dass bei diesen Patientinnen ein deutlich erhöhtes kardiovaskuläres Risiko besteht. Das Risiko eines Herzinfarkts ist um das 7,4-Fache und das eines Schlaganfalls um das 1,7-Fache erhöht (Fleming et al. 2002, Pierpoint et al. 1998, Solomon et al. 2001). Damit ist das PCOS alles andere als ein kosmetisches Problem mit einer daraus resultierenden Infertilität, sondern, da es möglicherweise eine geschlechtsspezifische Form des metabolischen Syndroms darstellt (Ehrmann et al. 2005), eine Erkrankung mit schwerwiegenden metabolischen und kardiovaskulären Langzeitfolgen und einer deutlich reduzierten Lebenserwartung. Damit stellt es auch als eine Sonderform des metabolischen Syndroms bei adipösen Patientinnen, die die entsprechenden Kriterien erfüllen, eine Indikation zu bariatrischen Eingriffen dar (Escobar et al. 2005).

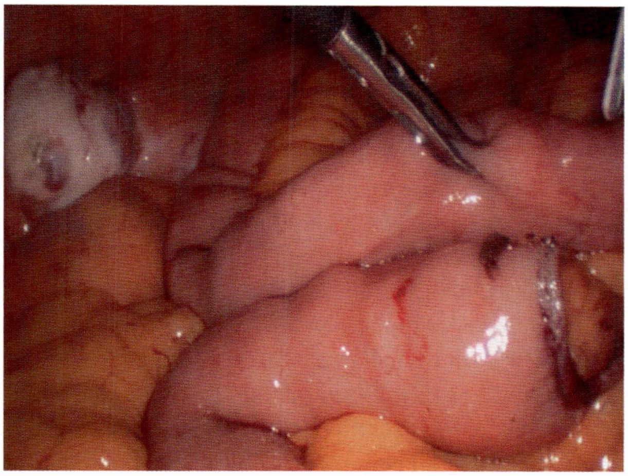

Abb. 1.12 PCOS und Enteroenterostomie.

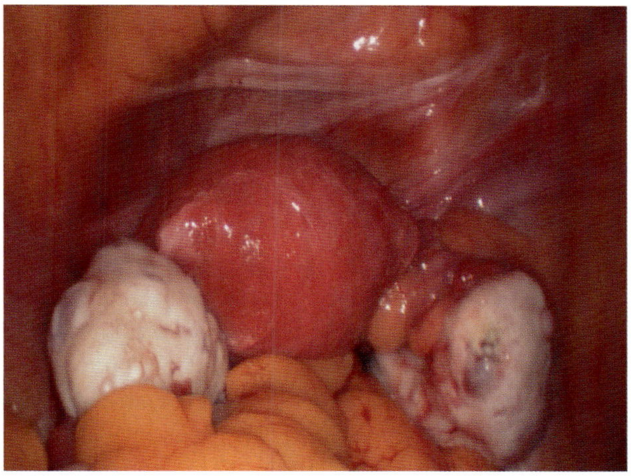

Abb. 1.13 PCOS: intraoperativer Situs.

Pathophysiologie

Die Ätiologie des PCOS ist multifaktoriell und mit einer Insulinresistenz assoziiert. Jedoch lassen sich bei den betroffenen Frauen auch Defekte der pankreatischen Beta-Zell-Funktion nachweisen. Diese Störungen sind vererbbar. Das hierfür verantwortliche Gen ist auf dem Chromosom 19p13.2 lokalisiert (Dunaif et al. 2006).

Die Insulinresistenz ist Folge eines Postrezeptordefekts. Dieser resultiert in einer gesteigerten Serinphosporylierung des Insulinrezeptors und seines Substrats des IRS-1 (Dunaif et al. 2006). Die hieraus resultierende Insulinresistenz mit nachfolgender Hyperinsulinämie spielt eine Schlüsselrolle, da die ovarielle Androgenproduktion durch Insulin stimuliert wird (Book und Dunaif 1998). Insulin stimuliert die Steroidhormonsynthese in den Granulosa- und Thekazellen. Darüber hinaus wirkt Insulin synergistisch mit dem luteotropen Hormon (LH) und führt zu einer weiteren Steigerung der Androgensynthese (Heutling et al. 2007). Auch bei der Assoziation des metabolischen Syndroms mit dem PCOS steht die Insulinresistenz im Vordergrund. Mit der Insulinresistenz assoziiert sind die typischen Folgen des metabolischen Syndroms mit Adipositas, atherogener Hyperlipidämie, Hypertonie und kardiovaskulären Risiken. Als Folge des metabolischen Syndroms sind bei den Patientinnen deutlich erhöhte kardiovaskuläre Surrogatparameter nachweisbar, wie das Interleukin 6 (IL-6) und das C-reaktive Protein (CrP; Diamanti-Kandarakis et al. 2006). Diese haben prädiktive Bedeutung für die Entwicklung eines Typ-2-Diabetes und anderer kardiovasku-

1

lärer Erkrankungen. Für die Hyperinsulinämie verantwortlich ist sowohl die erhöhte basale Insulinsekretion (aufgrund der Insulinresistenz) wie auch eine verminderte Insulinextraktion in der Leber. Zusätzlich findet sich bei adipösen Patientinnen mit PCOS auch eine Steigerung der hepatischen Glukoseproduktion (Dunaif et al. 1997). Die Insulinresistenz bei PCOS korreliert auch mit einem verminderten Ghrelin-Spiegel, wobei unklar ist, ob dies Ursache oder Folge der Insulinresistenz ist (Schöfl et al. 2002).

Eine Adipositas findet sich bei 30–70% der Frauen mit einem PCOS (Ehrmann et al. 2005). Unabhängig von der ethnischen Herkunft weisen die meisten übergewichtigen Frauen mit einem PCOS eine viszerale Adipositas auf, die sich auch in einem erhöhten Taille-Hüfte-Quotienten manifestiert (Strowitzki et al. 2002). Die erhöhte viszerale Fettmasse führt über unterschiedliche Mechanismen zu einer Hyperinsulinämie. Ein wichtiger Mechanismus ist die veränderte Lipolyse in den viszeralen Fettanteilen, die in erhöhten freien Fettsäuren und nachfolgend in einer Hyperinsulinämie aufgrund der verminderten hepatischen Insulinextraktion resultiert. Interessanterweise wurden auch Störungen der Lipolyse in viszeralen Adipozytenzelllinien von nicht übergewichtigen Frauen mit einem PCOS gefunden (Ek et al. 2002). Zusätzlich bewirkt die folgende Leptinresistenz auch eine gestörte hypothalamische Signaltransduktion, die zu einer weiteren Gewichtszunahme und schließlich zum Diabetes mellitus führt (Porte et al. 2005). Hier steht also die zunehmende viszerale Fettmasse am Beginn eines Circulus vitiosus.

Wie bereits erwähnt, erhöht das Vorliegen eines PCOS das Risiko, einen gestörten Nüchternblutzucker, eine gestörte Glukosetoleranz und einen Typ-2-Diabetes zu entwickeln. Auch die Konversionsrate von einer gestörten Glukosetoleranz zu einem Typ-2-Diabetes ist bei Patientinnen mit einem PCOS um das 5- bis 10-Fache erhöht (Ehrmann et al. 1999, Norman et al. 2007).

Vice versa führt eine Gewichtsreduktion bei Patientinnen mit einem PCOS auch zur Induktion von Ovulationen und einer erhöhten Fertilitätsrate. Ein Gewichtsverlust von 7% kann die Inzidenz eines Diabetes mellitus um 58% senken, die Therapie mit Metformin um 31% (Knowler et al. 2002).

Therapie

Das PCOS stellt aufgrund seiner Langzeitfolgen mit der deutlich verminderten Lebenserwartung der Patientinnen bei Vorliegen einer Adipositas, eines metabolischen Syndroms oder einer Insulinresistenz aus chirurgischer Sicht eine Indikation zu bariatrischen Eingriffen dar (Deitel et al. 1988, Escobar-Morreale et al. 2005, Peppard et al. 2001, Pierpont et al. 1998, Stroh et al. 2007, Teitelmann et al. 2006).

Präoperativ sind endokrine Erkrankungen auszuschließen, die zu Fertilitätsstörungen wie auch zur Adipositas führen können, z. B. der Hypercortisolismus, eine Hypothyreose oder ein Prolaktinom. Grundlage für die Indikationsstellung sind die Leitlinien der IFSO (International Federation of Surgery of Obesity) und der E. A. E. S. (Sauerland et al. 2005).

Eine Reihe von pharmakologischen Möglichkeiten zur Behandlung des PCOS sind beschrieben worden. Hier ist es insbesondere die Metformin-Therapie, die zu erheblichen Verbesserungen aller Aspekte des metabolischen Syndroms im Rahmen eines PCOS führt (Glueck et al. 2002, Lord et al. 2003). Die Gewichtsveränderungen sind allerdings nicht annähernd so ausgeprägt wie nach bariatrischer Chirurgie. Eine weitere Möglichkeit besteht in der Gabe von Thiazolidindionen, hier wurde in zwei randomisierten Studien eine Verbesserung der Insulinresistenz und der Hyperandrogenämie bei PCOS beschrieben (Iurno und Nestler 2001).

Bei der Patientengruppe mit morbider Adipositas, metabolischem Syndrom und PCOS steht die wünschenswert erhebliche Gewichtsreduktion im Vordergrund. Dies führt letztendlich auch zu einer verbesserten Fertilität. Die Indikation zu bariatrischen Eingriffen sollte bei diesen Patientinnen in interdisziplinärer Zusammenarbeit mit dem Gynäkologen und Endokrinologen gestellt werden. Die Art des Eingriffs ist abhängig von den Komorbiditäten und dem BMI. Sie ist dem differenzierten Therapiekonzept der operativen Therapie der Adipositas anzupassen (Buchwald 2004). Dem Vorliegen eines Kinderwunsches der Patientin ist hierbei Rechnung zu tragen.

Die operative Gewichtsreduktion ist eine nachgewiesene effiziente Behandlung des PCOS.

Literatur

Archard C, Thiers J. Le virilisme pilaire et son association à l'insufficiance glycolytique (diabète des femmes à barbe). Bul Acad Natl Med 1921; 86:66–71.

Asuncion M, Calvo RM, San Millian JL, Sancho J, Avila S, Escobar-Morreale HF. A prospective study of the prevalence of the polycystic ovary syndrome in unselected Caucasian women from Spain. J Clin Endocrinol Metab 2000; 85:2434–38.

Atkinson RL. Viruses as an etiology of obesity. Mayo Clin Proc 2007; 82:1192–8.

Atkinson RL. Could viruses contribute to the worldwide epidemic of obesity? Int J Pediatr Obes 2008; 3(Suppl 1):37–43.

Barsh GS, Farooqi IS, O'Rahilly S. Genetics of body-weight-regulation. Nature 2000; 404:644–51.

Berg T, Zurmeyer E-L, Ranneberg T, Schönleben K. Chirurgische Therapie des krankhaften Übergewichts mit Hilfe des justierbaren Magenbandes. Med Klinik 2001; 96:191–5.

Book CB, Dunaif A. Selective insulin resistance in the polycystic ovary syndrome. J Clin Endocrinol Metab 1999; 84:3110–6.

Boza C, Riquelme A, Ibañez L, Duarte I, Norero E, Viviani P et al. Predictors of nonalcoholic steatohepatitis (NASH) in obese patients undergoing gastric bypass. Obes Surg 2005; 15:1148–53.

Buchwald H. A Bariatric surgery algorithm. Obes Surg 2002; 12:733–46.

Carmina E, Lobo RA. Polycystic ovary syndrome (PCOS); arguably the most common endocrinopathy is associated with significant morbidity in women. J Clin Endocrinol Metab 2001; 84:1897–99.

Calle EE, Thun MJ, Petrelli JM, Rodriguez C, Heath CW. Body-mass index and mortality in a prospective cohort of U. S. adults. N Engl J Med 1999; 341:1097–105.

Calle EE, Rodriquez C, Walker-Thurmend K, Thun MJ. Overweight, obesity, and mortality from cancer in a prospectively studied cohort of US adults. NEJ 2003; 348:1625–38.

Calle EE, Kaaks R. Overweight, obesity and cancer: epidemiological evidence and proposed mechanisms. Nature Rev 2004; 4:579–91.

Colditz GA, Willett WC, Rotnitzky A, Manson JE. Weight gain as risk factor for clinical diabetes mellitus in women. Ann Intern Med 1995; 122:481–6.

Conn JJ, Jacobs HS, Conway GS. The prevalence of polycystic ovaries in women with type 2 diabetes mellitus. Clin Endocrinol 2000; 37:119–25.

Considine RV, Sinha MK, Heiman ML, Kriauciunas A, Stephens TW, Nyce MR et al. Serum immunoreactive-leptin concentrations in normal-weight and obese humans. N Engl J Med 1996; 334: 292–5.

Crespo J, Fernández-Gil P, Hernández-Guerra M, Cayón A, Mayorga M, Domínguez-Diez A et al. Are there predictive factors of severe liver fibrosis in morbidly obese patients with non-alcoholic steatohepatitis? Obes Surg 2001; 11:254–7.

Cuadrado A, Orive A, García-Suárez C, Domínguez A, Fernández-Escalante JC, Crespo J et al. Non-alcoholic steatohepatitis (NASH) and hepatocellular carcinoma. Obes Surg 2005; 15: 442–6. Review.

Day CP, James OF. Steatohepatitis: a tale of two „hits"? Gastroenterology 1998; 114:842–5.

DeFronzo RA, Ferrannini E. Insulin resistance. A multifaceted syndrome responsible for NIDDM, obesity, hypertension, dyslipidemia, and atherosclerotic cardiovascular disease. Diabetes Care 1991; 14:173–94.

Deitel M, Stone E, Kassam HA, Wilk EJ, Sutherland DJ. Gynecologic-obstetric changes after loss of massive excess weight following bariatric surgery. J Am Coll Nutr 1988; 7:147–53.

Diamanti-Kandarakis E, Alexandraki K, Piperi C, Protogerou A, Katsikis I, Paterakis T et al. Inflammatory and endothel markers in women with polycystic ovary syndrome. Eur J Clin Invest 2006; 36:691–7.

Dixon JB, Bhathal PS, Hughes NR, O'Brien PE. Nonalcoholic fatty liver disease. Improvement in liver histological analysis with weight loss. Hepatology 2004; 39:1647–54.

Dunaif A. Insulin resistance and polycystic ovary syndrome: mechanism and implications for pathogenesis. Endocr Rev 1997; 18: 774–800.

Dunaif A. Insulin resistance in women with polycystic ovary syndrome. Fertil Steril 2006; 86 (Suppl 1):S13–4.

Edmison J, McCullough AJ. Pathogenesis of non-alcoholic steatohepatitis: human data. Clin Liver Dis 2007; 11:75–104, ix.

Ehrmann DA. Polycystic ovary syndrome. N Engl J Med 2005; 352:1223–36.

Ehrmann DA, Barnes RB, Rosenfield RL et al. Prevalence of impaired glucose tolerance and diabetes in women with polycystic ovary syndrome. Diabetes Care 1999; 22:141–6.

Ek I, Arner P, Ryden M et al. A unique defect in the regulation of visceral fat cell lipolysis in the polycycstic ovary syndrome as an early link to insulin resistance. Diabetes 2002; 51:484–92.

Erlinger S. Gallstones in obesity and weight loss. Eur J Gastroenterol Hepatol 2000; 12:1347–52.

Escobar-Morreale HF, Botella-Carretero JI, Alvarez.B.lasco F, Sancho J, San Millan JL. The polycystic ovarian syndrome associated with morbid obesity may resolve after weight loss induced by bariatric surgery. J Clin Endocrinol Metab 2005; 90: 6364–9.

Everson GT, Kugelmas M (2003). Hepatobiliary complication of obesity. In: Eckel RH (ed.). Obesity. Mechanisms and clinical management, 301–26. Lippincott, Philadelpha 2003.

Farrell GC, Larter CZ. Nonalcoholic fatty liver disease: from steatosis to cirrhosis. Hepatology 2006; 43:S99–112.

Ferrannini E, Natali A, Bell P, Cavallo-Perin P, Lalic N, Mingrone G et al. Insulin resistance and hypersecretion in obesity. J Clin Invest 1997; 100:1166–73.

Filipiak H, Schneller H, Döring A et al. (1993). Monica-Projekt Augsburg, GSF-Bericht 1993, GSF-Forschungszentrum.

Fleming R, Hopkinson ZE, Wallace M et al. Ovarian function and metabolic features in women with oligomenorrhoe treated with metformin in randomized double-blind placebo-controlled trial. J Clin Endocrinol Metab 2002; 87:569–74.

Fritsche A, Häring H. At last, a weight neutral insulin? IJO 2004; 28 (Suppl 2):S41.

García-Galiano D, Sánchez-Garrido MA, Espejo I, Montero JL, Costán G, Marchal T et al. IL-6 and IGF-1 are independent prognostic factors of liver steatosis and non-alcoholic steatohepatitis in morbidly obese patients. Obes Surg 2007; 17:493–503.

Glueck CJ, Wang P, Kobayashi S et al. Metformin therapy throughout pregnancy reduces the development of gestational diabetes in women with polycystic ovary syndrome. Fertil Steril 2002; 77:520–5.

Gostynski M, Gutzwiller F, Kuulasmaa K, Döring A, Ferrario M, Grafnetter D, Pajak A; WHO MONICA Project. Analysis of the relationship between total cholesterol, age, body mass index among males and females in the WHO MONICA Project. Int J Obes Relat Metab Disord 2004; 28(8):1082–90.

Gottschilling-Zeller, Birgel M, Röhrig K, Hauner H. Effect of tumor necrosis factor alpha and tumor necrosis beta-1 on plasminogen activator inhibitor-1 secretion from subcutaneous and omental human fat cells in culture. Metabolism 2000; 49:666–71.

Ham TS, Leer EM, Seidell JC, Lean MEJ. Waist circumference action levels in the identification of cardiovascular factors. Brit Ned J 1995; 311:1401–5.

Hamann A, Hinney A, Hebebrand J. Genetische Aspekte der Adipositas. In: Wechseler JG (Hrsg.). Adipositas. Ursachen und Therapie, 2. Auflage, S. 113–129. Blackwell-Verlag, Berlin 2003.

Hauner H. Körpergewicht. In: Nawroth PP, Ziegler PP (Hrsg.). Klinische Endokrinologie und Stoffwechsel, S. 575–604. Springer, Heidelberg 2001.

Hebebrand J. Ist Dicksein erblich? Ern Umsch 2005; 52:90–2.

Heutling D, Schulz H, Randeva H, Dodt C, Lehnert H. Das polyzystische Ovarsyndrom. Prototyp eines kardiometabolischen Syndroms. Internist 2007; 48:144–53.

Himmerich H, Schuld A, Pollmächer T. Gewichtszunahme unter Psychopharmaka. Dtsch Ärzteblatt 2005; 102:C735–40.

Hofmeister H, Mensink GBM, Stolzenberg H. National trends in risk factors for cardiovascular disease in Germany. Prevent Med 1994; 23:197–201.
Iuorno MJ, Nestler JE. Insulin-lovering drugs in polycystic ovary syndrome. Obstet Gynecol Clin North Am 2001; 28:153–64.
Johnson IT, Lund EK (2007). Nutrition, obesity and colorectal cancer. Aliment Pharmacol Ther 2007; 26:161–81.
Keal JG. Surgery for obesity. Curr Opin Gastroenterol 2001; 17: 154–61.
Knowler WC, Barrett-Conner E, Fowler SE. Reduction in the incidence of type II diabetes with life style intervention or metformin. N Engl J Med 2002; 346:393–403.
Kopelman PG. Obesity as a medical problem. Nature 2000; 404: 635–43.
Langnäse K, Mast M, Müller MJ. Social class differences in overweight of prepubertal children in northwest Germany. Int J Obes Relat Metab Disord 2002; 26:566–72.
Leibel RL, Rosenbaum M, Hirsch J. Changes in energy expenditure resulting from altered body weight. N Engl J Med 1995; 332: 621–8.
Levine JA, Eberhardt NL, Jensen MD. Role of nonexercise activity thermogenesis in resistance to fat gain in humans. Science 1999; 283:212–4.
Liu X, Lazenby AJ, Clements RH, Jhala N, Abrams GA. Resolution of non-alcoholic steatosishepatis after gastric bypass surgery. Obes Surg 2007; 17:486–92.
Lord JM, Flight IH, Norman RJ. Metformin in polycystic ovary syndrome: systematic review and meta-analysis. BMJ 2003; 327: 951–3.
Luyckx FH, Desaive C, Thiry A, Dewe W, Scheen AJ, Gielen JE et al. Liver abnormalities in severely obese subjects: effect of drastic weight loss after gastroplasty. Int Obes Relat Metab Disord 1998; 22:222–6.
Lyons MJ, Faust IM, Hemmes RB, Buskirk DR, Hirsch J, Zabriskie JB. A virally induced obesity syndrome in mice. Science 1982; 216: 82–5.
Manson JE, Willett WC, Stampfer MJ, Colditz GA, Hunter DJ, Hankinson SE et al. Body weight and mortality among women. N Engl J Med 1995; 333:677–85.
Marchesini G, Marzocchi R, Agostini F, Bugianesi E. Nonalcoholic fatty liver disease and the metabolic syndrome. Curr Opin Lipidol 2005; 16:421–7.
Matteoni CA, Younossi ZM, Gramlich T, Boparai N, Liu YC, McCullough AJ. Nonalcoholic fatty liver disease: a spectrum of clinical and pathological severity. Gastroenterology 1999; 116:1413–9.
McCullough AJ. The clinical features, diagnosis and natural history of nonalcoholic fatty liver disease. Clin Liver Dis 2004; 8:521–33, viii.
Montague CT, Farooqi IS, Whitehead JP, Soos MA, Rau H, Wareham NJ et al. Congenital leptin deficiency is associated with severe early-onset obesity in humans. Nature 1997; 387:903–8.
Neuschwandner-Tetri BA, Caldwell SH. Non-alcoholic steatohepatitis: summary of an AAS-LD Single Topic Conference. Hepatology 2003; 37:1202–19.
Norman RJ, Dewally D, Legro RS, Hickey TE. Polycystic ovary syndrome. Lancet 2007; 370:685–97.
Norman RJ, Masters L, Milner CR, Wang JX, Davies MJ. Relative risk of conversion from normoglycaemia to impaired glucose tolerance or non-insulin dependent diabetes mellitus in polycystic ovarian syndrome. Hum Reprod 2001; 16:1995–8.
Olson AL, Zwillich C. The obesity hypoventilation syndrome. Am J Med 2005; 118:948–56.
Peppard HR, Marfori J, Iurno MJ, Nestler JE. Prevalence of polycystic ovary syndrome among premenopausal women with type 2 diabetes. Diabetes Care 2001; 24:1050–2.
Pérez-Carreras M, Del Hoyo P, Martín MA, Rubio JC, Martín A, Castellano G et al. Defective hepatic mitochondrial respiratory chain in patients with nonalcoholic steatohepatitis. Hepatology 2003; 38:999–1007.
Pierpoint T, McKeigue PM, Isaacs AJ, Wild SH, Jacobs HS. Mortality of women with polycystic ovary syndrome at long-term follow-up. J Clin Epidemiol 1998; 51:581–6.
Porte D, Baskin DG, Schwartz MW. Insulin signal in the central nervous system: a critical role in metabolic homeostasis and disease from C. elegans to humans. Diabetes 2005; 54:1264–76.
Poulain M, Doucet M, Major GC, Drapeau F, Series LP, Boulet A et al. Effect of obesity on chronic respiratory diseases: pathophysiology and therapeutic strategies. CMAJ 2006; 174:1293–9.
Reaven GM. Role of insulin resistance in human disease (Banting lecture 1988). Diabetes 1988; 37:1595–1607.
Renehan AG, Tyson M, Egger M, Heller RF, Zwahlen M. Body-mass index and incidence of cancer: a systematic review and meta-analysis of prospective observational studies. Lancet 2008; 371: 569–78.
Sauerland S, Angrisani L, Belachew M, Chevallier JM, Favrettii F, Finer N et al. Evidence-based guidelines of the European Association for Endoscopic Surgery (E.A.E.S.) Surg Endosc 2005; 19:200–21.
Schick RR, Erdmann J, Schusdziarra V. Appetit- und Sättigungsregulation (2003). In: Wechsler JG (Hrsg.). Adipositas. Ursachen und Therapie, 2. Auflage, S. 131–140. Blackwell-Verlag, Berlin 2007.
Schöfl C, Horn R, Schill T, Schlösser HW, Müller MJ, Brabant G. Circulating grhelin levels in patients with polycystic ovary syndrome. J Clin Endocrinol Metab 2002; 87:4607–10.
Schwartz MW, Woods SC, Porte DJ, Seeley RJ, Baskin DG. Central nervous system control of food intake. Nature 2000; 404: 661–71.
Sharma AM, Pischon T, Hardt S, Kunz I, Luft SC. Beta-adrenergic receptor blockers and weight gain. A systematic analysis. Hypertension 2001; 37:250–4.
Shuldiner AR, Yang R, Gong DW. Resistin, obesity and insulin resistance – the emerging role of the adipocyte as an endocrine organ. N Engl J Med 2001; 345:1345–6.
Smedile A, Bugianesi E. Steatosis and hepatocellular carcinoma risk. Eur Rev Med Pharmacol Sci 2005; 9:291–3.
Solomon CG, Hu FB, Dunaif A. Menstrual circle irregularity and risk of future cardiovascular disease. J Clin Endocrinol Metab 2001; 87:2013–7.
Sorbi D, Boynton J, Lindo KD. The ratio of aspartate aminotransferase to alanin aminotransferase: potential value in differentiating non-alcoholic steatohepatitis from alcoholic liver disease. Am J Gastroenterol 1999; 94:1018–22.
Steppan CM, Bailey ST, Bhat S, Brown EJ, Banerjee RR, Wright CM et al. The hormone resistin links obesity to diabetes. Nature 2001; 409:307–12.
Strate LL, Liu YL, Aldoor WH, Syngal S, Giovanucci EL. Obesity increases the risks of diverticulitis and diverticular bleeding. Gastroenterology, 2009, in press.
Stroh C, Hohmann U, Lehnert H, Manger T. Das polyzystische Ovarsyndrom – eine Indikation zu bariatrischen Eingriffen. Zentralbl f. Chir, 2008; 133:608–610.

Strowitzki T, Halser B, Dermant T. Body fat distribution, insulin sensitivity, ovarian dysfunction and serum lipoproteins in patients with polycystic ovary syndrome. Gyneol Endocrinol 2002; 16:45–51.

Swarbrick MM, Vaisse C. Emerging trends in the search for genetic variants predisposing to human obesity. Curr Opin Clin Nutr Metab Care 2003; 6:369–75.

Teitelman M, Grotegut CA, Williams NN, Lewis JD. The impact of bariatric surgery on menstrual patterns. Obes Surg. 2006; 16:1457–63.

The Rotterdam ESHRE/ASRM-Sponsored PCOS consensus workshop group. Revised 2003 consensus on diagnostic criteria and long-term health risks related to polycystic ovary syndrome (PCOS). Hum Reprod 2004; 19:41–7.

Wiegand J, Mössner J, Tillmann HJ. Nichtalkoholische Fettleber und Steatohepatitis. Internist 2007; 48:154–63.

Willet WC, Dietz WH, Colditz GA. Guidelines for healthy weight. N Engl J Med 1999; 341:427–34.

Willett WC, Manson JE, Stampfer MJ, Colditz GA, Rosner B, Speizer FE et al. Weight, weight change and coronary heart disease in women. Risk within the „normal" weight range. JAMA 1995; 273:461–5.

Wirth A. Adipositas – Ätiologie, Folgekrankheiten, Diagnostik, Therapie, 3. Auflage. Springer Heidelberg, New York, Berlin 2007.

Woods SC, Rushing PA, Seeley RJ. Neuropeptides and the control of energy homeostatis. Nestle Nutr Workshop Ser Clin Perform Programme 2001; 5:93–112.

Yki-Järvinen H. Role of insulin resistance in the pathogenesis of NIDDM. Diabetologia 1995; 38:1378–88.

Youssef WA, Mc Cullough AJ. Steatohepatitis in obese individuals. Bet Practice & Research Clinical Gastroenterology 2002; 16: 733–47.

Zhang Y, Proenca R, Maffei M, Barone M, Leopold L, Freidman JM. Positional cloning of the mouse obese gene and its human homologue. Nature 1994; 372:425–32.

KAPITEL

2

P. Stübler

Konservative Therapieansätze und Behandlungskonzepte

2.1 Indikation zur Therapie

Konservative Therapie der Adipositas bedeutet für den Betroffenen in der Regel einen schweren und langen Weg mit meist bescheidenen Erfolgen. Nachhaltige positive Effekte lassen sich in der Mehrzahl der Fälle nur über langfristig angelegte Behandlungskonzepte und dauerhafte Lebensstiländerung erreichen. Angesichts der Komplexität der Ursachen und einer häufig schwachen Motivationslage der Betroffenen bedeutet das für Behandler und Patient viel Motivationsarbeit, *die Notwendigkeit multimodaler Therapieansätze* und Teamwork. Wichtige Voraussetzung für diese Arbeit ist es auch, Empathie für die oft schwierige Lebenslage und die depressiv-passive Persönlichkeitsstruktur übergewichtiger Menschen aufbringen zu können.

Adipositas ist in der überwiegenden Zahl der Fälle das Ergebnis einer genetischen Disposition sowie einer jahrelangen über-, aber auch unterkalorischen (diätinduzierten) Ernährung, verbunden mit Bewegungsmangel. Vor jedem Therapieansatz im klassischen konservativen Bereich sollte jedoch eine sekundäre Ursache abgeklärt werden. Hierzu gehören insbesondere Hypothyreose, Morbus Cushing, polyzystisches Ovarsyndrom, Erkrankungen des Hypothalamus und seltene genetische Syndrome, die in der Regel bereits im Kindes- und Jugendalter auffallen (➤ Kap. 1). Auch adipogene Pharmaka wie die Mehrzahl der Antidepressiva, Antipsychotika, Insulin, Glitazone, Sulfonylharnstoffe, Glukokortikoide, Kontrazeptiva, Androgene und Betablocker müssen berücksichtigt werden.

Ein BMI > 30 kg/m^2 mit deutlich vermehrter und insbesondere viszeral betonter Körperfettmasse induziert gemäß den nationalen und internationalen Leitlinien (Hauner et al. 2007) die Notwendigkeit einer Gewichtsabnahme. Bei Übergewicht mit einem BMI zwischen 25 und 30 kg/m^2 müssen weitere Faktoren wie assoziierte Gesundheitsstörungen und/oder psychosoziale Komorbiditäten hinzukommen, um die Indikation zur Behandlung zu stellen.

2.2 Konservative Therapiemodule

Zu einer erfolgreichen konservativen Behandlung von Übergewicht und Adipositas gehören ein interdisziplinärer Ansatz und ein multiprofessionelles qualifiziertes Team (Hauner et al. 2000). Ziel der Behandlung sollte ein maßgeschneidertes Konzept sein, das so individuell ist wie die „Adipositaskarriere", die der einzelne Betroffene mitbringt. Aus einem Pool verfügbarer Module mit den Inhalten Ernährungs-und Bewegungstherapie, psychotherapeutische Intervention und medikamentöse Therapie sollte gemeinsam mit dem Patienten in einem ausführlichen Anamnese- und Beratungsgespräch die richtige Maßnahme ausgewählt werden.

2.2.1 Ernährungstherapie

Die Ernährungstherapie ist ein zentraler Baustein in der Therapie übergewichtiger Menschen. Grundsätzlich gelingt eine Gewichtsreduktion durch ein ausreichend hohes Energiedefizit.

Da bei einer Gewichtsabnahme jedoch nicht nur der Fettanteil des Körpers, sondern auch die Muskelmasse reduziert werden, *muss* die Therapie danach beurteilt werden, inwieweit sie dem Ideal des überwiegenden Fettabbaus bei gleichzeitigem Erhalt der Muskelmasse am nächsten kommt. Gleichzeitig sollten jedoch die alimentären Vorlieben des Patienten berücksichtigt werden, weil sonst die Nachhaltigkeit nicht gewährleistet werden kann.

Vergleiche verschiedener Diätformen konnten bisher bezüglich des Gewichtserfolgs allein keinen klaren Vorteil einer Maßnahme gegenüber einer anderen belegen (Dansinger et al. 2005) oder ergaben leichte Vorteile in der Gruppe mit low-carb bzw. mediterraner Kost gegenüber einer low-fat-Ernährung (Shai et al. 2008). Die langfristige Akzeptanz einer Ernährungsform ist jedoch ein wichtiger Schlüssel für den dauerhalten Erfolg und wurde in beiden Studien nicht untersucht.

Wie zuvor erwähnt, werden bei einer Gewichtsreduktion neben dem Fett immer auch Proteine abgebaut. Der Eiweißverlust ist vor allem beim totalen Fasten sehr hoch, weshalb diese Methode obsolet ist. Um den Proteinverlust bei einer hypokalorischen Diät möglichst gering zu halten, ist deshalb eine ausreichende Zufuhr sowohl tierischer als auch pflanzlicher Eiweiße im Verhältnis 1 : 2 zu empfehlen, bei gleichzeitig ausreichender Versorgung mit Kohlenhydraten. Günstig erscheint derzeit eine proteinreiche, fett- und kohlenhydratarme Ernährungsweise. Die Deutsche Adipositasgesellschaft empfiehlt zur Gewichtsabnahme eine Stufentherapie, beginnend mit einer Fettreduktion auf 60 g/Tag über eine energiereduzierte Mischkost mit einem Defizit von 500 – 800 kcal/Tag bis hin zu Mahlzeitenersatz und Formuladiäten, jeweils in Abhängigkeit vom BMI-Grad (➤ Tab. 2.1).

Formuladiäten allein können für eine begrenzte Zeit, z. B. auch vor geplanten bariatrischen Eingriffen, eine rasche und relativ hohe Gewichtsreduktion erzielen bei gleichzeitig guter Abnahme des Leberfetts. Längerfristig bergen sie jedoch die Gefahr, den Grundumsatz zu drastisch zu reduzieren mit der Folge einer erneuten raschen Gewichtszunahme. Kritisch ist auch die Abneigung vieler Patienten gegen Eiweißprodukte nach einem Intensivprogramm zu bewerten. Ob hierdurch die Entstehung neuer

Essstörungen gefördert wird, ist zwar eine häufige Beobachtung, bisher aber nicht mit guten Daten belegt.

Schließlich und endlich muss Ernährungstherapie lebensnah bleiben. Eine Kostform sollte deshalb auch unter dem Aspekt von Verfügbarkeit, Präferenz, Essverhalten und Bezahlbarkeit ausgewählt werden. Ebenso sind angesichts eines beschleunigten Alltags die einfache Zubereitung und der Sättigungsfaktor eines Nahrungsmittels entscheidend.

MERKE
Längerfristige Gewichtsreduktion gelingt durch ein ausreichend hohes Energiedefizit, Alltagstauglichkeit der Nahrungsmittelauswahl und Berücksichtigung der individuellen Vorlieben des Betroffenen.

2.2.2 Bewegungstherapie

Durch einen erhöhten Energieverbrauch trägt vermehrte körperliche Aktivität vor allem zur Gewichtserhaltung bei. Um deutlich Gewicht zu reduzieren, ist ein zusätzlicher Energieverbrauch von ca. 2500 kcal/Woche erforderlich. Das entspricht einem Umfang von mindestens fünf Stunden zusätzlicher körperlicher Bewegung in der Woche. Um einen reellen Erfolg zu erzielen, ist schon allein aus diesen nur schwer einzuhaltenden Vorgaben eine Verknüpfung mit einer Reduktionskost anzustreben. Die Kombination ist der einzelnen Maßnahme gegenüber deutlich überlegen.

Der Haupteffekt des körperlichen Trainings ist im positiven Einfluss auf die Körperzusammensetzung unter der Gewichtsreduktion zu sehen. Bewegung reduziert die Körperfettmasse bei gleichem Energiedefizit ausgeprägter als eine Reduktionskost. Weiterhin scheint Krafttraining die Muskelmasse unter einer Reduktionskost besser zu erhalten. Ausdauertraining vermindert die Körperfettmasse ausgeprägter durch einen höheren Energieverbrauch.

Zusätzlich wirkt sich jede Form von Bewegung günstig auf die kardiovaskulären und metabolischen Parameter aus, insbesondere durch Verbesserung der Dyslipidämie und der Insulinsensitivität sowie durch die Senkung von Blutdruck und Herzfrequenz (Wirth 2008).

Nachhaltigkeit wird sich allerdings auch hier nur einstellen, wenn die Vorlieben und Leistungsgrenzen des Betroffenen berücksichtigt werden. Nur wenn Alltagsrelevanz erreicht wird und sich Spaß und Freude im Zusammenhang mit Bewegung einstellen, wird ein langfristiger Effekt erzielt werden können.

2.2.3 Psychotherapeutische Intervention

Die Prävalenz von psychosozialen Komorbiditäten wie Angststörungen, depressiven Störungen und adipositasbezogenen Essstörungen steigt in Abhängigkeit vom BMI und ist besonders hoch bei den Teilnehmern von Gewichtsreduktionsprogrammen und in der Gruppe der Patienten mit dem Wunsch nach bariatrischer Chirurgie (Herpertz et al. 2004). Ob und welche psychischen Erkrankungen einen negativen Prädiktor bzw. eine Kontraindikation für eine operative Maßnahme darstellen, ist derzeit noch nicht ausreichend gut belegt (De Zwaan et al. 2007). Über 20% der Patienten nach adipositaschirurgischen Eingriffen nehmen wenig oder nicht ab. Trotzdem lassen sich zumindest in den ersten beiden Jahren postoperativ in der Mehrzahl der Fälle eine signifikante Abnahme der Angst- und Depressions-Scores und eine Steigerung der Lebensqualität dokumentieren.

Kernelemente der meist verhaltenstherapeutisch oder systemtherapeutisch orientierten Behandlung der Adipositas sind

- Motivationsarbeit,
- Selbstbeobachtung (z. B. über Essprotokolle),
- Kontrolle von Essreizen,

Tab. 2.1 Ernährungstherapie bei Adipositas: Leitlinie der Deutschen Adipositasgesellschaft (www.adipositas-gesellschaft.de und Wirth 2008).

Stufe	Maßnahme	Details
Stufe 1	Reduktion des Fettverzehrs	• Fettkonsum 60 g/Tag • Gewichtsabnahme von 4 kg in 12 Monaten • Geeignet zur mäßigen Gewichtsreduktion und zur Erhaltung der Gewichtskonstanz nach Gewichtsreduktion
Stufe 2	Mäßig energiereduzierte Mischkost	• Neben der Fettreduktion wird auch der Verzehr von Eiweißen und Kohlenhydraten begrenzt • Ziel: Energiedefizit von 500–800 kcal/Tag • Gewichtsabnahme von 5 kg in 12 Monaten
Stufe 3	Mahlzeitenersatz mit Formulaprodukten	• Ein bis zwei Hauptmahlzeiten werden durch ein Eiweißgetränk, einen Eiweißriegel etc. ersetzt • Ziel: Energiedefizit von 500–1200 kcal/Tag • Gewichtsabnahme von 7,5 kg in 12 Monaten
Stufe 4	Formuladiät	• Gesamtenergiemenge von 500–1000 kcal/Tag, wobei sehr niedrigkalorische Kostformen unter 800 kcal/Tag nur kurzfristig und nur für Personen mit einem BMI > 30 kg/m² gedacht sind • Gewichtsabnahme von 0,5–1,5 kg/Woche in drei Monaten

- Stabilisierung von neuem Essverhalten,
- Problemlösetraining,
- Rückfallprophylaxe.

Der Betroffene soll lernen, seine Krankheit und deren psychosoziale Folgen zu verstehen und zu bewältigen. Adipöse Menschen müssen häufig gestärkt werden gegenüber Diskriminierung und Ausgrenzung durch ihre Umwelt. Erschwerend sind oft schon die schlechteren Startchancen, denn übergewichtige Menschen kommen häufiger aus sozial schwachen Schichten mit weniger Chance auf Bildung. Sie werden in ihren Berufen schlechter bezahlt und finden schwerer einen Lebenspartner. In der Summe verstärken diese Bedingungen die ohnehin überproportional vermehrt ins Auge springende Selbstwertproblematik übergewichtiger Menschen aufgrund einer mangelhaften Ich-Entwicklung.

Typische adipositasbezogene Essstörungen sind die Bulimia nervosa, die binge eating disorder und eine Reihe nicht näher klassifizierter Essstörungen wie nächtliches Essen, Daueressen oder Süßessen. In den meisten Fällen sind sie gekoppelt an Depressionen und Angsterkrankungen sowie soziale Kontaktstörungen. In vielen Fällen ist das Auftreten von Essstörungen auch im Zusammenhang mit psychiatrischen Erkrankungen zu sehen. Diese Patienten scheinen schlechtere Erfolgschancen auch deshalb zu haben, weil sie auf die Einnahme adipogener Antidepressiva und/oder Antipsychotika angewiesen sind. Hier bewähren sich zum Wohl des Patienten interdisziplinäre Netzwerke und Adipositaskonferenzen, in denen Fragen nach dem optimalen medikamentösen Regime, der Notwendigkeit einer stationären Versorgung, OP-Indikation oder konservative Maßnahmen gemeinsam besprochen und umgesetzt werden können.

2.2.4 Pharmakotherapie

Nach den aktuellen Leitlinien der Deutschen Adipositasgesellschaft (Hauner et al. 2007) kann die Indikation für eine adjuvante medikamentöse Therapie gestellt werden, wenn mit einer Lebensstilintervention nicht mindestens 5% Gewichtsabnahme in sechs Monaten erreicht wurden. Grundsätzlich kann ein Pharmakon die Energieaufnahme hemmen oder den Energieverbrauch stimulieren. Als Optionen für eine medikamentöse Therapie werden in den Leitlinien drei Substanzen aufgeführt.

Sibutramin

Sibutramin hemmt selektiv die Wiederaufnahme von Serotonin, Noradrenalin und z.T. auch Dopamin im synaptischen Spalt, was zu einer Verstärkung der Sättigung führt. Zusätzlich erfolgt eine Stimulation der Thermogenese im braunen Fettgewebe. Die Substanz hat günstige Effekte bei Patienten mit ausgeprägtem Süßhunger und verschiedenen Formen von Essattacken. Die positive Beeinflussung dieser Symptome erleichtert den Einstieg in konservative Therapiekonzepte und verbessert die Motivationslage.

Die gleichzeitige Einnahme von nicht selektiven Noradrenalin-Wiederaufnahmehemmern und MAO-Hemmern ist kontraindiziert.

Als **Nebenwirkungen** sind Mundtrockenheit, Obstipation, Schlaflosigkeit und Schwindel zu nennen. Blutdruckanstiege erwiesen sich in klinischen Studien (Scholze et al. 2004) als marginal im Bereich von 5 mmHg und auch nur in der Gruppe der zuvor bereits hypertonen Patienten. Die Herzfrequenz kann im Mittel um 3 – 5 Schläge/min ansteigen.

Kontraindiziert ist die Substanz vorbehaltlich der im Herbst 2009 zu erwartenden Ergebnisse der SCOUT-Studie bisher noch bei Patienten mit koronarer Herzkrankheit, Herzinsuffizienz, höhergradigen Rhythmusstörungen, Phäochromozytom, Engwinkelglaukom sowie schweren Leber- und Nierenfunktionsstörungen.

Rimonabant

Rimonabant blockiert selektiv die Cannabinoid-1-Rezeptoren und antagonisiert damit die durch Endocannabinoide induzierten Wirkungen. Folgen sind eine Abnahme des Körpergewichts und hier insbesondere der viszeralen Fettmasse, Verminderung von Hunger und Verstärkung der Sättigung, Abnahme des Blutzuckers und des HbA_{1c} mit Verbesserung der Insulinsensitivität, Anstieg des HDL-Cholesterins, Abnahme der Triglyzeride und Hemmung der Lipoproteinlipaseaktivität.

Zu den häufigsten **Nebenwirkungen** dieser Substanz zählen Übelkeit, Schwindel, Sonnenempfindlichkeit, Arthralgie, Diarrhö und in erster Linie Stimmungsveränderungen. Wegen seiner überdurchschnittlich hohen Rate an depressiven Verstimmungen, Angstattacken, Reizbarkeit und aggressivem Verhalten wurde Rimonabant in den USA vom Hersteller zurückgezogen. **Mittlerweile ist das Präparat auch in Deutschland vom Markt genommen.**

Orlistat

Orlistat hemmt zu etwa 30% die Aktivität der Lipasen im Gastrointestinaltrakt und damit die Resorption von Monoglyzeriden und freien Fettsäuren im Dünndarm. Die Wirksamkeit korreliert somit auch mit der Menge der aufgenommenen Fette. Die Substanz wird nur zu etwa 1% resorbiert.

Nebenwirkungen betreffen damit überwiegend den Gastrointestinaltrakt in Form von öligen Stühlen, häufigeren Stuhlfrequenzen und Flatulenz.

Kontraindikationen stellen ein chronisches Malabsorptionssyndrom und eine Cholestase dar. Bei der gleichzeitigen Verabreichung von Ciclosporin, Acarbose, oralen Antikoagulanzien und Amiodaron sind Besonderheiten zu beachten.

Studienlage zur Pharmakotherapie

Eine 2007 im British Medical Journal veröffentlichte Metaanalyse (Rucker et al. 2007) schloss 30 kontrollierte doppelblinde randomisierte Studien ein. Der untersuchte Zeitraum reichte bis Dezember 2006. 16 dieser Studien wurden mit Orlistat (10 631 Teilnehmer), zehn mit Sibutramin (2623 Teilnehmer) und vier mit Rimonabant (6365 Teilnehmer) durchgeführt.

Im Vergleich zu Placebo führte Orlistat zu einer Gewichtsabnahme von 2,9 kg. Bei Patienten mit Diabetes mellitus betrug die Gewichtsabnahme 2,3 kg. Sibutramin führte im Vergleich zu Placebo zu einer Reduktion von 4,2 kg, bei Diabetikern zu einer Reduktion um 4,9 kg. Rimonabant bewirkte im Vergleich zu Placebo eine mittlere Gewichtsabnahme von 4,7 kg. In der einzigen Rimonabant-Studie an Patienten mit Diabetes betrug die Abnahme 3,9 kg. Unter den drei untersuchten Medikamenten war der Anteil von Individuen mit mindestens 5 respektive 10% Gewichtsabnahme im Vergleich zum Ausgangsgewicht höher als in den jeweiligen Kontrollgruppen unter Placebo bzw. mit Lebensstilintervention.

Daten zum langfristigen Effekt auf Mortalität und kardiovaskuläre Endpunkte stehen weiterhin noch nicht zur Verfügung.

Gut untersucht ist der Stellenwert einer alleinigen medikamentösen Therapie gegenüber einer Kombinationstherapie (Wadden et al. 2005). Wadden und Mitarbeiter untersuchten in drei Studienarmen den Effekt einer Monotherapie mit Sibutramin versus Sibutramin und kurze standardisierte Lebensstilberatung sowie Sibutramin, kombiniert mit einem intensiven multimodalen konservativen Therapiekonzept. Es zeigte sich, dass sich unter der kombinierten intensiven Behandlung ein doppelt so großer Gewichtseffekt über 52 Wochen erzielen ließ als in der rein medikamentös behandelten Gruppe (➤ Tab. 2.2, ➤ Abb. 2.1).

Tab. 2.2 Adipositastherapie – Vergleich verschiedener Therapien (➤ Abb. 2.1).

Therapie	Gewichtsverlust nach einem Jahr (kg)
Sibutramin	5,0 ± 7,4
Änderung der Lebensweise	6,7 ± 7,9
Sibutramin und Kurzbehandlung	7,5 ± 8,0
Kombinierte Therapie	12,1 ± 9,8

Inkretinmimetika

Inkretinmimetika stellen eine hoffnungsvolle neue Stoffklasse für die Behandlung adipöser Diabetiker und Nicht-Diabetiker dar. Sie wirken über die Bindung an den GLP-1-

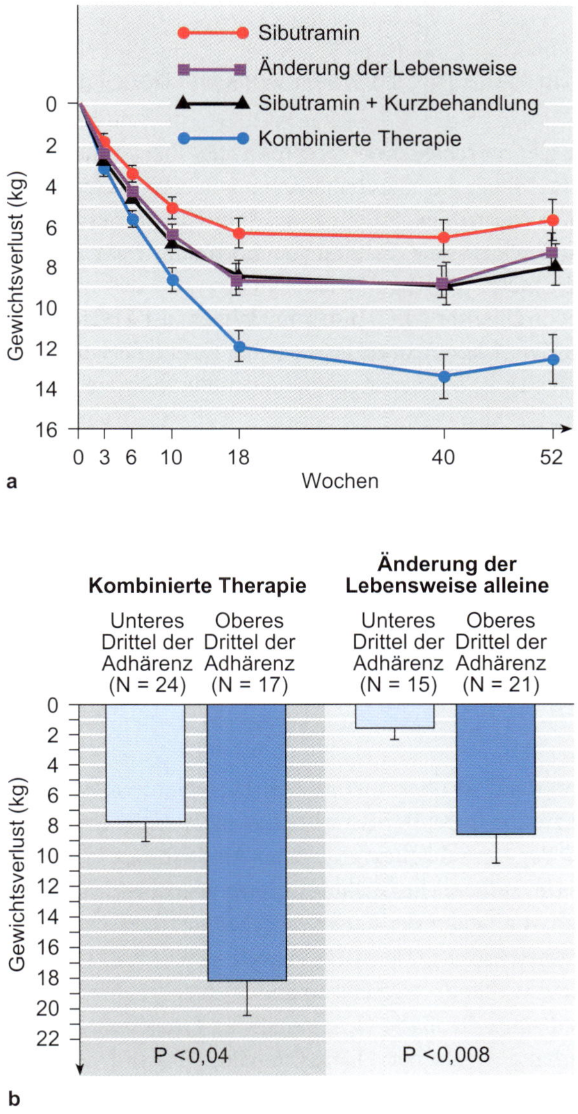

Abb. 2.1 Adipositas – medikamentöse Therapie (➤ Tab. 2.2; Wadden et al. 2005): **(a)** LOCF-Analyse; **(b)** Vergleich der Effekte von kombinierter Therapie und Änderung der Lebensweise alleine.

Rezeptor bzw. über die Hemmung der Dipeptidylpeptidase 4. Effekte sind eine glukoseabhängige Stimulation der Insulinsekretion unter Erhaltung der Beta-Zell-Funktion, eine Senkung der Glukagonproduktion aus der Leber sowie eine verzögerte Magenentleerung und Hemmung des Appetits über neurohormonale Signalwege zum Sättigungszentrum im Hypothalamus.

Nebenwirkungen bestehen in Übelkeit, Erbrechen und Diarrhö. Problematisch sind die kurze Halbwertszeit und die Notwendigkeit der subkutanen Injektion.

Indiziert sind Inkretinmimetika in Kombination mit Metformin und/oder Sulfonylharnstoff bei Typ-2-Diabetikern, bei denen mit einer maximal verträglichen Dosis der oralen Therapie keine zufriedenstellende Einstellung erreicht werden konnte. Inkretinmimetika sind somit alternativ zur bzw. vor der Insulintherapie einzusetzen.

Pharmaka mit diversen Wirkmechanismen

Es gibt verschiedenste rezeptpflichtige bzw. frei verkäufliche Mittel, die eine Reduktion von Übergewicht versprechen. Hierzu zählen Ephedrin, Diuretika, Abführtees, Chitosan, Quellstoffe, Schilddrüsenhormone, Topiramat und viele mehr.

Ein Durchbruch ist bisher mit keinem der Mittel erreicht worden. Überwiegend liegen keine kontrollierten Studien vor oder die Studien ergaben intolerable Nebenwirkungen.

MERKE

Der alleinige Einsatz einzelner Module der konservativen Therapie (Ernährungs- und Bewegungsumstellung, psychotherapeutische Intervention, Pharmakotherapie) ist weniger effektiv als ihre Kombination.

2.3 Gewichtsreduktionsprogramme

Der Markt ist überflutet mit Angeboten zur schnellen Gewichtsabnahme. Der Betroffene ist nicht selten überfordert mit der Auswahl einer geeigneten Maßnahme.

Um einheitliche Qualität sicherzustellen, wurden bereits früh von Seiten der Fachgesellschaften (Deutsche Adipositasgesellschaft, Deutsche Diabetesgesellschaft) und der Berufsverbände (Berufsverband Deutscher Ernährungsmediziner, Deutsche Gesellschaft für Ernährungsmedizin, Verband Deutscher Diätassistenten, Verband Deutscher Ökotrophologen) Kriterien bezüglich der nötigen personellen Ausstattung, räumlicher Voraussetzungen und multimodaler Ansätze festgelegt.

Ohne Anspruch auf Vollständigkeit sollen im Folgenden einige der bekannteren und zum Teil von den genannten Gesellschaften und Kostenträgern anerkannten Programme aufgeführt werden.

2.3.1 Docweight

Einjähriges ärztlich geleitetes multimodales Programm für Patienten mit einem BMI > 30 kg/m^2 bzw. > 25 kg/m^2 bei begleitenden adipositasassoziierten Komorbiditäten. Entworfen wurde das leitliniengerechte Programm von der Arbeitsgruppe Adipositas im Berufsverband Deutscher Ernährungsmediziner. Qualifizierte Trainer arbeiten zusammen mit dem verantwortlichen Arzt in den Modulen Bewegung, Ernährungs- und Verhaltenstherapie. Die betreuenden Ärzte sind hier überwiegend Inhaber BDEM- bzw. DAG-zertifizierter Adipositasschwerpunktpraxen. Prozessevaluation hat begonnen.

2.3.2 M.O.B.I.L.I.S

Ein sportmedizinisches leitliniengerechtes anerkanntes Schulungsprogramm, entworfen von den Sportmedizinern der Universität Freiburg für Patienten mit einem BMI zwischen 30 und 40 kg/m^2. Dauer 48 – 52 Wochen, unterteilt in eine Start-Gewichtsreduktions- und eine Stabilisierungsphase mit Schwerpunkt auf den Bewegungseinheiten. Aufgrund einer Rahmenvereinbarung zwischen M.O.B.I.L.I.S und der Barmer ist eine pauschale Kostenerstattung des Programms möglich. Für ca. 1000 Teilnehmer liegen mittlerweile Ergebnisse der Prozessevaluation vor.

2.3.3 Optifast

Ein 52-wöchiges evaluiertes, interdisziplinäres multimodales Programm. Es erfüllt die Qualifikationsansprüche der Leitlinien. Zielgruppe sind Adipöse ab einem BMI von 30 kg/m^2 ohne schwere Essstörungen. Die Programme werden überwiegend in einem an ein Krankenhaus assoziiertes Optifast-Zentrum durchgeführt. Die Therapieabschnitte umfassen eine zwölfwöchige Fastenphase mit ausschließlicher Einnahme des Eiweißproduktes, eine sechswöchige Umstellungsphase mit Einführung einer konventionellen Mischkost pro Tag und eine 33-wöchige Stabilisierungsphase.

Das Programm wird auch als ambulantes 15-wöchiges Kurzprogramm angeboten.

2.3.4 „Ich nehme ab“

Ein Selbsthilfeprogramm der DGE, gedacht für Menschen mit einem BMI zwischen 25 und 35 kg/m² ohne Begleiterkrankungen. Das Programm kann selbständig mithilfe eines Manuals durchgeführt werden und basiert überwiegend auf Selbstbeobachtung. Das Programm wurde bisher ausschließlich in einer beratergestützten Anwendung in Gruppen evaluiert.

2.3.5 Abnehmen – aber mit Vernunft

20-wöchiges Gruppenprogramm der Bundeszentrale für gesundheitliche Aufklärung. Die Inhalte umfassen Ernährungsberatung nach den Empfehlungen der Deutschen Gesellschaft für Ernährung, verhaltenstherapeutische Konzepte, Entspannung und körperliche Aktivität. Geleitet wird das Programm von einem geschulten Gruppenleiter.

2.3.6 BCM/Bodymed/Insumed/Insulean

Diese Programme arbeiten im Wesentlichen auf einer gemeinsamen Grundlage unter der Annahme, dass eine Gewichtsabnahme besonders erfolgreich über niedrige Insulinspiegel, Beschränkung auf drei Mahlzeiten pro Tag und den Ersatz einer oder mehrerer Mahlzeiten durch Formulaprodukte zu erreichen sei.

Die Schulungsprogramme bzw. die Inhalte, die von Ärzten und ihren Teams erworben werden können, beinhalten alle in vergleichbarer Weise den Ersatz einer Mahlzeit durch eine Standarddiät bzw. Basiskost in verschiedener Gewichtung. Begleitend erfolgt eine regelmäßige Messung der Körperzusammensetzung. Insgesamt sind die Programme gedacht für adipöse Personen mit einem BMI zwischen 30 und 40 kg/m². Daten wurden im Rahmen der Lean-habits-Studie erhoben.

2.3.7 Weight Watchers

Laienprogramm ohne ärztliche Begleitung. Gedacht für Übergewichtige und geringgradig Adipöse (BMI 25 – 35 kg/m²) ohne wesentliche Begleiterkrankungen. Vermittelt wird über insgesamt drei Phasen (Abnehmphase, Erhaltungsphase, aktive Nachsorge) eine Reduktionskost nach den Empfehlungen der Deutschen Gesellschaft für Ernährung, einfach anwendbar nach einem Punkte- und Ampelsystem. Die bisherigen Evaluationsstudien belegen eine gute Wirksamkeit des Ansatzes.

2.3.8 Behandlung in Rehakliniken

Zur Qualitätssicherung der oft sehr uneinheitlichen Angebote in den verschiedenen Häusern hat eine Arbeitsgruppe der Deutschen Adipositasgesellschaft ebenfalls eine Leitlinie erstellt (Rosemeyer et al. 2005).

Wichtig für eine erfolgversprechende Therapie erscheint hier neben einer guten Vorauswahl des Patienten, die den Fokus auf die Motivationslage, Komorbiditäten, Sprachprobleme etc. legt, die Entscheidung für die richtige Klinik. So sollten zum Beispiel Adipöse mit einer Essstörung im optimalen Fall einer Klinik mit psychosomatischer Ausrichtung zugeführt werden. Patienten mit überwiegenden oprthopädischen Problemen profitieren dagegen eher von einer in diesem Gebiet spezialisierten Klinik, die gleichzeitig ein Adipositasschulungsprogramm vorhalten kann.

Für den nachhaltigen Erfolg ist letztlich auch hier die enge Kooperation mit niedergelassenen Ärzten im Sinne eines Netzwerkes mitentscheidend.

2.3.9 Ernährungstherapeutische Nachsorgeprogramme nach metabolischer Chirurgie

Sie sind zurzeit in Bearbeitung, um die speziellen Probleme von Menschen nach Adipositaschirurgie, wie neue Mahlzeitengrößen und Eiweiß-, Vitamin- und Spurenelementmangel durch Malabsorption zu berücksichtigen. Zusätzlich sollen mögliche Komplikationen wie z. B. Dumping-Syndrom, Anastomoseninsuffizienzen, Infektionen, neue Essstörungen und Unverträglichkeiten frühzeitig erkannt werden.

MERKE

Die grundlegende Umstellung der Ernährungs- und Lebensweise ist der einzige effektive konservative Lösungsansatz in der Adipositastherapie. Kurzfristige isolierte Maßnahmen sind zum Scheitern verurteilt.

Literatur

Dansinger ML et al. Comparison oft the Atkins, Ornish, Weight Watchers and Zone diets for weight loss and heart disease risk reduction: a randomized trial. JAMA 2005; 293:43–53.

De Zwaan M et al. Psychosomatische Aspekte der Adipositaschirurgie. Was ist empirisch gesichert? Deutsches Ärzteblatt 2007; 10:470–6.

Foster GD et al. A randomized trial of a low-carbohydrate diet for obesity. N Engl J Med 2003; 348:2082–90.

Hauner H. et al. Evidenzbasierte Leitlinie – Prävention und Therapie der Adipositas. 2007 www.adipositas-gesellschaft.de.

Hauner H et al. Qualitätskriterien für ambulante Adipositasprogramme. Gemeinsame Initiative der Deutschen Adipositasgesellschaft, DGE, DAEM und DGEM. Adipositas 2000; 10:05.

2

Herpertz S et al. Do psychosocial variables predict weight loss or mental health after obesity surgery? A systematic review. Obes Res 2004; 12:1254–69.

Rucker D et al. Long-term pharmacotherapy for obesity and overweight: updated meta-analysis. BMJ 2007 (online first).

Rosemeyer D et al. Adipositastherapie in Reha-Kliniken – Erläuterungen zur Umsetzung der Leitlinie. Rehabilitation 2005; 44: 90–5.

Scholze J. Hypertonie bei Adipositas. Effekte einer Gewichtsreduktion und medikamentöse Therapie. Cardiovasc 2004; 4:25– 31.

Shai I et al. Weight loss with a low-carbohydrate, Mediterranean, or low-fat diet.N Engl J Med. 2008; 359(3):229–41.

Wadden TA et al. Randomized trial of lifestyle modification and pharmacotherapy for obesity. N Engl J Med 2005; 353:2111–20.

Wirth A. Adipositas, 3. Auflage. Springer Medizinverlag, Heidelberg 2008.

KAPITEL

3

S. Göttig, R. Weiner

Interventionelle Magenballontherapie

Die Therapie mit einem Magenballon ist ein temporäres, nicht-invasives Verfahren zur Gewichtsreduktion bei Adipositas. Die Magenballontherapie ist zu jeder Zeit komplett reversibel und wiederholbar und zählt zu den restriktiven Adipositas-Behandlungsverfahren. Der Magenballon besteht aus einem weichen, dehnbaren Silikonelastomer (➤ Abb. 3.1), der endoskopisch in den Patientenmagen implantiert und mit Kochsalzlösung auf ein Volumen von ca. 700 ml befüllt wird. Dort soll er durch Stimulation der Dehnungsrezeptoren für ein Sättigungsgefühl und somit zu einer verringerten Nahrungszufuhr und letztendlich zu einem Gewichtsverlust führen (Martinez-Brocca et al. 2007). Nach sechs Monaten Therapie wird der Ballon entfernt. Mit luftgefüllten Magenballons gibt es keine umfangreichen Langzeiterfahrungen.

3.1 Indikation und Anwendungsmöglichkeiten des Magenballons

Die Indikation für eine Magenballontherapie wird primär bei zwei Patientengruppen gestellt. Zur ersten Gruppe zählen Patienten mit moderater Adipositas mit einem BMI von meist < 40 kg/m², die die Kriterien für eine chirurgische Intervention (noch) nicht erfüllen, bei denen aber langjährige konservative Behandlungsversuche versagt haben (Totte et al. 2001). Die zweite Gruppe umfasst stark adipöse Patienten, sog. „super-obese patients" mit einem BMI > 50 kg/m², bei denen aufgrund der massiven Adipositas und den damit verbundenen Komorbiditäten eine adipositaschirurgische Intervention aufgrund des übermäßigen Narkose- und Operationsrisikos (ASA > 3) nicht durchgeführt werden kann. Bei diesen Patienten kann der Magenballon als adjuvante Maßnahme vor bariatrischen oder jeder anderen Operation als eine Art „Brückentherapie" angewendet werden (Weiner et al. 1999). Bei Patienten mit einem Gewicht von weit über 200 kg bzw. einem BMI > 70 kg/m² ist der Magenballon häufig die einzig mögliche therapeutische Option.

3.2 Kontraindikationen

Vor der eigentlichen Ballonimplantation erfolgt stets eine diagnostische Gastroskopie, um mögliche Läsionen oder strukturelle Abnormalitäten des Gastrointenstinaltrakts (GIT) auszuschließen, die Kontraindikationen darstellen würden.

Kontraindikationen für den Einsatz des Magenballons sind z. B. GIT-Tumoren, vorherige Magenoperationen, Zustand nach diffuser Peritonitis, große Hiatushernien, erosive Ösophagitis, Ulzera, Blutungsrisiken bei Ösophagusvarizen oder Antikoagulanzientherapie und Schwangerschaft.

MERKE

Jede Voroperation am Magen ist eine Kontraindikation für eine Ballonimplantation.

3.3 Implantationstechnik

Nach erfolgter Gastroskopie wird der deflatierte Magenballon über einen Katheter mit einem Führungsdraht oral eingeführt und über den unteren Ösophagussphinkter bis in den Magen vorgeschoben (➤ Abb. 3.2). Unter endoskopischer Sicht wird der Ballon über den Katheter mit steriler Kochsalzlösung und 0,1 % Methylenblau befüllt. Kommt es

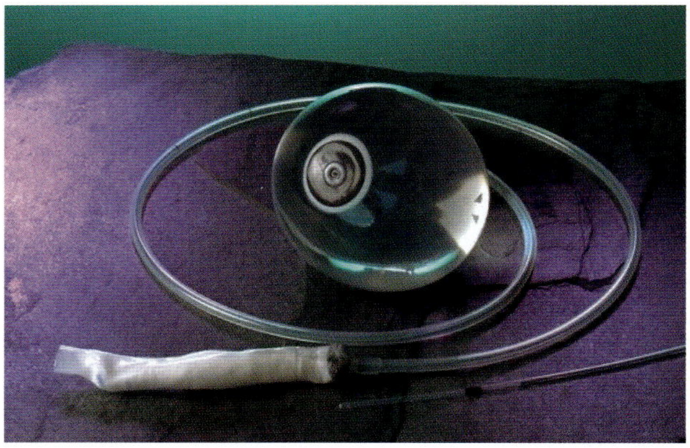

Abb. 3.1 Intragastrischer Magenballon BIB (Bioenterics Intragastric Balloon).

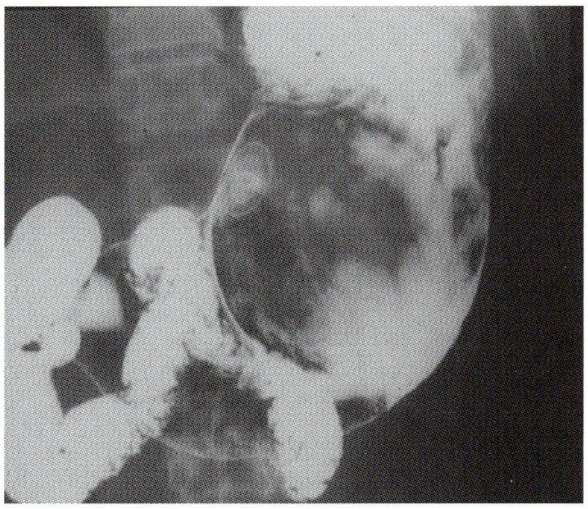

Abb. 3.2 Röntgenaufnahme eines Magens mit Magenballon. In der Mitte des Bildes sind das röntgendichte Ventil sowie die Kontur des Ballons zu erkennen.

im Therapieverlauf zu einer Ballonschädigung bzw. -entleerung, färben sich Urin und Stuhl aufgrund des Methylenblaus grün, es sollte dann eine sofortige Explantation erfolgen. Das Füllvolumen beträgt je nach Magengröße und Übergewicht zwischen 400 und 700 ml. Je höher das Füllvolumen, desto größer ist das Sättigungsgefühl. Mit zunehmender Ballonfüllung nehmen jedoch auch die Nebenwirkungen wie Übelkeit oder Erbrechen zu. Nach Ballonfüllung kann durch Aspiration mit einer Spritze ein Unterdruck erzeugt werden, mit dem das selbstschließende, röntgendichte Ventil geschlossen wird. Nach Entfernung des Füllschlauchs wird endoskopisch die korrekte Lage des Ballons kontrolliert.

Die Implantation kann in Sedoanalgesie durchgeführt werden und dauert zehn bis 20 Minuten. Nach erfolgter Implantation sollten die Patienten unter Aufsicht bleiben und prophylaktisch eine Infusion sowie eine antazide, gegebenenfalls auch eine antiemetische und spasmolytische Medikation erhalten. Die Therapie mit einem Protonenpumpeninhibitor sollte bis zur Explantation fortgeführt werden, um eine Ballon-Andauung durch die Magensäure zu verhindern. Es erfolgt ein stufenweiser Kostaufbau, bei dem nach Tolerierung von Flüssigkeiten in den ersten Tagen auf leicht verdauliche, halbfeste Kost für etwa eine Woche gesteigert und schließlich auf eine leichte Vollkost umgestellt wird. Die Patienten benötigen schriftliche Ernährungshinweise sowie, falls möglich, die Beratung durch einen Diätassistenten.

3.4 Komplikationen und Explantation des Magenballons

Bei über 50% aller Patienten kommt es initial zu Beschwerden wie Übelkeit, Völlegefühl, Unwohlsein, Magenkrämpfen oder Erbrechen. Die Symptome klingen bei fast allen Patienten in den ersten vier bis fünf Tagen ab. Nur bei ca. 5% aller Patienten muss der Ballon aufgrund von Intoleranz wieder entfernt werden. Die empfohlene maximale Implantationsdauer beträgt sechs Monate. Bei längerer Tragezeit erhöht sich die Gefahr einer magensäurebedingten Schädigung und Deflation des Ballons, was im schlimmsten Fall einen Darmverschluss mit potenzieller Todesfolge nach sich ziehen kann. Schwerwiegende Komplikationen wie Darmverschluss, Ulzera, spontaner Ballonabgang oder Magenperforation sind selten und kommen bei < 2% vor. Die Mortalität beträgt 0,08%; bei den zwei bisher beschriebenen Fällen kam es zu einer Magenperforation nach Fundoplicatio-Voroperation (Genco et al. 2005).

Vor Explantation sollte der Patient eine 24-stündige Nahrungskarenz einhalten, um eine Aspiration bei Entfernung des Ballons zu vermeiden. Unter endoskopischer Sicht wird der Ballon punktiert, der Inhalt abgesaugt und der Ballon mit einer Greifzange explantiert. Bei Verlust des Ballons im Ösophagus darf niemals mit der Greifzange nachgefasst werden, weil sonst eine lebensbedrohliche Perforation des Ösophagus riskiert wird. Der Ballon muss bei Verlust bis in den Magen zurückgeschoben werden, von dem aus die Explantation erneut beginnt. Nach erfolgter Explantation werden der Magen und die Speiseröhre mit dem Endoskop auf mögliche Läsionen hin untersucht. In der Literatur wurde eine erhöhte Inzidenz für das Auftreten von Läsionen wie Antrumgastritis oder höhergradige Ösophagitis nach Ballontherapie beschrieben (Rossi et al. 2007). Die Patienten sollten in regelmäßigen Abständen zum Follow-up einbestellt werden. In unserer Klinik werden Kontrollen einen, drei und sechs Monate nach Implantation durchgeführt: Neben Untersuchung, Sonographie des Abdomens und Laborkontrollen erfolgt die ausführliche Evaluation des Therapieprogresses mit dem Patienten.

3.5 Gewichtsverlust und Effektivität der Magenballontherapie

Welche Ergebnisse sind mit einem Magenballon zu erwarten? Im Vergleich zu anderen adipositaschirurgischen Interventionen wie Magenband oder BPD ist nur ein moderater Gewichtsverlust zu erwarten (➤ Tab. 3.1). Eine Metaanalyse von 15 Studien mit über 3600 Patienten zeigte einen durchschnittlichen Gewichtsverlust von 14,7 kg, einen BMI-Abfall von 5,7 kg/m² und einen Übergewichtsverlust von 32,1% (Imaz et al. 2008). Die Effektivität hängt von der Compliance des Patienten und von der begleiten-

Tab. 3.1 Eigene Daten zur Effektivität der Gewichtsreduktion durch eine Magenballontherapie bei extrem adipösen Patienten (BMI > 50 kg/m²). Gezeigt sind die Mittelwerte der jeweiligen BMI-Gruppe. Zur besseren Übersicht wurden die Werte gerundet. Der Übergewichtsverlust entspricht dem EBL (excess BMI loss) (Göttig et al. 2009).

Parameter	BMI-Gruppe (kg/m²)			
	50–60	60–70	70–80	> 80
Patientenzahl (n = 109)	15	51	29	14
Gewicht (kg)	177	210	224	258
BMI (kg/m²)	57	65	74	86
Gewichtsverlust (kg)	16	27	30	27
BMI-Verlust (kg/m²)	6	8	10	12
Übergewichtsverlust (%)	17	21	20	16

den Ernährungstherapie ab. Dies sollte bei der Auswahl der Patienten für eine Magenballontherapie beachtet werden. Der Magenballon soll es dem Patienten durch das früher einsetzende Sättigungsgefühl erleichtern, sein Essverhalten umzustellen und dieses Verhalten für die Zeit nach dem Magenballon zu konservieren. Nach Beendigung der Ballontherapie nehmen die Patienten meist wieder zu. Studien, die den Langzeit-Gewichtsverlust untersuchten, zeigten, dass die Patienten nach einem Jahr etwa 40% des Gewichtsverlustes wieder zugenommen hatten (Imaz et al. 2008). Dies unterstreicht die Wichtigkeit, die Magenballontherapie und die Betreuung des Patienten möglichst in einem spezialisierten Adipositaszentrum mit einem multidisziplinären Team aus Chirurgen, Ernährungsberatern, Physiotherapeuten und Psychologen durchzuführen (Melissas 2008). Nach einem ersten Ballon kann zur weiteren Gewichtsabnahme ein zweiter bzw. dritter Ballon eingesetzt werden (Mathus-Vliegen und Tytgat 2005). Bisherige Daten zeigen jedoch, dass mit einer wiederholten Ballontherapie keine weitere signifikante Gewichtsreduktion erreicht werden kann.

Die Magenballontherapie ist keine Alternativ zur Chirurgie. Sie kann jedoch als präoperative Maßnahme helfen, durch Verringerung des intraabdominalen Fetts und des Lebervolumens den Zugang und die Größe des Operationsfeldes zu erhöhen (Weiner et al. 1999, Liu et al. 2005). Die Folge sind eine Verkürzung der Operationszeit, eine niedrigere Konversionsrate von laparoskopischen zu offenen Operationsverfahren sowie eine Verringerung von Komplikationen (Pasulka et al. 1986). Zwischen Explantation des Ballons und dem anschließendem definitiven operativen Eingriff sollte aufgrund des Magenwandödems und der Muskelhypertrophie, die durch den Ballon verursacht werden, eine Zeitspanne von etwa zwei Wochen liegen. Zusätzlich kann die Magenballontherapie als „präoperativer Test" für die Compliance bei restriktiven Verfahren dienen. Patienten, die trotz Indikation initial Angst vor einem adipositaschirurgischen Eingriff hatten, können durch eine erfolgreiche Ballontherapie motiviert werden, sich doch operieren zu lassen.

MERKE

Die Implantation eines intragastrischen Magenballons ist ein auf sechs Monate befristetes, nicht-invasives und restriktives Behandlungsverfahren der Adipositas.

Der Magenballon ist primär indiziert bei therapierefraktären adipösen Patienten, die (noch) keine Kriterien für eine chirurgische Intervention erfüllen, oder bei extrem Übergewichtigen (BMI $> 50\ kg/m^2$) als adjuvante Maßnahme zur präoperativen Gewichtsreduktion.

Die Magenballontherapie ist ein temporäres Verfahren, mit dem ein moderater Gewichtsverlust von ca. 15 kg und ein BMI-Verlust von 6 kg/m^2 erzielt werden können. Ohne Einbettung in ein ganzheitliches Programm zur Gewichtsreduktion (BMI $< 40\ kg/m^2$) oder eine Folgeoperation (BMI $> 60\ kg/m^2$) sind die Gewichtsreduktionen nur zeitlich begrenzt.

Literatur

Genco A, Bruni T, Doldi SB et al. BioEnterics Intragastric Balloon: The Italian Experience with 2,515 Patients. Obes Surg 2005; 15: 1161–4.

Göttig S, Daskalakis M, Weiner S, Weiner RA. Analysis of safety and efficacy of intragastric balloon in extremely obese patients. Obes Surg 2009; 19:677–83.

Imaz I, Martínez-Cervell C, García-Alvarez CE et al. Safety and effectiveness of the intragastric balloon for obesity. A meta-analysis. Obes Surg 2008; 18:841–6.

Liu RC, Sabnis AA, Forsyth C et al. The effects of acute preoperative weight loss on laparoscopic Roux-en-Y gastric bypass. Obes Surg 2005; 15:1396–402.

Martinez-Brocca MA, Belda O, Parejo J et al. Intragastric balloon-induced satiety is not mediated by modification in fasting or postprandial plasma ghrelin levels in morbid obesity. Obes Surg 2007; 17:649–57.

Mathus-Vliegen EM, Tytgat GN. Intragastric balloon for treatment-resistant obesity: safety, tolerance, and efficacy of 1-year balloon treatment followed by a 1-year balloon-free follow-up. Gastrointest Endosc 2005; 61:19–27.

Melissas J. IFSO Guidelines for Safety, Quality, and Excellence in Bariatric Surgery. Obes Surg 2008; 18:497–500.

Pasulka PS, Bistrian BR, Benotti PN et al. The risks of surgery in obese patients. Ann Intern Med 1986; 104:540–6.

Rossi A, Bersani G, Ricci G et al. Intragastric balloon insertion increases the frequency of erosive esophagitis in obese patients. Obes Surg 2007; 17:1346–9.

Shai I et al. Weight loss with a low-carbohydrate, Mediterranean or low-fat diet. NEJM 2008; 359:229–41.

Totte E, Hendrickx L, Pauwels M et al. Weight reduction by means of intragastric device: experience with the Bioenterics Intragastric Balloon. Obes Surg 2001; 11:519–23.

Weiner R, Gutberlet H, Bockhorn H. Preparation of extremely obese patients for laparoscopic gastric banding by gastric-balloon therapy. Obes Surg 1999; 9:261–4.

KAPITEL

4

R. Weiner

Operative Prinzipien in der Adipositaschirurgie

4.1 Grundsätze

Mit der Chirurgie wird das Symptom Übergewicht behandelt, jedoch nicht kausal die in ihrer Äthiopathogenese multifaktorielle Krankheit Adipositas. Die hohe Komplikationsrate des Dünndarmbypasses führte zur Entwicklung der „Magenverkleinerung" (Mason und Ito 1967). Seit der Aufgabe der intestinalen Ausschaltungsoperationen in den 70er Jahren gilt der Grundsatz bis zum gegenwärtigen Zeitpunkt: Adipositaschirurgie ist immer Magenchirurgie (Buchwald et al. 2004). Der Magen ist ein zentrales Organ in der Regulation der Nahrungsaufnahme und immer zentraler Bestandteil der operativen Intervention, die durch intestinale Aus- oder Umschaltungen (Bypässe) ergänzt wird. Die Grundprinzipien sind Restriktion und Malabsorption, die, durch hormonale Regulationen ergänzt, in unterschiedlichem Ausmaß kombiniert werden können. Grundsätzlich können folgende Hauptmechanismen bei den operativen Verfahren unterschieden werden:

- **Restriktion** basiert auf dem Grundprinzip, die Zufuhr für *feste Nahrung* durch eine Verkleinerung des Magenreservoirs einzuschränken. Energiereiche Flüssigkeiten und breiige Kost können ungehindert aufgenommen werden. Aus diesem Grund müssen die Patienten eine ausreichende Compliance zeigen, um erfolgreich zu sein.
- **Malabsorption (Malassimilation)** wird in erster Linie durch eine späte Vermischung der Verdauungssäfte (Galle- und Pankreassäfte) mit der Nahrung erzielt. Damit wird die Aufnahme von Fett als ein Hauptenergieträger eingeschränkt. Eine kohlenhydratreiche Ernährung schränkt somit den Therapieeffekt ein.
- **Kombinationsverfahren,** bei denen beide Prinzipien zur Anwendung kommen, sind zwar von einer exzellenten Gewichtsabnahme gefolgt, doch muss den potenziellen Mangelerscheinungen durch eine intensive Supplementation vorgebeugt werden. Der Magenbypass ist ein vorwiegend restriktives Verfahren mit milder Malabsorption von Energieträgern und weiteren Effekten. Die biliopankreatische Diversion mit Duodenalswitch (BPD-DS) ist ein typisches Kombinationsverfahren.
- **Hormonale Effekte** spielen eine wichtige Rolle bei allen Verfahren, die entweder die Nahrung aus der gastroduodenalen Passage ausschalten (GLP-1, GLP-6 u. a.) oder Magenvolumen resezieren (Ghrelin). 80% der abdominalen Ghrelin-Rezeptoren befinden sich im Magen, der durch eine Ausschaltung oder Resektion weniger Hungergefühle nach zentral signalisiert.

4.2 Restriktion

Das Prinzip besteht in einer Einschränkung der Nahrungsaufnahme für *feste* Bestandteile durch eine Verkleinerung des Magenreservoirs. Dazu wird der Magen in einen Vormagen (Magenpouch) und einen Rest- oder Hauptmagen separiert. Die Nahrungspassage wird durch ein Stoma behindert. Bei rein restriktiven Verfahren, wie dem Magenband, wird das steuerbare **Stoma** zur Barriere für die Aufnahme von festen Nahrungsbestandteilen (➤ Abb. 4.1). Hormonale Effekte oder malabsorptive Komponenten fehlen völlig. Wird der Magenpouch (Vormagen) mit wenig Nahrung gefüllt, sollte ein Sättigungsgefühl auftreten. Bei manchen Patienten lassen sich jedoch auf der Grundlage von Gen- und Rezeptorendefekten keine Sättigungszeichen erreichen.

Die Restriktion wird jedoch nicht bei Aufnahme flüssiger Energie wirksam, da diese das Stoma mühelos passieren kann.

Beim Magenbypass wird ebenfalls eine Restriktion für feste Nahrungsbestandteile durch eine im Durchmesser limitierte Gastroenterostomie (➤ Abb. 4.2) erzeugt. Dazu kommen jedoch vielfältige hormonale und auch in weitaus geringerem Ausmaß malabsorptive Effekte. Die Restriktion ist jedoch ein Hauptprinzip der Magenbypass-Operation, die durch Aufdehnung des Stomas und der alimentären Schlinge wieder verloren gehen kann (➤ Abb. 4.3). Das Ausweichen auf hochkalorische („süße") Getränke wird im Gegensatz zum Magenband durch die potenzielle Entwick-

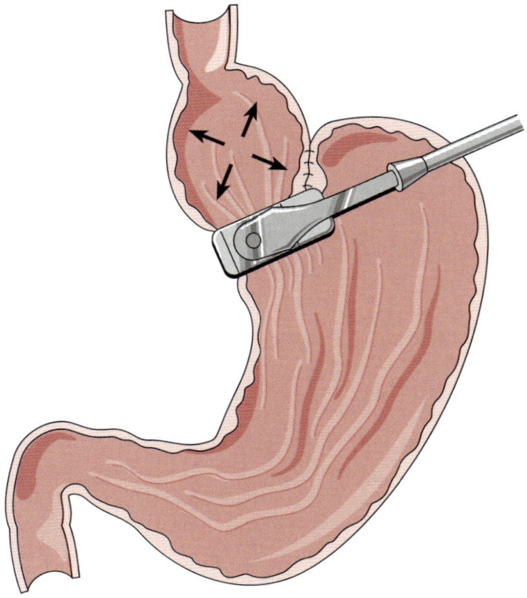

Abb. 4.1 Separation von Vormagen (Magenpouch) und Hauptmagen durch ein steuerbares Magenband (steuerbares Stoma).

lung eines Dumping-Syndroms in den meisten Fällen verhindert. Bei der BPD-DS ist die Restriktion durch den Schlauchmagen ein integraler Bestandteil des Funktionsprinzips, der inbesondere für den initialen Gewichtsverlust verantwortlich zeichnet. Bei der BPD nach Scopinaro wird ebenfalls eine milde Restriktion mit der Bildung eines Magenreservoirs von 200 – 300 ml erzeugt.

Restriktion, d.h. die Einschränkung der Nahrungsaufnahme, ist Bestandteil aller gegenwärtig eingesetzten Verfahren zur Gewichtsreduktion. Nur der Grad der Restriktion und der Grad der Kombination mit einer Malabsorption sind verschieden.

4.3 Malabsorption und Maldigestion

Die Nahrungsassimilation ist der Überbegriff für die Digestion (Spaltung höhermolekularer Nahrungsbestandteile in niedrigmolekulare) und Absorption (Aufnahme der niedrigmolekularen Nahrungsbestandteile). Die hohe Kompensations- und Regenerationsfähigkeit des Verdauungtrakts macht eine rasche Adaptation möglich, sodass die Malassimilation nur durch eine massive Einschränkung von Digestion und/oder Resorption möglich wird (Weiner 1987). Die subtotale Ausschaltung der Resorptionsfläche ist nach den negativen Erfahrungen mit dem Dünndarmbypass in den 70er Jahren obsolet. Die Erzeugung der Maldigestion kann durch die späte, d.h. tiefe Einleitung von Verdauungssäften (Gallenflüssigkeit, Pankreassaft) in den nahrungsführenden Darmanteil erzielt werden. Diese Mechanismen sind unabhängig von der Mitwirkung des Patienten. Allerdings müssen die Mechanismen auch bewusst ausgenutzt werden. Eine alleinige Einschränkung der Nahrungszufuhr verlangt die Compliance des Patienten, um durch einen alleinigen „Hungerzustand“ sein Gewicht zu reduzieren. Viele Patienten sind dazu nicht in der Lage, sodass sie unzureichend abnehmen. Durch die Kombination von Nahrungseinschränkung und Fettmangelverdauung wird der Patient durch den eigenen Körper unterstützt. Die Einschränkung in der Fettverdauung geschieht unabhängig vom eigenen Willen und lässt weitaus deutlichere Gewichtsreduktionen erzielen als eine alleinige Verkleinerung der Aufnahmekapazität. Die alleinige Restriktion lässt es immer noch zu, dass die Patienten hochkalorische Flüssigkeiten zu sich nehmen. Patienten, die zwanghaft süße Flüssigkeiten zu sich nehmen, werden als „Sweet-eater“ („Sweeter“) bezeichnet. Diese Gruppe ist relativ klein. Viel häufiger stellen Patienten ihre Ernährungsgewohnheiten nach einer Magenband-Operation um und weichen auf breiige oder flüssige Kostformen aus. Sie meiden feste Nahrung und werden unbemerkt zum Sweet-eater. So kann es durch Veränderung in der Ernährungsweise zu einem erneuten Gewichtsanstieg kommen. Für extrem übergewichtige Patienten (Körpergewicht 225% über Idealgewicht) und Patienten mit eingeschränkter Compliance sollte daher die Malabsorption durch biliopankreatische Diversion (BPD) zur Anwendung kommen.

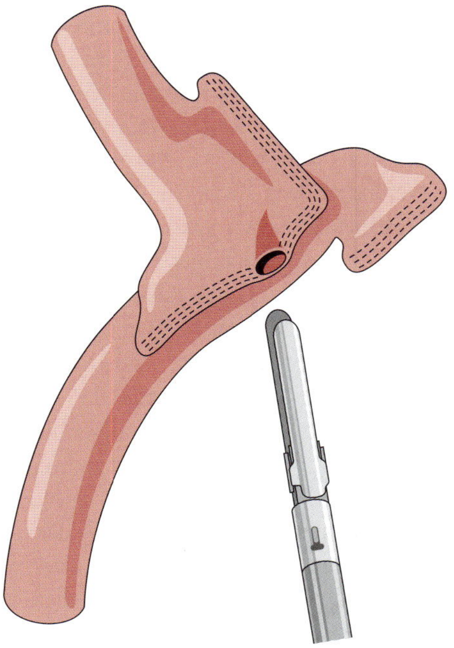

Abb. 4.2 Magenpouch und Dünndarm werden durch eine im Durchmesser begrenzte Gastroenterostomie verbunden, die eine Restriktion für feste Nahrungsbestandteile bedingt.

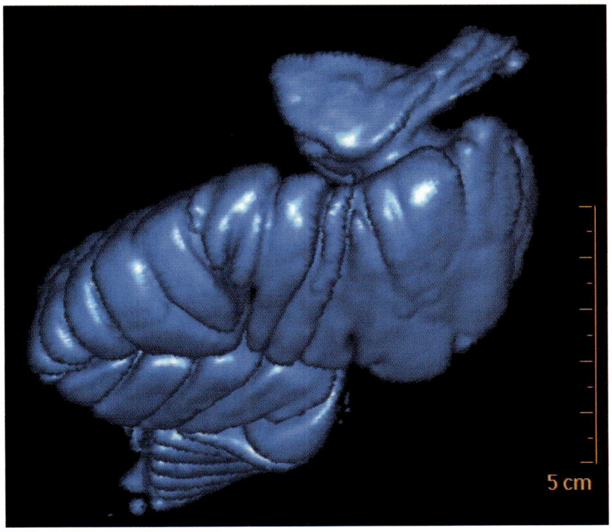

Abb. 4.3 Verlust der Restriktion mit Dilatation der alimentären Schlinge (virtuelles CT; das Volumen von Pouch mit dilatierter Schlinge wurde mit 132,2 cc gemessen).

Eine effiziente Malassimilation von Fett als einem Hauptenergieträger wird nur dann erreicht, wenn bei geringer oder nicht existenter Restriktion der Common Channel (CC) 50 cm beträgt (Scopinaro et al. 1979). Er darf nicht kürzer sein, da sonst profuse chologene Diarrhöen auftreten. In dieser Situation gelangen fast 100% der Gallensäuren ohne Reabsorption in das Kolon. Langfristig entwickelt sich zu den profusen therapieresistenten Diarrhöen auch ein Gallensäureverlustsyndrom. Ist der CC länger (z. B. 65 cm), ist die Malassimilation bei weitgehend fehlender Restriktion unzureichend. Nur bei einer gleichzeitigen Restriktion, wie sie bei der BPD-DS erzeugt wird, sollte der CC zwischen 75 und 100 cm lang sein. Ein CC > 100 cm hat keinen wesentlichen Effekt auf die Fettassimilation.

Beim proximalen Magenbypass ist die Mangelaufnahme von Energieträgern unbedeutend und wird durch die Kompensationsfähigkeit des langen Restdarms von mehr als 3 m völlig kompensiert (Weiner 1987). Für die Fettassimilation ist eine ausreichend große Reststrecke vorhanden und Steatorrhöen lassen sich beim proximalen Roux-en-Y-Magenbypass nicht nachweisen. Das steht im Gegensatz zum Ein-Anastomosen-Bypass (Billroth-II-Magenbypass), wo die biliodigestive Schlinge 200 cm lang ist (Rutledge 2001). Während beim klassischen Roux-en-Y-Magenbypass die 50 cm lange biliodigestive Schlinge die 150 cm lange ausgeschaltete alimentäre Schlinge rasch erreicht, steht beim Loop-Magenbypass (Billroth-II-Magenbypass) die Gallen- und Pankreasflüssigkeit in der 200 cm langen Schlinge über einen längeren Zeitraum, der zur Deaktivierung des Pankreassekrets beiträgt. Steatorrhöen werden bei diesen Magenbypass-Formen daher häufiger gesehen. Dieser malabsorptive Effekt ist möglicherweise die Ursache für die insgesamt etwa 15% stärkere Gewichtsreduktion gegenüber den klassischen Roux-en-Y-Formen.

Gibt es nach Magenbypass-Operationen keine malabsorptive Effekte? Leider nicht für Energie, sondern nur für einzelne wichtige Substanzen, allen voran Eisen, gefolgt von Kalzium. Diese malabsorptiven Effekte werden nur zum einen durch die Hauptresorptionsorte erklärt. Beim Eisen liegt der Hauptresorptionsort im Duodenum, das ausgeschlossen wird. Allerdings werden auch die typischen Nahrungsbestandteile für die Eisenzufuhr weniger vertragen (Fleisch durch Mangel an Magensäure). Beim Kalzium spielen der sekundäre Hyperparathyreoidismus und die Regulation der D-Vitamine eine wichtigere Rolle als die Ausschaltung des Duodenums. Bereits etwa 8% der morbid Adipösen haben präoperativ erhöhte Parathormonwerte, die sich je nach Operationsverfahren ändern. Durch die gezielte Supplementation mit Vitamin D_3 kann relativ rasch und einfach eine ausreichende Kalziumaufnahme gewährleistet werden.

Das Prinzip der Malabsorption ist in erster Linie auf die Malassimilation von Fett beschränkt, die durch die verspätete Vermischung der Nahrung mit den Gallen- und Pankreassäften erzeugt wird.

4.4 Hormonale Regulationen

Die komplexen hormonalen Regulationen des Verdauungstrakts, insbesondere der Nahrungsaufnahme, wurden erst in den letzten Jahren mit der Entdeckung von enterogastralen Hormonen in ersten Ansätzen erforscht. Die Entdeckung neuer Hormone und hormonähnlicher Substanzen schreitet rasch voran und lässt auf die Erforschung einer Vielzahl neuer Regulationsmechanismen in naher Zukunft hoffen.

Ghrelin als das Hungerhormon spielt eine zentrale Rolle bei der Steuerung der Nahrungsaufnahme und wird nach den verschiedenen Operationsverfahren unterschiedlich beeinflusst. 80% der Rezeptoren befinden sich im Magen, in einer hohen Konzentration vor allem im Magenfundus. Eine drastische Reduktion des Magenvolumens, wie bei der Schlauchmagenbildung, führt zu einer deutlichen Reduktion der Hormonrezeptoren (➤ Abb. 4.4) und damit der Hormonspiegel. Inwieweit die teilweise veränderten Hunger- und Geschmacksempfindungen bis hin zu psychischen Veränderungen damit zu erklären sind, ist bislang offen. Die große Anpassungsfähigkeit des Organismus zeigt jedoch eine Anpassung der hormonellen Regulationen im Laufe der ersten postoperativen Jahre.

Die Ausschaltung duodenaler Rezeptoren, des Hauptmagens insgesamt, aber insbesondere die durch die Dünndarmausschaltung erzeugte **hormonale Diversion** mit Veränderung im Sekretionsverhalten einer ganzen Reihe von Enterohormonen (➤ Abb. 4.5) zieht eine Vielzahl metabolischer Veränderungen nach sich, die auch für die Behandlung des metabolischen Syndroms (➤ Abb. 4.6) eine Bedeutung besitzen. Ein wichtiger Hinweis für die Bedeutung hormonaler Mechanismen ist die postoperativ sehr kurzzeitige Remission des Diabetes mellitus Typ 2 nach allen Bypass-Verfahren. Die durch die Operation veränderte Regulation von Enterohormonen (GLP-1. GLP-2, GIP, Ghrelin u. a.) spielt offenbar eine Schlüsselrolle. Eine adäquate Ausschüttung des GIP verhindert zu hohe Glukosespiegel im Blut. GLP-1 wirkt über eine Stimulation der Freisetzung von Insulin und eine Hemmung der Glukagonsekretion, sodass der Blutzuckerspiegel nüchtern und nach Nahrungsaufnahme verringert ist. Ein Nebeneffekt ist zudem die verzögerte Entleerung von Mageninhalt in den Darm.

Die hormonalen Regulationsmechanismen weisen auch auf den engen Zusammenhang in der Entwicklung von

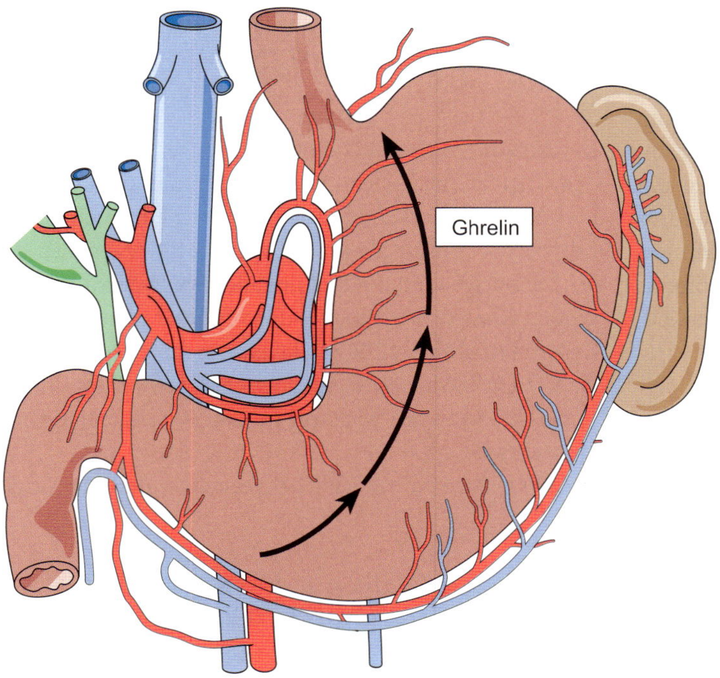

Abb. 4.4 Reduktion der Ghrelin-Rezeptoren durch Schlauchmagenbildung mit Entfernung von 80 % des Korpus und Fundus des Magens (die Pfeile markieren die Resektionslinie).

4

Adipositas und Diabetes mellitus Typ 2 hin (➤ Abb. 4.7). Letztendlich ist die Gewichtsreduktion nicht nur die einzige Prävention, sondern auch die effektive Behandlung des Diabetes melltus Typ 2. Spezifische Effekte der bariatrischen Operation mit Duodenalexklusion (Bypass-Verfahren, Duodenalswitch), hormonaler Diversion und Fundusresektion (Ghrelin-Effekt) machen eine „metabolische Chirurgie" möglich, die jeder medikamentösen Therapie oder Insulinapplikation im therapeutischen Effekt überlegen ist. Der Diabetes mellitus Typ 2 kann bei Übergewicht und Adipositas durch eine operative Intervention mit Bypass-Verfahren schlagartig beseitigt werden, wenn noch rechtzeitig interveniert wird und noch ausreichend Beta-Zellen vorhanden sind.

4.5 Laparoskopie versus Laparotomie

Die Entwicklung der minimal-invasiven Chirurgie (MIC) hat ebenso wie die Zunahme der Adipositas zur Verbreitung der operativen Techniken zur Gewichtsreduktion beigetragen. Vergleicht man die Morbidität der offenen Dünndarmbypass-Operationen und vertikalen Gastroplastik mit der laparoskopischen Magenbandimplantation, wird der große Fortschritt der zurückliegenden Jahrzehnte offensichtlich (➤ Abb. 4.8). Besonders adipöse Patienten profitieren von laparoskopischen Operationstechniken, weil aufgrund der Bauchdeckenstärke bei herkömmlichen Operationen unvergleichlich größere Schnitte angelegt werden müssen als bei normalgewichtigen Personen (Gentileschi et al. 2002). Außerdem neigen fettreiche Bauchdecken zu Komplikationen wie Blutergüssen, Infektionen und letztendlich auch zu späteren Narbenbrüchen. Bei der minimal-invasiven Chirurgie werden unabhängig vom Körpergewicht die gleichen kleinen Hautinzisionen notwendig. Die Folgen sind geringere Schmerzen und damit frühere Mobilisation, Entlassung und Aufnahme der gewohnten

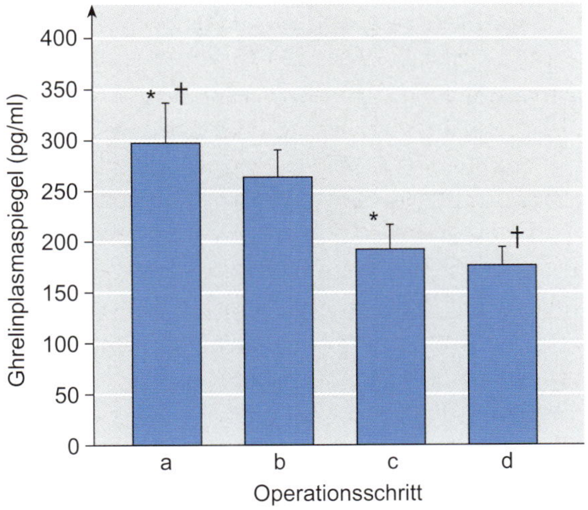

Abb. 4.5 Zirkulierende Ghrelin-Spiegel vor (a), während – nach Durchtrennung des Jejunums (b), nach Durchtrennung des Magens (c) – und nach einer Magenbypass-Operation (d).
(* $p < 0{,}05$, † $p < 0{,}01$, Lin et al. 2004).

Tätigkeit. Die Komplikationen seitens der Wunden sind weitaus seltener. Für die LAGB-, VBG- und RNYGB-Operationen liegen Daten vor, die den Vorteil einer laparoskopischen Technik gegenüber der Laparotomie belegen. Beim steuerbaren Magenband und Magenbypass ist heute im allgemeinen Konsensus die laparoskopische Technik das Verfahren der Wahl (Evidence-Level 1b; EAES Consensus Conference, Sauerland et al. 2005). Während es keine Unterschiede im Gewichtsverlust gibt, sind die allgemeine Komplikationsrate, die Gesamtmorbidität und die Verweildauer signifikant niedriger.

Zusammenfassend kann festgestellt werden, dass Adipositaschirurgie heute vowiegend laparoskopische Chirurgie ist. In den USA stieg ihr Anteil von 10% im Jahre 1999 auf 90% im Jahre 2004 (Benotti et al. 2004)

4.6 Natural Orifices Transluminal Endoscopic Surgery (N.O.T.E.S)

Die Nutzung natürlicher Körperöffnungen als Zugang zu den Organen der Bauchhöhle mit Minimierung des Traumas der Bauchdeckenpenetrationen erscheint auch für die Adipositaschirurgie attraktiv. Gegenwärtig erscheinen die Schlauchmagenbildung und der alleinige Bypass ohne Resektion (Gastroenterostomie) durchführbar zu sein.
Generell ist im Jahre 2009 zu konstatieren:

- N.O.T.E.S. wird die technologische Entwicklung stimulieren und zur Entwicklung neuartiger Geräte und Operationsroboter führen.
- Der transgastrale Zugang hat gegenüber dem transvagi-

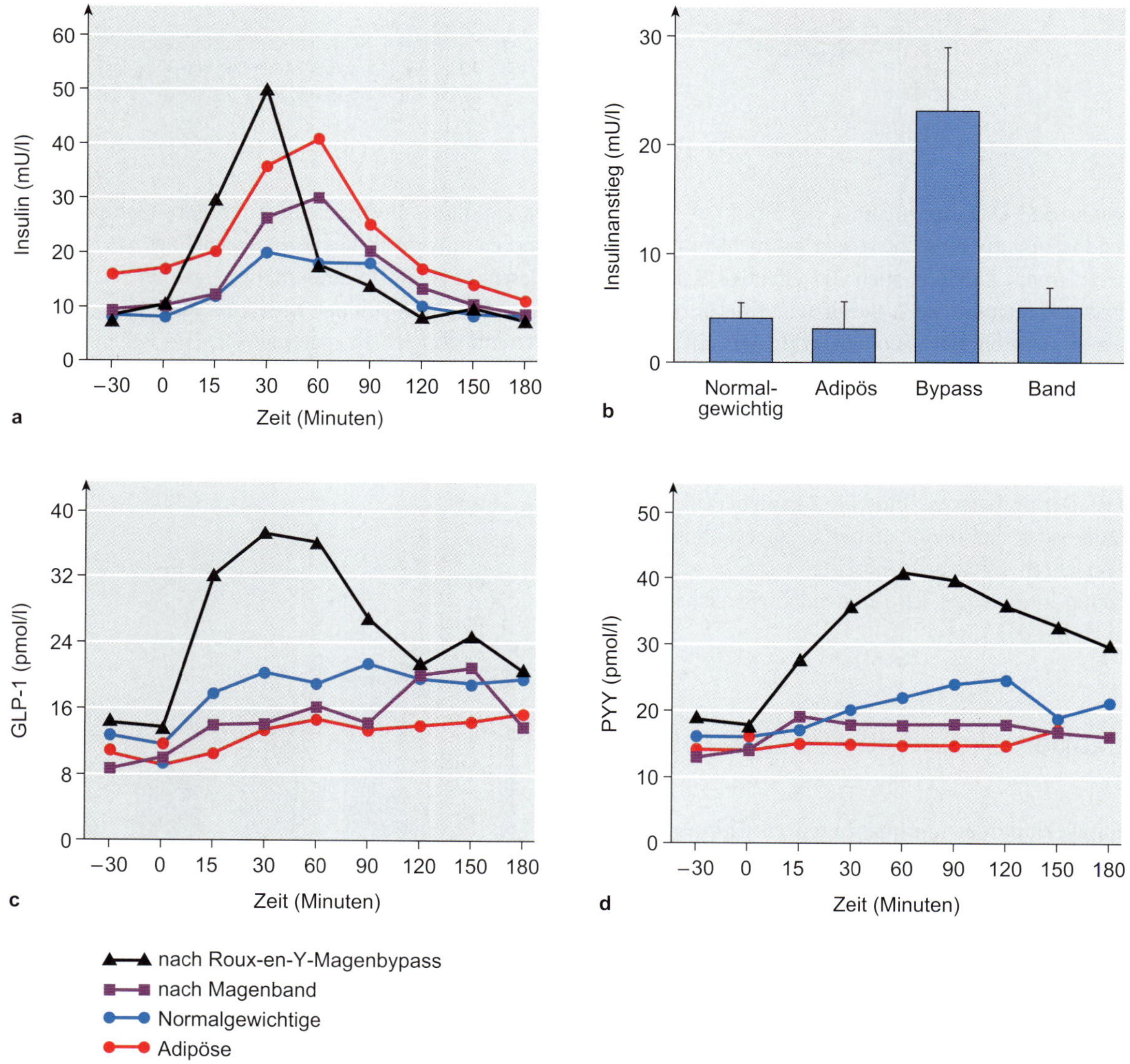

Abb. 4.6 Hormonspiegel für Insulin, GLP-1 und PYY postprandial bei Normalgewichtigen, Adipösen, nach Roux-en-Y-Magenbypass und nach Magenband (LeRoux et al. 2006). Es wird die Insulinzunahme in 15-Minuten-Abständen dargestellt.

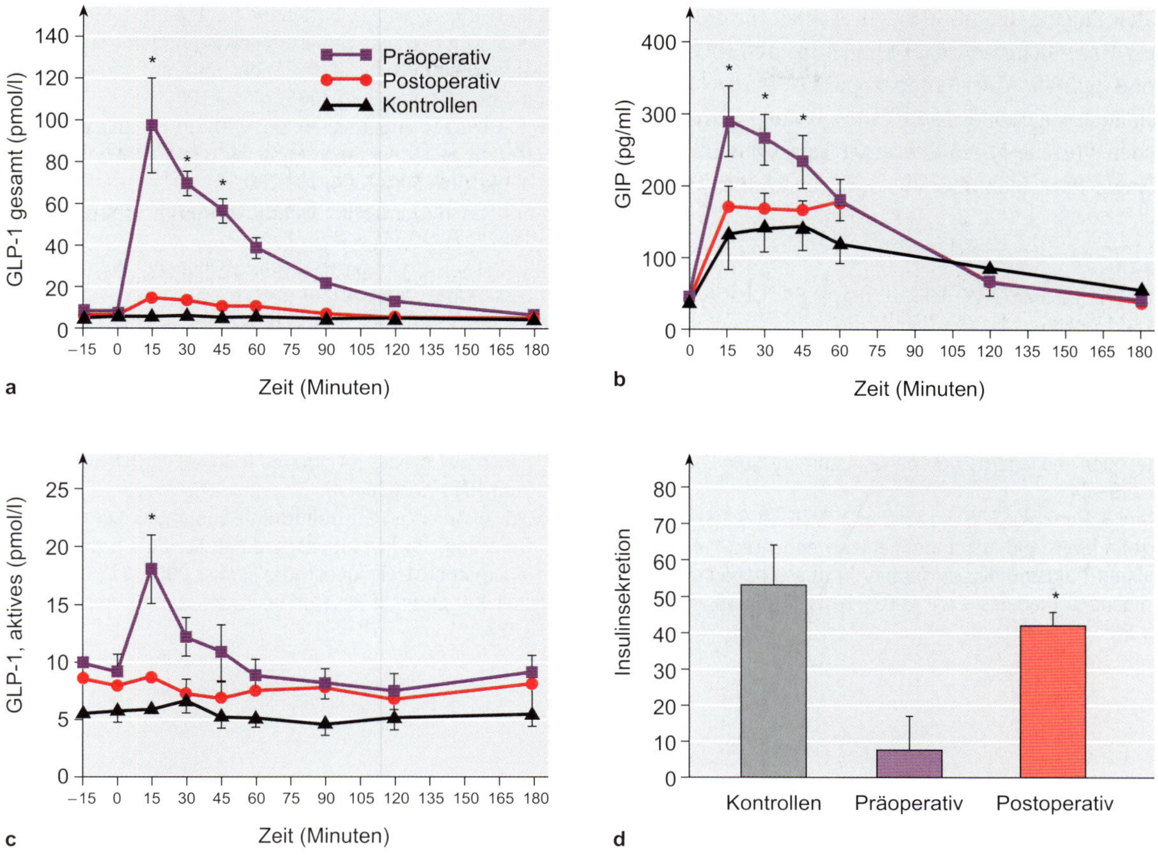

Abb. 4.7 Plasma-GLP-1- und -GIP-Antwort auf orale Glukosezufuhr vor und einen Monat nach Roux-en-Y-Magenbypass (a bis c) und die Insulinsekretion bei Kontrollen sowie prä- und postoperativ nach Magenbypass (in %; d; Laferrere et al. 2007).

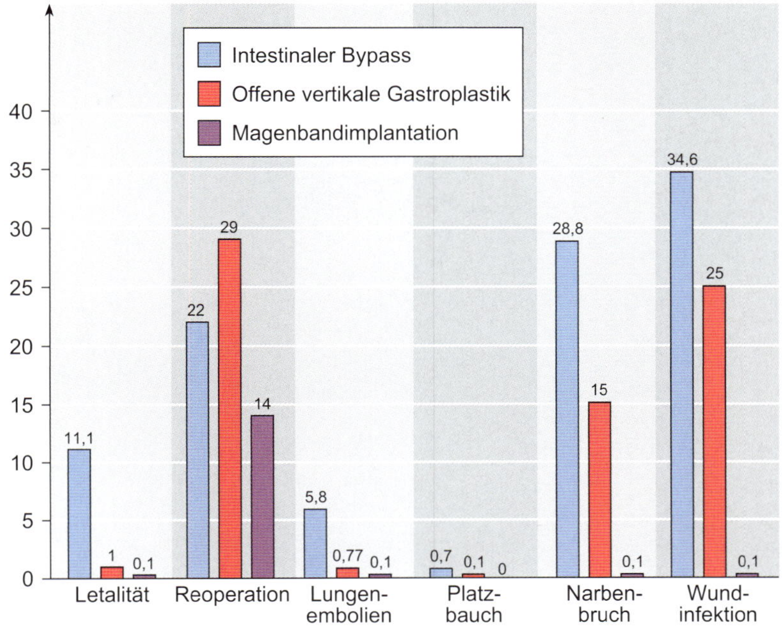

Abb. 4.8 Morbidität nach offenen Dünndarmausschaltungsoperationen in den 60er Jahren, der offenen vertikalen Gastroplastik in den 70er Jahren und den laparoskopischen Magenbandimplantationen in den 90er Jahren.

nalen Zugang die größeren Aussichten für die Entwicklung viszeralchirurgischer Eingriffe durch N.O.T.E.S.

- Transvaginale oder endoskopische (gastroskopische) Schlauchmagenbildungen haben bislang keine wesentlichen Vorteile gegenüber einer laparoskopischen oder „Single-Port-Technique“ nachweisen können.

Literatur

Benotti PN, Burchard KW, Kelly JJ, Thayer BA. Obesity. Arch Surg 2004; 139:406–14.

Buchwald H, Avidor Y, Braunwald E et al. Bariatric surgery: a systematic review and meta-analysis. JAMA 2004; 292:1724–37.

Gentileschi P, Kini S, Catarci M, Gagner M. Evidence-based medicine: open and laparoscopic bariatric surgery. Surg Endosc 2002; 16:736–44.

Laferrère B, Herschka S, Wang K, Khan Y, McGinty J, Teixeira J et al. Incretin levels and effect are markedly enhanced 1 month after Roux-en-Y gastric bypass surgery in obese patients with type 2 diabetes. Diabetes Care 2007; 30(7):1709–16. Epub 2007 Apr 6.

Le Roux CW, Aylwin SJ, Batterham RL, Borg CM, Coyle F, Prasad V et al. Gut hormone profiles following bariatric surgery favor an anorectic state, facilitate weight loss, and improve metabolic parameters. Ann Surg 2006; 243(1):108–14.

Lin E, Gletsu N, Fugate K, McClusky D, Gu LH, Zhu JL et al. The effects of gastric surgery on systemic ghrelin levels in the morbidly obese. Arch Surg 2004; 139:780–4.

Mason EE, Ito C. Gastric bypass in obesity. Surg Clin North Am 1967; 47 (6):1345–51.

Rutledge R. The mini-gastric bypass: experience with the first 1,274 cases. Obes Surg 2001;11 (3):276–80.

Sauerland S, Angrisani L, Belachew M. et al. EAES Consensus Conference 2004: Evidence-based Guidelines of the European Association for Endoscopic Surgery (EAES). Surg Endosc 2005; 19(2):200–21.

Scopinaro N, Gianetta E, Civalleri D, Bonalumi U, Bachi V. Biliopancreatic bypass for obesity: II. Initial experience in man. Br J Surg 1979; 66:618–20.

Society of American Gastrointestinal Endoscopic Surgeons (SAGES). Guidelines for institutions granting bariatric privileges utilizing laparoscopic techniques. Surg Endosc 2003; 17:2037–40.

Weiner RA: Enterale Resorption. Zuckschwerdt Verlag, Germering 1987.

KAPITEL

5

N. Runkel

Grundsätze zur operativen Therapie

5.1 Patientenauswahl

Bei den wissenschaftlich anerkannten Erfolgen der Adipositaschirurgie weltweit ist es verwunderlich, dass die Operationszahlen in Deutschland im internationalen Vergleich sehr gering sind und immer noch im krassen Widerspruch zur Patientenzahl stehen. Die Ursache für dieses Dilemma liegt an der restriktiven Kostenübernahme durch die gesetzlichen Krankenkassen. Diese beauftragen für die Einzelfallbewertung in der Regel den Medizinischen Dienst der Krankenkassen, der sich am Gutachten des medizinischen Dienstes der Spitzenverbände der Krankenkassen aus dem Jahre 2007 orientiert. Darin werden als Primärtherapie konservative Methoden wie Diäten, Bewegungstherapie, Verhaltenstherapie und Lebensstilmodifikation sowie Arzneimittel oder eine Kombination dieser Behandlungsmethoden auch bei den höchsten Adipositasklassen gefordert. Im Gutachten wird indes eingestanden, dass damit eine maximale Gewichtsreduktion von nur 5 – 10% erzielt werden kann, was für krankhaft Übergewichtige nicht ausreichend ist.

Mittlerweile hat sich die Erkenntnis durchgesetzt, dass es sich bei der Adipositas um eine chronische Erkrankung auf dem Boden einer multifaktoriellen Genese handelt, deren komplexe endokrine und autonome Regulationsmechanismen zunehmend aufgedeckt werden. Eine konsequente Lebensumstellung kann die Entwicklung einer Adipositas verhindern, hingegen senken kurzfristige Diäten nur den Energieumsatz, was den Gewichtswiederanstieg über das Ausgangsgewicht nach Wiederaufnahme der normalen Ernährungsform erklärt. Dieser Jo-Jo-Effekt einer Diätkarriere trägt somit entscheidend zur Steigerung der Fettmasse bei. Ist die kritische Masse von 20 – 30 kg überschritten, haben konservative Maßnahmen keinen signifikanten dauerhaften Erfolg.

Für die spezifische Pharmakotherapie der Adipositas stehen auf dem Markt Orlistat, Sibutramin und Rimonabant zu Verfügung. Die gesetzlichen Krankenkassen erstatten diese Medikamente aber nicht. Durch Pharmakotherapie verringert sich das Gewicht im Mittel um 2 – 6 kg, was vom Therapieziel einer Gewichtsreduktion von mindestens 20 kg weit entfernt ist.

Die Adipositas ist keine psychische Erkrankung und bedarf deshalb auch keiner speziellen Psycho- oder Verhaltenstherapie. Gehäuft auftretende Depressivität und Ängstlichkeit sind im Regelfall Ausdruck des beeinträchtigten Selbstwertgefühls und gestörten Body-Images; sie werden durch die Gewichtsabnahme korrigiert. Für eine Psychotherapie kommen grundsätzlich nur die wenigen Patienten mit Persönlichkeits- und Essstörungen im Sinne eines Binge-Eating infrage. Die Psychotherapie kann zur Reduktion der Essanfälle, zur besseren Stressbewältigung, zur gesteigerten sozialen Kompetenz und zur Abnahme psychischer Probleme führen; eine effektive Gewichtsreduktion wird damit aber keineswegs erreicht. Die Bewegungstherapie hat vielerlei positive Wirkungen auf adipöse Menschen und ist integraler Bestandteil einer ganzheitlich orientierten Behandlung. Die Vorstellung, damit das Gewicht zu beeinflussen, bewahrheitet sich insbesondere bei stark Übergewichtigen nicht.

Etablierte Therapieprogramme konservativer Art bei Patienten mit Adipositas Grad II und III versagen auf lange Sicht. Damit nehmen adipositaschirurgische Maßnahmen im multimodalen Behandlungskonzept einen vorrangigen und nicht, wie im MDK-Gutachten zugewiesen, nachrangigen Stellenwert ein. Im Konzept der Adipositaschirurgie sind Verhaltens- und Lebensstilmodifikation flankierende perioperative Maßnahmen, die erst durch die Operation selbst nachhaltig eingeleitet und exerziert werden können. Die vorbereitende Ernährungsberatung macht Sinn, weil jeder Patient über die postoperative Umstellung der Essgewohnheiten fachkundig beraten sein muss. Die häufig geforderte, motivierte und erfolgreiche Umstellung vor der Operation ist allerdings kein medizinisch haltbares Indikationskriterium.

BMI, Alter und Komorbidität sind die traditionellen Indikationskriterien in der Adipositaschirurgie, wie sie bereits in den nicht evidenzbasierten amerikanischen Konsensus-Empfehlungen aus dem Jahre 1991 genannt wurden. Diese dienen immer noch als Grundlage von Leitlinien verschiedener Fachgesellschaften. Was aber seinerzeit als Positivliste gedacht war, um die Entwicklung der Adipositaschirurgie zu fördern, wird heute als Negativliste angewendet. Die Indikationsbeschränkung auf einen BMI > 40 kg/m^2 oder BMI > 35 kg/m^2 plus assoziierte Begleiterkrankungen ist durch keine Studie begründet.

Die besondere medizinische Notwendigkeit zur massiven Gewichtsverringerung besteht bei adipositasassoziierter Morbidität, deren symptomatische Behandlung extrem kostspielig ist. Die kausale Therapie von Bluthochdruck, Schlafapnoe oder Gonarthrose, die Prävention kardiovaskulärer Komplikationen und die Verringerung des Karzinomrisikos sind mittels bariatrischer Operationen nicht nur effektiv, sondern auch kostensparend.

Besonders beeindruckend ist die therapeutische Wirkung auf den Diabetes mellitus und das metabolische Syndrom. Beim Magenband normalisiert sich der Stoffwechsel parallel zum Gewichtsverlust. In einer bedeutsamen prospektiven, randomisierten Studie wurde der Effekt auf die Frühform des Typ-2-Diabetes (weniger als zwei Jahre Dauer) bei Adipositas Grad I bis II (BMI 30 – 40 kg/m^2) untersucht. Eine vollständige Remission der Stoffwechselstörung konnte bei 73% von 60 Diabetikern erzielt werden;

in der konservativen Gruppe betrug die Rate hingegen nur 13%. Die Remission korrelierte mit dem Gewichtsverlust und einem niedrigen Baseline-HbA_{1c}-Spiegel (Dixon et al. 2008).

Die Stoffwechseleffekte der Bypass-Verfahren und Schlauchmagenbildung sind aber nicht allein auf die Gewichtsreduktion zurückzuführen, sondern basieren auf operativ induzierten hormonalen Veränderungen. Denn lange vor dem eigentlichen Gewichtsverlust normalisiert sich der Glukosestoffwechsel. Auf diese Weise ist der Diabetes mellitus Typ 2 bei Übergewicht und Adipositas, wenn er nicht über 15 Jahre besteht, praktisch immer komplett reversibel.

Die Behebung der metabolischen Störungen hat direkte Auswirkungen auf die insbesondere bei jungen adipösen Patienten drastisch eingeschränkte Lebenserwartung. Die prospektive schwedische SOS-Studie (Sjöström et al. 2007), die 4047 Patienten mit BMI > 34 kg/m^2 einschloss, zeigte eindrücklich, wie bariatrische Operationen die Überlebenschancen bei morbider Adipositas verbessern. Die Sterberate wurde innerhalb von 15 Jahren signifikant um 29% verringert. In einer amerikanischen retrospektiven Kohortenstudie starben operierte Patienten zu 56% seltener an koronarer Herzkrankheit, zu 92% seltener an Diabetesfolgen und zu 60% seltener an Malignomen (Adams et al. 2006).

So rückt der präventiv-kurative Charakter der Adipositaschirurgie immer mehr in den Vordergrund. Die Chirurgie kann, wenn frühzeitig durchgeführt, den Diabetes und die Adipositas beseitigen und den Betroffenen nicht nur ein besseres, sondern auch ein längeres Leben schenken. Das Umdenken von der Adipositaschirurgie als Ultima Ratio hin zum früheren Einsatz hat weltweit eingesetzt.

Dies impliziert eine Abkehr von der BMI-basierten hin zur morbiditätsbezogenen Indikationsstellung, was in der Benennung der bariatrischen als metabolische Chirurgie zum Ausdruck kommt. Die Aufweichung der starren BMI-Grenzen hat beim metabolischen Syndrom eingesetzt; wissenschaftlich sind diese nämlich unbegründet.

Der bisherige Ausschluss junger adipöser Menschen von der bariatrischen Chirurgie wird zunehmend kritisch hinterfragt. In den USA wächst die Zahl operierter Jugendlicher stetig an; sie bleibt aber im Vergleich zur Gesamtzahl verschwindend gering. Die aktuellen Leitlinien empfehlen deshalb eine sehr strenge individuelle Indikationsstellung durch einen erfahrenen Therapeutenstab.

Eine fehlende Einwilligung, schwere psychiatrische Erkrankungen und Essstörungen sowie allgemeine Kontraindikationen wie Immundefizit oder fortgeschrittene Leberzirrhose sind als Ausschlusskriterien allgemein akzeptiert. Wichtig ist, dass die Operationsindikation nicht allein durch den Chirurgen gestellt, sondern von einem multidisziplinären Team getragen wird.

Hingegen stellen Erkrankungen der Speiseröhre oder Ulkuserkrankung keine Gegenanzeige zur Operation dar. Die gastroösophageale Refluxerkrankung ist eine regelhafte Begleiterscheinung des Übergewichts und wird durch die Adipositaschirurgie kuriert. Adipöse Patienten mit Refluxerkrankung sollten sich daher nicht einer Fundoplikation, sondern einem bariatrischen Eingriff unterziehen. Dabei fällt die Wahl auf die Bypass-Verfahren, da restriktive Techniken den Reflux eher noch verstärken können.

Risikopatienten mit adipositasunabhängigen Begleiterkrankungen, wie z. B. chronisch-entzündlichen Darmerkrankungen, Marcumar-Pflichtigkeit oder besonderen Lebensumständen, wie die religiös motivierte Ablehnung von Blutprodukten (Zeuge Jehova), sollten in Zentren mit großer Fallzahl evaluiert werden. Eine prinzipielle Kontraindikation gibt es nicht. Bei Morbus Crohn wird als Operationszeitpunkt zweifellos die Remissionsphase gewählt. Die Sleeve-Gastrektomie stellt kein Risiko bei chronisch-entzündlichen Darmerkrankungen dar, selbst dann nicht, wenn die Darmentzündung trotz immunmodulatorischer Medikamente aktiv bleibt. Ob nach Magenbypass der Morbus Crohn rekurriert, ist unbewiesen. Allerdings muss die enterale Medikamentenresorption entsprechend berechnet werden. Auf die Implantation von Fremdkörper wie das Magenband wird bei Morbus Crohn üblicherweise wegen der potenziellen Gefahr der Fistelbildung verzichtet.

Berufliche und soziale Aspekte haben Bedeutung weniger für die Patientenauswahl als vielmehr für die Verfahrenswahl. Für einen viel reisenden Geschäftsmann mag das Magenband wegen der höheren Gefahr von Regurgitation und Erbrechen ungünstig sein, ebenso die bilio-pankreatische Diversion für einen Lehrer wegen der Flatulenzentwicklung.

Die Achillesferse der Adipositaschirurgie ist die postoperative Nachbetreuung. Diese setzt ein strukturiertes Nachsorgeprogramm, eine heimatnahe spezialisierte ärztliche Betreuung und die Mitarbeit des Patienten voraus (Compliance). Im klinischen Alltag erlaubt die euphorisierte Erwartungshaltung vor der Operation häufig keine gute Vorhersage von Verständnis und Compliance der Patienten.

5.2 Multidisziplinäres Team

Trotz der chirurgischen Heilerfolge ist die Adipositas eine „internistische“ Krankheit, die wegen der Komplexität der Morbidität eine ganzheitliche Betreuung verlangt. So müssen sich im individuellen Abklärungs- und Behandlungspfad die unterschiedlichen Disziplinen widerspiegeln. Das entbindet den Chirurgen nicht von der direkten Verantwortung; vielmehr erleichtert ihm ein solches multidisziplinäres Team den Zugang zur metabolischen Pathophysiologie.

Aufgrund der sektoralen Versorgungsstruktur in Deutschland wird die ambulante Langzeitbetreuung vor und nach der Operation von der stationären (perioperativen) getrennt. Erstere wird üblicherweise unter die Führung des Hausarztes oder niedergelassenen Internisten/Diabetologen gestellt; die Klinik und insbesondere der Chirurg werden als Berater oder Mitbehandelnder herangezogen. Sind die Prozessabläufe vor Ort festgelegt und standardisiert, kann sich durchaus eine kooperierende Teamsituation entwickeln.

Die perioperative Phase verlangt ein reibungsloses professionelles Zusammenspiel unterschiedlicher Fachrichtungen (Chirurgie, Anästhesie, Intensivmediziner, Radiologie, Fettstoffwechselmediziner, Psychosomatiker) und Berufsgruppen (Pflegepersonal, Ernährungsberatung, Krankengymnastik, Sozialdienst). Spezielles Wissen, erweiterte Kenntnisse und eine kontinuierliche Fortbildung der Mitarbeiter sind obligat. Die ressourcenaufwendige teamartige Zusammenarbeit ist am ehesten in großen Kliniken zu verwirklichen. Sind die Kompetenz- und Verantwortungsbereiche der Teammitglieder definiert und die Prozessabläufe festgeschrieben, ist der entscheidende Schritt für eine Zentrumsbildung vollzogen. Ein weiteres zentrales Element ist die Qualitätssicherung nach dem „Definiere-messe-analysiere-verbessere-kontrolliere-System" und die externe Datenweitergabe an ein nationales Register, das sog. Benchmarking. Nach amerikanischem Vorbild hat die deutsche Fachgesellschaft Qualitätsmerkmale für ein zertifiziertes Darmzentrum definiert.

Das multidisziplinäre perioperative Team setzt sich aus speziell weitergebildetem ärztlichem Personal aus Chirurgie, Anästhesie und Intensivmedizin sowie chirurgischem und intensivmedizinischem Pflegepersonal zusammen.

5.2.1 Chirurgie

Der Operateur muss ein routinierter Viszeralchirurg sein, der die handwerklichen Herausforderungen der „großen" Laparoskopie meistert. Dazu gehört der Umgang mit extralangen Instrumenten, modernen Versiegelungsverfahren wie dem Ultraschallmesser und den zirkulären und geraden Staplern. Alle intrakorporalen Naht- und Knotentechniken müssen auch unter schwierigen räumlichen Begebenheiten flüssig beherrscht werden. Die laparoskopische Anatomie des Oberbauchs und insbesondere die der Kardiaregion müssen bekannt sein. Die Fundoplikation ist eine geeignete Vorbereitungsübung. Idealerweise wird der Adipositaschirurg an einem etablierten Zentrum ausgebildet. In Deutschland steht keine ausreichende Zahl von Spezialisten zur Verfügung, sodass die Lernphase häufig vor Ort überbrückt werden muss. Für den Chirurgen stellt diese Situation eine besondere fachliche und ethische Herausforderung dar. Eine Fehlervermeidung erfordert die allergrößte Sorgfalt, die richtige Selektion der Fälle und das vorsichtige, schrittweise Erweitern technischer Fähigkeiten und Operationsverfahren. Die theoretische Fortbildung auf Kursen, Seminaren und Kongressen sowie das Literaturstudium sind das eine, das Betrachten von Fremdfilmen und die Hospitation in ausgewiesenen Zentren das andere. Grundsätzlich sollte der Adipositaschirurg immer zur Beratung telefonisch erreichbar und während des Tages zur Visitation der operierten Patienten präsent sein. Das lässt sich bei einem größeren Krankengut letztlich nur mit zwei oder mehr ausgebildeten Viszeralchirurgen erreichen.

Nach offenen Operationen sind Wundheilungsstörungen häufig. Vom Adipositaschirurgen werden deshalb besondere Kenntnisse über das Management tiefer Bauchdeckeninfekte verlangt. Bedeutsame Spätfolgen sind Narbenhernien, die nach jedem zweiten offenen Eingriff auftreten. Die modernen Techniken mittels Implantation von künstlichen Netzen, offen oder laparoskopisch, müssen beherrscht werden.

Die postbariatrischen plastischen Körperkorrekturen nach erfolgreichem Gewichtsverlust, z. B. Dermofettresektionen oder Body-Contouring, werden in Deutschland noch selten durchgeführt – und dann häufig von breit ausgebildeten Adipositaschirurgen, während diese Operationen in den USA zur plastischen Chirurgie gehören. Postbariatrische plastische Operationen werden deshalb nicht als adipositaschirurgische Eingriffe gewertet. Die Zahl solcher Operationen steigt in den USA drastisch an.

5.2.2 Operationsschwestern

Grundsätzlich ist keine Spezialisierung des OP-Fachpersonals erforderlich. Der Umgang mit den extralangen Instrumenten und die praktische Kenntnis über die Klammernahtgeräte sind schnell zu erlernen. Die Assistenz bei laparoskopischen Eingriffen ist mittlerweile überall Standard. In der Etablierungsphase eines Adipositaschirurgen ist das Training eines eingespielten Teams wertvoll. Dem OP-Personal obliegt die Mitverantwortung bei der Lagerung, die mit allergrößter Sorgfalt durchgeführt werden muss und deshalb auch sehr zeitaufwendig ist. Empfehlenswert ist die Hospitation der OP-Schwestern in einem Adipositaszentrum.

5.2.3 Anästhesie

Grundsätzlich unterscheiden sich die Narkoseführung und früh-postoperative Überwachung bei bariatrischen Eingriffen nicht von denen anderer Operationen bei adipösen Patienten. Die Narkoseärzte sind also aufgrund der hohen Prävalenz im Umgang mit Adipösen geübt. Die Verwendung extrabreiter Blutdruckmanschetten ist bekannt. Der mit dem BMI zunehmende Schwierigkeitsgrad von Intubation und Beatmung erfordert einen erfahrenen Anästhesisten. Wichtig ist die präoperative anamnestische Abklärung eines Schlafapnoe-Syndroms, was eine intensivmedizinische Überwachung und Atemunterstützung erfordert.

5.2.4 Radiologie

Ein radiologischer Dienst muss rund um die Uhr zur Verfügung stehen. Die Radiologen im Haus sollten vom Chirurgen über die Operationsverfahren und Komplikationsmöglichkeiten unterrichtet worden sein. Bei der Komplikationsdiagnostik und dem interventionellen Management sind die gemeinsame Interpretation der Bilderserien, die Beratung und die direkte Zusammenarbeit am Patienten sehr sinnvoll.

5.2.5 Weitere Fachärzte

Die komplexe bariatrische Chirurgie erfordert die situationsabhängige Unterstützung und Zusammenarbeit mit anderen Abteilungen der Klinik, z. B. mit der Endoskopie, der Kardiologie, Diabetologie und Psychosomatik. Der adipositasspezialisierte Internist ist hingegen in der perioperativen Phase nicht gefragt. Sein Aufgabenbereich liegt in der konservativen Vorbehandlung, Selektion und Langzeit-Nachbetreuung. Es ist somit Aufgabe des Adipositaschirurgen, im Hause auf regelmäßigen Veranstaltungen die Mitarbeiter – ebenso wie die niedergelassenen Kollegen – zu informieren und fortzubilden.

5.2.6 Pflegepersonal

Das Pflegepersonal auf der Intensivstation und auf peripheren Krankenstationen muss im Umgang mit schwergewichtigen Patienten geschult werden. Der erste und wichtigste Schritt ist die Akzeptanz der Adipösen als kranke Menschen. Am erfolgversprechendsten hat sich erwiesen, wenn das Personal in einer Arbeitsgruppe vorträgt, diskutiert, die Anforderungen und Standards erarbeitet und dann in der Praxis umsetzt.

5.2.7 Krankengymnastik

Die frühe postoperative Mobilisation ist ein Kernelement modernen Chirurgie. Nach bariatrischen Operationen sind die Mitarbeit von Krankengymnasten und die Supervision des Pflegepersonals erforderlich. Die krankengymnastischen Standards und Techniken werden für das Haus festgelegt und dem Pflegepersonal mitgeteilt.

5.2.8 Ernährungsberatung

Die Ernährungsschulung sollte bereits präoperativ beginnen und während des stationären Aufenthalts durchgeführt werden. Die Patienten müssen frühzeitig auf die veränderte Ernährungsweise eingestellt werden.

5.3 Ausstattung

Folgende Ausstattung ist vorzuhalten:

- **OP-Trakt:** extraweite Operationstische auf Operationssäulen mit adäquater Gewichtszulassung, tiefe Retraktoren und Haken für die offene Chirurgie und extralange Trokare und Instrumente für die Laparoskopie; weite Blutdruckmanschetten für die Anästhesie,
- **Radiologie:** Durchleuchtung und CT in 24-Stunden-Verfügbarkeit, lange Interventionsbestecke (Punktionskanülen),
- **Krankenstation:** Spezialbetten, Lifter, extraweite Sitzstühle, Toilettenstühle, gewichtsadäquate Hilfsmittel für die Mobilisation und Gehwägen, große Dusch- und Toilettenräume, ausreichend weite Türen und Aufzüge, Körpergewicht-Waagen,
- **Dokumentation:** Dokumentationsarbeitsplatz mit Online-Internetzugang.

Literatur

Adams KF, Schatzkin A, Harris TB, Kipnis V, Mouw T, Ballard-Barbash R et al. Overweight, obesity, and mortality in a large prospective cohort of persons 50 to 71 years old. N Engl J Med. 2006; 355(8):763–78. Epub 2006 Aug 22.

Dixon JB, O'Brien PE, Playfair J, Chapman L, Schachter LM, Skinner S et al. Adjustable gastric banding and conventional therapy for type 2 diabetes: a randomized controlled trial. JAMA 2008; 299(3):316–23.

Sjöström L, Narbro K, Sjöström CD, Karason K, Larsson B, Wedel H et al.; Swedish Obese Subjects Study: Effects of bariatric surgery on mortality in Swedish obese subjects. N Engl J Med. 2007; 357(8):741–52.

KAPITEL

6 Besonderheiten der laparoskopischen Chirurgie bei Adipositas

6.1 Patientenlagerung und -transport

O. Mann

In Abhängigkeit vom individuellen Gewicht der Patienten werden nicht nur höhere personelle Ressourcen nötig, sondern auch eine entsprechende technische Ausstattung erforderlich. Für die Unterbringung adipöser Patienten müssen dem Gewicht und dem Mobilitätsgrad des Patienten entsprechende Betten vorhanden sein. Hierbei muss neben der Tragkraft und der Größe des Bettes auch die Belastbarkeit der Matratzen berücksichtigt werden. Diese Betten sind in der Regel mit elektronischen Hilfen zur Lagerungshilfe ausgestattet. Solche Betten lassen sich bei weniger häufigem Bedarf an Spezialbetten bei den entsprechenden Firmen leasen. Der Transport der Patienten in diesen Betten stellt ebenfalls eine besondere Herausforderung dar. Die Spezialbetten allein wiegen deutlich mehr als die normalen Patientenbetten, sodass teilweise mehr als eine Person zum Transport benötigt wird. Aufgrund der größeren Maße dieser Betten müssen Türen und Fahrstühle auf den Transportwegen auf entsprechende Maße und Belastbarkeit überprüft werden. Dies gilt insbesondere für den Fall eines Notfalltransports.

Für eine sichere laparoskopische Operation ist eine optimale intraabdominelle Exposition notwendig. Dabei kommt der Lagerung zur Operation eine zentrale Rolle zu. Denn nur unter Ausnutzung der Schwerkraft gelingt es, die Exposition im (wechselnden) Operationsfeld herzustellen (➤ Abb. 6.1). Neben der notwendigen zulässigen Tragkraft des Operationstisches auch in Extrempositionen müssen flexible Erweiterungen und Lagerungshilfen vorhanden sein, da die Konstitution der Patienten durchaus sehr verschieden sein kann.

Dementsprechend ist eine Flexibilität bei der Lagerung notwendig, um Lagerungsschäden und ein Verrutschen des Patienten in extremen Positionen zu verhindern. Dies gilt in besonderem Maße, da die Patienten in der Regel während einer Operation mehrfach umgelagert werden, um bei den verschiedenen Operationsschritten eine optimale Exposition zu erreichen.

In der Regel steht der Operateur zwischen den Beinen des Patienten, sodass die Beine gespreizt werden müssen (➤ Abb. 6.2). Die Assistenten stehen jeweils links und rechts des Patienten. Üblicherweise werden die Arme ausgelagert. Sollte geplant sein, dass Operateur und Assistent auf einer Seite stehen, ist eine Anlagerung des entsprechenden Arms zu empfehlen. Durch eine Anti-Trendelenburg-Position mit Fußtieflagerung werden durch die Schwerkraft zum einen die extremen Hautfalten nach kaudal gezogen, ein zusätzliches Überstrecken des Oberkörpers nach dorsal vergrößert zum anderen den Abstand zwischen Xyphoid und Symphyse und vergrößert so den operativen Zugangsbereich.

Patienten mit extremem Übergewicht, die von einer zunehmenden Immobilität betroffen sind, haben häufig fixierte Fehlhaltungen, die eine gewünschte Lagerung deutlich erschweren, ebenso wie die sehr unterschiedlich verteilten Fettmassen. Dies macht eine entsprechende Flexibilität des Personals und des Operationstisches (zusätzliche Erweiterung mit hoher Belastbarkeit) notwendig.

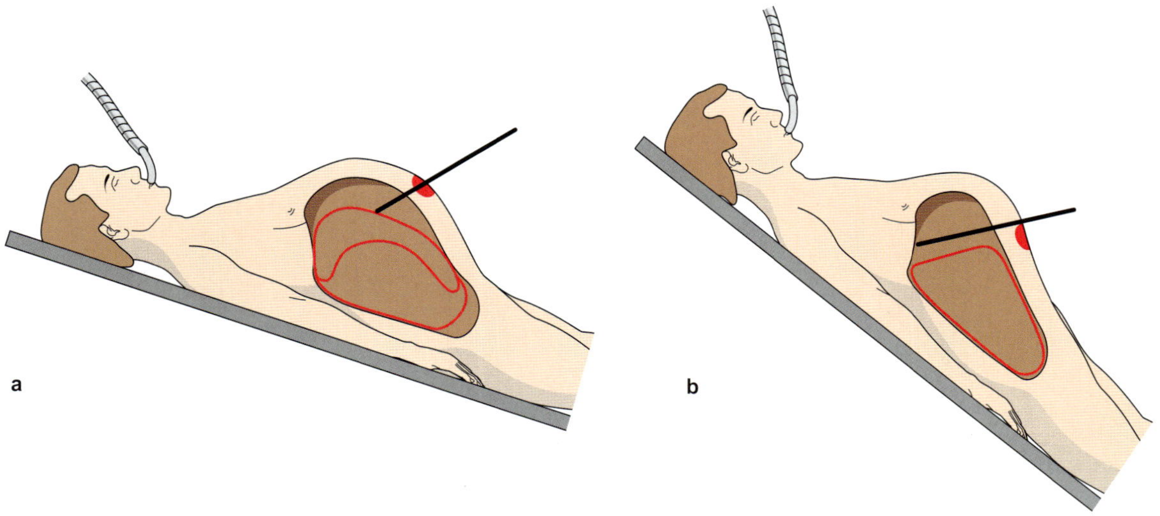

Abb. 6.1 Ausnutzung der Schwerkraft durch Lagerung. In flachliegender Position **(a)** ist bei Adipösen die hiatale Region nicht einsehbar. Durch die Anti-Trendelenburg-Position **(b)** sinken die Viszera nach kaudal.

6.2 Anästhesiologische Aspekte

S. Turinsky, M. Lewandowski, K. Lewandowski

Die Adipositas verändert auch die kardiopulmonalen Funktionen und schränkt die Reserven und die Kompensationsfähigkeit in Belastungssituationen ein. Inhalt dieses Kapitels sind die anästhesiologischen Besonderheiten der präoperativen Evaluation, der Durchführung einer Allgemein- und Regionalanästhesie sowie der Narkosebeatmung unter Berücksichtigung der speziellen pathophysiologischen Veränderungen bei Adipositas.

6.2.1 Pathophysiologische Veränderungen des Atemapparats

Übergewichtige Patienten weisen diverse funktionelle Veränderungen des Atemapparats auf (Reber 2005, Koutsoukou et al. 2004, Koenig 2001), die nach einer Metaanalyse mit insgesamt 768 Patienten zu einer signifikanten Verschlechterung des pulmonalen Gasaustauschs führen. Im Mittel waren die ausgewerteten Patienten 40 Jahre alt und mit einem BMI von 48 kg/m^2 krankhaft übergewichtig. Sie hatten einen arteriellen Sauerstoffpartialdruck (PaO_2) von 81 mmHg, eine alveolo-arterielle Sauerstoffpartialdruckdifferenz ($AaDO_2$) von 23 mmHg und eine arterielle Sauerstoffsättigung (SaO_2) von 96% (Zavorsky und Hoffmann 2008).

Fast alle Adipösen zeigen abnormale Werte in der Blutgasanalyse und der Lungenfunktion.

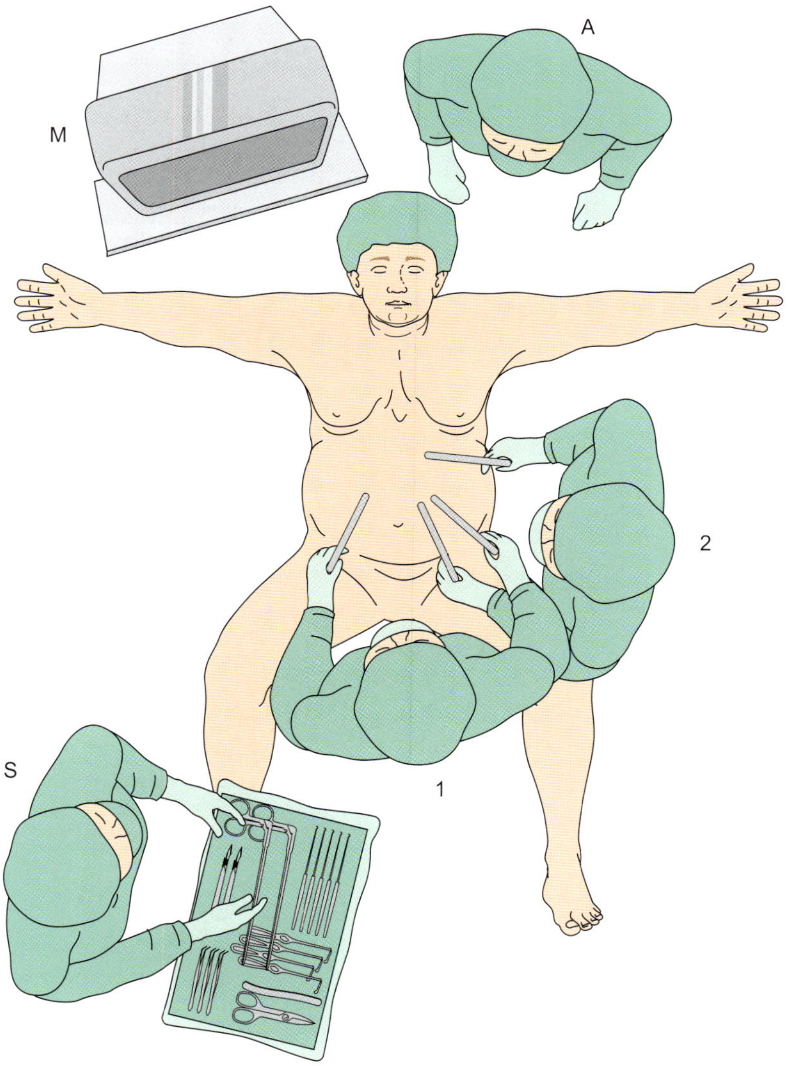

Abb. 6.2 Positionen des Operationsteams in der „french position" (europäischer Standard). Der Operateur steht zwischen den gespreizten und leicht gebeugten Beinen des Patienten.

Die pathophysiologischen Veränderungen des Respirationstrakts stellen sich wie folgt dar:

- Durch **vermehrtes abdominelles Fett- und Weichteilgewebe** erhöht sich der intraabdominelle Druck (IAP, intraabdominal pressure) bei adipösen Patienten mit einem mittleren BMI von 48,7 kg/m² gegenüber dem von Normalgewichtigen um im Mittel 17 cmH_2O (Pelosi et al. 1997). Das Diaphragma ist dadurch nach kranial verschoben und deutlich abgeflacht, was zu einer eingeschränkten Kontraktion seiner Muskelfasern und damit zu einer reduzierten Lungenausdehnung während der Inspiration führt.
- **Fettablagerungen im Thoraxbereich** wirken zusätzlich wie ein „Brustpanzer" und schränken die Beweglichkeit des Brustkorbs ein. Bei der Berechnung der Compliance nach einer Gleichung von Pelosi et al. (1998) ergeben sich mit zunehmendem BMI signifikant schlechtere Werte als bei Normalgewichtigen. Für einen fiktiven Patienten mit einem BMI von 50 kg/m² errechnet sich demnach eine Compliance des Atemapparats (C_{rs}) von 43 ml/cmH_2O ($r = 0{,}86$, $p < 0{,}01$), der Lunge (C_l) von 71 ml/cmH_2O ($r = 0{,}81$, $p < 0{,}01$) und des Thorax (C_t) von 50 ml/cmH_2O ($r = 0{,}45$, $p < 0{,}05$).
- Die **veränderte Atemmechanik** übergewichtiger Patienten spiegelt sich in einer deutlich erniedrigten funktionellen Residualkapazität (FRC) und totalen Lungenkapazität (TLC) wider. Bei einem normalgewichtigen Patienten (BMI = 20 kg/m²) beträgt die FRC ca. 2,2 l, während sie mit zunehmendem BMI deutlich abnimmt (BMI von 50 kg/m²: FRC = 0,5 l, $r = 0{,}86$, $p < 0{,}01$, Pelosi et al. 1998) und oft so weit reduziert ist, dass sie sich dem kritischen Verschlussvolumen (CCV, critical closing volume) nähert. Wird dieses unterschritten, kollabieren die Bronchiolen. Es kommt zu einer Minderbelüftung der zugehörigen Alveolen und zur Ausbildung von Atelektasen. Das Resultat sind ausgeprägte Ventilations-Perfusions-Missverhältnisse in diesen Lungenabschnitten (Milic-Emili et al. 2007).
- Patienten mit Adipositas haben ein bis zu 30-fach erhöhtes Risiko, ein **obstruktives Schlafapnoe-Syndrom**

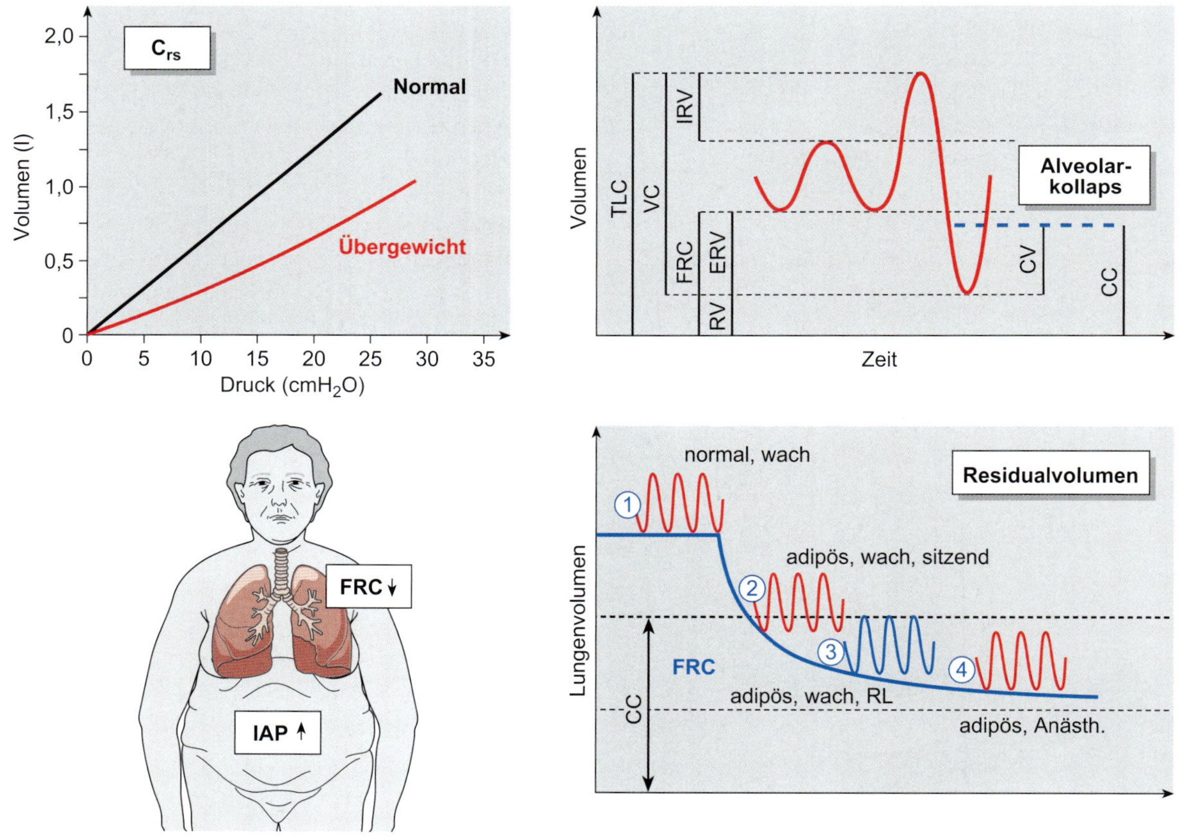

Abb. 6.3 Schematische Darstellung der respiratorischen Veränderung bei Adipositas.
Die Graphik oben links verdeutlicht die signifikante Reduktion der Compliance des respiratorischen Systems bei Übergewicht.
In der Zeichnung unten links werden die Auswirkungen des vermehrten abdominellen Fettgewebes, die über eine Erhöhung des IAP zu pathophysiologischen pulmonalen Veränderungen führen, repräsentiert (Skizze des Übergewichtigen von Frau Dr. med. Monika Lewandowski, Essen).
Die Abbildung oben rechts gibt eine Übersicht über die Lungenvolumina und den Alveolarkollaps, wenn die FRC die CC unterschreitet; unten rechts ist die Größe der FRC im Zusammenhang mit der Lagerung des Patienten dargestellt.

(OSAS, obesity sleep apnea syndrome) oder ein „obesity hypoventilation syndrome" (OHS, Pickwick-Syndrom) zu entwickeln (Cartagena et al. 2005). Übergewichtige mit OSAS und/oder OHS müssen bereits im Ruhezustand und besonders bei körperlicher Anstrengung eine um bis zu 40% höhere Atemarbeit leisten. Sauerstoffverbrauch und Kohlendioxidproduktion sind erhöht (Bischoff 2007). Diese Einschränkungen variieren individuell und korrelieren nicht mit dem Schweregrad der Adipositas.

Eine Übersicht über die pathophysiologischen Veränderungen des Atemapparates bei Adipositas per magna ➤ Abb. 6.3.

6.2.2 Anästhesiemanagement

Präoperative Evaluation

Die präoperative Evaluation eines adipösen Patienten muss neben den üblichen Vorgehensweisen folgenden Aspekten erhöhte Aufmerksamkeit schenken:

- Feststellung des Ausmaßes der Adipositas,
- adipositasbedingte Komorbiditäten,
- adipositasbedingte pulmonale Einschränkungen,
- präoperative Diagnostik und Therapie.

Die exakte Bestimmung der Körpermaße (Größe, Gewicht, BMI) des adipösen Patienten ist unverzichtbar, damit intraoperativ die Medikamente korrekt dosiert werden können. Dies betrifft in erster Linie Narkotika, Muskelrelaxanzien und Katecholamine. Die Erfragung dieser Werte führt meistens zu ungenauen Angaben, da übergewichtige Patienten dazu neigen, ihr Körpergewicht falsch niedrig und die Körpergröße falsch hoch anzugeben. Durch Senkung des Körpergewichts vor einer Operation (z. B. durch Diät) kann eine Reduktion der perioperativen Risiken ähnlich wie durch körperliches Training und frühe Behandlung eines OSAS erreicht werden (Cartagena et al. 2005, Thomas et al. 1989, Oxorn et al. 1988). Pro 5–6 kg Gewichtsreduktion steigt der PaO_2 um 1 mmHg und die $AaDO_2$ fällt um 1 mmHg ab (Zavorsky und Hoffmann 2008). Allerdings sind die meisten adipösen Patienten nicht in der Lage, durch Diät einen signifikanten Gewichtsverlust zu erreichen (The Association of Anaesthetists of Great Britain and Ireland 2007, Coe et al. 2004).

Adipositastypische Komorbiditäten sind Erkrankungen des Herz-Kreislauf-Systems (koronare Herzerkrankung, Herzinsuffizienz, arterielle Hypertonie etc.), Stoffwechselerkrankungen, v. a. Diabetes mellitus Typ 2, gastrointestinale Erkrankungen und psychosoziale Erkrankungen, wie z. B. Depressionen oder Angstzustände (Deutsche Adipositas-Gesellschaft 2007). Die Vorbereitung des Patienten zur Narkose und Operation muss diesen Komorbiditäten Rechnung tragen, bei elektiven Eingriffen sollte man Zeit für entsprechende Voruntersuchungen und die optimale medikamentöse Einstellung einkalkulieren.

Pulmonale Komplikationen während und nach der Narkose sind ein häufiges Problem. Hier sollte der Patient präoperativ genauestens in Bezug auf pulmonale Risikofaktoren evaluiert werden. Besondere Beachtung ist hierbei dem Vorliegen eines OSAS oder OHS beizumessen.

Die typischen Befunde bei OSAS und OHS sind:

- männliches Geschlecht,
- BMI > 25 kg/m^2,
- Halsumfang größer als 41 cm bei Frauen und 43 cm bei Männern,
- Schnarchen und Keuchen am Tag,
- Schläfrigkeit am Tag,
- arterielle Hypertonie,
- hoher Mallampati-Score (Parameter zur Abschätzung der Schwierigkeit einer Intubation, Cartagena et al. 2005).

Eine weiterführende präoperative Diagnostik wie Röntgen-Thorax, Spirometrie, arterielle Blutgasanalyse oder Echokardiographie ist bei übergewichtigen Patienten nicht obligat, sollte aber durchgeführt werden, wenn der Verdacht auf eine klinisch relevante Einschränkung der kardiopulmonalen Belastbarkeit besteht oder die plethysmographisch gemessene Raumluft-Sauerstoffsättigung unter 96% liegt (Cartagena et al. 2005, Crapo et al. 1986). Es wird empfohlen, besonders bei OSAS und OHS oder einer eingeschränkten körperlichen Belastbarkeit des übergewichtigen Patienten präoperative therapeutische Maßnahmen einzuleiten. Ziel ist es, den perioperativen pulmonalen Komplikationen entgegenzuwirken. Als sehr effektiv hat sich der präoperative Beginn einer nicht-invasiven Masken-CPAP-Therapie (CPAP, continous positive airway pressure) erwiesen (Cartagena et al. 2005).

Lagerung

Übergewichtige Patienten sind mit zunehmendem BMI gefährdet, während eines operativen Eingriffs lagerungsbedingte Schäden zu entwickeln. In zwei Kasuistiken wird von einer massiven Rhabdomyolyse im Rahmen einer bariatrischen Operation von fünf bis sechs Stunden Dauer in Rückenlage berichtet, die bei beiden Patienten zu einem akuten Nierenversagen und in einem Fall zum Tode führte (Bostanjian et al. 2003, Collier et al. 2003). Die Erfahrung aus der Praxis zeigt, dass, sobald eine besondere Lagerung (Bauch-, Steinschnitt- oder Seitenlage) erforderlich ist, die vorhandenen Lagerungshilfen meist viel zu klein und für den sachgemäßen Einsatz bei adipösen Patienten ungeeignet sind. Die Anwendung von Gelkissen und -matratzen sowie seitlich erweiterbaren Operationstischen, die das Überhängen von Körperteilen über die Kanten verhindern, ist zur Vermeidung trophischer Schäden obligat.

Auf die optimale Lagerung muss größter Wert gelegt werden.

Verschiedene Lagerungstechniken zeichnen sich sogar durch eine positive Wirkung auf die Beatmung bei übergewichtigen Patienten aus: Bei der Lagerung in „Beach-chair"-Position (Oberkörper 30° hochgelagert, Beine horizontal und im Kniegelenk leicht abgeknickt) wird im Vergleich zur Rückenlage eine Verbesserung der arteriellen Oxygenierung erreicht (PaO_2 243 mmHg vs. 203 mmHg, $p < 0,01$), die Anwendung einer „Reversed-Trendelenburg"-Position (Lagerung mit in einer Ebene erhöhtem Oberkörper) hat einen vergleichbar positiven Effekt auf den pulmonalen Gasaustausch wie ein PEEP (positive end-expiratory pressure) von 10 cmH_2O (Valenza et al. 2007, Perilli et al. 2003). Durch Lagerung eines Übergewichtigen in Bauchlage erhöhen sich signifikant FRC und Compliance der Lunge ($p < 0,01$). Parallel dazu steigt nach Umlagerung vom Rücken auf den Bauch der PaO_2 von 130 ± 31 mmHg auf 181 ± 28 mmHg an, während sich der $PaCO_2$ nicht verändert (Pelosi et al. 1996).

Monitoring

Das Monitoring von adipösen Patienten muss gegenüber dem Standard-Monitoring oft modifiziert werden. Vermehrtes Fettgewebe und die damit verbundene Weichteildämmung führen dazu, dass es Schwierigkeiten bei der nicht-invasiven Blutdruckmessung, der EKG-Ableitung und der Pulsoxymetrie gibt. Die Blutdruckmessung am Oberarm liefert nur bei Anwendung einer ausreichend großen Manschette (Breite ca. ⅔ des Oberarmumfangs) korrekte Werte (Maxwell et al. 1982). Aufgrund des vermehrten Fettgewebes liegt im EKG häufig eine Niedervoltage vor, die eine exakte Interpretation des EKG erschwert (Alpert et al. 2000), während die Pulsoxymetrie in den meisten Fällen von Adipositas problemlos durchführbar ist.

Intravenöse und arterielle Zugänge

Die **Anlage eines periphervenösen Zugangs** ist bei adipösen Patienten signifikant schwieriger als bei Normalgewichtigen. Die peripheren Venen sind mit zunehmendem Adipositasgrad auch bei adäquater Stauung und optimaler Lagerung schlechter darstellbar und palpabel. In einer Untersuchung zur Kanülierung peripherer Venen gelingt die problemlose Punktion beim ersten Versuch nur bei 64% der adipösen Patienten (BMI-Mittelwert 46 kg/m^2), jedoch bei 87% der normalgewichtigen Patienten ($p < 0,05$, Juvin et al. 2003).

Die **zentralvenöse Punktion** stellt den Anästhesisten vor eine weitere Herausforderung: Anatomische Landmarken, die üblicherweise zur Orientierung herangezogen werden (Krikoid, Klavikula, Puls der die zentrale Vene begleitenden Arterie) sind nur schwer zu identifizieren. Umso erstaunlicher ist es, dass eine Studie, in der die mit ultraschallsimulierte Punktion der rechten Vena jugularis interna bei übergewichtigen und normalgewichtigen Patienten verglichen wurde, keinen Unterschied in der Erfolgsrate zeigte (68% vs. 67%, Fujiki et al. 2008). Dennoch muss gegebenenfalls mit einer erhöhten Rate von Fehlpunktionen bei Adipösen gerechnet werden, da in diesem Patientenkollektiv die Arteria carotis signifikant häufiger die Vena jugularis interna überlagert (29% vs. 5%, $p < 0,05$). Mit zunehmender Außendrehung des Kopfes steigt die Wahrscheinlichkeit der Überlagerung signifikant an: Von 42% bei einer 30°-Außendrehung des Kopfes bis 64% bei einer 60°-Außendrehung. Es wird daher empfohlen, den Kopf gerade zu lagern.

Bei der ZVK-Anlage sollte der Kopf gerade gelagert werden.

Auch die Anwendung eines für die Weichteilsonographie geeigneten Ultraschallgeräts ist bei der Punktion für die Anlage eines zentralvenösen Katheters in vielen Fällen hilfreich (Mallory et al. 1990, Randolph et al. 1996).

Auch bei **intraossären Zugangswegen** gibt es Besonderheiten zu beachten: Der limitierende Faktor bei Zugängen im Bereich der medialen proximalen Tibiakante ist die unzureichende Länge der Punktionsnadel (z. B. B.I.G.™, bone injection gun 2,5 cm, COOK® intraossäre Punktionsnadel 3 cm). Alternative Punktionsorte sind weniger weichteilüberlagerte Knochen, z. B. der Kalkaneus.

Punktionsversuche eines arteriellen Gefäßes enden wegen der erschwerten Palpation und/oder unzureichenden Nadellänge ebenfalls häufig frustran. In den letzten Jahren sind auf dem Gebiet der nicht-invasiven kontinuierlichen Messung von arteriellem Blutdruck, $PaCO_2$, PaO_2 und SpO_2 zahlreiche Verfahren entwickelt worden (z. B. Radiometer TCM40, MicroGas 7650 rapid). Die transkutane Blutgasbestimmung liefert dabei vergleichbare Werte wie die arterielle Messung, allerdings liegen zum aktuellen Zeitpunkt Erfahrungen zur Anwendung bei adipösen Patienten noch nicht vor.

Medikamentendosierung

Wie eine klinische Studie zur Reanimation bei übergewichtigen Patienten aus dem Jahr 2004 zeigt, ist die Wirkung von Medikamenten bei dieser Patientengruppe schwer einzuschätzen. Ursachen hierfür sind im Wesentlichen Veränderungen des Verteilungsvolumens infolge des vermehrten Fett- und verminderten Muskelgewebes, der Proteinbindung und der glomerulären Clearance (Brunette et al. 2004). Bei der Applikation von Medikamenten zur Allgemeinanästhesie, bei Antiarrhythmika und Katecholaminen wird daher eine Titrierung nach Wirkung unter entsprechendem Monitoring (Herzfrequenz, Blutdruck, Pulsoxymetrie, Muskelrelaxometrie etc.) empfohlen (Wiesener et al. 2008). Bei einigen Medikamenten sollte eine Dosierung nicht nach dem aktuellen Gesamtgewicht des Patienten, sondern nach dem Idealgewicht (IBW, ideal body weight) erfolgen (➤ Tab. 6.1). Eine Möglichkeit zur Berechnung des Idealgewichts bietet die Formel des US-amerikanischen „ARDS-Network“:

- Männer: 50 + 0,91 × (Körpergröße in cm – 152,4) kg
- Frauen: 45,5 + 0,91 × (Körpergröße in cm – 152,4) kg (The Acute Respiratory Distress Syndrome Network 2000)

Airway Management – Intubation und Extubation

Das Atemwegsmanagement bei übergewichtigen Patienten ist von größter Bedeutung für einen möglichst komplikationslosen Verlauf von Narkose und Operation. Perioperative pulmonale Komplikationen können, wenn auch nicht immer ganz vermieden, so doch in ihrem Ausmaß erheblich eingegrenzt werden, wenn das Atemwegsmanagement perfektioniert wird.

Tab. 6.1 Medikamentendosierung bei Adipositas (nach Wiesener et al. 2008).

Medikament	Dosierungsempfehlung
Morphin	IBW
Fentanyl	TBW
Thiopental	7,5 mg/kg KG IBW
Propofol	Induktion IBW Erhaltungsdosis TBW
Midazolam	TBW
Succinylcholin	TBW (maximal 140 mg)
Cis-Atracurium	TBW
Rocuronium	TBW
Metoprolol	IBW
Amiodaron	IBW

IBW: ideal body weight, Idealgewicht; TBW: total body weight, aktuell gemessenes Gesamtkörpergewicht, KG: Körpergewicht

Die Maskenbeatmung ist durch das Vorliegen anatomischer Veränderungen (kurzer Hals, große Zunge, kleine Mundöffnung, eingeschränkte Beweglichkeit im Atlantookzipitalgelenk) erschwert (Kheterpal et al. 2006). Ab einem BMI von 25 kg/m² ist das Risiko für Probleme im Rahmen der Maskenbeatmung (nicht dicht sitzende Maske, geringes Beatmungsvolumen, Abfall der Sauerstoffsättigung etc.) 2,75-fach erhöht ($p < 0,01$, Langeron et al. 2000). Weitere Risikofaktoren sind das Vorhandensein eines Bartes (3,2-faches Risiko, $p < 0,006$), fehlende Zähne (2,3-faches Risiko, $p < 0,006$) und Schnarchen in der Anamnese (1,8-faches Risiko, $p < 0,02$). Eine schwierige Laryngoskopie tritt bei übergewichtigen Patienten dreimal häufiger auf als bei Normalgewichtigen (20% vs. 7,6%, $p < 0,001$, Voyagis et al. 1982, Juvin et al. 2003). Zur Abschätzung einer erschwerten Laryngoskopie und Intubation ist die Messung des Halsumfangs auf Höhe des Schildknorpels zu empfehlen. Beträgt der Umfang mehr als 44 cm, ist mit einer anspruchsvollen Intubation zu rechnen, ist der Halsumfang größer als 70 cm, treten mit einer Wahrscheinlichkeit von 60% Intubationsschwierigkeiten auf ($p = 0,03$, Brodsky et al. 2002). Als Konsequenz dieser zu erwartenden Probleme beim Atemwegsmanagement müssen bei der Einleitung einer Allgemeinanästhesie bei übergewichtigen Patienten ausreichend Helfer und materielle Hilfsmittel (Intubationshilfen, alternatives Airway-Management-Device, fiberoptisches Bronchoskop etc.) vorhanden sein.

Weitere Risiken für Komplikationen im Rahmen einer Narkose sind ein erhöhter IAP und eine verzögerte Magenentleerung, durch die das Risiko für eine gastroösophageale Refluxerkrankung (gastro-esophageal reflux disease, GERD) und damit für eine Aspiration im Rahmen der Narkoseeinleitung um das 2,5-Fache erhöht ist (El-Serag et al. 2005). Ab einem BMI von 30 kg/m² sollte daher die endotracheale Intubation als „rapid-sequence induction“ (RSI) nach definiertem Standard ohne Zwischenbeatmung und ohne zeitliche Verzögerung erfolgen.

Ab einem BMI von 30 kg/m² sollte die Narkoseeinleitung als RSI erfolgen.

Wesentliche Charakteristika der RSI sind:

- Eine mehrminütige Präoxygenierung mit 100% Sauerstoff, hohem Fluss > 10 l/min, PEEP von 10 cmH_2O in Oberkörperhochlage („Ramped-Position“, Neumann et al. 1999, Coussa et al. 2004).
- Eine medikamentöse Einleitung mit einem schnell wirksamen Injektionsnarkotikum (z. B. Thiopental, Disoprivan), Muskelrelaxans (z. B. Succinylcholin, Rocuronium) und Opiat (z. B. Fentanyl).

6

- Die kontrollierte Durchführung eines Kehlkopfdrucks (Krikoiddruck, Sellick-Handgriff) zur Verhinderung des Rückflusses von Magensaft (Freid et al. 2005).
- Zur Reduktion des Risikos einer Aspiration wird empfohlen, vor der Narkoseeinleitung einen Histamin-2-Antagonisten, Metoclopramid und Natriumzitrat zur Erhöhung des Ösophagussphinktertonus, zur pH-Anhebung und Reduktion des Magensaftvolumens zu applizieren.
- Nach erfolgter Tubus-Lagekontrolle durch Auskultation über der Lunge, fehlendes Atemgeräusch über dem Magen und kapnographischem Nachweis von exspiratorischem Kohlendioxid sollte der Anästhesist zur Vorbeugung späterer Regurgitationen und zur Verbesserung der funktionellen Residualkapazität durch Magenentlastung eine Magensonde legen (Passannante et al. 2005).

Zur idealen Lagerung eines Adipösen in der „Ramped-Position" mit Anwendung des Krikoiddrucks und Präoxygenierung mit dicht sitzender Beatmungsmaske ➤ Abb. 6.4.

Bei schwieriger Intubation mit mehreren frustranen Versuchen muss zur Sicherung einer ausreichenden Oxygenierung von dem Standardverfahren abgewichen und z. B. eine vorsichtige Zwischenbeatmung mit einer Beatmungsmaske durchgeführt werden. Alternative Beatmungshilfen wie die supraglottische Larynxmaske haben insbesondere bei Intubationsschwierigkeiten in der Notfallmedizin einen wichtigen Stellenwert und werden mit gutem Ergebnis als „Ultima Ratio" eingesetzt. Eine Larynxmaskenbeatmung ist in 98% der Fälle mit einem Tidalvolumen (V_T) von bis zu 8 ml/kg KG bei adipösen Patienten mit einem mittleren BMI von 43 kg/m^2 problemlos möglich (Keller et al. 2002).

Bei Intubationsschwierigkeiten kann die Larynxmaske lebensrettend sein.

Wegen einer niedrigen Toleranz gegenüber hohen Beatmungsdrucken und des fehlenden Aspirationsschutzes der Larynxmaske bleibt die endotracheale Intubation jedoch das Mittel der Wahl zur Atemwegssicherung bei adipösen Patienten.

Wesentlich gefährlicher als die Intubation ist die Extubation des krankhaft übergewichtigen Patienten. Im Zusammenhang mit der Extubation treten bei 12,5% der beobachteten Patienten Komplikationen auf, bei der Intubation nur bei 4,6% (Asai et al. 1998). Häufig auftretende Komplikationen im Zusammenhang mit der Extubation sind bei 22% der Patienten ein Abfall der Sauerstoffsättigung unter 90% und bei 6% der Patienten eine Obstruktion der oberen Atemwege (Rassam et al. 2005), die über die Entstehung eines negativen intrathorakalen/intrapleuralen Drucks zu einem Lungenödem führen kann, dem sog. „Müller-Manöver" (Lorch und Sahn 1986, Erginel et al. 2005). Zur Vorbeugung solcher Komplikationen ist die Extubation mit erhöhtem Oberkörper bei einer inspiratorischen Sauerstoffkonzentration (F_iO_2) von 1,0 und bei adäquater Spontanatmung durchzuführen. Durch intermittierende nicht-invasive CPAP-Atmung in einem Zeitraum von 48 Stunden nach Extubation werden das Risiko für eine respiratorische Insuffizienz (10% vs. 26%, $p = 0,03$) und die Notwendigkeit einer Reintubation (10 vs. 21%, $p = 0,14$) deutlich gesenkt (El Sohl et al. 2006).

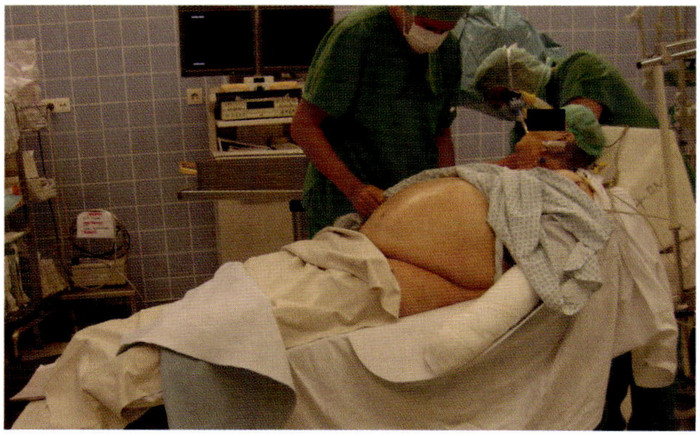

Abb. 6.4 Ideale Lagerung eines Adipösen in der „Ramped-Position".

6.2.3 Narkosebeatmung

Um das Risiko perioperativer pulmonaler Komplikationen so gering wie möglich zu halten und eine rasche postoperative Extubation zu ermöglichen, sollte die Narkosebeatmung eines adipösen Patienten an die pathophysiologischen Veränderungen des Atemapparats angepasst werden. In Bezug auf die Einstellungen des Respirators können unter Berücksichtigung der aktuellen Studienlage die im Folgenden genannten Empfehlungen gegeben werden.

Beatmungsmodus

Die Narkosebeatmung bei übergewichtigen Patienten kann sowohl als druck- (pcCMV) wie auch als volumenkontrollierte (vcCMV) Beatmung erfolgen. Drei Studien aus dem Jahr 2008 zeigen verschiedene Ergebnisse beim Vergleich des Effekts von pcCMV und vcCMV auf den pulmonalen Gasaustausch, das V_T und die Beatmungsdrucke. Eine Untersuchung zeigte, dass bei der Anwendung eines pcCMV bei niedrigen Beatmungsspitzendrucken der PaO_2 und die SaO_2 höher und der $PaCO_2$ niedriger sind als bei der vcCMV (Cadi et al. 2008). Dies wird durch Applikation des größten Anteils des V_T in der frühen Inspirationsphase und durch höhere Atemwegsmitteldrucke im Vergleich zur vcCMV erklärt. In einer weiteren Studie wurde bei der Untersuchung der Ventilationsparameter bei abdominellen Eingriffen kein Unterschied zwischen beiden Beatmungsverfahren festgestellt (Hans et al. 2008), während DeBaerdemaeker et al. (2008) aufgrund einer effizienteren Kohlendioxidelimination die vcCMV im Vorteil sehen (➤ Tab. 6.2).

Auf der Basis der letztgenannten Untersuchungen und der theoretischen Vorteile kann eine Empfehlung für die pcCMV von krankhaft Übergewichtigen gegeben werden.

Tidalvolumen

Das Lungenvolumen bei Säugetieren entspricht ca. 5% der Körpermasse (Gehr et al. 1981). Mit zunehmendem Körpergewicht kommt es zu keiner Größenzunahme des Lungengewebes, die Atemzugvolumina sind in Relation zur Körpermasse eher klein. Bei der maschinellen Beatmung muss die Berechnung des V_T daher nach dem Idealgewicht (IBW) erfolgen. Anderenfalls würde man die eher kleine Lunge extrem überdehnen.

Einer Metaanalyse von neun Studien zufolge wird bei Patienten ohne pulmonale Erkrankung und ohne Vorliegen von Risikofaktoren für ein ALI (acute lung injury), wie z. B. Sepsis, Aspiration oder Massentransfusion, die Narkosebeatmung mit Beatmungsvolumina zwischen 8 und 10 ml/kg KG IBW empfohlen, ohne dass dadurch das Risiko für eine akute Lungenschädigung (Baro- oder Volutrauma) erhöht wird oder es zu einer entzündlichen pulmonalen Reaktion kommt. Wird mit größeren Tidalvolumina von 12–15 ml/kg KG IBW beatmet, kann auch bei lungengesunden Patienten ein ventilatorassoziierter Lungenschaden auftreten. Patienten, die an einer Lungenerkrankung leiden oder ALI-Risikofaktoren aufweisen, profitieren von einer lungenprotektiven Beatmung mit niedrigeren Atemzuvolumina von 6 ml/kg KG IBW (Schultz et al. 2007).

PEEP

Aufgrund der pathophysiologischen Veränderungen des Atemapparats bei Adipositas (Abfall der FRC, Atelektasenbildung etc.) ist die Anwendung eines PEEP ein fester Bestandteil der Narkosebeatmung.

PEEP ist ein essenzieller Bestandteil der Beatmung bei adipösen Patienten.

PEEP hat über die folgenden Mechanismen einen positiven Effekt auf die Atemmechanik und den pulmonalen Gasaustausch (Falke et al. 1972):

- Vergrößerung der FRC durch alveoläres Rekruitment,
- Offenhalten der kleinen Atemwege während der Exspiration,
- Abnahme des intrapulmonalen Rechts-links-Shunts (Q_S/Q_T),
- Verbesserung der arteriellen Oxygenierung,
- Anstieg der gemischtvenösen Sauerstoffsättigung,
- Reduktion des computertomographisch bestimmten Lungengewichts.

Durch die Beatmung mit PEEP können jedoch auch unerwünschte Nebenwirkungen auftreten (Änderungen der regionalen Durchblutung der Lunge, Antidiurese und Natriurese, erhöhtes Risiko von Barotraumen etc.). Durch den erhöhten intrathorakalen Druck können die rechts- und linksventrikuläre Vorlast reduziert werden und das Herzzeitvolumen abnehmen.

Zur Bestimmung des optimalen PEEP existieren in der Literatur zahlreiche Verfahren. Bei der Anwendung eines PEEP von 10 cmH_2O bei Adipösen mit einem BMI > 40 kg/m^2 steigt der PaO_2 von im Mittel 110 mmHg auf 130 mmHg an ($p < 0{,}01$, Pelosi et al. 1999). In einer Untersuchung, die den „besten" PEEP durch elektrische Impendanztomographie bestimmt hat, wird die FRC bei übergewichtigen Patienten (BMI 49 kg/m^2) bei Applikation eines PEEP von 15 cmH_2O im Mittel von 1,7 l auf 2,2 l erhöht ($p < 0{,}01$, Erlandson et al. 2006). Der pulmonale Gasaustausch, der intrapulmonale Rechts-links-Shunt und die Hämodynamik

Tab. 6.2 Druck- vs. volumenkontrollierte Narkosebeatmung bei Adipositas.

Studie	V_t (ml)			P_{peak} (cm H_2O)			P_{plat}			PaO_2 (mmHg)			$PaCO_2$ (mmHg)		
	pc	vc	p	pc	vc	p	pc	vc	p	pc	vc	p	pc	vc	p
Cadi et al. (2008)	613	573	ns	–	33	–	26	27	ns	168	119	0,01	39	40	0,01
Hans et al. (2008)	650	643	0,06	21,5	26,8	< 0,001	21,5	20,9	0,27	–	–	–	–	–	–
DeBaerdemaeker et al. (2008)	612	645	–	25,8	28,9	< 0,5	–	25,1	< 0,5	143	189	–	48,9	42,5	–

pc: druckkontrolliert, vc: volumenkontrolliert, –: nicht angegeben, ns: nicht signifikant, V_T: Tidalvolumen, P_{peak}: Beatmungsspitzendruck, P_{plat}: Plateaudruck, PaO_2: Sauerstoffpartialdruck, $PaCO_2$: Kohlendioxidpartialdruck.

6

sind in dieser Arbeit unverändert. In einer weiteren Studie wurde gezeigt, dass der intrapulmonale Rechts-links-Shunt bei Patienten mit einem mittleren Gewicht von 136 kg durch Beatmung mit einem PEEP von 15 cmH_2O im Vergleich zu einem PEEP von 0 cmH_2O signifikant reduziert wird (13% vs. 21%; Santesson 1976). Vor dem Hintergrund der unterschiedlichen Effekte von PEEP auf die Atemmechanik, den pulmonalen Gasaustausch und die Hämodynamik ist es sinnvoll, eine individuelle Titrationstechnik anzuwenden, welche die Veränderung dieser Parameter berücksichtigt. Ein mögliches Verfahren zur PEEP-Titration wurde von Bolin und Pierson (1986) erarbeitet: Der PEEP wird in 2- bis 5-cmH_2O-Stufen gesteigert, und die Effekte auf den PaO_2, die Compliance und das Herzminutenvolumen (alternativ den Surrogatparameter „arterieller Blutdruck") werden beobachtet. Der PEEP, der den gelungensten Kompromiss dieser Parameter erreicht, ist der „beste" PEEP. Sobald sich der eine oder andere Parameter verschlechtert, ist das Niveau des „besten" PEEP bereits überschritten und muss wieder leicht abgesenkt werden. Dieses aus pathophysiologischer Sicht sehr sinnvolle Verfahren wurde jedoch bei krankhaft übergewichtigen Patienten noch nicht in systematischer Weise getestet.

6

Inspiratorische Sauerstoffkonzentration

Bei einer längeren Beatmung mit einer hohen F_iO_2 entstehen Resorptionsatelektasen, die einen negativen Effekt auf den pulmonalen Gasaustausch und die arterielle Oxygenierung haben (Suttner und Boldt 2005). Bei intraoperativen Oxygenierungsproblemen ist eine Erhöhung der F_iO_2 daher zunächst nicht der entscheidende Schritt. Es sollten Oberkörperhochlagerung, Rekruitment-Manöver und/oder eine Erhöhung des PEEP sowie eine Umstellung von vcCMV auf pcCMV zum Einsatz kommen. Bei der Narkoseeinleitung von adipösen Patienten gelten andere Regeln: Hier ist eine – auch mehrminütige – Applikation einer F_iO_2 von 1,0 sinnvoll, um eine Verbesserung der Sauerstoffreserve und Verkürzung der hypoxämischen Apnoephase zu erzielen. Durch Kombination der F_iO_2 von 1,0 mit einem PEEP von 10 cmH_2O und Durchführung eines Rekruitment-Manövers nach der Intubation kann der Ausbildung von Resorptionsatelektasen vorgebeugt werden (Neumann et al. 1999).

6.2.4 Regionalanästhesie

Die Durchführung einer Regionalanästhesie ist in vielen Fällen eine sinnvolle Alternative zur Allgemeinanästhesie. Sie bietet neben der nur minimalen Manipulation an den Atemwegen die Vorteile einer suffizienten postoperativen Analgesie und führt zu seltenerem Auftreten von Übelkeit und Erbrechen nach Narkosen (Shenkman et al. 1993). Die Kombination eines Allgemein- mit einem Regionalanästhesieverfahren (z. B. Kombination von Vollnarkose mit thorakaler Periduralanästhesie bei Laparotomien) stellt eine Anästhesieform dar, die bei Übergewichtigen bevorzugt werden sollte, da das Auftreten postoperativer respiratorischer Komplikationen niedriger ist (Buckley et al. 1983, Shenkman et al. 1993).

> Regionalanästhesieverfahren sind eine sinnvolle Alternative zur Vollnarkose.

Darüber hinaus haben Patienten mit einem BMI > 30 kg/m^2 sechs Stunden postoperativ einen signifikant geringeren Abfall der Vitalkapazität, wenn die Schmerztherapie über einen Periduralkatheter erfolgt, als bei der intravenösen Applikation von Opiaten (–27% vs. –32%, $p < 0,05$, von Ungern-Sternberg et al. 2005).

Allerdings ist die Durchführung der Regionalanästhesie bei Adipösen oft technisch anspruchsvoll und nur mit besonderem Equipment durchführbar. Besonders die Punktion erfordert viel Geschick und ist ohne spezielle überlange Punktionsnadeln meist nicht möglich. Auch können Ultraschalltechniken hilfreich sein. Regionalanästhesien bleiben bei Adipösen 1,6-fach häufiger als bei normalgewichtigen Patienten erfolglos und sind in 0,7% der Fälle mit akuten Komplikationen (Pneumothorax, epidurale Ausbreitung etc.) verbunden ($p = 0,001$, Nielsen et al. 2005).

6.2.5 Anästhesiologische Besonderheiten bei laparoskopischen Eingriffen

Laparoskopische Operationen bei Übergewichtigen sind eine besondere Herausforderung für den Anästhesisten. Der bei diesem Patientenkollektiv schon im Ruhezustand erhöhte IAP wird durch das Kapnoperitoneum weiter extrem gesteigert (Passanante und Rock 2005). Die gelegentlich notwendige zusätzlich starke Kopftieflagerung erhöht noch weiter den intraabdominellen Druck, der dann die Lunge komprimiert. Eine Atelektasenbildung der basalen Lungenabschnitte mit einem Abfall des PaO_2 ist die Folge (Eichenberger et al. 2002). Sind die Atelektasenbildung und der PaO_2-Abfall ausgeprägt, müssen die nicht belüfteten basalen Lungenareale kurzfristig wieder für den Gasaustausch zurückgewonnen werden.

> Durch Recruitment-Manöver können kollabierte Lungenbezirke wieder für den Gasaustausch verfügbar gemacht werden.

Empfohlen wird hierzu ein Rekrutierungsmanöver („Blähmanöver"), eine vorübergehende Erhöhung des PEEP auf Werte bis zu 40 – 50 cmH_2O (Whalen et al. 2006, Adams et al. 2000, Dumont et al. 1997, Lachmann et al. 1992).

Auch die Beatmungseinstellung muss für laparoskopische Eingriffe modifiziert werden. Hat man sich dafür entschieden, den adipösen Patienten druckkontrolliert zu beatmen, sollte unbedingt das Atemminutenvolumen groß genug sein, damit das durch das Kapnoperitoneum vermehrt anfallende Kohlendioxid abgeatmet werden kann. Dabei muss dem hohen intraabdominellen Gegendruck Rechnung getragen und der Beatmungsdruck und/oder die Beatmungsfrequenz entsprechend erhöht werden.

6.2.6 Fazit für die Praxis

Übergewichtige Patienten werden in naher Zukunft einen Großteil der Patienten ausmachen, die anästhesiologisch und chirurgisch versorgt werden müssen. Die spezifischen pathophysiologischen Veränderungen der Adipositas stellen ein ernstzunehmendes perioperatives Risiko für dieses Patientenkollektiv dar. Dabei liegt der Fokus der Komplikationen auf dem respiratorischen System. Die Anästhesie muss dem Rechnung tragen und auf erhebliche Intubationsschwierigkeiten vorbereitet sein, durch modifizierte Beatmungstechniken Atelektasenbildung in Narkose möglichst verhindern oder dieser durch Blähmanöver entgegenwirken und in der kritischen Extubationsphase dem Patienten besondere Hilfestellung, wie z. B. extreme Oberkörperhochlagerung, zukommen lassen. Eine gute Zusammenarbeit mit den chirurgischen Disziplinen ist von nicht zu unterschätzendem Wert, da viele intraoperative pulmonale Probleme der Übergewichtigen aus einem erhöhten intraabdominellen Druck resultieren. Manchmal reicht es daher schon aus, wenn auch von chirurgischer Seite extreme Kopftieflagerungen der Patienten nur auf sehr kurze Zeit beschränkt werden oder die Lagerung bei schlechter Oxygenierung für ein kurzes Blähmanöver aufgehoben wird. Noch bleibt abzuwarten, ob bald Leitlinien für die Anästhesie adipöser Patienten entwickelt werden. Wesentliche Voraussetzung dafür ist die nur durch wissenschaftliche Methoden erreichbare Klärung der Frage, ob bestimmte Narkoseverfahren für Übergewichtige in besonderem Maße geeignet sind.

6.3 Pneumoperitoneum – Anlage und Aufrechterhaltung

O. Scheffel

Die Anlage des Pneumoperitoneums (korrekter Begriff: Kapnoperitoneum) stellt eine Herausforderung für den bariatrischen Chirurgen dar. Neben der individuell unterschiedlich ausgeprägten Fettverteilung spielen Faktoren wie eine extreme Hepatomegalie oder ausgeprägte Bauchdecken eine sehr wichtige Rolle und erschweren die Anlage des Pneumoperitoneums und das Einbringen des ersten Trokars. Auch vorausgegangene abdominelle Operationen erhöhen die Schwierigkeiten, da das tatsächliche Operationsfeld keinen großen Spielraum in der Variabilität der Trokarplatzierung lässt.

Ein herkömmliches Vorgehen mit Anheben der Bauchdecken ist in der Regel nicht praktizierbar, da hierbei lediglich die Fettschichten gestreckt werden und sich damit der tatsächliche Abstand zur Bauchhöhle sogar vergrößert. Der Zugang über eine Minilaparotomie, bei der der erste Trokar unter Sicht eingebracht wird, ist ebenfalls in der Regel ungeeignet, da sehr große Schnitte notwendig werden, um die Bauchwand ausreichend darstellen zu können. Auch die anschließend erforderliche Gasdichtigkeit stellt bei diesem Verfahren ein Problem dar.

Daher haben sich zwei Verfahren zur sicheren Anlage des Pneumoperitoneums unter diesen extremen Bedingungen etabliert:

- Die Punktion im linken oberen Quadranten des Bauchs in der sog. „Doppel-Klick-Methode" mittels Veres-Nadel (János Veres, 1903 – 1973) oder
- die Verwendung eines „Visible Ports". Hier lässt sich die Null-Grad-Optik in den Mandrin des Trokars einbringen, sodass unter Sicht der erste Trokar die Bauchdecke schichtweise durchdringt.

Das Initialvolumen ist mit 4 – 5 l beim Adipösen deutlich größer als beim „Normalpatienten". Wird dies über die kleinkalibrige Veres-Nadel appliziert, stellt dies noch zusätzliche Ansprüche an das Leistungsvermögen des Insufflators. Nach Einbringen des Ersttrokars erfolgt die weitere Gasinsufflation zur Aufrechterhaltung des Pneumoperitoneums über diesen. Hier ist auf die richtige Kombination der Durchmesser von Insufflationstrokar und eingestecktem Endoskop/Instrument zu achten, um den maximalen Gasfluss zu gewährleisten (Beispiel: 10-mm-Endoskop im 12-mm-Trokar). Der Patient sollte bei der Anlage des Pneumoperitoneums und der Platzierung des ersten Tokars in flacher Rückenlage positioniert sein, um so die Verletzungsgefahr der Leber zu minimieren. Um nach Einbringen des ersten Trokars ein ausreichendes Pneumoperitoneum für die Operation aufzubauen, wird in der Regel ein höherer Druck als in der üblichen Laparoskopie benötigt, da das Gewicht der Bauchdecken angehoben werden muss. Dabei sind die intraabdominellen Ruhedrücke beim übergewichtigen Patienten erhöht. Während der Operation ist der Gasverlust des Pneumoperitoneums aufgrund des hohen Drucks und der großen Scherkräfte auf Instrumente und Trokare sowie die häufigen Instrumentenwechsel über zahlreiche Zugänge (bis zu sieben Trokare) verhältnismäßig hoch (➤ Abb. 6.5). Um das Pneumoperitoneum während der Operation aufrechtzuerhalten, werden teilweise zwei Insufflatoren angeschlossen.

Des Weiteren ist der richtige Umgang mit dem Sauger für die Aufrechterhaltung des Pneumoperitoneums wichtig. Bei Anwendung eines laparoskopischen Saug-Spül-Instruments sollte nur in der Flüssigkeit und in kurzen Intervallen abgesaugt werden. Die meist verwendete Wandabsaugung ist so stark, dass bei Absaugung außerhalb der Flüssigkeit kein Insufflator in der Lage ist, ausreichend Gas ins Abdomen zu applizieren. Ein Zusammenfallen des Pneumoperitoneums ist die Folge. Außerdem muss der Patient seitens der Anästhesie ausreichend relaxiert sein. Ist dies nicht der Fall, können die Bauchmuskelkontraktionen das Pneumoperitoneum stark zusammendrücken und somit das Operationsfeld einengen.

Optimal sind Insufflatoren, die mit einem hohen Pumpvolumen unter kontinuierlicher Druckmessung das Pneumoperitoneum auch bei hohen abdominalen Drücken und raschen Gasverlusten aufrechterhalten. In der Adipositaschirurgie haben sich die High-Flow-Insufflatoren als leistungsfähige und zuverlässige Geräte erwiesen. Diese arbeiten nach dem Überdruckprinzip; hierbei wird ein kritischer Druck vorgegeben, die Insufflationshübe liegen über dem Druckmaximum. Vorteil dieser Technik ist der schnell aufgebaute Zieldruck, nachteilig ist die nur in den Insufflationspausen durchführbare Druckmessung. Deshalb verfügen Geräte der neuesten Generation zusätzlich über ein separates Druckmesssystem.

Diese Echtzeitdruckmessung (RTP, Real-Time Pressure Sensing) wird durch eine zweite, nur für die Druckmessung zuständige Zuleitung ermöglicht, die an einem freien Hahn platziert wird (➤ Abb. 6.6). Diese verläuft parallel zum Insufflationsschlauch, ist fest mit diesem verbunden und so leicht handhabbar. Die Insufflation erfolgt somit konstant über eine eigene Zuleitung, z. B. am Optiktrokar. Somit werden schnelle Gasverluste zeitnah ausgeglichen.

Um einen höchstmöglichen Patientenkomfort und eine Risikominimierung zu gewährleisten, kommen in immer mehr Geräten Gasheizungen sowie Gasbefeuchter zum Einsatz. Grundsätzlich wird die intraoperative Hypothermie in der Laparoskopie, entstanden durch hohe Mengen untemperierten Gases, kontrovers diskutiert. Dennoch wird, wie auch in der offenen Chirurgie, durch wärmekonservierende Maßnahmen eine zu starke Patientenauskühlung vermieden, da diese mit verschiedenen Komplikationen verbunden sein kann (Nguyen 2002).

Neben der Erwärmung spielt auch die Anfeuchtung der Luft, insbesondere unter dem Aspekt der Reduktion des postoperativen Schmerzes (Schulterschmerz), eine nicht unwesentliche Rolle (Sammour et al. 2008). Letztlich hat der Einsatz angewärmten und angefeuchteten Gases einen signifikanten Einfluss auf die Ergonomie im OP-Saal (Reduktion der OP-Dauer, Kostenreduktion; Barragan und Frezza 2005). Die Insufflationsleistung der High-Flow-Insufflatoren erlaubt den Aufbau eines konstanten Operationsfeldes durch optimale Druckverhältnisse auch unter Extrembedingungen, wie sie in der Adipositaschirurgie vorliegen. So wird aufgrund spezieller Druckkennlinien

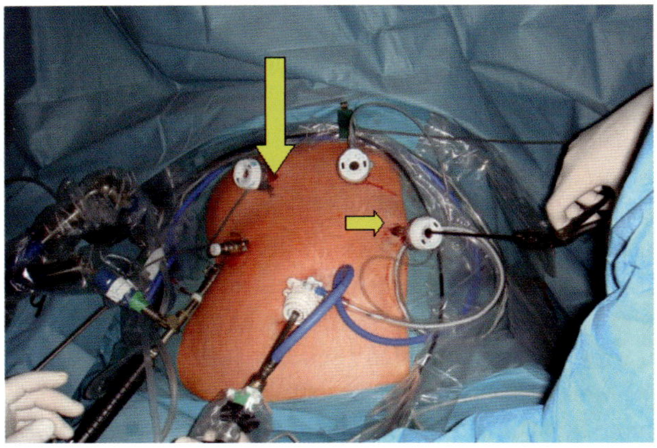

Abb. 6.5 Gasverluste durch Hautinzision (gelbe Pfeile), Anzahl der Trokare, häufige Instrumentenwechsel, Drucklast der Bauchdecken und Instrumentenmanipulation.

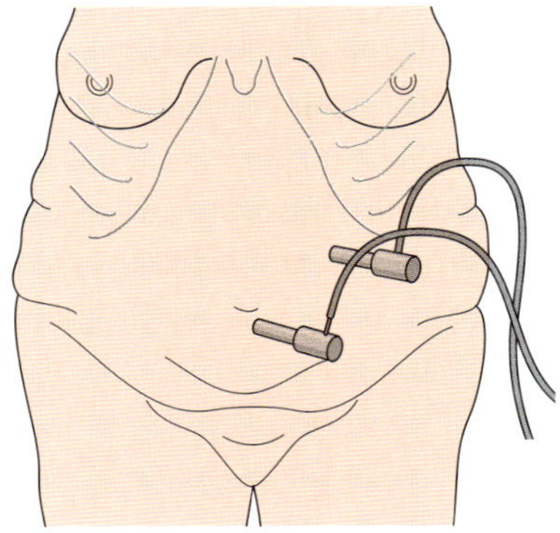

Abb. 6.6 Echtzeitdruckmessung (Real-Time Pressure Sensing) mittels zweiten Messschlauchs.

Tab. 6.3 Vergleich von High-Flow- mit konventionellen Insufflatoren.

Trokar	Kriterium	High-Flow-Insufflator	Konventioneller Insufflator
Veres-Nadel	Zieldruck erreicht (15 mmHg)	Ja	Nein
	Zeit bis zum Zieldruck	31 Sekunden	43 Sekunden (12 mmHg)
	Leckagekompensation	Ja	Ja (bis 12 mmHg)
	Maximaler Fluss	6 l/min	5 l/min
10-mm-Trokar	Zieldruck erreicht	Ja (Abfall bei Leckage auf 10 mmHg)	Ja (Abfall bei Leckage auf 7 mmHg)
	Zeit bis zum Zieldruck	6 Sekunden	7 Sekunden
	Leckagekompensation	Ja (21 l/min)	Ja (15 l/min)
	Maximaler Fluss	23 l/min	21 l/min

ein maximaler Gasfluss von 6 l/min durch die Veres-Nadel und von 45 l/min durch den Optiktrokar erreicht. Die Geräte sind in der Lage, Gesamtvolumen von bis zu 500 l pro Operation zu fördern. Operationen, bei denen zwei Insufflatoren zum Einsatz kommen, gehören der Vergangenheit an.

In verschiedenen Gerätetests wurden herkömmliche Insufflatoren mit High-Flow-Insufflatoren (hier Pneumo Sure™) verglichen. Zur Demonstration der Überlegenheit eines High-Flow-Insufflators gegenüber den konventionellen Geräten dienen ➤ Tab. 6.3, ➤ Abb. 6.7, ➤ Abb. 6.8 (Labortests mit Dummie-Abdomen von 2200 ml CO_2, Leckagerate 3 l/min, Zieldruck 15 mmHg).

Durch die Fähigkeit dieser Geräte, das Pneumoperitoneum sicher und präzise aufrechtzuerhalten, erreicht die Insufflation im OP ein neues Niveau. „Schwingende" Bauchdecken, entstanden durch plötzliche Insufflationshübe und Druckentlastungen (➤ Abb. 6.7, ➤ Abb. 6.8), treten bei Geräten mit Echtzeitdruckmessung nicht mehr auf. Da morbid adipöse Patienten meist zusätzlich an Herz-Kreislauf-Erkrankungen leiden, muss die Regelung des Insufflationsdrucks sehr präzise erfolgen. Ebenso besteht ein erhöhtes Risiko für das Auftreten des Kompartmentsyndroms in den Beinen und des Absackens des Blutzuckerspiegels. Die Eingriffszeit darf daher durch schlechte Insufflationsleistung nicht noch verlängert werden. Bei den Hochrisikopatienten mit extremer Adipositas wird eine reibungslose und zeitverkürzte Operation, zumindest von technischer Seite, durch High-Flow-Insufflatoren sichergestellt.

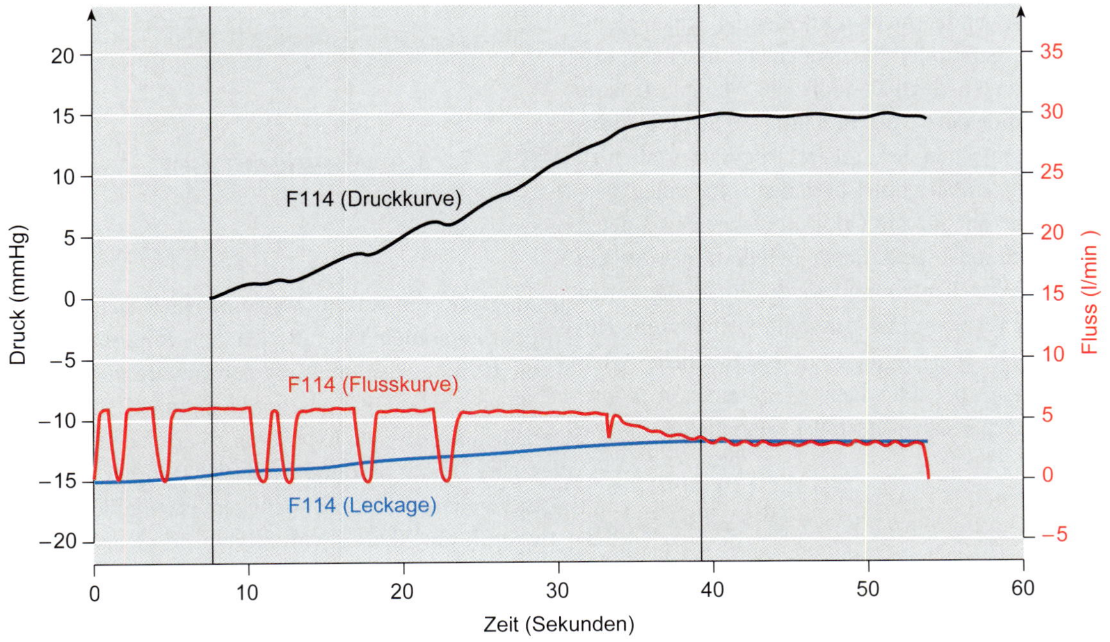

Abb. 6.7 Fluss- und Druckkurve mit Veres-Nadel (High-Flow-Insufflator und konventioneller Insufflator).

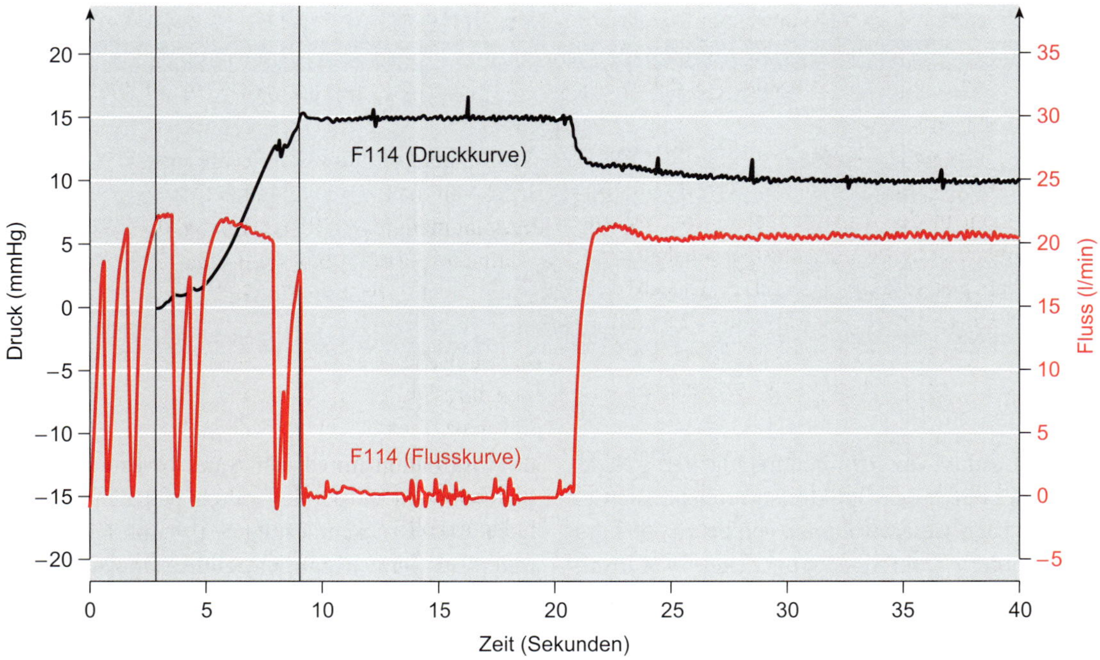

Abb. 6.8 Fluss- und Druckkurve 10-mm-Trokar (High-Flow-Insufflator und konventioneller Insufflator).

6.4 Instrumente

O. Mann

Der Auswahl spezieller, für die Adipositaschirurgie geeignete Instrumente kommt eine zentrale Bedeutung zu. Ohne diese sind sichere Operationen nicht möglich. Durch Verwendung verdrängender, nicht-schneidender Trokare können sowohl die Größe der Fasziendefekte als auch postoperative Schmerzen deutlich reduziert werden. Trokare mit einem Gewinde oder einer Riffelung am Schaft verhindern ein Herausrutschen der Trokare. Insgesamt sollten zu den Operationen Trokare mit Überlänge vorgehalten werden. Das Gleiche gilt für die Optik und die verwendeten Instrumente, da sonst eine sichere Operation oder ein Beherrschen eventueller komplikativer Situationen nicht möglich ist. Der Faszienverschluss stellt ebenfalls eine Herausforderung dar. Hierzu gibt es unterschiedliche Arten von Instrumenten, die unter laparoskopischer Sichtkontrolle einen sicheren Faszienverschluss ermöglichen.

CAVE

Unverschlossene Trokarstellen implizieren die postoperative Frühinkarzeration mit konsekutiven Ileus oder die späte Trokarhernie.

Die Arbeitsinstrumente in der Adipositaschirurgie müssen in Stabilität und Länge besondere Voraussetzungen erfüllen. Leberretraktoren müssen bei der Hepatomegalie einen Durchmesser von 10 mm haben. Bei den Arbeitsinstrumenten reichen meist 5 mm Durchmesser. Von der Länge her reichen meist 43 cm aus, wenn die Platzierung der Trokare anatomiegerecht erfolgt.

MERKE

Bei weiblichen Patienten werden längere Trokare, bei Männern längere Instrumente gebraucht.

6.5 Trokarplatzierungen

R. Weiner

Aufgrund des extrem hohen Schwierigkeitsgrades der laparoskopischen Operationen bei adipösen Patienten ist die richtige Positionierung der Trokare noch wichtiger als ohnehin schon. Bei falscher Position ist es nahezu unmöglich, eine adäquate Exposition zu erreichen, um eine regelrechte Operation durchzuführen. Darüber hinaus muss es die Trokarposition ermöglichen, etwaige Komplikationen, wie z. B. eine Blutung (Milz), zu beherrschen. Im Gegensatz zu normalen Bauchdecken lassen sich die Trokare bei adipösen Patienten nicht mehr in Achsenrichtung verändern. Dies führt zu einem durch die einmal festgelegte Trokarposition klar definierten „range of motion“. Weiterhin muss dem Platzmangel im Bauchraum Rechnung getragen werden (Lebergröße, Adipositas interna). Auch die unterschiedliche Bauchdeckenstärke muss bei der Trokarpositionierung berücksichtigt werden.

Grundsätzlich sollte die Trokarplatzierung schrittweise und unter Sicht erfolgen. Nach Einbringen des ersten Trokars wird der Patient in der Anti-Trendelenburg-Position gelagert. Unter Ausnutzung der Schwerkraft werden dann die weiteren Trokare platziert. In der Regel finden sich nach entsprechender Lagerung nahe der Rippenbögen „fettärmere“ Verhältnisse als weiter distal, sodass dieser Umstand bei der Wahl der Trokarpositionierung berücksichtigt werden sollte.

Laterale Trokarpositionen benötigen längere Distanzen, bedingt durch die Fettverteilung und Lagerung (➤ Abb. 6.9).

Es werden verschiedene Trokaranordnungen beschrieben. Aus eigener Erfahrung haben sich die nachfolgenden Anordnungen bewährt, die weitgehend der Anordnung entsprechen, wie sie z. B. bei der laparoskopischen Fundoplikation eingesetzt werden. Der Unterschied besteht in der Hauptsache in den mehr nach kranial verlagerten Positionen der epigastrischen Arbeitstrokare.

Als Maß für den Abstand des Kameraports (10 – 12 mm) zum Xyphoid (➤ Abb. 6.10) dient die Spanne zwischen Daumen und Zeigefinger (bei Winkeloptik). In Abhängigkeit von der Lebergröße platzieren wir den Trokar für den Leberretraktor (5 mm oder 10 mm) dann entweder direkt subxiphoidal oder, bei ausgeprägter Vergrößerung der linksseitigen Leberanteile, im Bereich des rechten Rippenbogens rechts-lateral. Zwei weitere Arbeitstrokare (12 oder 15 mm) werden dann rechts und links knapp unterhalb des Rippenbogen in der mittleren Axillarlinie eingebracht. Ein weiterer Trokar (5 mm) folgt schließlich ebenfalls knapp unterhalb des Rippenbogens links lateral.

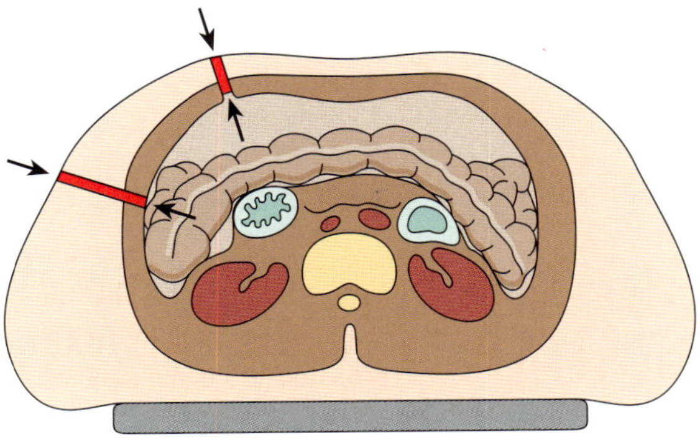

Abb. 6.9 Laterale Trokarpositionen benötigen längere Strecken, um die fettreichen Bauchdecken zu durchdringen.

6.6 Intensivmedizinische Aspekte

S. Turinsky, M. Lewandowski, K. Lewandowski

„I'm fat, but I'm thin inside. Has it ever struck you that there's a thin man inside every fat man, just as they say there's a statue inside every block of stone?“

George Orwell (1903 – 1950)

Die Deutschen werden immer dicker. Eine Tendenz, die auch ihre Spuren in der Intensivmedizin hinterlässt. Die Prävalenz übergewichtiger Patienten auf einer Intensivtherapiestation variiert zwischen 9 und 26%. Extrem fettsüchtige Patienten (BMI ≥ 40 kg/m^2) machen 1,4 – 7% des Patientenkollektivs einer Intensivtherapiestation aus (Pieracci et al. 2006). Diese Patienten stellen eine besondere Herausforderung für den behandelnden Arzt und das Intensivpflegepersonal dar. Logistik, Equipment und personelle Ausstattung müssen modifiziert werden, damit auch dieses Patientenkollektiv nach optimalem Standard versorgt werden kann. Spezielle Kenntnisse der pathophysiologischen Besonderheiten der Adipositas sind nötig, damit die intensivmedizinische Therapie typischen perioperativen Komplikationen vorbeugen kann und spezielle, adipositasbedingte Begleiterkrankungen entsprechend beachtet und eingestellt werden. Ganz im Vordergrund stehen hier respiratorische und kardiale Dekompensationen, die sich nach einem operativen Eingriff einstellen können. Es ist daher empfehlenswert, alle Patienten mit höheren Schwere-

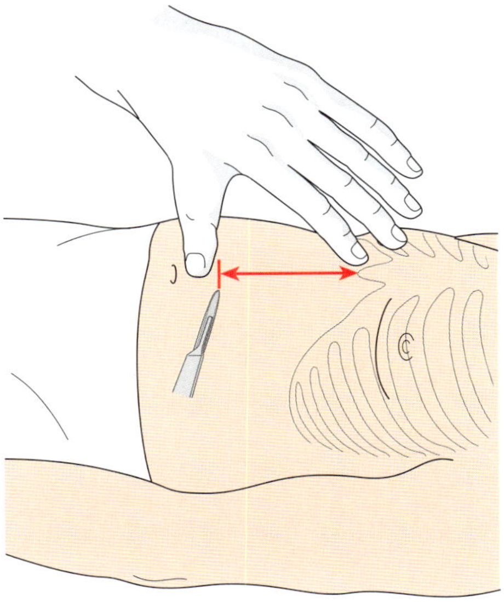

Abb. 6.10 Auswahl des Erstzugangs für die Optik in einem Daumen-Zeigefinger-Abstand vom Xiphoid.

graden der Adipositas (BMI > 35 kg/m^2) postoperativ auf einer Intensivtherapiestation zu überwachen, auch wenn keine wesentlichen Vorerkrankungen vorliegen. Eine der häufigsten postoperativen Komplikationen bei fettleibigen Patienten ist das perioperative Atemversagen, auf dessen Vorbeugung und Therapie sich dieses Kapitel konzentrieren wird.

6.6.1 Diagnose des perioperativen Atemversagens

Wood et al. haben 1992 eine inzwischen allgemein akzeptierte Einteilung der verschiedenen Formen des Atemversagens vorgeschlagen, die auf den jeweiligen pathophysiologischen Mechanismen basiert, die der Entstehung der respiratorischen Insuffizienz zugrunde liegen (➤ Tab. 6.4). Übergewichtige Patienten entwickeln, sofern keine pulmonalen Vorerkrankungen vorliegen, häufig ein perioperatives Atemversagen. Ursache des perioperativen Atemversagens ist die Atelektasenbildung im Verlauf eines operativen Eingriffs. Sie wird im Wesentlichen durch den bei Fettleibigen sehr hohen intraabdominellen Druck hervorgerufen (Pelosi et al. 2007), der in diesem Patientenkollektiv im Mittel 18 cmH_2O beträgt (Normalwert: 0 – 7 cmH_2O; Pelosi et al. 2006). Trotz entsprechender Therapiemaßnahmen wie Oberkörperhochlagerung, Beatmung mit PEEP (positive end-expiratory pressure) oder einem Recruitment-Manöver während der Narkosebeatmung sind diese oft nicht wieder vollständig zu eröffnen. Man findet bei ca. 26% der adipösen Patienten eine über das Ende der Narkose hinaus bestehende pulmonale Gasaustauschstörung (El Solh et al. 2006).

6.6.2 Therapie des perioperativen Atemversagens

Non-invasive maschinelle Ventilation

Es sollte bei allen Patienten auf der Intensivtherapiestation, das betrifft auch und vor allem die Patienten mit schwerer Adipositas, versucht werden, die respiratorische Insuffizienz zunächst mit non-invasiven Beatmungsverfahren zu

Tab. 6.4 Ursachen für das akute Atemversagen (nach Wood et al. 1992).

Typ	Mechanismus	Ätiologie	Klinisches Bild
1. Akute Hypoxämie	Vergrößerung des intrapulmonalen Rechts-links-Shunts	„Air space flooding"	• Lungenödem → kardiogen → ARDS • Pneumonie • Lungenblutung • Thoraxtrauma
2. Hypoventilation	Abnahme des Alveolarvolumens	Zerebral	• Überdosis • ZNS-Trauma
		Neuromuskulär	• Myasthenia gravis • Polyradikulitis, ALS • Botulismus, Curare
		Vergrößerung von Atemarbeit und Totraum	• Asthma, COPD • Lungenfibrose • Kyphoskoliose
3. Perioperativ	Atelektase	Abnahme der FRC	• Rückenlage • Adipositas • Aszites • Oberbauchschnitt • Anästhesie
		Zunahme des „closing volume"	• Alter, Rauchen • Flüssigkeitsüberladung • Bronchospasmus • Atemwegssekretion
4. Schock	Minderperfusion	Kardiogen	• Myokardinfarkt • pulmonalarterieller Hypertonus
		Hypovolämisch	• Blutung • Dehydratation • Tamponade

6

therapieren, da eine invasive maschinelle Ventilation mit deutlich höheren Komplikationsraten behaftet ist. Jedoch sind nicht alle Patienten für ein non-invasives Beatmungsverfahren geeignet. Eine unerlässliche Voraussetzung ist, dass der Patient wach und kooperativ ist. Dann kann unter Anleitung die Atmung mit der CPAP-Maske erlernt werden. Eine postoperative CPAP-Atmung kann das Risiko der Entwicklung einer respiratorischen Insuffizienz um 16% reduzieren (El Solh et al. 2006). Schwere Ausprägungen eines Atemversagens sind jedoch oft mit diesem Verfahren nicht zu therapieren, eine Intubation und maschinelle Beatmung ist nicht zu umgehen. In 10% aller Fälle ist eine Reintubation nach einem Versuch mit Masken-CPAP notwendig. Allerdings mussten Patienten, die keine non-invasive Beatmung erhalten hatten, in 21% der Fälle wieder intubiert und maschinell beatmet werden ($p = 0{,}14$, El Solh et al. 2006).

Maschinelle Ventilation des Übergewichtigen

Der übergewichtige Patient stellt uns vor eine besondere Herausforderung, wenn es um die korrekte Beatmungseinstellung geht: Es gibt bisher keine klinischen Studien, die uns Daten an die Hand geben, wie wir vorgehen sollen. Wir müssen uns daher behelfen und Studien zu Rate ziehen, in denen neben normalgewichtigen auch übergewichtige Patienten beatmet wurden. Die wichtigste Studie, die uns hier Daten liefert, ist die Untersuchung des US-amerikanischen „ARDS-Network" (The Acute Respiratory Distress Syndrome Network 2000). In dieser Studie, ursprünglich geplant und durchgeführt, um zu prüfen, ob kleine Atemzugvolumen das Überleben von Patienten mit akutem Lungenversagen verbessern können, waren 473 der 807 untersuchten Patienten übergewichtig ($n = 254$, $BMI = 25{,}0 - 29{,}9\ kg/m^2$) oder fettleibig ($n = 219$, $BMI \geq 30\ kg/m^2$). Dieses Patientenkollektiv haben O'Brian et al. in einer Folgestudie separat analysiert (O'Brian et al. 2004). Zur Art der Beatmung dieser Patienten ➤ Tab. 6.5. Die Beatmungseinstellung führte sowohl bei den Normalgewichtigen als auch bei den adipösen Patienten zu einem mittleren PaO_2/F_iO_2 von 150 mmHg ($p > 0{,}2$), das V_T (Tidalvolumen) war bei den Übergewichtigen etwas höher als bei den Normalgewichtigen ($10{,}76 \pm 2{,}22$ ml/kg IBW vs. $10{,}05 \pm 1{,}6$ ml/kg IBW; $p = 0{,}0012$, oder gesamt 680 ml vs. 644 ml). Ebenso lag der Plateaubeatmungsdruck bei den Übergewichtigen im Mittel bei 31,8 cmH_2O, bei den Normalgewichtigen kam ein Plateaudruck von 28,9 cmH_2O zur Anwendung ($p < 0{,}001$).

Diese Beatmungseinstellung hat sich in der „ARDS-Network"-Studie als sehr erfolgreich in der Therapie von normalgewichtigen, übergewichtigen und fettleibigen Patienten mit akutem Lungenversagen erwiesen: Es fanden sich in der Nachanalyse der Daten keine signifikanten Unterschiede zwischen den Patienten verschiedener Gewichtsklassen hinsichtlich der 28- und 180-Tage-Letalitätsraten, der Tage ohne maschinelle Ventilation und des Prozentsatzes der Patienten, die am 28. Tag ohne Hilfsmittel spontan atmeten. So könnte man nun vermuten, dass diese lungenprotektive Strategie auch für übergewichtige und fettleibige Patienten mit perioperativem Atemversagen vorteilhaft ist. In Ermangelung besserer klinischer Daten können wir unter Vorbehalt diese Respiratoreinstellung als Orientierung für die maschinelle Ventilation dieses Patientenkollektivs heranziehen.

In der „ARDS-Network"-Studie wurde im „Assist-control"-Beatmungsmodus beatmet. Dieses Verfahren ist in den europäischen Ländern wenig gebräuchlich und kann unserer Auffassung nach durch den BIPAP-ASB-Modus (biphasic intermittent positive airway pressure + assisted spontaneous breathing) mit einem oberen Druckniveau von 30 cmH_2O ersetzt werden. Dieses Druckniveau wird in Fällen von ausgeprägter Fettsucht nach oben angepasst werden müssen, um die angestrebten Ziele für PaO_2 und pH zu erreichen.

Lungenprotektive Beatmung

Die Lunge wird durch maschinelle Ventilation mit großen Atemzugvolumina, hohen Beatmungsdrucken oder hohen Sauerstoffkonzentrationen geschädigt; ein vorbestehender Lungenschaden kann sich zum Teil erheblich verschlimmern. Große Atemzugvolumina überblähen die Lunge, es entsteht ein diffuser Alveolarschaden, das sog. Volutrauma. Hohe Beatmungsdrucke können zu Zerreißungen von Lungengewebe, dem Barotrauma, führen. Des Weiteren kommt es durch die maschinelle Ventilation zu mechanischem Stress, der Entzündungsmediatoren in der Lunge freisetzt (➤ Abb. 6.11). Diese Mechanismen kommen besonders in der bereits vorgeschädigten Lunge zum Tragen. Die Schädigungsfaktoren sollten durch eine lungenprotektive Beatmungsstrategie so weit wie möglich ausgeschaltet werden.

Dreyfuss et al. (1988) konnten in einer tierexperimentellen Arbeit zeigen, dass große Atemzugvolumina bei niedrigen und hohen Atemwegsdrucken zu ausgeprägten Lungenschäden führten. Lungen, die mit niedrigen Atemzugvolumina und hohen Drucken beatmet wurden, wiesen weniger ausgeprägte histologische Veränderungen auf. Die Arbeitsgruppe folgerte, dass große Atemzugvolumina die Lunge mehr schädigen als hohe Drucke.

Diese Erkenntnis lässt sich auf die maschinelle Ventilation von normalgewichtigen und übergewichtigen Patienten übertragen. Jedoch kann aus theoretischen Überle-

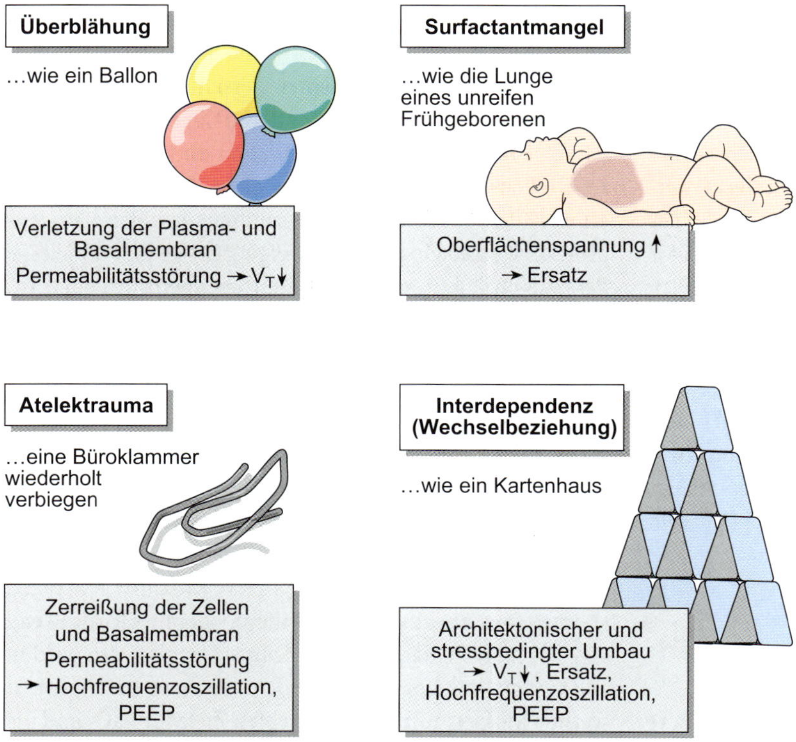

Abb. 6.11 Durch die maschinelle Ventilation kommt es zu mechanischem Stress, der Entzündungsmediatoren in der Lunge freisetzt.

gungen das Risiko, einen Lungenschaden durch maschinelle Beatmung zu erleiden, bei fettleibigen Patienten möglicherweise niedriger sein. Die Fettmassen des Oberkörpers limitieren die Lungenausdehnung, damit kann weniger Volumen bei allerdings höheren Drucken verabreicht werden, was sich im Tierexperiment als weniger lungenschädlich erwiesen hat.

Eine lungenprotektive maschinelle Ventilation für den Normalgewichtigen basiert also auf der Anwendung kleiner Atemzugvolumina, falls möglich, sollen diese bei niedrigen Beatmungsdrucken verabreicht werden. Bisher wurde noch in keiner klinischen Studie untersucht, ob sich dieses Beatmungskonzept auch für den Fettleibigen eignet. Wir haben hier wieder nur die „ARDS-Network"-Studie an der Hand, die 473 Übergewichtige und Fettleibige im Studienkollektiv eingeschlossen hatte. Hier wurde ein Tidalvolumen von 6 ml/kg IBW erfolgreich angewendet. Angesichts dieser Daten und der theoretischen Überlegungen hinsichtlich der lungenschädigenden Mechanismen können wir uns an dieser Beatmungseinstellung orientieren (Beatmungseinstellung in der „ARDS-Network"-Studie, ➤ Tab. 6.5). Zu beachten ist, dass das Atemzugvolumen

Tab. 6.5 Beatmungseinstellungen in der „ARDS-Network"-Studie.

Parameter	Einstellung
Tidalvolumen (V_T)	6 ml/kg IBW, wobei sich das IBW anhand folgender Formel berechnet: • Männer: 50 + 0,91 × (Körpergröße [cm] – 152,4) kg • Frauen: 45,5 + 0,91 × (Körpergröße [cm] – 152,4) kg
Beatmungsmodus	„Assist-control" → BIPAP+ASB-Modus
Plateaudruck	< 30 cmH_2O
Beatmungsfrequenz	6–35/min (pH-Zielwert: 7,3–7,45)
Verhältnis Inspiration zu Exspiration	1:1 bis 1:3
Oxygenierungsziel	PaO_2: 55–80 mmHg oder SaO_2: 88–95 %
PEEP	Zwischen 5 und 24 cmH_2O je nach Höhe der F_iO_2 (lt. Tabelle in: The Acute Respiratory Distress Syndrome Network 2000).

F_iO_2: inspiratorische Sauerstoffkonzentration, IBW: ideal body weight, ideales Körpergewicht, PaO_2: arterieller Sauerstoffpartialdruck, SaO_2: arterielle Sauerstoffsättigung.

von 6 ml/kg nur für das ideale Körpergewicht berechnet werden darf (Berechnung ➢ Tab. 6.5), nicht jedoch für das aktuell gemessene Körpergewicht, da sonst die Lunge überbläht und geschädigt werden würde. Bei sehr stark übergewichtigen Patienten wird es nicht immer möglich sein, dieses V_T mit einem Beatmungsplateaudruck von unter 30 cmH_2O zu verabreichen, selbst wenn man ein gewisses Ausmaß an Hyperkapnie zulässt (permissive Hyperkapnie). Hier wird man höhere Beatmungsdrucke akzeptieren müssen.

Beatmung mit PEEP

PEEP ist ein unverzichtbarer Bestandteil in der Beatmungstherapie des Patienten mit Adipositas. Es stellt sich nur die Frage: Wie hoch soll er sein? Es gibt eine Vielzahl von Verfahren, die uns versprechen, den bestmöglichen PEEP zu ermitteln. Viele sind jedoch aufwendig und oft nur im Rahmen klinischer Studien praktikabel, wie etwa die Ermittlung anhand von individuell registrierten Druck-Volumen-Schleifen. In der Praxis müssen wir in den meisten Fällen auf einfachere Methoden zurückgreifen. Die von uns bereits vielzitierte „ARDS-Network"-Studie empfiehlt uns eine PEEP-Tabelle, die in dieser Studie veröffentlicht ist. Es werden feste Kombinationen aus F_iO_2 und PEEP angegeben mit dem Ziel, das angestrebte Oxygenierungsziel von 55 – 80 mmHg PaO_2 oder 88 – 95% SaO_2 zu erreichen. Diese Tabelle ist einfach zu handhaben und wurde mit Erfolg in der großen US-amerikanischen Studie angewendet.

Ein weiteres, einfaches klinisches Verfahren ist die sog. PEEP-Titration. Man erhöht langsam stufenweise das PEEP-Niveau und beobachtet, wie sich Gasaustausch und Hämodynamik auf jedem neuen Niveau verhalten. Kommt es zu einem Anstieg des PaO_2 bei unveränderter Hämodynamik, kann man den PEEP weiter steigern. Fällt die Oxygenierung jedoch mit einer weiteren Erhöhung des PEEP ab oder kommt es zu hämodynamischen Beeinträchtigungen (Blutdruckabfall etc.), wählt man die niedrigere PEEP-Stufe als optimalen PEEP. Bei der Bestimmung des „besten" PEEP, egal mit welcher Methode, darf man nicht vergessen, das gewählte Niveau von Zeit zu Zeit zu überprüfen. Es ist durchaus möglich, dass sich das optimale PEEP-Niveau im Laufe eines Krankheitsgeschehens verändert.

Zurzeit fehlen Untersuchungen, die in systematischer Weise den Effekt hoher PEEP-Niveaus auf pulmonalen Gasaustausch, Atemmechanik und Hämodynamik untersucht haben. In einzelnen Arbeiten wird jedoch über die Notwendigkeit berichtet, PEEP in Höhe von 20 – 25 cmH_2O einzusetzen, um die Oxygenierung auf ein zufriedenstellendes Niveau einzustellen (Malhotra und Hillman 2008). Einen neuen Ansatz stellt die Idee dar, das PEEP-Niveau an der Höhe des intraabdominellen Drucks auszurichten: „best PEEP" = intraabdomineller Druck (Pelosi et al. 2007). Dieses attraktiv erscheinende Konzept bedarf jedoch zunächst der wissenschaftlichen Überprüfung.

Bei jedem übergewichtigen Patienten, der maschinell beatmet wird, sollte geprüft werden, ob und in welcher Höhe ein intrinsischer PEEP vorliegt. Aus schon älteren Untersuchungen wissen wir, dass bei sehr fettleibigen Patienten, die wegen der ausgeprägten pathophysiologischen Veränderungen des Atemapparats nur über kleine funktionelle Lungenvolumina verfügen, eine exspiratorische Flussbehinderung auftreten und sich in deren Folge ein intrinsischer PEEP entwickeln kann, der Werte von mehr als 5 cmH_2O annehmen kann (Pankow et al. 1998). Solche $PEEP_i$-Werte stellen während der Inspiration eine deutliche zusätzliche Last für die Atemmuskulatur dar und vergrößern die Atemarbeit.

6.6.3 Entwöhnung von der maschinellen Ventilation

Richtlinien zur Entwöhnung vom Respirator wurden bisher nicht speziell für adipöse Patienten erstellt. Ebenfalls gibt es nur wenige klinische Studien, die das Kollektiv der Fettleibigen untersucht haben. Einzelne Publikationen berichten von einer auf das Doppelte verlängerte Weaning-Dauer im Vergleich zu Normalgewichtigen (3,2 Tage vs. 1,8 Tage, $p = 0{,}009$, El Solh et al. 2001).

In der Praxis kann man sich auch bei der Entwöhnung adipöser Patienten an den von MacIntyre (2001) erarbeiteten Vorschlägen orientieren, die aus einer Metaanalyse erarbeitet wurden (➢ Tab. 6.6). Jedoch muss hierzu angemerkt werden, dass diese Metaanalyse nicht unumstritten ist. Tobin und Jubran (2008) haben diese Untersuchung in einer aktuellen Stellungnahme kritisiert und mögliche Fehler bei der Analyse angemahnt. So gilt auch hier: In der Praxis muss sich die Entwöhnung immer am individuellen Zustand des Patienten orientieren, Abweichungen von den vorgeschlagenen Schritten sollten im Einzelfall in Erwägung gezogen werden.

Manchmal sind sogar unorthodoxe Maßnahmen eine Überlegung wert, um ein erfolgreiches Weaning zu realisieren. Ein 19-jähriger Patient mit respiratorischer Insuffizienz aufgrund einer Adipositas permagna (BMI 62,2 kg/m^2) bei Prader-Willi-Syndrom konnte erst nach strikter Reduktion der Kalorienzufuhr (1000 kcal/Tag) und einer Gewichtsabnahme von 50 kg nach 35 Beatmungstagen erfolgreich von der Beatmung entwöhnt und extubiert werden (Nishikawa et al. 2005). Eine 69-jährige übergewichtige Frau (BMI 39,5 kg/m^2) entwickelte einen Hämatothorax nach Rippenserienfraktur mit konsekutiver respiratorischer Insuffizienz und musste intubiert und beatmet werden. Erst nach Lipektomie (2940 g) und Omentektomie (1650 g) am 26. Beatmungstag konnte die Patientin erfolgreich vom Respirator entwöhnt werden; Tidalvolumina und Compliance stiegen postoperativ bei gleichem Beatmungsdruck. Vierzehn Tage später war die Extubation möglich (Yoo et al. 2006). Diese Fallbeispiele stellen jedoch Einzelfälle dar.

Bei adipösen Patienten, besonders in schweren Fällen von Fettleibigkeit, ist es wichtig, direkt nach erfolgreichem Weaning und Extubation mit einer intermittierenden nicht-invasiven Maskenbeatmung (z. B. CPAP) zu beginnen. Gleichzeitig sind intensive Atemtherapie und -training sowie Krankengymnastik und frühe Mobilisierung erforderlich, um eine gute Lungenfunktion zu gewährleisten und eine respiratorische Insuffizienz zu vermeiden. Nicht zuletzt stellen diese Maßnahmen auch eine effektive Pneumonieprophylaxe dar (Gaszynski et al. 2007, El Solh et al. 2006).

Tab. 6.6 Vorschläge zum Weaning (nach MacIntyre 2001).

	Vorschlag
1	Evaluation aller Gründe für eine maschinelle Beatmung für mehr als 24 Stunden (z. B. neurologische, respiratorische, kardiovaskuläre Ursachen)
2	Beginn des Weanings, wenn folgende Voraussetzungen erfüllt sind: • Reversibilität der respiratorischen Insuffzienz • Adäquate arterielle Oxygenierung (PaO_2/F_iO_2 > 150–200 mmHg, PEEP ≤ 5–8 cmH_2O, pH ≥ 7,25) • Hämodynamische Stabilität (keine myokardiale Ischämie, keine Hypotension, Vasopressoren < 5 µg/kg/min) • Der Patient verfügt über die physische Kraft, die Inspiration durchzuführen
3	Festlegung von Kriterien zur Beendigung der maschinellen Beatmung: • Subjektive Toleranz der Spontanatmung für 30–120 Minuten am Respirator • Normales Atemmuster • Stabiler Kreislauf • Adäquater Gasaustausch
4	Ausreichende Schutzreflexe nach erfolgreicher Entfernung des Endotrachealtubus oder der Trachealkanüle
5	• Misslungener Spontanatmungsversuch: Beseitigung der Ursachen • Alle 24 Stunden ist ein Spontanatmungsversuch durchzuführen
6	• Spontanatmung am Respirator: Beatmungsmodus mit einer druck- oder volumengestützten Komponente (z. B. BIPAP-ASB-Modus). • Patienten dürfen sich dabei respiratorisch nicht erschöpfen
7	Postoperative Analgosedierung und Beatmung sollten eine frühzeitige Extubation ermöglichen
8	Anwendung von Weaning- und Sedierungsprotokollen
9	Frühzeitige Tracheotomie, wenn sich eine lange Beatmungsdauer abzeichnet
10	Keine Erfolg nach 3 Monaten Entwöhnung: • Entscheidung zu einer permanenten Abhängigkeit von Respirator diskutieren • Ausnahmen: irreversible Erkrankungen (hoher spinaler Querschnitt oder amyotrophe Lateralsklerose)

6.6.4 Intubation oder Tracheotomie?

Die Indikation zur Tracheotomie kann beim Adipösen großzügig gestellt werden. Bahnt sich eine Beatmung über einen längeren Zeitraum an oder geht man von Entwöhnungsschwierigkeiten aus, sollte in jedem Fall eine Tracheotomie erwogen werden. Eine Tracheotomie hat den Vorteil eines geringeren Atemwegswiderstands und kleineren Totraums, verursacht keine druckbedingten laryngealen Traumata und bietet ein niedrigeres Risiko für nosokomiale Infektionen. Spezielle Trachealkanülen ermöglichen das Sprechen und der orale Kostaufbau ist einfacher. Rumback et al. (2004) untersuchten 120 normalgewichtige Patienten, die tracheotomiert wurden, und konnten zeigen, dass durch eine Tracheotomie in den ersten 14 Beatmungstagen die Mortalitätsrate, die Entstehung von Pneumonien, die Beatmungsdauer und die Dauer des Aufenthalts auf der Intensivtherapiestation im Vergleich zu einer späteren Tracheotomie geringer waren. Auch andere Autoren empfehlen eine frühzeitige Tracheotomie, allerdings soll die Entscheidung individuell getroffen werden (McWorther 2003). Es gibt auch die Ansicht, dass sogar eine „prophylaktische", präoperativ angelegte Tracheotomie zu favorisieren sei, wenn der Patient unter einer respiratorischen Vorerkrankung leidet (Whitson et al. 2007). Leider gibt es keine Studien, die sich speziell der Frage widmen, ob eine frühe Tracheotomie für Übergewichtige von Vorteil sein kann. Es gibt jedoch keine erkennbaren Gründe dafür, bei Übergewichtigen bezüglich der frühzeitigen Tracheotomie andere Prinzipien gelten zu lassen als bei Normalgewichtigen.

Dennoch ist die offen-chirurgische Tracheotomie mit zunehmendem Grad der Adipositas technisch schwieriger als bei Normalgewichtigen. Besonders der dicke, kurze Hals erschwert die chirurgische Präparation. El Solh und Jaafar (2007) berichteten, dass die Komplikationsrate bei adipösen Patienten bei 25% lag, während bei Normalgewichtigen nur mit einer Komplikationsrate von 18% gerechnet werden muss ($p = 0{,}03$). Typische Komplikationen waren unter anderem Kanülenfehlplatzierung, Tracheaperforation, Blutung, Pneumothorax, Hautemphysem und Wundinfektion.

In einer Untersuchung zur perkutanen Dilatationstracheotomie bei 13 Patienten mit einem mittleren BMI von 45,9 kg/m² wurde hingegen nur bei zwei Patienten von

Problemen berichtet. In einem Fall kam es zu einer paratrachealen Platzierung des Tracheostomas, bei einem anderen Patienten trat ein Cuff-Leck auf. Lebensbedrohliche Komplikationen wie Blutungen, kardiopulmonale Komplikationen oder Todesfälle konnten nicht beobachtet werden (Mansharami et al. 2000).

6.6.5 Die endotracheale Intubation

Die endotracheale Intubation auf der Intensivtherapiestation ist als schwieriger einzuschätzen als die im Operationssaal (Griesdale et al. 2008). Das liegt wahrscheinlich nicht zuletzt daran, dass im OP nüchterne, bezüglich verschiedener Funktionen optimierte Patienten von einem Atemwegsspezialisten, nämlich dem Anästhesisten, intubiert werden. Im Gegensatz dazu handelt es sich bei den Patienten einer Intensivtherapiestation häufig um kritisch Kranke mit schweren Beeinträchtigungen ihrer Organfunktionen, insbesondere des Herz-Kreislauf-Systems und des Atemapparats. Schließlich ist nicht jede Intensivtherapiestation 24 Stunden am Tag und 365 Tage im Jahr mit einem in der endotrachealen Intubation speziell geschulten Arzt besetzt. In diesem Zusammenhang ist erwähnenswert, dass in der Intubation erfahrene Ärzte mit zwei Versuchen in 94% der Fälle erfolgreich sind, während dies weniger erfahrenen Ärzten nur in 82% der Fälle gelingt ($p = 0{,}03$, Griesdale et al. 2008). So wundert es nicht, dass zwischen 8 und 22% der Intubationen auf Intensivtherapiestationen als schwierig eingestuft werden (Schwartz et al. 1995, Le Tacon et al. 2000) und das Risiko einer Komplikation mit 54% sehr hoch ist (Reid et al. 2004). Es wurde berichtet, dass selbst auf anästhesiologisch geführten Intensivtherapiestationen im Zusammenhang mit der endotrachealen Intubation bei bis zu 28% der Fälle vital bedrohliche Komplikationen auftreten (Jaber et al. 2006). Bedenkt man jetzt noch, dass die Intubation von Übergewichtigen technisch anspruchsvoller als die von Normalgewichtigen ist, ist klar, dass sämtliche im Anästhesiekapitel vorgestellten Vorsichtsmaßnahmen getroffen werden müssen und ein in der endotrachealen Intubation Erfahrener verfügbar sein sollte.

6.6.6 Extrakorporale Membranoxygenierung (ECMO)

Die extrakorporale Membranoxygenierung ist ein Verfahren, das oft als Ultima Ratio in schweren Fällen von akutem Lungenversagen eingesetzt wird, um das Leben des Patienten zu retten. Das Verfahren ist technisch sehr anspruchsvoll, und die Therapie ist meist speziellen Zentren vorbehalten. Es war bisher fraglich, ob man die ECMO auch bei extrem fettleibigen Patienten einsetzen kann. Es wurden vor allem Schwierigkeiten bezüglich der Kanülierung der großen Gefäße und der Anpassung des Blutflusses an den erhöhten Metabolismus des extrem Adipösen erwartet. In den letzten Jahren wurden dann zwei Fallberichte publiziert, die über den erfolgreichen klinischen Einsatz dieses Verfahrens an zwei Patienten mit Adipositas permagna (BMI 52 und 58 kg/m^2) berichten. Die Patienten hatten im Anschluss an eine Magenbypass-Operation ein schweres ARDS entwickelt (Monegro et al. 2006).

6.6.7 Lagerungstherapie

Die Lagerung ist ein unverzichtbarer Baustein in der intensivmedizinischen Therapie des Fettleibigen. Ohne korrekte Lagerung hat der Patient nicht nur ein erhöhtes Risiko für trophische Schäden (Dekubiti, Druckläsionen von Nerven, Druckulzera etc.), sondern auch für kardiopulmonale Dekompensationen und respiratorische Komplikationen. Wichtig ist, eine Flachlagerung unbedingt zu vermeiden. Der Patient sollte möglichst in der „Beach-Chair"-Position oder der Anti-Trendelenburg-Lagerung gelagert werden. Beide Lagerungsformen führen zu einer signifikanten Verbesserung des pulmonalen Gasaustausches (Valenza et al. 2007, Perilli et al. 2003). Als Beispiel einer Lagerung eines adipösen Patienten auf der Intensivtherapiestation ➤ Abb. 6.12. Häufige Lagerungswechsel und eine frühe Mobilisation des Patienten gehören ebenfalls zu einem erfolgreichen Prophylaxekonzept. Besonders bei extremen Graden von Fettleibigkeit müssen Spezialbetten zur Lagerung angeschafft und die personelle Besetzung der Intensivtherapiestation gegebenenfalls aufgestockt werden. Ein

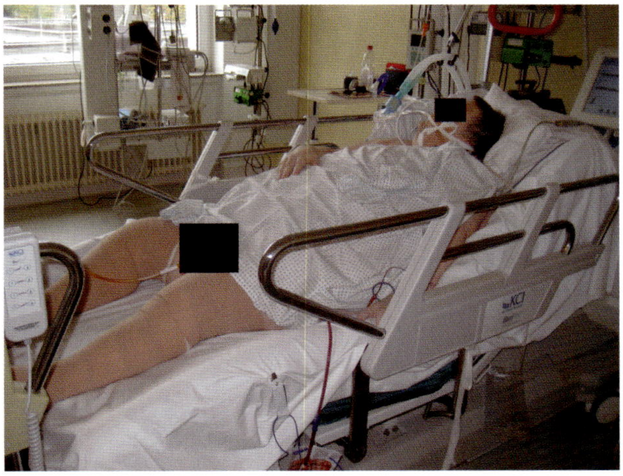

Abb. 6.12 Lagerung eines adipösen Patienten auf der Intensivtherapiestation.

erheblicher logistischer Zusatzaufwand, der bis zur speziellen Anpassung von Antithrombosestrümpfen geht.

Auch bei beatmeten Patienten ist die Lagerung ein zentrales Thema. Auch hier sind eine Oberkörperhochlagerung und regelmäßige Lagerungswechsel wichtig, besonders bei langzeitbeatmeten Patienten ist ein Spezialbett zur Vermeidung trophischer Schäden zu empfehlen. Bei schweren Formen des Atemversagens, etwa einem ALI (acute lung injury) oder ARDS (acute respiratory distress syndrome) muss sogar gegebenenfalls eine Beatmung in Bauchlage erwogen werden, die bei diesem Patientenkollektiv den schwer gestörten pulmonalen Gasaustausch und die Lungenmechanik positiv beeinflussen kann. In einer Studie von Brazzi et al. (1998) fand man nach Umlagerung auf den Bauch eine Zunahme der funktionellen Residualkapazität von im Mittel 0,9 l auf 2 l und der Compliance der Lunge von im Mittel 91,4 ml/cmH_2O auf 109,6 ml/cmH_2O ($p < 0,01$). Der PaO_2 verbesserte sich signifikant von 129 mmHg auf 180 mmHg ($p < 0,01$).

6.6.8 Kardiale Komplikationen

Kardiale Komplikationen und Veränderungen im EKG, die besondere Aufmerksamkeit verdienen, kommen bei fettleibigen Patienten häufiger vor als in einem Kollektiv von Normalgewichtigen. So fanden Frank et al. (1986) bei der Untersuchung von 1029 Übergewichtigen mit zunehmendem Adipositasgrad eine Erhöhung der Herzfrequenz und eine Verlängerung der QRS-Strecke. Bei 11% sah man im EKG Abnormalitäten der ST-Strecke und bei 19% eine Bradykardie. Kardiale Veränderungen fand man auch retrospektiv bei zehn Patienten (BMI 60,3 kg/m^2), die in einem Zeitraum von 14 Tagen nach einer Magenbypass-Operation verstorben waren und obduziert wurden. Die Hälfte der Patienten verstarb an einer kardialen Arrhythmie, 60% hatten Zeichen einer koronaren Herzkrankheit und bei allen Patienten fand man eine Kardio- und Hepatomegalie. Ein Patient verstarb an einer Lungenembolie (Cummings et al. 2006).

Sowohl Übergewicht als auch Schlafapnoe (obstructive sleep apnea syndrome, OSAS) sind über bisher unbekannte Mechanismen mit Beeinträchtigungen der linksventrikulären Funktion assoziiert. Manche Autoren vermuten, dass es sich um einen katecholaminvermittelten Mechanismus handelt, der ähnlich wie die kokaininduzierte oder die mit einem Phäochromozytom vergesellschaftete Kardiomyopathie funktioniert (Kaneko et al. 2003). Weiterhin wurden bei OSAS-Patienten leichte bis mäßige Anstiege des pulmonalarteriellen Drucks nachgewiesen (Sajko et al. 2002). Letztere sind sehr gut mit der Anwendung der Masken-CPAP-Atmung behandelbar. Die hier aufgeführten möglichen kardialen Komplikationen liefern unseres Erachtens ein weiteres wichtiges Argument dafür, adipöse Patienten unmittelbar postoperativ auf einer Intensivtherapiestation zu behandeln.

6.6.9 Überlebensraten

Ein länger dauernder Aufenthalt auf der Intensivtherapiestation birgt für Patienten mit ausgeprägter Adipositas das Risiko von kardialen und respiratorischen Komplikationen. Adipöse Patienten erkranken während eines Aufenthalts auf der Intensivtherapiestation häufiger an einer Herzinsuffizienz als Normalgewichtige, doch überraschenderweise findet man keine erhöhten Sterblichkeitsraten bei diesen Patienten (Fonarow et al. 2007, Lavie et al. 2002). Auch konnte gezeigt werden, dass Fettleibigkeit davor schützt, an chronischen, stark behindernden Krankheiten zu versterben, wie z. B. Nierenerkrankungen im Endstadium, fortgeschrittenen Malignomen oder HIV-Erkrankung/AIDS (Habbu et al. 2006, Kalantar-Zadeh et al. 2007). Es gibt sogar Studien, die gezeigt haben, dass Fettleibige bessere Überlebensraten nach Intensivtherapie aufweisen als ein normalgewichtiges Patientenkollektiv. Akinnusi et al. (2008) evaluierten im Rahmen einer Metaanalyse die Daten von 62 045 kritisch kranken Patienten, 25% davon fettleibig (BMI ≥ 30 kg/m^2). Sie beobachteten, dass mit zunehmendem BMI die Letalitätsraten abnahmen. Untergewichtige Patienten hatten in der Untersuchungsgruppe das höchste Letalitätsrisiko. Diese Studie zeigte deutlich, dass Übergewichtige im Vergleich zu Normalgewichtigen keine erhöhten Intensivtherapiestations- und Krankenhaussterblichkeitsraten aufwiesen. Allerdings wurden die Adipösen im Mittel 1,48 Tage länger maschinell beatmet (95% Konfidenzintervall: 0,07 – 2,89, $p = 0,04$) und 1,08 Tage länger auf der Intensivtherapiestation behandelt (95% Konfidenzintervall: 0,27 – 1,88, $p = 0,009$).

In einem umfassenden systematischen Review werteten Oliveros und Villamor (2008) 23 Studien aus, die auf einem Kollektiv von mehr als 76 000 Patienten basieren. Sie fanden bei Patienten mit Adipositas (BMI von 25 – 29,9 kg/m^2) ein niedrigeres Letalitätsrisiko als bei Normalgewichtigen (OR 0,91; $p = 0,01$), in der Kategorie der Fettleibigen (BMI 30 – 39,9 kg/m^2) war das Letalitätsrisiko sogar noch niedriger (OR 0,82; $p = 0,03$). Nur in der Gruppe der extrem Fettleibigen (BMI ≥ 40 kg/m^2) fand sich kein Zusammenhang zwischen dem Letalitätsrisiko und dem Adipositasgrad (OR 0,94, $p = 0,26$). Des Weiteren stellten die Autoren fest, dass Übergewichtige, extrem Fettleibige und untergewichtige Patienten länger auf der Intensivtherapiestation behandelt wurden als Normalgewichtige. Die niedrigeren Letalitätsraten in der Gruppe der Adipösen überraschten und gingen unter dem Terminus „obesity paradoxon" in die wissenschaftliche Literatur ein.

Mehrere Erklärungsansätze werden diskutiert (Rice et al. 2007):

- Die endokrine Funktion der Fettzellen wird für eine günstige immunologische Beeinflussung des akuten Krankheitsgeschehens verantwortlich gemacht. Es ist bekannt, dass Fettzellen antiinflammatorische Zytokine und Peptin bilden und sezernieren, welche die Entzündungsreaktionen günstig beeinflussen können.
- Die Fettzellen stellen möglicherweise eine Energiereserve zu Verfügung, welche die Katabolie in der Anfangsphase eines schweren Krankheitsgeschehens abfängt.
- Adipöse Patienten haben häufig erhöhte Lipid- und Cholesterolspiegel im Serum. Diese können Endotoxine binden und neutralisieren. Ebenfalls schützen diese vor einer Nebennierenrindeninsuffizienz durch Stimulation der Steroidsynthese.
- Möglicherweise haben von Adipösen häufig eingenommene Medikamente, wie z.B. die Statine, eine Schutzfunktion. Man fand bei Patienten, die Statine einnahmen, höhere Überlebensraten nach Bakteriämie (Thomsen et al. 2006). Dies sind jedoch nur erste Hinweise, die ihren möglichen therapeutischen Nutzen erst noch in wissenschaftlichen Untersuchungen unter Beweis stellen müssen.

Schließlich liegen auch einzelne Studien vor, die keinen Vorteil der Adipositas im Hinblick auf das Überleben einer schweren Erkrankung auf der Intensivtherapiestation zeigten (El Solh et al. 2001).

6.6.10 Fazit für die Praxis

Adipositas wird in den kommenden Jahren zunehmend in den Blickpunkt der Intensivmedizin rücken. Schon heute ist ein Viertel aller Patienten auf der Intensivtherapiestation zu dick. Der Intensivmediziner sollte sich daher zum einen auf die Behandlung der adipositastypischen Begleiterkrankungen (Diabetes mellitus, metabolisches Syndrom etc.) einstellen, zum anderen aber auch auf die typischen (postoperativen) Komplikationen bei diesem Patientenkollektiv vorbereitet sein. Hier stehen die respiratorischen und kardialen Dekompensationen ganz im Fokus. Es wird daher empfohlen, einen Patienten mit ausgeprägter Adipositas postoperativ zunächst auf der Intensivtherapiestation optimal zu versorgen. Wird dort ein durchdachtes Prophylaxekonzept, bestehend aus optimaler Lagerungstherapie, Atemtherapie mit unmittelbar postoperativem Beginn von Masken-CPAP und Frühmobilisierung konsequent umgesetzt, können die Patienten in den meisten Fällen wieder problemlos auf die Normalstation zurückverlegt werden. Ist in schweren Fällen eine länger dauernde Beatmungstherapie nicht zu vermeiden, sollte diese „lungenprotektiv" erfolgen, und es sollte frühzeitig eine Tracheotomie diskutiert werden.

Für die Zukunft wünschen wir uns mehr klinische Studien, die uns weitere fundierte Daten für die optimale Behandlung der fettleibigen Patienten in der Intensivmedizin liefern.

Literatur

Adams JP, Murphy PG. Obesity in anaesthesia and intensive care. Br J Anaesth 2000; 85:91–108.

Akinnusi ME, Pineda LA, El Solh AA. Effect of obesity on intensive care morbidity and mortality: a meta-analysis. Crit Care Med 2008; 36:151–8.

Alpert MA, Terry BE, Cohen MV et al. The electrocardiogram in morbid obesity. Am J Cardiol 2000; 85:908–1010.

Asai T, Koga K, Vaughan RS. Respiratory complications associated with tracheal intubation and extubation. Br J Anaesth 1998; 80:767–75.

Barragan AB, Frezza EE. Impact of a warm gas insufflation on operating-room ergonometrics during laparoscopic gastric bypass: a pilot study. Obes Surg 2005; 15:70–2.

Bischoff A. Adipositas: Schwergewichtige Probleme im Fall einer Operation. Dtsch Arztebl 2007; 104(22):A-1560/B-1382/C-1322.

Bolin RE, Pierson DJ. Ventilatory management in acute lung injury. Crit Care Clin 1986; 2:585–99.

Bostanjian D, Anthone GJ, Hamouti N, Crookes PF. Rhabdomyolysis of gluteal muscles leading to renal failure: a potentially fatal complication of surgery in the morbidly obese. Obes Surg 2003; 13:302–5.

Brazzi L, Pelosi O, Gattinoni L. Prone positioning in mechanically ventilated patients. Monaldi Arch Chest Dis 1998; 53:410–4.

Brodsky JB, Lemmens HJ, Brock-Utne JG, Vierra M, Saidman LJ. Morbid obesity and tracheal intubation. Anesth Analg 2002; 94:732–6.

Brunette D. Resuscitation of the obese patient. Am J Em Med 2004; 22:40–7.

Buckley FP, Robinson NB, Simonowitz DA, Dellinger EP. Anaesthesia in the morbidly obese. A comparison of anaesthetic and analgesic regimens for upper abdominal surgery. Anaesthesia 1983; 38:840–51.

Cartagena R. Preoperative evaluation of patients with obesity and obstructive sleep apnea. Anesthesiology Clin N Am 2005; 23: 463–78.

Cadi P, Guenoun T, Journois D, Chevallier JM, Diehl JL, Safran D. Pressure-controlled ventilation improves oxygenation during laparoscopic obesity surgery compared with volume-controlled ventilation. Br J Anaesth 2008;1 00:709–16.

Coe AJ, Saleh T, Samuel T, Edwards R. The management of patients with morbid obesity in the anaesthetic assessment clinic. Anaesthesia 2004; 59:570–3.

Collier B, Goreja MA, Duke III BE. Postoperative rhabdomyolysis with bariatric surgery. Obes Surg 2003; 13:941–3.

Coussa M, Proietti S, Schnyder P, Frascarolo P, Suter M, Spahn DR et al. Prevention of atelectasis formation during the induction of general anesthesia in morbidly obese patients. Anesth Analg 2004; 98:1491–5.

Crapo RO, Kelly TM, Elliott CG, Jones SB. Spirometry as a preoperative screening test in morbidly obese patients. Surgery 1986; 99: 763–8.

Cummings PM, Le BH, Lopes BS. Postmortem findings in morbidly obese individuals dying after gastric bypass procedures. Human Pathology 2007; 38:593–7.

DeBaerdemaeker LEC, Van der Herten C, Gillardin JM, Pattyn P, Mortier EP, Szegedi LL. Comparison of volume-controlled and pressure-controlled ventilation during laparoscopic gastric banding in morbidly obese patients. Obes Surg 2008; 18:680–5.

Deutsche Adipositas Gesellschaft. Evidenzbasierte Leitlinie – Prävention und Therapie der Adipositas. http://www.adipositas-gesellschaft.de/daten/Adipositas-Leitlinie-2007.pdf, zuletzt besucht 9. 9. 2008.

Dreyfuss D, Soler P, Basset G, Saumon G. High inflation pressure pulmonary edema. Respective effects of high airway pressure, high tidal volume, and positive end-expiratory pressure. Am Rev Respir Dis 1988; 137:1159–64.

Dumont L, Mattys M, Mardirosoff C, Vervloesem N, Alle JL, Massaut J. Changes in pulmonary mechanics during laparoscopic gastroplasty in morbidly obese patients. Acta Anaesthesiol Scand 1997; 41:408–13.

Eichenberger A, Proietti S, Wicky S, Frascarolo P, Suter M, Spahn DR et al. Morbid obesity and postoperative pulmonary atelectasis: an underestimated problem. Anesth Analg 2002; 95:1788–92.

El-Serag HB, Graham DY, Satia JA, Rabeneck L. Obesity is an independent risk factor for GERD symptoms and erosive esophagitis. Am J Gastroenterol 2005; 100:1243–50.

El Solh AA, Aquilina A, Pineda L, Dhanvantri V, Grant B, Bouquin P. Noninvasive ventilation for prevention of post-extubation respiratory failure in obese patients. Eur Respir J 2006; 28:588–95.

El Solh AA, Jaafar W. A comparative study of the complications of surgical tracheostomy in morbidly obese critically ill patients. Crit Care 2007; 11:R3.

El Solh AA, Sikka P, Bozkanat E, Jaafar W, Davies J. Morbid obesity in the medical ICU. Chest 2001; 120:1989–97.

Erginel S, Ucgun I, Yildirim H, Metintas M, Parspour S. High body mass index and long duration of intubation increase post-extubation stridor in patients with mechanical ventilation. Tohoku J Exp Med 2005; 207:125–32.

Erlandsson K, Odenstedt H, Lundin S, Stenqvist O. Positive end-expiratory pressure optimization using electric impedance tomography in morbidly obese patients during laparoscopic gastric bypass surgery. Acta Anaesthesiol Scand 2006; 50:833–9.

Falke KJ, Pontoppidan H, Kumar A, Leith DE, Geffin B, Laver MB. Ventilation with end-expiratory pressure in acute lung disease. J Clin Invest 1972; 51:2315–23.

Fonarow GC, Srikanthan P, Costanzo M, Cintron GB, Lopatin M, ADHERE Scientific Advisory Committee and Investigators. An obesity paradox in acute heart failure: analysis of body mass index and inhospital mortality for 108,927 patients in the Acute Decompensated Heart Failure National Registry. Am Heart J 2007; 153:74–81.

Frank S, Colliver JA, Frank A. The electrocardiogram in obesity: statistical analysis in 1,029 patients. J Am Coll Cardiol 1986; 7:295–9.

Freid EB. The rapid sequence induction revisited: obesity and sleep apnea syndrome. Anesthesiol Clin North America 2005; 23: 551–64.

Fujiki M, Guta CG, Lemmens HJM, Brock-Utne JG. Is it more difficult to cannulate the right internal jugular vein in morbidly obese patients than in nonobese patients? Obes Surg 2008; 18: 1157–9.

Gaszynski T, Tokarz A, Piotrowski D, Machala W. Boussignac CPAP in the postoperative period in morbidly obese patients. Obes Surg 2007; 17:1–5.

Gehr P, Mwangi DK, Ammann, Maloiy GMO, Taylor CR, Weibel ER. Design of the mammalian respiratory system. V. Scaling morphometric pulmonary diffusing capacity to body mass: wild and domestic animals. Respir Physiol 1981; 44:61–86.

Gehring H. Minimal invasive Chirurgie (MIC). In: Schäfer R, Eberhardt M (eds.) Klinikleitfaden Anästhesie, 4. Auflage, p. 593–9. Urban & Fischer, München, Jena 2002.

Griesdale DEG, Bosma TL, Kurth T, Isac G, Chittock DR. Complications of endotracheal intubation in the critically ill. Intensive Care Med 2008; 34:1835–42.

Habbu A, Lakkis NM, Dokainish H. The obesity paradox: fact or fiction? Am J Cardiol 2006; 98:944–94.

Hans GA, Prégaldien AA, Kaba A, Sottiaux TM, DeRoover A, Lamy ML et al. Pressure-controlled ventilation does not improve gas exchange in morbidly obese patients undergoing abdominal surgery. Obes Surg 2008; 18:71–6.

International Association for the Study of Obesity. http://www.iaso.org/, zuletzt besucht am 6. 9. 2008.

Jaber S, Amraoui J, Lefrant JY, Arich C, Cohendy R, Landreau L et al. Clinical practice and risk factors for immediate complications of endotracheal complications in the intensive care unit: a prospective, multiple-center study. Crit Care Med 2006; 34:2355–61.

Juvin P, Blarel A, Bruno F, Desmonts JM. Is peripheral line placement more difficult in obese than in lean patients? Anesth Analg 2003; 96:1218.

Juvin P, Lavaut E, Dupont H, Lefevre P, Demetriou M, Dumoulin J-L et al. Difficult tracheal intubation is more common in obese than in lean patients. Anesth Analg 2003; 97:595–600.

Kalantar-Zadeh K, Horwich TB, Oreopoulos A, Kovesdy CP, Younessi H, Anker SD et al. Risk factor paradox in wasting diseases. Curr Opin Clin Nutr Metab Care 2007; 10:433–42.

Kaneko Y, Floras J, Usui K, Plante J, Tkacova R, Kubo T et al. Cardiovascular effects of continuous positive airway pressure in patients with heart failure and obstructive sleep apnea. N Engl J Med 2003; 348:1233–41.

Keller C, Brimacombe J, Kleinsasser A, Brimacombe L. The laryngeal mask airway ProSeal™ as a temporary ventilatory device in grossly and morbidly obese patients before laryngoscope-guided tracheal intubation. Anesth Analg 2002; 94:737–40.

Kheterpal S, Han R, Tremper KK, Shanks A, Tait AR, O'Reilly et al. Incidence and predictors of difficult and impossible mask ventilation. Anesthesiology 2006; 105:885–91.

Koenig SM. Pulmonary complications of obesity. J Med Sci 2001; 321:249–79.

Koutsoukou A, Koulouris N, Bekos B, Sotiropoulou C, Kosmas E, Papadima K et al. Expiratory flow limitation in morbidly obese postoperative mechanically ventilated patients. Acta Anaesthesiol Scand 2004; 48:1080–8.

Lachmann B. Open the lung and keep the lung open. Intensive Care Med 1992;18:339–7.

Langeron O, Masso E, Huraux C, Guggiari M, Bianchi A, Coriat P et al. Prediction of difficult mask ventilation. Anesthesiology 2000; 95:1229–36.

Larsen R. Laparoskopische Chirurgie. In Larsen R (Hrsg.). Anästhesie, 6. Auflage, p. 1229–33. Urban & Schwarzenberg, München, Wien, Baltimore 1999.

Larsen R. Stoffwechsel- und Ernährungsstörungen. In: Larsen R (Hrsg.). Anästhesie, 6. Auflage, p. 364. Urban & Schwarzenberg, München, Wien, Baltimore 1999.

Lavie CJ, Osman AF, Milani RV, Mehra MR. Body composition and prognosis in chronic systolic heart failure: the obesity paradox. Am J Cardiol 2003; 91:891–4.

Le Tacon S, Wolter P, Rusterholtz T, Harlay M, Gayol S, Sauder P et al. Complications des intubations trachéales difficiles dans un service de réanimation medicale. Ann Fr Anesth Reanim 2000; 19:719–24.

Lorch DG, Sahn SA. Post-extubation pulmonary edema following anesthesia induced by upper airway obstruction. Are certain patients at increased risk? Chest 1986; 90:802–5.

MacIntyre N. Evidence-based guidelines for weaning and discontinuing ventilatory support: a collective task force facilitated by the American College of Chest Physicians, the American Association for Respiratory Care and the American College of Critical Care Medicine. Chest 2001; 120:375–95.

Malhotra A, Hillman D. Obesity and the lung: 3 – Obesity, respiration and intensive care. Thorax 2008; 63:925–31.

Mallory DL, McGee WT, Shawker TH, Brenner M, Bailey KR, Evans RG et al. Ultrasound guidance improves the success rate of internal jugular vein cannulation. A prospective, randomized trial. Chest 1990; 98:157–60.

Mansharami NG, Koziel H, Garland R, LoCicero J, Critchlow J, Ernst A. Safety of bedside percutaneous dilatational tracheostomy in obese patients in the ICU. Chest 2000; 117:1426–9.

Maxwell MH, Waks AU, Schroth PC, Karam M, Dornfeld LP. Error in blood-pressure measurement due to incorrect cuff-size in obese patients. Lancet 1982; 2:33–6.

McWorther AJ. Tracheotomy: timing and techniques. Curr Opin in Otolaryngol Head Neck Surg 2003; 11:473–9.

Milic-Emili J, Torchio R, D'Angelo E. Closing volume: a reappraisal (1967–2007). Eur J Appl Physiol 2007; 99:567–83.

Mongero LB, Beck JR, Charette KA, Stewart A. Respiratory failure of two sp gastric bypass patients and subsequent rescue with extracorporeal membrane oxygenation. Perfusion 2006; 21: 73–6.

Nationale Verzehrsstudie http://www.was-esse-ich.de/, zuletzt besucht am 6. 9. 2008.

Neumann P, Rothen HU, Berglund JE, Valtysson J, Magnusson A, Hedenstierna. Positive end-expiratory pressure prevents atelectasis during general anaesthesia even in the presence of a high inspired oxygen concentration. Acta Anaesthesiol Scand 1999; 43;295–301.

Nguyen NT, Furdui G, Fleming NW, Lee SJ, Goldman CD, Singh A et al. Effect of heated and humidified carbon dioxide gas on core temperature and postoperative pain: a randomized trial. Surg Endosc 2002; 16:1050–4.

Nielsen KC, Guller U, Steele SM, Klein SM, Greengrass RA, Pietrobon R. Influence of obesity on surgical regional anesthesia in the ambulantory setting: an analysis of 9,038 blocks. Anesthesiology 2005; 102:181–7.

Nishikawa M, Mizutani T, Nakao T, Kamoda T, Takahashi S, Toyooka H. Respiratory failure due to morbid obesity in a patient with Prader-Willi syndrome: an experience of long-term mechanical ventilation. J Anesth 2006; 20:300–3.

O'Brien JM, Welsh CH, Fish RH, Ancukiewicz M, Kramer AM. Excess body weight is not independently associated with outcome in mechanically ventilated patients with acute lung injury. Ann Intern Med 2004; 140:338–45.

Oeckler RA, Hubmayr RD. Cell wounding and repair in ventilator-injured lungs. Respir Physiol Neurobiol 2008; 163:44–53

Oliveros H, Villamor E. Obesity and mortality in critically ill adults: a systematic review and meta-analysis. Obesity 2008; 16:515–21.

Orwell G. Coming up For Air, pt. 1, ch. 3. Cf. 5:4. Victor Gollancz, London 1939.

Oxorn DC, Dauphinee KR, Vincent G. Partial reversal of the obesity hypoventilation syndrome with weight reduction. Anaesth Intensive Care 1988; 16:224–7.

Pankow W, Podszus T, Gutheil T, Penzel T, Peter J-H, Wichert P von Expiratory flow limitation and intrinsic positive end-expiratory pressure in obesity. J Appl Physiol 1998; 85:1236–43.

Passannante AN, Rock P. Anesthetic management of patients with obesity and sleep apnea. Anaesthesiol Clin North America 2005; 23:479–91.

Pelosi P, Croci M, Calappi E, Mulazzi D, Cerisara M, Vercesi P et al. Prone positioning improves pulmonary function in obese patients during general anesthesia. Anesth Analg 1996; 83: 578–83.

Pelosi P, Croci M, Ravagnan I, Cerisara M, Vicardi P, Lissoni A et al. Respiratory system mechanics in sedated, paralyzed, morbidly obese patients. J Appl Physiol 1997; 82:811–8.

Pelosi P, Croci M, Ravagnan I, Tredici S, Pedoto A, Lissoni A et al. The effects of body mass on lung volumes, respiratory mechanics, and gas exchange during general anesthesia. Anesth Analg 1998; 87:654–60.

Pelosi P, Luecke T, Caironi P, Chiumello D. A physiologically based approach to perioperative management of obese patients. In: Albert RK, Slutsky A, Ranieri M, Takala J, Torres A et al. (eds). Clinical Critical Care Medicine, p. 263–73. Mosby Inc., Philadelphia 2006.

Pelosi P, Quintel M, Malbrain MLNG. Effect of intra-abdominal pressure on respiratory mechanics. Acta Clin Belg Suppl 2007; 1: 78–88.

Perilli V, Sollazzi L, Modesti C, Annetta MG, Sacco T, Bocci MG et al. Comparison of positive end-expiratory pressure with reverse Trendelenburg position in morbidly obese patients undergoing bariatric surgery: Effects on hemodynamics and pulmonary gas exchange. Obes Surg 2003; 13:605–9.

Pieracci FM, Barie PS, Pomp A. Critical care of the bariatric patient. Crit Care Med 2006; 34:1769–804.

Randolph AG, Cook DJ, Gonzales CA, Pribble CG. Ultrasound guidance for placement of central venous catheters: A meta-analysis of the literature. Crit Care Med 1996; 24:2053–8.

Rassam S, Sandbythomas M, Vaughan RS, Hall JE. Airway management before, during and after extubation: a survey of practice in the United Kingdom and Ireland. Anaesthesia 2005; 60: 995–1001.

Reber A. Atemwege und respiratorische Funktion bei Adipositas – Anästhesiologische und intensivmedizinische Aspekte und Empfehlungen. Anaesthesist 2005; 54:715–27.

Reid C, Chan L, Tweeddale M. The who, where, and what of rapid sequence induction: prospective observational study of emergency RSI outside the operating theatre. Emerg Med J 2004; 21:296–301.

Rice TW. Obesity in acute lung injury. The „weight" is over. Chest 2007; 131:333–4.

Roewer N, Thiel H. Adipositas. In: Roewer N, Thiel H. Anästhesie compact, 1. Auflage, p. 598–9. Georg Thieme, Stuttgart, New York 1999.

Roewer N, Thiel H. Anästhesie bei laparoskopischer Chirurgie. In: Roewer N, Thiel H. Anästhesie compact, 1. Auflage, p. 225–36. Georg Thieme, Stuttgart, New York 1999.

Rumbak MJ, Newton M, Truncale T, Schwartz SW, Adams JW, Hazard PB. A prospective, randomized, study comparing early percutaneous dilational tracheotomy to prolonged translaryngeal intubation (delayed tracheotomy) in critically ill medical patients. Crit Care Med 2004; 32:1689–94.

Sajkov D, Wang T, Saunders NA, Bune AJ, Mcevoy RD. Continuous positive airway pressure treatment improves pulmonary hemodynamics in patients with obstructive sleep apnea. Am J Respir Crit Care Med 2002; 165:152–8.

Sammour T, Kahokehr A, Hill AG. Meta-analysis of the effect of warm humidified insufflation on pain after laparoscopy. Br J Surg 2008; 95:950–6.

Santesson J. Oxygen transport and venous admixture in the extremly obese. Influence of anaesthesia and artificial ventilation with and without positive end-expiratory pressure. Acta Anaesthesiol Scand 1976; 20:387–94.

Schäfer R, Eberhardt M. Adipositas. In: Schäfer R, Eberhardt M. Klinikleitfaden Anästhesie, 4. Auflage, p. 440. Urban & Fischer, München, Jena 2002.

Schulte am Esch J, Kochs. E, Bause H. Ernährungsstörung. In: Schulte am Esch J, Kochs. E, Bause H (Hrsg.). Anästhesie und Intensivmedizin, 2. Auflage, p. 60. Georg Thieme Verlag, Stuttgart 2002.

Schultz MJ, Haitsma JJ, Slutsky AS, Gajic O. What tidal volumes should be used in patients without acute lung injury? Anesthesiology 2007; 106:1226–1.

Schwartz DE, Matthay MA, Cohen NH. Death and other complications of emergency airway management in critically ill adults. A prospective investigation of 297 tracheal intubations. Anesthesiology 1995 ;82:367–76.

Shenkman Z, Shir Y, Brodsky JB. Perioperative management of the obese patient. Br J Anaesth 1993; 70:349–59.

Suttner S, Boldt J. Routinemäßige Verwendung hoher inspiratorischer Sauerstoffkonzentrationen – Kontra. Anästhesiol Intensivmed Notfallmed Schmerther 2005; 40:354–7.

The Acute Respiratory Distress Syndrome Network. Ventilation with lower tidal volumes as compared with traditional tidal volumes for acute lung injury and the acute respiratory distress syndrome. N Engl J Med 2000; 342:1301–8.

The Association of Anaesthesists of Great Britain and Ireland (2007). Peri-operative management of the morbidly obese patient. http://www.aagbi.org, zuletzt besucht 6. 9. 2008.

Thomas PS, Owen ER, Hulands G, Milledge JS. Respiratory function in the morbidly obese before and after weight loss. Thorax 1989; 44:382–6.

Thomsen RW, Hundborg HH, Johnsen SP, Pedersen L, Sorensen HT, Schonheyder HC et al. Statin use and mortality within 180 days after bacteremia: a population-based cohort study. Crit Care Med 2006; 34:1080–6.

Tobin MJ, Jubran A. Meta-analysis under the spotlight: focused on a meta-analysis of ventilator weaning. Crit Care Med 2008; 38:1–7.

Valenza F, Vagginelli F, Tiby A, Francesconi S, Ronzoni G, Guglielmi M et al. Effects of the beach chair position, positive end-expiratory pressure, and pneumoperitoneum on respiratory function in morbidly obese patients during anesthesia and paralysis. Anesthesiology 2007; 107:725–32.

Von Ungern-Sternberg BS, Regli A, Reber A, Schneider CM. Effect of obesity and thoracic epidural analgesia on perioperative spirometry. Br J Anaesth 2005; 94:121–7.

Voyagis GS, Kyriakis KP, Dimitriou V, Vrettou I. Value of oropharyngeal Mallampati classification in predicting difficult laryngoscopy among obese patients. Eur J Anaesthesiol 1998; 15:330–4.

Weingram J. Laparoskopische Operationen. In: Yao FS, Artusio JF (eds.). Arbeitsbuch Anästhesiologie, 4. Auflage, p. 861–91. Urban & Fischer, München, Jena 2001.

Whalen FX, Gajic O, Thompson GB, Kendrick ML, Que FL, Williams BA et al. The effects of the alveolar recruitment maneuver and positive end-expiratory pressure on arterial oxygenation during laparoscopic bariatric surgery. Anesth Analg 2006; 102:298–305.

Whitson BA, Tewari A, MacDonald KG, Evasovich M, Kellogg TA, Ikramuddin S. Prophylactic tracheostomy in a morbid obesity patient undergoing gastric bypass: a case and review of the literature. The Internet Journal of Surgery 2007; 9(1), http://www.ispub.com, zuletzt besucht 25. 8. 2008.

Wiesener S, Francis RCE, Schmidbauer W, Lewandowski K, Baumann A, Kerner T. Die Akuttherapie adipöser Patienten – Ein zunehmendes Problem im Rettungsdienst. Anästhesiol Intensivmed Notfallmed Schmerzther 2008; 43:30–7.

Wood LDH, Hall JB, Schmidt GA. Principles of critical care, 2. Auflage. McGraw-Hill, New York 1992.

Yao FS, Savarese JJ. Krankhafte Fettsucht. In: Yao FS, Artusio JF (eds.). Arbeitsbuch Anästhesiologie, 4. Auflage, p. 1183–202. Urban & Schwarzenberg, München, Jena 2001.

Yoo KY, Lim SC, Kim YH, Lee JU. Successful weaning from mechanical ventilation after abdominal lipectomy and omentectomy in an obese patient with multiple rib fractures. Br J Anaesth 2006; 96:269–70.

Zavorsky GS, Hoffman SL. Complications of obesity – pulmonary gas exchange in the morbidly obese. Obes Rev 2008; 9:326–39.

KAPITEL

7 Übersicht: Operative Verfahren in der Adipositaschirurgie

7.1 Historische Formen

B. Husemann, R. Weiner

7.1.1 Operative Verfahren

Nach anfänglich recht martialischen Ansätzen, Gewichtsverlust durch Zahnverdrahtungen zu erreichen, wurden, ausgehend von der Beobachtung der Gewichtsabnahme bei Patienten mit massiver Dünndarmresektion, erstmals 1952 von Hendriksson und anderen über den Einsatz des Dünndarmbypasses in der Adipositastherapie berichtet (Übersicht bei Husemann 1973, 1974). Dieser jejunoileale Bypass (JIB, ➤ Abb. 7.1) verursachte eine Malabsorption durch die Umgehung des größten Teils des Dünndarms bei intaktem Magen. Der Dünndarm zeigt eine große Anpassungsfähigkeit (➤ Abb. 7.2, ➤ Abb. 7.3), die Resorptionskapazität des Dünndarms stieg innerhalb von Monaten wieder an, die schweren Diarrhöen verschwanden meist innerhalb eines Jahres (Weiner und Hartig, 1983, 1988). Obwohl der Gewichtsverlust als effizient zu bezeichnen war, zeigten viele Patienten schwerwiegende Komplikationen bis hin zum Leberversagen (Übersicht bei Husemann et al. 1977). Auf der anderen Seite trifft man auch Jahrzehnte nach dieser Operation Patienten, die langfristig ihr Gewicht mit diesen Operationsverfahren reduzieren konnten.

MERKE
Trotz individueller Erfolge ist der Dünndarmbypass in der Adipositaschirurgie der Gegenwart obsolet.

Die oben geschilderten Probleme, die mit dem JIB einhergingen, haben zur Feststellung geführt, dass Adipositaschirurgie immer Magenchirurgie ist.

Betrachtet man die weitere historische Entwicklung, ergeben sich vier wichtige Fragenkomplexe:

- Was ist technisch machbar?
- Welche positiven oder negativen Folgen sind zu erwarten?
- Ist die chirurgische Therapie der extremen Adipositas durch experimentelle Studien belegt?
- Können oder müssen wir uns unter gesellschaftspolitischen und sozialen Aspekten diese Therapie leisten?

Zwei unterschiedliche pathophysiologische Grundprinzipien liegen allen Verfahren zugrunde, zum einen die Malassimilation, zum anderen die Restriktion der Nahrungszufuhr. Die ersten Verfahren gehen auf Kremen und Linner zurück, die die Jejunoileostomie in die Therapie der extremen Adipositas einführten. In der Folgezeit wurden die verschiedenen Techniken als End-zu-Seit- und End-zu-End-Anastomose mit und ohne Drainage des Kolons von verschiedenen Autoren modifiziert.

Die wesentlichste Modifikation betraf die Länge der in Funktion befindlichen Dünndarmanteile. Als allgemein

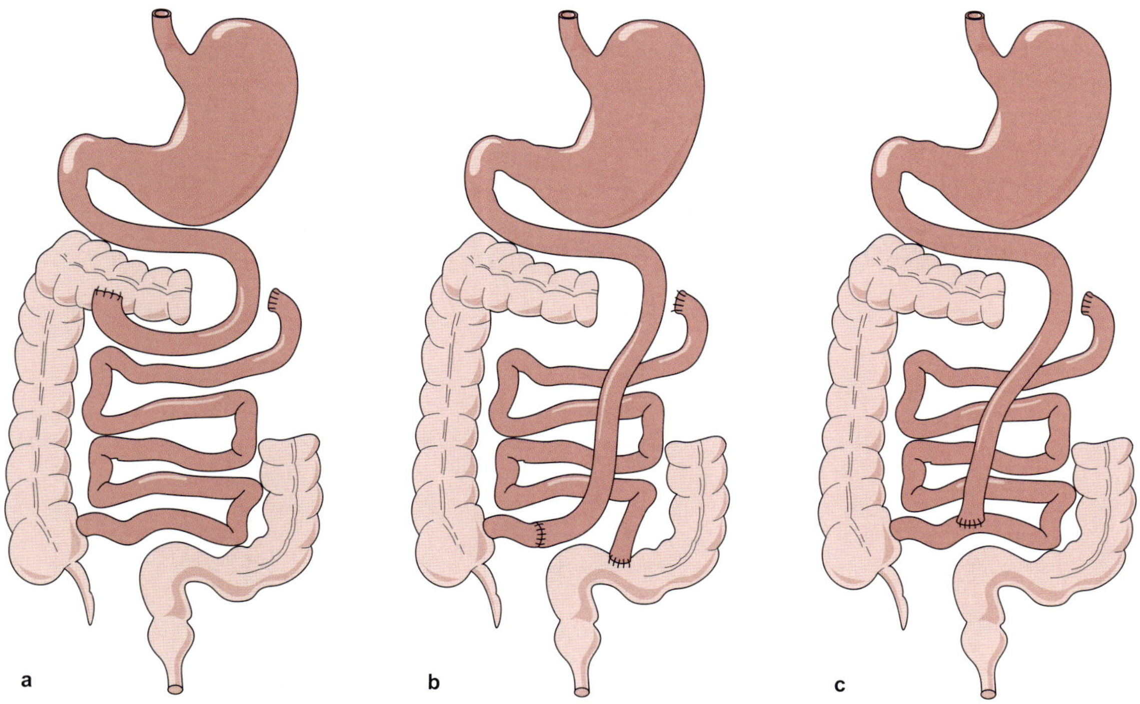

Abb. 7.1 Jejunokolischer **(a)** und jejunoilealer Bypass (JIB, **c**). Es wurde versucht, das Blind-Loop-Syndrom durch Ableitung in das Sigma zu lösen **(b)**.

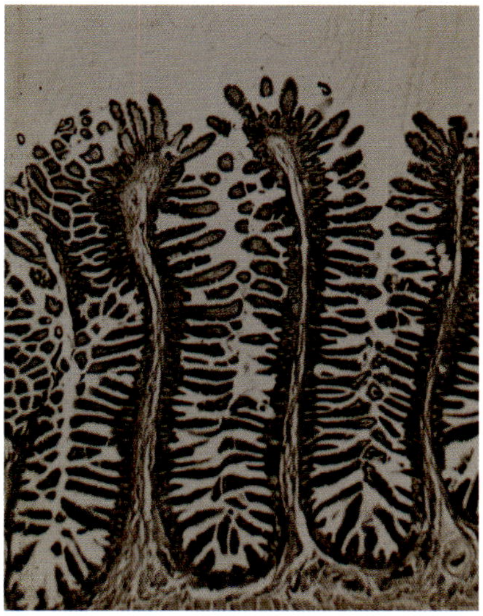

Abb. 7.2 Dünndarmzotten vor Dünndarmbypass-Operation ohne Zeichen einer Adaptation.

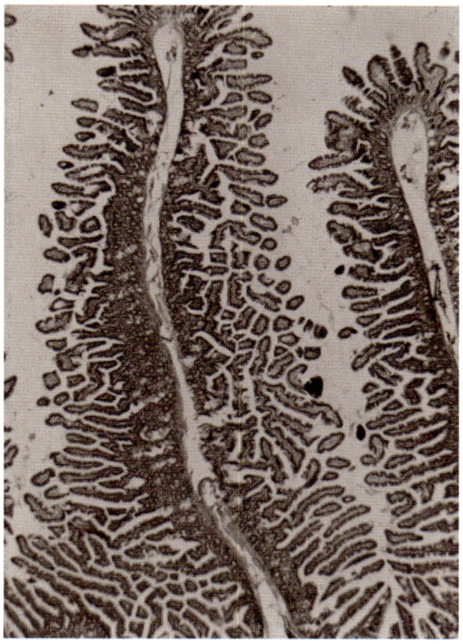

Abb. 7.3 Adaptation der Dünndarmzotten durch Hypertrophie ein Jahr nach einer Dünndarmbypass-Operation.

akzeptiert hat sich eine Länge von 20 – 25 cm Jejunum durchgesetzt, die mit den letzten 20 – 25 cm des terminalen Ileums anastomosiert wurden. Die Idee, eine maßgeschneiderte Dünndarmlänge zu berechnen, die dem jeweiligen Übergewicht angepasst sein sollte, war nicht realisierbar. Zu unterschiedlich waren die Geschwindigkeit der Gewichtsabnahme, die postoperativen Ernährungsverhältnisse und last but not least die Anpassungsfolgen im Bereich der resorbierenden Oberfläche des Dünndarms (➤ Abb. 7.2, ➤ Abb. 7.3).

Wegen schwerwiegender negativer Folgen, vor allem im Hinblick auf Mangelerscheinungen, Transmineralisationsstörungen des Knochens oder Nierensteinbildungen, wurde bereits 1956 von Edward Mason auf die Möglichkeit hingewiesen, durch einen Eingriff am Magen die Zufuhr an Nahrung zu beschränken. Diese restriktiven Eingriffe wurden in den folgenden Jahrzehnten von verschiedenen Arbeitsgruppen umfangreich erprobt und modifiziert. Das Grundprinzip war ein kleiner Pouch, der über eine enge Verbindung entweder in den Dünndarm (Magenbypass) oder in den aboralen Magen entleerte (➤ Abb. 7.4, ➤ Abb. 7.5). Die Mageneinengungen wurden schrittweise durch den Magenbypass ersetzt. Die häufige Bildung von Ulzera an Magen und Anastomosen, aber auch Eisen- und andere Mangelzustände veranlassten Mason dazu, die Gastroplastik als Alternative zum Magenbypass zu entwickeln. Die Operation an sich wurde erst durch die Einführung mechanischer Klammernahtgeräte möglich. Dies war der erste rein restriktive Eingriff. Die ursprüngliche horizontale Gastroplastik erfolgte durch das „Abklammern" des Magens unter Bildung eines Teilmagens mit kleinem Übergang zum unteren Magenteil. Die Vorteile dieser Methode

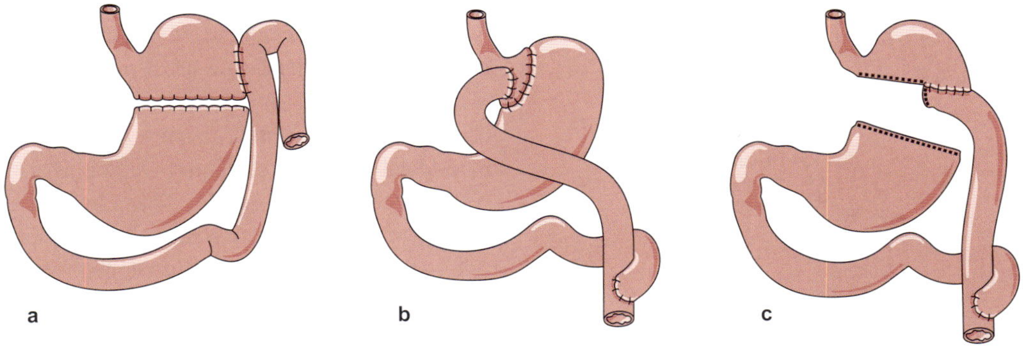

Abb. 7.4 Historischer Magenbypass: Mason 1966 **(a)**, Torres und Oca 1980 **(b)**, Griffen 1977 **(c)**. Alle wiesen in der Regel einen großen Magenpouch auf, der von Problemen der Ulzeration und geringer Gewichtsabnahme gefolgt war.

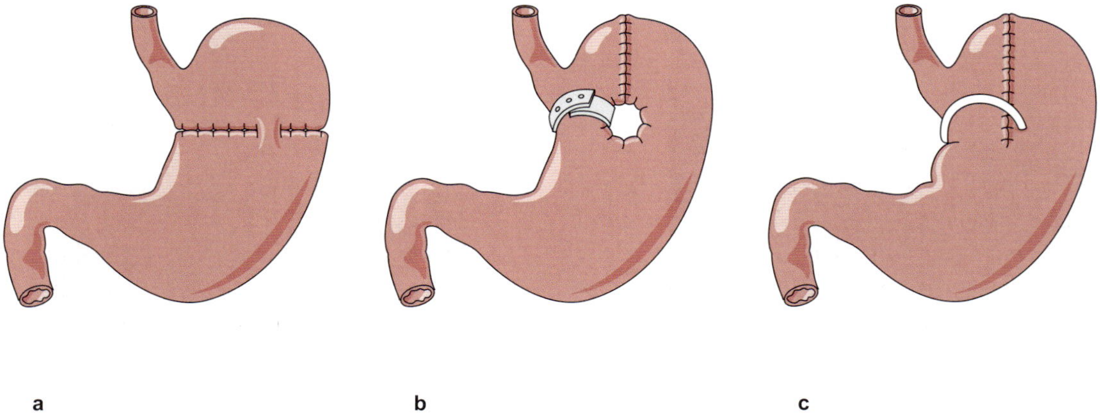

Abb. 7.5 Historische Formen der Magenplastik: horizontale Abklammerung ohne Ringverstärkung **(a)**, vertikale Gastroplastik nach Mason mit Band **(b)** oder Silikonring **(c)** (Magenklammerung ohne Durchtrennung).

sind eine geringe Mortalität und die Elimination von Mangelerscheinungen. Später wurde die Band- oder Ringverstärkung eingeführt, um den Stomadurchmesser konstant zu halten.

Die horizontale bzw. die vertikale Gastroplastik nach Mason (➤ Abb. 7.5b und c) wurde zu einem Hauptverfahren der Adipositaschirurgie weltweit. Die ursprüngliche Form des nicht-aufblasbaren Ringbandes um den Magen wurde von Mason und Ito in den Jahren 1965 bis 1971 in die Therapie eingeführt, am bekanntesten ist das anpassbare Magenband nach Kuzmak (1986). Während sich das nicht-anpassbare Magenband nicht bewährte, hat sich das anpassbare Magenband, gerade auch wegen der Möglichkeit der laparoskopischen Applikation, großer Verbreitung erfreut und zählt heute zu den Standardverfahren (➤ Kap. 7.1.2).

Die anfänglichen technischen Schwierigkeiten, die zu anatomisch definierten Komplikationen führten – Dislokation, Pouchdilatation, Magenarrosion, Bandpenetration –, konnten durch eine Veränderung der Bandtechnik – weichere Materialien, Verhindern von Knickbildungen im aufblasbaren Magenballon und bessere Fixierung durch die Pars-flaccida-Technik – weitgehend behoben werden.

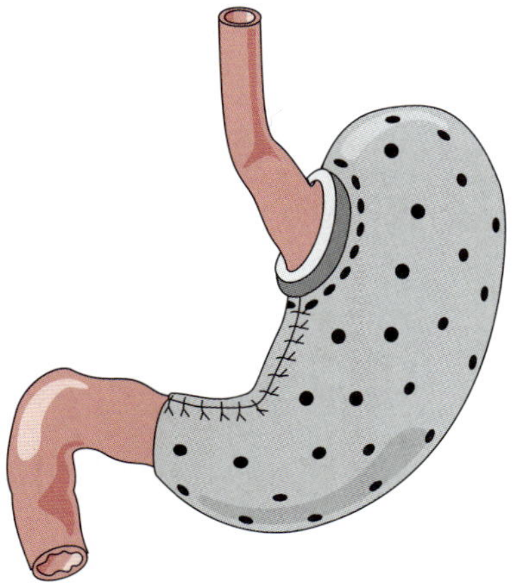

Abb. 7.6 Teflonummantelung des Magens zur Herstellung einer dauerhaften Restriktion.

Die Gefahr der Infektion des Bandsystems über den im Unterhautfettgewebe liegenden Port, der eine Modifikation des Innendurchmessers des Bandes erlaubt – Füllung oder Entleerung –, lässt sich durch sterile Technik weitgehend ausschließen bzw. extrem niedrig halten. Andere Methoden der Restriktion der Nahrungszufuhr blieben im experimentellen Stadium. Dazu zählen die von Wilkinson 1978 vorgeschlagene Schlauchmagenbildung bzw. das Einscheiden des Magens zur Verhinderung der Ausdehnung bei Nahrungsfüllung mit einem Teflonnetz (➤ Abb. 7.6). Während die Einscheidung mit einem Teflonnetz (Magenmanschettierung) zu schwerwiegenden Komplikationen geführt hat und technisch aufwendig erscheint, da die Durchblutung des Magens leicht beeinträchtigt werden kann, hat die Magenschlauchbildung in neuester Zeit in Form der Sleeve-Resektion eine Renaissance erlebt.

Wegen ungenügender Gewichtsabnahme durch das Magenband bzw. die vertikale Gastroplastik, v. a. beim extrem Ädipösen und bei Personen, die sich überwiegend mit Nahrung hoher Kaloriendichte ernähren, wurden alternative Methoden erprobt und in die Therapie eingeführt, bei denen die restriktiven Prinzipien mit einer Maldigestion bzw. Malabsorption kombiniert werden. Das am weitesten verbreitete Verfahren ist der Magenbypass, den Edward Mason (Iowa 1966) erstmals vorstellte und der in der Folgezeit von verschiedenen Arbeitsgruppen, wie Griffen u. a., modifiziert wurde. Grundprinzip sind die von Theodor Billroth entwickelten Operationsverfahren der Magenresektion – Billroth I und Billroth II bzw. die Magenresektion mit Y-Roux-Anastomose.

Zur Behandlung des Übergewichts wird unmittelbar unterhalb des ösophagogastralen Übergangs ein kleines Reservoir gebildet, das über eine interponierte Jejunumschlinge in den oberen Dünndarm entleert. Der duodenale Transit ist prinzipiell von der Passage ausgeschlossen. Das ursprüngliche Verfahren der Billroth-II-Anastomose wurde sehr schnell durch die Y-Roux-Technik ersetzt, da es zu schwerwiegenden Refluxösophagitiden kam. Ursprünglich war die Länge der interponierten Dünndarmschlinge relativ kurz und orientierte sich an den aus der Billroth-Technik bekannten Längen. Sie sollte nie kürzer als 70 cm sein.

CAVE

Eine alimentäre Schlinge von weniger als 70 cm kann zu einem schweren Gallereflux führen.

Die Länge der zwischen Magen und Jejunum interponierten Dünndarmschlinge entscheidet über das Ausmaß der Maldigestion. Man unterschied daher in der Folgezeit zwischen Magenbypass mit hoher Anastomose und Magenbypass mit tiefer Anastomose. Je kürzer die verbleibende Länge des Verdauungsteils des Dünndarms, in dem die Verdauungssekrete Galle und Pankreassekret dem Nahrungsbrei beigemischt werden, ist, umso ausgeprägter sind die Maldigestion und in der Folge die Malabsorption. Somit stellt der Magenbypass ein ideales Verfahren dar, um die Einschränkung der Nahrungszufuhr über den kleinen Pouch zu gewährleisten und gleichzeitig über die Einschränkung der Verdauungsfunktion des Dünndarms einen zusätzlichen positiven Effekt zu erreichen. Die Techniken wurden in der Folgezeit weiter differenziert und haben heute eine weitgehende Standardisierung erfahren (➤ Kap. 7.1.2). Die von Nicola Scopinaro in den 80er Jahren eingeführte biliopankreatische Diversion hat bis in die Gegenwart ihre Bedeutung für extrem Adipöse und Patienten nach Versagen restriktiver Verfahren behalten (➤ Kap. 7.1.2).

Die Entwicklung scheint auch heute noch nicht abgeschlossen, sodass eine endgültige Wertung der Verfahren derzeit nicht möglich ist.

7.1.2 Konsequenzen nach bariatrischen Eingriffen

Die typischen perioperativen Komplikationen wie Wundheilungsstörungen, Thrombose, Lungenembolie, kardiale Komplikationen werden bei den entsprechenden Eingriffen im Detail beschrieben. In diesem Zusammenhang sind nur die Konsequenzen von Bedeutung, die die historische Entwicklung wesentlich beeinflusst haben. Sie betreffen zwei Aspekte, zum einen die möglichen durch den operativen Eingriff ausgelösten Langzeitfolgen und zum anderen die sozialen Konsequenzen für die operierten Patienten.

Operationstaktisch bedingte Konsequenzen sind für restriktive und malabsorptive Verfahren prinzipiell verschieden.

Bei den **restriktiven Verfahren** ergeben sich die wesentlichen Folgen aus der Einschränkung der Nahrungszufuhr, die den Patienten zwingt, seine typischen – gerade beim Adipösen üblichen – Ernährungsgewohnheiten dramatisch zu ändern. Da die Gefahr besteht, dass er durch angepasste Ernährung, z. B. durch Zufuhr von Breien und flüssigen Nahrungsstoffen mit hoher Kaloriendichte, die Restriktion umgeht, sind derartige Verfahren nur in begrenztem Umfang langfristig wirksam.

Darüber hinaus haben sie trotz erheblicher Verbesserung der Technik durch Veränderung der Implantationstechniken, bessere Verankerung des Magenbandes und auch durch technische Verbesserung der Qualität des Magenbandes immer noch eine relativ hohe Komplikationsdichte mit der Notwendigkeit von Nachoperationen. Nach älteren Statistiken liegt sie zwischen 15 und 35%, die Tendenz scheint in den letzten Jahren stabil zu sein.

Aus diesem Grund haben sich die **malabsorptiven Verfahren,** v. a. in Kombination mit restriktiven Methoden, bewährt. Ihre Gefahr ist jedoch die durch die Malassimilation bedingte Folge von Mangelerscheinungen. Sie betreffen vor allem den Eiweiß- und Elektrolythaushalt, in begrenztem Umfang auch die Zufuhr an essenziellen Vitaminen und Spurenelementen.

Gerade die ursprüngliche Version der Jejunoileostomie (Dünndarmausschaltungsoperation) birgt ein besonders hohes Risiko in sich und wurde aus diesen Gründen bereits in den frühen 80er Jahren zugunsten von restriktiven Verfahren aufgegeben. In jedem Fall ist gerade bei malabsorptiven Verfahren eine langfristige, wahrscheinlich lebenslange Kontrolle der Patienten unausweichlich, wenn nicht die Fehler, wie wir sie von der Jejunoileostomie her kennen, wiederholt werden sollen.

7.1.3 Experimentelle Studien

In der Adipositaschirurgie wurden bereits in den frühen 80er Jahren operative Verfahren eingesetzt, ohne dass sie vorher durch experimentelle – auch tierexperimentelle – Studien in ihren Konsequenzen beforscht worden wären. Faszinierend war der scheinbar gute Erfolg im Hinblick auf die Gewichtsabnahme.

Meist wurden erst in der Folgezeit die dazu notwendigen Grundlagen gesichert. Sie haben bei der Jejunoileostomie primär die Frage in den Blickpunkt gerückt, wie viel Darm zu einer ausreichenden Versorgung mit lebensnotwendigen Nahrungsstoffen notwendig ist. Die Idee, auf diesem Weg eine angepasste, den jeweiligen individuellen Bedürfnissen des Patienten entsprechende Dünndarmlänge anhand der präoperativen Datenlage bestimmen zu können, war eine Utopie.

Die derzeitigen Verfahren, v.a. die restriktiven Verfahren, wurden durch eine Vielzahl an Modifikationen, die in der Regel beim Patienten erprobt und angewandt wurden, validiert. Sie sind operationstechnisch heute weitgehend gesichert, offen ist jedoch eine Vielzahl von Fragen, die vor allem die *gastrointestinalen Konsequenzen* und *eventuelle Mangelerscheinungen* betreffen.

Tierexperimentelle Modelle wären zu entwickeln, um fundierte Grundlagenforschung betreiben zu können. Dies gilt vor allem, wenn operationstechnisch relativ leicht machbare Veränderungen in die Therapie eingeführt werden. Wird diese Grundlagenforschung in der Adipositaschirurgie vernachlässigt, so ist bestenfalls mit Rückschlägen, im schlimmsten Fall jedoch mit schwerwiegenden, nicht kalkulierbaren Langzeitfolgen zu rechnen. Gerade hierin liegt auch das Grundproblem: Prospektive Langzeitstudien liegen nur in sehr begrenztem Umfang vor, wenn man von der SOS-Studie (Sjoström et al, 2004, 2007) absieht.

7.1.4 Gesellschaftspolitische und soziale Aspekte

Angesichts sinkender Ressourcen im Gesundheitswesen, aber ständig steigender Zahlen übergewichtiger und adipöser Menschen wird die Frage immer drängender, ob wir uns die Adipositaschirurgie überhaupt leisten können und müssen.

Die Frage wurde in der Vergangenheit außerordentlich kontrovers diskutiert und von Seiten der Krankenkasse und den sie beratenden medizinischen Diensten (MDK) sehr restriktiv gehandhabt. Grundlage ist die Vorstellung, wer „zum eigenen Vergnügen an Gewicht zugenommen hat, soll auch auf eigene Kosten wieder an Gewicht abnehmen". Diese Denkweise geht an der Realität unserer modernen Welt vorbei, berücksichtigt sie nämlich nicht, wie stark das Umfeld und unsere heute gegebenen Angebote auf dem Nahrungsmittelsektor einer Gewichtsabnahme entgegenstehen. Dies gilt gerade für die im Blickpunkt des Adipositaschirurgen stehenden extrem Adipösen mit einem Körpermassenindex über 40 kg/m^2.

Leitlinien und intensive Gespräche haben zwar zu einer gewissen Annäherung geführt, aber mit einer einfachen Lösung ist trotzdem in absehbarer Zeit nicht zu rechnen. Dies gilt vor allem aus einem wichtigen Grund:

Adipositas wird multifaktorell verursacht, eine alleinige Monotherapie kann das Problem kaum lösen, prophylaktische Maßnahmen im Sinne eines gesamtgesellschaftlichen Umdenkungsprozesses sind wahrscheinlich der bessere und langfristig volkswirtschaftlich wirksamere Ansatz.

Dies enthebt uns jedoch nicht von der Verpflichtung, für heute gegebene Situationen pragmatische Lösungen anzubieten, und dafür ist die Adipositaschirurgie unter langfristigem Aspekt ein kostengünstiger, effektiver Ansatz, der, wie neuere Untersuchungen gerade im Hinblick auf den Diabetes mellitus zeigen, auch die Komorbiditäten günstig beeinflussen kann.

7.2 Standardverfahren der Gegenwart

R. Weiner

7.2.1 Regionale und gegenwärtige Entwicklung

Die Verteilung der Häufigkeiten der eingesetzten Operationsverfahren unterliegt einem ständigen Wandel, der verschiedenen Einflüssen unterliegt. Einheitlich ist weltweit der Trend zur laparoskopischen Ausführung aller Primäreingriffe. Nur in ökonomisch unterentwickelten Ländern wird aus Kostengründen noch ein offener Zugang gewählt. Der Magenbypass und das Magenband sind weltweit die am häufigsten angewandten Verfahren. Nach FDA-Zulassung des steuerbaren Magenbandes in den USA nimmt dort seine Verbreitung rasch zu, während in Europa der Magenbypass zunehmend die führende Rolle übernimmt. Rein malabsorptive Verfahren sind besonders in den auf dem Gebiet der Adipositaschirurgie „entwickelten" europäischen Ländern Italien, Spanien und auch in Belgien zu finden. Das Interesse an der **Schlauchmagenbildung (sleeve gastrectomy)** ist weltweit groß, sodass die Technik auch ohne verfügbare Langzeitergebnisse zunehmend als Primärverfahren eingesetzt wird. Das Operationsvolumen des Operateurs beeinflusst entscheidend auch die Auswahl der Verfahren und das Outcome der Patienten (Courcoulas et al. 2003).

MERKE
Die Patienten sind vor einer Schlauchmagenbildung darüber explizit aufzuklären, dass das Verfahren als Mehrschritttherapie bei extremer Adipositas eingesetzt wird. Zweitoperationen können notwendig werden, da über singuläre Anwendungen keine Langzeitergebnisse existieren.

7.2.2 Steuerbares Magenband (gastric banding)

Das Prinzip des steuerbaren Magenbandes besteht in der alleinigen Restriktion. Durch das Band wird ein kleiner Pouch gebildet, der durch das einengende Stoma mit dem Hauptmagen verbunden ist. Die innere Oberfläche des Bandes ist aufblasbar. Je nach Füllungszustand ändert sich der innere Durchmesser des Bandes. Diese Veränderbarkeit des inneren Durchmessers bedingt auch die Steuerbarkeit des Durchlasses (Stoma). Das Band wird mit der Steuerkammer (Port) durch einen langen Silikonschlauch verbunden (➤ Abb. 7.7). Die alleinige Restriktion verlangt eine hohe Compliance des Patienten. Der Übergewichtsverlust (EWL) beträgt 45 – 55% (EAES Consensus Conference 2004).

7.2.3 Proximaler Magenbypass

Der Roux-en-Y-Magenbypass (RNYGB) wurde erstmals von Mason und Ito (1967) angewandt. Es existieren zahlreiche Modifikationen hinsichtlich der Magenpouchkonstruktion, der gastrojejunalen Anastomose und der Länge der alimentären und biliodigestiven Schlingen. Das Hauptkonstruktionsmerkmal ist ein kleiner Magenpouch, der mit einer alimentären Schlinge anastomosiert ist. Die 50 cm lange (gemessen vom Treitz-Ligament) biliodigestive Schlinge leitet die Verdauungssäfte mehr als 80 cm (zurzeit 120 – 150 cm) von der Gastrojejunostomie entfernt in die alimentäre Schlinge, die dann aboral Common Channel (gemeinsamer Verdauungskanal) genannt wird (➤ Abb. 7.8). Der RNYGB erzeugt im Mittel einen Gewichtsverlust von 60 – 70% des Übergewichts (EAES Consensus Conference 2004). Hauptmechanismus für den Gewichtsverlust ist Nahrungsrestriktion. Hormonale Veränderungen in der Regulation (GLP-1, Ghrelin) durch Ausschaltung duodenaler Rezeptoren und des Fundus (Ghrelin) sowie weitere Prozesse unterstützen nicht nur die Gewichtsreduktion, sondern beeinflussen auch die Insulinregulation. Damit wird der Diabetes mellitus vom Typ 2 therapeutisch beeinflusst, und innerhalb von drei Monaten können 82% der Patienten ihre Medikation (Insulin u. a.) einstellen (Buchwald et al. 2004). Die malabsorptive Komponente ist für die Entwicklung von Mangelzuständen verantwortlich. Für die Energieaufnahme aus der Nahrung spielt die Malabsorption eine untergeordnete Rolle. Dies wird verständlich, wenn man an die Kompensationsfähigkeit des mehrere Meter langen verbleibenden Restdarms denkt. Eine Resektion von 150 oder 200 cm Dünndarm verursacht keine dauerhafte Beeinflussung des Körpergewichts. Die primäre Ring-

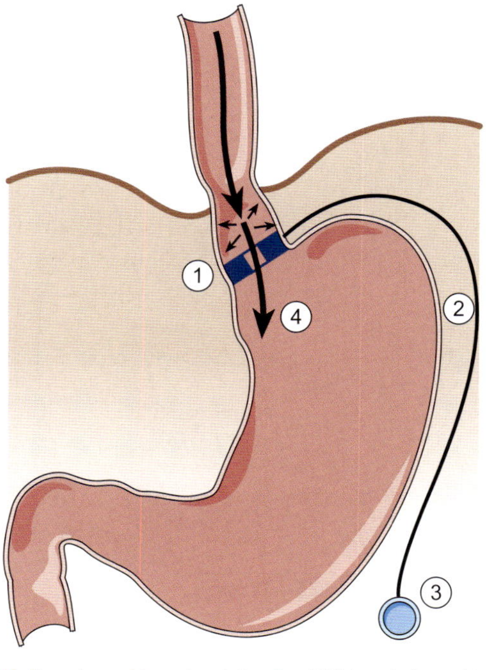

Abb. 7.7 Steuerbares Magenband: Das Band (1) trennt einen virtuellen kleinen Magenpouch vom Hauptmagen ab. Das Band ist über ein Schlauchsystem (2) mit der Portkammer (3) verbunden. Die Nahrung tritt durch das justierbare Stoma (4) in den Hauptmagen.

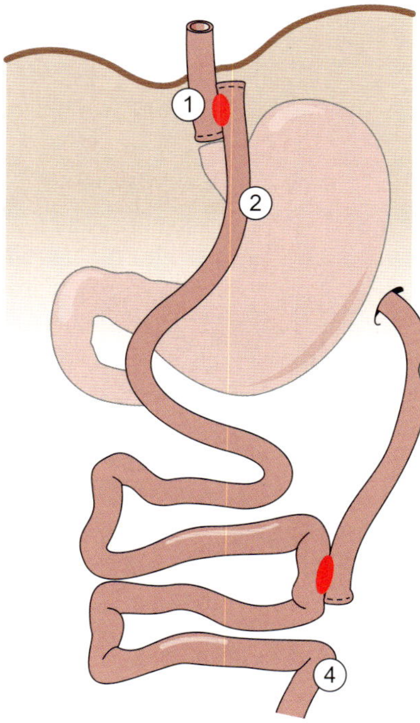

Abb. 7.8 Der proximale Magenbypass wird durch die Bildung eines kleinen Magenpouch geschaffen (1). Die alimentäre Schlinge (2) führt die Nahrung am Restmagen (Hauptmagen) vorbei. Die biliodigestive Schlinge (3) leitet die Verdauungssäfte in die alimentäre Schlinge ein, die fortan kaudal Common Channel (4) genannt wird.

verstärkung des Magenbypasses (Fobi 1991) oder die Kombination mit einem steuerbaren Magenband (Greve et al. 2004) zählt weltweit nicht zum Standard.

7.2.4 Biliopankreatische Diversion (Scopinaro)

Die biliopankreatische Diversion (BPD) mit Ausschaltung des Dünndarms von einer gemeinsamen Passage von Nahrung und Verdauungssäften mit einer gleichzeitigen Magenverkleinerung wurde von N. Scopinaro (Scopinaro et al. 1979) entwickelt. Das Restvolumen des Magenpouches muss jedoch 200 – 300 cm^3 betragen, was eine geringe Restriktion darstellt (➤ Abb. 7.9). Ein verbleibender gemeinsamer Verdauungskanal, in dem sich Verdauungssäfte (Gallen- und Pankreassaft) mit der Nahrung mischen, auch als Common Channel (CC) bezeichnet, von nur 50 cm führt zu einer Malassimilation von Fett. Die biliodigestive Schlinge ist lang, da bei der Abmessung der alimentären Schlinge, beginnend von der Bauhin-Klappe, die Darmkontinuität nach insgesamt 250 cm durchtrennt wird. Die Modifikationen betreffen in erster Linie die Länge der biliodigestiven und damit auch der alimentären Schlinge. Zur Modifikation nach Larrad ➤ Kap. 7.3. In der Originaltechnik der BPD nach Scopinaro wird der Restmagen entfernt. In der Ära der MIC wird in einigen Zentren auf die Restgastrektomie verzichtet. In diesen Fällen muss eine mindestens 18-monatige medikamentöse Magensäurehemmung durchgeführt werden, um die Bildung von Ulzera im Restmagen und Duodenum zu verhindern.

7.2.5 Biliopankreatische Diversion mit Duodenalswitch (BPD-DS)

Diese Technik ist in ihrer Gewichtsreduktion dem BPD gleichwertig, allerdings mit dem Vorteil des Erhalts des Pylorus. Sie wurde von Tom R. DeMeester zur Behandlung des Gallerefluxes entwickelt. Im Jahr 1988 hat Douglas Hess erstmals die Kombination mit dem BPD zur Gewichtsreduktion in „offener Technik“ vorgenommen. Es erfolgt eine Schlauchmagenbildung, die jedoch nicht zu restriktiv sein darf, wie beim Magenbypass (Sleeve-Durchmesser:

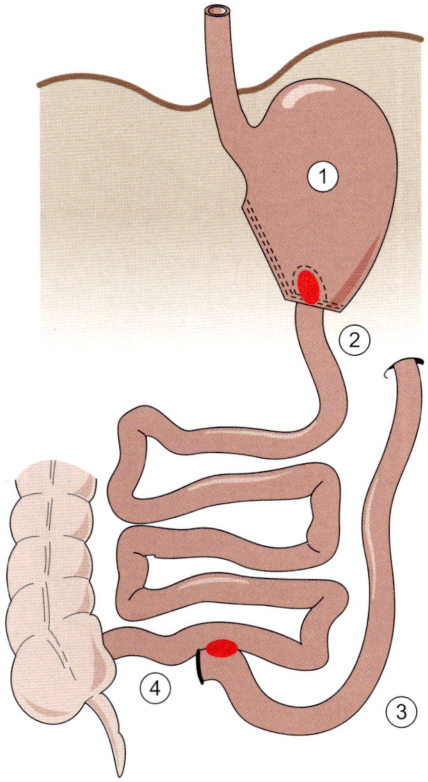

Abb. 7.9 Bei der biliopankreatischen Diversion ist der große Magenpouch (1) mit einem Volumen von 200 – 300 cm^3 mit dem Ileum verbunden. In der alimentären Schlinge (2) wird die Nahrung ohne Zufuhr von Verdauungssäften bis zur Einleitung der biliodigestiven Schlinge (3) 50 cm vor der Bauhin-Klappe transportiert. Der Common Channel ist exakt 50 cm lang (4).

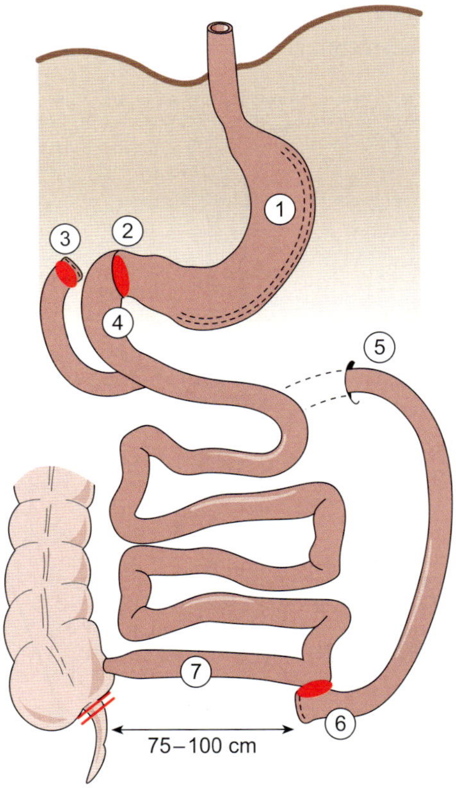

Abb. 7.10 Bei der BPD-DS-Operation wird ein Schlauchmagen (1) gebildet. Das postpylorische Duodenum (2) wird durchtrennt. Der Duodenalstumpf (3) stellt ein Risikopotenzial dar. Die alimentäre Schlinge (4) trifft die biliodigestive Schlinge (5), mit einer Anastomose (6) verbunden 75 – 100 cm vor der Bauhin-Klappe, und bildet einen Common Channel (7).

Charr 54–60). Das Duodenum wird postpylorisch (unter Erhalt des Pylorus) durchtrennt und mit der alimentären Schlinge anastomosiert. Die biliodigestive Schlinge leitet die Verdauungssäfte 75–100 cm von der Bauhin-Klappe entfernt in das Ileum (➤ Abb. 7.10). Die Ergebnisse bezüglich Gewichtsverlust und Lebensqualität (Essverhalten) waren überzeugend. Michael Gagner (New York, USA) führte diese Technik 1999 zum ersten Mal laparoskopisch aus. Das Verfahren erfreut sich zunehmender Beliebtheit, da es eine exzellente Gewichtsreduktion, verbunden mit einer sehr guten Lebensqualität nach einem Jahr, bietet. Ein Dumping-Syndrom tritt durch Erhalt des Pylorus nicht auf. Die gastrointestinalen Nebenwirkungen in den ersten Monaten nach der Operation sind zunächst schwerwiegender als nach einem RNYGB, da der Schlauchmagen anfangs nur verzögert transportiert und der Darm sich funktionell adaptiert. Sie treten jedoch zunehmend in den Hintergrund. Es gibt eine Reihe technischer Variationen (Weiner et al. 2004). Mit der Verbreitung der Schlauchmagenbildung tritt der BPD-DS in einer Prozedur zurück und wird vorwiegend als zweiter Schritt nach einer Schlauchmagenbildung eingesetzt.

Die Letalität ist höher als bei allen anderen Verfahren. Sie beträgt in der Metaanalyse von Buchwald et al. (2004) 1,1%. Bei einem BMI > 60 kg/m² steigt sie auf 6% an (Gentileschi et al. 2003). Mit dem Erhalt des Pylorus werden die Gefahren eines späteren Dumping-Syndroms umgangen. Allerdings beinhaltet die Durchtrennung des Duodenums die gefürchtete Komplikation der Duodenalstumpfinsuffizienz.

Es gibt keine prospektiven randomisierten Studien zum BPD-DS im Vergleich zu anderen Verfahren. Eine der größten Studien wurde von Anthone et al. 2003, die über einen Zeitraum von zehn Jahren 701 Patienten untersuchten, publiziert. Die Autoren führten bei Patienten mit einem mittleren BMI von 52,8 kg/m² standardisiert offen eine Schlauchmagenbildung durch, indem sie 75% der großen Kurvatur resezierten. Volumenmessungen des Schlauchmagens erfolgten nicht. Mit einem EWL bis zu 80% ist er wegen der stärkeren restriktiven Komponente dem Magenbypass überlegen. Inwieweit in Langzeitbeobachtungen diese stärkere Gewichtsreduktion fortbesteht, bleibt nach potenzieller langsamer Ausdehnung des Restmagens offen. Die restriktive Komponente ist im ersten Jahr nach der Operation besonders ausgeprägt. Die Ergebnisse sind unabhängig vom Zugang (offen ➤ Tab. 7.1, laparoskopisch

Tab. 7.1 Ergebnisse des „offenen" BPD und BPD-DS.

Autor	OP	Anzahl	Präop. BMI (kg/m²)	Kompl. (%)	Mort. (%)	Follow-up (Monate)	EWL (%)
Lemmens (1993)	BPD	170	k.A.	k.A.	0,5	3	64
Scopinaro (1998)	BPD	1356	47	2,8	0,6	12	75
Doldi (1998)	BPD	70	53	16	0	6	78
Totte (1999)	BPD	180	48,8	31,2	0	3	55
Baltasar (2001)	DS	125	50	5,6	1,6	5	81
Anthone (2003)	DS	701	53	2,9	1,4	5	66
Biron, Marceau (2004)	BPD: 22 DS: 962	1271	48,4	k.A.	1	7,9	68,6
Hess (2005)	DS	1454	50	5,6	0,57	10	75

EWL: Übergewichtsverlust, Kompl.: Komplikationen, Mort.: Mortalität, k.A.: keine Angaben.

Tab. 7.2 Ergebnisse des laparoskopischen BPD und BPD-DS.

Autor	OP	Anzahl	BMI (kg/m²)	OP-Zeit (min)	Konv. (%)	Kompl. (%)	Mort. (%)	Follow-up (Monate)	EWL (%)
Ren, Gagner (2000)	DS	40	60	210	2,5	15	2,5	9	58
Paiva (2002)	BPD	40	43	210	0	25	2,5	k.A.	k.A.
Scopinaro (2002)	BPD	26	43	240	26	15	0	12	68
Baltasar (2002)	DS	16	43–56	232	0	k.A.	0	k.A.	k.A.
Rabkin (2003)	DS	345	50	201	2	10	0	12	72
Resa (2004)	BPD	65	48	176	k.A.	7,6	1,5	36	81
Weiner (2004)	DS	63	56	207	0	25,3	0	18	82

EWL: Übergewichtsverlust, Kompl.: Komplikationen, Konv.: Konversion, Mort.: Mortalität, k.A.: keine Angaben.

➤ Tab. 7.2). Die biliodigestive Schlinge darf nicht zu lang gewählt werden, weil dadurch eine vollständige Reabsorption der Gallensäuren erfolgt, die dann im CC nicht zur Assimilation zur Verfügung stehen.

7.2.6 Schlauchmagen (sleeve gastrectomy, vertical gastrectomy)

Die Ausschaltung der Reservoirfunktion des Magens durch die Schlauchmagenbildung hat auch hormonale Effekte, da die Zahl der Ghrelin-Rezeptoren im Magen drastisch verringert wird. Die hormonalen Effekte sind aber nicht dauerhaft, da der Körper auch hier über eine enorme Kompensationsfähigkeit verfügt. Die Gewichtsreduktion erfolgt in erster Linie durch Begrenzung der Nahrungsaufnahme für feste Nahrung und ein reduziertes Hungergefühl. Die Anpassung der Ernährung an die veränderten Bedingungen stellt das wesentliche Langzeitproblem des Eingriffs dar, der zudem nicht so risikoarm ist, wie man sich anfangs vorgestellt hat. Die mittlere Letalität von 0,4% weicht gegenüber der Magenbypass-Operation mit 0,5% (Buchwald et al. 2004) nur gering von dem komplexeren Eingriff ab, was auf das Fehlen intestinaler Komplikationen hindeutet. Das Verfahren ist noch nicht international standardisiert, was Schlauchdurchmesser und Ausdehnung (mit oder ohne Resektion von Antrumanteilen) betrifft (➤ Abb. 7.11).

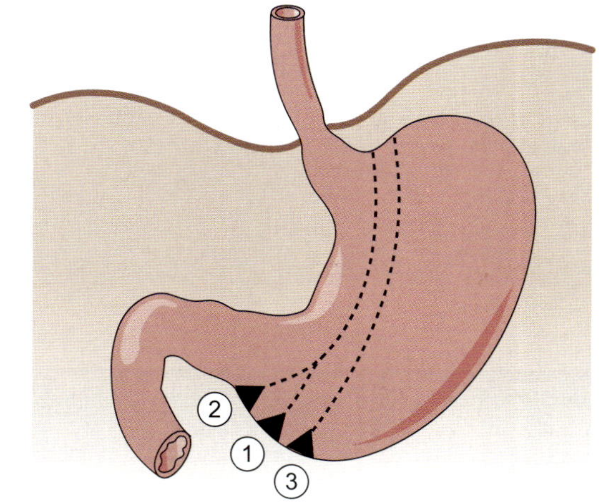

Abb. 7.11 Bei der Schlauchmagenbildung werden uneinheitliche Resektionslinien verwandt. Der Restmagen wird irreversibel entfernt. Der Erhalt des Antrums mit engem Schlauch (1) stellt die gegenwärtig international am häufigsten angewandte Variante dar. Die Bildung eines weiten Schlauchs mit Erhalt des Antrums (3) führt ohne Malabsorption (BPD-DS) rasch zu einem Wiederanstieg des Körpergewichts. Die Resektion des Antrums (2) ist technisch riskanter und kann eine Magenentleerungsstörung nach sich ziehen.

CAVE
Die Schlauchmagenbildung (sleeve gastrectomy) hat ein operatives Risikopotenzial, das nicht von der Lernkurve des Chirurgen abhängig ist.

7.3 Expertenoptionen

R. Weiner

7.3.1 Ein-Anastomosen-Magenbypass (Billroth-II-[BII-]Magenbypass)

Das von Rutledge propagierte Verfahren des Ein-Anastomosen-Magenbypasses benötigt nur eine Gastrojejunostomie, wodurch ein Zeitgewinn bei der Operation erreicht wird (Rutledge 2001). Der initial verwendete Begriff „Minibypass" resultierte aus der Ära der Laparotomie, da die Schnittführung reduziert werden konnte. Der Magenpouch wird durch Längsresektion des Magens entlang einer Kalibrationstube deutlich größer als beim „klassischen Bypass". Es ist faktisch ein kurzer Schlauchmagen, an dem großkurvaturseitig eine ungeteilte Dünndarmschlinge angeschlossen wird. Für diese Operation sollte man den Be-

Tab. 7.3 Indikationen zu einem Ein-Anastomosen-Magenbypass (176 Patienten).

Indikation	Anzahl	Revision in Roux-en-Y-Form	Morbidität/ Letalität (%/%)
Ablehnung einer Bluttransfusion	24	6	8/0
Extreme Lebervergrößerung	78	2	6/0
Hochrisikopatienten	68	4	9/0
Patientenwunsch	6	0	4/0

Tab. 7.4 Indikationen für die Umwandlung eines Ein-Anastomosen-Magenbypasses in die Roux-en-Y-Form.

Indikation zur Umwandlung	Anzahl	Morbidität der Umwandlung (%)	Erfolg (%)
Gallereflux (bitterer Geschmack, Ösophagitis)	16	0	100
Blutungen, Stenosen	8	16	80

griff „Ein-Anastomosen-Magenbypass“ oder „Billroth-II-Magenbypass“ verwenden. Die Dünndarmschlinge wird als Seit-zu-Seit-Anastomose ohne Fußpunkt- oder Braun-Anastomose angeschlossen, weshalb ein Kontakt der Anastomose mit der Gallenflüssigkeit unausweichlich ist (➤ Abb. 7.12). Die biliodigestive Schlinge ist 200 cm lang. Die Anastomose wird am kaudalen Ende des schlauchförmigen Magenpouches in Seit-zu-Seit-Technik angelegt.

Es existieren keine Langzeitergebnisse, weshalb auch aus diesem Grund die Durchführung als Standardverfahren nicht empfohlen werden kann. Wir haben bei 6% unserer Patienten im Zeitraum von 2001 bis 2007 mit einem Magenbypass eine Indikation für den Ein-Anastomosen-Magenbypass gesehen (➤ Tab. 7.3). Bei Patienten, die eine Bluttransfusion ablehnen, ermöglicht der BII-Magenbypass bei postoperativen Anastomosenblutungen die endoskopische Blutstillung im Bereich der Gastroenterostomie. Das Risikopotenzial der Blutung aus der Entero-Entero-Anastomose entfällt. Bei extremer Lebervergrößerung kann die hiatale Region nicht unter Sicht erreicht werden. Hier kann eine schlauchförmige (analog Schlauchmagenbildung, sleeve gastrectomy) Pouchbildung mit einer Resektion entlang einer Kalibrationssonde einen weit nach kaudal reichenden Pouch bilden, bei dem die Gastroenterostomie unter Sicht weit kaudal ausgeführt werden kann. Bei Hochrisikopatienten kann die Operationszeit um 15 – 25 Minuten verkürzt werden.

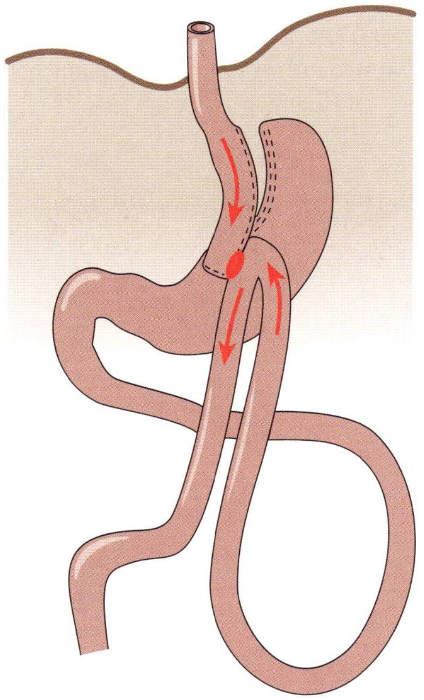

Abb. 7.12 Ein-Anastomosen-Bypass. Die Anastomose wird am kaudalen Ende des schlauchförmigen Magenpouches in Seit-zu-Seit-Technik angelegt (Pfeile zeigen Richtung der Peristaltik an).

Bei 10% der Patienten musste innerhalb von neun bis 34 Monaten eine Umwandlung in eine Roux-en-Y-Magenbypass vorgenommen werden (➤ Tab. 7.4), da ein Gallereflux auftrat.

7.3.2 „Banded“ Magenbypass (Kombination von steuerbarem Magenband und Magenbypass)

Dabei handelt es sich um eine Sonderform des RNYGB. Die Kontinuitätsdurchtrennung des Magens wird durch die Implantation eines steuerbaren Magenbandes ersetzt (➤ Abb. 7.13). Der Vorteil besteht in der Möglichkeit von Gastroskopie und ERCP nach Bandentblockung. Die Nachteile liegen in der Summation von Risiken und Komplikationen beider Verfahren, Bypass und Magenband (Weiner 2003). Es sind vermehrt Bandmigrationen aufgetreten, weshalb das Verfahren nicht als Standardeingriff empfohlen werden kann (Greve et al. 2004). Die Migrationen traten nicht nur in den Magen, sondern auch in den Dünndarm auf, sodass die daraus resultierenden Revisionsoperationen besondern problematisch waren.

7.3.3 Distaler Magenbypass

Die Kombination von kleinem Magenpouch und kurzem Darmschenkel für die Verdauung (CC) initiiert eine überwiegend malabsorptive Komponente. Die verbleibende

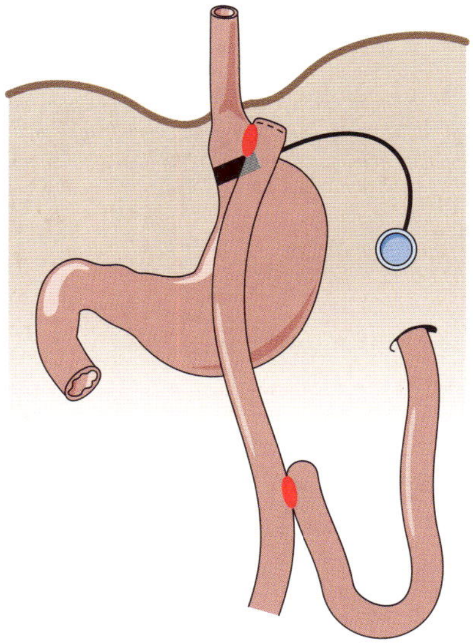

Abb. 7.13 „Banded“ Magenbypass: Die Kontinuitätstrennung des Magens wird durch die Implantation eines steuerbaren Magenbandes ersetzt.

Darmlänge des Common Channel wird von der Bauhin-Klappe aus 50–100 cm gemessen (➤ Abb. 7.14). Eine Reihe von Chirurgen wählten auch einen CC von mehr als 100 cm. Langfristig können sich neben den bekannten Mangelerscheinungen des proximalen Magenbypasses zusätzlich Proteinmangelzustände entwickeln, da aufgrund der unzureichenden Verdauung von Proteinfasern die Absorption von Eiweißbausteinen im kurzen Restdarm eingeschränkt wird. Proteinmangelzustände sind faktisch kaum zu behandeln und machen regelmäßige intravenöse Supplementationen notwendig. Der distale Magenbypass zählt daher in Europa nicht zu den Standardverfahren, die allgemein empfohlen und eingesetzt werden. In den USA ist der distale Magenbypass mit weniger als 8% der Bypass-Verfahren ebenfalls nicht sehr stark verbreitet (Buchwald et al. 2004).

7.3.4 Magenbypass mit Bandverstärkung (Capella-Fobi-Technik) (➤ Abb. 7.15)

Zur Vermeidung einer späteren Pouch- und Stomadilatation und damit eines erneuten Gewichtsanstiegs kann der schlauchförmige Pouch nach Capella und Capella (Capella und Capella 2003, Fobi 1991) mit einem Mesh, Band oder Ring verstärkt werden. Das Material migriert allerdings in 1–4% und muss später entfernt werden.

Der ringverstärkte Magenbypass (Capella-Fobi-Technik) ist eine Sonderform des RNYGB, die weniger auf eine Langzeitstabilität des Stomas, sondern mehr auf die Vermeidung einer Dilatation der alimentären Schlinge (AL) und damit des Gewichtsverlusts abzielt. Die Ringverstärkung (Fobi 1991) des Magenpouches zur Vermeidung einer Dilatation der AL ist eine Option, die sich mehr als Option für Redo-Eingriffe durchsetzt. Das Prinzip besteht in einem kleinen schlauchförmigen Pouch, der mit einem Ring oder Band (Durchmesser 12 mm) verstärkt wird. Die Roux-en-Y-Schlinge wird parallel an den Magenschlauch fixiert und am distalen Ende des Magenpouches anastomosiert. Dies erfolgt durch Handanastomose, kombinierter Linearstapler-/Handnaht oder mit Hilfe eines zirkulären Staplers.

TRICK

Stenosierungen durch den Ring können intraoperativ durch Verwendung einer Kalibrationssonde weitgehend vermieden werden.

Bei der Primäroperation sind die Ergebnisse mit dem klassischen RNYGB vergleichbar, vorausgesetzt, der Pouch ist klein. Leaks sahen Salinas et al. (2005) in bis zu 0,8%. In der Fobi-Studie waren in 3% der Fälle marginale Ulzera aufgetreten. 41 von 944 Patienten hatten Outlet-Probleme, die teilweise mit einer enteralen Ernährung über die Gastrostomiesonde überbrückt werden mussten. Die Ringlänge (Durchmesser) hat einen Einfluss auf die Häufigkeit der Regurgitationen. Vergleichende Untersuchungen von Arasaki et al. (2005) konnten zeigen, dass Patienten mit einem Ring von 77 mm deutlich weniger Probleme hatten als sol-

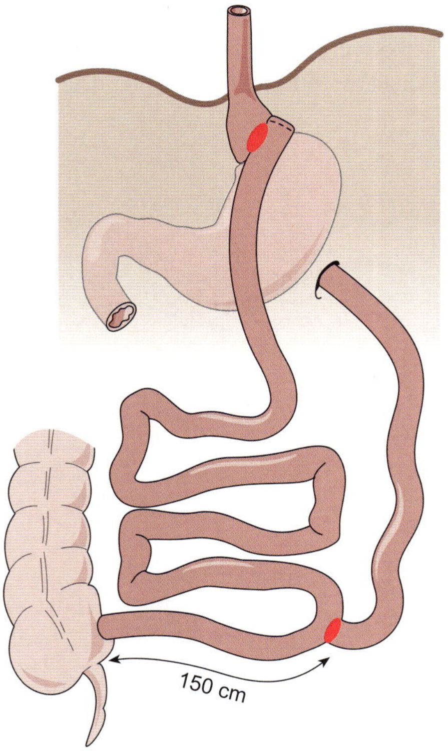

Abb. 7.14 Distaler Magenbypass: Kombination aus Restriktion und Malabsorption.

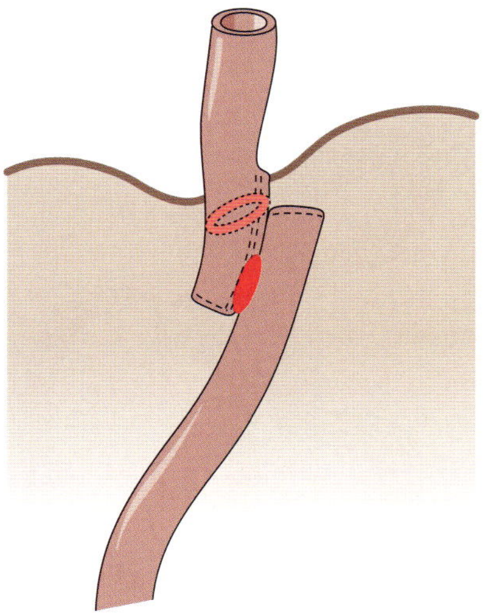

Abb. 7.15 Magenbypass mit Bandverstärkung (Capella-Fobi-Technik).

che mit einem Ring von 62 mm. Präoperativ bestehende Ösophagusmotilitätsstörungen wirken sich ebenfalls negativ auf die Entwicklung von Regurgitationen aus. Bezoare entwickelten sich bei 17 von 944 Patienten in der Studie von Fobi (2005). 3,4% zeigten Migrationen oder Outlet-Stenosen, die operativ behandelt werden mussten. Bei 4,7% kam es zu späten Dünndarmileus-Situationen. Die Zahl der Narbenhernien war ebenso hoch (4,7%).

MERKE

Wenn bei 1000 primären Magenbypässen mit Ring 4% migrieren, müssen 40 Patienten re-operiert werden. Wenn man nach 1000 Magenbypässen in 140 Fällen nachträglich ein Ring implantieren muss, resultieren fünf bis sechs Re-Operationen (statistisch gesehen).

Auf dem Weltkongress der IFSO 2008 in Buenos Aires erklärte Arthur Garrido, Präsident der Brasilianischen Gesellschaft für Adipositaschirurgie, nach 8000 „bandverstärkten" Magenbypässen, dass man doch den „bandverstärkten" Magenbypass als Routine nicht einsetzen sollte.

7.3.5 Magenbypass mit Gastrostomie (Fobi-Technik)

Zur Durchführung einer späteren Gastroskopie und zur Ermöglichung einer späteren ERCP fixieren manche Chirurgen den Magen durch eine Gastrostomie, die mit einer kontrastgebenden Zielscheibe an der vorderen Bauchwand versehen ist, um einen späteren Zugang zum Restmagen zu ermöglichen (akute Dilatation, ERCP; Fobi 1991). Temporär wird auch ein Dauerkatheter über eine Gastrostomie in den Magen platziert, der mit einem aufgeblasenen Ballon fest an die Bauchdecke herangezogen wird (➤ Abb. 7.16).

7.3.6 Magenschrittmacher

Elektrische Gastrostimulation (Magenstimulation) ist eine noch experimentelle Therapieform zur Behandlung der Adipositas, bei der elektrische Signale an die Magenwand gesandt werden. Grundidee ist dabei, dass durch die Stimulation ein Sättigungsreiz ausgelöst wird, der normalerweise über die Dehnung der Magenmuskulatur beim Essen entsteht, bei adipösen Patienten jedoch nicht oder nur sehr verspätet einsetzt. Es existieren derzeit mehrere Systeme, die allesamt nur im Rahmen von klinischen Studien zum Einsatz kommen sollten. Die permanente Magenstimulation mit dem IGS-System (Transneuronix) hat sich in einem Doppelblindversuch als nicht effektiv erwiesen. Die Implantation anderer Systeme im Rahmen der metabolischen Chirurgie mit intermittierender Stimulation konnten signifikante Effekte hinsichtlich der Verbesserung der Stoffwechselsituation nachweisen (Kap. 18).

Es existiert derzeit kein effektives Verfahren der Magenstimulation zur Gewichtsreduktion.

7.3.7 „Magenstraße" und Mill-Prozedur

Die in den 70er Jahren eingesetzte Technik der „Magenstraße" und Mill-Prozedur (➤ Abb. 7.17; Johnston und Sue-Ling 1995, Johnston et al. 2003) wird vereinzelt auch in Italien und anderen Ländern in laparoskopischer Technik ausgeführt. **Es existieren keine Langzeitergebnisse. Die Kurzzeitdaten zum Gewichtsverlust sind mit dem Schlauchmagen vergleichbar.**

7.3.8 Biliopankreatische Diversion nach Larrad

Zur Reduktion der Komplikationen der BPD-Operation nach Scopinaro haben Larrad et al. eine Modifikation eingeführt, die einen längeren CC belässt (Larrad-Jiménez et al. 2007). Die biliodigestive Schlinge (BL) wird mit 50 cm

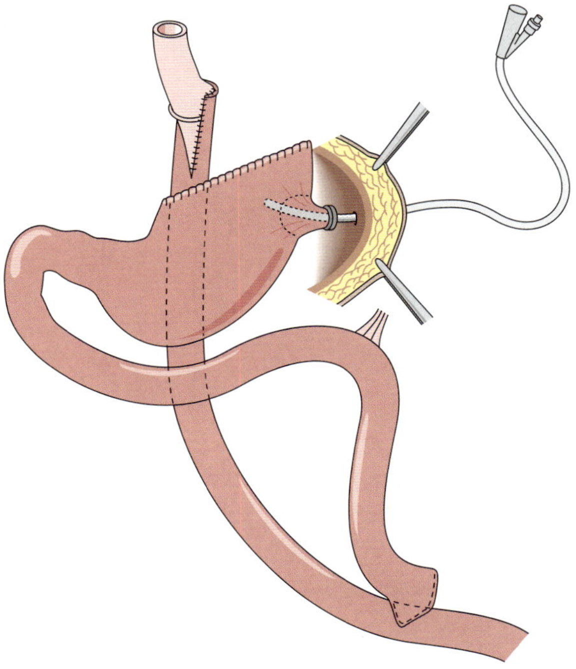

Abb. 7.16 Temporäre Gastrostomie mit einem Dauerkatheter im Rahmen einer Capella-Fobi-Operation.

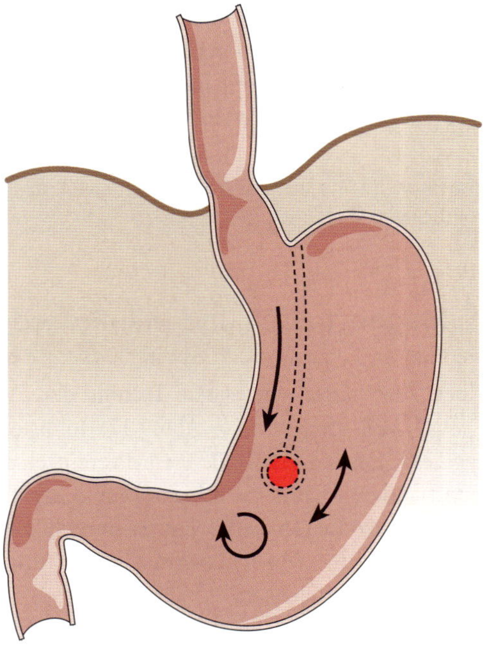

Abb. 7.17 „Magenstraße" und Mill-Prozedur. Die Verbindung zum Hauptmagen ermöglicht die Mischung der Nahrung mit dem Magensaft. Das Antrum stellt die Mühle da, wo die Mischung stattfindet.

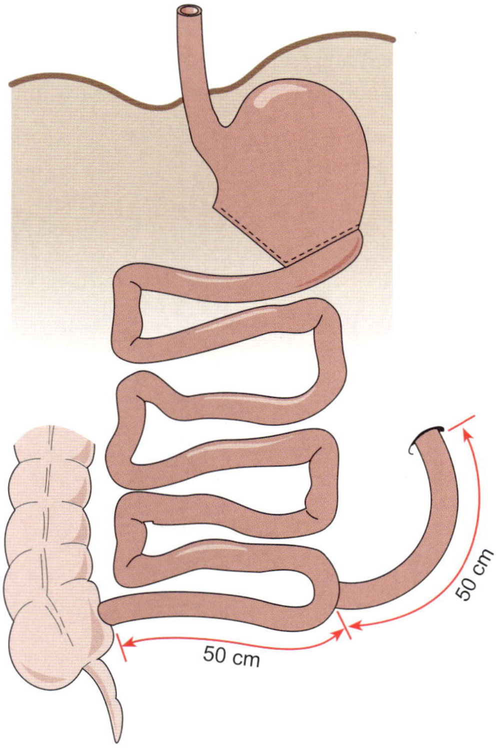

Abb. 7.18 Biliopankreatische Diversion nach Larrad (CC: 50 cm, BL: 50 cm.)

kurz gehalten, der CC bleibt standardmäßig bei 50 cm (➤ Abb. 7.18). Der Eingriff wird daher auch als Larrad-50-50-BPD bezeichnet. 343 Patienten, die im Langzeitverlauf bis zu zehn Jahren untersucht wurden, zeigten eine Letalität von 0,87% und eine chirurgische Morbidität von nur 7,6%. Der EWL betrug für morbid Adipöse (BMI $< 50\ kg/m^2$) nach zehn Jahren 77,8% und für Superobese (BMI $\geq 50\ kg/m^2$) 63,2%. Die postoperative Komplikation Nummer eins war mit 44% der Narbenbruch, da ausschließlich offen operiert wurde. Einen unzureichenden Gewichtsverlust verzeichneten nach fünf Jahren 9% der morbid Adipösen und 12% der Superobesen. Die Inzidenz der Hypoproteinämie betrug nur 0,29%, sodass hier ein Vorteil gegenüber der Original-BPD nach Scopinaro besteht. 2,5% hatten schwere Diarrhöen, 10,8% milde Durchfälle, aber auch 9,2% eine Obstipation. 30% zeigten einen Eisenmangel, der bei 3% aller Patienten Eiseninfusionen notwendig machte. Immerhin hatten 28% schon vor der Operation einen erhöhten PTH-Spiegel bzw. 30% einen Vitamin-D-Mangel, doch stieg die Häufigkeit eines sekundären HPT auf 45%. Die Revisionsoperationsrate lag bei 0%.

7.4 Keine Adipositaschirurgie: Fettabsaugung (Liposuktion)

R. Weiner

Es ist ein Verfahren der plastischen Chirurgie, das zur lokalen Entfernung überschüssiger Fettdepots eingesetzt werden kann, aber zur Behandlung der Adipositas nicht geeignet ist. Ein Nutzen dieser Technik für die langfristige Gewichtssenkung ist nicht belegt, die Risiken dieses Eingriffs sind schlecht dokumentiert, aber nicht unerheblich.

Literatur

Anthone GJ. Duodenal switch operation for morbid obesity. Adv Surg 2004; 38:293–309.

Anthone GJ, Lord RV, DeMeester TR, Crookes PF. The duodenal switch operation for the treatment of morbid obesity. Ann Surg 2003; 238(4):618–27; discussion 627–8.

AWF-Richtlinien der Deutschen Adipositasgesellschaft: www.adipositas-gesellschaft.de.

Bajardi G, Mastrandrea G, Branca M, Cal F, Diliberti S. Le „gastric banding" dans le traitement de l'obésité grave. Expérience sur 51 cas. Ann Chir 1998; 52:208.

Bajardi G, Ricevuto G, Mastrandrea G, Branca M, Rinaudo G, Cali F et al. Surgical treatment of morbid obesity with biliopancreatic diversion and gastric banding: report on an 8-year experience involving 235 cases. Ann Chir 2000; 125:155–62.

Bajardi G, Ricevuto G, Mastrandrea G, Pischedda G, Rubino G, Valenti D. Thromboembolic complications in bariatric surgery. Obes Surg 1993; 3:90–1.

Baltasar A, Bou R, Bengochea M et al. Duodenal switch: an effective therapy for morbid obesity – intermediate results. Obes Surg 2001; 11(1):54–8.

Baltasar A, Bou R, Miro J et al. Laparoscopic biliopancreatic diversion with duodenal switch: technique and initial experience. Obes Surg 2002; 12(2):245–8.

Belachew M, Belva PH, Desaive C. Long-term results of laparoscopic adjustable gastric banding for the treatment of morbid obesity. Obes Surg 2002; 12:564–8.

Benotti PM, Forse RA. The role of gastric surgery in the multidisciplinary management of severe obesity. Am J Surg 1995; 169: 361–7.

Biron S, Hould FS, Lebel S et al. Twenty years of biliopancreatic diversion: what is the goal of the surgery? Obes Surg 2004; 14(2): 160–4.

Brolin RE. Prospective, randomized evaluation of midline fascial closure in gastric bariatric operations. Am J Surg 1996; 172: 328–31.

Brolin RE. Update: NHI consensus conference. Gastrointestinal surgery for severe obesity. Nutrition 1996; 12:403–4.

Buchwald H, Avidor Y, Braunwald E et al. Bariatric surgery: a systematic review and meta-analysis. JAMA 2004; 292:1724–37.

Buchwald H, Williams SE. Bariatric surgery worldwide 2003. Obes Surg 2004; 14:1157–64.

Capella JF, Capella RF. Bariatric surgery in adolescence. Is this the best age to operate? Obes Surg 2003; 13:826–32.

Carbajo M, Garcia-Caballero M, Toledano M et al. One anastomosis gastric bypass by laparoscopy: results of the first 209 patients. Obes Surg 2005; 15:398–404.

Clare MW. Equal biliopancreatic and alimentary limbs: an analysis of 106 cases over 5 years. Obes Surg 1993; 3:289–95.

Courcoulas A, Schuchert M, Gatti G, Luketich J. The relationship of surgeon and hospital volume to outcome after gastric bypass surgery in Pennsylvania: a 3-year summary. Surgery 2003; 134: 613–23.

De Luca M, Segato G, Busetto L et al. Progress in implantable gastric stimulation: summary of results of the European multi-center study. Obes Surg. 2004; 14 (Suppl 1):33–9.

DeWind LT, Payne JH. Intestinal bypass surgery for morbid obesity. Long-term results. JAMA 1976; 236:2298–301.

Eckhout GV, Willbanks OL, Moore JT. Vertical ring gastroplasty for morbid obesity. Five year experience with 1,463 patients. Am J Surg 1986; 152:713–6.

Feng JJ, Gagner M. Laparoscopic biliopancreatic diversion with duodenal switch. Semin Laparosc Surg 2002; 9(2):125–9.

Fobi MAL. Why the operation I prefer the silastic ring vertical gastric bypass. Obes Surg 1991; 1(4):423–6.

Fobi MAL, Lee H, Holness R, Cabinda D. Gastric bypass operation for obesity. World J Surg 1998; 22:925–35.

Greve JW, Furbetta F, Lesti G, Weiner RA et al. Combination of laparoscopic adjustable gastric banding and gastric bypass: current situation and future prospects – routine use not advised. Obes Surg 2004; 14(5):683–9,

Griffen Jr, WO, Bivins, BA et al. The decline and fall of jejunoileal bypass. Surg Gynecol Obstet 1983; 157:301–8.

Hess DS, Hess DW. Biliopancreatic diversion with a duodenal switch. Obes Surg 1998; 8:267–82.

Hess DS, Hess DW, Oakley RS. The biliopancreatic diversion with the duodenal switch: results beyond 10 years. Obes Surg 2005; 15(3):408–16.

Higa KD, Ho T, Boone KB. Laparoscopic Roux-en-Y gastric bypass: technique and 3-year follow-up. J Laparoendosc Adv Surg Tech 2001; 11:377–82.

Holian DK. Biliopancreatic bypass. In: Deitel M (ed.). Surgery for the Morbidly Obese Patient, pp. 105–11. Lea and Febiger, Philadelphia 1989.

Johnston D, Dachtler J, Sue-Ling HM et al. The Magenstrasse and Mill operation for morbid obesity. Obes Surg 2003; 13:10–6.

Johnston D, Sue-Ling HM. Surgical treatment of morbid obesity. In: Cushieri A, Giles C, Moosa AR (eds.). Essential Surgical Practice, pp. 1036–44. Butterworth-Heinemann, London 1995.

Jorgensen S, Olesen M, Gudman-Hoyer. A review of 20 years of jejunoileal bypass. Scand J Gastroenterol 1997; 32:334–9.

Kim WW, Gagner M, Kini S et al. Laparoscopic vs. open biliopancreatic diversion with duodenal switch: a comparative study. J Gastrointest Surg 2003; 7(4):552–7.

Kolanowski J. Surgical treatment for morbid obesity. Br Med Bull 1997; 53:433–44.

Kremen AJ, Linner JH et al. An experimental evaluation of the nutritional importance of proximal and distal small intestine. Ann Surg 1954; 140:439–48.

Kuzmak LI, Yap IS, McGuire L et al. Surgery for morbid obesity. Using an inflatable gastric band. AORN J 1990; 51:1307–24.

Larrad-Jiménez A, Díaz-Guerra CS, de Cuadros Borrajo P, Lesmes IB, Esteban BM: Short-, mid- and long-term results of Larrad biliopancreatic diversion. Obes Surg. 2007; 17(2):202–10.

Lemmens L. Biliopancreatic diversion: 170 patients in a 7-year follow-up. Obes Surg 1993; 3:179–80.

Lemmens L. Minimum excess weight required for obesity surgery: how far can we go? Obes Surg 1993; 3(1):37–9.

Lönroth H, Dalenback J, Haglind E, Josefsson K, Olbe L, Fagevik Olsen M et al. Vertical banded gastroplasty by laparoscopic technique in the treatment of morbid obesity. Surg Laparosc Endosc 1996; 6:102–7.

Lowell JA, Shenoy S, Ghalib R, Caldwell C, White FV, Peters M et al. Liver transplantation after jejunoileal bypass for morbid obesity. J Am Coll Surg 1997; 185:123–7.

Luyckx FH, Desaive C, Thiry A, Dewe W, Sheen AJ, Gielen JE et al. Liver abnormalities in severely obese subjects: effect of drastic weight loss after gastroplasty. Int J Obes Relat Metab Disord 1998; 22:222–6.

Maclean LD, Rhode BM, Sampalis J, Forse RA. Results of the surgical treatment of obesity. Am J Surg 1993; 165:155–61.

Marceau P, Biron S, Bourque RA et al. Biliopancreatic diversion with a new type of gastrectomy. Obes Surg 1993; 3(1):29–35.

Marceau P, Hould FS, Potvin M et al. Biliopancreatic diversion (duodenal switch procedure). Eur J Gastroenterol Hepatol 1999; 11(2):99–103.

Marceau P, Hould FS, Simard S et al. Biliopancreatic diversion with duodenal switch. World J Surg 1998; 22(9):947–54.

Mason EE. Vertical banded gastroplasty for obesity. Arch Surg 1982; 117:701–6.

Mason EE. Ito C. Gastric bypass in obesity. Surg Clin North Am 1967; 47:1345–51.

Mason EE, Renquist KE, Barnes DT, Cullen JJ, Doherty C, Maher JW. A decade of change in obesity surgery. Obes Surg 1997; 7: 188–96.

Menon T, Quaddus S, L Cohen. Revision of failed vertical banded gastroplasty to non-resectional Scopinaro biliopancreatic diversion: early experience. Obes Surg 2006; 1420–4.

Nguyen NT. Open vs. laparoscopic procedures in bariatric surgery. J Gastrointest Surg 2004; 8(4):393–5.

Nguyen NT, Goldman C, Rosenquist CJ et al: Laparoscopic versus

7

open gastric bypass: a randomized study of outcomes, quality of life, and costs. Ann Surg 2001; 234:279–89.
Noya G, Cossu ML, Coppola M, Tonolo G, Angius MF et al. Biliopancreatic diversion for treatment of morbid obesity: experience in 50 cases. Obes Surg 1998; 8:61–6.
Paiva D, Bernardes L, Suretti L. Laparoscopic biliopancreatic diversion: technique and initial results. Obes Surg 2002; 12(3): 358–61.
Rabkin RA, Rabkin JM, Metcalf B et al. Laparoscopic technique for performing duodenal switch with gastric reduction. Obes Surg 2003; 13(2):263–8.
Ren CJ, Patterson E, Gagner M. Early results of laparoscopic biliopancreatic diversion with duodenal switch: a case series of 40 consecutive patients. Obes Surg 2000; 10(6):514–23; discussion 524.
Requarth JA, Burchard KW, Colacchio TA et al. Long-term morbidity following jejunoileal bypass. The continuing potential need for surgical reversal. Arch Surg 1995; 130:318–25.
Rutledge R. The mini-gastric bypass: experience with the first 1,274 cases. Obes Surg 2001; 11(3):276–80.
Sagar PM. Surgical treatment of morbid obesity. Br J Surg 1995; 82:732–9.
Scopinaro N, Adami GF, Marinari GM et al. Biliopancreatic diversion. World J Surg 1998; 22(9):936–46.
Scopinaro N, Gianetta E, Civalleri D, Bonalumi U, Bachi V. Biliopancreatic bypass for obesity: II. Initial experience in man. Br J Surg 1979, 66:618–20.
Scopinaro N, Gianetta E, Eadami GF, Friedman D, Traverso E, Marinari GM et al. Biliopancreatic diversion for obesity at eighteen years. Surgery 1996; 119:261–8.
Scopinaro N, Marinari GM, Camerini G. Laparoscopic standard biliopancreatic diversion: technique and preliminary results. Obes Surg 2002; 12(3):362–5.
Sekhar N, Gagner M. Complications of laparoscopic biliopancreatic diversion with duodenal switch. Curr Surg 2003; 60(3):279–80; discussion 280–1.
Shikora SA. Implantable gastric stimulation for the treatment of severe obesity. Obes Surg 2004; 14:545–8.
Sjoström L, Lindroos AK, Peltonen M. Swedish Obese Subjects Study Group. Lifestyle, diabetes and cardiovascular risk factors 10 years after bariatric surgery. N Engl J Med 2004; 351:2683–93.
Sjöström L, Narbro K, Sjöström CD, Karason K, Larsson B, Wedel H et al. Effects of bariatric surgery on mortality in Swedish obese subjects. N Engl J Med 2007; 357:741–52.
Sugerman HJ, Starkey JV, Birkenhauer R. A randomized prospective trial of gastric bypass versus vertical banded gastroplasty for morbid obesity and their effects on sweets versus non-sweets eaters. Ann Surg 1987; 205:613–24.
Totte E, Hendrickx L, van Hee R. Biliopancreatic diversion for treatment of morbid obesity: experience in 180 consecutive cases. Obes Surg 1999; 9(2):161–5.
Wang W, Huang M-T, Wei P-L et al. Laparoscopic mini-gastric bypass for failed vertical banded gastroplasty. Obes Surg 2004; 14:779–82.
Wang W, Lee W, Chen T et al. Laparoscopic Roux-en-Y versus mini-gastric bypass for the treatment of morbid obesity: a prospective randomized controlled clinical trial. Ann Surg 2005; 242: 20–8.
Weiner RA. „Banded" oder funktioneller Magen-Bypass? Chir Gastroenterol 2003; 19:57–61.
Weiner RA, Blanco-Engert R, Weiner S, Pomhoff I, Schramm M. Laparoscopic biliopancreatic diversion with duodenal switch: Three different duodeno-ileal anastomotic techniques and initial experience. Obes Surg 2004; 14:334–40.
Weiner R, Hartig W. Die chirurgische Therapie der Fettsucht. Ernährungsforschung 1983; 28:146–50.
Weiner R, Hartig W. Enterale Resorptionskinetik beim Kurzdarmsyndrom. Z Klin Med 1988; 43:721–4.
Wittgrove AC, Clark GW, Tremblay LJ. Laparoscopic gastric bypass, Roux-en-Y: preliminary report of five cases. Obes Surg 1994; 4: 353–7.

KAPITEL

8

R. Weiner

Steuerbares Magenband (adjustable gastric banding)

8.1 Trokarplatzierung

Die Positionierung der Trokare entspricht weitgehend der der Fundoplikation. Der Optiktrokar (Ersttrokar) wird zuerst im linken Oberbauch platziert und bildet zu den später eingebrachten zwei Arbeitstrokaren ein gleichschenkeliges Dreieck (➤ Abb. 8.1). Die Anlage des Pneumoperitoneums und des Ersttrokars erfolgt prinzipiell in horizontaler (flach liegender) Position des Patienten. Unter Kamerasicht erfolgt dann die Lagerung in Anti-Trendelenburg-Position. Der Schwerkraft folgend sinken die Viszera nach kaudal (➤ Abb. 6.1), wodurch eine bessere Sicht auf das Operationsgebiet erzielt wird. Erst nach Beendigung der Lagerung werden die Arbeitstrokare unter Sicht eingebracht. Alle Trokare zielen auf die hiatale Region. Die schrittweise Trokarplatzierung ist bei fettreichen Bauchdecken die Voraussetzung für eine erfolgreiche Operation. Unter dem rechten Rippenbogen wird ein Trokar für den Leberretraktor und unter dem linken Rippenbogen ein weiterer Trokar für eine Fasszange unter Kamerasicht platziert (➤ Abb. 8.1).

MERKE
Die funktionale und schrittweise Einbringung der Trokare nach Lagerung des Patienten in Anti-Trendelenburg-Position ist die Grundvoraussetzung für eine erfolgreiche Implantation eines steuerbaren Magenbandes.

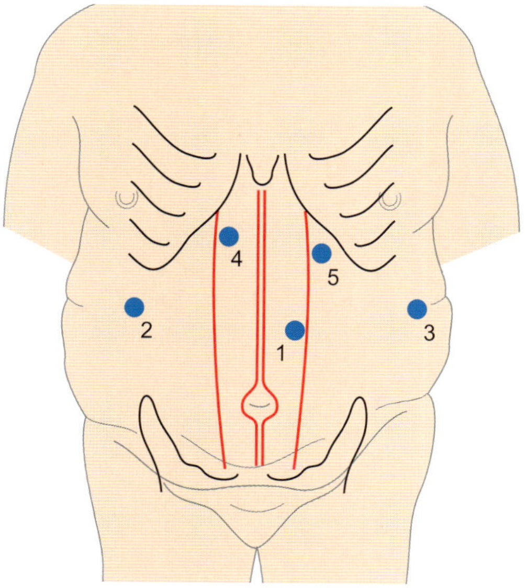

Abb. 8.1 Trokarpositionen: 1. Erstzugang und Optiktrokar; 2. Leberretraktor (5 oder 10 mm); 3. Fasszange (5 oder 10 mm); 4. Arbeitsinstrument (10 mm); 5. Arbeitsinstrument (5 mm).

8.2 Darstellung des Operationssitus

Die Darstellung der hiatalen Region mit Anhebung des linken Leberlappens ist die Grundvoraussetzung für eine sichere Magenbandimplantation. Für die Anhebung des linken Leberlappens sind stabile und atraumatische Spezialretraktoren notwendig, um eine Verletzung der oftmals vulnerablen Fettleber zu vermeiden. Bei Extremformen einer Steatosis hepatis kann es erforderlich sein, einen zweiten Optiktrokar etwas weiter kaudal zu platzieren und/oder auch einen zweiten Leberretraktor von links her einzuführen, um eine ausreichende Sicht unter der Leber auf das Operationsgebiet zu erhalten.

MERKE
Die laparoskopische Ausführung ist bei extremer Vergrößerung des linken Leberlappens technisch schwierig, aber einfacher als in offener Technik. Die sofortige Konversion ist daher nicht immer die beste Lösung.

8.2.1 Implantationstechniken

Es unterscheiden sich zwei prinzipielle Implantationstechniken für das Magenband: Die **retrogastrische Platzierung** nach Ausbildung eines Tunnels, beginnend an der kleinen Kurvatur hinter dem Magen, ist durch die **Pars-flaccida-Technik** abgelöst worden. Die retrogastrische Platzierung des Magenbandes, wie sie in den ersten Jahren üblich war, hatte eine höhere Rate intraoperativer Komplikationen (Magenperforation) und Spätkomplikationen (Slippage).

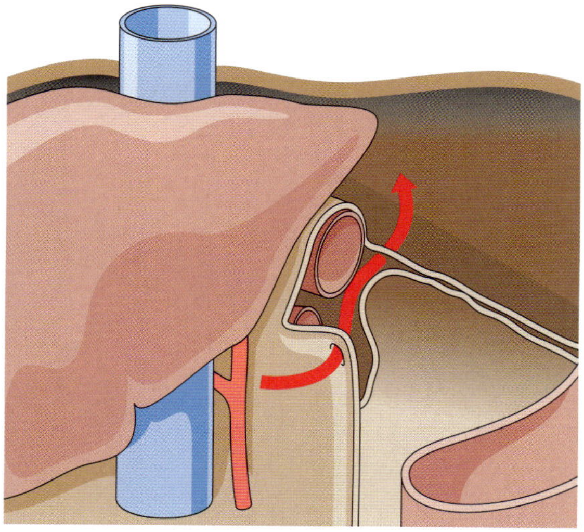

Abb. 8.2 Dissektion und Platzierung des Magenbandes oberhalb der Bursa omentalis (Pfeilverlauf).

Die Pars-flaccida-Technik hat weiterhin den Vorteil einer technisch einfachen Durchführbarkeit bei klaren anatomischen Eckpunkten und gilt heute als internationaler Standard. Es wird daher nur die **Pars-flaccida-Technik** beschrieben.

Entscheidend bei der Magenbandimplantation ist, dass bei der Dissektion kein Weg durch die Bursa omentalis gewählt wird, sondern das Band oberhalb der Bursa platziert wird (➤ Abb. 8.2). Das Band wird nach präparatorischer Darstellung beider Zwerchfellschenkel und einer retroösophagealen „Umfahrung" hinter die Kardia platziert. Unter Bildung eines anterioren gastralen (oftmals nur virtuellen) Magenpouches von 15 ml Füllungsvolumen wird das Band unter Einschluss des kleinen Ligamentes geschlossen.

8.2.2 Sonderfall

Bandimplantation nach Nissen-Fundoplikation und Hiatoplastik:

Mehrfach wurden die Ergebnisse von Kombinationseingriffen in unterschiedlicher Reihenfolge zur Korrekturoperation gesehen, auf deren Grundlage folgende Sachverhalte festzuhalten sind:

- Es gibt keine Indikation für eine simultane Magenbandimplantation und Fundoplikation (Nonsens).
- Große axiale Hiatushernien sollten während der Bandimplantation verschlossen werden, da das Band in das Mediastinum migrieren kann.
- Nach einer Hiatoplastik, insbesondere mit Verwendung von Mesh, ist die Bandimplantation mit einem erhöhten Verletzungsrisiko verbunden.
- Eine Magenbandimplantation nach einer Fundoplikation ist keine Indikation, ohne Effekt auf den Gewichtsverlauf (wenn das Band unterhalb der Fundusmanschette platziert wurde) und mit vielfältigen Komplikationsmöglichkeiten verbunden.
- Die Bandimplantation oberhalb der Fundusmanschette ist immer Ösophagus-Banding und damit obsolet.
- Besteht eine Indikation zu einem steuerbaren Magenband nach vorausgegangener Fundoplikation, muss die Fundusmanschette vollständig aufgehoben werden, was technisch sehr schwierig sein kann.

8.3 Vorgehensweise

8.3.1 Schritt 1: His-Winkel

Die Darstellung und Inzision des His-Winkels als erster Schritt (➤ Abb. 8.3) hat eine Reihe von Vorteilen:

- Bestehende axiale oder paraösophageale Hernien werden entdeckt und können reponiert werden.
- Die spätere Bandplatzierung unterhalb eines herniierten Magenanteils erzeugt nicht nur einen zu großen Pouch, sondern begünstigt auch ein späteres Slippage.
- Klare anatomische Grenze, die eine einfache und sichere Umfahrung des proximalen Magens ohne Perforationsgefahr erlaubt.

8.3.2 Schritt 2: rechter Zwerchfellschenkel
(➤ Abb. 8.4)

Der tiefste Punkt des rechten Crus sollte am peritonealen Überzug inzidiert werden, um eine stumpfe Dissektion hinter der Kardia durchführen zu können. Unter Sicht kann das Fettgewebe gespreizt und stumpf die Region des bereits inzidierten His-Winkels erreicht werden (➤ Abb. 8.5).

8.3.3 Schritt 3: Umfahrung

Die Umfahrung mit einem stumpfen Instrument sollte prinzipiell bei liegender Magensonde erfolgen, da diese bei einer starken Fettansammlung in der hiatalen Region den geschienten Ösophagus ertasten lässt. Ein extremes Fett-Pad auf dem Mageneingang kann zu diesem Zeitpunkt gegebenenfalls reseziert werden.

CAVE

Eine klare anatomische Orientierung ist Voraussetzung, um Verletzungen von Speiseröhre und Magen sowie auch eine Fehlplatzierung des Bandes zu vermeiden. Es wurden Bänder wegen Funktionsverlust explantiert, die nicht um die Kardia, sondern nur um das auf der Kardia gelegene Fettgewebe platziert waren.

Das Instrument wird prinzipiell vom rechten Zwerchfellschenkel zum linken Zwerchfellschenkel geführt.

8.3.4 Schritt 4: Bandplatzierung und -verschluss

Das sorgsam vorbereitete Band (luftentleert) wird unter streng aseptischen Kautelen atraumatisch in die Bauchhöhle gebracht. Dazu eignen sich in der Regel Trokare mit einem Innendurchmesser von 15 mm oder mehr. Das Band sollte zuvor befeuchtet werden, um es gleitend und ohne Widerstand transportieren zu können. Grundsätzlich sollten dazu nur atraumatische Instrumente verwendet werden.

8

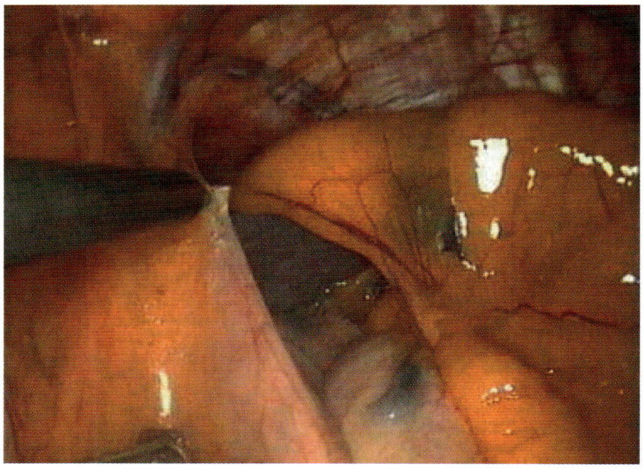

Abb. 8.3 Inzision des His-Winkels mit elektrischem Haken, Ultraschall oder Schere.

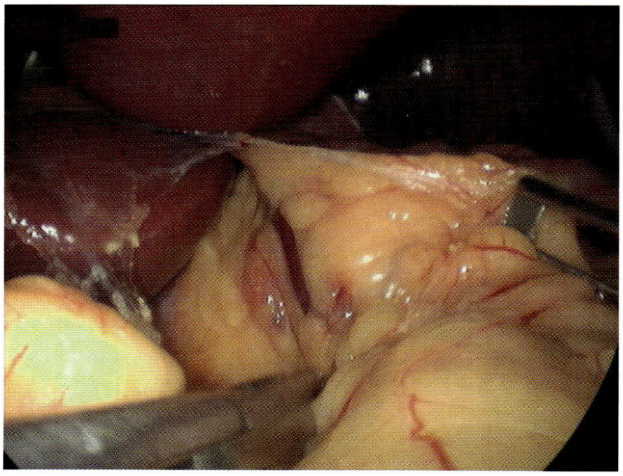

Abb. 8.4 Eröffnung der Pars flaccida mit Darstellung des rechten Crus. Der Lobus caudatus der Leber und das Zwerchfell geben eine anatomische Orientierung. Die in unmittelbarer Nähe verlaufende A. gastrica sinistra muss ebenso wie die lateral des rechten Crus verlaufende V. cava sehr sorgfältig beachtet werden.

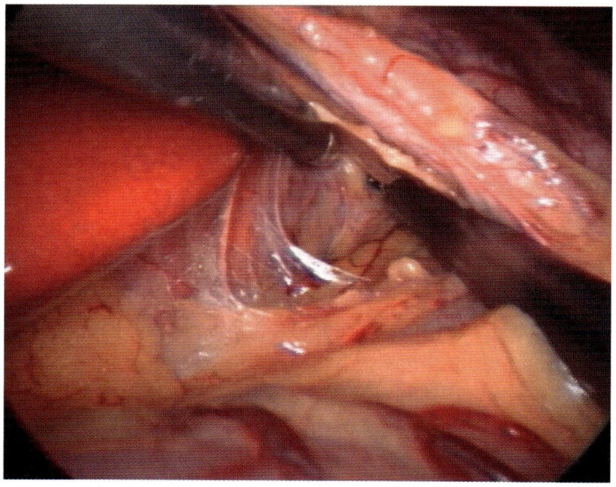

Abb. 8.5 Präparation unter Sicht vom rechten Crus zum linken Crus des Zwerchfells.

CAVE

Keine spitzen Fasszangen verwenden, da diese nicht nur das Band beschädigen, sondern bei einem Abgleiten eine Perforation von Organen und Gefäßen verursachen könnten.

Alternativ kann bei einem BMI < 45 kg/m² auch eine Mini-Inzision zum Einsatz kommen. Der Transport hat stets auch unter Sicht des Laparoskops und nicht „blind" zu erfolgen, um Verletzungen von Leber, Milz und anderen Organen zu vermeiden. Grundsätzlich darf das Band nicht beschädigt werden. Der aufblasbare Teil des Bandes sollte stets gegen Verletzungen durch Trokarventile oder Instrumente geschützt werden. Je nach Verschlussprinzip wird das Band oder das Ende des Schlauchsystems in den linken Oberbauch gebracht. Anschließend wird die Einführhilfe hinter der Kardia platziert und die Spitze des Instruments (articulating dissector, Fasszange, Goldfinger o. a.) im Bereich des His-Winkels für die Aufnahme des Bandes oder des Schlauchsystems sichtbar gemacht. Das Band wird vorsichtig unter sanftem Zug um die Kardia herumgezogen.

CAVE

Die Platzierung des Magenbandes um den Ösophagus kann ebenfalls eine Gewichtsreduktion einleiten, widerspricht jedoch den Prinzipien der Adipositaschirurgie, die immer auch Magenchirurgie ist. Die Migration eines Bandes in den Ösophagus ist wie bei der Angelchik-Prothese eine Katastrophe. Das Ösophagus-Banding erzeugt eine Achalasie des Ösophagus und sollte streng vermieden werden.

Die Verschlussmechanismen der Bänder sind individuell verschieden und müssen in einem Training erlernt und der Produktbeschreibung entnommen werden.

8.3.5 Schritt 5: gastrisch-gastrische Fixationsnähte

Die Übernähung des Bandes im Fundusbereich soll ein Slippage verhindern. Inwieweit diese Nähte bei einem weit kranial platzierten Band überhaupt notwendig sind, bleibt offen. Die Nähte müssen prinzipiell zwischen Fundus und Magenpouch platziert werden.

Grundsätzlich muss nicht-resorbierbares Nahtmaterial verwendet werden.

Die Zahl der Nähte ist individuell verschieden und schwankt zwischen einer und vier Nähten. Die Nähte dürfen nicht zu straff über dem Band zu liegen kommen, da sonst eine Magenbandmigration gefördert werden kann.

8

CAVE

Die Magensonde soll vor der Naht entfernt werden, da sonst eine Fixation durch die Naht erfolgen kann.

8.3.6 Schritt 6: Anschluss Portkammer

Das Ende des Schlauchsystems wird an der Trokarposition herausgezogen, an der die Portkammer platziert werden soll. Das Schlauchsystem sollte 10 – 15 cm vor der Bauchdecke gekürzt werden (➤ Abb. 8.6). Es soll eine lockere Beweglichkeit auch bei sportlicher Tätigkeit problemlos möglich sein. Generell haben die Portlokalisationen im linken Oberbauch gegenüber den sternalen Lokalisationen für den Patienten Vorteile (Kosmetik, Schmerzen, Scheuern des Büstenhalters).

Sonderfall: Bei telemetrischen Magenbändern wird die Antenne auf das Sternum platziert, da hier der geringste Durchmesser der subkutanen Fettschicht zu erwarten ist (➤ Abb. 8.7). Zur Energieübertragung muss ein kurzer Abstand zwischen Haut und Antenne gewahrt werden.

8.3.7 Schritt 7: Sicherheitstests

Die Funktionalität des Bandes wird vor Implantation durch Füllung mit steriler Kochsalzlösung überprüft. Besteht der Verdacht, dass das Band bei der Implantation oder der Übernähung beschädigt worden sein könnte, sollte am Ende der Operation das gesamte System unter laparoskopischer Sicht mit Methylenblau-Lösung gefüllt werden (➤ Abb. 8.8). Bei einem nachgewiesenen Defekt ist das Band gegen ein neues System auszutauschen.

Besteht der Verdacht auf eine intraoperative Perforation des Magens, meist im nicht einsehbaren Fundusbereich, ist eine Gastroskopie mit Luftinsufflation eine Möglichkeit, den Defekt zu verifizieren oder auszuschließen.

Bei einer stattgehabten Magenperforation sollte auch bei einer sehr sicheren Versorgung des Defekts das Band immer entfernt werden, da eine erhöhte Infektions- und Migrationsgefahr besteht.

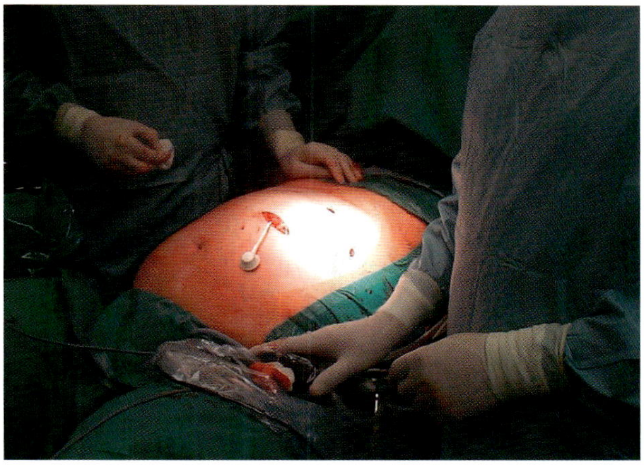

Abb. 8.6 Portplatzierung im linken Oberbauch. Das Schlauchsystem wird 10 – 15 cm länger belassen, als es der Abstand zur Bauchdecke verlangt, um eine sportliche Betätigung zu erlauben. Das Schlauchsystem sollte jedoch nicht überlang in der Bauchhöhle verbleiben, da es zu Darmverschlüssen kommen könnte.

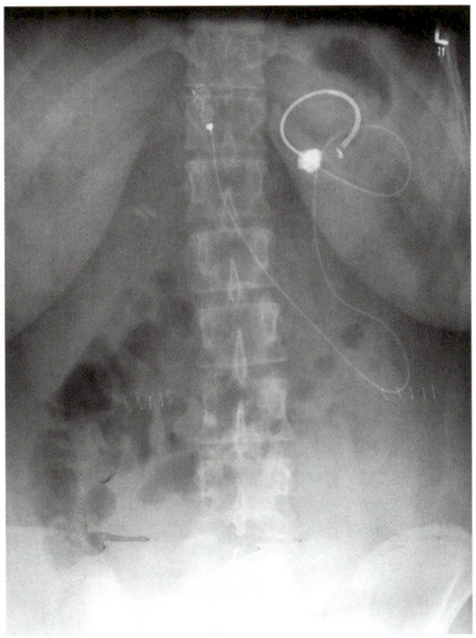

Abb. 8.7 Telemetrisches Magenband mit Fixation der Antenne auf dem Sternum. Vom Bandsystem ist nur der Minimotor mit dem metallischen Stellband zu erkennen.

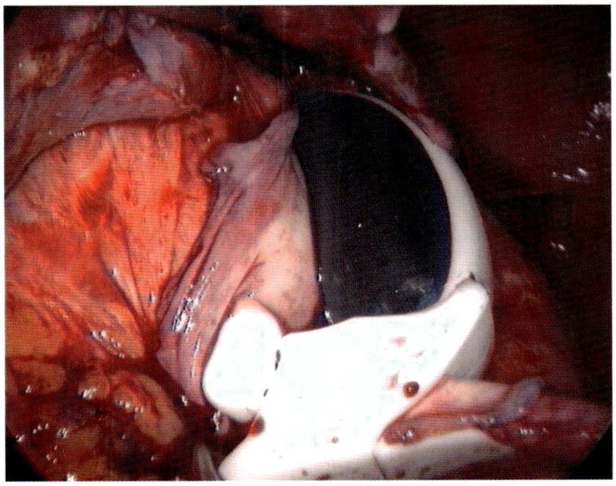

Abb. 8.8 Dichtigkeitsprüfung des Bandsystems bei Verdacht auf eine Verletzung des aufblasbaren Bandanteils durch Methylenblau-Lösung unter laparoskopischer Sicht.

8.4 Postoperatives Management

Bei ausreichender Erfahrung kann die Gesamtoperationszeit auf weniger als 30 Minuten reduziert werden. Die postoperative Kontrolle des Bandes sollte in der Lernphase des Operateurs erfolgen.

Bei ausreichender Erfahrung kann folgender postoperative Ablauf umgesetzt werden:

- Trinken vier bis sechs Stunden nach der Operation.
- Flüssigkostphase ab 1. postoperativem Tag für weitere drei bis vier Wochen. Diese Verfahrensweise hat sich bewährt, vermeidet ein „Frühslippage" und ermöglicht dem Patienten eine Anpassung der Ernährungsweise und einen guten Gewichtsverlust.
- Das Portlager sollte prinzipiell für 12 – 24 Stunden drainiert (Redon-Drainage) werden, um Hämatome und auch sekundäre Infektionen des Hämatoms zu vermeiden.
- Fäden- oder Klammerentfernung nach zehn Tagen.
- Die erste Füllung des Systems erfolgt frühestens vier Wochen nach der Operation. Bei einem Gewichtsverlust von mehr als 8 kg kann zunächst weiter abgewartet werden, bis kein weiterer Gewichtsverlust ohne Bandfüllung zu erreichen ist. Bandfüllung (Synonym: Bandblockung) durch eine Punktion des Ports mittels einer sehr dünnen Spezialnadel (Huber-Nadel) unter Röntgendurchleuchtung.

CAVE

Keine Punktion der Portkammer mit herkömmlichen scharf geschliffenen Punktionsnadeln.

Durch Einfüllen von Flüssigkeit in die Portkammer wird nach dem Prinzip eines geschlossenen hydraulischen Systems über den Verbindungsschlauch auch das Band gefüllt. Der komplette Verschluss des Stomas mit anschließender schrittweiser Öffnung bis zu einem Kontrastmitteldurchtritt hat sich bewährt.

Nach der Flüssigphase wird auf eine vollwertige Kost, verteilt auf drei Mahlzeiten pro Tag im ersten Jahr nach der Operation übergegangen. Zwischenmahlzeiten stimulieren die Insulinsekretion, die einen Fettabbau verhindert. Bei einer negativen Energiebilanz werden verstärkt die Proteine abgebaut. Die Mahlzeiten sollten in Energiegehalt und Volumen bei der Vorbereitung limitiert sein. Langsames und gutes Kauen, Trennung von Essen und Trinken, Vermeidung von hochkalorischen Getränken, Eiscremes und gashaltigen Getränken zählen zu den weiteren Regeln der Ernährungsweise mit Magenband. Entsprechende Patienten-Ratgeber stehen zur Verfügung (Weiner und Wagner 1998).

Das Magenband erzeugt keinen Gewichtsverlust durch die Implantation *per se*, sondern ist nur eine Hilfe zur Selbstregulation (-kontrolle). Diese setzt eine hohe Compliance und Willensstärke voraus (an denen es den meisten Betroffenen mangelt).

Literatur

Greve JW, Furbetta F, Lesti G, Weiner RA, Zimmerman JM, Angrisani L. Combination of laparoscopic adjustable gastric banding and gastric bypass: current situation and future prospects – routine use not advised. Obes Surg 2004; 14(5):683 – 9.

Weiner R. Manual Laparoskopisches Gastric Banding. Barth-Verlag, Heidelberg, Leipzig 1998.

Weiner R. [Gastric banding: surgical and technical aspects] Chirurg 2005; 76(7):678 – 88.

Weiner R (Hrsg.). Adipositaschirurgie – Indikationen und Therapieverfahren. UNI-MED-Verlag, Bremen, New York 2006.

Weiner R, Bockhorn H, Rosenthal R, Wagner D. A prospective randomized trial of different techniques of laparoscopic gastric banding (LAP-BAND) for morbid obesity. Surg Endosc 2001; 15:63 – 8.

Weiner R, Emmerlich V, Bochhorn H, Wagner D. Management und Therapie von Komplikationen nach „gastric-banding" wegen morbider Adipositas. Chirurg 1998; 69:1082 – 8.

Weiner R, Pomhoff I, Schramm M, Weiner S, Blanco-Engert R, Matkowitz R. Outcome after adjustable gastric banding using the Lap-Band and the Heliogast band: a prospective randomized study. Obes Surg 2003; 13(5):776 – 9.

Weiner R, Pomhoff I, Schramm M, Weiner S, Blanco-Engert R, Matkowitz R et al. Outcome after laparoscopic adjustable gastric banding – 8 years experience. Obes Surg 2003; 13(3):427 – 34.

Weiner R, Wagner D. Magenband – die neue Chance. Ein Ratgeber für den Patienten. Haug-Verlag, Heidelberg 1998.

Weiner R, Wagner D, Blanco-Engert R, Bockhorn H. Eine neue Technik zur laparoskopischen Platzierung des steuerbaren Magenbandes (LAP-Band) zur Vermeidung eines Slippage. Chirurg 2000; 71:1243 – 50.

KAPITEL

9

R. Weiner

Proximaler Roux-en-Y-Magenbypass

9.1 Trokarplatzierung

Die Platzierung der Trokare entspricht dem der Magenbandimplantation, allerdings müssen die Arbeitstrokare (➤ Abb. 9.1, Nr. 4, 5) zumindest einen Durchmesser von 12 mm haben, um einen Einsatz von Linearstaplern zu ermöglichen. Der Optiktrokar ist etwa 15 cm vom Xyphoid entfernt und links der Mittellinie lokalisiert, um eine optimale Sicht auf den Hiatus oesophagei zu ermöglichen. Die Anlage des Kapnoperitoneums und die Platzierung des Ersttrokars erfolgen stets in flach liegender Position, um Verletzungen der Leber auszuschließen.

MERKE

Der Nabel bietet bei Adipösen meist eine unzureichende Orientierung für die Erstplatzierung des Kameratrokars. Bei Männern mit ausgeprägter abdominaler Adipositas verlagert sich der Bauchnabel nach Anlage des Kapnoperitoneums weit nach kaudal und gibt zu Fehlplatzierungen Anlass.

Nach Inspektion der Bauchhöhle wird der Patient in die Anti-Trendelenburg-Lagerung gebracht. Es empfiehlt sich, den Trokar für den Leberretraktor als nächsten Schritt zu platzieren, da die Größe des linken Leberlappens die Positionierung der Arbeitstrokare beeinflusst. Wir bevorzugen einen 10-mm-Trokar unter dem rechten Rippenbogen an der lateralen Bauchwand, der auch einen Zugang zur Gallenblase ermöglicht. Anschließend folgt ein 12-mm-Trokar unter dem linken Rippenbogen lateral. Erst nach Anheben des linken Leberlappens werden die beiden eigentlichen Arbeitstrokare im Epigastrium platziert. Optiktrokar und Arbeitstrokare sollten ein Dreieck bilden, um eine gute Handhabbarkeit der Arbeitsinstrumente zu sichern. Der linkslaterale Trokar (➤ Abb. 9.1, Nr. 3) sollte ebenfalls 12 mm Durchmesser haben, um die Entero-Entero-Anastomose mit einem Linearstapler ausführen zu können (➤ Abb. 9.1).

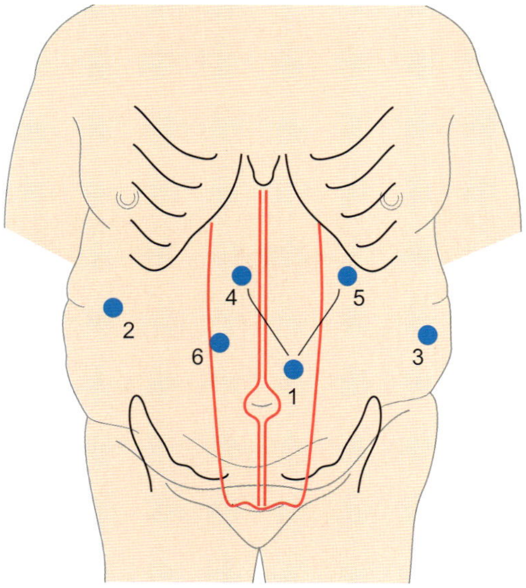

Abb. 9.1 Trokarpositionen beim Magenbypass. Der Optiktrokar (1) ist links neben der Mittellinie oberhalb des Nabels positioniert. Für den Leberretraktor (2) und eine Babcock-Fasszange (3) werden zwei 10-mm-Trokare unterhalb der Rippenbögen lateral eingebracht. Die Arbeitstrokare (4 und 5) werden im gleichschenkeligen Dreieck oberhalb des Kameratrokars in Zielrichtung auf die hiatale Region eingebracht. Sie sollten mindestens 15 cm Abstand haben, um ein funktionelles Arbeiten zu ermöglichen.

9.2 Darstellung des Operationssitus

Nach Einführen der Optik erfolgt prinzipiell die Inspektion der Bauchhöhle. Sie sollte stets am Anfang jeder laparoskopischen Operation stehen, um Befunde von Bedeutung (z. B. mönströser Ovarialtumor oder schwere Verwachsungen im Bauchraum) auszuschließen bzw. festzustellen. Gynäkologische Operationen im kleinen Becken sind meist von Verwachsungen des Omentum majus im kleinen Becken gefolgt. Eine durchgeführte Magenseparation bei vollständig verwachsenem Dünndarm ist eine katastrophale Situation, die zur Konversion und zu zeitaufwendigen Adhäsiolysen führen kann. Ebenso schließt die Inspektion auch die Prüfung der Erreichbarkeit des Magenpouches der oralen (später alimentären) Schlinge ein. Eine Schlauchmagenbildung bei einer „frozen" Bauchhöhle kann – bei entsprechender präoperativer Aufklärung und Einwilligung – eine Alternative darstellen.

Eine umfangreiche und alternative Operationsaufklärung schützt bei Voroperationen vor Konfliktsituationen bei der Auswahl technisch machbarer Eingriffe.

Erst nach Inspektion der Bauchhöhle erfolgt die Darstellung der hiatalen Region, wozu die Lagerung in Anti-Trendelenburg-Position und eine ausreichende Retraktion des linken Leberlappens notwendig sind. Ein hochgeschlagenes Omentum muss reponiert werden, um die Sicht auf den Magen zu ermöglichen.

9.3 Vorgehensweise

9.3.1 Schritt 1: His-Winkel

Zuerst sollte stets die Darstellung des His-Winkels erfolgen. Herniationen des Magenfundus in eine Hiatushernie müssen reponiert werden. Dazu wird der peritoneale Überzug inzidiert (Ligasure®, Ultraschall, elektrischer Haken). Das linke Crus des Zwerchfells wird dargestellt (➤ Abb. 9.2), es dient als anatomische Ziellinie bei der späteren Pouchbildung.

Es ist ein Fehler, wenn große Hiatushernien mit Magenanteilen im Mediastinum belassen werden, da dadurch ein zu großer Magenpouch resultieren kann.

9.3.2 Schritt 2: Präparation der Bursa omentalis

Die Dissektion beginnt im Bereich der kleinen Kurvatur 2 cm unterhalb des ösophagokardialen Übergangs, in der Regel zwischen dem ersten und zweiten Seitenast der A. gastrica sinistra mit Eröffnung des vorderen Blattes des Omentum minor (Ultraschalldissektion, Ligasure, elektrischer Haken) und Eindringen in die Bursa omentalis (➤ Abb. 9.3, ➤ Abb. 9.4). Die A. gastrica sinistra versorgt den Magenpouch, auf sie muss genau geachtet werden, um Blutungskomplikationen zu vermeiden und die Durchblutung des Pouches zu garantieren. Die Einmündung der A. gastrica sinistra weist große Variationen auf (➤ Abb. 9.5), sodass Energieanwendung und Präparation nur unter Sicht erfolgen sollten.

CAVE

Kein Kontakt der aktiven Platte des Ultraschallgeräts mit einem Ast oder dem Stamm der A. gastrica sinistra. Zur Vermeidung ist eine streng magenwandnahe Dissektion notwendig.

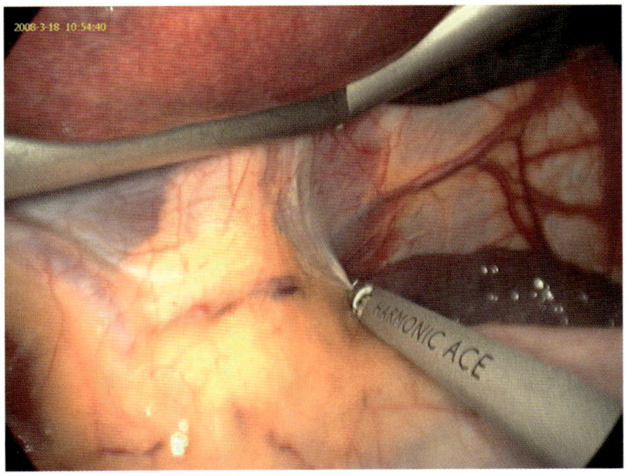

Abb. 9.2 Darstellung und Inzision des His-Winkels mit Darstellung des linken Crus des Zwerchfells.

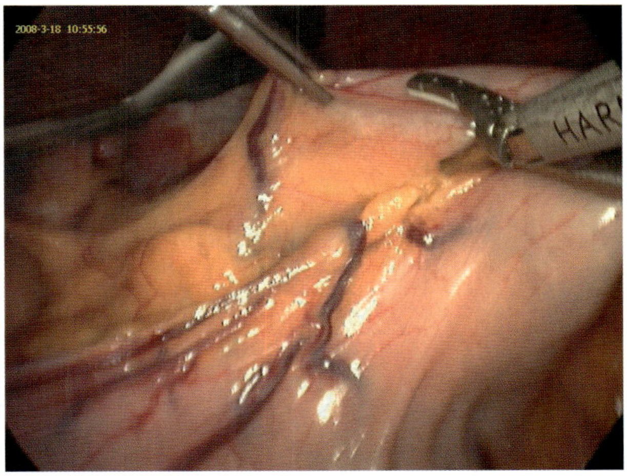

Abb. 9.3 Dissektion der Bursa omentalis 2 cm kaudal der Kardia unter Sicht. Hier wird unter Anspannung des Magens 2 cm oberhalb des „Krähenfußes" mit der Inzision des peritonealen Überzugs begonnen.

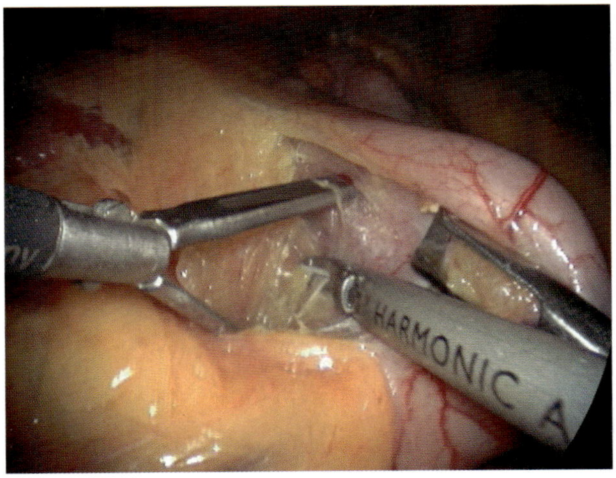

Abb. 9.4 Die Dissektion wird magenwandnah in Richtung des linken Zwerchfellschenkels fortgesetzt. Fettgewebe kann vorsichtig gespreizt werden. Kleine einsprossende Gefäße werden mit Energieanwendung „versiegelt".

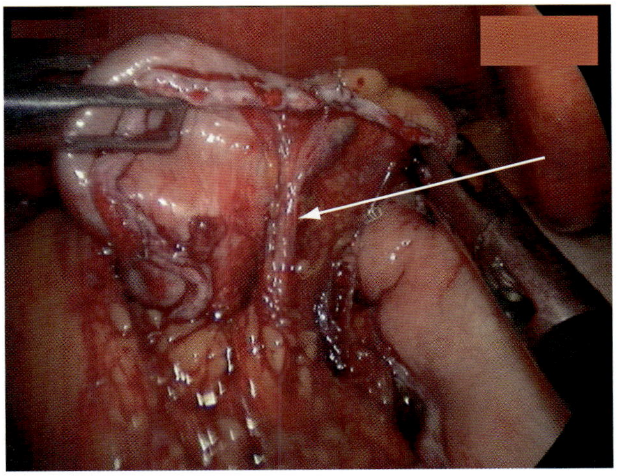

Abb. 9.5 Variation einer posterioren Einmündung eines versorgenden Astes der A. gastrica sinistra in den Magenpouch.

Gelegentlich befinden sich posteriore Adhäsionen (➤ Abb. 9.6) oder primäre Variationen in der Bursabegrenzung, die aufgehoben werden müssen, um eine anatomisch gerechte Pouchbildung durchführen zu können.

Es sind mehrere weitere Risikosituationen zu berücksichtigen:

- Blutungen im Bereich der kleinen Kurvatur (➤ Abb. 9.7) müssen sofort und effektiv gestillt werden, da es sonst zu massiven Einblutungen der Magenwand kommen kann.
- Die posteriore Dissektion muss stets unter Sicht in Richtung auf das linke Crus des Zwerchfells durchgeführt werden (➤ Abb. 9.8), um Verletzungen von Milz, Milzgefäßen u. a. (➤ Abb. 9.9) zu vermeiden.

9.3.3 Schritt 3: Pouchbildung

Zur Kalibration des Pouches kann in der Lernphase auch ein Ballon verwendet werden, der mit 15 – 30 ml Kochsalz im Magen aufgefüllt und in die Kardia zurückgezogen wird, bevor die Magendurchtrennung erfolgt.

Die Durchtrennung des Magens erfolgt in horizontaler Richtung von links (Bildschirmsicht) nach rechts mit einem maximal 45 mm langen geraden Klammernahtinstrument (➤ Abb. 9.10).

Der Zug am Magen nach kaudal sollte vor Schließen des Klammernahtgeräts aufgegeben werden, da sonst ein zu kurzer Abstand zur Kardia resultieren kann. Der durchtrennte Magen retrahiert sich aufgrund der muskulären Relaxation relativ schnell. In dieser Region sind kleine

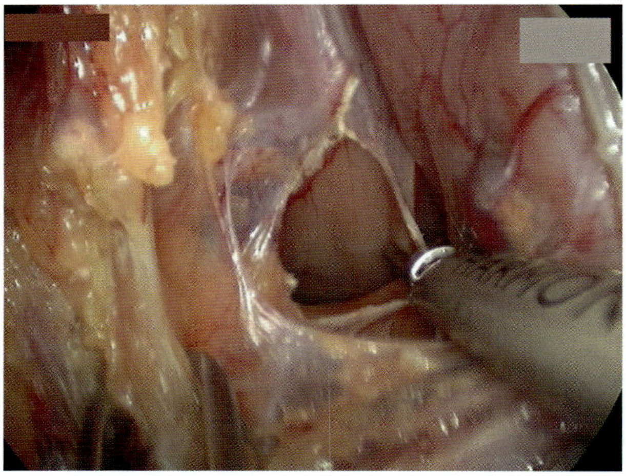

Abb. 9.6 Posteriores atypisches Peritonealblatt in der Bursa omentalis, das ohne eine Durchtrennung eine fehlerhafte Pouchgröße bedingen könnte.

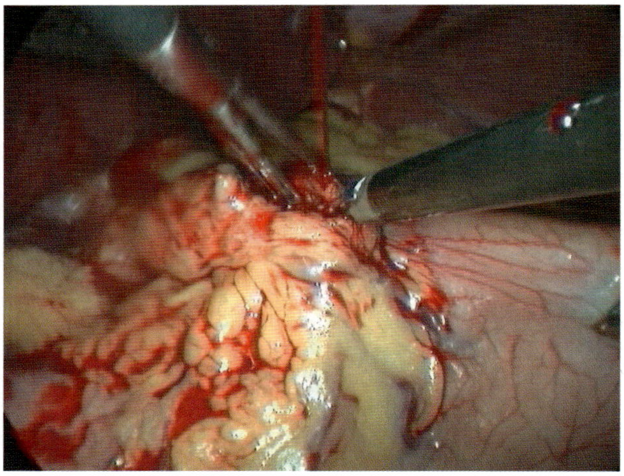

Abb. 9.7 Eine arterielle Blutung im Bereich der kleinen Kurvatur muss rasch und sicher gestillt werden, um eine Einblutung in den Magenpouch zu verhindern.

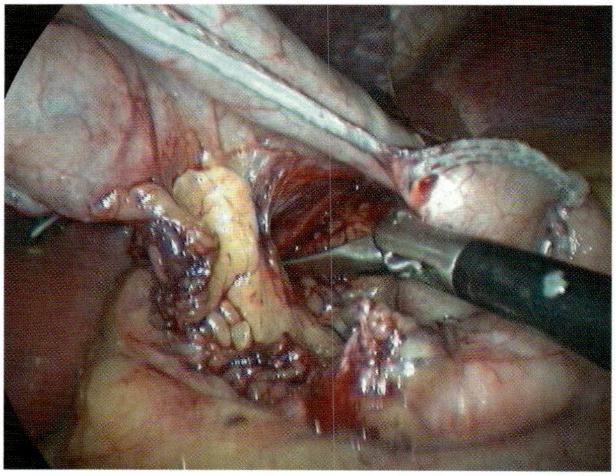

Abb. 9.8 Die Dissektion erfolgt stets unter Sicht in Richtung auf den linken Zwerchfellschenkel.

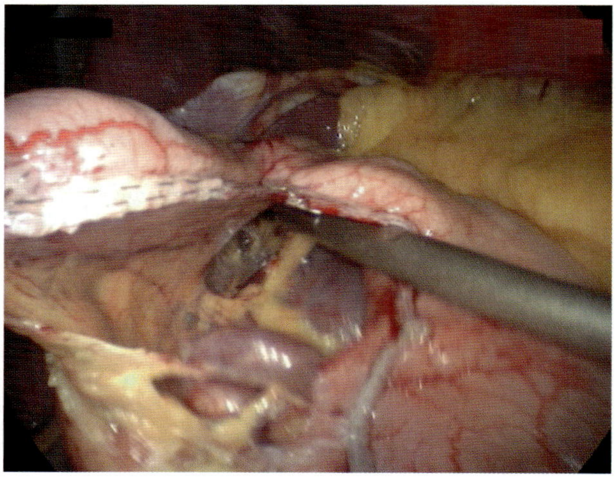

Abb. 9.9 Die Unterfläche der Milz und die Milzgefäße befinden sich in unmittelbarer Nähe der Resektionslinie und stellen potenzielle Blutungsquellen dar, die beachtet werden müssen.

Klammergrößen (3,5 mm) zu verwenden, um Blutungen zu vermeiden. Treten dennoch Blutungen auf, muss die Klammernahtreihe fortlaufend übernäht werden. Durch Verwendung von Klammernahtverstärkungen (Seamguard®, Duett®, Veritas®) kann das Blutungsrisiko signifikant gesenkt werden (➤ Abb. 19.5), Übernähungen werden somit überflüssig und die Operationszeit verkürzt. Die Resektion ist dann in Dreieck- (➤ Abb. 9.11) oder Rechteckform in Richtung auf den linken Zwerchfellschenkel vorzunehmen.

CAVE

Eine Ausnahme kann bei extremer abdominaler Adipositas, insbesondere bei Männern, die ein fettreiches kurzes Mesenterium oder eine extreme Körperlänge (> 200 cm) aufweisen, gemacht werden, indem der Magenpouch in einer Schlauchform gebildet wird. Damit wird die Distanz zum Magenpouch wesentlich verkürzt, um eine spannungsfreie Anastomosierung mit dem Jejunum zu ermöglichen. Der erste „Cut" liegt daher deutlich weiter kaudal (➤ Abb. 9.12).

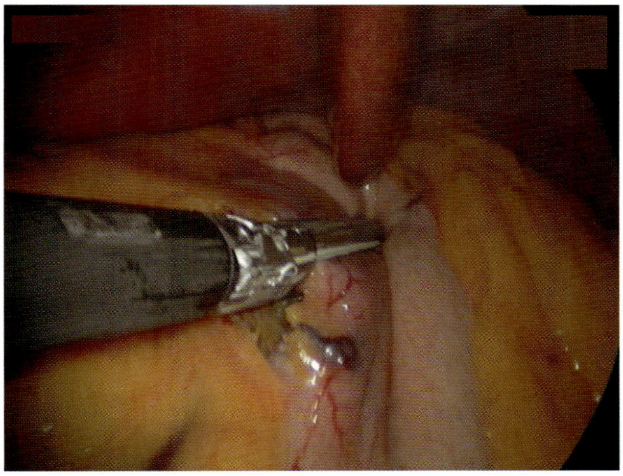

Abb. 9.10 Horizontale Resektion mit einem linearen Klammernahtgerät (blaues Magazin).

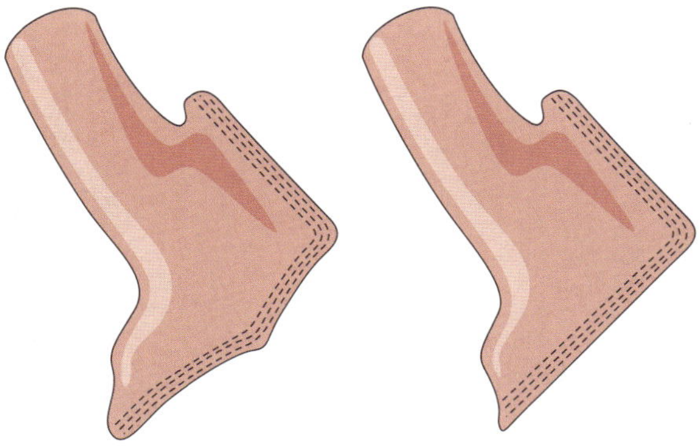

Abb. 9.11 Dreieckförmige Resektion zur Bildung eines kleinen Magenpouches (Pouchform) ohne Fundusanteile.

Der Fundus sollte grundsätzlich vollständig reseziert werden, um den Produktionsort des Enterohormon Ghrelin aus der Nahrungspassage auszuschließen. Außerdem ist der Fundus mit seinen zwei Muskelschichten sehr dehnungsfähig, sodass es in diesem Bereich rasch zu einer Dilatation des Magenpouches kommen könnte.

MERKE

Auf die vollständige Durchtrennung des Magens ist streng zu achten, um sog. spätere gastrisch-gastrische Fisteln zu vermeiden.

Zur Überprüfung der Vollständigkeit der Durchtrennung des Magens kann bei fehlender Übersichtlichkeit die Magenverbindung mit Hilfe eines biegbaren Instrumentes vom linken Crus abgehoben und ggf. mit einem linearen Klammernahtgerät sicher durchtrennt werden (➤ Abb. 9.13). Die Verwendung von Klammernahtverstärkungen (nicht resorbierbares Material) oder eine Übernähung der Klammernahtreihen verhindert spätere Leckagen und Blutungen.

9.3.4 Schritt 4: Darmmessung und Schlingenbildung

Nach vollständiger Durchtrennung des Magens wird das Treitz-Band aufgesucht. Dazu muss das Omentum majus angehoben werden, was bei einer Fixation (nach gynäkolo-

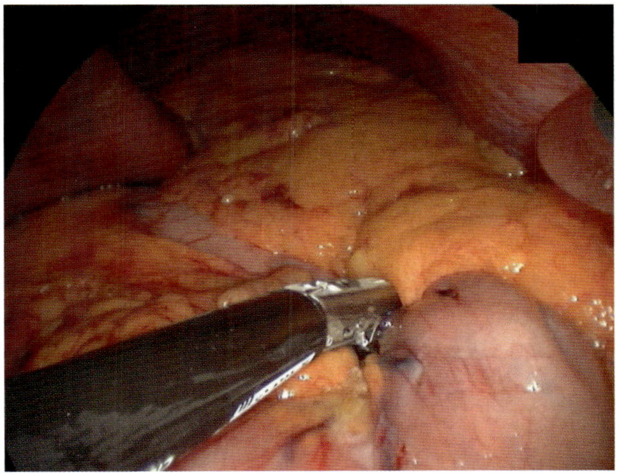

Abb. 9.12 Schlauchförmiger Magenpouch (partieller Schlauchmagen) mit einer distalen Gastroenterostomie.

gischen Operationen, Kaiserschnitt u. a. m.) oftmals unmöglich oder sehr schwer zu realisieren ist. Bei einem fettreichen Omentum majus ist dessen Durchtrennung (z. B. mit Hilfe der Ultraschalldissektion oder Ligasure) notwendig. Nach Abmessen (➤ Abb. 9.14) von 50 cm ab dem Treitz-Band wird die abführende Schlinge mit Hilfe von atraumatischen Fasszangen in den Oberbauch gebracht.

Die biliodigestive Schlinge muss stets links (aus der Sicht des Chirurgen auf dem Monitor rechts) und die spätere alimentäre Schlinge rechts verlaufen (Bildschirmsicht: links).

Bereits zu diesem Zeitpunkt kann die Darmkontinuität nach Eröffnung eines Mesenteriumfensters mit dem Klammernahtgerät durchtrennt werden (weißes Magazin). Alternativ kann die Dünndarmschlinge auch am Pouch bereits befestigt und nach Ausbildung der Anastomose abschließend durchtrennt werden. Es ist unbedingt darauf zu achten, dass die Schlingen nicht verwechselt werden (Video 10). Eine langstreckige Skelettierung des Mesenteriums ist in der Regel nicht notwendig.

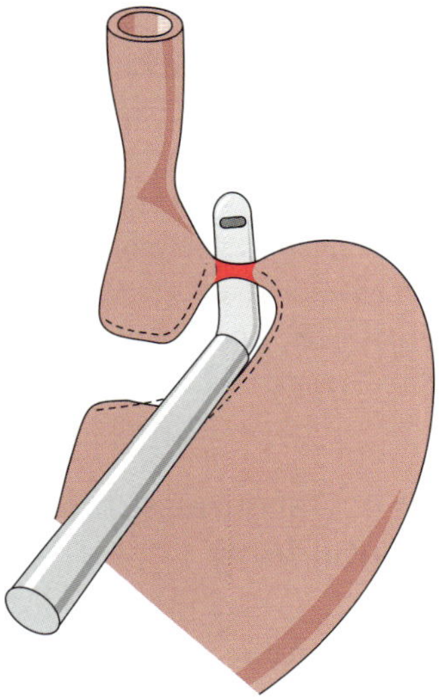

Abb. 9.13 Anheben einer Magenbrücke mit einem biegbaren Instrument zur Vermeidung einer gastrogastrischen Fistel.

CAVE

Die Skelettierung des fettreichen Mesenteriums ist technisch schwierig und riskant (➤ Abb. 9.15), da die Gefäßstrukturen nicht sichtbar sind.

Die Durchtrennung der Pars libera des Omentum majus empfiehlt sich bei der antekolischen Schlingenführung und bei einem sehr fettreichen Omentum, um die Spannung von der Anastomose zu nehmen (➤ Abb. 9.16). Nach vollständiger Durchtrennung des Magens wird das Treitz-Band aufgesucht. Bei einem fettreichen Omentum majus ist dessen Durchtrennung notwendig. Nach Abmessen von 40 – 50 cm ab dem Treitz-Band wird die abführende (Roux-)Schlinge in den Oberbauch gebracht.

CAVE

Schlingenverwechslung: Zur Vermeidung immer konsequente Identifikation des Treitz-Ligaments. Eine sofortige Korrektur ist notwendig, da sonst frühpostoperativ (< 36 Stunden) ein Herzstillstand durch den überdehnten Magen (Distension) droht.

Schlingenführung

Grundsätzlich werden folgende Wege für die alimentäre Schlinge zum Magenpouch verwendet (➤ Abb. 9.17):

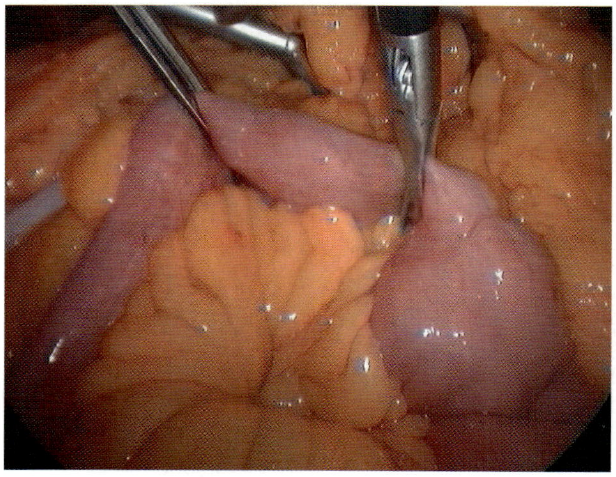

Abb. 9.14 Nach eindeutiger Identifizierung des Treitz-Ligaments wird die biliodigestive Schlinge auf eine Länge von 50 cm abgemessen.

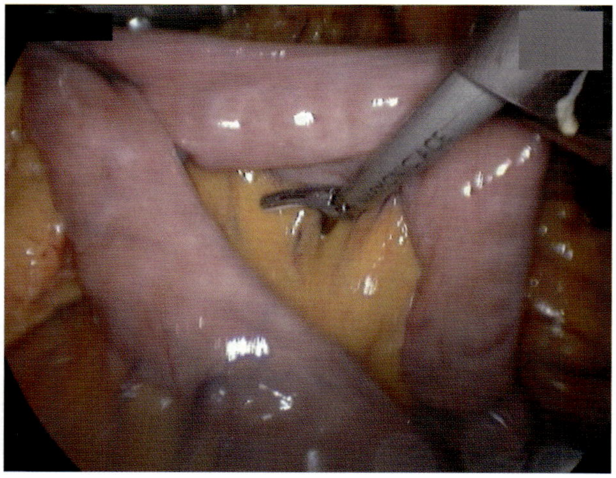

Abb. 9.15 Eröffnung des fettreichen Mesenteriums, um die Dünndarmschlinge mit einem linearen Klammernahtgerät zu durchtrennen.

- antekolisch-antegastrisch,
- retrokolisch-retrogastrisch,
- retrokolisch-antegastrisch.

Bereits zu diesem Zeitpunkt kann die Darmkontinuität nach Eröffnung eines Mesenteriumfensters mit dem Klammernahtgerät durchtrennt werden (weißes Magazin). Die Durchtrennung der Pars libera des Omentum majus empfiehlt sich bei der antekolischen Schlingenführung und bei einem sehr fettreichen Omentum, um die Spannung von der Anastomose zu nehmen.

Die Ausführung eines Ein-Anastomosen-Magenbypasses in Billroth-II-Form ist wegen des potenziellen Gallerefluxes eine Ausnahmeindikation (➤ Kap. 7.3). Grundsätzlich werden folgende Wege für die alimentäre Schlinge zum Magenpouch verwendet, wobei Rotationen der alimentären Schlinge strikt zu vermeiden sind:

- Antekolisch-antegastrisch: technisch am einfachsten, längste Distanz, wird favorisiert.
- Retrokolisch-retrogastrisch: technisch kompliziert (➤ Abb. 9.18), kürzeste Distanz.
- Retrokolisch-antegastrisch: technisch schwieriger als antekolisch-antegastrisch ohne wesentlichen Gewinn an „Strecke".

Bei extremer Adipositas oder Patienten mit einer Körperlänge von mehr als 190 cm sollte stets die initiale Prüfung der Erreichbarkeit des Pouches für die alimentäre Schlinge überprüft werden. Alternativ kann eine primäre schlauchmagenartige Pouchform und/oder eine Skelettierung der alimentären Schlinge oder ein retrokolisch-retrogastrischer Zugang gewählt werden.

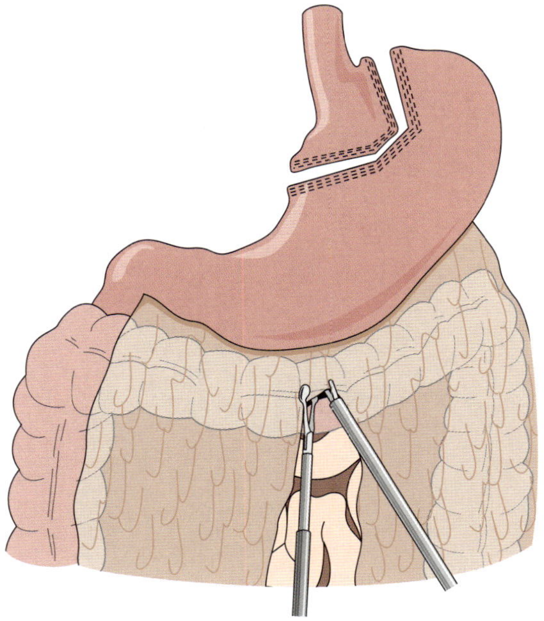

Abb. 9.16 Durchtrennung des Omentum majus. Strenge Beachtung der Gefäßversorgung, um Omentumnekrosen zu vermeiden.

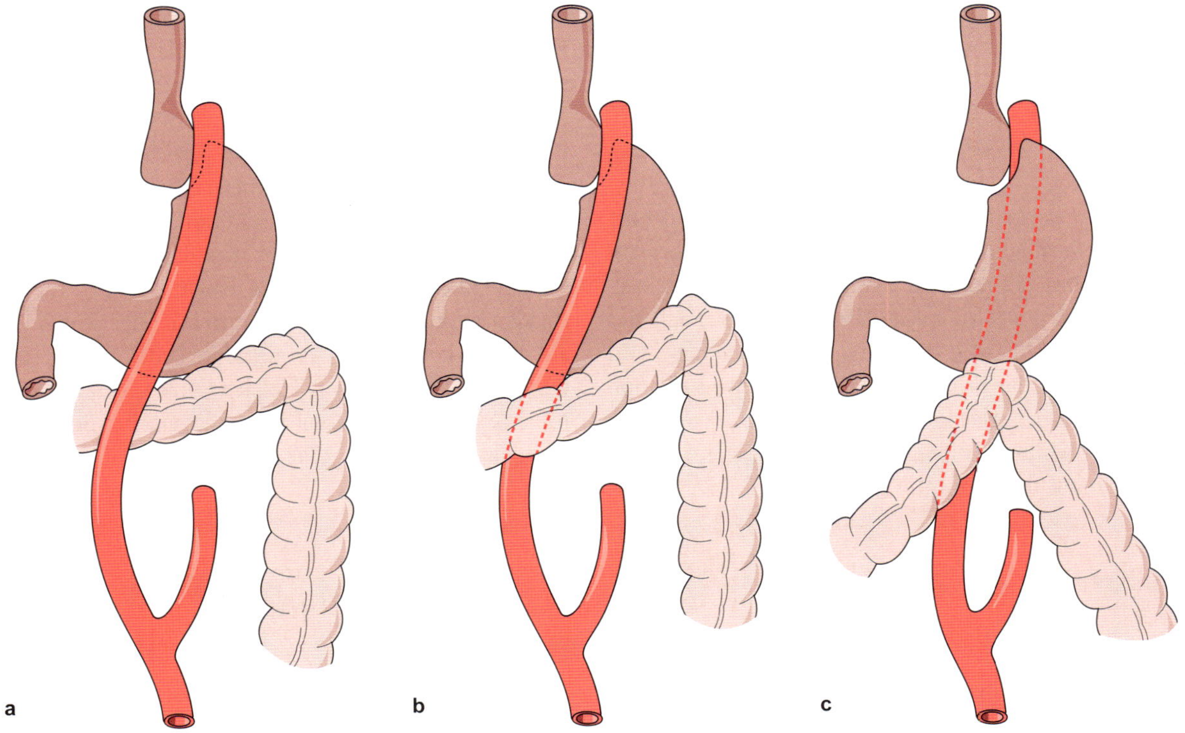

Abb. 9.17 Schlingenführung: antekolisch-antegastrisch **(a)**, retrokolisch-antegastrisch **(b)** und retrokolisch-retrogastrisch **(c)**.

9

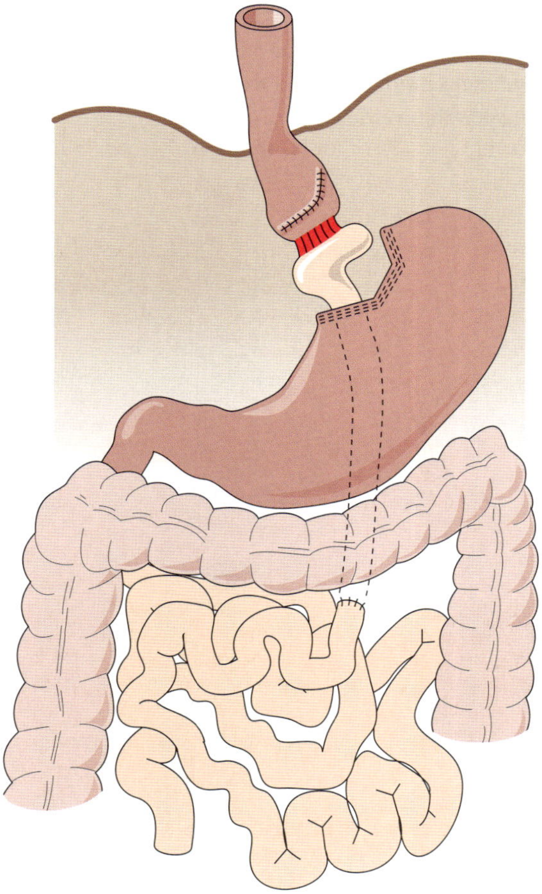

Abb. 9.18 Retrokolischer Magenbypass fertiggestellt. Fixation der Schlingen in den Mesenteriallücken.

9.3.5 Schritt 5: Gastrojejunostomie

Die Anastomose sollte nicht im Bereich der kleinen Kurvatur, sondern möglichst lateral in Richtung der Milz lokalisiert sein, um ein späteres Dumping-Syndrom zu verhindern (andernfalls zu rasche Passage im Bereich der „Magenstraße"). Nach Fertigstellung der Anastomose wird durch Methylenblau-Prüfung oder durch Gasinsufflation die Dichtigkeit der Anastomose überprüft. Dazu wird die abführende Schlinge mit einem atraumatischen Instrument kurzzeitig abgeklemmt.

Techniken

Die Gastrojejunostomie kann in drei verschiedenen Techniken hergestellt werden.

Zirkuläre Klammernahtanastomose

Die Spitze der mit der Andruckplatte bestückten Magensonde wird durch den Mund und die Speiseröhre in die kleine proximale Magentasche vorgeschoben. Nach Setzen einer kleinen Inzision mittels elektrischen Haken oder Ultraschallschere an der kleinen Magentasche kann die Magensonde in die Abdominalhöhle gezogen werden. Anschließend wird die Sonde durch den Trokar nach außen befördert, bis die Spitze der Andruckplatte laparoskopisch sichtbar wird. Die Magensonde wird anschließend von der Andruckplatte befreit. Dies geschieht am besten mit der Ultraschallschere, da der Gebrauch einer Endoschere oder eines Elektrohäkchens hier nicht möglich ist.

Durch Wegschneiden der Klammernahtreihe mittels Ultraschallschere wird der distale Jejunumschenkel eröffnet. Das zirkuläre Klammernahtinstrument wird nach Dilatation der Trokar-Insertionsstelle Nr. 5 (➤ Abb. 9.1) direkt durch die Bauchdecke ins Abdomen gebracht.

CAVE
Der Stapler ist mit einer Folie abzudecken, da es beim Entfernen von Magen-Darm-Inhalt zu einer Infektion der Bauchdecken kommen kann.

Der Kopf des Staplers wird in den offenen distalen Jejunumschenkel eingeführt und mitsamt dem Darm in den Oberbauch verlagert. Dabei ist darauf zu achten, dass der abführende Jejunumschenkel und dessen Mesenterium in der Kerbe des vorher durchtrennten Omentum majus zu liegen kommt. Damit kann eine zu große Spannung in den meisten Fällen vermieden werden. Die Spitze des Klammernahtinstruments wird ausgefahren und der Dünndarm seitlich perforiert. Der Perforationsdorn wird am vorgängig montierten Faden durch einen der Trokare aus dem Abdomen entfernt und das Klammernahtinstrument mit der Andruckplatte vereinigt, die mit ihrer Spitze aus der proximalen Magentasche ragt. Der zirkuläre Stapler wird anschließend durch die dilatierte Trokar-Insertionsstelle zurückgezogen. Dabei dient die durchsichtige Kamerahülle als Wundprotektion. Der ursprüngliche 12-mm-Trokar wird durch einen 20-mm-Trokar ersetzt, um einer unkontrollierten Gasentweichung vorzubeugen. Bei Bedarf kann noch eine Hautnaht zur besseren Abdichtung gesetzt werden.

Kombinierte Anastomose mit linearer Anastomose der Hinterwand und Nahtverschluss der Vorderwand

Diese Technik ist einfach, schnell und sicher. Nach Nahtfixation der abführenden Dünndarmschlinge am kranialen Pol des Pouches werden diese mit der Ultraschallschere eröffnet (➤ Abb. 9.19) und parallel verlaufend das Klammernahtinstrument (blaues Magazin) eingebracht (➤ Abb. 9.20). Hier reichen 30 mm lange Magazine aus. Nach Auslösen der Hinterwandklammernaht wird eine Kalibrationssonde (8 mm Durchmesser) unter Sicht über die Anastomose geschoben.

TRICK

Die erste Sicherungsnaht zwischen Magen und Dünndarm sollte gelegt und geknotet sein, bevor die Sonde vom Anästhesisten geschoben wird, da sonst die Dünndarmöffnung unnötig weit aufgedehnt oder sogar aufgerissen werden kann.

Die Öffnung im Bereich der Vorderwand wird mit einer fortlaufenden Naht verschlossen (➤ Abb. 9.21). **Die zweite Nahtreihe durch Einzelknopfnähte ist optional.** Nach Abklemmen der abführenden Schlinge wird eine Dichtigkeitsprüfung mit Methylenblau vorgenommen. Abschließend wird die mediale Seite der Anastomose mit einer Entlastungsnaht gesichert. Die Sonde wird unter Sicht vorsichtig entfernt.

CAVE

Eine Nahtfixation der Sonde kann nur bei vorsichtigem Zug des Anästhesisten rechtzeitig bemerkt werden, bevor ein Schaden entsteht.

Komplette Handnahtanastomose

Die vollständige Handnaht der Anastomose kann bei entsprechenden Nahtfertigkeiten, die sowieso Voraussetzung für diese Art von Chirurgie sind, durch fortlaufende Nahtreihen hergestellt werden. Der Dünndarm wird zunächst mit zwei Ecknähten am Magenpouch lateral befestigt. Auf einer Strecke von 1,5 cm werden Pouch und Dünndarm antimesenterial mit der Ultraschallschere eröffnet. Nach fortlaufender Naht der Hinterwand wird eine Kalibrationssonde von mindestens 8 mm Außendurchmesser über die Anastomose in den abführenden Darmschenkel geschoben, um eine zu enge Anastomose zu verhindern. Anschließend wird durch eine fortlaufende Naht die Vorderwand der Anastomose erstellt. Nach Abklemmen des Dünndarms unterhalb der Sonde wird Methylenblau-Lösung instilliert und die Anastomose auf „Dichtigkeit" geprüft. Die Ausführung einer zweiten Nahtreihe mit Hilfe von Einzelknopfnähten ist optional.

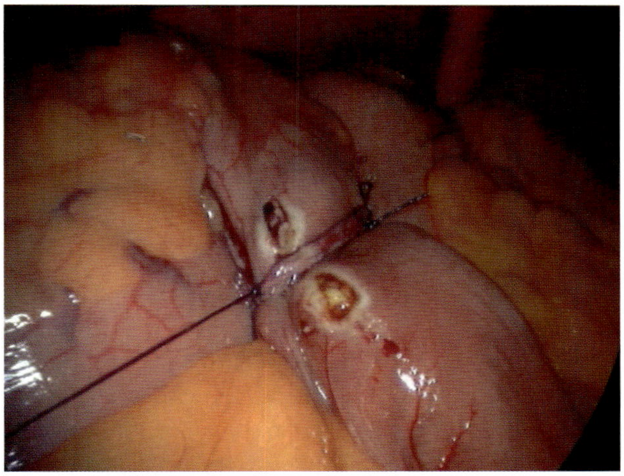

Abb. 9.19 Parallele Eröffnung des Magenpouches und der alimentären Schlinge. Fixationsnähte sind bereits gelegt.

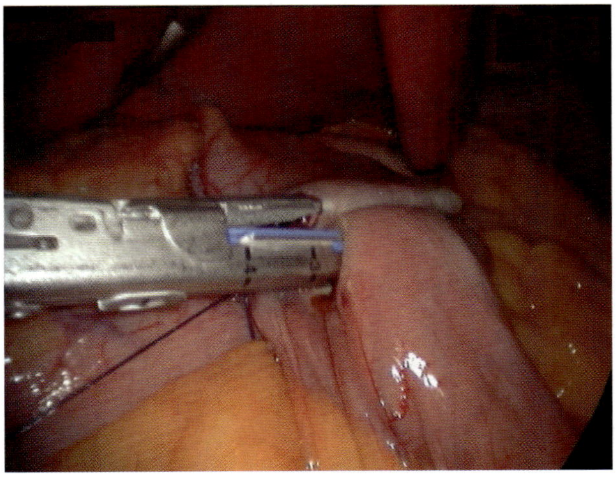

Abb. 9.20 Parallel eingebrachtes lineares Klammernahtgerät (blaues Magazin) zur Anlage der Gastroenterostomie.

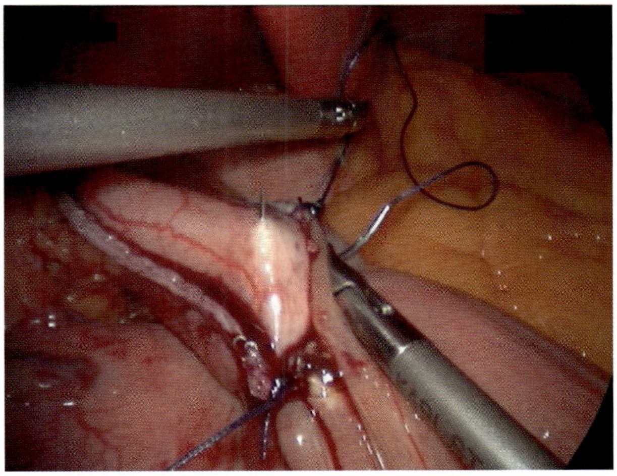

Abb. 9.21 Verschluss der Öffnung in der Vorderwand der GE durch eine fortlaufende Naht mit resorbierbarem Nahtmaterial.

Abmessen der alimentären Schlinge

Nach Beendigung der Anastomose wird die abführende Schlinge mit Hilfe von markierten Instrumenten oder Messhilfen (eingebrachte Bänder mit Abstandsmarkierung) ausgemessen (➤ Abb. 9.22). Die Messung erfolgt in ungestrecktem Zustand mesenterial. Die Schlingenlänge sollte beim proximalen Magenbypass 120 – 150 cm betragen. Variationen der alimentäten Schlinge in einem Bereich bis zu 200 cm haben keinen wesentlichen Effekt auf die Gewichtsreduzierung (➤ Tab. 9.1). Bei einem BMI > 50 kg/m^2 kann ein Long-Limb-Bypass mit 200 cm Schlingenlänge erwogen werden.

CAVE

Dünndarmperforationen (unbemerkt) durch Fasszangen zählen zu den heimtückischen Komplikationen, da sie erst spät klinische Symptome zeigen und somit protrahiert bemerkt werden.

Die Verwendung atraumatischer Instrumente und ein Vorgehen prinzipiell unter Sicht können das Risiko minimieren, jedoch nicht vollständig vermeiden.

9.3.6 Schritt 6: Enteroenterostomie

Die Entero-Entero-Anastomose (Jejunojejunostomie) wird in Form einer Seit-zu-Seit-Anastomose mit Hilfe von Linearklammernahtgeräten ausgeführt. Dazu werden die aneinander parallel verlaufenden Darmschlingen antimesenterial eröffnet (➤ Abb. 9.23) und ein lineares Klammernahtgerät (weißes Magazin) von mindestens 45 cm Länge eingeführt (➤ Abb. 9.24). Zur Vermeidung von Blutungen haben sich kleine Klammernahtgrößen (weiße Magazine) bewährt. Zur Vermeidung von Stenosierungen kann die Applikation der Klammernahtgeräte in beide Richtungen erfolgen (➤ Abb. 9.25). Es resultiert eine Öffnung (➤ Abb. 9.26), die durch eine fortlaufende Naht mit resorbierbarem Nahtmaterial verschlossen wird (➤ Abb. 9.27). Bei einem Verschluss der Öffnungen mit einem linearen Klammernahtgerät empfiehlt es sich, vorher die Anastomose durch zwei Klammernahtgeräte in oraler und aboraler Richtung auszuführen, um Stenosen zu vermeiden.

9.3.7 Schritt 7: Verschluss mesenterialer Öffnungen

Zur Vermeidung von späteren inneren Herniationen nach Gewichtsreduktion ist es erforderlich, alle Mesenteriallücken einschließlich des Petersen-Raums durch Einzelknopfnähte mit nicht-resorbierbarem Nahtmaterial zu verschließen (➤ Abb. 9.28). Herniationen von Darmschlingen durch mesenteriale Öffnungen sind potenzielle Langzeitkomplikationen (Champion und Williams 2003, Higa et al. 2000, 2003, Papasavas et al. 2003, Nguyen et al. 2000) (➤ Abb. 9.29). Der retrokolische Magenbypass besitzt die höchste Herniationsgefahr (➤ Abb. 9.30), sodass hier alle mesenterialen Durchtritte mit nicht-resorbierbaren Nähten gesichert werden müssen.

Der Mesenterialverschluss ist beim retrokolischen und antekolischen Magenbypass Standard.

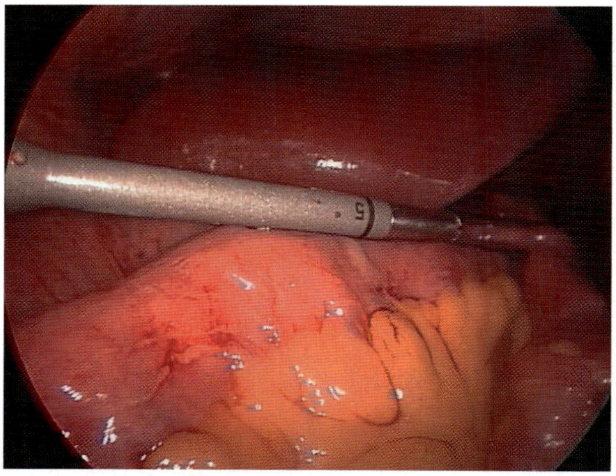

Abb. 9.22 Abmessung der alimentären Schlinge (AL) auf 150 cm, die dann sofort mit der abgetrennten biliodigestiven Schlinge verbunden wird.

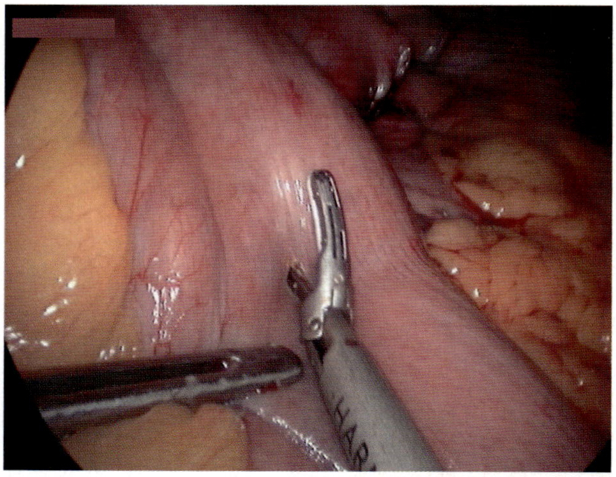

Abb. 9.23 Eröffnung der Darmschlingen antimesenterial zur Einbringung der linearen Klammernahtgeräte.

Tab. 9.1 Vergleich verschiedener Magenbypass-Verfahren und Schenkellängen.

Autor	Methode	EWL (%)	Evidenzlevel
Brolin et al.[1] (1992)	Alimentär 75 cm vs. 150 cm	50 vs. 64 (2 Jahre)	Ib
Choban und Flancbaum (2002)	Alimentär 75 cm vs. 150 cm, BMI < 50 kg/m²	n.s	Ib
Choban und Flancbaum (2002)	Alimentär 150 cm vs. 250 cm, BMI > 50 kg/m²	n.s	Ib
Inabnet et al.[2] (2005)	Alimentär 100 cm/biliär 50 cm vs. 150 cm/100 cm	n.s	Ib
Freeman et al. (1997)	Alimentär 45–135 cm vs. 180–225 cm	34 vs. 40 (2 Jahre)	IV
Murr et al.[3] (1999)	BPD vs. DRYGB	71 vs. 57 (4 Jahre)	IV

BPD: biliopankreatische Diversion, DRYGB: distaler Roux-en-Y gastric bypass, EWL: excessive weight loss.
[1] Superobese Patienten mit > 200 lbs.
[2] Nur BMI < 50 kg/m²
[3] BMI > 60 kg/m²

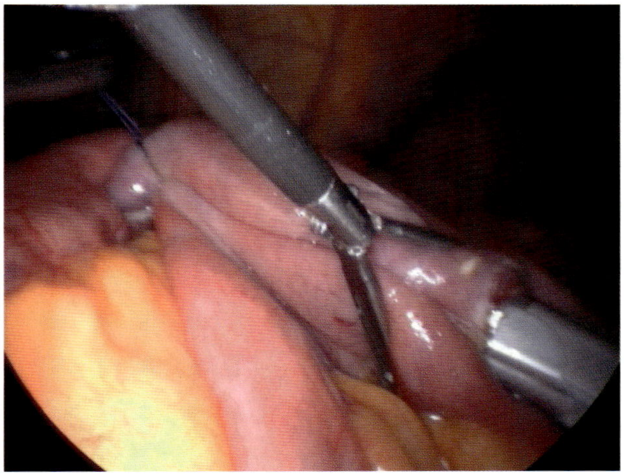

Abb. 9.24 Einbringen eines linearen Klammernahtgeräts in die Darmöffnungen (weißes Magazin).

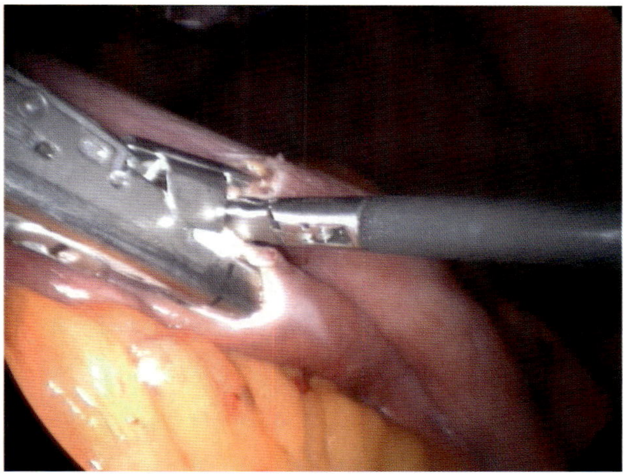

Abb. 9.25 Zweite Klammernahtapplikation in entgegengesetzter Richtung.

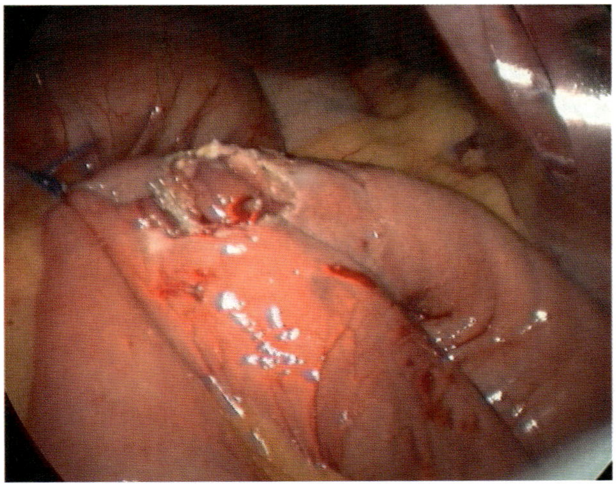

Abb. 9.26 Öffnung nach Applikation von zwei Klammernahtreihen (oral und aboral).

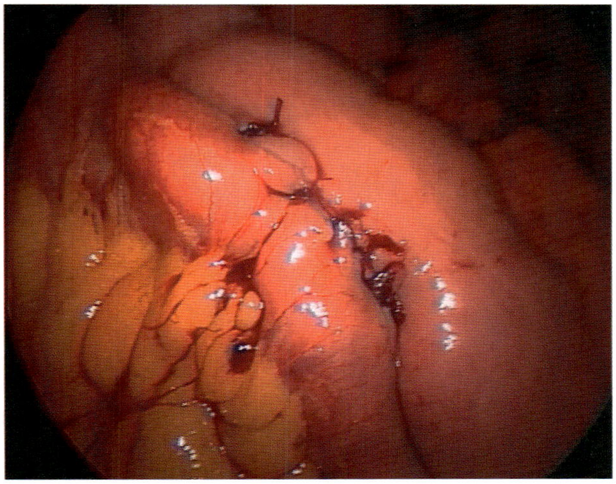

Abb. 9.27 Verschluss der Öffnungen mit fortlaufender Naht.

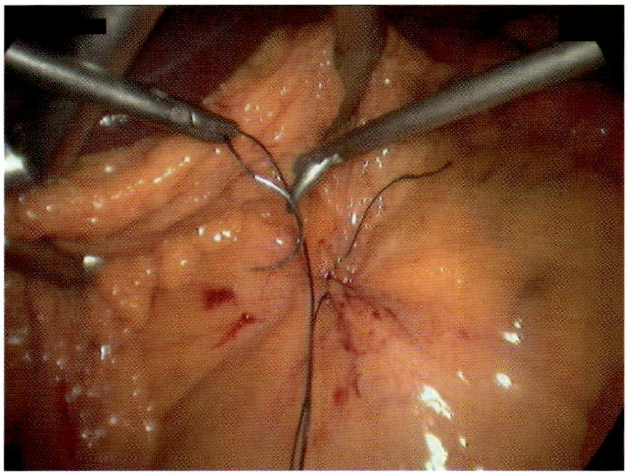

Abb. 9.28 Verschluss des Petersen-Spaces durch Seide.

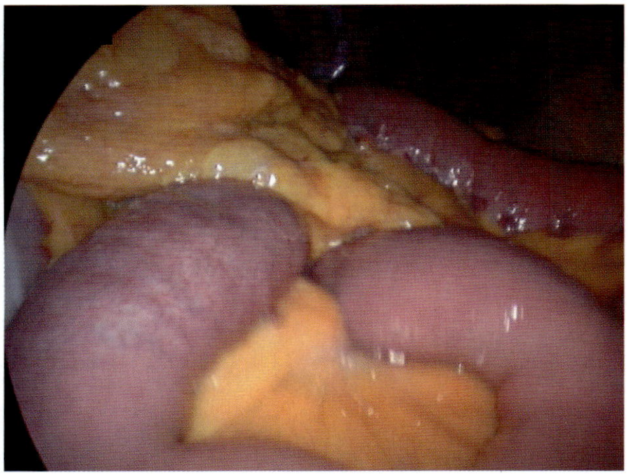

Abb. 9.29 Potenzielle Herniation des Dünndarms unter der antikolischen Schlinge.

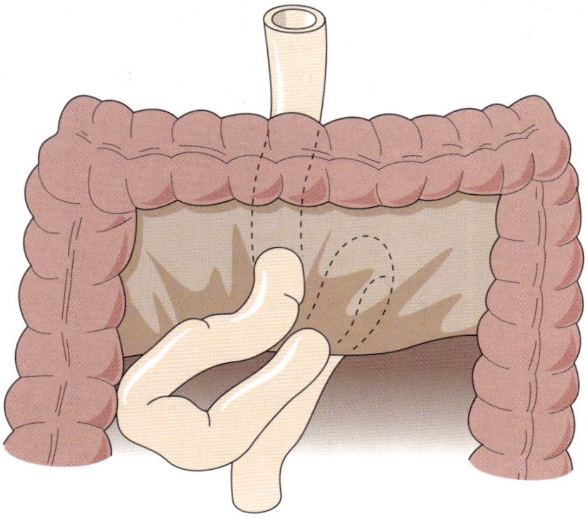

Abb. 9.30 Retrokolischer Magenbypass mit interner Herniation einer Dünndarmschlinge.

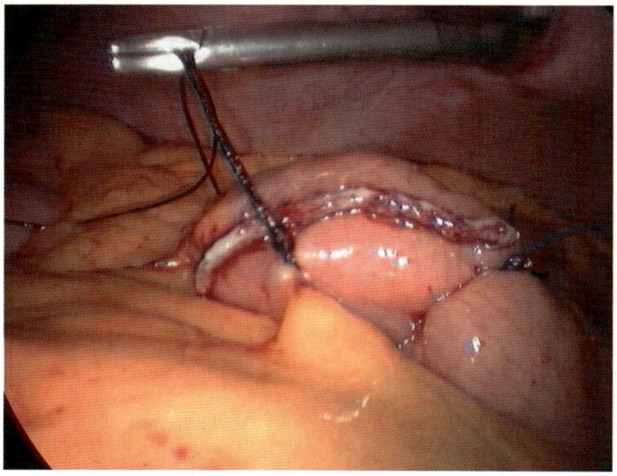

Abb. 9.31 Brolin-Naht zur Fixation der Entero-Entero-Anastomose und zur Vermeidung eines Kinking.

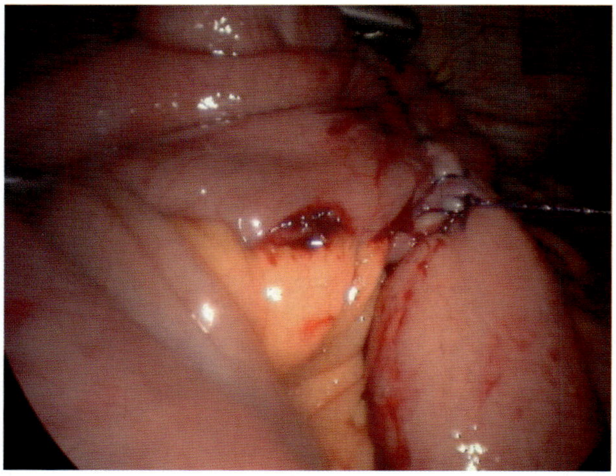

Abb. 9.32 Variante: Durchführung der GE und EE vor Durchtrennung der alimentären Schlinge. Es wird eine Dichtigkeitsprüfung beider Anastomosen möglich.

9.4 Vermeidung eines „Kinkings" der Enteroanastomose

Ein seltenes Ereignis ist das Abknicken der Entero-Entero-Anastomose durch Zug (sog. Kinking), wodurch es zu einer Obstruktion kommt. Auf Umfrage in der ASBS haben über 30 Chirurgen über dieses seltene Ereignis berichtet, das eine dringliche Indikation zur Reintervention darstellt. Durch eine zweite Seit-zu-Seit-Anastomose kann die Stenosierung aufgehoben werden. Durch Fixation der Anastomose durch eine sog. Brolin-Naht (➤ Abb. 9.31) kann dieses Ereignis weitgehend vermieden werden (Brolin 2000).

9.5 Variation in der Reihenfolge der Schritte

Um die „Dichtigkeit" der Entero-Entero-Anastomose (EE) testen zu können, kann die Gastroenterostomie mit einer bislang nicht durchtrennten Schlinge durchgeführt werden (➤ Abb. 9.32). Die EE wird dann angeschlossen und nach Abklemmen aller drei Dünndarmschlingen kann eine Dichtigkeitsprüfung durchgeführt werden. Zum Abschluss wird bei noch liegender Kalibrationssonde die mit dem Magen anastomosierte Dünndarmschlinge seitlich mit einem linearen Klammernahtgerät durchtrennt. Alimentäre und biliodigestive Schlinge sind somit separiert.

9.6 Postoperatives Management

Drainagen: Am Ende der Operation sollte eine Drainage im Bereich der Gastrojejunostomie platziert werden. Vielfach wird die Entero-Entero-Anastomose zusätzlich drainiert. Eine nasogastrische Verweilsonde ist nicht notwendig. Der Patient wird im Operationsaal extubiert. Die Überwachung in den ersten zwölf postoperativen Stunden sollte auf einer Intensiv- oder Überwachungseinheit erfolgen.

MERKE

Jede Tachykardie (Herzfrequenz > 120/min) ist Anlass, eine Re-Laparoskopie in Erwägung zu ziehen.

Die **Frühmobilisierung** erfolgt bereits am Operationstag und wird am ersten postoperativen Tag intensiviert. Die am Operationstag begonnene Thromboseprophylaxe wird bis zur Entlassung fortgesetzt. Die Patienten bekommen am ersten postoperativen Tag die erste orale begrenzte Flüssigkeitszufuhr. Nach ausreichender Erfahrung kann auf eine routinemäßige postoperative Kontrastmittel-Röntgenuntersuchung zum Ausschluss von Leckagen verzichtet werden. Bei Beginn einer Operationsserie wird jedoch die postoperative Anastomosenkontrolle empfohlen.

Begrenzte orale Volumenzufuhr am zweiten postoperativen Tag und Beginn der Flüssigernährung (Brühe, Suppe, Trinkjoghurt) am dritten postoperativen Tag.

Drainagen-Entfernung am zweiten oder spätestens am dritten postoperativen Tag.

Entlassung bei unauffälliger Klinik und unauffälligem Laborprofil am vierten oder fünften postoperativen Tag.

Fäden- oder Klammerentfernung am zehnten postoperativen Tag.

Fortsetzung der Flüssigernährung für drei Wochen.

Nach dem ersten Follow-up (vier Wochen nach OP) werden der Kostaufbau auf feste Nahrung (drei Mahlzeiten pro Tag) und die tägliche Multivitaminsupplementation begonnen. Vitamin B_{12} parenteral alle drei Monate.

Literatur

Arasaki CH, Del Grande JC, Yanagita ET, Alves AK, Oliveira DR. Incidence of regurgitation after the banded gastric bypass. Obes Surg 2005; 15(10):1408–17.

Brolin RE et al. Long-limb gastric bypass in the superobese. A prospective randomized study. Ann Surg 1992; 215(4):387–95.

Brolin RE. Complications of surgery for morbid obesity. Probl Gen Surg 2000; 17:55–61.

Capella RF, Capella JF. Vertical banded gastroplasty-gastric bypass: preliminary report. Obes Surg 1991; 1:389.

Capella JF, Capella RF. Staple disruption and marginal ulceration in gastric bypass procedures for weight reduction. Obes Surg 1996; 6:44.

Champion JK, Williams M. Small bowel obstruction and internal hernias after laparoscopic Roux-en-Y gastric bypass. Obes Surg 2003; 13:596–600.

Choban PS, Onyejekwe J, Burge JC, Flancbaum L. A health status assessment of the impact of weight loss following Roux-en-Y gastric bypass for clinically severe obesity. J Am Coll Surg 1999; 188:491–7.

Fobi MAL, Lee H., Flemming AW: The surgical technique of the banded Roux-Y gastric bypass. J Obes Weight Regul 1989; 8:99.

Fobi MAL. Why Silastic ring vertical banded gastric bypass for treatment of obesity. Obes Surg 1991; 1:423.

Fobi MAL, Lee H. Silastic ring vertical banded gastric bypass for the treatment of obesity: Two-years of follow-up in 84 patients. J Natl Med Assoc 1994; 86:125.

Fobi MAL. Marginal ulcer after gastric bypass. Probl Gen Surg 1992; 9:345.

Freeman JB, Kotlarewsky M, Phoenix C. Weight loss after extended gastric bypass. Obes Surg 1997; 7(4):337–44.

Higa KD, Boone KB, Ho T. Complications of the laparoscopic Roux-en-Y gastric bypass: 1040 patients – what have we learned? Obes Surg 2000; 10:509–13.

Higa KD, Boone KB, Ho T, Davies O. Laparoscopic Roux-en-Y gastric bypass for morbid obesity: technique and preliminary results of our first 400 patients. Arch Surg 2000; 135:1029–34.

Higa KD, Ho T, Boone KB. Internal hernias after laparoscopic Roux-en-Y gastric bypass: incidence, treatment and prevention. Obes Surg 2003; 13:350–4.

Inabnet WB et al. Laparoscopic Roux-en-Y Gastric Bypass in Patients with BMI < 50: A prospective randomized trial comparing short and long limb lengths. Obes Surg 2005; 15(1):51–7.

Linner JH, Drew RL. Why the operation we prefer is the Roux-Y gastric bypass. Obes Surg 1991; 1:305–6.

Mason EE, Ito C. Gastric bypass in obesity. Surg Clin North Am 1967; 47:1345–51.

Mehran A, Szomstein S, Zundel N, Rosenthal R. Management of acute bleeding after laparoscopic Roux-en-Y gastric bypass. Obes Surg 2003; 13:842–7.

Murr MM et al. Malabsorptive procedures for severe obesity: comparison of pancreaticobiliary bypass and very very long limb Roux-en-Y gastric bypass. J Gastrointest Surg 1999; 3(6):607–12.

National Institute of Health Consensus Development Conference. Gastrointestinal surgery for severe obesity: National Institutes of Health Consensus Development Conference statement Am J Clin Nutr 1992; 55:615–9.

Nguyen NT, Ho HS, Palmer LS, Wolfe BM. A comparison study of laparoscopic versus open gastric bypass for morbid obesity. J Am Coll Surg 2000; 191:149–55.

Nguyen NT, Rivers R, Wolfe BM. Early gastrointestinal hemorrhage after laparoscopic gastric bypass. Obes Surg 2003; 13:62–5.

Oliak D, Ballantyne GH, Davies RJ, Wasielewski A, Schmidt HJ. Short-term results of laparoscopic gastric bypass in patients with BMI > 60. Obes Surgy 2002; 12:643–7.

Papasavas PK, Caushaj PF, McCormick JT et al. Laparoscopic management of complications following laparoscopic Roux-en-Y gastric bypass for morbid obesity. Surg Endosc 2003; 17:610–4.

Salinas A, Santiago E, Yeguez J, Antor M, Salinas H. Silastic ring vertical gastric bypass: evolution of an open surgical technique, and review of 1,588 cases. Obes Surg 2005; 15(10):1403–7.

Sugerman HR, Londrey GL, Kellum JM et al. Weight loss with vertical banded gastroplasty and Roux-Y gastric bypass for morbid obesity with selective vs random assignment. Am J Surg 1989; 157:93–102.

Suter M, Giusti V, Héraief E, Zysset F, Calmes JM. Laparoscopic Roux-en-Y gastric bypass. Surg Endosc 2003; 17:603–9.

Weiner RA. Redo-Chirurgie: Umwandlung von einem bariatrischen Verfahren in ein anderes. Chir Gastroenetrol 2003; 19:62–9.

Weiner RA, Blnco-Engert R, Winterberg U. Laparoskopischer Roux-en-Y-Magenbypass – Technik und Komplikationen. Chir Gastroenterol 2003; 19:62–9.

Weiner RA, Blanco-Engert R, Weiner S. Indikation, Technik und Ergebnisse nach laparoskopischer Magen-Bypass-Operation. Kongressbd. Dtsch Ges Chir Kongr 2002, 119:210–5.

Weiner R, Bockhorn H, Rosenthal R, Wagner D. A prospective randomized trial of different laparoscopic gastric banding techniques for morbid obesity. Surg Endosc 2001; 15:63–8.

Wittgrove AC, Clark GW, Tremblay LJ. Laparoscopic gastric bypass, Roux-en-Y: preliminary report of five cases. Obes Surg 1994; 4:353–7.

Wittgrove AC, Clark W. Laparoscopic gastric bypass, Roux en-Y – 500 patients: technique and results, with 3–60 month follow-up. Obes Surg 2000; 10;233–9.

KAPITEL

L. Fischer, B. Müller-Stich, C. Gutt

10 Die Sleeve-Gastrektomie – der Schlauchmagen

10.1 Trokarplatzierung

Die Sleeve-Gastrektomie wird wie alle adipositachirurgischen Eingriffe in Rückenlage des Patienten (30°-Anti-Trendelenburg- und French-Lagerung) durchgeführt, d. h., der Patient liegt mit leicht erhöhtem Oberkörper und abgespreizten Beinen. Der Operateur befindet sich zwischen den Beinen des Patienten. Der Assistent ist auf der rechten Patientenseite positioniert. Er unterstützt die Operation durch Kameraführung, Herstellen und Halten des intraoperativen Situs.

Für die Magenschlauchresektion werden international folgende Standardzugänge eingesetzt:

- Minimum: 3-Trokartechnik (➤ Abb. 10.1), nur die Zugänge 1, 3 und 4.
- Mini-Inzisionszugang: Hier werden alle Arbeitsinstrumente einschließlich der Kamera über die Miniinzision im linken Oberbauch eingeführt (mit oder ohne Sammeltrokar – S. I. L. S. vergleichbar mit TEM-Gerät), über die auch der resezierte Magen entfernt wird (limitiert auf Patienten mit einem BMI < 60 kg/m^2).
- **Üblicher Standard:** fünf bis sechs Trokarzugänge.

Der allgemein übliche Standard wird im Folgenden dargestellt:

Zu einer möglichen Trokarpositionierung ➤ Abb. 10.1. Der Kameratrokar (10 mm) befindet sich links paramedian eine „Handbreit“ oberhalb des Nabels. Der zweite 12-mm-Zugang sollte links paramedian (Patientenseite rechts) und gegebenenfalls oberhalb des Kameratrokars erfolgen. Von diesem Trokar (15 mm) sollte das Antrum mit einem Linearstapler erreichbar sein. Beide Trokare können im Wechsel für Optik und Stapler verwendet werden. Die beiden anderen Trokarzugänge werden rechts (5 mm oder 10 mm) und links (5 mm oder 10 mm) lateral direkt unterhalb des Rippenbogens platziert. Der Leberretraktor kann bei Steatosis hepatis von rechts oder bei nicht wesentlich vergrößerter Leber über einen weiteren 5-mm-Trokar subxiphoidal oder medioklavikular platziert und über einen Haltearm fixiert werden. Die Positionierung der Trokare ist immer eine individuelle Entscheidung, die sich am Patienten und an den intraoperativen Gegebenheiten orientiert.

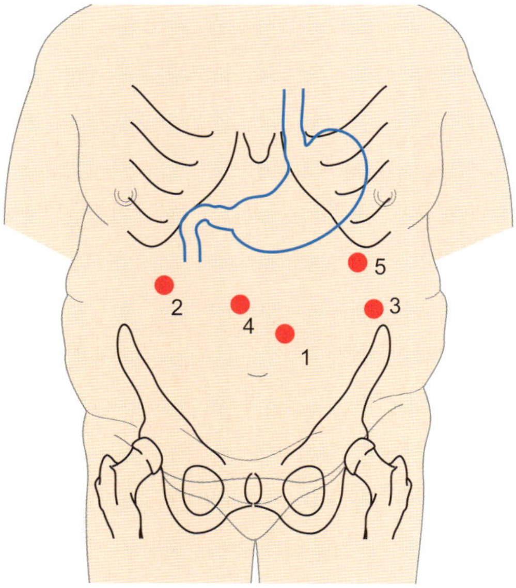

Abb. 10.1 Trokarplatzierungen zur Schlauchmagenbildung (Schemazeichnung): 1. Erst- und Optiktrokar (10 mm); 2. 10-mm-Trokar (Leberretraktor); 3. 10-mm-Trokar: Fasszange und Dissektion (Ultraschall, Ligasure); 4. 15-mm-Trokar für Stapler; 5. 5-mm-Arbeitstrokar für Zugang in hiataler Region.

10.2 Darstellung des Operationssitus

Bei 30°-Anti-Trendelenburg-Lagerung und nach Positionierung des Leberretraktors werden der Magen und das anhängende große Netz gut exponiert, sodass die Präparation und Mobilisation entlang der großen Kurvatur bis zum His-Winkel durchgeführt werden können. Die Erreichbarkeit der hiatalen Region und des Milzhilus macht oftmals noch eine Verstärkung der Anti-Trendelenburg-Position und einen Zusatztrokar notwendig.

10.3 Dissektion der großen Kurvatur

Als erster Präparationsschritt erfolgt die Dissektion der großen Kurvatur und damit die Eröffnung der Bursa omentalis (➤ Abb. 10.2). In der Regel wird in Höhe der gedachten distalen Resektionsgrenze des Magens (ca. 5 – 7 cm präpylorisch) oder kranial davon mittels elektrischen Häckchens, LigaSure™ (Covidien) oder Harmonic Scalpel (Ethicon Endo-Surgery) in die Bursa omentalis eingegangen

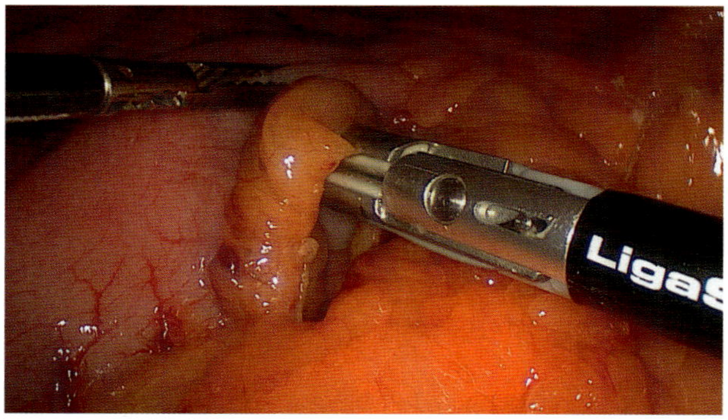

Abb. 10.2 Beginn der Dissektion im Bereich des Übergangs Antrum – Korpus mit Eintritt in die Bursa omentalis.

(➤ Abb. 10.3). Der Erhalt des Pylorus scheint notwendig zu sein, um die Funktionalität im Antrumbereich zu erhalten und somit einer Magenentleerungsstörung entgegenzuwirken. Nach Eingehen in die Bursa kann die Präparation in der Regel problemlos entlang der großen Kurvatur mit partieller Durchtrennung des Ligamentum gastrocolicum und vollständiger Durchtrennung des Ligamentum gastrosplenicum mit den Vasa gastricae breves erfolgen. Die Präparation sollte stets magennah erfolgen. Besondere Aufmerksamkeit ist im Bereich des Magenfundus notwendig. Eine Verletzung von Milz, Ösophagus, linkem Zwerchfellschenkel oder der sich linksseitig befindlichen Magengefäße (A. gastrica sinistra) sollte unbedingt vermieden werden.

Die Präparation im Bereich des Fundus erfolgt magennah und erfordert große Sorgfalt, um eine Verletzung von Milz, Ösophagus oder Zwerchfellschenkel zu vermeiden.

Des Weiteren besteht die Möglichkeit, die große Kurvatur erst sekundär nach bereits erfolgter Staplerresektion des Magens zu mobilisieren (➤ Abb. 10.5). Dazu wird die Bursa eröffnet und dann der Magen mittels Staplerresektion bis zum His-Winkel durchtrennt. Erst dann erfolgt die Mobilisierung der großen Kurvatur unter Sicht (Dapri et al. 2007).

10.4 Kalibration

Jede Magenschlauchresektion sollte mit Hilfe von Kalibrierungssonden durchgeführt werden. Die Diskussion um die optimale Stärke der Sonde ist zurzeit noch nicht abgeschlossen. Es werden Sonden zwischen 32 und 50 Fr empfohlen (Cottam et al. 2006, Deitel et al. 2008). Obwohl die Anwendung dünnerer Sonden mit höherem Gewichtsverlust zu korrelieren scheint, ist das Auftreten von Komplikationen wie Stenosen und Insuffizienzen möglicherweise häufiger zu beobachten. Die Anwendung von Sonden mit einem größeren Kaliber hingegen erhöht das Risiko, primär keine suffiziente Übergewichtsreduktion erzielen zu können oder durch eine postoperativ auftretende Erweiterung des Schlauchmagens erneut eine Gewichtszunahme zu induzieren.

MERKE

Die Anwendung einer Kalibrierungssonde ist unumgänglich bei einer Magenschlauchresektion, obwohl davon auszugehen ist, dass mit abnehmender Dicke des verbleibenden Magenschlauchs eine Zunahme des EWL einhergeht (Weiner et al. 2008).

Die Handhabung der Kalibrierungssonde sollte präoperativ mit dem Anästhesisten abgesprochen und gegebenenfalls demonstriert werden, da dieser während der Operation für die Positionierung der Kalibrierungssonde verantwortlich ist. Vor dem jeweiligen Auslösen der Staplermagazine ist durch leichte Vor- und Zurückbewegungen der Sonde sicherzustellen, dass diese frei beweglich und somit nicht in der Staplernahtreihe gefangen ist (➤ Kap. 19.2.2). Die Kalibrierungssonde sollte nicht gegen Widerstand vorgeschoben werden.

10.5 Resektion

Für den ersten Schritt der Resektion ist es erforderlich, den Pylorus zu definieren. Der Abstand zum Pylorus ist jedoch durch die Ausdehnung und Stärke der Antrummuskulatur unterschiedlich (➤ Abb. 10.3). Die Resektion des Antrums

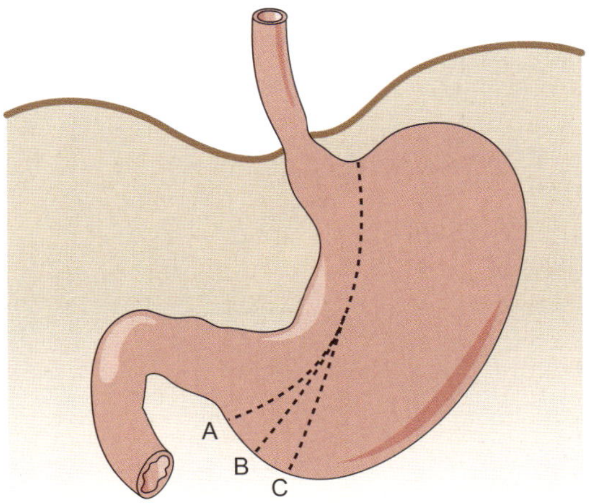

Abb. 10.3 Startpunkt und Resektionsverläufe (individuell verschieden) nach Ausdehnung des Antrums A (2 cm), B (4 cm) oder C (6 cm).

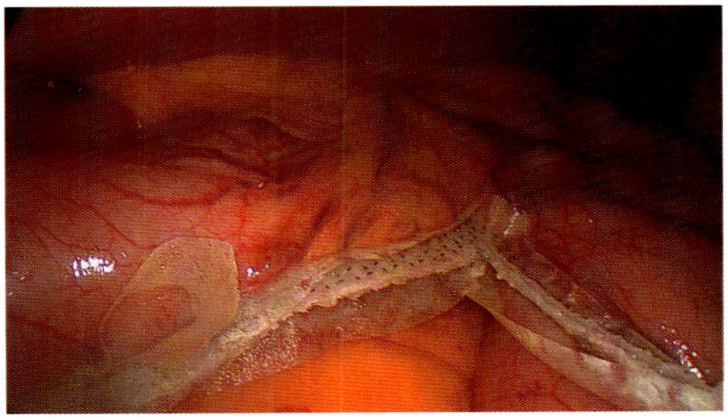

Abb. 10.4 Resektion mit Klammernahtverstärkungen entlang einer Kalibrationssonde.

kann zu schweren Entleerungsstörungen des Magens führen. Der erste Stapler wird allgemein 5 – 7 cm präpylorisch, etwas schräg nach links kranial verlaufend, in Richtung der kleinen Magenkurvatur appliziert (➤ Abb. 10.4). Dabei kommt der 12-mm-Zugang rechts paramedian zur Anwendung. Der erste Stapler kann auch ohne Kalibrationssonde gesetzt werden. Der Abstand von der Staplerspitze bis zur kleinen Kurvatur sollte ca. 2 cm betragen. In der Regel sollte vor dem Auslösen der Staplermagazine der Stapler für einige Sekunden geschlossen gehalten werden. Somit kann einem fehlerhaften Auslösen vorgebeugt werden.

Nach Auslösen des ersten Staplermagazins (grünes Magazin) sollte die Kalibrierungssonde unter Kontrolle über den belassenen Durchtritt bis zum Pylorus vorgeschoben werden.

Prinzipiell kann auch die Resektion zuerst und die Skelettierung der großen Kurvatur zum Schluss erfolgen (➤ Abb. 10.5). Es bestehen keine wesentlichen Unterschiede in der Operationszeit (Dapri et al. 2007).

Die weiteren Schritte der Resektion erfolgen dann entlang der Kalibrationssonde. Stets ist darauf zu achten, dass sowohl die Magenvorderwand als auch die Magenhinter-

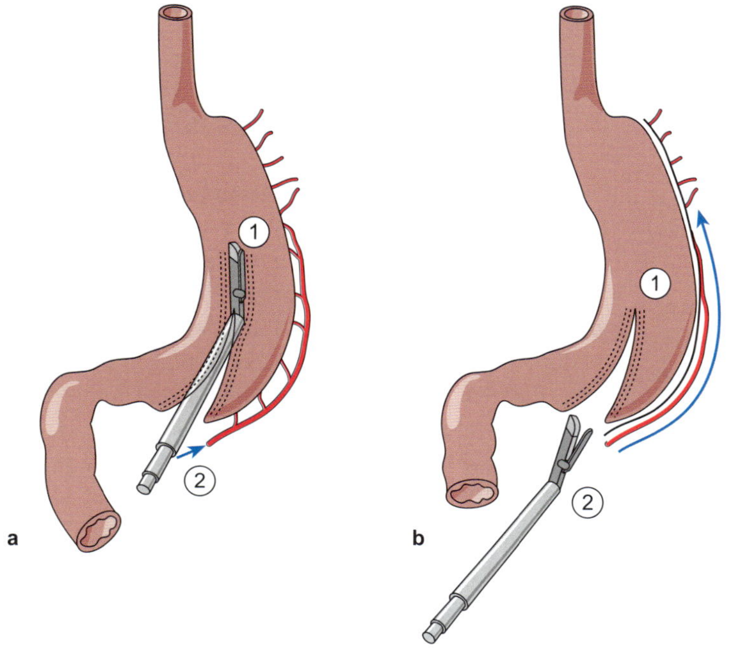

Abb. 10.5 Variante Resektion zuerst (1) und dann Skelettierung (2) der großen Kurvatur **(a)** oder Resektion nach Skelettierung der großen Kurvatur **(b).**

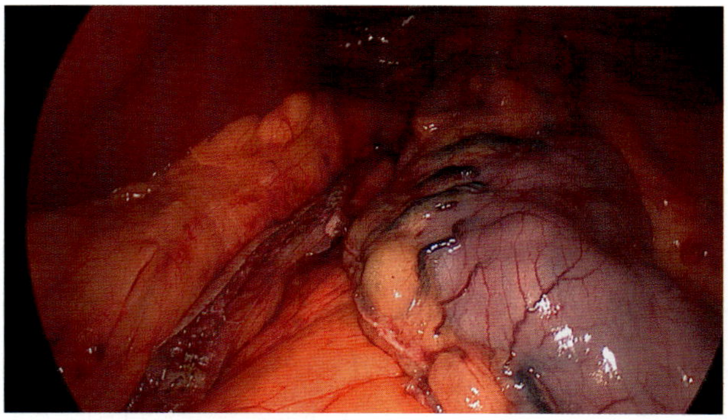

Abb. 10.6 Vollständige Resektionslinie bis zum His-Winkel. Verbleibender Magenschlauch nach Abschluss der Operation (links). Im rechten Bildabschnitt ist der resezierte Magen zu sehen, der über einen Bergebeutel entfernt wird.

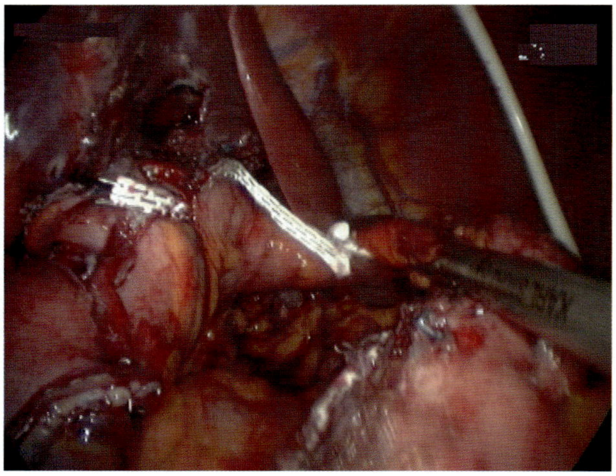

Abb. 10.7 Funduszipfel bieten langfristig die Möglichkeit der Fundusdilatation und sollten nachreseziert werden (Quelle: Prof. Dr. med. R. Weiner, Frankfurt/Main).

wand korrekt aufgespannt werden. Im Bereich des Magenfundus kann zur Resektion die Position von Stapler und Optik gewechselt werden. Auf diese Weise wird eine links paramediane kraniokaudale Ausrichtung des Klammernahtgeräts erreicht. Nun erfolgt die Resektion in Richtung des His-Winkels und auf den linken Zwerchfellschenkel zu. In diesem Bereich ist es besonders wichtig, sich die anatomischen Gegebenheiten vor Augen zu halten, damit eine Durchtrennung oder Einengung der Speiseröhre oder die Verletzung der Zwerchfellschenkel bzw. der linksseitigen Blutversorgung des Magens (A. gastrica sinistra) und der Milz vermieden wird. Da der Magen in seinen proximalen Anteilen dünner erscheint, können hier auch blaue bzw. goldene Magazine verwendet werden. ➤ Abb. 10.6 zeigt den verbleibenden Magenschlauch. Zipfelbildungen im Fundusbereich (➤ Abb. 10.7) sollten reseziert werden, da diese später zur Ausbildung neuer Reservoirs führen können (➤ Kap. 13).

10.6 Klammernahtverstärkung/ Übernähung

Trotz der Anwendung unterschiedlicher Staplermagazine (grüne, goldene, blaue) können Blutungen und Nahtundichtigkeiten nicht immer vermieden werden. Die Anwendung von Übernähungen oder von Klammernahtverstärkungen kann helfen, diese Komplikationen zu vermeiden (➤ Abb. 10.4). Die Übernähungen können in fortlaufender Technik (z. B. PDS 3.0) oder im Bereich der Klammernahtübergänge in Form von Z-Nähten (z. B. Vicryl 0 bis 2.0) erfolgen. Klammernahtverstärkungen (z. B. SeamGuard™, Goretex™, Peri-Strip Dry™, Duett™) helfen, das Widerlager für die Klammern zu erhöhen. Bei der Anwendung von SeamGuard™ ist in randomisierten Studien eine Reduktion von Blutungskomplikationen, jedoch keine Reduktion des Auftretens von Nahtundichtigkeiten beschrieben. Unabhängig davon sollten Blutungen intraoperativ mit aller Konsequenz behandelt werden.

> Die fortlaufende Übernähung der Klammernahtreihe ist die sicherste Möglichkeit zur Vermeidung von Blutungen und Nachblutungen.

> Obwohl Klammernahtverstärkungen häufig angewendet werden, konnte deren Effekt in randomisierten Studien bisher nur in der Reduktion von Blutungskomplikationen, jedoch nicht in der Verhinderung von Nahtundichtigkeiten gezeigt werden.

10.7 Resektatbergung

Die Resektatbergung sollte grundsätzlich mit einem Bergebeutel durchgeführt werden. Damit kann einerseits eine Kontamination der Bauchdecke mit Mageninhalt verhindert werden, andererseits gleitet der resezierte Magen im Bergebeutel besser, wodurch eine schnellere und technisch einfachere Bergung ermöglicht wird. Das Resektat kann so auch unverletzt geborgen werden, um eine Messung des Füllvolumens vorzunehmen (➤ Abb. 10.8). In der Regel wird für die Bergung die Kameratrokaröffnung genutzt, die dafür auf eine Größe von 3–4 cm erweitert werden muss. Weitere Optionen ergeben sich aus der Fettverteilung. Bei Männern ist im Oberbauch die Bauchdecke oftmals am dünnsten, gefolgt von der Nabelregion. Suprasymphysäre Schnitte haben kosmetische Vorteile und weisen bei gynoider Fettsucht oftmals dünnere Bauchdeckenstärken auf. Die Entscheidung ist stets individuell zu treffen. Nach Bergung sollte die Faszie im Bereich der erweiterten Inzision verschlossen werden, um das Auftreten von Narbenhernien zu verhindern. Die Kombination von Miniinzision, Schlauchmagenbildung über die Miniinzision und Resektatbergung wird vereinzelt favorisiert. Bei Frauen ist es grundsätzlich möglich, das Resektat transvaginal über eine limitierte Inzision im Bereich der Scheidenhinterwand zu entfernen (NOTES-Technik). Allerdings ist der „Flurschaden" mit den notwendig großen Resektaten (Volumen > 1000 ml) nicht zu unterschätzen, weshalb diese Option bei gebärfähigen Frauen ausgeschlossen werden sollte.

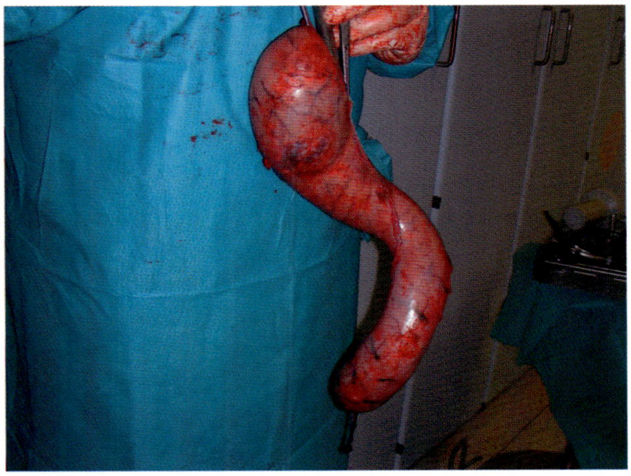

Abb. 10.8 Volumenmessung des entfernten Magenanteils. Typische Drehung nach Magenballontherapie (Quelle: Prof. Dr. med. R. Weiner, Frankfurt/Main).

10.8 Sicherheitstest, Drainage

Nach Abschluss der Resektion und Beendigung der Klammernahtverstärkung sollte auf jeden Fall ein Sicherheitstest durchgeführt werden, um mögliche Nahtundichtigkeiten zu detektieren und zu übernähen. Zu den Sicherheitstests zählt die Füllung des Magenschlauchs über die Magensonde mit Luft und/oder Methylenblau. Zusätzlich kann der entfernte Magen durch Füllung mit Wasser auf Dichtigkeit überprüft (➤ Abb. 10.8) und gegebenenfalls auftretende Undichtigkeiten korrespondierend am Schlauchmagen übernäht werden.

Die Platzierung von Drainagen ist nicht prinzipiell notwendig, jedoch geben sie frühzeitig über Nachblutungen Auskunft und können bei Leckagen einen wichtigen Teil der Behandlung darstellen (in Verbindung mit Stents).

10.9 Postoperatives Management

Kliniken, die bariatrische Eingriffe durchführen, sollten auf jeden Fall über entsprechende Intensivkapazitäten verfügen, um auftretende Komplikationen adäquat versorgen zu können. In der Regel genügt es, Patienten nach Magenschlauchbildung für wenige Stunden im Überwachungsbereich zu betreuen. Das Vorgehen in der postoperativen Betreuung ist nicht standardisiert und unterscheidet sich von Klinik zu Klinik. Selbstverständlich gehören regelmäßige Blutentnahmen und die Kontrolle der Vitalfunktionen zum routinemäßigen stationären postoperativen Überwachungsprogramm. Dabei scheint sich im klinischen Alltag herauszukristallisieren, dass sich bei adipösen Patienten eine beginnende Sepsis bei z. B. Nahtinsuffizienz in erster Linie durch eine Erhöhung der Herzfrequenz demaskiert und die „klassischen" Zeichen wie Abdominalschmerz, Fieber oder Leukozytose erst im Verlauf auftreten. Daher ist eine engmaschige Kontrolle der Vitalparamter zu empfehlen. Bei Verdacht auf intraabdominelle Komplikation sollte die Indikation zur operativen Revision großzügig gestellt werden.

Medikamentös ist eine Therapie mit Säureblockern (PPI) für etwa zwei Wochen empfehlenswert. Zur Thromboembolieprophylaxe ist neben einer belastungsadaptierten, jedoch raschen Mobilisierung des Patienten eine gewichtsadaptierte Antikoagulation mit niedermolekularem Heparin indiziert. Bei bestehendem Diabetes mellitus sollten postoperativ die Blutzuckerpiegel engmaschig überwacht werden, da eine rasche Reduzierung der Insulindosen schon in den ersten Tagen nach der Operation möglich sein kann.

Falls Drainagen überhaupt eingelegt wurden, können diese am zweiten oder dritten postoperativen Tag entfernt werden. Der Kostaufbau ist schrittweise zu gestalten. Auch hier ist das Vorgehen von Klinik zu Klinik unterschiedlich. Am ersten postoperativen Tag empfehlen wir, den Patienten komplett parenteral zu ernähren. Danach kann ein allmählicher Kostaufbau mit vier Tassen Tee (am zweiten postoperativen Tag), Tee frei und Suppe (am dritten postoperativen Tag) beginnen. Am vierten postoperativen Tag kann mit Breikost begonnen werden, um danach den weiteren Kostaufbau unter Anleitung des Ernährungstherapeuten ambulant zu gestalten.

Ob bei asymptomatischen Patienten postoperativ eine Gastrographinschluck-Röntgenuntersuchung durchgeführt werden sollte, wird kontrovers diskutiert. Zentren mit weniger Erfahrung werden diese Untersuchung tendenziell häufiger durchführen als Kliniken mit größeren Patientenzahlen.

Mittel- und langfristig sollten auch Patienten mit Schlauchmagen bezüglich eines eventuellen Mangels an Spurenelementen oder Vitaminen (insbesondere Vitamin B_{12}) beobachtet und gegebenenfalls substituiert werden. Die postoperative Nachsorge beinhaltet nach der Klammer- oder Fädenentfernung am zehnten postoperativen Tag die Nachuntersuchung spätestens einen Monat nach der Operation. Die Zeitintervalle unterscheiden sich nicht von anderen adipositaschirurgischen Eingriffen.

Literatur

Cottam D et al. Laparoscopic sleeve gastrectomy as an initial weight-loss procedure for high-risk patients with morbid obesity. Surg Endosc 2006; 20:859–63.

Dapri G et al. A prospective randomized study comparing two different techniques for laparoscopic sleeve gastrectomy. Obes Surg 2007; 17(11):1435–41.

Deitel M et al. The first International Consensus Summit for Sleeve Gastrectomy (SG), Obes Surg 2008; 18:487–96.

Hess DS, Hess DW. Biliopancreatic diversion with a duodenal switch. Obes Surg 1998; 8:267–82.

Himpens J et al. A prospective randomized study between laparoscopic gastric banding and laparoscopic isolated sleeve gastrectomy: results after 1 and 3 years. Obes Surg 2006; 16:1450–6.

Kakoulidis et al. Initial results with sleeve gastrectomy for patients with class I obesity (BMI 30–35 kg/m²). Surg Obes Relat Dis 2009; 5(4):425–8. Epub 2008 Sep 26.

Langer FB et al. Sleeve gastrectomy and gastric banding: effects on plasma ghrelin levels. Obes Surg 2005; 15:1024–9.

Lee H et al. Does ghrelin really matter after bariatric surgery? Surg Obes Relat Dis 2006; 2:538–48.

Mognol P, Chosidow D, Marmuse JP. Laparoscopic sleeve gastrectomy as an initial bariatric operation for high-risk patients: initial results in 10 patients. Obes Surg 2005;15:1030–3.

Weiner RA et al. Laparoscopic sleeve gastrectomy – influence of sleeve size and resected gastric volume. Obes Surg 2007; 17(10): 1297–305.

KAPITEL

11 Biliopankreatische Diversion (BPD nach Scopinaro)

R. Weiner

11.1 Trokarplatzierung

Der Ersttrokar für die Optik wird im linken Mittelbauch angelegt, wobei der Abstand zum Rippenbogen eine etwas größere Distanz haben kann als beim proximalen Magenbypass oder Magenband (➤ Abb. 11.1), da die hiatale Region nicht in vollem Umfang erreicht werden muss. Hintergrund ist die gute Sicht bei der Anlage der Gastroileostomie, die durch Zug am mobilisierten Magen oftmals sehr weit nach kaudal zu liegen kommt. Weiterhin muss auch die Enteroenterostomie mehr im rechten Unterbauch durchgeführt werden, sodass der alleinige Blick auf die Hiatalregion nicht ausreichend ist. Nach Platzierung des Ersttrokars wird der Patient in Anti-Trendelenburg-Position gelagert. Danach wird unter Sicht unter dem rechten Rippenbogen ein 10-mm-Trokar für den Leberretraktor eingebracht. Auf der Gegenseite wird unterhalb des linken Rippenbogens ein 12-mm-Trokar für eine Babcock-Zange und später für das Einbringen von Linearstaplern zur Magendurchtrennung angelegt. Bei Anheben des linken Leberlappens und Inspektion des Situs werden zwei Arbeitstrokare im gleichschenkligen Dreieck zum Optiktrokar im Oberbauch angelegt. Mit dieser Trokartechnik ist in der Regel die BPD-Operation problemlos durchführbar. Zusatztrokare können notwendig werden, um das Abmessen des Common Channels im rechten Unterbauch durchzuführen. Aus diesem Grund könnte ein weiterer 5-mm-Arbeitstrokar (➤ Abb. 11.1, Nr. 5) unterhalb des Nabels (Abstand 5 – 6 cm) notwendig werden.

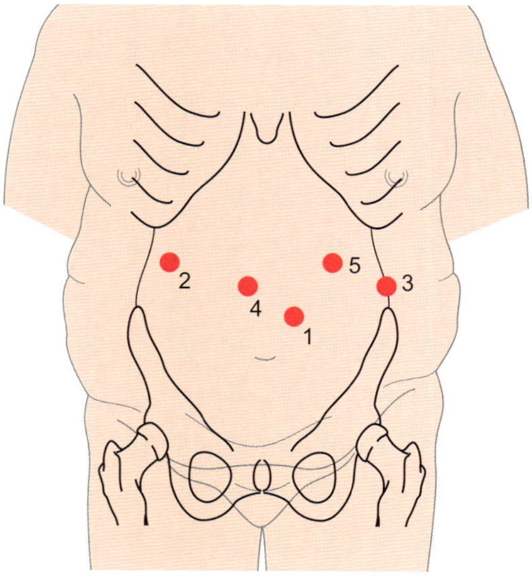

Abb. 11.1 Trokarlokalisationen bei BPD (Scopinaro) in der Reihenfolge der Platzierung: 1. Optiktrokar ca. 18 – 20 cm unterhalb des Xyphoids; 2. Leberretraktor (10 mm); 3. Arbeitstrokar für Staplereinsatz (12 mm oder 15 mm); 4. Arbeitstrokar linke Hand;, 5. Arbeitstrokar rechte Hand; 6. Zusatztrokar für Darmschlingenmessung (5 mm).

Zusatztrokare können die Sicherheit des Eingriffs erhöhen, die über kosmetischen Überlegungen steht.

11.2 Darstellung des Operationssitus

Zur ausreichenden Inspektion ist die Anti-Trendelenburg-Position unumgänglich. Sie lässt Magen und Oberbauchorgane weiter nach kaudal treten, wodurch die Operation am Magen erleichtert wird. Zu einem späteren Zeitpunkt muss gewährleistet sein, dass der Patient in Trendelenburg-Position umgelagert werden kann. Operateure und Kameraassistenten müssten dann auf der linken Seite des Patienten stehen. Der Operationssitus ist zunächst in erster Linie am Übergang vom Antrum zum Korpus einzustellen. Bevor die Operation am Magen beginnt, muss auch der Mittel- und Unterbauch exploriert werden, damit später die Herstellung des Common Channel (CC) und die Heranführung der Dünndarmschlingen an den Magen spannungslos erfolgen können. Nachdem schwere Verwachsungen ausgeschlossen wurden, beginnt am Übergang Antrum – Korpus die Dissektion im Bereich der großen Kurvatur.

11.3 Vorgehen

11.3.1 Schritt 1: Dissektion große Kurvatur

Der mit Hilfe einer Babcock-Zange angehobene Magen wird magenwandnah im Bereich des Übergangs des Antrum zum Korpus vom Ligamentum gastrocolicum abgetrennt. Dabei wird die A. gastroepiploica erhalten. Die Dissektion erfolgt entlang des Magens weit hoch bis in Höhe der Milz, um eine ausreichende Mobilisation zu erreichen.

MERKE

Die laterale Mobilisation des Magens nach weit kranial ist immer notwendig, da der muskuläre Tonus des Magens nach einer Durchtrennung immer zu einer Retraktion und damit zur Verkürzung des Magens führt.

Der so mobilisierte Magen lässt sich weiterhin nach kaudal strecken und lässt damit eine entsprechende Resektion mit Reduktion des Magenvolumens auf 200 – 300 cm^3 zu. Anschließend wird ein Fenster im Bereich der kleinen Kurvatur oberhalb des Krähenfußes eröffnet, der als Ziellinie für die spätere Resektion dient. Diese Fensterung ist notwendig, damit das Klammernahtgerät bei der Durchtrennung des Magens vollständig durchgeschoben werden kann und keine Gefäße mit erfasst werden. Die Darstellung der Resektionslinien sollte von ventral und von dorsal erfolgen.

TRICK

Durch Verwendung eines stumpfen Magenband-Dissektors oder eines „Goldfingers" kann die sichere Fensterung im Bereich der kleinen Kurvatur überprüft werden (➤ Abb. 11.2).

11.3.2 Schritt 2: Pouchbildung

Die Durchtrennung des Magens erfolgt in Höhe des Magenkorpus in horizontaler Richtung und sollte im ungestreckten Zustand am unteren Milzpol liegen. Hier besteht eine große Variationsbreite, sodass die Inspektion des gesamten Magens notwendig ist, um ein ausreichend kleines Magenvolumen zu erzeugen. Dieses sollte jedoch mindestens 200 – 300 cm^3 betragen. Es wird zunächst mit 60-mm-Klammernahtgeräten (grünes Magazin) die horizontale Resektion ausgeführt und dann von dort ausgehend entlang der kleinen Kurvatur schräg nach kranial reseziert (➤ Abb. 11.3).

CAVE

Die Resektion muss stets unter Sicht erfolgen. Bei extremer abdomineller Fettansammlung sollte der kraniale Resektionsrand entweder mit einer Fadenmarkierung versehen oder durch eine starke Kalibrationssonde begrenzt werden, um eine zu nahe Resektion im Bereich der Kardia zu vermeiden.

Die Entfernung des Restmagens (Antrum und Pylorus) galt in der Ära der offenen Chirurgie lange Zeit als Standard. Inzwischen sind ausreichende Langzeiterfahrungen auch

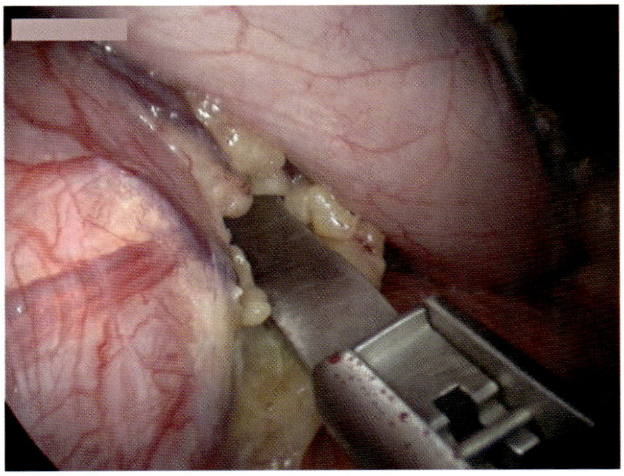

Abb. 11.2 Nach Fensterung im Bereich der kleinen Kurvatur wird der Magen angehoben und über die eröffnete Bursa omentalis mit einem stumpfen Instrument (hier Magenbanddissektor) umfahren.

damit vorhanden, das Antrum zu belassen. Es liefert letztendlich die Möglichkeit der Rekonstruktion zu einem späteren Zeitpunkt und schließt die Komplikation der Duodenalstumpfinsuffizienz aus. Wurde mit dem Patienten die Entfernung des Restmagens besprochen, so erfolgt die vollständige Mobilisation einschließlich der Mobilisation des postpylorischen Duodenums, das dann unter Sicht mit einem 60 mm langen linearen Klammernahtmagazin (blaues Magazin) durchtrennt wird. Der Duodenalstumpf muss sorgfältig auf Blutungen und auf Klammernahtundichtigkeiten geprüft werden, da die Duodenalstumpfinsuffizienz eine hohe Morbidität und Letalität aufweist. Das Resektat wird dann in einen Bergebeutel platziert und am Ende der Operation entfernt.

TRICK

Zur besseren Auffindung der Resektionslinie und leichteren Fixation sollte vor der Umlagerung der laterale Teil des Magenpouches mit einer Haltenaht fixiert werden (➤ Abb. 11.4). Damit lässt sich auch prüfen, wie weit sich der Magen ante- oder retrokolisch nach kaudal führen lässt.

11.3.3 Schritt 3: Darmmessung und Schlingenbildung

Im Gegensatz zum proximalen Magenbypass-Verfahren erfolgt die Messung des Common Channels und der Darmschlingen von kaudal, d. h. ausgehend von der Bauhin-Klappe. Dazu muss das terminale Ileum sehr sicher auf-

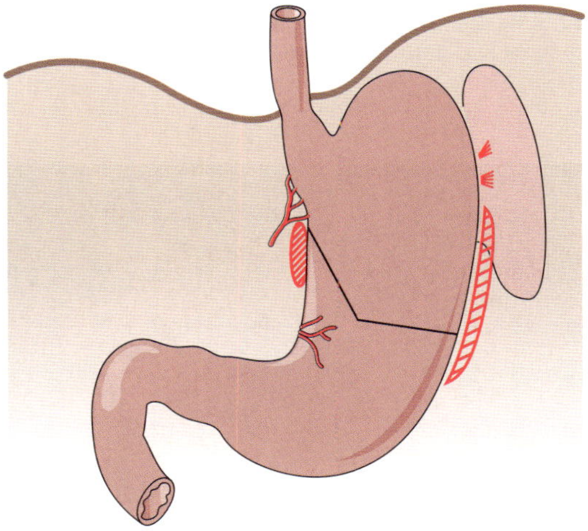

Abb. 11.3 Resektionslinie zur Herstellung eines Magenpouches im Rahmen der BPD. Die Dissektionen im Bereich der kleinen und großen Kurvatur sind schraffiert. Die A. gastrica sinistra ist streng zu beachten, da sie die arterielle Hauptversorgung des großen Magenpouches sicherstellt. Die Resektion kleinkurvaturseitig verläuft deutlich oberhalb des Krähenfußes. Die Milzunterkante gibt oftmals eine Orientierung über die Resektionslinien.

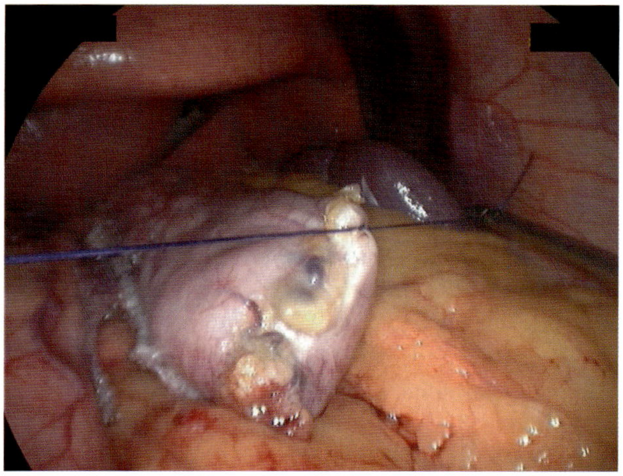

Abb. 11.4 Haltenaht am kaudalen Resektionsrand des Magenpouches (laterale Markierung: große Kurvatur).

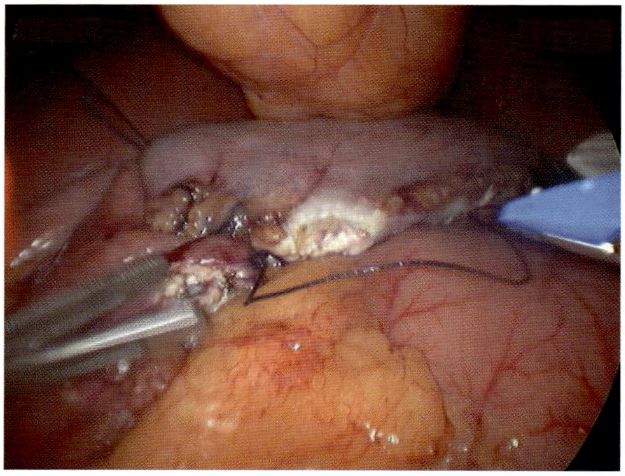

Abb. 11.5 Parallel verlaufend: Magenpouch und Ileum. Durch den linksseitigen Trokar wird das lineare Klammernahtgerät eingeführt (blaues 60-mm-Magazin).

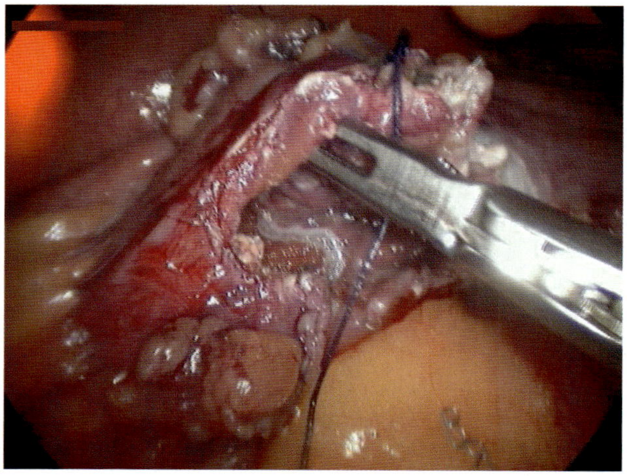

Abb. 11.6 Sicht in die Anastomose bei Platzierung der Sonde in die alimentäre Schlinge unter Sicht.

gesucht werden. Von dort aus wird entweder mit Messinstrumenten oder noch sicherer mit 25 cm oder 50 cm messenden Bändern der gemeinsame Verdauungskanal abgemessen. Die Länge sollte im mittelgestreckten Zustand exakt 50 cm betragen.

CAVE

40 cm Common Channel erzeugen profuse Durchfälle und eine Mangelernährung, 60 cm Common Channel bedingen einen unzureichenden Gewichtsverlust.

An dieser Stelle erfolgt eine Markierung mit einer Naht oder einem Clip, um danach die weitere Messung der alimentären Schlinge vorzunehmen. Der Gesamtabstand zur Bauhin-Klappe sollte 250 cm betragen, sodass nunmehr 200 cm weiter gemessen wird, um dann eine erneute Markierung vorzunehmen. Hier erfolgt die Durchtrennung der Darmkontinuität. Der kaudale Darmanteil ist die alimentäre Schlinge und wird später mit dem Magen anastomosiert. Der proximale Anteil als biliodigestive Schlinge transportiert die Verdauungssäfte und wird nunmehr an die vormarkierte Stelle 50 cm von der Bauhin-Klappe entfernt mit einer Fixationsnaht befestigt.

CAVE

Die Messung muss immer von der Bauhin-Klappe ausgehen und darf nicht von proximal erfolgen, da sonst eine fehlerhafte Rekonstruktion möglich wird (antiperistaltische Schlinge!). Ein chronischer Ileus kann die Folge dieser Verwechselung sein (➤ Kap. 12).

11.3.4 Schritt 4: Gastroileostomie

Die alimentäre Schlinge wird mit der am Magen vorbefestigten Haltenaht im Bereich der großen Kurvatur fixiert. Die Schlinge sollte parallel zur Hinterwand des Magens laufen (➤ Abb. 11.5) und dort eine breite Anastomosierung mit Hilfe eines linearen Klammernahtgeräts (60 mm) oder per Handnaht ermöglichen. Nach Parallelfixierung der alimentären Schlinge werden Dünndarm und Magen parallel eröffnet und ein lineares Klammernahtgerät mit parallelen Öffnungen eingebracht. Nach Auslösen des Klammernahtgeräts und Herstellung der Anastomose wird das Klammernahtgerät wieder entfernt und unter Sicht eine Kalibrationssonde zur Dichtigkeitsprüfung über die Anastomose in dem angeschlossenen Dünndarmanteil platziert (➤ Abb. 11.6).

Die Inspektion der Anastomose schließt auch Klammernahtblutungen aus oder ermöglicht die gezielte Umstechung von Klammernahtblutungen.

11

Danach werden die Öffnungen des Klammernahtgeräts durch eine fortlaufende Naht und gegebenenfalls durch Einzelknopfnähte verschlossen (➤ Abb. 11.7). Anschließend erfolgt die Dichtigkeitsprüfung, wobei hier größere Volumina als beim Magenbypass instilliert werden müssen. Es ist zu berücksichtigen, dass das Magenvolumen 200 bis 300 cm³ beträgt, sodass die Dichtigkeitsprüfung nur erst mit einem entsprechenden Volumen eine zuverlässige Aussage über das Vorliegen einer Leckage ermöglicht.

Volumina von 200–300 ml Methylenblau sind notwendig, um die breite Gastroileostomie bei großem Magenpouch ausreichend sicher zu testen.

Nach Beendigung der Dichtigkeitsprüfung wird die Kalibrationssonde unter Sicht entfernt. Das Platzieren einer Magenverweilsonde kann für 24 Stunden erfolgen, da starke Magensekretion und Verschwellung der Anastomose zu einem frühen postoperativen Erbrechen führen könnten, was unbedingt zu vermeiden ist.

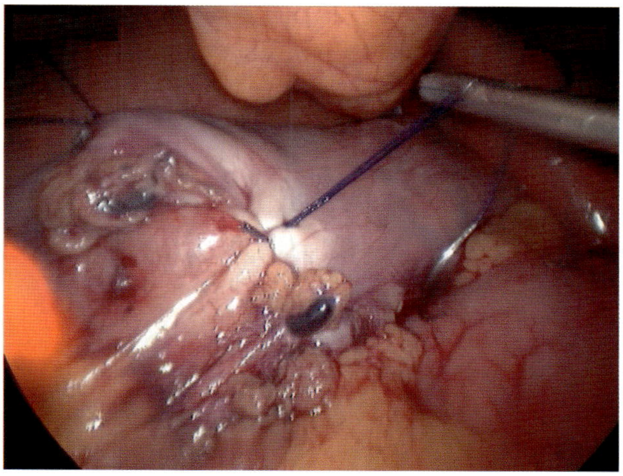

Abb. 11.7 Verschluss der Gastroenterostomie mit resorbierbaren Nähten (fortlaufend oder Einzelknopfnähte).

11.3.5 Schritt 5: Enteroenterostomie

Die Enteroenterostomie stellt bei der BPD-Operation teilweise das schwierigste Manöver dar, da die Indikation für diesen Eingriff insbesondere bei superadipösen Patienten gestellt wird und ein sehr fettreiches Mesenterium des Dünndarms, aber auch ein sehr fettreiches Omentum majus vorliegt. Zur Durchführung der Anastomose sollte der Patient in Trendelenburg-Position gelagert werden, damit die Organe in den Oberbauch gleiten. Die zuvor durch eine Haltenaht fixierte Verbindung zwischen Common Channel (CC) und biliodigestiver Schlinge wird zur Bauchdecke hin luxiert, um eine entsprechende Sicht zu gewährleisten. Operateur und Assistent stehen auf der linken Seite des Patienten. Die Kamera wird auf einen lateralen Trokar umgesetzt, um einen ausreichenden Blick und eine ausreichende Beweglichkeit für die Arbeitsinstrumente zu haben. Nach paralleler Öffnung der Dünndarmschenkel antimesenterial wird ein Klammernahtgerät von 60 mm Länge eingeführt und unter Vermeidung eines Einschlusses von mesenterialem Fett geschlossen. Erst nachdem sicher ist, dass sich kein Mesenterium zwischen der Andruckplatte und dem Klammermagazin befindet, wird die Klammernaht ausgelöst. Anschließend wird unter Sicht das Klammernahtgerät entfernt und die Öffnung mit einer fortlaufenden Naht verschlossen. Dieses Manöver ist teilweise sehr zeitaufwendig und birgt die Gefahr, dass durch Kraftwirkung der Dünndarm weiter einreißt und größere Öffnungen entstehen. Aus diesem Grund sollte jede Kraftanwendung vermieden werden. In einzelnen Fällen sind auch

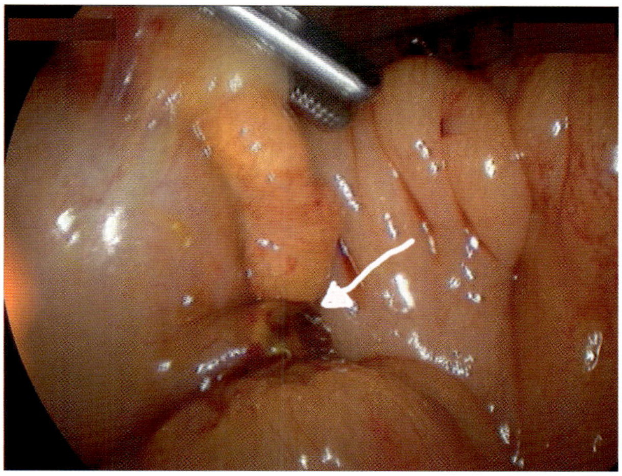

Abb. 11.8 Die posteriore Kontrolle der Enteroenterostomie zeigt eine Leckage zwischen zwei Klammernahtreihen.

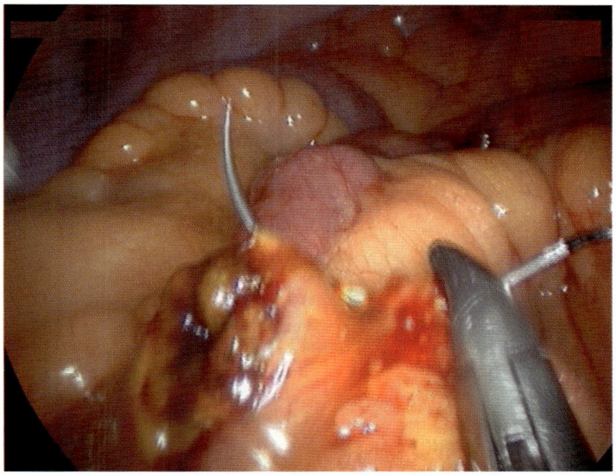

Abb. 11.9 Die Entero-Entero-Anastomose ist technisch schwierig, insbesondere der Verschluss der Trokaröffnungen durch Naht ist aufwendig.

Einzelknopfnähte notwendig, um die Dichtigkeit der Entero-Entero-Anastomose zu sichern. Leider lässt sich diese Anastomose auf Dichtigkeit nicht prüfen, sodass nur die Sicht auf die Neuverbindung eine Aussage über die Qualität zulässt.

Die Enteroenterostomie ist von beiden Seiten auf Dichtigkeit zu inspizieren, um Leckagen auch im Bereich der posterioren Klammernaht zu entdecken (➤ Abb. 11.8) Generell ist die Nahttechnik im rechten Unter- oder Mittelbauch bei fettreichem Mesenterium technisch sehr anspruchsvoll (➤ Abb. 11.9). Eine entsprechende Drainage des Operationsgebiets ist bei Unübersichtlichkeit auf jeden Fall zu empfehlen.

11.3.6 Schritt 6: Sicherheitstests, Drainage

Die Methylenblau-Prüfung oder die Gasinsufflation der Gastroenterostomie bei abgeklemmter alimentärer Schlinge sollte auf jeden Fall erfolgen, um Undichtigkeiten zu entdecken und sofort zu versorgen.

11.4 Simultane Appendektomie

Die subtotale Entfernung des noch vorhandenen Wurmfortsatzes sollte erwogen werden, wenn dies technisch einfach mit einem linearen Klammergerät durchzuführen ist. Bei später auftretenden Schmerzen im rechten Unterbauch ist die Frage, ob diese Beschwerden durch Verwachsungen oder ein Problem im Bereich der Entero-Anastomose oder im Extremfall durch eine Appendizitis verursacht sein könnten, einfacher zu beantworten und die Entscheidung für eine Re-Laparoskopie leichter zu fällen. Die Appendektomie sollte jedoch nur dann durchgeführt werden, wenn sie technisch ohne Probleme und ohne zusätzliche Trokare durchführbar ist. Sie sollte auf keinen Fall um jeden Preis erzwungen werden.

11.5 Simultane Cholezystektomie

Die Cholezystektomie sollte immer dann erfolgen, wenn Gallensteine nachgewiesen werden können und die Entfernung bei extremer Adipositas ohne Probleme möglich ist. Durch die fehlende Möglichkeit der ERCP zu einem späteren Zeitpunkt nach BPD ist daher die Entfernung der Gallenblase bei einem Steinleiden unbedingt anzustreben. Bei steinfreier Gallenblase kann die Cholezystektomie unterbleiben, wobei mit der Entfernung des Restmagens und einer Duodenalstumpfversorgung eine starke inflammatorische Komponente postoperativ auftritt, die eine spätere Cholezystektomie erschwert.

11.6 Postoperatives Management

Die postoperative Nachsorge nach BPD-Operation unterscheidet sich nicht grundsätzlich von Magenbypass- oder anderen resezierenden Operationsverfahren. Frühzeitig kann mit dem Trinken und dem oralen Kostaufbau begonnen werden. Drainagen müssen bis maximal 72 Stunden belassen werden. Bei Belassen des Restmagens (Antrum- und Pylorusregion) ist eine medikamentöse Langzeitsäurehemmung (für mindestens 18 Monate) zu empfehlen. Grundsätzlich soll dem Patienten das Rauchen untersagt werden, da marginale Ulzera insbesondere bei Rauchern häufiger beobachtet werden.

CAVE

Ulzerationen treten fast ausschließlich bei Rauchern auf. Rauchen und BPD schließen einander aus.

Die umfangreiche Supplementation beginnt spätestens drei bis vier Wochen nach der Operation: Vitamine unter Einschluss aller fettlöslichen Vitamine, Kalzium und Vitamin D_3, Vitamin B_{12}. Die medikamentöse Säurehemmung sollte bei belassenem Antrum mindestens 18 Monate erfolgen. Die Gewichtsreduktion nach BPD ist rein restriktiven Verfahren überlegen (➤ Tab. 11.1).

Tab. 11.1 Gewichtsreduktion nach BPD und BPD-DS.

Autor	Fälle	Präop. BMI (kg/m²)	Komplikationen (%)	Mortalität (%)	Follow-up (Jahre)	EWL (%)
Gracia et al. (2009)	150	52,6	20,4	1,2	7	85
Scopinaro et al. (2004)	1738	47	2,7	0,5	12	75
Gudea et al. (2004)	74	54	16,0	0	5	70
Biron et al. (2004)	1271	48,8	k.A.	k. A.	8	68,6

EWL: excess weight loss; k.A.: keine Angabe.

Literatur

Anthone GJ, Lord RV, DeMeester TR, Crookes PF. The duodenal switch operation for the treatment of morbid obesity. Ann Surg 2003; 238(4):618–27; discussion 627–8.

Bajardi G, Latteri M, Ricevuto G, Mastrandrea G, Florena M. Biliopancreatic diversion: early complications. Obest Surg 1992; 2:177–80.

Bajardi G, Mastrandrea G, Branca M, Cal F, Diliberti S. Le „gastric banding" dans le traitement de l'obésité grave. Expérience sur 51 cas. Ann Chir 1998; 52:208.

Bajardi G, Ricevuto G, Mastrandrea G, Branca M, Rinaudo G, Cali F et al. Surgical treatment of morbid obesity with biliopancreatic diversion and gastric banding: report on an 8-year experience involving 235 cases. Ann Chir 2000; 125:155–62.

Bajardi G, Ricevuto G, Mastrandrea G, Pischedda G, Rubino G, Valenti D. Thromboembolic complications in bariatric surgery. Obes Surg 1993; 3:90–1.

Baltasar A, Bou R, Miro J et al. Laparoscopic biliopancreatic diversion with duodenal switch: technique and initial experience. Obes Surg 2002; 12(2):245–8.

Benotti PM, Forse RA. The role of gastric surgery in the multidisciplinary management of severe obesity. Am J Surg 1995; 169: 361–7.

Berger EH. The distribution of parietal cells in the stomach: a histotopographic study. Am J Anat 1934; 54:87–114.

Biron S, Hould FS, Lebel S, Marceau S. Lescelleur O, Simard S et al. Twenty years of biliopancreatic diversion: what is the goal of surgery? Obes Surg 2004; 14:160–4.

Brolin RE. Prospective, randomized evaluation of midline fascial closure in gastric bariatric operations. Am J Surg 1996; 172: 328–31.

Brolin RE. Update: NHI consensus conference. Gastrointestinal surgery for severe obesity. Nutrition 1996; 12:403–4.

Clare MW. Equal biliopancreatic and alimentary limbs: an analysis of 106 cases over 5 years. Obes Surg 1993; 3:289–95.

DeWind LT, Payne JH. Intestinal bypass surgery for morbid obesity. Long-term results. JAMA 1976; 236: 2298–301.

Feng JJ, Gagner M. Laparoscopic biliopancreatic diversion with duodenal switch. Semin Laparosc Surg 2002; 9(2):125–9.

Fox SR. The use of the biliopancreatic diversion as a treatment for failed gastric positioning in the morbidly obese. Obs Surg 1991; 1:89–93.

Gracia JA, Martinez M, Elia M, Aguilella V, Royo P, Jiménez A et al. Obesity surgery results depending on technique performed: long-term outcome. Opes Surg 2009; 19:432–8.

Granstrom L, Backman L. Technical complications and related-reoperations after gastric banding. Acta Chir Scand 1987; 153: 215–20.

Griffen WO Jr, Bivins BA, Bell RM. The decline and fall of the jejunoileal bypass. Surg Gynecol Obstet 1983; 157:301–8.

Guedea ME, Arribas del Amo D, Solanas JA, Marco CA, Bernadó AJ, Rodrigo MA et al. Results of biliopancreatic diversion after five years. Obes Surg 2004; 14:766–72.

Holian DK. Biliopancreatic bypass. In: Deitel M (ed.). Surgery for the morbidly obese patient, pp. 105–11. Lea and Febinger, Philadelphia 1989.

Jorgensen S, Olesen M, Gudman-Hoyer. A review of 20 years of jejunoileal bypass. Scand J Gastroenterol 1997; 32:334–9.

Kim WW, Gagner M, Kini S et al. Laparoscopic vs. open biliopancreatic diversion with duodenal switch: a comparative study. J Gastrointest Surg 2003; 7(4):552–7.

Kolanowski J. Surgical treatment for morbid obesity. Br Med Bull 1997; 53:433–44.

Lemmens L. Minimum excess weight required for obesity surgery: how far can we go? Obes Surg 1993; 3(1):37–9.

Maclean LD, Rhode BM, Sampalis J, Forse RA. Results of the surgical treatment of obesity. Am J Surg 1993; 165:155–61.

Marceau P, Biron S, Bourque RA et al. Biliopancreatic diversion with a new type of gastrectomy. Obes Surg 1993; 3(1):29–35.

Marceau P, Hould FS, Potvin M et al. Biliopancreatic diversion (duodenal switch procedure). Eur J Gastroenterol Hepatol 1999; 11(2):99–103.

Marceau P, Hould FS, Simard S et al. Biliopancreatic diversion with duodenal switch. World J Surg 1998; 22(9):947–54.

Mason EE, Renquist KE, Barnes DT, Cullen JJ, Doherty C, Maher JW. A decade of change in obesity surgery. Obes Surg 1997; 7:188–96.

Menon T, Quaddus S, L Cohen: Revision of failed vertical banded gastroplasty to non-resectional Scopinaro biliopancreatic diversion: early experience. Obes Surg 2006; 16(11):1420–4.

Nguyen NT. Open vs. laparoscopic procedures in bariatric surgery. J Gastrointest Surg 2004; 8(4):393–5.

Noya G, Cossu ML, Coppola M, Tonolo G, Angius MF, Fais E et al. Biliopancreatic diversion for treatment of morbid obesity: experience in 50 cases. Obes Surg 1998; 8:61–6.

Rabkin RA, Rabkin JM, Metcalf B et al. Laparoscopic technique for performing duodenal switch with gastric reduction. Obes Surg 2003; 13(2):263–8.

Ren CJ, Patterson E, Gagner M. Early results of laparoscopic biliopancreatic diversion with duodenal switch: a case series of 40 consecutive patients. Obes Surg 2000; 10(6):514–23; discussion 524.

Sagar PM. Surgical treatment of morbid obesity. Br J Surg 1995; 82:732–9.

Scopinaro N, Gianetta E, Eadami GF, Friedman D, Traverso E, Marinari GM et al. Biliopancreatic diversion for obesity at eighteen years. Surgery 1996; 119:261–8.

Scopinaro N, Adami GF, Marinari GM et al. Biliopancreatic diversion. World J Surg 1998; 22(9):936–46.

Scopinaro N, Marinari GM, Camerini G. Laparoscopic standard biliopancreatic diversion: technique and preliminary results. Obes Surg 2002; 12(3):362–5.

Scopinaro N, Marinari G, Camerini G, Papadia F; 2004 ABS Consensus Conference. Biliopancreatic diversion for obesity: state of the art. Surg Obes Relat Dis 2005; 1:317–28.

Sekhar N, Gagner M. Complications of laparoscopic biliopancreatic diversion with duodenal switch. Curr Surg 2003; 60(3):279–80; discussion 280–1.

KAPITEL

12 Biliopankreatische Diversion mit Duodenalswitch (BPD-DS)

R. Weiner

12.1 Trokarplatzierung

Die BPD-DS mit Schlauchmagenbildung (Sleeve-Gastrektomie) ist der Eingriff mit der höchsten Komplexität unter allen Primäreingriffen in der Adipositaschirurgie. Strategisch ist es von Vorteil, wenn man mit der Schlauchmagenbildung beginnt. Je nach Schwierigkeitsgrad und Fortschritt der Operation kann nach Bildung des Schlauchmagens immer noch entschieden werden, ob die Operation in zwei Schritten erfolgen soll. Dementsprechend erfolgt die Platzierung der Trokare fast analog zur alleinigen Schlauchmagenbildung. Der Optiktrokar (➤ Abb. 12.1, 1) sollte jedoch mindestens 5 – 10 cm weiter kaudal platziert werden, um die spätere Duodenoileostomie unter guter Sicht durchführen zu können. Diese wird nach Durchtrennung des Duodenums links der Mittellinie deutlich unterhalb des linken Leberlappens etwa in der Mittellinie zwischen Xyphoid und Nabel erfolgen. Der Leberretraktor (➤ Abb. 12.1, 2) und der Arbeitsport links (➤ Abb. 12.1, 3) sind analog zur Sleeve-Gastrektomie. Sie werden in Anti-Trendelenburg-Position platziert. Der Arbeitstrokar für die Resektion des Magens befindet sich links des Optiktrokars und weit kaudal, um als Arbeitsinstrument für die spätere Duodenoileostomie genutzt werden zu können (➤ Abb. 12.1, 4). In Abhängigkeit vom BMI und von der Körpergröße des Patienten kann ein zusätzlicher Trokar (➤ Abb. 12.1, 5) unterhalb des linken Rippenbogens eingebracht werden, um die Schlauchmagenbildung bis nach kranial in Richtung auf den linken Zwerchfellschenkel sicher ausführen zu können.

Die Lagerung des Patienten hat die Durchführung der späteren Enteroenterostomie (EE) im rechten Unterbauch zu berücksichtigen. Dazu müssen die Position des Operateurs und die Lagerung des Patienten in eine Trendelenburg-Lagerung geändert werden. Die Kamera wechselt auf die Trokarposition 3. Zur Abmessung des Common Channels (CC) und zur Herstellung der Entero-Entero-Anastomose wird ein zusätzliches Arbeitstrokar (5 mm) infraumbilikal unter Sicht in Trendelenburg-Position eingebracht (➤ Abb. 12.1, 6).

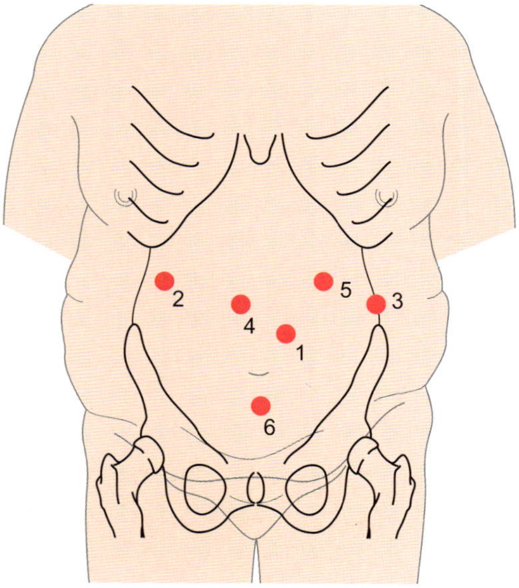

Abb. 12.1 Trokarplatzierungen zur Durchführung der BPD-DS. Es handelt sich dabei um eine Kombination aus Schlauchmagenbildung und BPD mit einem Duodenalswitch. Der Optiktrokar (1) muss links der Mittellinie mit ausreichend guter Sicht auf die spätere Duodenoileostomie zu liegen kommen. Diese ist jedoch weit mehr kaudal als eine Gastroileostomie bei der BPD nach Scopinaro. Die rechte subkostale Trokarposition (2) nimmt den Leberretraktor auf und dient später dem Halten des Darmes während der Enteroenterostomie. Ein 10-mm-Trokar (3) auf der linken Seite des Patienten wird für die Schlauchmagenbildung und später als Optiktrokar für die Enteroenterostomie genutzt. Die Positionen 4 und 5 sind Arbeitstrokare, wobei zumindest die Trokarposition 4 mit einem 15-mm-Trokar besetzt werden muss, wenn grüne Magazine der Firma Covidien zur Schlauchmagenbildung eingesetzt werden. Für die Abmessung des Common Channels (CC) empfiehlt es sich, einen Zusatztrokar (5 mm) zwischen Nabel und Symphyse zu platzieren (6).

12.2 Darstellung des Operationssitus

Die Darstellung des Operationssitus erfolgt nach Inspektion der gesamten Bauchhöhle in mehreren Schritten.

MERKE

Schwere Verwachsungen des Dünndarms als Zufallsbefunde können zur Änderung der Operationsstrategie führen und müssen vor Beginn jeder Dissektion erkannt werden.

Zuerst erfolgt die Darstellung der hiatalen Region in Anti-Trendelenburg-Position mit Retraktion des linken Leberlappens. Die Platzierung der Arbeitstrokare erfolgt erst nach Lagerung des Patienten.

Nach Beendigung der Schlauchmagenbildung wird die Retraktion des linken Leberlappens beendet, und der Retraktor hebt das Ligamentum ventrale einschließlich des rechten Leberlappens an. Eine Retraktion des linken Leberlappens hat nun keine Bedeutung mehr. Die Kamera stellt die Region des Ligamentum hepatoduodenale ein. Falls die Trokarpositionen für die Dissektion des Duodenums nicht ausreichend oder anatomisch-technisch eine ungünstige Position haben, sind diese zu ergänzen. Die Durchtrennung des Duodenums ist eine der größten Risikopunkte der Operation.

Nach Durchtrennung des Duodenums wird der Leberretraktor vollständig entfernt. Der Operateur wechselt auf die linke Körperseite des Patienten. Er steht kaudal des Kameraassistenten, der bei angelagerten Arm neben oder bei einem ausgelagerten linken Arm oberhalb des Arms steht. Der Patient wird in die Trendelenburg-Position umgelagert. Das Omentum majus wird nach kranial geschlagen und der Zökalpol aufgesucht.

12.3 Vorgehen

12.3.1 Schritt 1: Dissektion der großen Kurvatur

Die Devaskularisation der großen Kurvatur beginnt technisch am einfachsten am Übergang vom Antrum zum Korpus. Nach Eindringen in die Bursa omentalis erfolgt die Skelettierung wie im Kapitel Schlauchmagenbildung beschrieben (➤ Kap. 10). Frühestens jetzt kann je nach Operationsverlauf (Zeit und Übersicht) entschieden werden, ob eine Dissektion nach kaudal fortgesetzt wird oder die Operation als alleinige Schlauchmagenbildung (Mehrschritttherapie ➤ Kap. 16) beendet wird.

> Operationszeiten von mehr als zwei Stunden und/oder extreme intraabdominelle Fettansammlungen sollten Anlass dazu geben, die Operation zweizeitig fortzuführen.

Mit der Zielsetzung, eine BPD-DS in einem Schritt durchzuführen, beginnt nun die Dissektion des Antrums mit der Devaskularisation des Magens großkurvaturseitig bis in Höhe des Pylorus. Posteriore Adhäsionen zum Pankreas müssen bereits jetzt sorgfältig gelöst werden (➤ Abb. 12.2), da diese eine Anhebung des Antrums einschränken.

Die weitere Isolation des Duodenums muss besonders sorgfältig erfolgen, da Blutungen aus der A. pancreaticoduodenalis und jegliche Verletzungen des Darms zu vermeiden sind. Das Ligamentum hepatoduodenale ist eindeutig zu identifizieren. Nach Inzision des peritonealen Überzugs am Übergang Pylorus – Duodenum wird von posterior das Duodenum mit einem stumpfen Instrument (z. B. Magenbandimplantationshilfen) umfahren (➤ Abb. 12.3).

> **CAVE**
> An anatomische Varianten in der Gefäßversorgung, wie den Abgang der A. hepatica dextra aus der A. mesenterica superior, muss gedacht werden. Die Einführung des Linearstaplers zur Durchtrennung des Duodenums darf nur unter vollständiger Sicht erfolgen.

12.3.2 Schritt 2: Kalibration des Magenschlauchs

Das Einbringen einer Kalibrationssonde darf nur unter Sicht und bei Bedarf auch mit Hilfe einer instrumentellen Führung unter laparoskopischer Sicht erfolgen. Die Wahl des Durchmessers der Kalibrationstube hängt vom Strategiekonzept ab.

> Die Kombination von starker Restriktion und Malabsorption führt zu schweren Ernährungsstörungen im Langzeitverlauf und sollte vermieden werden.

Die Schlauchmagenbildung bei einem BPD-DS in einem Schritt sollte bei einem CC von 75 cm mindestens 54 bis 60 French betragen. Bei einem CC von 100 cm können Sleeves auf einen Durchmesser von 44 French reduziert werden. Sleeves mit einer Kalibration auf 32 French zeigen

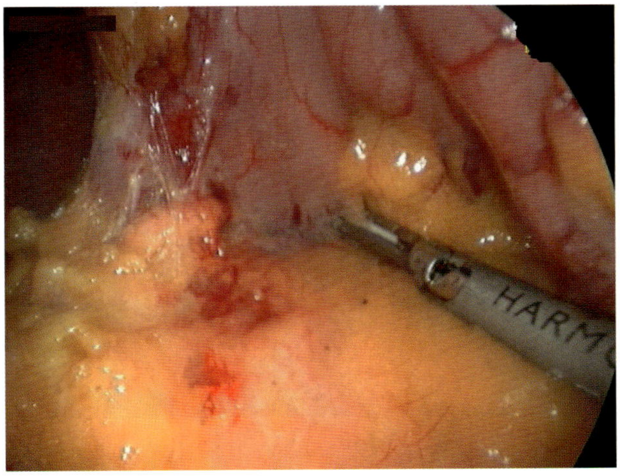

Abb. 12.2 Mobilisation des Antrums und Lösen von Verwachsungen zum posterioren Pankreas.

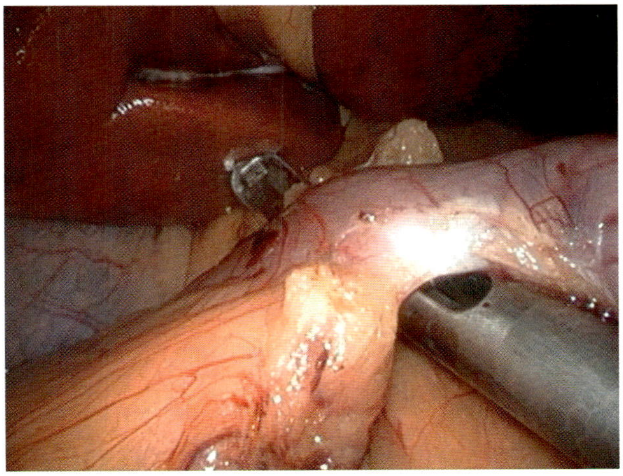

Abb. 12.3 Isolation des Duodenums postpylorisch auf einer Strecke von 1,5 – 2 cm.

in der Kombination mit Malabsorption im Langzeitverlauf schwere Störungen im Proteinhaushalt.

12.3.3 Schritt 3: Schlauchmagenbildung

Dazu wird die gesamte große Kurvatur mit dem Ligasure™ oder Ultraschalldissektor skelettiert. Die Skelettierung sollte bis zum His-Winkel erfolgen. Der gesamte Fundus muss entfernt werden, da hier Ghrelin produziert wird und eine spätere Aufdehnung des Magens erfolgen kann. Nach Dissektion des distalen Magens und Präparation im Bereich der großen Kurvatur muss entschieden werden, ob die Operation in einem Schritt oder in zwei Etappen erfolgen soll.

12.3.4 Schritt 4: Klammernahtverstärkung, Übernähung

Die langen Klammernahtreihen bieten ein hohes Blutungspotenzial und zeigen gelegentlich Undichtigkeiten, sodass sich die komplette Übernähung empfiehlt. Die Verwendung von Klammernahtreihenverstärkungen kann das Blutungsrisiko drastisch senken und verkürzt die Operationszeit, da eine Übernähung der Klammernahtreihen entfallen kann.

12.3.5 Schritt 5: Duodenumdurchtrennung

Zur Komplettierung der Operation ist dann die Darstellung des Duodenums notwendig, das auf einer Länge von mindestens 1,5 – 2 cm vollständig isoliert wird (➤ Abb. 12.3).

Die Durchtrennung des Duodenums ist der „Point of no return". Ist das Duodenum durchtrennt, gibt es keine Umkehr mehr.

Die Strukturen im Bereich des hepatoduodenalen Ligaments sind eindeutig zu identifizieren, bevor mit einem linearen Klammernahtgerät horizontal der Duodenalstumpf verschlossen wird. Die Lage des Instruments ist von beiden Seiten zu überprüfen. Das Erfassen von Strukturen des Ligamentum hepatoduodenale oder von Lebergewebe mit dem Klammernahtgerät ist strikt zu vermeiden (➤ Abb. 12.4).

Die A. gastroduodenalis wird erhalten. Die Präparation im Bereich des Duodenalstumpfs wird zur Vermeidung von Pankreasverletzungen und Gefäßblutungen sehr subtil mit dem Ultraschalldissektor oder mit Ligasure™ durchgeführt. Nach Durchtrennung des Duodenums erfolgt die Umlagerung des Patienten von einer Anti-Trendelenburg-Position in eine Trendelenburg-Position. Das Operationsteam wechselt nunmehr auf die linke Seite des Patienten (Operateur und Kameramann).

12.3.6 Schritt 6: Duodenoileostomie

Nach Fixation des Ileums am postpylorischen Duodenum wird die Klammernahtreihe des Duodenums eröffnet. Eine Kalibrationssonde wird über den Pylorus in das Duodenum platziert (➤ Abb. 12.5), da spätere Manipulationen nach Eröffnung des Ileums zu einem Einreißen des Dünndarms führen können.

Es existieren prinzipiell folgende drei Anastomosentechniken:

- Zirkuläre Stapleranastomose,

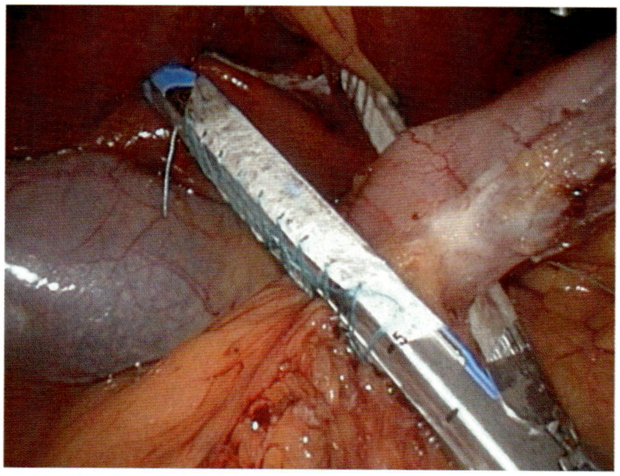

Abb. 12.4 Durchtrennung des Duodenums als „Point of no return" mit einem 60-mm-Klammernahtgerät (blaues Magazin). Die Andruckplatte ist nicht sicher zu erkennen, sodass hier Strukturen des Ligamentum hepatoduodenale mit erfasst werden könnten.

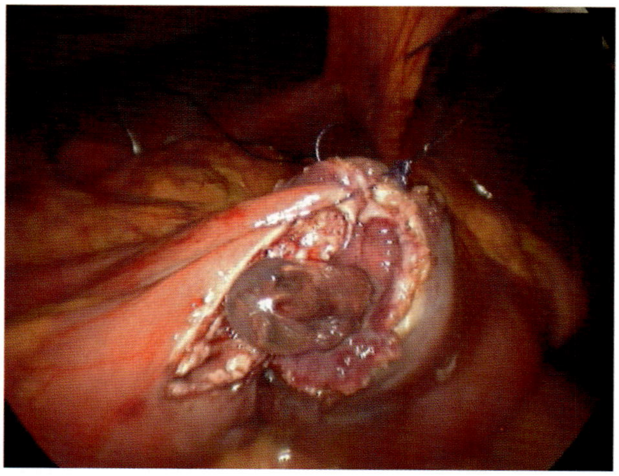

Abb. 12.5 Das postpylorische Duodenum und die alimentäre Schlinge sind mit einer Naht aneinander fixiert und eröffnet. Eine Kalibrationssonde wird nach der Hinterwandnaht über die Anastomosenhinterwand geschoben.

- linear stapled Seit-zu-Seit-Anastomose,
- Handnahtanastomose.

Die prinzipiellen Möglichkeiten der Anastomosierung werden nachfolgend dargestellt, wobei aus unserer Sicht die Handnahtanastomose eindeutige Vorteile hat (Weiner et al. 2004).

Zirkuläre Klammernahtanastomose

Bei der Anwendung von Zirkulärstaplern kommt prinzipiell die Einbindung der Abdruckplatte in den Duodenalstumpf und in das postpylorische Duodenum infrage. Beide haben gegenüber den anderen beiden Techniken wesentliche Nachteile. Die Einbringung der zirkulären Andruckplatte ist technisch aufwendig, risikoreich und macht die Passage des Geräts durch den Pylorus notwendig, was oftmals unmöglich ist. Das Einbringen der Andruckplatte in das postpylorische Duodenum verbraucht mehrere Millimeter des Duodenums, das reseziert wird (➤ Abb. 12.6). Das Einbringen der Staplereinheit in das dünnlumige Ileum stellt eine weitere technische Schwierigkeit dar. Eine Analyse der Operationszeiten einzelner Schritte konnte zeigen, dass die zirkuläre Klammernahttechnik für eine Duodenoileostomie selten möglich und geeignet ist (Weiner et al. 2004).

Linear stapled Seit-zu-Seit-Anastomose

Die kurze Strecke des postpylorischen Duodenums ermöglicht in der Regel keine ausreichende Anastomosierung. Sollte eine ausreichende postpylorische Strecke erreicht werden, dann wird der Duodenalverschluss belassen und antimesenterial Duodenum und Dünndarm eröffnet und das lineare Klammernahtgerät (weißes Magazin) eingeführt. Nach Kreation der Hinterwand mit einem Linearstapler wird eine Sonde über die Anastomose geschoben und werden die Öffnungen im Duodenum und Dünndarm mit resorbierbarem Nahtmaterial verschlossen (➤ Kap. 9.3.5).

Handnahtanastomose

Die handgenähte Anastomose hat sich als sicherste Technik erwiesen. Nach Fixation der Darmenden wird die das Ende des postplyorischen Duodenums verschließende Klammernahtreihe entfernt. Die Hinterwandnaht wird fortlaufend vor oder auch nach Eröffnung des kongruenten Dünndarms ausgeführt. Danach wird eine Kalibrationssonde über die Anastomose geschoben (Durchmesser 8 – 12 mm). Anschließend wird die Vorderwand der Duodenoileostomie mit einer fortlaufenden Naht verschlossen (➤ Abb. 12.7). Abschließend wird zunächst die Anastomose nach Abklemmen der alimentären Schlinge mit einer Methylenblau-Lösung getestet (Video 12). Die Hinterwand wird ebenfalls inspiziert (➤ Abb. 12.8). Danach folgen mehrere Einzelknopfnähte, die bei ausreichendem Material die Anastomose gegen Zug sichern. Vor Beendigung der Operation erfolgt die nochmalige Dichtigkeitstestung (➤ Abb. 12.9).

12.3.7 Schritt 7: Enteroenterostomie

Zunächst erfolgt das Aufsuchen des Zökums. Vielfach wird die zusätzliche Appendektomie durchgeführt, da spätere Schmerzsymptome im rechten Unterbauch im Bereich der

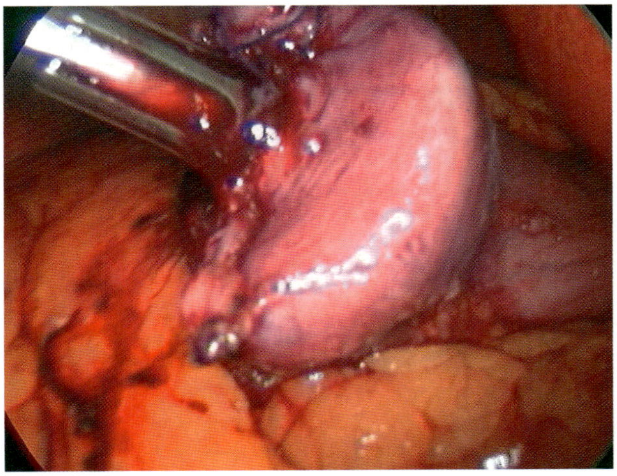

Abb. 12.6 Zirkuläre Anastomose mit Einriss des Duodenums. Die Andruckplatte ist sehr schwer einzuführen und muss mit einer Tabaksbeutelnaht fixiert werden.

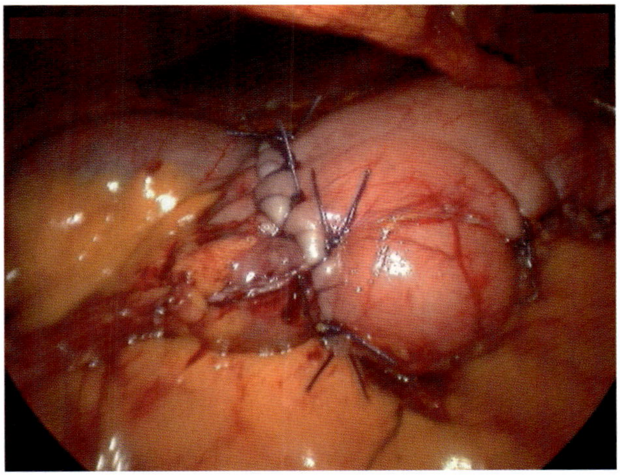

Abb. 12.7 Zweite Nahtreihe der Duodenoileostomie durch Einzelknopfnähte.

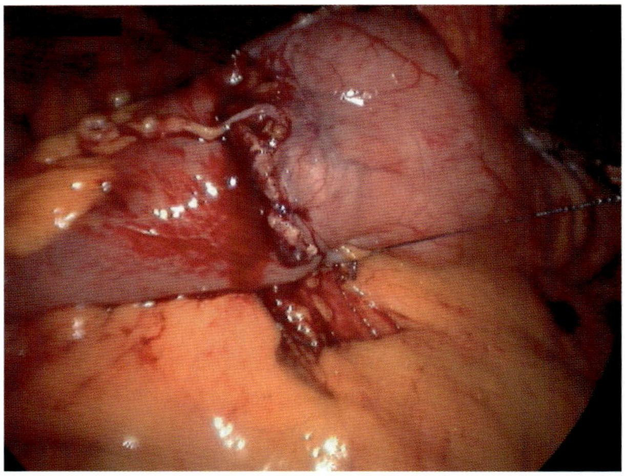

Abb. 12.8 Kontrolle der Hinterwand nach fortlaufender Naht mit Methylenblau-Lösung noch vor Anlegen der Einzelknopfnähte, um Schwachstellen erkennen zu können.

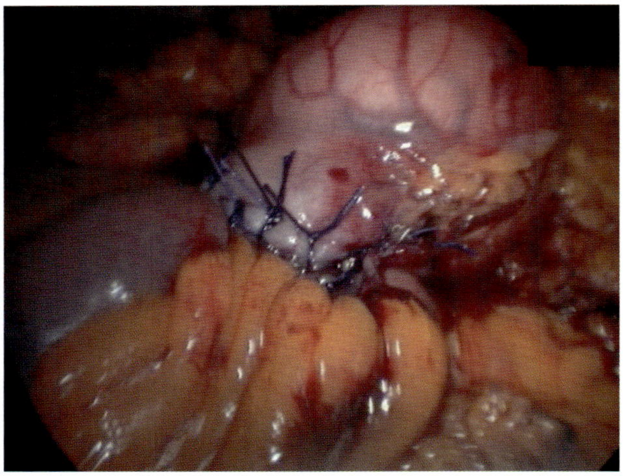

Abb. 12.9 Vor Beendigung der Operation wird die Anastomose bei abgeklemmter Darmschlinge einem Belastungstest ausgesetzt (Methylenblau-Füllung).

Anastomose fehlgedeutet werden können. Von der Bauhin-Klappe aus wird der CC gemessen, der zwischen 75 und 100 cm betragen sollte. Es erfolgt an dieser Stelle der späteren Enteroanastomose entweder eine Clip- oder Fadenmarkierung (Naht, ➤ Abb. 12.10). Anschließend wird die gesamte Darmlänge weiter ausgemessen, um einen alimentären Kanal von 200 – 300 cm Länge zu erreichen. Dementsprechend wird nach Ausbildung eines Fensters im Mesenterium die Darmkontinuität mit einem Klammernahtgerät durchtrennt, der biliodigestive Schenkel mit der Markierung im Bereich des Ileums fixiert und dort eine Entero-Entero-Anastomose ausgeführt. Dazu werden die beiden parallel aneinandergelegten Darmschenkel antimesenterial mit dem Ultraschallgerät eröffnet und ein Klammernahtgerät eingebracht (➤ Abb. 12.11). Nach Auslösen der Anastomose werden die Öffnungen im Bereich beider Dünndarmschenkel durch Einzelknopfnähte oder fortlaufende Naht verschlossen.

12.4 Cholezystektomie, Appendektomie

Beide Anastomosen werden durch weiche Drainagen gesichert. Die zusätzliche Cholezystektomie erfolgt im Rahmen der biliopankreatischen Diversion nach Möglichkeit in allen Fällen, da eine spätere ERCP nicht mehr möglich und die Häufigkeit von Gallensteinbildungen sehr hoch ist. Am Ende der Operation werden der resezierte Magenanteil, die Gallenblase und der Appendix in ein Beutelsystem platziert und über eine Mini-Inzision entfernt.

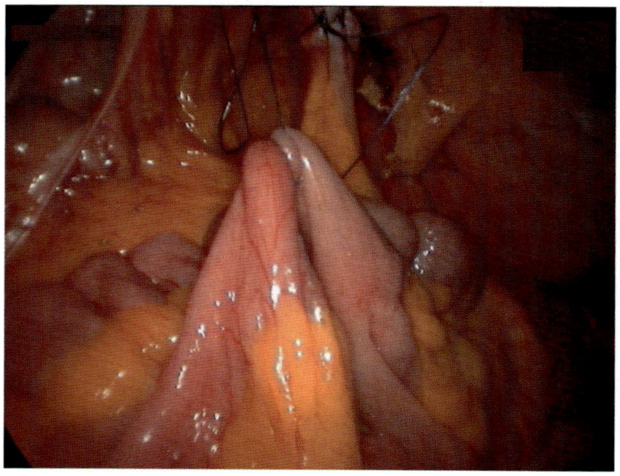

Abb. 12.10 Fixation der Entero-Entero-Anastomose.

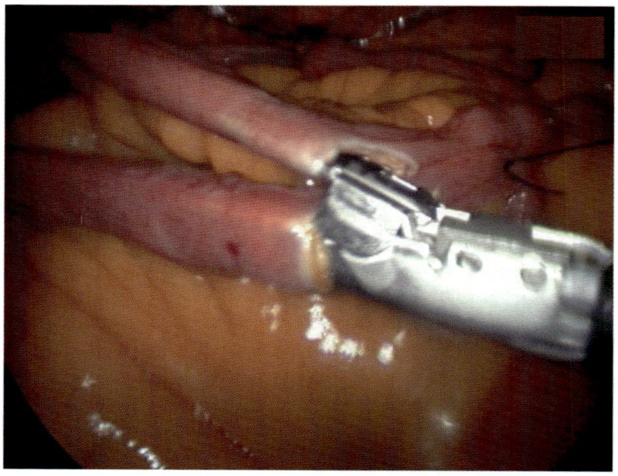

Abb. 12.11 Linearstaplerapplikation (weißes 60-mm-Magazin).

MERKE
Bei massiven Bauchdecken hat die Entfernung der Resektate über einen suprasymphysären Zugang oder subkostal Vorteile.

12.5 Drainagen

Der Duodenalstumpf und der Schlauchmagen sollten mit einer Drainage für 48 Stunden versehen werden.

12.6 Postoperatives Management

Das postoperative Management und der Kostaufbau unterscheiden sich prinzipiell nicht vom Magenbypass. Nach sicherer intraoperativer Dichtigkeitsprüfung der Duodenoileostomie kann auf eine postoperative Röntgenkontrolle verzichtet werden. Ein unbekanntes Risiko stellt immer die Enteroenterostomie dar, da diese im Gegensatz zum Magenbypass im freien Raum des Mittel- und Unterbauchs durchgeführt wird. Eine sorgfältige Kontrolle vor Beendigung der Operation ist extrem wichtig, da postoperative Komplikationen sich immer mit den Zeichen einer Peritonitis äußern.

Generell hat der komplexe Eingriff BPD-DS eine höhere Komplikationsrate und postoperative Morbidität (Buchwald et al. 2004, Ren et al. 2000, Sekhar und Gagner 2003), sodass geringste klinische Symptome Anlass für eine aktive Untersuchung und gegebenenfalls eine Re-Laparoskopie sein sollten.

Literatur

Allison DB, Fontaine KR, Manson JE et al. Annual deaths attributable to obesity in the United States. JAMA 1999; 282(16):1530–8.
Anthone GJ. Duodenal switch operation for morbid obesity. Adv Surg 2004; 38:293–309.
Anthone GJ, Lord RV, DeMeester TR, Crookes PF. The duodenal switch operation for the treatment of morbid obesity. Ann Surg 2003; 238(4):618–27; discussion 627–8.
Baltasar A, Bou R, Bengochea M et al. Duodenal switch: an effective therapy for morbid obesity – intermediate results. Obes Surg 2001; 11(1):54–8.
Baltasar A, Bou R, Miro J et al. Laparoscopic biliopancreatic diversion with duodenal switch: technique and initial experience. Obes Surg 2002; 12(2):245–8.
Biron S, Hould FS, Lebel S et al. Twenty years of biliopancreatic diversion: what is the goal of the surgery? Obes Surg 2004; 14(2):160–4.
Buchwald H, Avidor Y, Braunwald E et al. Bariatric surgery: a systematic review and meta-analysis. JAMA 2004; 292(14):1724–37.
Buchwald H, Williams SE. Bariatric surgery worldwide 2003. Obes Surg 2004; 12(9):1157–64.
Calle EE, Rodriguez C, Walker-Thurmond K, Thun MJ. Overweight, obesity, and mortality from cancer in a prospectively studied cohort of U. S. adults. N Engl J Med 2003; 348(17):1625–38.
Christou NV, Sampalis JS, Liberman M et al. Surgery decreases long-term mortality, morbidity, and health care use in morbidly obese patients. Ann Surg 2004; 240(3):416–23; discussion 423–4.
Crawford D, Jeffery RW, French SA. Can anyone successfully control their weight? Findings of a three year community-based study of men and women. Int J Obes Relat Metab Disord 2000; 24(9):1107–10.
Eckel RH, York DA, Rossner S et al. Prevention Conference VII: Obesity, a worldwide epidemic related to heart disease and stroke: executive summary. Circulation 2004; 110(18):2968–75.
Feng JJ, Gagner M. Laparoscopic biliopancreatic diversion with duodenal switch. Semin Laparosc Surg 2002; 9(2):125–9.
Hess DS, Hess DW. Biliopancreatic diversion with a duodenal switch. Obes Surg 1998; 8(3):267–82.
Hess DS, Hess DW, Oakley RS. The biliopancreatic diversion with the duodenal switch: results beyond 10 years. Obes Surg 2005; 15(3):408–16.
James PT, Rigby N, Leach R. The obesity epidemic, metabolic syndrome and future prevention strategies. Eur J Cardiovasc Prev Rehabil 2004; 11(1):3–8.
Kim WW, Gagner M, Kini S et al. Laparoscopic vs. open biliopancreatic diversion with duodenal switch: a comparative study. J Gastrointest Surg 2003; 7(4):552–7.
Lemmens L. Minimum excess weight required for obesity surgery: how far can we go? Obes Surg 1993; 3(1):37–9.
MacLean LD, Rhode BM, Nohr CW. Late outcome of isolated gastric bypass. Ann Surg 2000; 231(4):524–8.
Marceau P, Biron S, Bourque RA et al. Biliopancreatic diversion with a new type of gastrectomy. Obes Surg 1993; 3(1):29–35.
Marceau P, Hould FS, Potvin M et al. Biliopancreatic diversion (duodenal switch procedure). Eur J Gastroenterol Hepatol 1999; 11(2):99–103.
Marceau P, Hould FS, Simard S et al. Biliopancreatic diversion with duodenal switch. World J Surg 1998; 22(9):947–54.
Paiva D, Bernardes L, Suretti L. Laparoscopic biliopancreatic diversion: technique and initial results. Obes Surg 2002; 12(3):358–61.
Rabkin RA, Rabkin JM, Metcalf B et al. Laparoscopic technique for performing duodenal switch with gastric reduction. Obes Surg 2003; 13(2):263–8.
Ren CJ, Patterson E, Gagner M. Early results of laparoscopic biliopancreatic diversion with duodenal switch: a case series of 40 consecutive patients. Obes Surg 2000; 10(6):514–23; discussion 524.
Resa JJ, Solano J, Fatas JA et al. Laparoscopic biliopancreatic diversion with distal gastric preservation: technique and three-year follow-up. J Laparoendosc Adv Surg Tech A 2004; 14(3):131–4.
Sekhar N, Gagner M. Complications of laparoscopic biliopancreatic diversion with duodenal switch. Curr Surg 2003; 60(3):279–80; discussion 280–1.
Statistics NCfH. National health and nutrition examination survey. www.cdc.gov/nchs/nhanes.htm.
Totte E, Hendrickx L, van Hee R. Biliopancreatic diversion for treatment of morbid obesity: experience in 180 consecutive cases. Obes Surg 1999; 9(2):161–5.
Weiner RA, Blanco-Engert R, Weiner S et al. Laparoscopic biliopancreatic diversion with duodenal switch: three different duodeno-ileal anastomotic techniques and initial experience. Obes Surg 2004; 14(3):334–40.

KAPITEL

13 Revisionseingriffe (Korrekturoperationen)

R. Weiner

13.1 Revisionseingriffe zur Wiederherstellung der Restriktion

13.1.1 Indikation

Grundsätzlich kann die Restriktion bei der Erstoperation primär unzureichend angelegt sein oder sekundär durch eine Dilatation von Magenpouch, Stoma und nachfolgenden Abschnitten des Magen-Darm-Trakts aufgehoben werden. Die Patienten können auch zu viel an fester Nahrung zu sich nehmen, ohne dass ein Gefühl der Restriktion eintritt. Sättigungsgefühl und Gefühl einer Restriktion, d. h. Behinderung der Nahrungsaufnahme, sind nicht identisch.

Vor einer Revisionsoperation zur Herstellung einer Restriktion muss anatomisch und funktionell abgeklärt werden, warum der Gewichtsverlust stagniert oder es zu einem Wiederanstieg des Gewichts kommt (Weiner 2003b). Neben endoskopischen und bildgebenden Untersuchungsverfahren muss unbedingt auch ein Essprotokoll und bei fehlenden anatomischen Anhaltspunkten eine psychotherapeutische Abklärung erfolgen.

Die Revisionsoperation sollte nur bei Eintreten einer der folgenden Gegebenheiten in Betracht gezogen werden

- Es wurden primär anatomisch nicht korrekte Pouchgrößen kreiert (primär fehlende Restriktion).
- Es kam sekundär zu einer Erweiterung des Pouchvolumens, des Stomadurchmessers oder nachfolgender Abschnitte des Magen-Darm-Trakts (sekundärer Verlust der Restriktion). In diesen Fällen sind Essverhaltensstörungen zu diagnostizieren oder auszuschließen und gegebenenfalls mit zu behandeln.
- Der EWL beträgt weniger als 50% (Therapieversagen) oder es liegt ein Wiederanstieg des Gewichts nach bereits erfolgreicher Gewichtsreduktion vor. Dabei ist zu berücksichtigen, dass ein gewisser Wiederanstieg nach allen restriktiven Verfahren normal ist.
- Durch den unzureichenden Gewichtsverlust oder den Wiederanstieg des Gewichts werden wesentliche Komorbiditäten wie Diabetes mellitus, Hypertonie, Schlafapnoe oder andere negativ beeinflusst.

13.1.2 Re-Banding

Indikation

Die primär zu kaudale Bandlage, das Belassen von Fundusanteilen oberhalb des Bandes oder ein Slippage können eine unzureichende Restriktion hervorrufen (Weiner et al. 1998, Weiner et al. 2006).

CAVE

Eine Ösophagusdilatation kann auch zu einem Anstieg der Nahrungsaufnahme führen. Die Dilatation der Speiseröhre macht zunächst eine Entblockung des Magenbandes notwendig, obwohl die Patienten zur Erreichung einer weiteren Gewichtsreduktion eine weitere Bandfüllung wünschen.

Generell ist die Lage eines Bandes um den Ösophagus nicht zu akzeptieren und muss, wie bei einer thorakalen Lage (➤ Abb. 13.1), mit einer Neuplatzierung um den Mageneingang korrigiert werden.

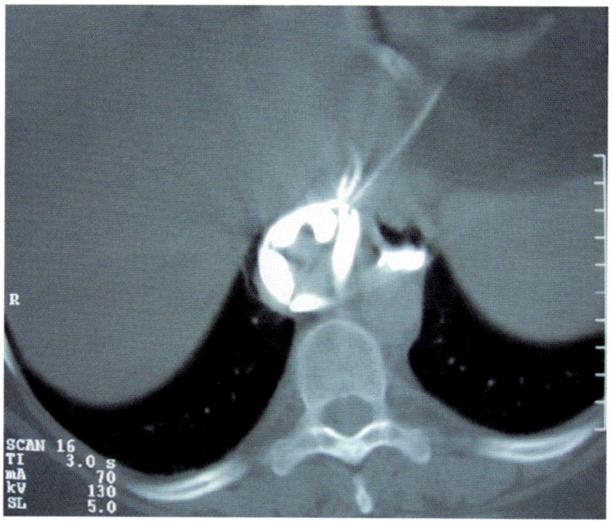

Abb. 13.1 Bandfehllage. CT: Das Band liegt mediastinal um den Ösophagus.

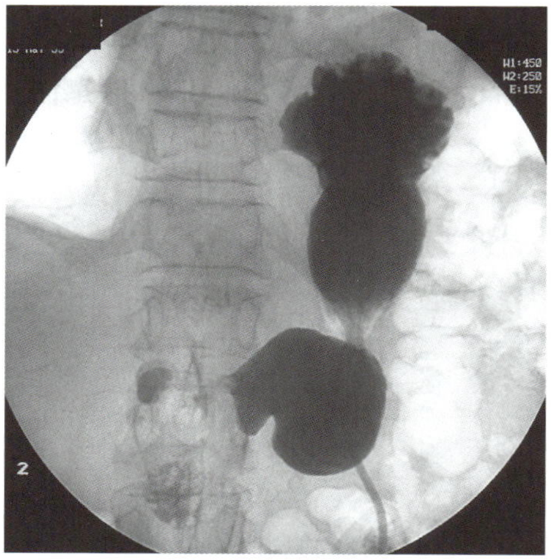

Abb. 13.2 Bandfehllage mit Sanduhrmagen und extremer Pouchform (Röntgenbild) in Höhe des Angulus.

Diagnostik

Nach allen Magenbandimplantationen liefert die Röntgendurchleuchtung mit Gabe von flüssigem Kontrastmittel die besten funktionalen Aussagen. Hier gibt es nur eine Ausnahme: die Bandmigration, die sich durch Endoskopie am sichersten nachweisen (ausschließen) lässt. Das Pouchvolumen lässt dabei sich am besten durch Röntgendiagnostik abschätzen (➤ Abb. 13.2) oder auch berechnen. Im Zweifelsfall kann ein virtuelles CT eingesetzt werden. Beim steuerbaren Magenband muss bei einem Verlust der Restriktion auch an eine „Undichtigkeit" des hydraulischen Systems gedacht werden. Ein Portbruch (➤ Abb. 13.3) und eine Diskonnektion zwischen Port und Schlauchsystem verursachen in gleicher Weise einen Funktionsverlust des Bandsystems.

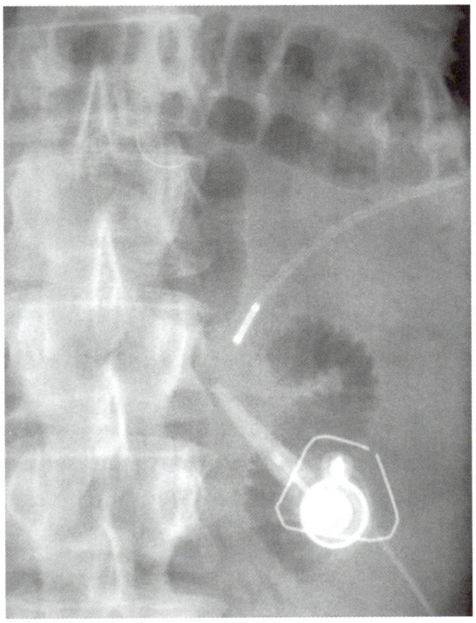

Abb. 13.3 Portbruch am Ansatz mit Diskonnektion des hydraulischen Systems. Nebenbefund: chirurgische Naht als Corpus alienum.

Technik

In der Regel muss ein neues Magenband in Pars-flaccida-Technik implantiert werden. Dabei kann das bereits vorhandene Band in vielen Fällen wiederverwendet werden, wenn seine Funktionalität nachgewiesen ist. Das Slippage und die Pouchdilatation werden in ihrer Pathogenese unterschiedlich diskutiert. Der Winkel des liegenden Magenbandes bestätigt die Diagnose eines Slippage und ist für eine Pouchdilatation nicht typisch (➤ Abb. 13.4). Es gibt hier nur die Ausnahme des anterioren Slippage (➤ Abb. 13.5), wo eine Fundusreposition mit Neufixation ausreichend sein kann.

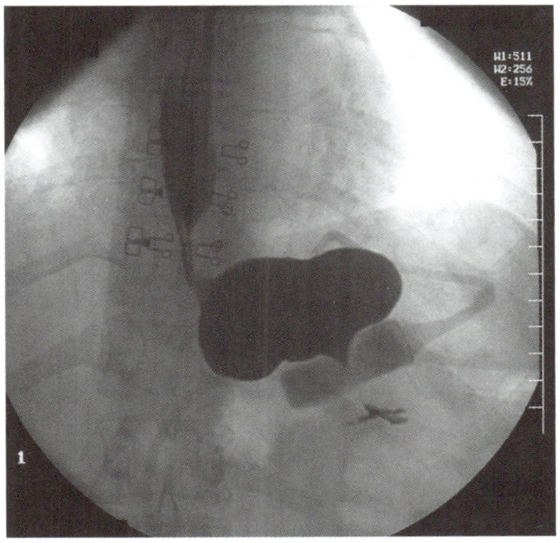

Abb. 13.4 Anteriores Slippage. Man sieht einen großen, mit Kontrastmittel gefüllten Magenpouch. Das Stoma ist durch die nach kranial verlagerten Magenteile eng und lässt nur spärlich Kontrastmittel durchtreten.

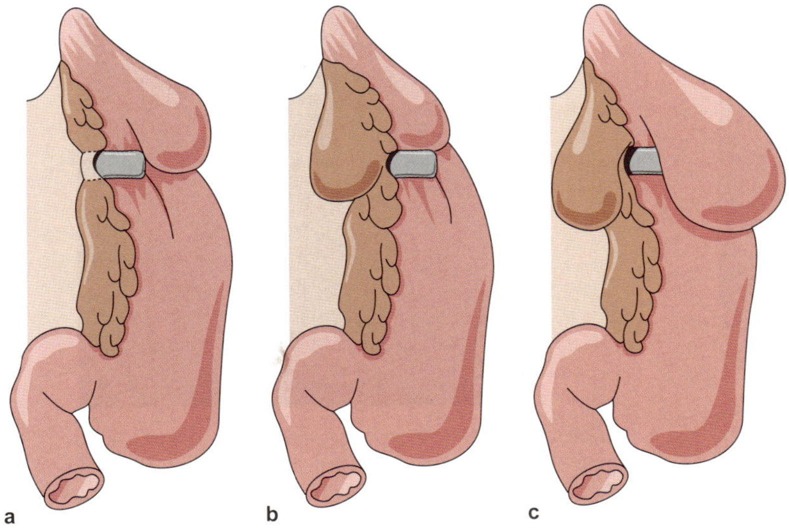

Abb. 13.5 Schematische Darstellung der drei Slippage-Formen: **a)** anterior (Typ I), **b)** posterior durch die Bursa omentalis (Typ II), **c)** kombiniert (Typ III).

Nachbehandlung

Der Kostaufbau und die Bandeinstellung drei bis vier Wochen nach dem Revisionseingriff sind mit der Primäroperation identisch. Jede Revision des Portsystems sollte mit einer Redon-Drainage des Portlagers für mindestens 24 Stunden kombiniert werden.

13.1.3 Pouchnachresektion nach Magenbypass

Indikation

Das Pouchvolumen sollte ≤ 15 cm^3 betragen, und der Fundus sollte vollständig reseziert sein. Eine wesentliche Vergrößerung des Pouchvolumens ist oftmals bei der Primäroperation durch Belassen des Fundus bedingt, der sich mit seinen nur zwei Muskelschichten am leichtesten dehnen lässt.

Diagnostik

Die morphologisch-funktionelle Darstellung im Röntgenbild (➤ Abb. 13.6) mit einer simultanen Endoskopie gehört zum Standard. Ein virtuelles CT kann die exakte dreidimensionale Pouchvolumenmessung ermöglichen und zudem die dilatatierten Abschnitte differenzieren (➤ Abb. 13.7).

CAVE

Der Verzicht auf eine Röntgenuntersuchung zugunsten einer alleinigen Endoskopie kann die Entdeckung einer gastrogastrischen Fistel verhindern. Hier steigen auch Essvolumen und Gewicht wieder an, obwohl der Magenpouch nicht erweitert ist.

Die gastrogastrische Fistel (➤ Abb. 13.8) ist in der Regel eine nicht vollständig durchtrennte Magenbrücke zwischen Pouch und Restmagen (➤ Abb. 13.9) und muss in einem jeden Fall reseziert werden. Endoskopisch sind die Fisteln im Anfangsstadium nur schwer nachweisbar. Fibrinklebungen sind nicht von dauerhaftem Effekt. Ein zu starker Gewichtsverlust nach Magenbypass muss an eine Verwechselung der Schlinge denken lassen (Weiner 1986).

Technik

Die Nachresektion des Magenpouches erfolgt nach primär laparoskopischen Operationen ebenfalls minimal-invasiv. Nach Lösung aller Verwachsungen wird eine Kalibrationssonde (32 – 44 French) unter Sicht und gegebenenfalls unter Zuhilfenahme von Instrumenten über die Gastroenterostomie (GE) in die alimentäre Schlinge platziert. Die Verwachsungen des Magenpouches zum Restmagen müssen bis zum linken Crus vollständig abgelöst werden. Danach erfolgt die Resektion entlang der Kalibrationsstube mit *grünen* linearen Klammernahtmagazinen bis zum linken Crus des Zwerchfells. Danach wird die alimentäre Schlinge mit einem atraumatischen Instrument (Fasszange) abgeklemmt und der Magenpouch mit Methylenblau-Lösung gefüllt, um

- Leckagen aufzudecken,
- das Vorhandensein weiterer dilatierter (posteriorer!)

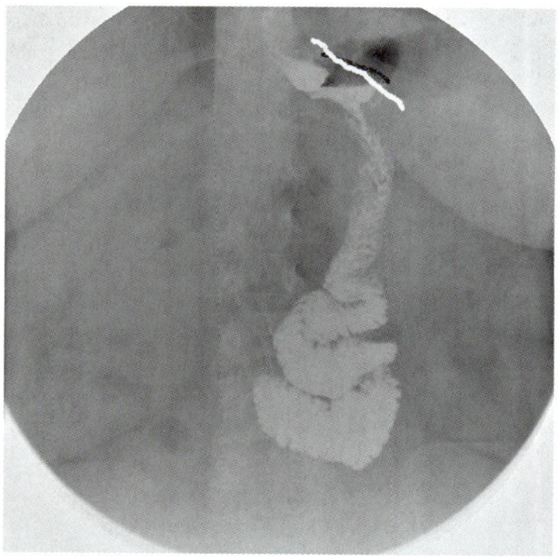

Abb. 13.6 Pouchdilatation. Röntgenaufnahme: Weiße Linie zeigt die notwendige Resektion bei belassenem Fundus an.

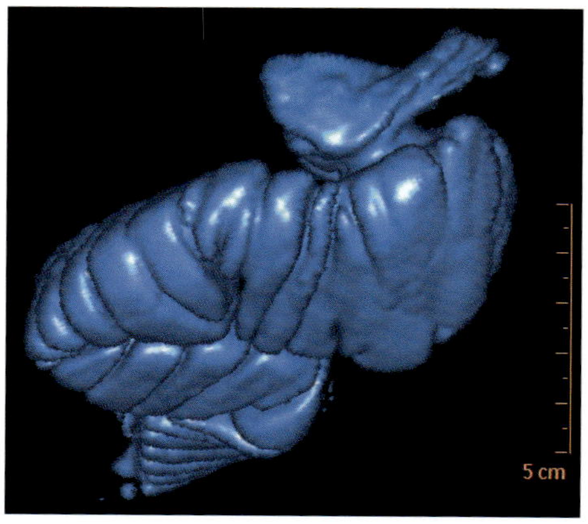

Abb. 13.7 Virtuelles CT mit Pouchmessung: Der Verdacht auf eine Pouchdilatation wird nicht bestätigt, dafür ist die alimentäre Schlinge überdehnt (das Volumen von Pouch mit dilatierter Schlinge wurde mit 132,2 cc gemessen).

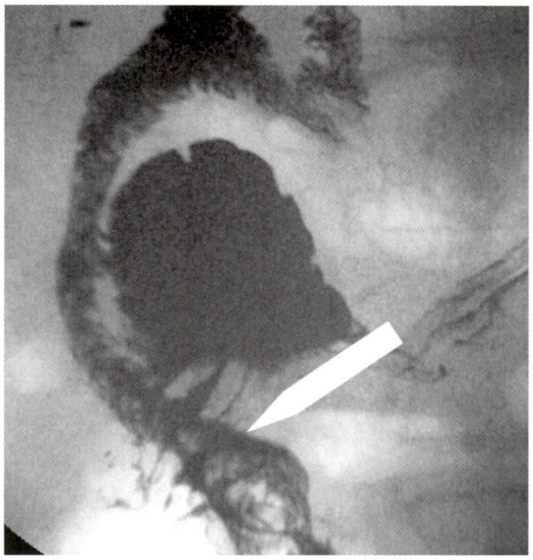

Abb. 13.8 Kontrastmittel-Röntgenaufnahme einer gastrogastrischen Fistel (weißer Pfeil). Die Kontrastmittelpassagen über Restmagen, Pylorus und Duodenum sind beweisend.

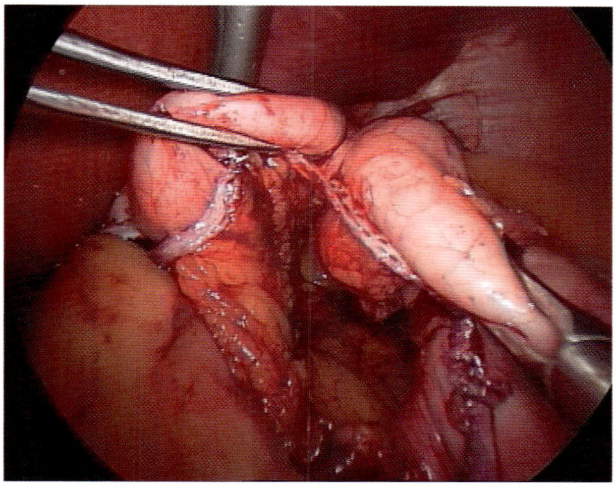

Abb. 13.9 Unvollständig durchtrennte Magenbrücke. Die Verbindung zwischen Magenpouch und Restmagen ist anfangs meist nur filiform, dehnt sich mit der Zeit auf und wird funktionell wirksam.

Magenpouch-Abschnitte auszuschließen. Diese sind oftmals nach vorausgegangenen Magenbandoperationen und insbesondere stattgehabter Slippage-Situationen nachweisbar.

CAVE

Die Kreuzung der Klammernahtreihen mit bereits liegenden Klammerreihen der Erstoperation kann zu Dysfunktionen des linearen Klammernahtgeräts führen. Das Messer kann oftmals nicht das Gewebe durch die bereits applizierten Klammernahtreihen durchtrennen. Hier besteht eine erhöhte Leckagegefahr!

Nachbehandlung

Die Nachbehandlung kann mit einem raschen Kostaufbau (nur flüssige Kost) am zweiten postoperativen Tag und einem kurzen Krankenhausaufenthalt beendet werden. Die Platzierung einer Drainage kann bei einem Revisionseingriff empfohlen werden.

13.1.4 Blind-Loop-Nachresektion nach Magenbypass

Indikation

Die Fähigkeit, wieder mehr Volumen zu sich führen zu können, und der Wiederanstieg des Gewichts können neben der Pouchdilatation auch bei einer Aufdehnung der blinden Krückstockschlinge zu finden sein, die sich als zweites Reservoir herausbilden kann (➤ Abb. 13.10).

Diagnostik

Die radiologische Diagnostik unterschätzt ebenso wie die Endoskopie oftmals die Ausdehnung des Zipfels. Beide Verfahren können den Zipfel nachweisen, doch bringt letztendlich die Laparoskopie das ganze Ausmaß an den Tag.

Technik

Die Resektion kann nur dann erfolgen, wenn die vollständige Skelettierung der überstehenden und dilatatierten Dünndarmschlinge erfolgte.

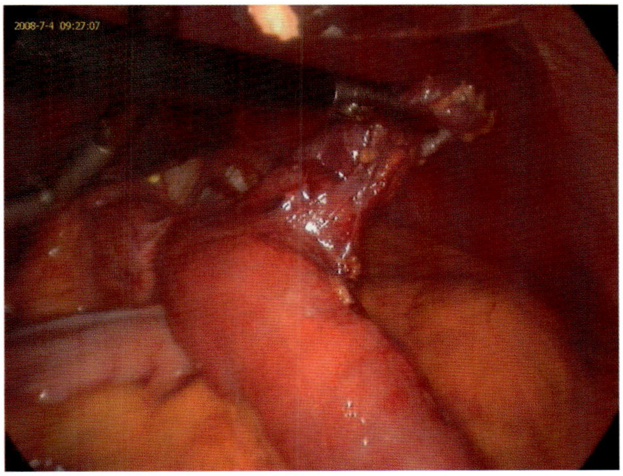

Abb. 13.10 Blindes Ende (des Krückstocks) der alimentären Schlinge mit Dilatation vor Nachresektion.

13

CAVE
Eine zu großzügige Skelettierung kann die Durchblutung der Anastomose und damit den Patienten gefährden!

Nachbehandlung

➤ Kap. 13.1.3.

13.1.5 Ring oder Band nach Magenbypass

Indikation

Meist liegt bei einer Dilatation der alimentären Schlinge eine Essverhaltensstörung vor. Diese ist keineswegs eine Kontraindikation für einen Revisionseingriff, wenn sich der orale Dünndarm unmittelbar nach der Gastroenterostomie zu einem neuen „Magenreservoir" entwickelt hat. Jede Gastroenterostomie weitet sich innerhalb der ersten zwei Jahre, wobei die massive Aufdehnung der alimentären Schlinge nur bei einigen Patienten gefunden wird.

Diagnostik

Die Endoskopie lässt bei entsprechender Luftinsufflation die Aufdehnung der alimentären Schlinge bereits erahnen. Röntgenmorphologisch ist die Kontrastmitteldarstellung meist wenig eindrucksvoll, weil das Kontrastmittel rasch abläuft. Das virtuelle CT liefert den entscheidenden Hinweis, der auch die Wahl des operativ-taktischen Vorgehens bestimmt.

Technik

Die Herstellung einer Restriktion oberhalb der Gastroenterostomie macht es erforderlich, dass der Magenpouch vollständig isoliert wird. Die Platzierung eines Rings oder Bandes (➤ Abb. 13.11) muss immer um den Magenpouch erfolgen (nicht um Ösophagus oder Dünndarm).

CAVE
Ein Kontakt des Rings oder Bandes zum Dünndarm führt zu einer hohen Migrationsrate (Weiner 2003a, Greve et al. 2004)!

Wir bevorzugen Silikonringe (entspricht Fobi-Ring), die eine Länge von 6,5 cm bei Frauen und 7,0 cm bei Männern haben sollten. Bei sekundärer Ringeinlage können Längen bis 8 cm notwendig werden, da oftmals Narbengewebe vorliegt.

Nachbehandlung

Bei einer Kombination von Nachresektion und Ring ➤ Kap. 13.1.3.

Bei einer alleinigen Ringimplantation kann die Nachbehandlung wie beim Magenband erfolgen. Von einer drei- bis vierwöchigen Flüssigphase postoperativ sollte nicht abgewichen werden. Die Patienten müssen mit der starken Restriktion neu essen lernen. Jedes Schlingen beim Essen wird sofort bestraft.

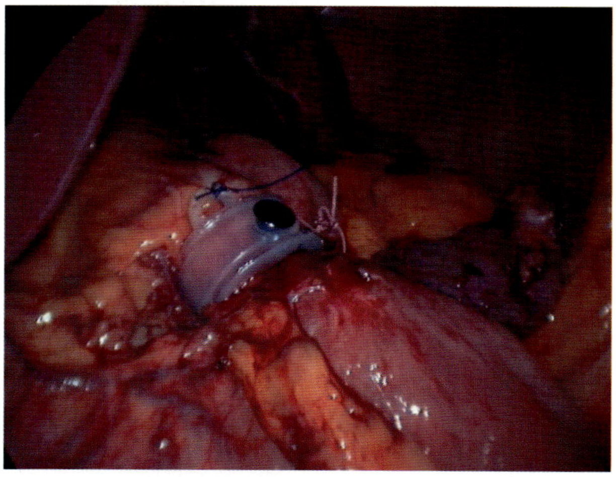

Abb. 13.11 Silikonring (B-Band, Firma AMI) um den Magenpouch nach Dilatation der alimentären Schlinge (zwei Jahre nach proximalem Roux-en-Y-Magenbypass).

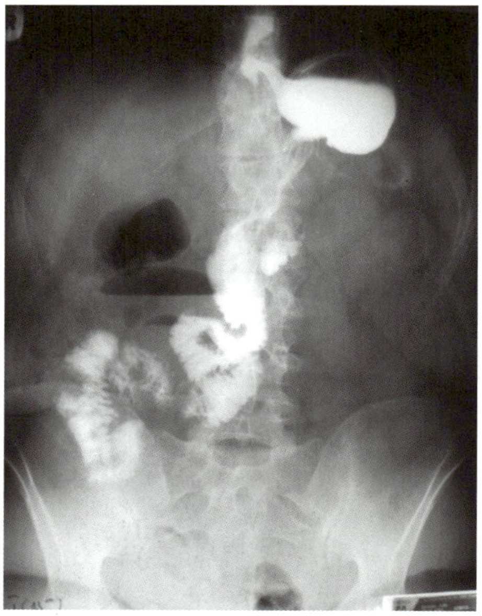

Abb. 13.12 Fundusdilatation bei belassenem Fundus nach Schlauchmagenbildung.

CAVE

Die Patienten müssen nicht nur geschult, sondern über die Möglichkeit einer Stomaokklusion explizit aufgeklärt werden.

Ein erneuter Gewichtsanstieg nach wenigen Jahren ist entweder Folge einer Ernährungsumstellung auf hochkalorische Flüssigkeiten oder eine Folge einer Ringmigration.

13.1.6 Redo-Schlauchmagen

Indikation

Der Schlauchmagen wurde in der Vergangenheit in vielen Kliniken nicht radikal und vollständig operiert. Die Volumenzunahme zeigt sich in drei Formen:

- Fundusdilatation (Fehler: Fundus belassen, ➤ Abb. 13.12),
- Schlauchmagen im gesamten Durchmesser dilatiert (➤ Abb. 13.13),
- Aufdehnung des präpylorischen Antrums zu einem zweiten Reservoir (➤ Abb. 13.14).

Weiterhin haben wir alle Kombinationen in unterschiedlichem Ausmaß bereits gesehen.

Diagnostik

Das virtuelle CT liefert die wichtigsten Befunde, wobei auch hier diese Untersuchung am Ende der Diagnostikkette steht.

Technik

Die Nachresektion im Fundusbereich ist nur nach ausgiebiger, auch posteriorer, Freilegung des Magens sicher möglich.

Nachbehandlung

Sie erfolgt beim Redo-Sleeve wie bei der primären Schlauchmagenbildung.

13.1.7 Nachresektion nach BPD

Indikation

Die typische Magenpouchbildung (200 – 300 ml) bei der BPD nach Scopinaro hat den entscheidenden Nachteil, dass der dehnungsfähige Magenfundus verbleibt. Durch Dehnung können hier wieder Volumina von 500 – 800 ml erreicht werden, die jedoch der Funktionalität der BPD abträglich sind. Patienten, die vier Schnitzel essen, benötigen hier im Ausnahmefall auch eine Reduktion des Magenvolumens auf 200 – 300 ml.

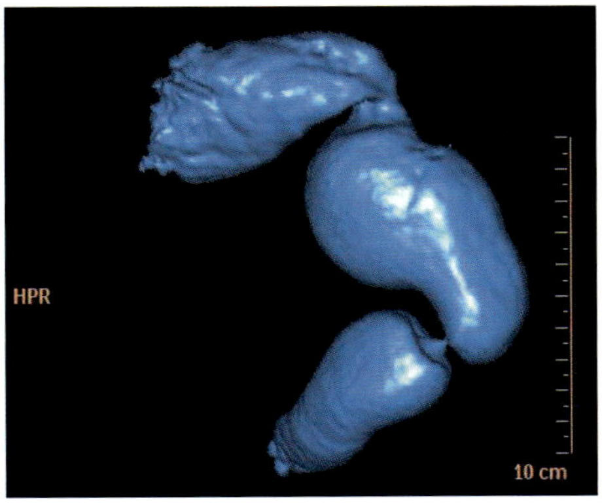

Abb. 13.13 Virtuelles CT: Aufdehnung des Sleeve-Corpus (sechs Jahre nach Schlauchmagenbildung).

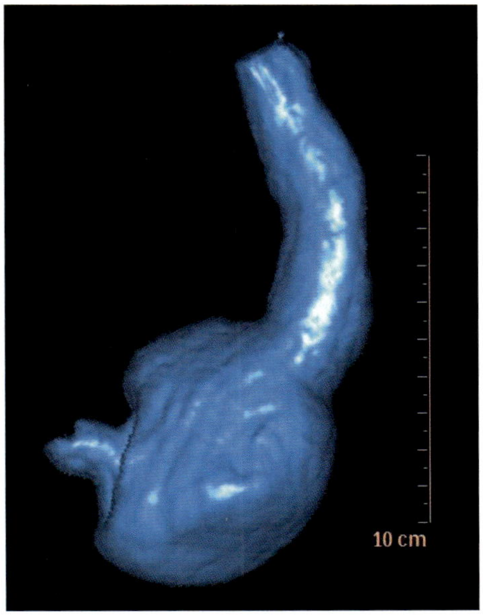

Abb. 13.14 Virtuelles CT: präpylorische Dilatation (Antrum) vier Jahre nach singulärer Schlauchmagenbildung.

13

Diagnostik

Die Endoskopie gemeinsam mit dem Essprotokoll zeigt auf, dass eine „milde" Restriktion, wenn auch nicht vergleichbar mit restriktiven Verfahren, hergestellt werden muss.

Technik

Die Skelettierung der großen Kurvatur erfolgt bis an die Crus sinistra unter Durchtrennung aller Vasa brevia unter Einschluss der posterioren Äste. Ziel ist die Resektion kleiner Anteile des Corpus ventriculi und des Fundus. Zur Vermeidung von Stenosierungen im Mageneingang empfiehlt es sich, eine dicke Kalibrationssonde (Charr 54) einzulegen. Nach Mobilisation des Fundus kann die Resektion erfolgen, wobei in erster Linie der Fundus als dehnbares Magenreservoir mit einem hohen Anteil an Ghrelin-Rezeptoren entfernt werden soll. Volumenmessungen über die Kalibrationssonde sind nicht sehr genau, jedoch können sie nach Abklemmung der abführenden Schlinge einen Anhalt über das verbleibende Magenvolumen geben. Verbleibende Volumina von mehr als 400 – 500 ml sollten Anlass geben, eine nochmalige Nachresektion durchzuführen.

Nachbehandlung

Der Kostaufbau nach Nachresektion des Magens nach BPD ohne Neuanlage einer Anastomose kann rasch erfolgen (Flüssigkost ab dem zweiten postoperativen Tag).

13.2 Revisionseingriffe wegen Dumpings

13.2.1 Indikation

Nach Magenbypass und BPD nach Scopinaro kann ein postoperatives Dumping-Syndrom die Lebensqualität erheblich einschränken. Die Formen von Früh- und Spätdumping (Kap. 19.5.2) sind unterschiedlich ausgeprägt. Wenn konservative Maßnahmen versagen und die Dumping-Ereignisse häufig auftreten, das tägliche Leben beeinflussen und insbesondere berufliche Tätigkeiten gefährden oder verhindern (Berufskraftfahrer, Arbeit an Maschinen u. a.), müssen operative Möglichkeiten in Betracht gezogen werden. Das Dumping-Syndrom kann im Rahmen von Funktionstests nachgewiesen werden (➤ Abb. 19.20). Bei der Funktionsdiagnostik muss jedoch berücksichtigt werden, dass die Tests nicht in jedem Fall die klinische Symptomatik erklären können.

13.2.2 Magenbypass: Ringverstärkung

Prinzip

Die Verzögerung der Nahrungspassage durch einen Silikonring kann das Auftreten von Dumping-Syndromen reduzieren oder auch verhindern, wenn auf die flüssige Zufuhr von hochkonzentrierten Kohlenhydraten verzichtet wird. Es ist der technisch am geringsten riskante Eingriff.

Technik

Der Silikonring muss um den Magen und nicht um den Dünndarm gelegt werden. Dabei muss auf den Verlauf der A. gastrica sinistra und ihrer Äste geachtet werden, da dieses Gefäß den Magenpouch arteriell versorgt (➤ Abb. 13.15).

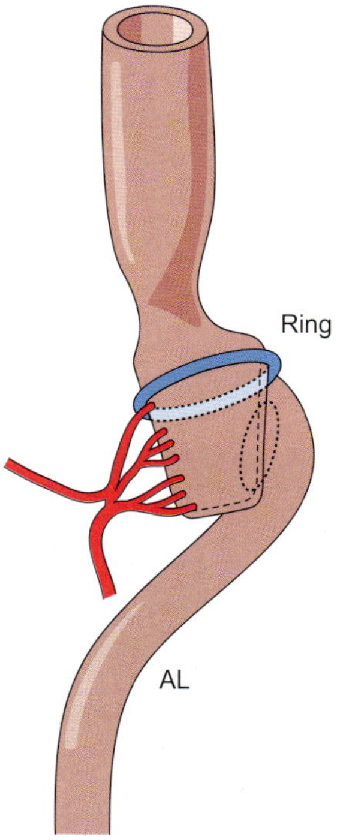

Abb. 13.15 Gefäßverlauf der A. gastrica sinistra am Magenpouch mit Lage des Silikonrings (AL: alimentäre Schlinge).

13.2.3 Magenbypass: anisoperistaltische Dünndarminterposition

Prinzip

Die Interposition einer anisoperistaltischen Schlinge ist ein theoretisches Konzept, das sich technisch aufwendig (und nur in offener Technik) und mit unsicherem Erfolg umsetzen lässt.

Technik

In offener Technik wird eine mindestens 50 cm lange Jejunumschlinge isoliert und an den Magenpouch oder zwischen der proximalen alimentären Schlinge und dem abführenden Dünndarm anastomosiert (➤ Abb. 13.16).

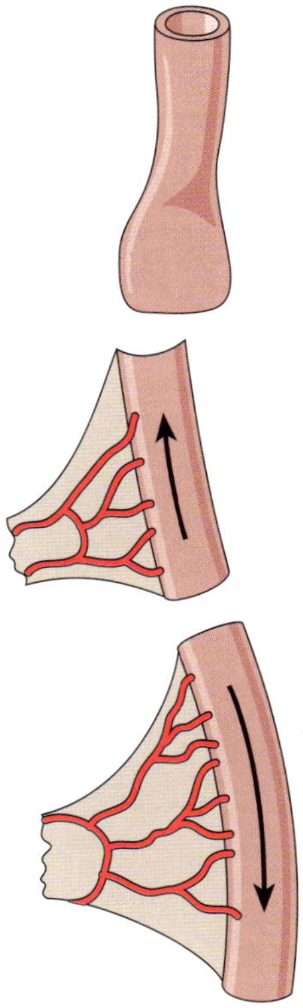

Abb. 13.16 Anisoperistaltische Schlingeninterposition im Bereich der alimentären Schlinge zur Behandlung eines schweren Dumping-Syndroms (Pfeile zeigen die Richtung der Peristaltik an).

13.2.4 Magenbypass: Dünndarminterposition zwischen Magenpouch und Antrum mit Restmagenresektion

Prinzip

Der funktionsfähige Pylorus ist der einzige und damit wichtigste Garant zur Vermeidung eines Dumping-Syndroms. Die vollständige Rücknahme der Bypass-Situation führt zum konsequenten Wiederanstieg des Gewichts und zur Rückkehr der Komorbiditäten. Die Interposition einer Dünndarmschlinge zwischen Magenpouch und Antrum mit Resektion des Restmagens ist eine Option. Eigene Erfahrungen mit einem Fall eines schweren Spätdumping-Syndroms haben die Funktionalität der Rekonstruktion zeigen können.

Technik

Die alimentäre Schlinge wird 15–25 cm unterhalb der Gastroenterostomie unter strenger Berücksichtigung der mesenterialen Gefäßversorgung durchtrennt. Korpus und Fundus werden reseziert und die Interpositionsschlinge mit dem Antrum anastomosiert (➤ Abb. 13.17). Die En-

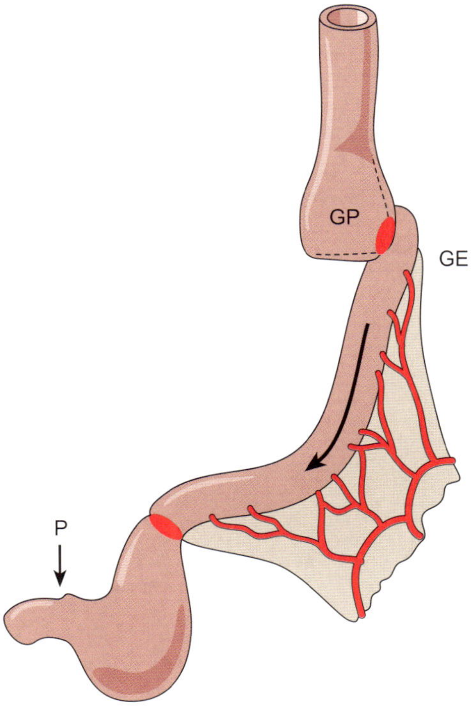

Abb. 13.17 Interposition einer Dünndarmschlinge zwischen Magenpouch und Antrum nach Resektion von Korpus und Fundus.
A: Antrum, GE: Gastroenterostomie, GP: Magenpouch, P: Pylorus.
Die Anastomosen sind rot gekennzeichnet. Der Pfeil gibt die Richtung der Peristaltik an.

tero-Entero-Anastomose muss reseziert und die Darmkontinuität wiederhergestellt werden.

13.2.5 Magenbypass: Umwandlung in BPD-DS

Prinzip

Die Einschaltung des Pylorus in die Nahrungspassage ist die sicherste Option zur Beseitigung schwerer Dumping-Syndrome.

Technik

Als erster Schritt muss die alimentäre Schlinge am Magenpouch abgetrennt werden (weißes lineares Klammernahtinstrument), als zweiter Schritt muss der Magenpouch wieder an den Hauptmagen angeschlossen werden (➤ Abb. 13.18). Bei einer Ausführung der Re-Anastomosierung muss der Zirkulärstapler im lateralen (großkurvaturseitig) Anteil des Magenkorpus eingebracht werden, da dieser Teil im Rahmen der Schlauchmagenbildung reseziert wird (➤ Abb. 13.19).

Als dritter Schritt folgen die Aufhebung der Entero-Entero-Anastomose und die Wiederherstellung der Darmkontinuität zwischen alimentärer Schlinge und biliodigestiver Schlinge (➤ Abb. 13.20). Danach können Schlauchmagenbildung, Durchtrennung des Duodenums und die Abmessung des Common Channel und der alimentären Schlinge erfolgen (Standardvorgehen s. Kapitel 12).

MERKE

Erst vollständige Rekonstruktion, dann BPD-DS nach Standardvorgehen. Keine Variationen bei der Abmessung der Darmschenkel.

13.2.6 Magenbypass: Rücknahme des Bypasses

Prinzip

Der proximale Magenbypass ist kein irreversibles Verfahren, sondern relativ einfach reversibel. Die Wiederherstellung der normalen Anatomie mit Einschaltung des Magenreservoirs in die Nahrungspassage führt zu über 99% zum erneuten Gewichtsanstieg.

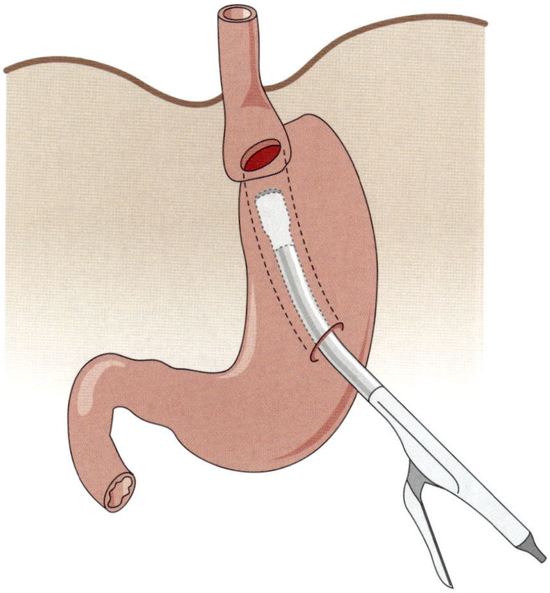

Abb. 13.18 Anschluss des Magenpouches an den Restmagen mit einem über die Gastrostomie eingebrachten zirkulären Klammernahtgerät. Die Andruckplatte war im Bereich der ehemaligen (resezierten) Gastrojejunostomie eingebracht und mit einer Tabaksbeutelnaht gesichert worden.

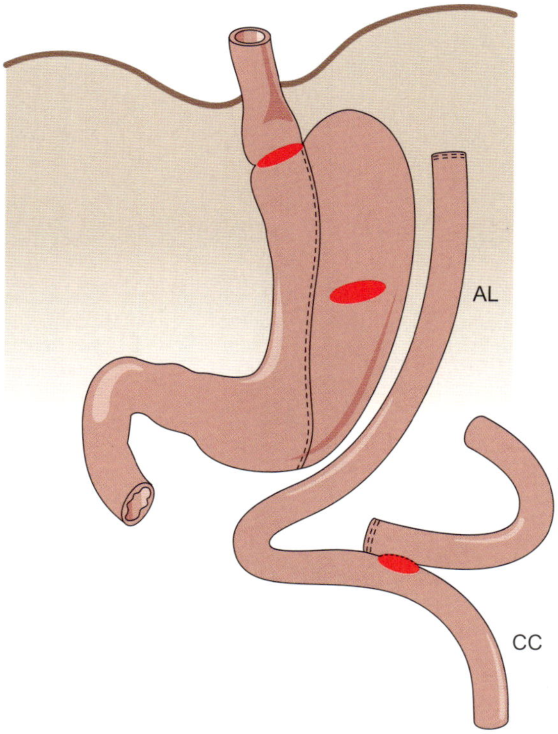

Abb. 13.19 Resektion des lateralen Magenanteils mit Gastrostomie zur Schlauchmagenbildung nach Anschluss des Magenpouches an den Restmagen und Resektion der GE. AL: alimentäre Schlinge, BL: biliodigestive Schlinge, CC: Common Channel (die Anastomosen und die Gastrostomie sind rot markiert).

Technik

Analoges Vorgehen wie vor Umwandlung in BPD oder BPD-DS. Die Gastrostomie zur Einführung eines zirkulären Klammernahtgeräts muss suffizient verschlossen werden (➤ Abb. 13.21).

13.2.7 Magenbypass: Umwandlung in BPD

Prinzip

Die Umwandlung von einem vorwiegend restriktiven in ein malabsorptives Verfahren ist ein grundsätzlicher Wandel. Dumping-Syndrome, jedoch klinisch weniger schwerwiegend, treten auch nach einer Gastroileostomie auf.

Technik

Die operativen Schritte, Aufhebung der Gastroileostomie, Rekonstruktion des Magens und Fortsetzung der Standardvorgehensweise BPD, erfolgen in gleicher Reihenfolge wie im Rahmen einer Umwandlung eines Magenbypasses in eine BPD-DS (➤ Kap. 13.2.5). Die Gastrostomie zur Einführung des zirkulären Klammernahtgeräts muss unterhalb (kaudal, aboral) der Resektionslinie zur Ausbildung des Magenpouches (Volumen 200–300 cm^3) gewählt werden, sodass diese Öffnung in der Magenwand im Rahmen der Restgastrektomie (Teile von Korpus und Antrum) mit Erhalt des Antrums reseziert werden kann (➤ Abb. 13.22).

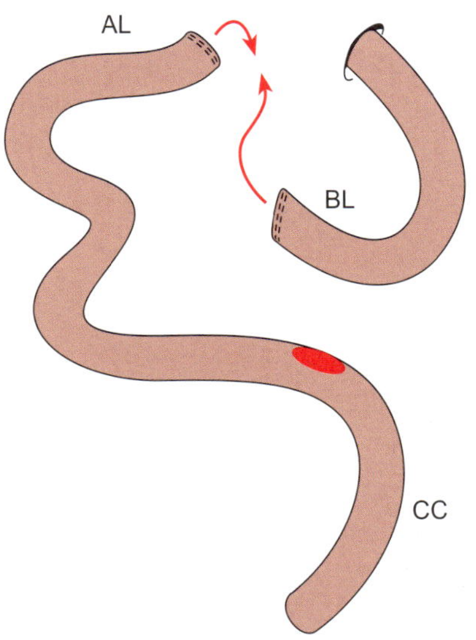

Abb. 13.20 Rekonstruktion der Dünndarmkontinuität: Ende der biliodigestiven Schlinge (BL), Ende der alimentären Schlinge (AL), aufgehobene Enteroenterostomie im Bereich des Common Channel (CC). Die roten Pfeile zeigen die Reanastomosierung an.

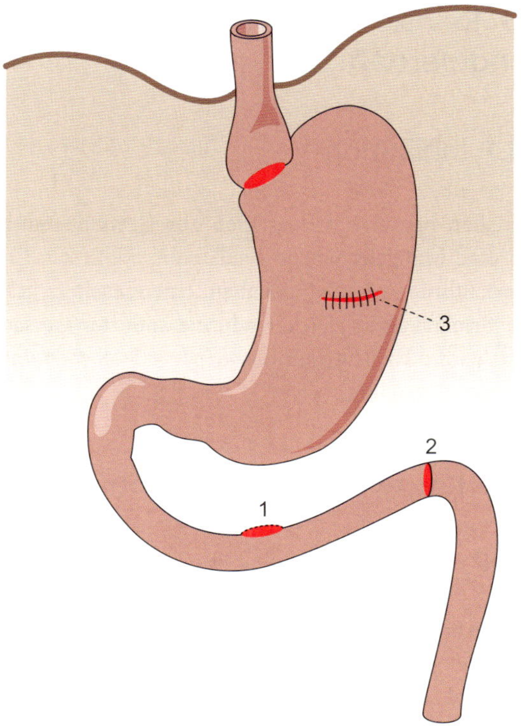

Abb. 13.21 Wiederherstellung der Magenanatomie mit Anschluss des Magenpouches an den Restmagen über ein durch eine laterale Gastrostomie eingebrachtes Zirkulärklammernahtgerät (vgl. ➤ Abb. 13.18). Aufgehobene Enteroenterostomie (1), re-anastomosierte Darmkontinuität (2), verschlossene Gastrostomie (3).

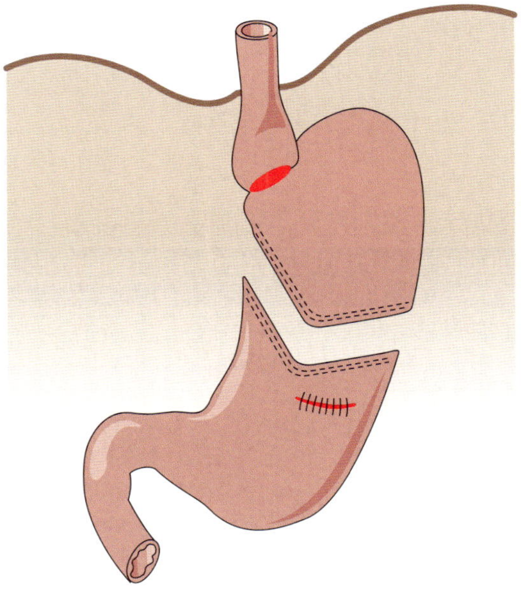

Abb. 13.22 Magenpouchbildung mit einem Restvolumen von 200–300 cm^3 nach Rekonstruktion. Der Bereich des Korpus mit der Gastrostomie wird entweder partiell oder mit dem gesamten Antrum reseziert.

13.3 Revisionseingriffe wegen Mangelernährung

13.3.1 Indikation

Nach allen operativen Eingriffen zur Gewichtsreduktion kann eine Mangelernährung auftreten, wenn die Ernährungsrichtlinien nicht eingehalten, eine einseitige präoperative Ernährung in gleicher oder veränderter Weise fortgesetzt wird oder Restriktion und/oder Malabsorption von der Norm abweichen.

13.3.2 Korrektur der Restriktion

Prinzip

Mangelernährung tritt nur nach zu starker Restriktion mit oder ohne Fehlernährung oder im Zusammenhang mit einer Malabsorption auf.

CAVE

Eine starke Restriktion darf nie mit starker Malabsorption kombiniert werden. Diese Kombination führt zur Proteinmangelernährung.

Zu starke Restriktion kann bei Ösophagus-Banding, Bandengstellung beim Magenband, Stenosen im Bereich der Gastroenterostomie nach Magenbypass, Strikturen und zu enger Sleeve-Bildung auftreten.

Tab. 13.1 Korrekturmaßnahmen bei zu starker Restriktion.

Operationsverfahren	Ursache der starken Restriktion	Maßnahme
Magenband	Band zu eng	Bandentblockung
	Ösophagus-Banding	Neuplatzierung des Magenbandes
Magenbypass	Stenose (GE)	Endoskopische Dilatation
Schlauchmagen	Striktur	Endoskopischer Stent
BPD	Magenpouch zu klein	Verlängerung des CC
BPD-DS	Sleeve-Volumen zu klein	Aufhebung des CC
	Striktur	Endoskopischer Stent, Strikturoplastik (➤ Kap. 19.4.12)

CC: Common Channel.

Technik

Die Korrekturen können je nach Ursache operativ oder endoskopisch erfolgen (➤ Tab. 13.1).

13.3.3 Korrektur der Malabsorption

Prinzip

Die Malabsorption wird in erster Linie durch die Länge des Common Channels (CC), in zweiter Linie aber durch das Verhältnis und die absoluten Längen der alimentären (AL) und biliodigestiven Schlinge (BL) definiert. Bei einer Revisionsoperation müssen die Längen aller Schlingen (AL, BL, CC) überprüft werden.

MERKE

Der Common Channel wird immer von der Bauhin-Klappe aus gemessen.

Wird dieses Prinzip verlassen, kann durch die falsche Schlingenwahl ein chronischer Ileus erzeugt werden (➤ Abb. 13.23). Die Schemazeichnung (➤ Abb. 13.24) zeigt die fehlerhafte Wahl der Peristaltikverlaufsrichtung, die durch Messung der AL von kranial nach kaudal (oral nach aboral) erzeugt wurde.

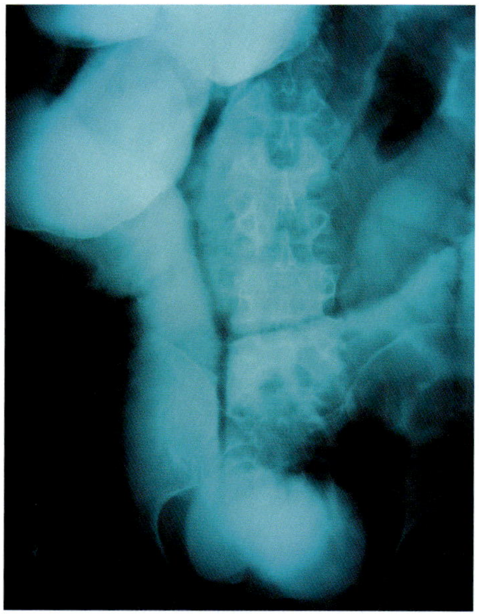

Abb. 13.23 Röntgenbild eines chronischen Dünndarmileus nach fehlerhafter Umwandlung einer Eckhout-Operation in eine BPD-DS.

Technik

Durch eine Aufhebung der Enteroenterostomie mit erneuter Einleitung der biliodigestiven Schlinge, mindestens 150 cm von der Bauhin-Klappe entfernt, kann die Malabsorption reduziert werden. Die Erholung des Ernährungszustands dauert allerdings bei Verlängerungen von 50 – 100 cm sehr lange und muss durch Substitution überbrückt werden.

13.4 Revisionseingriffe wegen Refluxkrankheit

13.4.1 Indikation

Gastroösophagealer Reflux beeinträchtigt nicht nur die Lebensqualität der Betroffenen, sondern stellt ein Gesundheitsrisiko dar. Refluxsymptome sind jedoch nicht immer Ausdruck eines Volumenrefluxes, sondern können auch Ausdruck einer Staseösophagitis sein. Durch eine extreme Engstellung des Stomas beim steuerbaren Magenband bleiben Nahrungsreste vor dem Band liegen, die chemisch zersetzt werden. Die chemisch-biologischen Zersetzungsprozesse erzeugen eine Entzündung, die faktisch die gleichen Symptome erzeugt wie der gastroösophageale Reflux (Druck hinter dem Brustbein, „Herzbrennen“, Regurgitation von Nahrungsbestandteilen).

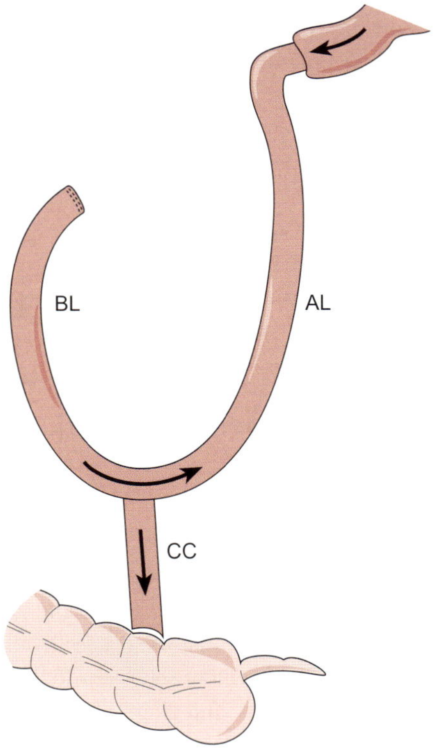

Abb. 13.24 Fehlerhafte Rekonstruktion nach einer Gastroplastik (Eckhout) in eine BPD-DS. Die Pfeile zeigen die Richtung der Peristaltik, die hier die aufgenommene Nahrung erneut nach oral transportiert. AL: alimentäre Schlinge, BL: biliodigestive Schlinge, CC: Common Channel.

13.4.2 Magenband: Staseösophagitis

Prinzip

Nach erfolglosen „Entblockungen“ des Magenbandes, die stets sofort mit einem Gewichtsanstieg einhergehen, sollte das Magenband entfernt werden. Die Umwandlung in ein anderes Verfahren (z. B. Magenbypass) ist zu erwägen.

Technik

Nach Re-Laparoskopie und Freilegung des Bandes wird der Verschlussmechanismus geöffnet und das Band aus seiner umgebenden Fibrinhülle entfernt (+ Video). Gegebenenfalls muss das Band in zwei Teile zertrennt und nach beiden Seiten hin entfernt werden.

13.4.3 Magenbypass (BII-Form: Umwandlung in Roux-en-Y-Form)

Prinzip

Der Reflux von Galle in den Ösophagus tritt nur bei einem Teil der Patienten auf. Die Anlage einer Braun-Fußpunkt-Anastomose ist aus den Erfahrungen der resezierenden Magenchirurgie (Billroth II) nicht ausreichend, sondern verlangt die Umwandlung in eine Roux-en-Y-Form.

Technik

Nach Re-Laparoskopie und Adhäsiolyse wird die zuführende biliodigestive Schlinge entlang einer in die abführende Schlinge des CC eingebrachte Kalibrationssonde reseziert (➤ Abb. 13.25). Mindestens 60 cm von der Gastroenterostomie entfernt wird die zuführende biliodigestive Schlinge mit einer Fixationsnaht an der abführenden Schlinge (CC) fixiert und Seit-zu-Seit anastomosiert. Die mesenterialen Öffnungen werden mit nicht resorbierbaren Nähten verschlossen.

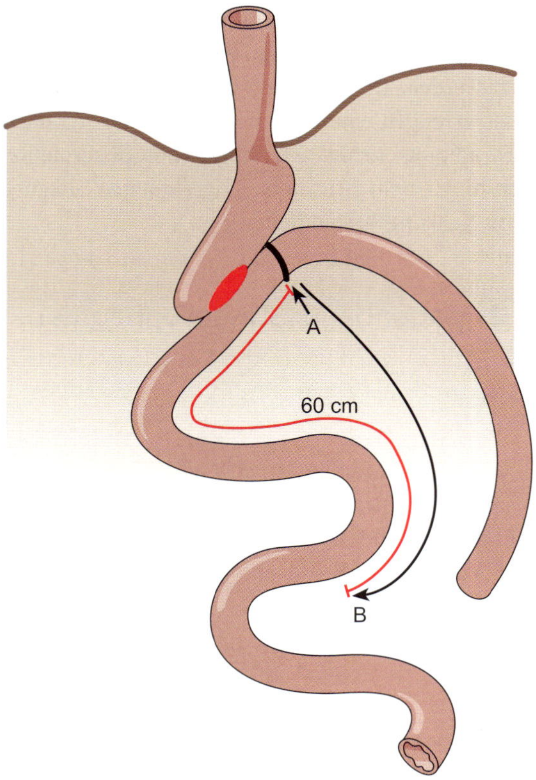

Abb. 13.25 Umwandlung eines BII-Magenbypasses in eine Roux-en-Y-Form. Nach Durchtrennung der Darmkontinuität (schwarze Linie) wird der orale Teil der biliodigestiven Schlinge (A) mit der alimentären Schlinge 60–70 cm von der Gastroenterostomie entfernt (B) in Seit-zu-Seit-Technik anastomosiert.

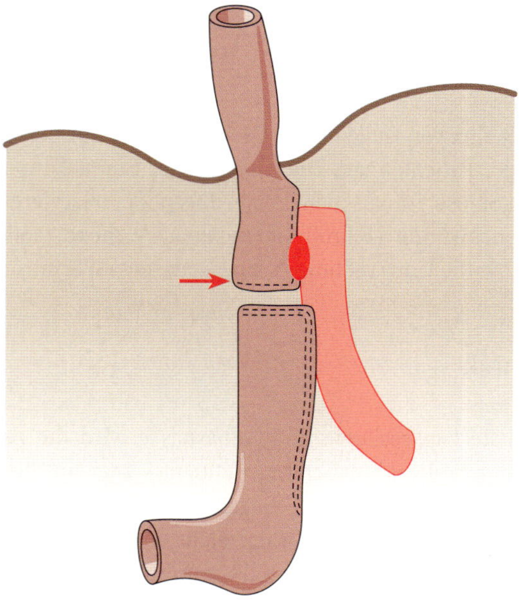

Abb. 13.26 Umwandlung eines Schlauchmagens in einen proximalen Magenbypass: Durchtrennung des Magenschlauchs oberhalb des Krähenfußes. Die alimentäre Schlinge (hellrot) wird Seit-zu-Seit mit dem Magenpouch anastomosiert.

13.4.4 BPD: Umwandlung in Magenbypass oder Fundoplikation

Prinzip

Mit dem großen Restvolumen des Magens, der noch ausreichende Mengen an Magensäure produziert, kann ein vorher bestehender Reflux fortbestehen oder sich aus unbekannter Pathogenese entwickeln. Hier stehen prinzipiell zwei Lösungen zur Verfügung, die stets nur operativ eine dauerhafte Lösung liefern:

- Durchführung einer Fundoplikation nach Toupet oder Nissen (Magenfundus ist nach BPD vorhanden).
- Die sicherste chirurgische Maßnahme für eine Beseitigung des gastroösophagealen Refluxes ist die Umwandlung in einen proximalen Magenbypass (immer: Roux-en-Y-Form).

Die Technik der Fundoplikation ist bekannt und muss daher nicht an dieser Stelle wiedergegeben werden.

Technik

Die Umwandlung der BPD in einen Roux-en-Y-Magenbypass umfasst folgende Schritte:

- Abtrennung der Gastroileostomie,
- Aufhebung der Enteroenterostomie,
- Wiederherstellung der Darmkontinuität,
- Bildung des kleinen proximalen Magenpouches,
- Resektion der verbleibenden Korpus- und Fundusanteile,
- Durchführung der Gastroenterostomie,
- Enteroenterostomie mit einer biliodigestiven Schlinge von 50 cm und einer alimentären Schlinge von mindestens 200 cm.

13.4.5 Schlauchmagen: Umwandlung in Magenbypass

Prinzip

Die Einschränkung des gastralen Transits und insbesondere der Verlust der Pumpfunktion des Antrums durch Längsresektion können zu einem schweren Reflux führen, der gegenüber konservativen und pharmakologischen Therapiemaßnahmen resistent ist. Bei schwerem Leidensdruck und endoskopisch nachgewiesenen schweren Schäden der Ösophagusschleimhaut bleibt nur die Umwandlung in einen proximalen Magenbypass.

Technik

Die Schlauchform des Magens macht meist nur eine Seit-zu-Seit-Anastomosierung mit der alimentären Schlinge möglich. Aus diesem Grund sollte die Durchtrennung des Magenschlauchs knapp oberhalb des Krähenfußes erfolgen (➤ Abb. 13.26). Nach querer Durchtrennung mit einem Linearklammernahtgerät (grünes Magazin!) wird der Magenschlauch über eine Magensonde mit Flüssigkeit gefüllt. Es muss ausgeschlossen werden, dass Fundusanteile verblieben sind, die bei Vorhandensein nachzuresezieren sind. Danach wird ein noch vorhandener Schlauchmagenanteil oberhalb eines intakten Antrums reseziert (➤ Abb. 13.27), da es zu Intussuszeptionen des Restschlauchmagenanteils kommen kann (➤ Abb. 13.28).

Die weitere Durchführung der Magenbypass-Operation entspricht dem Standard (➤ Kap. 9).

13.4.6 Umwandlung „undivided" Short-limb- in „divided" Long-limb-Magenbypass

Prinzip

In der Ära der offenen Bypass-Chirurgie wurden in den USA, aber auch in Deutschland, über lange Zeiträume heute als historische Formen eingestufte Techniken eingesetzt, die wie folgt charakterisiert werden können:

- undurchtrennter großer Magenpouch,
- kurze retrokolische alimentäre Schlinge,
- kurze biliodigestive Schlinge.

Die Patienten konnten mit dieser Technik nur über einen kurzen Zeitraum Gewicht verlieren. Bereits nach wenigen Jahren wurde das Ausgangsgewicht wieder erreicht oder sogar überschritten. Eine vorbestehende Refluxkrankheit wurde in der Regel nicht beeinflusst und bestand zumeist postoperativ fort. Um eine ausreichende Restriktion erreichen zu können, muss der Magenpouch verkleinert werden. Der Fundus als Hauptlokalisation der Ghrelin-Rezeptoren wurde aufgrund der horizontalen Durchtrennung des Magens belassen und muss vollständig entfernt werden. Der GLP-1-Effekt wird auch nur erreicht, wenn die alimentäre Schlinge ausreichend lang ist.

Technik

Die Umwandlung erfolgt nach den primär offenen Eingriffen auch bei ausreichender laparoskopischer Erfahrung vorzugweise in offener Technik. Die Pouchverkleinerung stellt eine besondere technische Herausforderung dar, da die Abklammerung des Pouches in horizontaler Richtung unter Belassung des Fundus von einer vorausgegangenen Dissektion im Bereich der kleinen Kurvatur vorgenommen worden war. Aus diesem Grund empfiehlt es sich nicht, die Dissektion ebenfalls an der kleinen Kurvatur zu beginnen, sondern nach Devaskularisation der großen Kurvatur bis zum linken Crus des Zwerchfells die Verwachsungen in der Bursa unter Sicht vollständig zu lösen. Von dort aus kann auch der Zugang zur kleinen Kurvatur unterhalb der Einsprossung der A. gastrica sinistra geschaffen werden. Bevor die erneute Pouchbildung beginnen kann, muss die in der Regel sehr weit kaudal ansetzende alimentäre Schlinge mit einem weißen linearen Klammernahtmagazin reseziert werden. Die Resektion zur Schaffung des kleinen Magenpouches erfolgt oberhalb der alten Klammernahtreihe mit

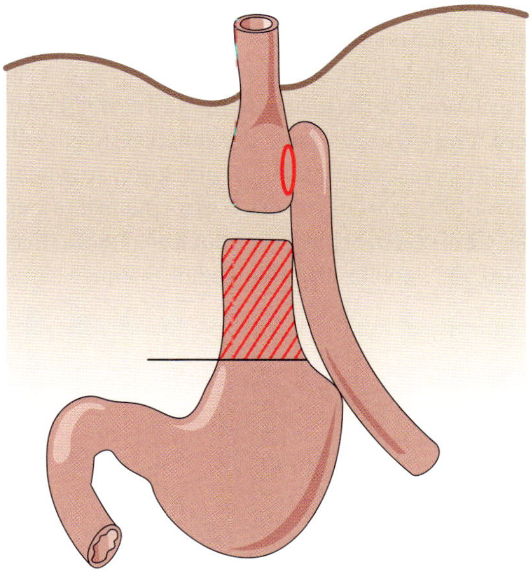

Abb. 13.27 Nachresektion verbleibender Anteile des Schlauchmagens.

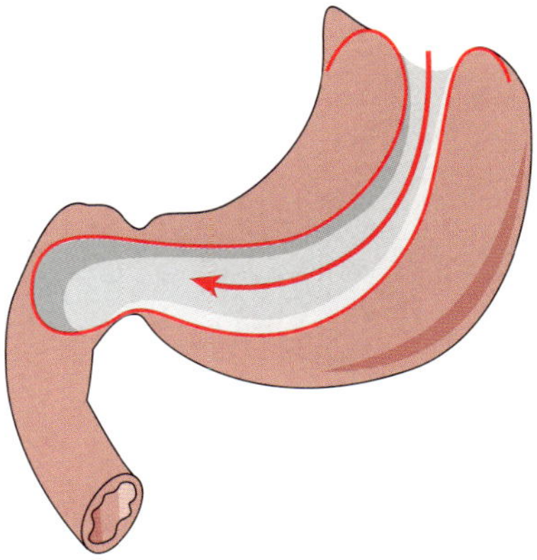

Abb. 13.28 Intussuszeption des schlauchförmigen Magenkorpus in das Antrum mit Obstruktion des Duodenums (Einzelfallberichte).

einem 45-mm-Linearstapler. Anstelle der blauen Magazine können bei starken Verwachsungen bevorzugt auch grüne Einheiten eingesetzt werden. Danach wird eine Kalibrationssonde (32 – 44 Charr) oral eingeführt und die Pouchbildung durch Resektion des Magens in sagittaler Richtung auf das linke Crus des Zwerchfells fortgesetzt. Der Fundus des Magens wird dabei vollständig reseziert (➤ Abb. 13.29). Anschließend wird der Restmagen weiter mobilisiert und die alten Klammernahtreihen vollständig reseziert (➤ Abb. 13.30).

Nach der Kreation des Pouches muss überprüft werden, ob die retrokolisch geführte alimentäre Schlinge ausreichend lang ist, um mit dem neuen Pouch anastomosiert zu werden. In der Regel ist dies nicht der Fall, sodass die alimentäre Schlinge aus dem Mesokolonschlitz sorgfältig ausgelöst werden muss. Die alimentäre Schlinge war in der Regel beidseits mit Nähten im Mesokolonschlitz fixiert worden, sodass hier starke Verwachsungen bestehen. Nach diesem Schritt empfiehlt es sich, die meist nach 30 – 60 cm aboral der Gastroenterostomie vorliegende Enteroenterostomie aufzuheben. Dazu wird die biliodigestive Schlinge im Anastomosenbereich skelettiert und mit weißen Linearstaplern abgesetzt. Das Ende der biliodigestiven Schlinge wird mit einem Faden markiert, um später in einem Abstand von 150 – 200 cm von der Gastroenterostomie erneut mit der alimentären Schlinge anastomosiert zu werden. Zuvor wird die mobilisierte alimentäre Schlinge entweder erneut retrokolisch oder antekolisch an den Pouch spannungsfrei mit einer Haltenaht befestigt. Eine ausreichende Mobilisierung – und gegebenenfalls auch Skelettierung – der alimentären Schlinge ist notwendig, um diese Spannungsfreiheit zu erreichen. Im Bedarfsfall muss das Omentum majus geteilt werden. Bei einem Wechsel auf eine antekolische Führung ist der nun offene Mesokolonschlitz vollständig mit nicht-resorbierbarem Nahtmaterial sicher zu verschließen. Die Gastroenterostomie wird je nach Präferenz des Operateurs und den lokalen Verhältnissen entweder mit einer Handanastomose, zirkulär-stapled oder einer linearen Klammernahtanastomose ausgeführt. Sicherheitstests (Blauprüfung oder Gasinsufflation) sind Standard. Sollte die Gallenblase noch vorhanden sein, sollte sie bei einem Revisionseingriff mit entfernt werden, da erneute Laparotomien technisch schwieriger sind. Die mesenterialen Defekte werden verschlossen, auch wenn nach offenen Operationen das Risiko von späteren inneren Herniationen gering ist.

MERKE
Die Umwandlung komplexer Operationen bedarf einer besonders strengen Indikationsstellung.

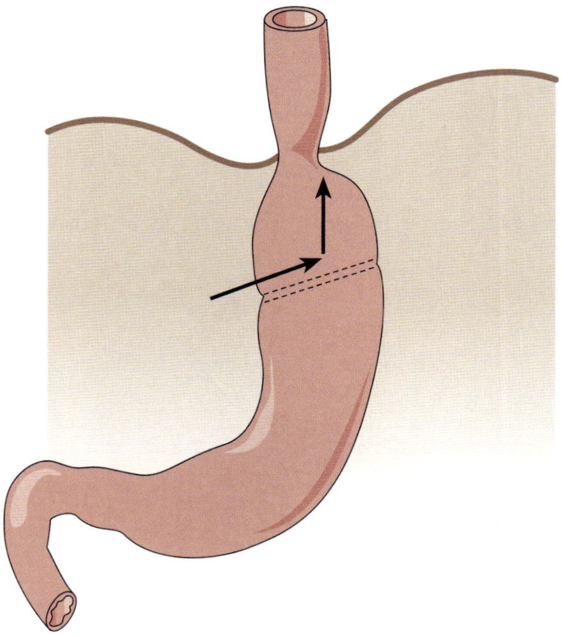

Abb. 13.29 Magenpouchbildung (Pfeilrichtung gibt Resektionslinie vor) nach einem „undivided" Alden-Magenbypass mit Nachresektion oral der alten Klammernahtreihen. Auf die vollständige Resektion aller Fundusanteile ist zu achten.

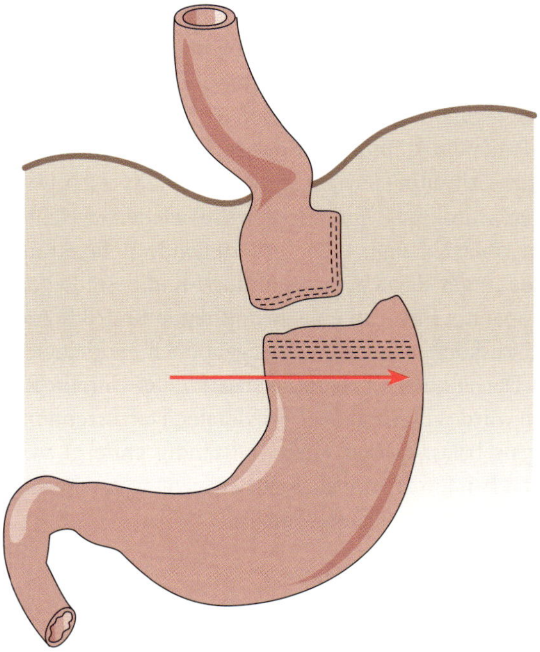

Abb. 13.30 Nachresektion der alten Klammernahtreihen im Rahmen einer Umwandlung von einem „undivided" in einen „divided" Magenbypass (Pfeil zeigt Linie der Nachresektion an).

Literatur

Greve JW, Furbetta F, Lesti G, Weiner RA, Zimmerman JM, Angrisani L. Combination of laparoscopic adjustable gastric banding and gastric bypass: current situation and future prospects – routine use not advised. Obes Surg 2004; 14(5):683–9.

Weiner R. Zustand nach $^{2}/_{3}$-Magenresektion nach Billroth II mit irrtümlich angelegter Gastroenterostomia ileoterminalis. Med Akt 1986; 12:122.

Weiner RA. „Banded" oder funktioneller Magen-Bypass? Chir Gastroenterol 2003; 19:57–61.

Weiner RA. Redo-Chirurgie: Umwandlung von einem bariatrischen Verfahren in ein anderes. Chir Gastroenterol 2003; 19:62–9.

Weiner R, Emmerlich V, Bochhorn H, Wagner D. Management und Therapie von Komplikationen nach „gastric-banding" wegen morbider Adipositas. Chirurg 1998; 69:1082–8.

Weiner R, Hartig W, Dietze F. Enterale Resorptionskinetik beim Dumping-Syndrom nach Magenresektion und bei relativer Pylorusstenose. Zentralbl Chirur 1982; 107:78–86.

Weiner R, Hartig W, Matkowitz R. Enterale Resorption bei Kurzdarmsyndrom. Z Ges Inn Med 1978; 33:218–20.

Weiner R, Matkowitz R, Hartig W. Postoperative Diarrhoe. Dt Gesundh-Wesen 1978; 33:1441–7.

Weiner RA, Karcz WK, Weiner S. Früh- und Spätkomplikationen nach Magenbypass-Operationen und duodenaler Switch-Operation. Viszeralchirurgie 2006; 41:99–103.

KAPITEL

14 Umwandlungsoperationen: restriktiv in malabsorptiv

14.1 Umwandlung: Magenband in Magenbypass

K. Ludwig

Die Behandlung der morbiden Adipositas durch Implantation eines verstellbaren Magenbandes kann effektiv sein und hat in einer Reihe von Studien einen durchschnittlichen EWL von bis zu 50% innerhalb der ersten zwei bis fünf postoperativen Jahre gezeigt (O'Brien et al. 2002, Chevallier et al. 2004). Im Gegensatz dazu wurde bei längeren Beobachtungszeiträumen über eine zunehmende Rate an Bandkomplikationen und Therapieversagern bis weit über 30% berichtet (Niville und Dams 1999, Holeczy et al. 2001, Weiner et al. 2003). Durch die Umstellung der Implantationstechnik des Magenbandes von der retrogastrischen auf die Pars-flaccida-Technik konnte zwar eine Reduktion der Komplikationsmöglichkeiten erreicht werden, allerdings muss vor dem Hintergrund von weit mehr als 200 000 weltweit implantierten Magenbändern in Zukunft mit einer steigenden Zahl an notwendigen Revisionsoperationen gerechnet werden.

Bei einer Umwandlungsoperation nach vorausgegangener Bandimplantation in einen Roux-en-Y-Magenbypass handelt es sich um einen Verfahrenswechsel von einem rein restriktiven in ein kombiniert restriktiv-malabsorptives Verfahren.

Die restriktive Komponente wird dabei durch den kleinen Magenpouch (bis maximal 25 ml) sowie eine ausreichend enge Pouch-Jejunostomie (bis maximal 1,5 – 2,5 cm) bestimmt. Die malabsorptive Komponente wird über den Dünndarmbypass realisiert. Dazu kommen hormonelle Veränderungen, die Neutralisierung von Magensäure und Pankreassekret und weitere Mechanismen.

14.1.1 Indikationen

Grundsätzlich können Bandkomplikationen oder ein Therapieversagen nach Bandimplantation (EWL < 30%) Indikationen für eine Umwandlungsoperation darstellen (de Csepel et al. 2001, Gustavsson und Westling 2002, Mognol et al. 2004, Spivak et al. 2007, Weber et al. 2003).

Dabei sind Bandkomplikationen wie Slippage, Portkomplikationen oder Stomaokklusion keine absoluten Indikationen für eine Umwandlungsoperation, wenn sie im Zusammenhang mit einer ausreichenden Gewichtsreduktion operativ korrigiert werden können (Weiner et al. 2003, Chevallier et al. 2004). An dieser Stelle kann eine Revision zur Wiederherstellung einer funktionsfähigen Restriktion durchaus erwogen werden (➤ Kap. 13).

Im Gegensatz dazu sind nach Bandmigration, unter dem Bild einer chronischen Staseösophagitis mit Ösophagusdekompensation oder bei chronischen Pouchkomplikationen Korrektureingriffe durch Bandmodifikation oder Re-Banding langfristig wenig aussichtsreich und stellen damit gute Indikationen für eine Umwandlung in einen Magenbypass dar (Müller et al. 2008).

Einzeitige Umwandlungsoperationen wurden in diesen Situationen in der Literatur berichtet (Suter et al. 2004). Allerdings ist dabei das Risiko für intra- und postoperative Komplikationen mit bis zu 23% gegenüber Primäreingriffen deutlich erhöht, sodass ein zweizeitiges Vorgehen mit primärer Bandexplantation und zweiter Operation mit Anlage des RNYGB im Abstand von acht bis 16 Wochen alternativ erwogen werden kann (Martin et al. 2004, Mognol et al. 2004, van Wageningen et al. 2006).

Die zweizeitige Umwandlung (zuerst Bandentfernung, Magenbypass im Intervall) erscheint sicherer.

Fast immer werden Eingriffe in einer elektiven Situation und unter optimalen Bedingungen durchgeführt. Nur in Einzelfällen (< 1%) stellen Bandkomplikationen eine Indikation für eine Notfalloperation dar. Beispielsweise wurde im Zusammenhang mit einem Slippage über das Auftreten einer Magenwandnekrose berichtet (Yoffe et al. 2004).

Ein Therapieversagen nach Bandimplantation kann durch Materialdefekte (➤ Kap. 13.1) oder z. B. patientenseitig durch eine Umstellung auf flüssige hochkalorische Kost hervorgerufen werden. Nach heutigen Erkenntnissen ist in diesem Zusammenhang die Revision in ein anderes restriktives Verfahren obsolet und damit ein Wechsel zu einem Verfahren mit malabsorptiver Komponente notwendig (Sugerman et al. 1996, van Gemert et al. 1998).

Bei einer blanden lokalen Situation im Bereich des Bandlagers können diese Umwandlungsoperationen inzwischen sicher laparoskopisch einzeitig durchgeführt werden. Wenn sich intraoperativ Zeichen einer lokalen Entzündung oder eine bereits schwierige Freilegung und Entfernung des Bandes zeigen, sollte auch an dieser Stelle ein zweizeitiges Vorgehen im Abstand von sechs bis 16 Wochen geprüft werden.

14.1.2 Operative Schritte

Die Operation kann wahlweise in gerader Rückenlage oder in „Beach-chair-Position" erfolgen. Im Regelfall werden die ehemaligen Trokarstellen im Oberbauchbereich für den Zugang genutzt, wobei das Lager der Portkammer je nach Vorplatzierung beachtet werden muss. Nach Anlage des Kapnoperitoneums und Einbringen des Primärtrokars (vorzugsweise im linken Oberbauchbereich) erfolgt zunächst die Exploration. Unter Umgehung von ventralen Adhäsionen werden dann in der Folge die weiteren Trokare unter Sicht und nach gegebenenfalls notwendiger Adhäsiolyse von Darm- oder Netzanteilen im Bereich der ventralen Bauchwand eingebracht. Um eine ausreichende Exposition für die Anlage des RNYGB zu gewährleisten, werden häufig im Gegensatz zur vorausgegangenen Bandoperation ein bis drei Trokare mehr benötigt.

Schritt 1: Bandfreilegung

Nach Elevation des linken Leberlappens kann zumeist der Portschlauch identifiziert werden, der dann auch die Leitschiene für die Präparation in Richtung Magenband darstellt (➤ Abb. 14.1). Im ersten Schritt müssen fast regelhaft Adhäsionen zwischen dem linken Leberlappen und der Vorderseite des Magens gelöst werden, bis letztlich das Bandlager mit der darüberliegenden ventralen Fundusmanschette (primär zur Slippage-Prophylaxe angelegt) zur Darstellung gelangt (➤ Abb. 14.2).

Nunmehr empfiehlt sich die vollständige Auflösung und vor allen Dingen Mobilisation der ehemaligen Fundusmanschette, um diese später ausreichend nach lateral und kaudal aus der geplanten Staplerlinie heraushalten zu können. Während dieses Operationsschrittes sollte die Verwendung von thermisch unterstützten Instrumenten sparsam erfolgen und insbesondere auf der kaudalen Seite des Bandes an der Magenvorderwand präpariert werden, um mögliche Läsionen der späteren Pouchwand zu vermeiden. Es folgt die sorgfältige Identifikation des His-Winkels, der später die abschließende großkurvaturseitige Durchtrennung mit dem Stapler markiert. Die immer nachweisbare fibröse Kapsel um das Band wird im Anschluss komplett vom His-Winkel bis zum Bandschloss ventral auf dem Band inzidiert, bis dieses frei um das Bandlager rotiert werden kann (➤ Abb. 14.3, ➤ Abb. 14.4).

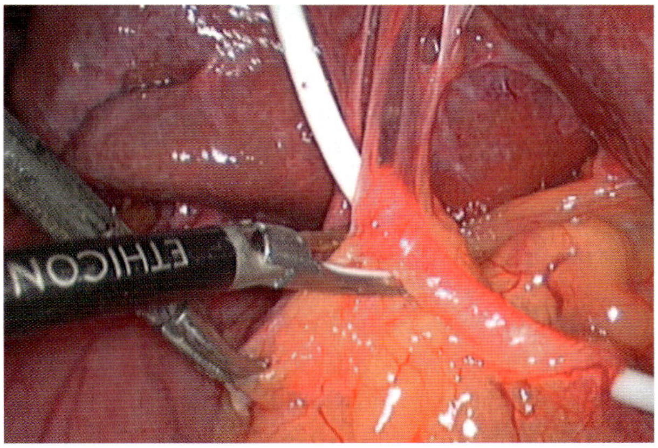

Abb. 14.1 Aufsuchen des Portschlauchs (dient als Leitschiene zum Band;).

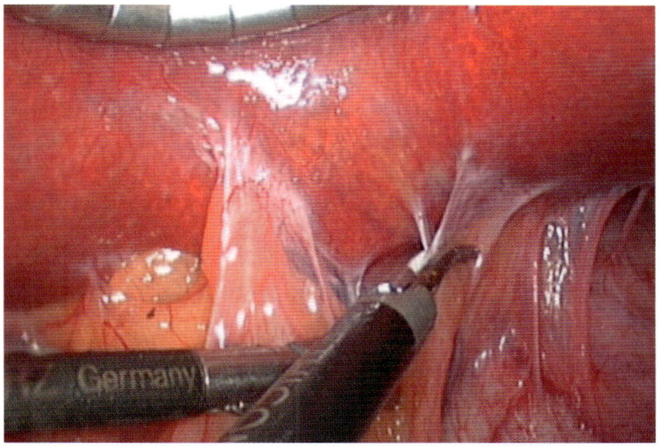

Abb. 14.2 Lösen von Adhäsionen zwischen linkem Leberlappen und Magen.

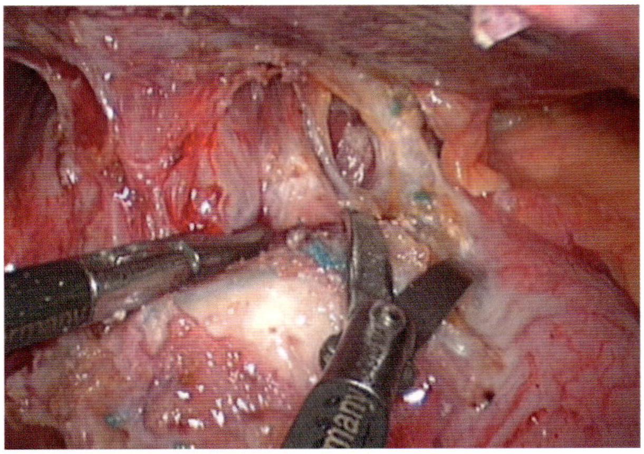

Abb. 14.3 Ablösen der Fundusmanschette und Spalten der Fibrinkapsel auf dem Band.

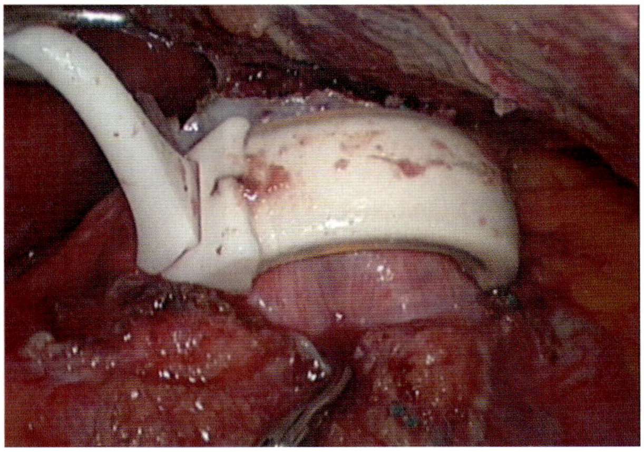

Abb. 14.4 Nach Freilegung des His-Winkels ist das Band frei rotierbar.

Schritt 2: Bildung des Magenpouches

Wenn bis zu diesem Zeitpunkt die lokalen Verhältnisse eine einzeitige Wechseloperation ermöglichen, muss nunmehr geklärt werden, ob die Pouchbildung durch Staplerapplikation im Bereich des Bandlagers möglich ist oder eher eine ca. 2 – 3 cm weiter kaudal des Bandes gelegene Durchtrennungsebene des Magens gewählt werden sollte. Letztlich ist für den RNYGB ein Pouchvolumen von nicht mehr als 25 ml anzustreben. Dabei spielt die primäre Lage des Bandes eine entscheidende Rolle.

Wenn der durch das Magenband bestehende Vormagen ein ausreichendes Volumen hat (z. B. nach Pouchdilatation) und eine sichere Anastomosierung mit dem Jejunum erlaubt, kann jetzt das Band durchtrennt und aus seinem Lager entfernt werden. Anschließend wird im Bereich des ehemaligen Bandlagers der Stapler platziert und unter Verwendung von klammerstarken Magazinen (grün oder gold) der Magen vollständig durchtrennt.

In den Fällen, in denen entweder durch eine hohe ösophagusnahe Bandlage der Vormagen ein zu kleines Volumen aufweist oder durch die fibröse Verschwartung um das Band ein sicherer Klammerschluss des Staplers unwahrscheinlich ist, sollte eher die 2 – 3 cm kaudal gelegene Durchtrennungsebene des Magens gewählt werden, um dann im Bereich zwischen Staplerlinie und Bandlager einen möglichst wandneutralen Anastomosierungsbereich zu erhalten.

Für diese Situation empfiehlt sich zunächst noch das Belassen des Bandes. Nun wird magenwandnah im Bereich der kleinen Kurvatur die retrogastrische Bursa omentalis eröffnet und in Richtung His-Winkel bis zum Erreichen des gut palpablen Bandes präpariert (➤ Abb. 14.5). Erst wenn dieses sichtbar ist, erfolgt nunmehr die zunächst horizontale Staplerapplikation kleinkurvaturseitig und nach Entfernung des Bandes dann die Applikation in Richtung des His-Winkels mit kompletter Dissektion des Fundus. In Abhängigkeit von der Wandstärke des Magens in diesem Bereich können klammerstarke oder -schwächere (grün, gold oder blau) Magazine notwendig werden. Ratsam ist bei Umwandlungsoperationen die Verwendung von Klammernahtverstärkern (➤ Abb. 14.6, ➤ Abb. 14.7). Der zweite Operationsschritt endet mit einer exakten Inspektion des Pouches (➤ Abb. 14.8) auf Unversehrtheit sowie der Klammernahtreihen auf kompletten Verschluss und etwaige Blutungen, die umstochen werden müssen.

Schritt 3: Anlage der (Gastro-)Pouch-Jejunostomie

In diesem Operationsschritt wird zunächst der Eintritt des Jejunums unterhalb des Colon transversum (Treitz-Punkt) in die Abdominalhöhle aufgesucht (➤ Abb. 14.9). Anschließend erfolgen im Rahmen des Standard-RNYGB in der Technik nach Wittgrove und Clark das Abmessen von 50 cm Jejunum ab dem Treitz-Punkt sowie das Heranführen des Jejunums an den Magenpouch (Wittgrove et al. 1994). Dabei kann die Dünndarmschlinge ante- oder retrokolisch geführt werden, wobei sich in der Literatur keine Vor- und Nachteile im Hinblick auf den späteren EWL für eine Lagevariante ergeben (➤ Kap. 9). Im Gegensatz dazu weisen retrokolische Schlingenführungen ein zwei- bis dreifach höheres Risiko für die Entstehung von inneren Hernien auf (Champion und Williams 2003, Hwang et al. 2004). Die Durchtrennung des Jejunums mittels Stapler ist alternativ bereits vor Verlagerung der abführenden Schlinge (alimentärer Schenkel) in den Oberbauch möglich, kann

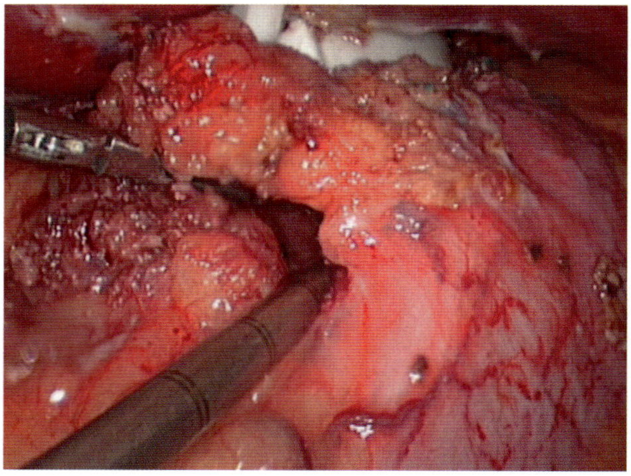

Abb. 14.5 Bildung eines retrogastrischen Tunnels 2 – 3 cm kaudal des Bandes für die Staplerapplikation an der kleinen Kurvatur.

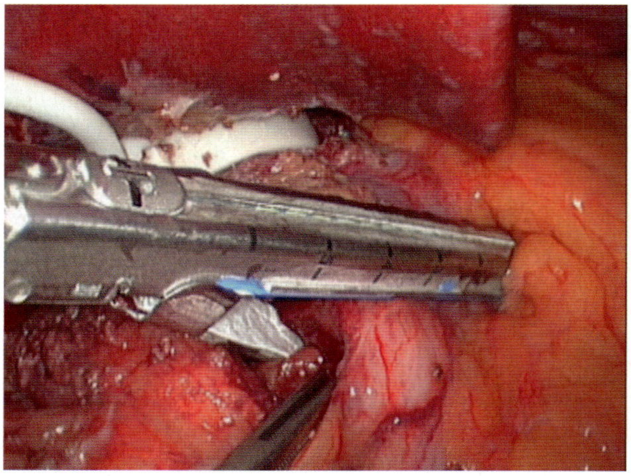

Abb. 14.6 Erste horizontale Staplerapplikation zur Bildung des Pouches.

jedoch auch erst nach Herstellung der Pouch-Jejunostomie erfolgen. In diesem Fall empfiehlt sich die Markierung der abführenden Schlinge, um späteren Verwechslungen vorzubeugen (➢ Abb. 14.10).

Für die Anastomosierung zwischen Dünndarm und Magenpouch bieten sich grundlegend drei Verfahren an:

- Erstens ist eine komplette Handnaht ohne Einsatz von Klammernahtinstrumenten möglich. Bei dieser Anastomosierung sollte zunächst eine seroseröse Adaptation der Hinterwand erfolgen und anschließend nach Eröffnung beider Lumina über einer einliegenden Bougie die fortlaufende Naht mit resorbierbarem Nahtmaterial in einreihiger Nahttechnik durchgeführt werden. Unabhängig von den Präferenzen des jeweiligen Operateurs empfiehlt sich diese Anastomosierungstechnik immer bei kleinen Pouchvolumina, die keine optimale Staplerapplikation ermöglichen. Die Verwendung von nicht-resorbierbarem Nahtmaterial erhöht das Risiko für Anastomosenulzera und sollte deshalb vermieden werden.
- Zweitens kann eine Anastomosierung zwischen Pouch und Jejunum mittels Zirkularstapler erfolgen. Bei dieser Technik wird zumeist die Andruckplatte durch den Anästhesisten in abgewinkelter Position an einer Sonde transösophageal in den Magenpouch eingeführt und anschließend nach Durchtritt des Dorns die Sonde transabdominal entfernt. Anschließend erfolgt die Konnektion mit dem intubierten Jejunum über einen transabdominal im Bereich einer Trokarstelle eingebrachten Stapler. Abschließend wird das offene und für die Insertion des Staplers benutzte Jejunumende unter Zuhilfenahme eines Linearstaplers verschlossen. Unbedingt sollte zur Minimierung des Stenoserisikos im Bereich der Pouch-Jejunostomie eine Staplergröße von 25 mm gegenüber 21 mm bevorzugt werden. Damit lässt sich die postope-

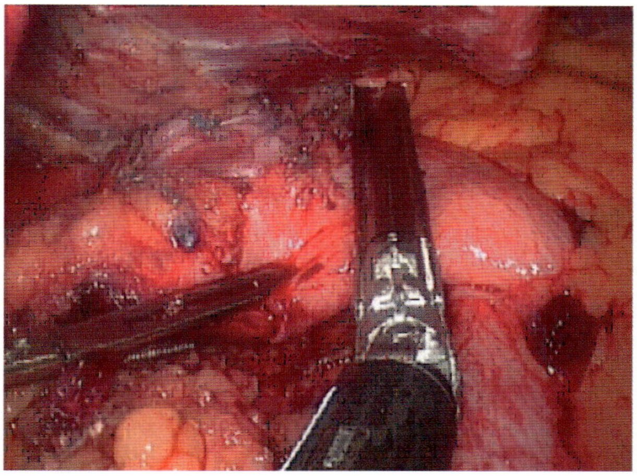

Abb. 14.7 Zweite (oder dritte) horizontale Staplerapplikation zur Bildung des Pouches.

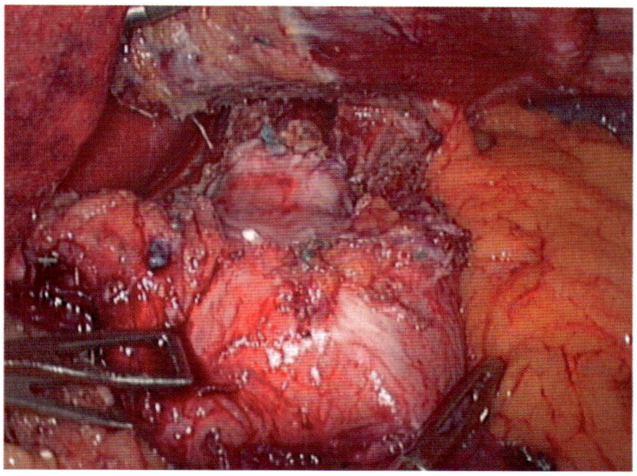

Abb. 14.8 Gebildeter Magenpouch mit einem Volumen von ca. 20 ml. Unmittelbar am Ösophagus ist das ehemalige Bandlager sichtbar.

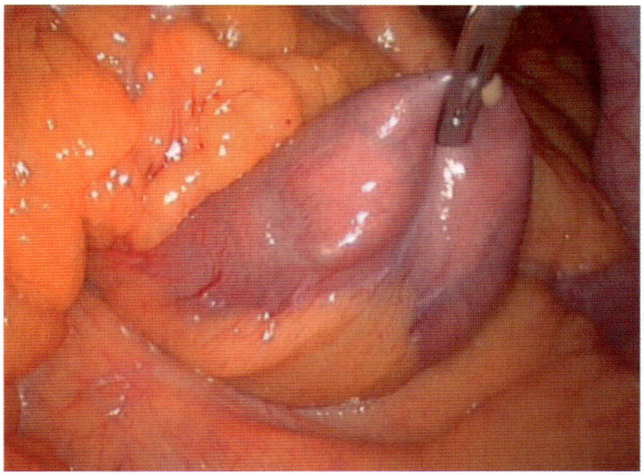

Abb. 14.9 Aufsuchen des Jejunums am Treitz-Punkt.

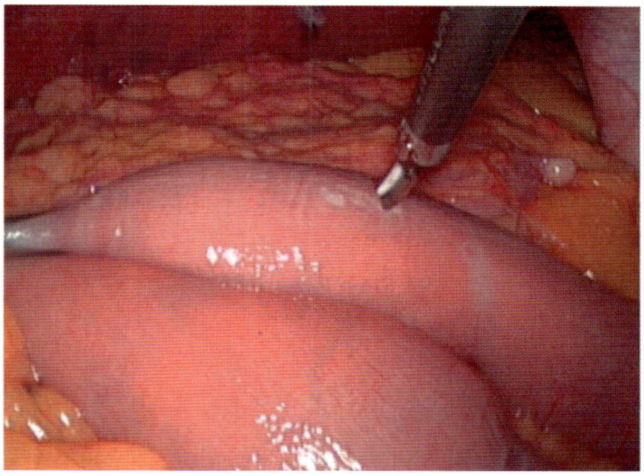

Abb. 14.10 Antekolischer Hochzug der ersten Jejunumschlinge 50 cm aboral des Treitz-Punktes in den Oberbauch und Markierung der späteren alimentären (abführenden) Schlinge.

rative Stenoserate von 26,8% auf 8,8% senken (Nguyen et al. 2003). Darüber hinaus muss beachtet werden, dass die Wundinfektionsrate bei Verwendung von Zirkularstaplern im Gegensatz zur Anastomosierung mit linearen Klammernahtgeräten deutlich höher ist (22% vs. 6,9%, Shope et al. 2003).

- Die häufigste Anastomosierungsvariante ist die kombinierte Linearstapler- und Handnahttechnik. Dabei werden zunächst seroseröse Adaptationsnähte im Bereich der Hinterwand gelegt (➢ Abb. 14.11). Anschließend erfolgt die tubuläre Inzision von Magenpouch und Jejunum und nach Insertion die Applikation eines Linearstaplers. Abschließend wird (möglichst über einer liegenden Kalibrierungssonde) die Staplerinsertion durch fortlaufende, einreihige und resorbierbare Naht verschlossen (➢ Abb. 14.12, ➢ Abb. 14.13). Wenn bis zu diesem Zeitpunkt noch keine Durchtrennung des Jejunums erfolgt ist, wird diese nun neben der einliegenden Kalibrierungssonde komplettiert (➢ Abb. 14.14).

Allen Anastomosentechniken gemeinsam ist die abschließende Kontrolle auf Dichtigkeit mittels intraluminaler Blauprobe. Im Bereich eines Farbstoffaustritts werden Übernähungen notwendig.

Schritt 4: Anlage der Enteroanastomose, Hernienverschluss

Die abschließenden Operationsschritte entsprechen dem Standardvorgehen eines proximalen RNYGB (➢ Kap. 9) und beinhalten die Herstellung der Enteroanastomose mit einer bevorzugten Schenkellänge von 150 cm im alimentären und 50 cm im biliopankreatischen Bereich des Bypasses (➢ Kap. 9). Für diese Operationsschritte wechseln

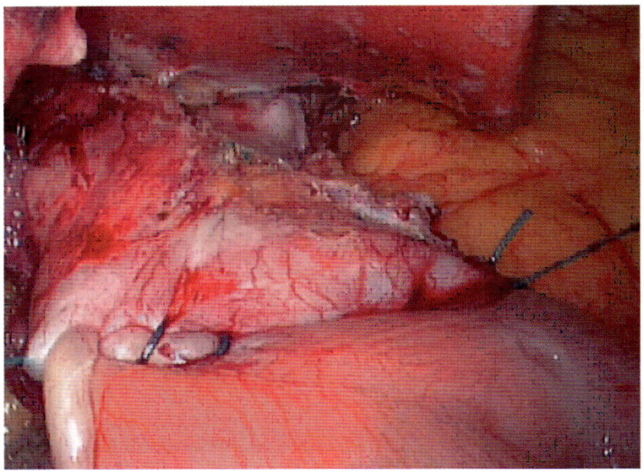

Abb. 14.11 Seroseröse Adaptation zwischen Jejunum und Magenpouch an der Hinterwand der späteren Anastomose.

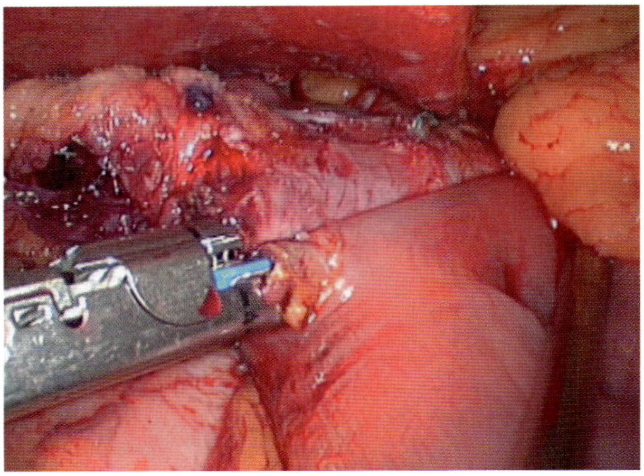

Abb. 14.12 Linearstapleranastomose nach Eröffnung der Lumina.

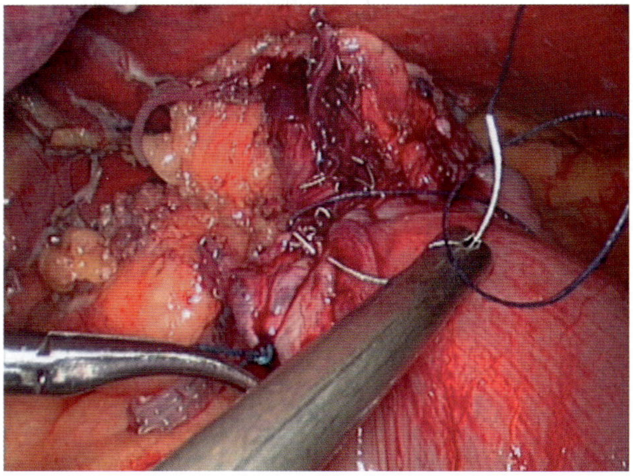

Abb. 14.13 Verschluss der Staplerinsertion durch fortlaufende resorbierbare Naht über der einliegenden Kalibrierungssonde.

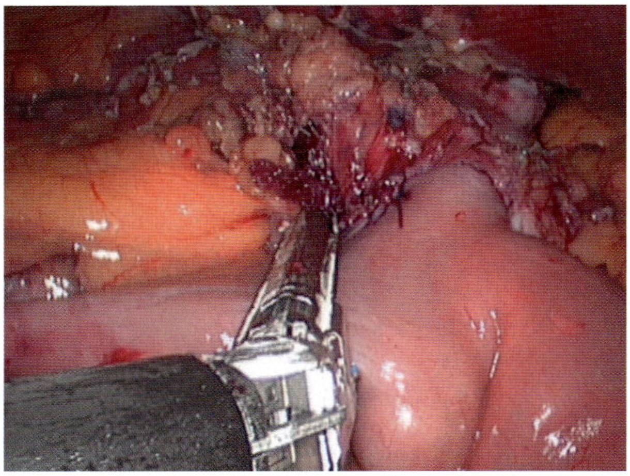

Abb. 14.14 Absetzen der biliopankreatischen (zuführenden) Schlinge mittels Linearstapler neben der sichtbaren Kalibrierungssonde.

einige Autoren die Position des Operateurs auf die rechte Patientenseite. Abschließend erfolgen der innere Hernienverschluss und nach Kontrolle auf reguläre intraabdominale Verhältnisse die Entfernung von Band, Portschlauch sowie subkutaner Portkammer.

Für die Einlage einer Drainage gibt es keine zwingenden Literaturdaten. Dennoch sollte eine Drainage im Bereich der pouch-jejunalen Anastomose immer erwogen werden, insbesondere nach notwendigen Übernähungen wegen Farbstoffaustritts bei der obligaten Blauprobe.

14.1.3 Risikopotenzial

Intraoperative Komplikationen

Unter den intraoperativen Komplikationsmöglichkeiten dominieren Blutungen im Zusammenhang mit der notwendigen Adhäsiolyse im Bandbereich sowie einer erschwerten Klammerokklusion der Stapler am reaktiv wandstarken Magen. Insbesondere enge Verwachsungen zwischen Band und linkem Leberlappen können mitunter zu Kapselläsionen führen, die den Einsatz von Argon-Beamer-Koagulationen erfordern. Verletzungen der Milz werden für Primäroperationen mit < 0,1% angegeben. Für Revisionsoperationen scheint das Verletzungsrisiko durch Verklebungen mit der Milz auf bis zu 3–4% zu steigen (Spivak et al. 2007, van Wageningen et al. 2006).

Schon beim primären RNYGB im nicht voroperierten Bereich stellen Blutungen aus der Staplerreihe am Magen ein gewisses Risiko dar. Bei Umwandlungsoperationen ist mit einer deutlich rigideren Magenwand zu rechnen, die eine optimale Klammerokklusion der Stapler oft verhindert und damit im reaktiven Magenwandanteil die Gefahr für Blutungskomplikationen erhöht und wahrscheinlich auch das Risiko für postoperative Insuffizienzen an der Staplerreihe steigen lässt.

Um diesen Gefahren zu begegnen, sollten vier wesentliche Aspekte beachtet werden:

- Keine Staplerapplikation im ehemaligen Bandlager, wenn zu starke fibröse Veränderungen in diesem Bereich vorliegen; dann immer unterhalb des ehemaligen Bandlagers bleiben,
- Verwendung von klammerstarken Magazinen (grün oder gold), auf keinen Fall Gefäßmagazine (weiß) verwenden,
- großzügiger Einsatz von Klammernahtverstärkungen,
- exakte Kontrolle auf kompletten Klammerschluss und mögliche Blutungen; im Zweifel umstechen oder übernähen.

Als weitere intraoperative Komplikationen wurden im Zusammenhang mit Adhäsionen Perforationen an Dünn- und Dickdarm beschrieben, die jedoch mit < 1% im Rahmen eines zu erwartenden Komplikationsspektrums für laparoskopische Re-Eingriffe liegen.

Die Konversionsrate für Umwandlungsoperationen vom Band zum RNYGB schwankt zwischen 0 und 15% und geht in über 90% der Fälle zu Lasten von Adhäsionen (Weber et al. 2003, Mognol et al. 2004, van Wageningen et al. 2006). Ohne Frage sollte die Entscheidung zum notwendigen Umstieg rechtzeitig und verantwortungsbewusst erfolgen. Allerdings muss man sich darüber im Klaren sein, dass in diesem Bereich der Chirurgie und im Gegensatz zu anderen Operationsarten in einer normalgewichtigen Bevölkerung der Umstieg nicht zwingend die operativen Freiheitsgrade schafft, die wünschenswert wären. Mitunter registriert der Chirurg sogar eine schlechtere Sicht als unter laparoskopischen Bedingungen.

Postoperative Komplikationen

Auch unter den postoperativen Komplikationen sind Blutungen, zumeist aus der Klammernahtreihe am Magen, in bis zu 5% der Fälle zu beachten. Im Regelfall treten diese Blutungen innerhalb der ersten 24 Stunden postoperativ auf, wobei etwa ein Drittel der Patienten erneut laparoskopiert werden müssen (Gagner et al. 2002, Mognol et al. 2004, Calmes et al. 2005).

Die Rate für Insuffizienzen im Bereich der Klammernahtreihe oder der Gastroenterostomie schwankt nach Umwandlungsoperationen zwischen 0 und 9% (Spivak et al. 2007, Suter et al. 2004, Weber et al. 2006, Mognol et al. 2004). Genauso wie nach primärem RNYGB stellt jede postoperative Tachykardie ein Warnsignal für diese Komplikation dar und sollte die Frage einer Re-Laparoskopie frühzeitig aufwerfen. Wenn sich Insuffizienzen in der späteren postoperativen Phase zeigen, werden sie fast immer durch einen perianastomosalen und zumeist subphrenischen Abszess klinisch relevant. In dieser Situation wird der primäre Therapieansatz immer über eine perkutane Abszessdrainage und eventuell eine intratubuläre Sondenschienung respektive Stentimplantation gehen.

Minor- und Majorinfektionen werden nach Umwandlungsoperationen wesentlich häufiger als nach Primäroperationen beschrieben (5–40% und 2–9% vs. 5% und 1%). Insbesondere durch die Verwendung von Zirkularstaplern wird diese hohe Rate an Komplikationen getriggert (Schauer et al. 2000, Murr und Gallagher 2003, Weber et al. 2006, Suter et al. 2004). In diesem Zusammenhang muss insbesondere auf die Verwendung von Folienhüllen für den Stapler zum Schutz der Trokarstellen hingewiesen werden. Die Durchführung einer perioperativen Antibiose scheint ebenfalls ratsam. Intraabdominale Abszesse benötigen grundsätzlich eine ausreichende perkutane Drainage.

Das Risiko für innere Hernien liegt auch in der Redo-Chirurgie bei durchschnittlich 3%. Dabei sind retrokolische Positionierungen der alimentären Schlinge signifikant benachteiligt (➤ Tab. 14.1). Zur weitestgehenden Prävention sollte ein grundsätzlicher Mesenteriallückenverschluss angestrebt werden (➤ Kap. 9).

Stenosen im Bereich der pouch-jejunalen Anastomose werden nach Redo-Operationen nicht häufiger als nach Primär-RNYGB berichtet (5 – 10%). Sie sind abhängig von der jeweiligen Anastomosentechnik. Bei Verwendung von Zirkularstaplern wird in diesem Zusammenhang auch bei Revisionsoperationen eine Kopfgröße von 25 mm empfohlen (Nguyen et al. 2003).

14.2 Umwandlung: Magenband in BPD

T. Manger

Die Ergebnisse des Gastric-Bandings werden durch eine hohe Rate postoperativer später Komplikationen von Seiten des Bandes und des Portsystems negativ beeinflusst. Diese Langzeitkomplikationen erfordern Re-Operationen mit einer Häufigkeit von etwa 2 – 4% pro Jahr (Stroh et al. 2005, Stroh und Manger 2006, Suter et al. 2006). Ein nicht befriedigender Gewichtsverlust und das spezielle Muster der Langzeitkomplikationen können die Umwandlung in ein malabsorptives Verfahren erforderlich machen. Dabei ist die Frage, welches kombiniert restriktiv-malabsorptive Verfahren in solchen Fällen das günstigste darstellt, unbeantwortet. Die Suche nach der am besten geeigneten Umwandlungsoperation ist nur anhand prospektiver randomisierter Studien zur Effektivität zwischen den Verfahren zu beantworten (Gagner und Gumbs 2007).

Die biliopankreatische Diversion (BPD) gehört 30 Jahre nach ihrer Erstbeschreibung zu den effektivsten Standardverfahren der bariatrischen Chirurgie (Scopinaro et al. 1998). Das betrifft sowohl den Gewichtsverlust als auch die akzeptabel niedrige Rate an Langzeitkomplikationen.

Tab. 14.1 Auftreten von inneren Hernien in Abhängigkeit von retrokolischer oder antekolischer Schlingenführung des RNYGB.

Autor/Jahr	Anzahl	Technik	Innere Hernien
Garza et al. (2004)	1000	Retrokolisch	4,5%
Filip et al. (2002)	100	Retrokolisch	5,0%
Hwang et al. (2004)	405	Retrokolisch	7,0%
	1300	Antekolisch	2,0%
Champion et al. (2003)	246	Retrokolisch	4,5%
	465	Antekolisch	0,4%
Cho et al. (2006)	1400	Antekolisch	1,5%

Nach Magenbandmigrationen ist der BPD operationstechnisch das sicherste Zweitverfahren, da der Migrationsbereich nicht operativ tangiert wird.

14.2.1 Indikationen

Ist ein erneutes Gastric-Banding (Re-Banding) zur Behandlung einer re-operationspflichtigen frühen oder späten Komplikation nicht möglich, kann in einem erfahrenen Zentrum die BPD bevorzugt laparoskopisch vorgenommen werden. Die BPD ist zwar faktisch irreversibel, aber eine optimale, gut evaluierte Revisionsmöglichkeit. Der entscheidende Vorteil liegt in einer dauerhaften und effektiven Reduktion des Übergewichts und v. a. auch des Diabetes mellitus. Das ehemalige Bandlager bleibt im Operationsverlauf weitestgehend unangetastet.

Die Indikation zum Redo-Eingriff ist gegeben

- nach erfolglosem Re-Banding,
- nach Bandkomplikationen:
  - Pouchdilatation und Slippage,
  - Bandmigration,
  - Dilatation und Motilitätsstörungen des Ösophagus,
- bei mangelndem Gewichtsverlust bei schlechter Compliance und bestehenden Essstörungen.

Wesentlichen Einfluss auf die Indikation haben das Gewichtsverhalten insbesondere vor dem Bandversagen, die Art der Bandkomplikation, die Erfahrung des Patienten und seine Wünsche sowie nicht zuletzt die Erfahrung des Operateurs.

Der Stellenwert einer Redo-Operation von Magenband

Tab. 14.2 Redo-Eingriffe der Qualitätssicherungsstudie „Operative Therapie der Adipositas" 2005 – 2007 (n = 3123 Patienten).

Verfahren	Jahr					
	2005		2006		2007	
	n	%	n	%	n	%
GB in RNYGB	2	100	2	18,2	5	11,6
GB in BPD			**1**	**9,1**	**10**	**23.3**
GB in BPD-DS			1	9,1	1	2,3
SG in BPD-DS					8	18,6
Andere					19	44,2
Gesamt	**2**	**100**	**11**	**100**	**43**	**100**

BPD: biliopankreatische Diversion, BPD-DS: biliopankreatische Diversion mit Duodenalswitch, GB: Magenband (Gastric-Banding), RNYGB: Roux-en-Y-Magenbypass, SG: Schlauchmagen.

in BPD wird seit dem 1. Januar 2005 in der Bundesrepublik Deutschland untersucht. Bis 2007 haben an dem Benchmark-Projekt 43 Kliniken freiwillig teilgenommen und die Daten von insgesamt 3123 Patienten erfasst. Im Beobachtungszeitraum hat die Anzahl der durchgeführten Redo-Eingriffe deutlich zugenommen (➤ Tab. 14.2). Die BPD hat mit einem Anteil von 23% einen festen Stellenwert.

14.2.2 Operative Schritte

Der Redo-Eingriff wird vorwiegend laparoskopisch durchgeführt und gliedert sich in vier Schritte:

- Bandentfernung, einzeitig oder mehrzeitig – in Abhängigkeit von der Ursache der Bandkomplikation bzw. des Bandversagens.
- quere Dissektion des Magens unter Bildung eines 200- bis 300-ml-Pouches,
- Gastroileostomie,
- Ileoileostomie.

In Abweichung der Standard-BPD werden von uns in Gera der Common Channel mit 100 cm und der alimentäre Schenkel mit 250 cm Länge rekonstruiert. In der Frankfurter Klinik wird ein CC von 50 cm eingehalten. Außerdem verzichten beide auf eine partielle distale Gastrektomie (➤ Abb. 14.15).

Der Patient wird in Anti-Trendelenburg-Position und in sog. französischer Position auf dem Operationstisch gelagert. Der Operateur steht zwischen den Beinen, der 1. Assistent rechts und der 2. Assistent links von ihm. Das erste Trokar wird etwa 25 cm distal des Xyphoids in offener Technik eingebracht. Die weiteren sechs bis sieben Trokare zwischen 10 und 15 mm Durchmesser werden unter Sicht appliziert. Wir verwenden ein Pneumoperitoneum zwischen 12 und 15 mmHg und eine 30°-Winkeloptik. Nach dem Lösen der bestehenden Verwachsungen wird das Bandlager eingestellt, das Magenband mit Durchtrennung am Schloss entfernt und auf Vollständigkeit geprüft. Auf eine weitere Präparation im Bandlager wird bewusst verzichtet. Die Unverletztheit des Bandlagers wird durch Methylenblau oder Luftinsufflation unter einer Wasserprobe geprüft.

Eine bestehende Bandmigration muss präoperativ durch Endoskopie ausgeschlossen werden. Die Therapie der Bandmigration ist situationsadaptiert. In der Regel wird die gastroskopische Entfernung vorher in ausreichend zeitlichem Abstand (vier bis sechs Wochen) zum Redo-Eingriff vorgenommen.

Es schließt sich dann die quere Durchtrennung des Magens mit einem 60-mm-Linearcutter und einer Klammerhöhe von 4,8 mm an. Zur exakten Blutstillung verwenden wir resorbierbare Nahtwiderlager. Begonnen wird die Präparation mit dem harmonischen Skalpell nahe der Magenwand an der kleinen und großen Kurvatur. Um Blutungskomplikationen zu vermeiden, werden Eingang und Ausgang für das Klammernahtgerät ausreichend weit präpariert. Das Volumen des gebildeten Pouches variiert dabei in größeren Margen. Wir beginnen die Präparation regelhaft 3 cm distal des Bandlagers an der kleinen Kurvatur in einem entzündungsfreien Bereich. Die Gegeninzision erfolgt etwa 15 cm distal der Kardia an der großen Kurvatur ebenfalls in einem nicht vernarbten entzündungsfreien Areal. Die entstandene Klammernahtreihe kann makroskopisch sehr gut auf Vollständigkeit und Bluttrockenheit geprüft werden. Selten ist eine zusätzliche Luft-Wasser-Probe erforderlich. Nun wird der Patient aus der Anti-Trendelenburg- in eine Trendelenburg-Lagerung gebracht und die Zökalregion nach links exponiert. Regelhaft führen wir zunächst bei leerer Anamnese die Appendektomie durch. Der Common Channel wird, beginnend von der Valvula Bauhini, mit zwei atraumatischen markierten Fasszangen (10 cm Länge) unter voller Dehnung des Darms auf 100 cm nach oral ausgemessen und diese Marge durch einen Clip markiert. In weiteren 150 cm wird die Ileumkontinuität mit einem

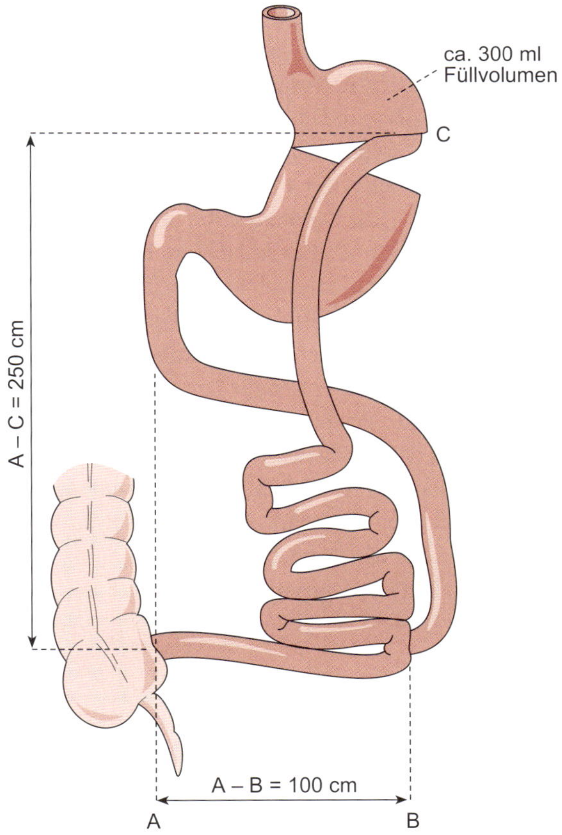

Abb. 14.15 Prinzip der Umwandlungsoperation: Bandentfernung und BPD mit belassenem Antrum.

14

60 × 2,5-mm-Stapler durchtrennt. 100 cm vor der Bauhin-Klappe wird die Seit-zu-Seit-Ileoileostomie mit der biliopankreatischen Schlinge unter Bildung eines Minipouches in Klammernahttechnik (drei Stapler 60 × 2,5 mm) erstellt (➤ Abb. 14.17, ➤ Abb. 14.18). Der Mesenterialschlitz wird mit einer nicht-resorbierbaren geflochtenen Naht 2-0 fortlaufend verschlossen. Die alimentäre Ileumschlinge wird wahlweise retrokolisch über das Treitz-Band oder antekolisch dextrolateral spannungsfrei zum Magenpouch geführt. Wir dissezieren bei antekolischer Position das Omentum majus in der mittleren Klavikularlinie rechts bis zum Colon transversum. Die Anastomosierung zwischen Magenpouch und Ileum erfolgt End-zu-Seit oralis partialis inferior mit zwei Linearstaplern 60 × 3,5 mm. Die Anastomose wird mit einer 24-Charr-Sonde kalibriert und durch Luftinsufflation unter Wasserprobe auf Dichtigkeit geprüft. Resorbierbare Ecknähte mit 2-0 sichern die Spannungsfreiheit der Anastomose. Alle Trokare werden unter Sicht entfernt, nachdem zuvor Fasziennähte vorgelegt wurden. Erst dann wird das Pneumoperitoneum abgelassen. Drainagen werden nicht regelhaft platziert.

Eigene Erfahrungen

Zwischen Februar 2004 und August 2008 wurde von uns die BPD als Redo-Verfahren nach fehlgeschlagener Restriktion bei zwölf Patienten vorgenommen. Das Intervall zur Erstoperation betrug im Durchschnitt neun Jahre (fünf bis zwölf Jahre). Die Gründe für den Redo-Eingriff waren in {{8/12}} Bandversager mit mangelhafter Gewichtsreduktion, in jeweils {{1/12}} Bandmigration und Portdefekt und in {{2/12}} Slippage und Pouchdilatation. Bei letzteren war zunächst ein Re-Banding erfolglos durchgeführt worden (➤ Tab. 14.3). Alle Eingriffe wurden laparoskopisch begonnen. Bei {{2/12}} Patienten musste innerhalb der ersten 15 Minuten auf die konventionelle Operationstechnik umgestiegen werden. Postoperativ beobachteten wir zwei frühe Stenosen der handgenähten Gastroenterostomie, die operativ behoben wurden. Eine Anastomosenfistel heilte konservativ ab. Der stationäre Aufenthalt betrug 20 Tage und war damit auf das Doppelte des Durchschnitts verlängert. Zur erzielten Gewichtsreduktion ➤ Tab. 14.4.

14.2.3 Risikopotenzial

Die BPD nach Scopinaro ist ein komplexes malabsorptives Verfahren. Schwere Komplikationen stellen ein postoperatives Dumping-Syndrom, Ulzerogenität, Hypoproteinämie und Knochendemineralisation dar. Diese Komplikationen können nur durch die Weiterentwicklung des Verfahrens mit Sleeve-Gastrektomie und duodenalem Switch wirkungsvoll behoben werden.

Das Risiko einer Narbenhernie beträgt für das offene Verfahren etwa 30%. Durch die laparoskopische Technik konnte dieses deutlich minimiert werden.

Auch wenn sich die Risiken in den deutschen Studienergebnissen der Qualitätssicherung bis 2007 nicht manifestiert haben, ist der potenziell schwierige Redo-Eingriff durch Mitteilungen in der Literatur mit hoher postoperativer Morbidität behaftet. Major-Komplikationen ereignen sich bei > 20% der Patienten und eine Mortalität ist wahrscheinlich. An den Anastomosen wird über Komplikationen wie Ulzera (bis zu 15%), Blutungen (bis zu 5%) sowie Stenosen und Insuffizienzen (bis zu 3%) berichtet (➤ Tab. 14.5). Scopinaro et al. 1998 belegen durch ihre Arbeit die Bedeutung der Erfahrung des Chirurgen und das Überschreiten der Lernkurve für das Manifestieren einer Komplikation.

Die BPD ist ein sicheres und effektives bariatrisches Verfahren mit ausgezeichnetem Verlust an Übergewicht. Es eignet sich als Redo-Verfahren nach Bandversagen und ist in geübten Zentren mit akzeptabler perioperativer Morbidität laparoskopisch durchführbar. Die entscheidenden Operationsschritte werden außerhalb des vormaligen Bandlagers durchgeführt.

14.3 Umwandlung: Magenband in „Bandinaro"

C. Stroh

14.3.1 Indikationen

Die Indikation zur Umwandlung eines Gastric-Bandings in einen „Bandinaro" (Kombination von Magenband und biliopankreatischer Diversion) ist unter dem Gesichtspunkt der Möglichkeit der Summation von Komplikationen zweier unterschiedlicher Operationsverfahren kritisch zu prüfen. In der Literatur fehlen jedoch Studien an größeren Patientenzahlen hierzu völlig.

„Bandinaro-Operationen" sind Expertenoptionen, die vorzugsweise nur in Italien eingesetzt werden.

Indikationen zur Umwandlung eines Magenbandes in einen Bandinaro sind:

- das primäre Bandversagen,
- das Auftreten eines Diabetes mellitus bei liegendem Magenband und vorliegender Gewichtsreduktion,
- das Vorliegen eines nicht-justierbaren Magenbandes.

Tab. 14.3 BPD nach Bandversagen (RH Wald-Klinikum Gera gGmbH).

Pat.-Initialen	Geschl. (m/w)	Alter bei Erst-OP (Jahre)	Alter bei Redo-OP (Jahre)	Intervall (Jahre)	Spezifität des Bandversagens
DC	w	32	42	10	Bandversagen
GM	w		46		Slippage/Versagen
EA	w	37	47	10	Pouchdilatation
KH	m	46	51	5	Migration
KS	w	33	44	11	Bandversagen
LV	w	40	49	9	Bandversagen
PK	w	32	40	8	Bandversagen
MG	w	45	56	11	Bandversagen
SU	w	34	45	11	Bandversagen
UI	w	45	57	12	Bandversagen
VS	m	36	44	8	Portdefekt/Slippage
WH	m	38	44	6	Bandversagen

Geschl.: Geschlecht, m: männlich, Pat.: Patient, w: weiblich.

Tab. 14.4 BPD nach Bandversagen (SRH Wald-Klinikum Gera gGmbH) mit Einfluss auf das Gewichtsverhalten.

Pat.-Initialen	Geschl. (m/w)	BMI (kg/m²)		Verringerung des Körpergewichts in % EBWL nach Monaten				
		Erst-OP	BPD	1	3	6	12	18
DC	w	45,3	49,1		36			
GM	w		38		5,5			
EA	w	50	44	17	40,7	51,8	55,5	
KH	m	54	53		37,4	58,1	60	81
KS	w	46,5	47,8					
LV	w	43	44					
PK	w	45	45					
MG	w	49,2	43,6					
SU	2	57,8	43,7					
UI	w		42	25	49	71,2	94	97
VS	m	45,6	43	56	86	86	109	
WH	m	55,6	42		53,9	93,4	106	

EBWL: Excess Body Weight Loss; Geschl.: Geschlecht, m: männlich, w: weiblich.

Tab. 14.5 Anastomosenkomplikationen nach BPD in der Literatur.

Autor	Pat.-Zahl (n)	BMI (kg/m²)	OP	Ulzera (%)	Stenosen (%)	Blutungen (%)	Insuffizienz GE (%)
Michielson et al. (1996)	33	49,5	BPD	15			
Lemmens (1997)	170	k.A.	BPD	7,6			
Marceau et al. (1998)	252	46	BPD				0,4
Scopinaro et al. (1998)	1356		BPD	6,3		0	
Totté et al. (1999)	180		BPD	10,6			
Paiva et al. (2002)	40	43,6	BPD			5,0	2,5
Resa et al. (2004)	65	48,8	BPD		3,1		
Wylezol et al. (2005)	57	50,2	BPD	3,5			
Skroubis et al. (2006)	65	45,3	BPD			1,5	
Cossu et al. (2007)	138	51,2	BPD	1,4			
Gesamt	**2356**		**BPD**	**1,4–15**	**3,1**	**0–5**	**0,4–2,5**

Kontraindikationen sind:

- Bandmigration,
- Pouchdilatation
- Intoleranz gegenüber Proteinen (Fleisch, Fisch) infolge des Magenbandes,
- mangelhafte Compliance des Patienten.

14.3.2 Operative Schritte

Die Umwandlung des Magenbandes in einen „Bandinaro“ ist durch das Belassen des Bandes und die fehlende gastrische Teilung gekennzeichnet. Somit wird die Restriktion der Nahrungszufuhr allein durch das Magenband erreicht.

Präoperativ sollte durch eine Gastroskopie eine Bandmigration sicher ausgeschlossen werden.

Rein prinzipiell kann der Eingriff konventionell oder laparoskopisch durchgeführt werden, in Abhängigkeit der Expertise der Einrichtung.

Die Operation beginnt mit der Exploration des Magens und des postbulbären Duodenums, um sicherzustellen, dass das geplante operative Vorgehen möglich ist und bisher nicht detektierte Pathologien vorliegen. Das postbulbäre Duodenum wird nach Darstellung des Ligamentum hepatoduodenale und der A. gastroepiploica mit einem Abstand von 1,5 – 2 cm vom Pylorus durchtrennt.

In Kopftieflagerung des Patienten wird nun an der Valvula Bauhini mit dem Abmessen des Dünndarms begonnen. Der Common Channel wird in der originalen Technik mit 50 cm angegeben. Um eine massive Malabsorption zu vermeiden, ist eine Länge des Common Channel von 75 cm notwendig (➤ Abb. 14.16). Die exakte Längenbestimmung ist hierbei von essenzieller Bedeutung. Die Markierung des Common Channel nach 75 cm durch einen Haltefaden oder Clip ist nützlich, um die Lokalisation der Entero-Entero-Anastomose festzulegen. Nach Markierung dieser Stelle werden 200 cm Dünndarm als alimentärer Schenkel ausgemessen.

Dieser wird nun mit einem Klammernahtgerät durchtrennt und Seit-zu-Seit mit dem postbulbären Duodenum wie beim duodenalen Switch anastomosiert (➤ Abb. 14.17). Die Anastomosierung erfolgt entweder in linearer Klammernahttechnik oder in Handnahttechnik (➤ Abb. 14.18).

Die zirkuläre Klammernahttechnik zeigt die höchste Inzidenz von Anastomosenkomplikationen (Weiner et al. 2007). Zur Prophylaxe innerer Hernien ist die rechtsseitige Lage des alimentären Schenkels von entscheidender Bedeutung.

Die Entero-Entero-Anastomose wird an der markierten Lokalisation in latero-lateraler Technik mittels kompletter Staplertechnik durchgeführt. Der Verschluss des Mesenteriums zur Vermeidung mesenterialer Hernien mit nichtresorbierbarem Nahtmaterial ist unabdingbar.

14.3.3 Risikopotenzial

Chirurgische Komplikationen

Das besondere Risiko des Bandinaros ergibt sich aus der Kombination der BPD und des Magenbandes mit der potenziellen Möglichkeit von Komplikationen aus beiden Operationsverfahren.

Insbesondere die potenziellen Bandkomplikationen mit Pouchdilatation und Bandmigration sind hierbei nicht zu unterschätzen. Im Fall einer Bandmigration muss an die

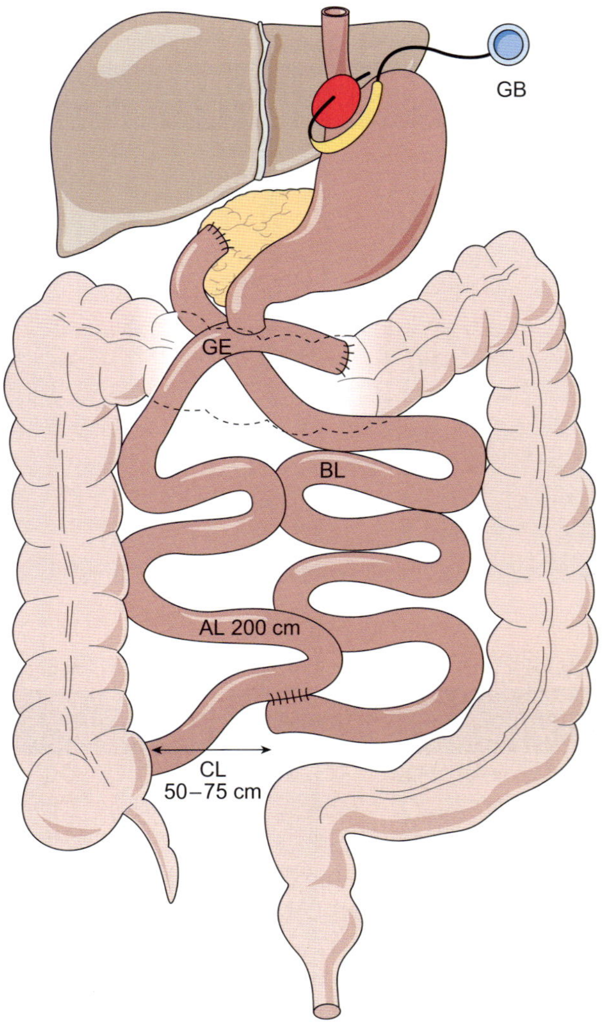

Abb. 14.16 Prinzip der Bandinaro-Operation mit Magenband und biliopankreatischer Diversion mit Duodenalswitch.
AL: alimentärer Schenkel, BL: biliärer Schenkel, CL: Common Limb, GE: Gastroileostomie Seit-zu-Seit oder End-zu-Seit.

Möglichkeit der Obstruktion der Gastroenterostomie und des Dünndarms durch das migrierte Band gedacht werden. Aus der Literatur sind Fälle eines Ileus infolge Bandmigration nach isoliertem Magenband bekannt (Buter et al. 2006, DeJonge et al. 2000, Hartmann et al. 2006, Pinsk et al. 2004, Taskin et al. 2001, Zappa et al. 2006). Gleichzeitig ist zu diskutieren, ob bei diesem Vorgehen die Infektrate für das Band und folglich die Migrationsrate ansteigen. Daten aus der Literatur hierzu fehlen.

Nutritive Komplikationen

Infolge der Kombination eines restriktiven mit einem malabsorptiven Verfahren sind nutritive Langzeitkomplikationen möglich. Diese resultieren einerseits aus der verminderten Aufnahme von Protein mit der Nahrung und dem mit dem Magenband häufig assoziierten Erbrechen sowie andererseits aus der intestinalen Malabsorption durch die duodenale Exklusion.

Folglich ergibt sich für das bariatrische Beriberi, den Eisen-, Folsäure-, Vitamin-B_{12}- und den Proteinmangel ein erhöhtes Risiko.

Die Möglichkeiten der Entwicklung von Mangelerscheinungen (z. B. Beriberi; ➤ Kap. 24) resultieren aus der Nahrungsrestriktion mit

- der verminderten Nahrungszufuhr,
- der postoperativ prolongierten Aufnahme von flüssigen Speisen mit einem verminderten Gehalt an Thiamin,
- der Hyperemesis (Al-Fahad et al. 2006, Dolan et al. 2004, Escalona et al. 2004, Kumar et al. 2007, Makarewicz et al. 2007, Salas-Salvado et al. 2000)

sowie aus den Folgen der Malabsorption des Thiamins durch

- den reduzierten Appetit,
- die inkomplette Resorption der Nahrung durch den geringen Säuregehalt und den Mangel an gastrischen Enzymen,
- die Ausschaltung des Duodenums,
- die Ausschaltung des proximalen Jejunums, dem primären Ort der Thiaminresorption,
- die gestörte Vitaminresorption im Common Channel von 50 – 100 cm.

MERKE

Kombinationsverfahren führen zu einer Addition der Komplikationsmöglichkeiten aus beiden Komponenten: hier Band- und Portkomplikationen mit Mangelerscheinungen.

Infolge der Nahrungsrestriktion mit resultierender Unverträglichkeit von Fleisch und Fisch nach primärem Magenband kann in Kombination mit der Malabsorption ein **Proteinmangel** (➤ Kap. 24) insbesondere bei kurzem Common Channel auftreten. Nach BPD kann der Eiweißmangel zu einem konsekutiven Leberversagen führen. Einzelfallberichte über das Auftreten eines Kwashiorkors und einer Akrodermatitis enterohepatica nach distalem RNYGB liegen vor (Lewandowski et al. 2007).

Klinische Zeichen der Proteinmalnutrition sind:

- exzessiver Gewichtsverlust,
- schwere Diarrhö oder Steatorrhö,
- Albuminmangel,
- Marasmus,
- Eiweißmangelödeme.

Daher ist eine tägliche Proteinzufuhr von 60 – 70 g anzustreben (Parkes et al. 2006).

Ein **Eisenmangel** resultiert aus der Malabsorption und Maldigestion von Eisen. Der primäre Ort der Eisenresorp-

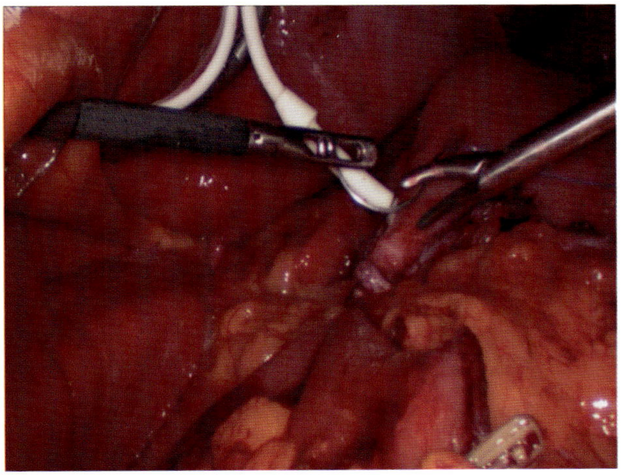

Abb. 14.17 Fixation der alimentären Schlinge parallel zu Anastomosierung.

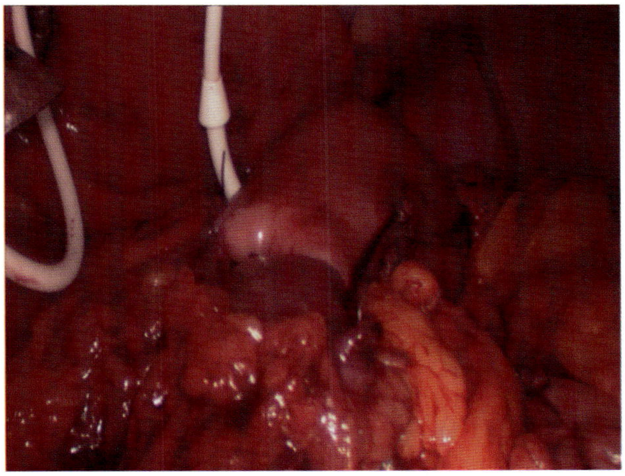

Abb. 14.18 Linearanastomose Duodenum – Ileum.

tion, das Duodenum, ist von der Nahrungspassage ausgeschaltet. Zusätzlich wird die Aufnahme von Eisen nach Magenband durch die oft gestörte Zufuhr von rotem Fleisch reduziert. Dies resultiert letztendlich nicht nur im Eisen-, sondern auch im **Folsäure- und Vitamin-B_{12}-Mangel.**

Durch die prophylaktische orale Eisensubstitution mit 100 – 160 mg kann insbesondere bei Frauen im Menstruationsalter ein Mangel vermieden werden. Die Eisenresorption nach oraler Zufuhr wird durch die simultane Gabe von Vitamin C verbessert (Love und Billett 2007, Rhode et al. 1996). Bei einer ineffektiven oralen Eisensupplementation ist das Defizit durch eine parenterale Applikation auszugleichen.

14.4 Umwandlung: Vertikale Gastroplastik in Magenbypass

R. Weiner

14.4.1 Indikationen

Die Indikation zur Umwandlung einer vertikalen Gastroplastik in einen proximalen Magenbypass wird meist bei einem Therapieversagen gestellt. Mehr als 50% der Patienten weisen nach einer Gastroplastik im Langzeitverlauf Komplikationen auf, die mitunter zu einem erneuten Gewichtsanstieg führen (Sugerman et al. 1996, de Csepel et al. 2001). In erster Linie handelt es sich hier um Klammernahtrupturen, die eine erneute Passage von Nahrung über den Restmagen erlauben. Da die Gastroplastik in erster Linie in offen-chirurgischer Technik durchgeführt wurde, fällt die Entscheidung zu einer Umwandlungsoperation nicht leicht (Westling et al. 2002, Cordera et al. 2004). Die Umwandlung kann bei ausreichender Erfahrung und Technik bei einer Reihe von Fällen durchaus auch laparoskopisch durchgeführt werden, macht jedoch häufig auch eine Konversion oder eine primär offene Durchführung notwendig (Ikramuddin et al. 2007, Iannelli et al. 2008).

14.4.2 Operative Schritte

Die grundsätzliche Entscheidung, ob in laparoskopischer oder offener Technik operiert werden kann, muss der Operateur aufgrund seiner Erfahrung und letztlich auch des intraoperativen Befundes stellen. Bei vorausgegangenem Medianschnitt sollte daher stets zunächst die Laparoskopie mit Erstzugang im linken Oberbauch gewählt werden, um das Operationsgebiet zu beurteilen.

Schritt 1: Adhäsiolyse

Die Lösung der Verwachsungen zur vorderen Bauchwand stellt in der Regel keine Herausforderung dar. Leider ist jedoch oftmals die Magenvorderwand mit der Unterfläche des linken Leberlappens vollständig verklebt. Die Lösung beider Organe in der richtigen Schicht ist mit Hilfe von Ultraschalltechnik oder auch einer konventionellen Schere vielfach möglich. Oft kommt es jedoch zur Verletzung der Leberkapsel und zu Blutungen, die gestillt werden sollten, um die Übersicht im Operationsgebiet nicht zu verlieren.

Schritt 2: Darstellung des Silikonrings oder der Mesh-Verstärkung

Während Silikonringe kaum Verwachsungen auslösen und sich sehr gut darstellen lassen, zeigen die verwendeten Mesh (Malix, Prolene-Mesh u. a.) schwerste Verwachsungen und Penetrationen in die Leber. Die Mesh sind ebenfalls sehr stark in das Magengewebe eingewachsen und schwer zu identifizieren. Am einfachsten lassen sie sich durch die härteste Verwachsung mit der Leber lokalisieren. Diese Verwachsungsstelle liegt fast immer oberhalb des Krähenfußes im Angulus des Magens.

Schritt 3: Herauslösen des Bandes oder Rings

Die Entfernung des Silikonrings erfolgt mit Durchtrennung des meist innen liegenden Prolenefadens. Der Silikonring lässt sich dann mühelos herausziehen. Anders verhält es sich mit dem Mesh, das sich vielfach nicht entfernen lässt und dann in situ belassen werden sollte.

> Mesh-Entfernung ist nur unter schwerer Traumatisierung der Magenwand, verbunden mit starken Blutungen, möglich und sollte bei zu starker Adhärenz unterlassen werden.

Schritt 4: Dissektion in der Bursa omentalis und Magenpouchbildung

Die Dissektion erfolgt nach ausreichender Freilegung der kleinen Magenkurvatur oberhalb des ehemaligen Rings oder Meshs, jedoch mindestens 1,5 – 2 cm unterhalb der Kardia, um eine Verletzung der A. gastrica sinistra zu vermeiden. Die Dissektion erfolgt mit Ultraschall oder Ligatur in die Bursa omentalis. Anschließend erfolgt das quere Absetzen des Magens mit einem linearen Klammernahtgerät (blaues 45-mm-Magazin). Anschließend wird eine Kalibrationssonde in den Magenpouch eingelegt. Entlang dieser

Kalibrationssonde mit einem Außendurchmesser von mindestens 32 French erfolgt dann die Applikation eines nächsten blauen Klammernahtmagazins in Richtung auf den His-Winkel, der vorher mobilisiert werden sollte.

CAVE

Hier kann es durch Kreuzung oder parallel verlaufende Klammernahtreihen intra- oder postoperativ zu einer Klammernahtinsuffizienz durch eine Nekrose (Minderdurchblutung) zwischen zwei Klammernahtreihen (alte und neue Klammernahtreihe) kommen (➤ Abb. 13.29).

Auf die vollständige Durchtrennung der Magenbrücken im His-Winkel muss geachtet werden, da hier nach vorausgegangener Operation und vorhergehender Dissektion starke Verwachsungen vorhanden sein können. Eine unvollständig durchtrennte Magenbrücke kann zur Ausbildung einer sog. gastrogastrischen Fistel (➤ Abb. 13.8, ➤ Abb. 13.9) führen.

Schritt 5: Beendigung der Operation

Die Operation wird fortgeführt wie eine sonstige Magenbypass-Operation mit einer End-zu-Seit-Anastomose der alimentären Schlinge und Ausbildung einer Roux-en-Y-Schlinge mit Verschluss der mesenterialen Lücken.

14.4.3 Risikopotenzial

Die offene Gastroplastik mit einer Oberbauchmedianschnittführung, die Applikation einer Ringverstärkung und Abklammerung des Magenpouches bis zum His-Winkel erzeugen schwere Verwachsungen, die eine Umwandlungsoperation in der hiatalen Region wesentlich erschweren. Durch die zirkuläre Klammernahtapplikation im Korpusbereich sind ebenfalls schwere Verwachsungen in der Bursa omentalis zu erwarten, die die Durchführung einer Magenbypass-Operation letztlich erschweren (Gonzalez et al. 2005, Shouten et al. 2007).

Die Risikopotenziale bestehen aus folgenden Punkten:

- intraoperative Klammernahtdysfunktion bei der Kreuzung mit den Klammernahtreihen der Gastroplastik,
- postoperative Leckage durch Ischämie zwischen zwei Klammernahtreihen,
- häufigeres Auftreten von Stenosen nach sekundären Magenbypass-Operationen im Gefolge einer vertikalen bandverstärkten Gastroplastik.

MERKE

Die Häufigkeit von Klammernahtinsuffizienzen ist nach dem sekundären Magenbypass nach radikaler Gastroplastik 5- bis 10-mal höher als nach einem primären Magenbypass.

Das Auftreten gastrogastrischer Fisteln als bleibende Magenbrücken ist potenziell ebenfalls ein Langzeitrisiko, wenn postoperativ nach vertikaler Gastroplastik bereits Klammernahtrupturen aufgetreten waren (Mognol et al. 2007). Insgesamt ist die Umwandlungsoperation technisch anspruchsvoller und wesentlich komplikationsträchtiger als die Umwandlung einer vertikalen Gastroplastik in eine biliopankreatische Diversion.

14.5 Umwandlung: Vertikale Gastroplastik in BPD

R. Weiner

14.5.1 Indikationen

Das Therapieversagen einer vertikalen Gastroplastik, aber auch die Stenosierung im Bereich der Klammernahtverstärkung, die zu einer erheblichen Einschränkung der Lebensqualität bis hin zur Exsikkose der Patienten führen kann, stellen Indikationen dar, um als letzte definitive Lösung eine biliopankreatische Diversion auszuführen (Scopinaro et al. 1998, Paiva et al. 2002, Menon et al. 2006). Hierzu ist jedoch die Wiederherstellung eines ausreichenden gemeinsamen Magenreservoirs von 200 – 300 ml Fassungsvermögen Voraussetzung.

14.5.2 Operative Schritte

Das Prinzip der Umwandlung einer vertikalen Gastroplastik in eine biliopankreatische Diversion besteht in zwei grundsätzlichen Schritten:

- Wiederherstellung des einheitlichen Magenvolumens (Aufhebung der Separation von Magenpouch und Restmagen durch eine Klammernaht),
- Bildung eines großen Magenpouches mit einer Gastroileostomie und Bildung eines Common Channel von 50 cm Länge.

14

Schritt 1: Adhäsiolyse

Die ausgiebige Adhäsiolyse beinhaltet die Separation von Magenvorderwand und linker Leber. Die ausführliche Darstellung des Operationsgebiets ist unabdingbare Voraussetzung für eine erfolgreiche Operation, wobei hier nicht wie bei der Umwandlung in die Magenbypass-Operation die vollständige Dissektion bis in die hiatale Region erfolgen muss.

MERKE

Die fehlende Notwendigkeit der vollständigen Lösung aller Verwachsungen im hiatalen Bereich und an der Magenvorderwand oberhalb des mittleren Magenkorpus stellt einen wesentlichen Vorteil der Umwandlung in eine biliopankreatische Diversion dar.

Schritt 2: Entfernung des Silikonrings

Silikonringe zeigen keine starken Verwachsungen und können leicht aus ihrer Fibrinhülle herausgezogen werden. Marlex und Prolene-Mesh müssen meist belassen werden, da sie tief in die Magenwand penetriert sind.

Schritt 3: Eröffnung des Magenkorpus unterhalb der radikalen Gastroplastik

Der Magen wird an der Vorderwand auf einer Länge von etwa 4 cm quer eröffnet. Die Eröffnung kann mit Ultraschall oder LigaSure™ erfolgen, um Blutungen aus der Magenschleimhaut zu vermeiden. Nach Eröffnung des Magens wird mit Haltefäden oder Instrumenten die Kameraeinsicht in das Mageninnere gewährleistet. Ziel ist die Aufhebung der Magenseparation durch eine intrakavitäre Applikation von Klammernahtmagazinen. Beim Vorliegen einer Magenstenose kann das Einführen der Andruckplatte behindert sein, sodass in diesem Fall mit der Ultraschallschere oder einem elektrischen Klammernahtgerät bzw. Argon-Laser die Stenose eingekerbt werden muss.

TRICK

Durch eine oral oder nasal applizierte Kalibrationssonde, die über den Magenpouch bis zur Stenose geführt wird, kann die Andruckplatte des Klammernahtgeräts an der Sonde befestigt und somit sicher in den Magenpouch hineingezogen werden.

Dann werden zwei bis maximal drei lineare Klammernahtapplikationen innerhalb des Magens ausgeführt, um wieder eine einheitliche Magenhöhle darzustellen. Wenn die Magenseparation ausreichend sicher aufgehoben wurde, wird

- entweder die Gastrostomie mit einer fortlaufenden Naht wieder verschlossen
- oder die Resektion horizontal oberhalb der Gastrostomie durchgeführt.

Im letzten Fall ist die Antrumresektion geplant.

Schritt 4: Beendigung der Operation

Die weitere Durchführung der biliopankreatischen Diversion unterscheidet sich prinzipiell nicht von der Originaloperationstechnik nach Scopinaro.

14.5.3 Risikopotenzial

Blutungen aus den intrakavitär applizierten Klammernahtreihen sind selten, stellen jedoch wegen der sich kreuzenden Klammernahtreihen ein potenzielles Risiko dar. Aus diesem Grund sollte nach Applikation der Klammernahtreihen zur Aufhebung der Magenseparation die Kontrolle der Blutung und der Dichtigkeit unter Sicht erfolgen. Etwaige Blutungen müssen umstochen werden, da solche Blutungen aus den Klammernahtreihen sehr stark und langwierig fortbestehen und Bluttransfusionen notwendig machen könnten. Nekrosen oder Stenosen wurden nach derartigen Umwandlungsoperationen nicht beobachtet. Das Risiko bei Durchführung der Operation insgesamt unterscheidet sich grundsätzlich nicht von dem Risikopotenzial der primären biliopankreatischen Diversion. Für Patienten nach einem Therapieversagen nach Gastroplastik oder Komplikationen wie einer Stenose stellt die Umwandlung in eine BPD mit Wiederherstellung des Magenreservoirs aus operationstechnischer Sicht die sicherste Operation dar (Coakley et al. 2008). Dies trifft auch auf die Lösung des Problems der morbiden Adipositas zu, da die erzeugte Malabsorption für diese Patienten die definitive Lösung darstellt (Gumbs et al. 2007, Dolan et al. 2004, Daskalakis et al. 2009).

14.6 Umwandlung: Vertikale Gastroplastik in BPD-DS

R. Weiner

14.6.1 Indikationen

Die Umwandlung einer Gastroplastik mit Therapieversagen oder auftretenden Komplikationen in eine biliopankreatische Diversion mit Duodenalswitch muss streng gestellt werden, da dieser Eingriff ein hohes Komplikationspotenzial hat (Feng und Gagner 2002, Weiner et al. 2004). Im Gegensatz zur Umwandlung in eine BPD nach Scopinaro besteht hier der Vorteil, dass keine Dumping-Syndrome auftreten können und somit die Lebensqualität der Patienten möglicherweise den höchsten Grad erreichen kann (DeMaria und Jamal 2005, Keshishian et al. 2004, Di Betta et al. 2006).

14.6.2 Operative Schritte

Dieser komplexe Eingriff verlangt die Wiederherstellung eines Magenschlauchs, der nicht von einer zu hochgradigen Restriktion gekennzeichnet ist. Dazu muss auf jeden Fall ein liegender Magenring oder -Mesh entfernt werden, um die Passage an der kleinen Kurvatur im Sinne einer Schlauchmagenbildung zu ermöglichen. Die Schlauchmagenbildung selber sollte in der Kalibration einen Durchmesser von 54 – 60 French aufweisen. Die Durchführung der Duodenumdurchtrennung und der Duodenalswitch-Operation mit Duodenoileostomie und Entero-Entero-Anastomose sowie mit Ausbildung eines Common Channel von 75 – 100 cm unterscheidet sich prinzipiell nicht von der primären BPD-DS-Operation (➤ Kap. 12).

Schritt 1: Adhäsiolyse

Nach Adhäsiolyse im Bereich der kleinen Kurvatur mit Entfernung des Magenrings schließt sich die Skelettierung der großen Kurvatur an.

Schritt 2: Skelettierung der großen Kurvatur

Skelettierung der großen Kurvatur beginnend vom Antrum bis zum His-Winkel. Posteriore Adhäsionen im Bereich der Bursa omentalis, die aus der Ausbildung einer Zirkuläranastomose mit Ringapplikation resultieren, machen eine ausgiebige Adhäsiolyse auch innerhalb der Bursa omentalis zum Pankreas notwendig.

Schritt 3: Schlauchmagenbildung

Die Schlauchmagenbildung beginnt im Bereich des Antrums, wo sich normalerweise keinerlei Verwachsungen finden. Hier wird in die Bursa omentalis eingedrungen und die Ligamenta gastrolienale und gastrocolicum angehoben und schrittweise unter Sicht bis zum linken Crus durchtrennt. Im Bereich des linken Crus sind jedoch erhebliche Verwachsungen zu erwarten, da hier bereits bei der Erstoperation der Gastroplastik eine Mobilisation erfolgte.

Schritt 4: Resektion

Die Resektion beginnt nach Vorschieben der Kalibrationssonde, wobei diese das Bandlager passieren muss. Andernfalls kommt es hier zu Stenosierungen, die auch potenzielle Klammernahtrupturen nach sich ziehen können.

Schritt 5: Beendigung der Operation

Die Durchtrennung des Duodenums, die Duodenoileostomie und die Bildung des Common Channel von 75 – 100 cm unterscheiden sich nicht grundsätzlich von der primären BPD-DS-Operation.

14.6.3 Risikopotenzial

Die BPD-DS-Operation ist als Primäreingriff ohnehin der komplexeste laparoskopische Eingriff in der Adipositaschirurgie (Gumbs et al. 2007, Buchwald et al. 2008). Die Kreuzung von Klammernahtreihen mit der Schlauchmagenbildung stellt jedoch ein hohes Risikopotenzial für das Auftreten von Leckagen dar, die bereits bei der primären Schlauchmagenbildung ein nach wie vor ungelöstes Problem sind. Bei einem eng angelegten Magenpouch im Rahmen einer Gastroplastik ist es faktisch nicht möglich, medial der alten Klammernahtreihe diese Resektion durchzuführen, da hier nur noch ein bleistiftstarker Magenschlauch resultieren würde. Aus diesem Grund wird mit hoher Wahrscheinlichkeit die Resektion parallel zur alten Klammernahtreihe erfolgen müssen. Das Gewebe dazwischen wird jedoch möglicherweise nicht mehr ausreichend durchblutet, sodass es hier zu Nekrosen im Bereich der Klammernaht kommen kann. Die ursprünglich Durchblutung von Seiten des Fundus und des Magenkorpus, gespeist aus den Gefäßen der A. gastroepiploica und Vasa brevia entfällt, sodass die alleinige Versorgung nur noch aus dem Hauptstamm der A. gastrica sinistra und damit auch von medial aus erfolgen kann. Auftretende Insuffizienzen in diesem Bereich lassen sich schwer übernähen und müssen möglicherweise durch einen Stent langfristig versorgt werden. Insgesamt ist die Umwandlung einer Gastroplastik (Mason- oder Eckhout-Operation) in eine BPD-DS-Operation ein seltener Eingriff.

14.7 Umwandlung: Magenbypass in BPD-DS

R. Weiner

14.7.1 Indikationen

Therapieversagen oder Wiederanstieg des Gewichts nach Magenbypass ist durchaus kein seltenes Problem, das Patient und Arzt vor die Wahl stellt, einen Revisionseingriff zu planen (Gumbs et al. 2007). Grundsätzlich muss überprüft werden, ob es zu einem Verlust der Restriktion durch Pouchdilatation oder Aufdehnung der alimentären Schlinge gekommen ist oder ob eine Fehlernährung vorliegt (Muller et al. 2005). Die Wiederherstellung der Restriktion durch Implantation eines Silikonrings ist ein wesentlich einfacherer Eingriff als die wesentlich komplexere Umstellung und Umwandlung in eine biliopankreatische Diversion mit Duodenalswitch (Salinas et al. 2005).

Diese Maßnahme sollte nur dann in Erwägung gezogen werden, wenn schwere Dumping-Syndrome auch durch Implantation eines Silikonrings nicht klinisch gebessert werden können (Fobi et al. 2001, Z'graggen et al. 2008). Die Patienten müssen darüber aufgeklärt werden, dass dieser Eingriff äußerst komplex und komplikationsträchtig ist.

14.7.2 Operative Schritte

Die Umwandlung von einem proximalen Magenbypass in eine BPD-DS besteht aus drei grundsätzlichen Abschnitten:

- Wiederherstellung der Magenkontinuität und Aufhebung der Gastrojejunostomie,
- Rekonstruktion der alimentären und biliodigestiven Schlinge,
- Durchführung der BPD-DS-Operation (➤ Kap. 12).

Aufgrund der Komplexität des Eingriffs muss entschieden werden, ob dieser laparoskopisch oder offen erfolgen sollte (Parikh et al. 2007). Die laparoskopische Ausführung der Darm-Reanastomosierungen ist technisch sehr schwierig und macht vorzugsweise die offene Vorgehensweise notwendig.

Die einzelnen Teilschritte der Operation sollten wie folgt durchgeführt werden:

Schritt 1: Rekonstruktion der Magenkontinuität mit Aufhebung der Gastrojejunostomie

Nach Mobilisation der alimentären Schlinge, die von allen Verwachsungen befreit wird, insbesondere von denen zum Restmagen, wird diese isoliert. Das weitere Vorgehen hängt von der Wahl der Gastrogastrostomie ab, die vorzugsweise mit einem Zirkularstapler durchgeführt werden sollte. Hierzu gibt es die grundsätzliche Möglichkeit der transoralen oder laparoskopischen Einbringung der Andruckplatte. Letzteres Vorgehen hat den Vorteil, dass hier ein größerer Durchmesser gewählt werden kann (33 mm). Bei der transoralen Einbringung der Andruckplatte mit einem Durchmesser von 21 mm besteht hier eine restriktive Komponente, die für die Duodenalswitch-Operation nachteilig sein kann (Stenosegefahr). Sollte aus technischen Gründen die transorale Applikation der Andruckplatte bevorzugt werden, ist der Magenpouch mit einem blauen Linearstapler mit der alimentären Schlinge zu durchtrennen, wobei alle dünneren Anteile nicht in die Klammernahtreihe geraten sollten. Zur Vermeidung einer späteren Stenosierung ist die laparoskopische Applikation einer 33 mm im Durchmesser messenden Andruckplatte vorzuziehen. In diesem Fall wird der Dünndarm mit einem weißen Klammernahtmagazin 1 cm unterhalb der Gastrojejunostomie durchtrennt. Anschließend wird der verbleibende Jejunumrest mit der elektrischen Schere aus dem Magenpouch herausgeschnitten. Die daraus resultierende große Öffnung gibt genügend Platz, um die Andruckplatte transabdominal einzuführen. Dementsprechend ist die Inzision zu erweitern und bereits das Klammernahtgerät von einer links lateralen Position nach Hautinzision einzubringen. Hier ist auf jeden Fall eine Gasabdichtung mit einem entsprechenden Überzug notwendig, um das Pneumoperitoneum aufrechterhalten zu können. Ist die Andruckplatte eingebracht, wird sie mit einer Tabaksbeutelnaht fixiert und die Öffnung im Magen verschlossen. Nunmehr erfolgt die Eröffnung des Restmagens zwischen zwei Haltefäden mit einer Ultraschallschere. Das Klammernahtgerät wird in den Restmagen eingeführt, am obersten Pol des Fundus wird der Dorn des sog. Klammernahtgeräts ausgefahren und mit der Andruckplatte verbunden. Nachdem die Position ausreichend überprüft wurde und kein Interponat mehr vorhanden ist, wird die zirkuläre Klammernahtanastomose ausgeführt. Nunmehr ist der Magenpouch wieder mit dem Restmagen verbunden und das Klammernahtgerät wird entfernt. Da keine weiteren zirkulären Klammernahtgeräte mehr benötigt werden, ist die Hautinzision zu verschließen und diese Position wieder mit einem 12-mm-Trokar zu besetzen.

Schritt 2: Schlauchmagenbildung

Nachdem über die Anastomose durch den Anästhesisten unter Sicht des Laparoskops die Kalibrationssonde in den Schlauchmagen eingeführt wurde, wird diese bis vor den Pylorus platziert. Anschließend erfolgen die Skelettierung und Schlauchmagenbildung (➤ Kap. 10, ➤ Kap. 12). Für die Funktionalität der BPD-DS-Operation ist es entscheidend, dass der Magenschlauch nicht zu eng ausgeführt wird, um später keine Proteinmangelernährung zu induzieren (Kombination von Restriktion und Malabsorption).

Schritt 3: Rekonstruktion der Dünndarmschlingen

Zur Rekonstruktion der Dünndarmkontinuität wird nunmehr die Roux-en-Y-Schlingen-Anastomosierung (Entero-Entero-Anastomose) aufgehoben, indem die biliodigestive Schlinge mit einem weißen Klammernahtgerät nach Isolation durchtrennt wird. Bei der Durchtrennung ist darauf zu achten, dass im Bereich der alimentären Schlinge keine Stenosierung auftritt. Nunmehr wird die abgetrennte alimentäre Schlinge (ehemals Bereich der Gastrojejunostomie) mit dem Ende der biliodigestiven Schlinge anastomosiert. Bei der laparoskopischen Durchführung empfiehlt es sich, eine Seit-zu-Seit-Anastomosierung durchzuführen, was in typischer Weise mit einem Linearklammernahtgerät gemacht wird. Damit ist die Darmkontinuität wiederhergestellt und es kann die Abmessung des Common Channel beginnen.

MERKE

Die vollständige Rekonstruktion der Darmtrakts ist die sicherste Methode, fehlerhafte Rekonstruktionen zu vermeiden. Erst nach Rekonstruktion erfolgt die Neuanlage der BPD-DS.

Schritt 4: Abmessung des Common Channel

Ausgehend von der Bauhin-Klappe wird der beabsichtigte Common Channel von 75 – 100 cm ausgemessen und markiert. Anschließend erfolgt die Messung nunmehr von kaudal (aboral) nach kranial (oral), und nach 250 cm wird die Darmkontinuität nach Skelettierung und Eröffnung des Mesenteriums mit einem linearen Klammernahtgerät (weißes Magazin) durchtrennt. Das Ende des Ileums wird mit einem Faden markiert und im Oberbauch am Ligamentum ventrale fixiert.

Schritt 5: Durchführung der Enteroenterostomie

Die Durchführung der Enteroenterostomie erfolgt wie bei der BPD-DS (➤ Kap. 12).

Schritt 6: Beendigung der Operation

Die Isolation des Duodenums und die Herstellung der Duodenoileostomie erfolgt ebenfalls wie bei der BPD-DS beschrieben (➤ Kap. 12). Die Prüfung mit Methylenblau nach Abklemmung der Duodenoileostomie muss die Dichtigkeit sowohl der Duodenoileostomie als auch der Gastrogastrostomie berücksichtigen. Nach Entfernung des Resektats werden Drainagen im Bereich sowohl des Duodenalstumpfs als auch des Schlauchmagens platziert, die für 24 Stunden verbleiben sollten. Das postoperative Management entspricht der BPD-DS-Operation (➤ Kap. 12).

14.7.3 Risikopotenzial

CAVE

Die Umwandlung von einem Magenbypass in eine BPD-DS in einer Sitzung stellt in der Adipositaschirurgie der Gegenwart den komplexesten Eingriff mit einem hohen Risikopotenzial dar.

Die Komplexität des Eingriffs lässt das Auftreten von postoperativen Komplikationen häufiger erscheinen als nach Primäroperationen. Insgesamt liegen drei Anastomosen und eine abgetrennte Darmschlinge im Bereich der Kontinuität der alimentären Schlinge vor. Alle Klammernahtapplikationen bieten so sowohl hinsichtlich der Blutungshäufigkeit als auch bezüglich des Auftretens von Klammernahtinsuffizienzen ein hohes Risikopotenzial, sodass der Eingriff nur bei entsprechend strenger Indikation gestellt werden sollte (Nesset et al. 2007, Marceau et al. 2007). Der Patient ist über die Komplexität und die Risikohaftigkeit des Eingriffs explizit aufzuklären.

Literatur

Al-Fahad T, Ismal A, Soliman MO, Khoursheed M. Very early onset of Wernicke's encephalopathy after gastric bypass. Obes Surg 2006; 16:671 – 2.

Buchwald H, Kellogg TA, Leslie DB, Ikramuddin S. Duodenal switch operative mortality and morbidity are not impacted by body mass index. Ann Surg 2008; 248:541 – 8.

Bueter M, Thalheimer A, Meyer D, Fein M. Band erosion and passage, causing small bowel obstruction. Obes Surg 2006; 16: 1679 – 82.

Calmes JM, Giusti V, Suter M. Reoperative laparoscopic Roux-en-Y gastric bypass: an experience with 49 cases. Obes Surg 2005; 15(3):316 – 22.

14

Champion JK, Williams M. Small bowel obstruction and internal hernias after laparoscopic Roux-en-Y gastric bypass. Obes Surg 2003; 13:596–600.
Chevallier JM, Zinzindohoue F, Douard R, Blanche JP, Berta JL, Altman JJ et al. Complications after laparoscopic adjustable gastric banding for morbid obesity: experience with 1,000 patients over 7 years. Obes Surg 2004; 14:407–14.
Cho M, Carrodeguas L, Pinto D, Lascano C, Soto F, Whipple O et al. Diagnosis and management of partial small bowel obstruction after laparoscopic antecolic antegastric Roux-en-Y gastric bypass for morbid obesity. J Am Coll Surg 2006; 202:262–8.
Coakley BA, Deveney CW, Spight DH, Thompson SK, Le D, Jobe BA et al. Revisional bariatric surgery for failed restrictive procedures. Surg Obes Relat Dis 2008; 4:581–6.
Cordera F, Mai JL Thompson GB, Sarr MG. Unsatisfactory weight loss after vertical banded gastroplasty: is conversion to Roux-en-Y gastric bypass successful? Surgery 2004; 136:731–7.
Cossu ML, Meloni GB, Alagna S, Tilocca PL, Pilo L, Profili S et al. Emergency surgical conditions after biliopancreatic diversion. Obes Surg 2007; 17:637–41.
Daskalakis M, Scheffel O, Theodoridou S, Weiner R. Conversion of failed vertical banded gastroplasty to biliopancreatic diversion, a wise option. Obes Surg 2009.
de Csepel J, Nahouraii R, Gagner M. Laparoscopic gastric bypass as a reoperative bariatric surgery for failed open restrictive procedures. Surg Endosc 2001; 15:393–7.
DeJonge I, Tan G, Oostenbroek R. Adjustable silicone gastric banding a series with three cases of band erosion. Obes Surg 2000; 10:26–32.
DeMaria EJ, Jamal MK. Surgical options for obesity. Gastroenterol Clin North Am 2005; 34:127–42.
Di Betta E, Mittempergher F, Di Fabio F, Casella C, Terraroli C, Salerni B. Duodenal switch without gastric resection after failed gastric restrictive surgery for morbid obesity. Obes Surg 2006; 16:258–61.
Dolan K, Hatzifotis M, Newbury L, Lowe N, Fielding G. A clinical and nutritional comparison of biliopancreatic diversion with and without duodenal switch. Ann Surg 2004; 240: 51–6.
Escalona A, Perez G, Leon F et al. Wernicke's encephalopathy after Roux-en-Y gastric bypass. Obes Surg 2004; 14:1135–7.
Favretti F, Segato G, Ashton D, Busetto L, De Luca M, Mazza M et al. Laparoscopic adjustable gastric banding in 1,791 consecutive obese patients: 12-year results. Obes Surg 2007; 17(2):168–75.
Feng JJ, Gagner M. Laparoscopic biliopancreatic diversion with duodenal switch. Semin Laparosc Surg 2002; 9:125–9.
Filip JE, Mattar SG, Bowers SP, Smith CD. Internal hernia formation after laparoscopic Roux-en-Y gastric bypass for morbid obesity. Am Surg 2002; 68:640–3.
Fobi MA, Lee H, Igwe D Jr, Stanczyk M, Tambi JN. Prospective comparative evaluation of stapled versus transected silastic ring gastric bypass: 6-year follow-up. Obes Surg 2001; 11:18–24.
Gagner M, Gentileschi P, de Csepel J, Kini S, Patterson E, Inabnet WB et al. Laparoscopic reoperative bariatric surgery: experience from 27 consecutive patients. Obes Surg 2002; 12:254–60.
Gagner M, Gumbs AA. Gastric banding: conversion to sleeve, bypass, or DS. Surg Endosc 2007; 21(11):1931–5.
Garza E Jr, Kuhn J, Arnold D, Nicholson W, Reddy S, McCarty T. Internal hernia after laparoscopic Roux-en-Y gastric bypass. Am J Surg 2004; 188:796–800.
Gonzalez R, Gallagher SF, Haines K, Murr MM. Operative technique for converting a failed vertical banded gastroplasty to Roux-en-Y gastric bypass. J Am Coll Surg 2005; 201:366–74.
Gustavsson S, Westling A. Laparoscopic adjustable gastric banding: complications and side effects responsible for poor long-term outcome. Semin Laparosc Surg 2002; 9:115–24.
Gumbs AA, Pomp A, Gagner M. Revisional bariatric surgery for inadequate weight loss. Obes Surg 2007; 17:1137–45.
Hartmann J, Scharfenberg M, Paul M, Ablassmaier B. Intracolonic penetration of the laparoscopic adjustable gastric banding tube. Obes Surg 2006; 16:203–5.
Holeczy P, Novak P, Kralova A. 30% complications with adjustable gastric banding: what did we do wrong? Obes Surg 2001; 11:748–51.
Hwang RF, Swartz DE, Felix EL. Causes of small bowel obstruction after laparoscopic gastric bypass. Surg Endosc 2004; 18: 1631–5.
Iannelli A, Amato D, Addeo P, Buratti MS, Damhan M, Ben Amor I et al. Laparoscopic conversion of vertical banded gastroplasty (Mason MacLean) into Roux-en-Y gastric bypass. Obes Surg 2008; 18:43–6.
Ikramuddin S, Kellogg TA, Leslie DB. Laparoscopic conversion of vertical banded gastroplasty to a Roux-en-Y gastric bypass. Surg Endosc 2007; 21:1927–30.
Keshishian A, Zahriva K, Hartoonian T, Avaqian C. Duodenal switch is a safe operation for patients who have failed other bariatric operations. Obes Surg 2004; 14:1187–92.
Kumar N. Obesity surgery: a word of neurologic caution. Neurology 2007; 68:E36–8. No abstract available.
Lemmens L. Biliopancreatic diversion: 170 patients in a 7-year follow-up. Obes Surg 1997; 7:179–80.
Lewandowski H, Breen TL, Huang EY. Kwashiorkor and an acrodermatitis enteropathica-like eruption after a distal gastric bypass surgical procedure. Endocr Pract 2007; 13:277–82.
Love AL, Billett HH. Obesity, bariatric surgery, and iron deficiency: True, true, true and related. Am J Hematol 2008; 83(5):1–7.
Makarewicz W, Kaska L, Kobiela J, Stefaniak T, Krajewski J, Stankiewicz M et al. Wernicke's syndrome after sleeve gastrectomy. Obes Surg 2007; 17:704–6.
Marceau P, Biron S, Hould FS, Lebel S, Marceau S, Lescelleur O et al. Duodenal switch: long-term results. Obes Surg 2007; 17: 1421–30.
Marceau P, Hould F-S, Simard S, Lebel S, Bourque R-A, Potvin M et al. Biliopancreatic diversion with Duodenal Switch. World J Surg 1998; 22:947–54.
Martin MJ, Mullenix PS, Steele SR, See CS, Cuadrado DG, Carter PL. A case-match analysis of failed prior bariatric procedures converted to resectional gastric bypass. Am J Surg 2004; 187: 666–70.
Menon T, Quaddus S, Cohen L. Revision of failed vertical banded gastroplasty to non-resectional Scopinaro biliopancreatic diversion: early experience. Obes Surg 2006; 16:1420–4.
Michielson D, Van Hee R, Hendrickx L. Complications of Biliopancreatic Obesity. Obes Surg 1996; 6:416–20.
Mognol P, Chosidow D, Marmuse JP. Laparoscopic conversion of laparoscopic gastric banding to Roux-en-Y gastric bypass: a review of 70 patients. Obes Surg 2004; 14:1349–53.
Mognol P, Chosidow D, Marmuse JP. Roux-en-Y gastric bypass after failed vertical banded gastroplasty. Obes Surg 2007; 17:1431–4.
Müller MK, Attigah N, Wildi S, Hahnloser D, Hauser R, Clavien PA et al. High secondary failure rate of rebanding after failed gastric banding. Surg Endosc 2008; 22:448–53.
Muller M, Wildi S, Scholz T, Clavien P, Weber M. Laparoscopic pouch resizing and redo of gastro-jejunal anastomosis for pouch dilatation following gastric bypass. Obes Surg 2005; 15:1089–95.

Murr MM, Gallagher SF. Technical considerations for transabdominal loading of the circular stapler in laparoscopic Roux-en-Y gastric bypass. Am J Surg 2003; 185:585–8.

Nesset EM, Kendrick ML, Houghton SG, Mai JL, Thompson GB, Que FG et al. A two-decade spectrum of revisional bariatric surgery at a tertiary referral center. Surg Obes Relat Dis 2007; 3:25–30.

Nguyen NT, Stevens CM, Wolfe BM. Incidence and outcome of anastomotic stricture after laparoscopic gastric bypass. J Gastrointest Surg 2003; 7:997–1003.

Niville E, Dams A. Late pouch dilatation after laparoscopic adjustable gastric and esophagogastric banding: incidence, treatment and outcome. Obes Surg 1999; 9:381–4.

O'Brien PE, Dixon JB, Brown WA, Schachter LM, Chapman L, Burn AJ et al. The laparoscopic adjustable gastric band (Lap-Band): a prospective study of medium-term effects on weight, health and quality of life. Obes Surg 2002; 12:652–60.

Paiva D, Bernardes L, Suretti L. Laparoscopic biliopancreatic diversion: technique and initial results. Obes Surg 2002; 12:358–61.

Parikh M, Pomp A, Gagner M. Laparoscopic conversion of failed gastric bypass to duodenal switch: technical considerations and preliminary outcomes. Surg Obes Relat Dis 2007; 3:611–18.

Parkes E. Nutritional management of patients after bariatric surgery. Am J Med Sci 2006; 331:207–13.

Pinsk I, Dukhno O, Levy I, Ovnat A. Gastric outlet obstruction caused by total band erosion. Obes Surg 2004; 14:1277–9.

Ressa JJ, Solano J, Fatás JA, Blas JL, Monzón A, Garcia A et al. Laparoscopic biliopancreatic diversion: technical aspects and results of our protocol. Obes Surg 2004; 14:329–33; discussion 333.

Rhode BM, Arseneau P, Cooper BA, Katz M, Gilfix BM, MacLean LD. Vitamin B-12 deficiency after gastric surgery for obesity. Am J Clin Nutr 1996; 63:103–9.

Salas-Salvado J, Garcia-Lorda P, Cuatrecasas G et al. Wernicke's syndrome after bariatric surgery. Clin Nutr 2000; 19:371–3.

Salinas A, Santiago E, Yegüez J, Antor M, Salinas H. Silastic ring vertical gastric bypass: evolution of an open surgical technique, and review of 1,588 cases. Obes Surg 2005; 15:1403–7.

Scopinaro N, Adam GF, Marinari GM, Gianetta E; Traverso E, Friedmann D et al. Biliopanceatic diversion. World J Surg 1998; 22: 936–46.

Shope TR, Cooney RN, McLeod J, Miller CA, Haluck RS. Early results after laparoscopic gastric bypass: EEA vs GIA stapled gastrojejunal anastomosis. Obes Surg 2003; 13:355–9.

Schouten R, van Dielen FM, van Gemert WG, Greve JW. Conversion of vertical banded gastroplasty to Roux-en-Y gastric bypass results in restoration of the positive effect on weight loss and comorbidities: evaluation of 101 patients. Obes Surg 2007; 17: 622–30.

Skroubis G, Anesidis S, Kehagias I, Mead N, Vagenas K, Kalfarentzos F. Roux-en-Y gastric bypass versus a variant of biliopancreatic diversion in a non-superobese population: prospective comparison of the efficacy an the incidence of metabolic deficiencies. Obes Surg 2006; 16:488–95.

Stroh C, Hohmann U, Schramm H, Manger T. Long-term results after gastric banding. Zentralbl Chir 2005; 130(5):410–8.

Stroh C, Manger T. Complications after adjustable gastric banding. Results of an inquiry in Germany. Chirurg 2006; 77:244–50.

Spivak H, Beltran OR, Slavchev P, Wilson EB. Laparoscopic revision from Lap-Band to gastric bypass. Surg Endosc 2007; 21:1388–92.

Sugerman HJ, Kellum JM Jr, DeMaria EJ, Reines HD. Conversion of failed or complicated vertical banded gastroplasty to gastric bypass in morbid obesity. Am J Surg 1996; 171:263–9.

Suter M, Calmes JM, Paroz A, Giusti V. A 10-year experience with laparoscopic gastric banding for morbid obesity: high long-term complication and failure rates. Obes Surg 2006; 16;829–35.

Suter M, Giusti V, Heraief E, Calmes JM. Band erosion after laparoscopic gastric banding: occurrence and results after conversion to Roux-en-Y gastric bypass. Obes Surg 2004; 14:381–6.

Taskin M, Kagan Z, Ethem U. Intraluminal duodenal obstruction by a gastric band following erosion. Obes Surg 2001; 11; 90–2.

Totté E, Hendrickx L, Van Hee R. Biliopancreatic diversion for treatment of morbid obesity: experience in 180 consective cases. Obes Surg 1999; 9:161–5.

van Gemert WG, van Wersch MM, Greve JW, Soeters PB. Revisional surgery after failed vertical banded gastroplasty; restoration of vertical banded gastroplasty or conversion to gastric bypass. Obes Surg 1998; 8:21–8.

van Wageningen B, Berends FJ, van Ramshorst B, Janssen IFM. Revision of failed laparoscopic adjustable gastric banding to Roux-en-Y gastric bypass. Obes Surg 2006; 16:137–41.

Weber M, Muller MK, Michel JM, Belal R, Horber F, Hauser R et al. Laparoscopic Roux-en-Y gastric bypass, but not rebanding, should be proposed as rescue procedure for patients with failed laparoscopic gastric banding. Ann Surg 2003; 238:827–33.

Weiner R, Blanco-Engert R, Weiner S, Matkowitz R, Schaefer L, Pomhoff I. Outcome after laparoscopic adjustable gastric banding – 8 years experience. Obes Surg 2003; 13:427–34.

Weiner R, Blanco-Engert R, Weiner S, Pomhoff I, Schramm M. Laparoscopic biliopancreatic diversion with duodenal switch: three different duodeno-ileal anastomotic techniques and initial experience. Obes Surg 2004; 14:334–40.

Wittgrove AC, Clark GW, Tremblay LJ. Laparoscopic gastric bypass, Roux-en-Y: preliminary report of five cases. Obes Surg 1994; 4:353–7.

Westling A, Ohrvall M, Gustavsson S. Roux-en-Y gastric bypass after previous unsuccessful gastric restrictive surgery. J Gastrointest Surg 2002; 6:206–11.

Wylezol M, Gluck M, Zubik R, Kobielski A, Pardela M. Biliopancreatic diversion in Poland. J Physiol Pharmacol 2005; 56 Suppl 6:117–26.

Yoffe B, Sapojnikov S, Goldblum C. Gastric wall necrosis following late prolapse after laparoscopic banding. Obes Surg 2004; 14: 142–144

Zappa MA, Lattuada E, Mozzi E, Francese M, Antonini I, Radaelli S net al. An unusual complication of gastric banding: recurrent small bowel obstruction caused by the connecting tube. Obes Surg 2006; 16:939–41.

Z'graggen K, Guweidhi A, Steffen R, Potoczna N, Biral R, Walther F et al. Severe recurrent hypoglycemia after gastric bypass surgery. Obes Surg 2008; 18:981–8.

KAPITEL

15 Additiveingriff Cholezystektomie

R. Weiner

15.1 Cholezystektomie bei Steinleiden

Inzidenz und Prävalenz von Gallenblasenerkrankungen steigen mit zunehmendem Gewicht, vor allem bei Frauen. Gallensteine kommen bei Adipösen drei- bis viermal häufiger vor als bei Normalgewichtigen. Liehm et al. (2004) zeigten, dass bei 80% ihrer untersuchten Patienten mit morbider Adipositas und durchgeführter Magenbypass-Operation (RNYGB) eine Gallenblasenerkrankung vorlag (➤ Abb. 15.1). Die Durchführung einer simultanen Cholezystektomie ist deshalb bei Patienten mit Gallensteinleiden zu erwägen, da ein späterer Zugang zu den extrahepatischen Gallenwegen mit Hilfe der ERCP nach Magenbypass, BPD und BPD-DS auf normalem endoskopischem Weg nicht mehr möglich ist. Der Eingriff erfolgt von den bereits vorhandenen Trokarzugängen. Gelegentlich sind zusätzliche Trokare notwendig. Die simultane Cholezystektomie sollte jedoch nur dann angestrebt werden, wenn die anatomische Situation (Fettleber, intraabdominale Fettansammlung) sie unproblematisch zulässt.

Die additive Cholezystektomie von den im linken Oberbauch eingebrachten Trokarpositionen aus kann die Operationszeit teilweise erheblich verlängern, da die Trokare für den Haupteingriff in Arbeitsrichtung auf die hiatale Region eingebracht werden. Bei sehr fettreichen Bauchdecken ist deren Nutzung für die Cholezystektomie im rechten Oberbauch erheblich eingeschränkt oder gar unmöglich, sodass Zusatztrokare platziert werden müssen.

Wegen der oft schwer einsehbaren anatomischen Verhältnisse ist exakt auf anatomische Varianten zu achten (➤ Abb. 15.2). Eine gleichzeitig bestehende Steatosis hepatis (➤ Abb. 15.3) erschwert den Eingriff zusätzlich, sodass ein deutlich höheres Komplikationsrisiko entsteht, das sich automatisch mit der Gewichtsreduktion bei einem Zweiteingriff deutlich reduziert. Bei anatomischen Unklarheiten sollte die intraoperative Cholangiographie durchgeführt werden.

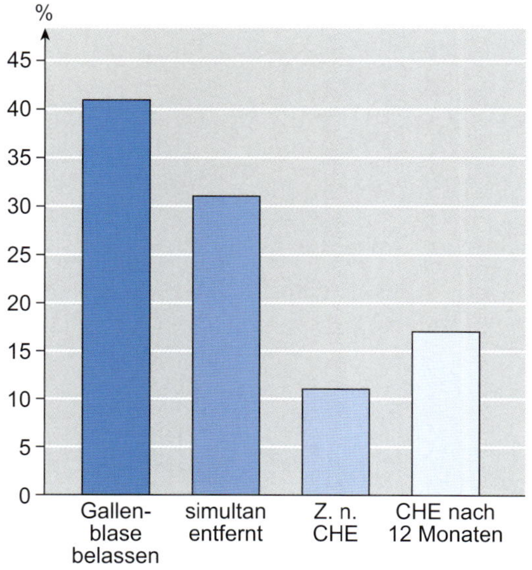

Abb. 15.1 Gallenblasenmanagement (Prozentangaben) bei Magenbypass-, BPD- und BPD-DS-Operationen im eigenen Krankengut (n = 2566).

CAVE

Keine Cholezystektomie „um jeden Preis" bei extremer Steatosis hepatis und intraabdominaler Fettansammlung!

Im eigenen Patientengut von 2566 ausgewerteten Patienten mit Magenbypass (laparoskopischer RNYGB, BPD und BPD-DS) wurde bei 41% der Patienten ohne nachweisbarer Cholezystolithiasis die Gallenblase primär belassen, bei 31% der Patienten wurde die Gallenblase bei nachgewiesener Cholezystolithiasis simultan entfernt, 11% der Patienten waren zum Zeitpunkt der Operation bereits cholezystektomiert (➤ Abb. 15.4). Bei 17% der Patienten wurde nach etwa einem Jahr die Gallenblase wegen einer sonografisch diagnostizierten Cholezystolithiasis laparoskopisch entfernt. Hier waren nach erfolgter Gewichtsabnahme das perioperative Risiko und auch die Operationszeit deutlich gesenkt worden. Hamad et al. (2003) haben bei 17% ihrer Patienten eine simultane Cholezystektomie durchgeführt, dabei waren die Operationszeit um median 49 Minuten verlängert und die Krankenhausverweildauer verdoppelt. Villegas et al. (2004) konnten in ihrer Patientengruppe (n = 289) durch intraoperativen Ultraschall in 14% der Fälle (n = 60) Gallensteine nachweisen und die Gallenblase simultan entfernen. Insgesamt 80% der Patienten (n = 151), bei denen die Gallenblase belassen wurde, konnten nach sechs Monaten systematisch nachuntersucht werden. 22% der Patienten (n = 33) entwickelten Gallensteine und 8% Sludge (n = 12). Nur 7% der Patienten (n = 11) zeigten Symptome und wurden cholezystektomiert.

Immerhin zwei der Patienten entwickelten eine akute Cholezystitis und mussten notfallmäßig laparoskopisch cholezystektomiert werden. Ein Patient entwickelte eine akute Cholangitis mit septischem Schock, musste notfallmäßig offen cholezystektomiert werden und erhielt nach einer offenen Gallenwegsexploration eine T-Drainage. Er war letal gefährdet und konnte erst nach einem Monat entlassen werden. 106 Patienten (70%) waren zum Zeitpunkt der Ultraschall-Nachuntersuchung frei von Gallensteinen.

Diese geringe Inzidenz unter einer konsequenten Ursodeoxycholsäure-Prophylaxe (600 mg/Tag) rechtfertigt durchaus ein Belassen der Gallenblase während der Magenbypass-Operation. Entdeckte Gallensteine sollten jedoch Anlass dazu geben, die Cholezystektomie zum frühesten

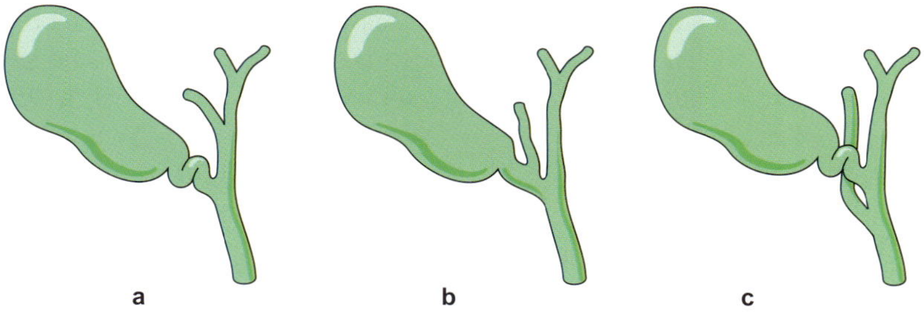

Abb. 15.2 Anatomische Variationen des Ductus cysticus.

Zeitpunkt nachzuholen, um mögliche Komplikationen bei eingeschränkten Therapieoptionen zu vermeiden.

Die Bildung von Gallensteinen kann durch die Gabe von Ursodeoxycholsäure verringert, jedoch nicht vollständig verhindert werden.

15.2 Prophylaktische Cholezystektomie

Die prophylaktische Cholezystektomie steht im Rahmen von Magenbypass-, BPD- und BPD-DS-Operationen in der Diskussion und wird unterschiedlich gehandhabt. In den USA ist die simultane Cholezystektomie bei fehlendem Steinnachweis sehr verbreitet. Letztendlich erspart der Zusatzeingriff, wenn er sich sicher ausführen lässt, vielen Patienten eine zweite Operation. Bei extremer Adipositas und Steatosis hepatis hat die Cholezystektomie jedoch auch ein erhöhtes Risikopotenzial aufgrund schlechter Sicht und eingeschränkter Handhabbarkeit der Arbeitsinstrumente von den bereits vorhandenen Trokaren aus.

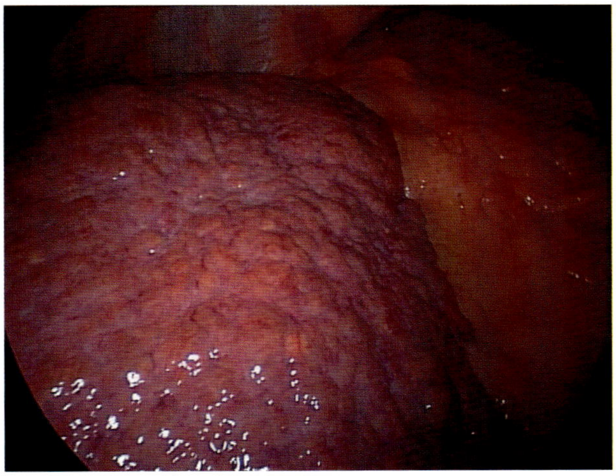

Abb. 15.3 Steatosis hepatis.

MERKE

Bei extremer Adipositas sind Zusatztrokare notwendig, um eine sichere Cholezystektomie durchführen zu können.

15.3 Postoperativer Zweiteingriff

Durch Gabe von Ursodeoxycholsäure und ausreichende Flüssigkeitszufuhr kann die Gallensteinbildung im Rahmen der Gewichtsreduktion deutlich gesenkt werden. Swartz et al. (2005) empfehlen nach der Auswertung von 417 Patienten die sekundäre Cholezystektomie nach sechs Monaten. So lange nahmen die Patienten Ursodeoxycholsäure zur Gallensteinprophylaxe. Die Bildung von Gallensteinen im Rahmen der Gewichtsreduktion nach einer Magenbandoperation kann durch die Gabe von Ursodeoxycholsäure (Ursofalk®) reduziert werden. Die Wirkung der Ursodeoxycholsäure geht dabei wahrscheinlich auf eine Stimulierung der sog. ABC-Transporter zurück, die die Exkretion und auch die Aufnahme von Cholesterin und Gal-

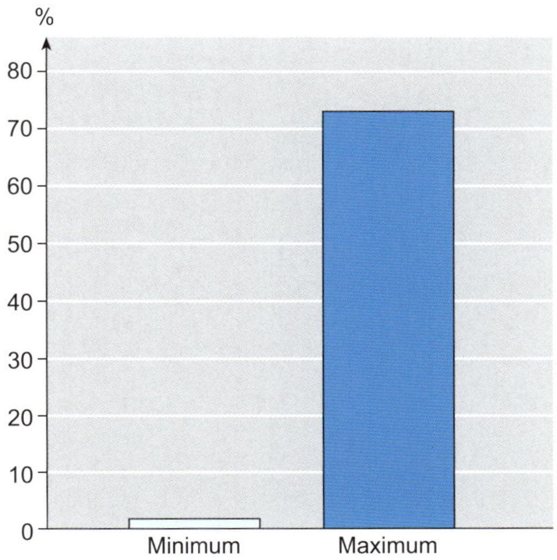

Abb. 15.4 Inzidenz der Gallensteinbildung (Minimal- und Maximalwert) nach Linner (1984) und Howard et al. (1995) in Prozent.

lensäuren steuern. Bei Miller et al. (2003) entwickelten nur 3% der Patienten nach einer Magenverkleinerungsoperation und unter Gabe von 500 mg Ursodeoxycholsäure täglich nach zwölf Monaten eine Cholelithiasis. Auch im Patientengut von Sugerman et al. (233 Patienten nach einem Magenbypass) entwickelten nur 2% mit noch vorhandener Gallenblase und unter Therapie mit 600 mg Ursodeoxycholsäure Gallenblasenkonkremente.

Die postoperative Sonographiekontrolle der Gallenblase gehört zum Standard jeder Follow-up-Untersuchung. Bei nachgewiesenen Konkrementen sollte die Cholezystektomie als Zweiteingriff erfolgen. Das trifft auch auf die Patienten zu, bei denen aus unterschiedlichen Erwägungen die Gallenblase **während des Primäreingriffs** mit nachgewiesenen Konkrementen belassen wurde. Oftmals lässt sich die Gallenblase bei extremer Adipositas nicht ausreichend sonographisch beurteilen und die Patienten sind für eine CT- oder MRT-Untersuchung zu schwer, sodass einige der postoperativ nach Gewichtsreduktion nachgewiesenen Konkremente möglicherweise schon präoperativ bestanden haben.

MERKE

Bei nachgewiesenen Gallensteinen sollte nach der Adipositaschirurgie die Gallenblase entfernt werden. Das trifft insbesondere auf Bypass-Verfahren jeglicher Art zu.

Bei Zuständen nach Magenbypass-, BPD- und BPD-DS-Operationen ist während einer sekundären Cholezystektomie stets auf das Vorliegen offener mesenterialer Öffnungen zu achten. Sind diese vorhanden (z. B. Petersen-Space), sind sie konsequent mit nicht-resorbierbarem Nahtmaterial zu verschließen.

Literatur

Hamad GG, Ikramuddin S, Gourash WF, Schauer PR. Elective cholecystectomy during laparoscopic Roux-en-Y gastric bypass: is it worth the wait? Obes Surg 2003; 13:76–81.

Howard L, Malone M, Michalek A, Carter J, Alger S, Woert JV. Gastric bypass and vertical banded gastroplasty – a prospective randomized comparison and 5-year follow-up. Obes Surg 1995; 5: 55–60.

Liehm RK, Niloff PH. Prophylactic cholecystectomy with open gastric bypass operation. Obes Surg 2004; 14:763–5.

Linner JH. Gastric operations. In: Linner JH (ed.). Surgery Morbid Obesity, pp. 65–107. Springer, New York 1984.

Miller K, Hell E, Lang B, Lengauer E. Gallstone formation prophylaxis after gastric restrictive procedures for weight loss: a randomized double-blind placebo-controlled trial. Ann Surg 2003; 238:697–702.

Sugerman HJ, Brewer WH, Shiffman ML, Brolin RE, Fobi MA, Linner JH et al. A multicenter, placebo-controlled, randomized, double-blind, prospective trial of prophylactic ursodiol for prevention of gallstone formation following gastric-bypass-induced rapid weight loss. Am J Surg 1995; 169:91–7.

Swartz DE, Felix EL. Elective cholecystectomy after Roux-en-Y gastric bypass: why should asymptomatic gallstone be treated differently in morbidly obese patients? Surg Obes Relat Dis 2005; 1:555–60.

Villegas L, Schneider B, Provost D, Chang C, Scott D, Sims T et al. Routine cholecystectomy required during laparoscopic gastric bypass? Obes Surg 2004; 14:60–6.

KAPITEL

16 Mehrschritttherapie

R. Weiner

16.1 Grundsätze

Adipositas ist mit einer Vielzahl von Folge- und Begleiterkrankungen assoziiert, die diese Patienten zu Hochrisikofällen für jeden chirurgischen Eingriff werden lassen. Die Einschränkungen der kardiopulmonalen Leistungsfähigkeit sind teilweise derartig gravierend, dass eine Vielzahl der Patienten auch schon in jungen Lebensaltern in die ASA-Klassifikation > III eingestuft werden müssen. Mit einer guten präoperativen Konditionierung, einer angepassten Narkoseführung, kurzen Operationszeiten und rascher Mobilisation kann die Mehrzahl der Patienten auch mit hohen BMI-Klassen operiert werden (Sauerland et al. 2005). Es besteht das Risiko, dass Komplikationen auftreten, die diese Patienten mit ihren drastisch eingeschränkten oder fehlenden Reservekapazitäten besonders vital gefährden können. Bereits geringfügige Komplikationen, die ein normalgewichtiger gesunder Patient für kurze Zeiträume weitgehend kompensieren kann, führen bei diesen Patienten zur Dekompensation und vitalen Gefährdung. Die präoperative Verbesserung der Ausgangssituation ist daher eine wichtige Maßnahme zur Risikominimierung (Alvarado et al. 2005, Liu et al. 2005). Die präoperative Gewichtsreduktion nimmt dabei eine Schlüsselrolle ein und verbessert zudem die Bedingungen für eine operative Intervention auch in technischer Hinsicht (verkleinertes Lebervolumen, Verluste an intraabdominellem Fett) wesentlich (Weiner et al. 1999, Frutos et al. 2007). Potenzielle Nebeneffekte wie eine präoperativ induzierte Katabolie mit ihren negativen Auswirkungen auf die Immunabwehr, der Produktion von kurzlebigen Funktionsproteinen für die Wundheilung und andere Organfunktionen müssen mit berücksichtigt werden. Die katabole Situation kann nicht umgangen, die Intensität der Proteolyse jedoch protektiv durch gezielte Ernährung und körperliche Aktivität eingeschränkt werden. Dennoch ist es bei Patienten mit einem BMI > 60 kg/m² oder einem absoluten Körpergewicht > 200 kg berechtigt, zu prüfen, ob der adipositaschirurgische Eingriff nicht in mehreren Schritten stattfinden oder mit einer präoperativen Magenballontherapie begonnen werden sollte (Weiner et al. 1999, Baltasar et al. 2005, Göttig et al. 2009).

Tab. 16.1 Präoperative Gewichtsreduktion in Abhängigkeit vom BMI (n = 109).

Parameter	BMI (kg/m²)			
	50–60	60–70	70–80	> 80
Patienten (n = 109)	15	51	29	14
Gewicht (kg)	177	201	224	258
BMI (kg/m²)	57	65	74	86
Gewichtsverlust (kg)	16	27	30	27
BMI-Verlust (kg/m²)	6	8	10	12
Übergewichtsverlust (%)	17	21	20	16

16.2 Magenballon-Operation

Die intragastrische Magenballontherapie bietet die Möglichkeit, ohne das Risiko einer Allgemeinnarkose Hochrisikopatienten bei einer präoperativen Gewichtsreduktion zu unterstützen (Weiner et al. 1999). Die zu erwartende präoperative Gewichtsreduktion hängt von verschiedenen Faktoren ab (BMI, Compliance, Alter, Geschlecht). Nach unseren Erfahrungen beträgt der mittlere Gewichtsverlust 15–21 kg, wobei mehr als zwei Drittel des Gewichtsverlusts in den ersten drei Monaten nach Implantation erreicht wird (➤ Tab. 16.1). Der Magenballon muss spätestens nach sechs Monaten wieder entfernt werden. Operation und Ballonentfernung sollten in einem Abstand von mindestens vier bis sechs Wochen durchgeführt werden, damit sich die Hypertrophie der Muskulatur zurückbilden und der Magen seinen normalen Tonus wieder annehmen kann.

MERKE
Die simultane Ballonentfernung und Operation haben Nachteile durch Verstärkung der Muskulatur des Magens und ein Wandödem.

Nicht alle Patienten mit extremem Gewicht (> 300 kg) sind nach einer Magenballontherapie „technisch operabel". Die Option einer zweiten oder dritten Ballonimplantation ist zwar gegeben, die Gewichtsreduktion ist dann aber deutlich geringer, sodass aufgrund eigener Erfahrungen (➤ Tab. 16.2) nach der Sinnhaftigkeit gefragt werden muss (Angrisani et al. 2006).

MERKE
Die Patienten und der Magen zeigen eine hohe Anpassungsfähigkeit an den intragastrischen Magenballon.

Tab. 16.2 Ergebnisse der präoperativen Gewichtsreduktion nach mehrfacher Implantation von intragastrischen Magenballons.

Ballonnummer	Mittlerer Gewichtsverlust (kg)
1	23,4
2	11,2
3	5,4
4	4,7

Tab. 16.3 Veränderungen der Komorbiditäten bei 2195 Patienten nach sechs Monaten Ballontherapie (Genco et al. 2005).

Komorbidität	Beseitigt	Gebessert	Ohne Änderung
Hypertonie	44,8% (228/509)	48,9% (249/509)	6,3% (32/509)
Diabetes mellitus	32.8% (160/488)	54,4% (264/488)	13,1% (64/488)
Atemwegserkrankungen	83,0% (205/247)	17,0% (42/247)	–
Osteoarthropathie	40,9% (111/271)	46,1% (125/271)	12,9% (35/271)
Dyslipidämien	36,5% (116/318)	36,5% (116/318)	48,1% (153/318)
Andere	71,6% (126/176)	8,5% (15/176)	19,8% (35/176)

Durch die Magenballontherapie kann die präoperative Situation der Patienten in den meisten Fällen deutlich gebessert werden. Die bestehenden Komorbiditäten werden therapeutisch positiv beeinflusst (➤ Tab. 16.3), sodass sich die Risikolage verbessert.

16.3 Schlauchmagen – Magenbypass – Duodenalswitch

Die Schlauchmagenbildung wurde zur Zweischritttherapie in den Jahren 2000 bis 2001 durch M. Gagner (New York), J. Himpens (Brüssel) und R. Weiner (Frankfurt a. M.) unabhängig voneinander eingesetzt (Weiner et al. 2007). Hintergrund war die hohe Mortalität bei Patienten mit einem BMI > 60 kg/m², die 6% erreichte (Gentileschi et al. 2002). Die BPD-DS- oder die Magenbypass-Operation wurde nach der Schlauchmagenbildung abgebrochen und nach einer deutlichen Gewichtsreduktion frühestens sechs Monate nach dem Ersteingriff komplettiert (Regan et al. 2003, Deitel et al. 2007). Eine Reihe von Patienten erschienen jedoch nicht mehr zum zweiten Schritt, da sie mit der bisherigen Gewichtsabnahme zufrieden waren (Vidal et al. 2008). Im Gefolge dieser Beobachtungen entstand die Idee der singulären Schlauchmagenbildung (SMB). Andererseits liefern diese Patienten der Anfangsjahre einer alleinigen Schlauchmagenbildung die ersten Langzeitdaten zu dieser Therapie, die Anlass zur kritischen Wertung der singulären Schlauchmagenbildung geben (Weiner et al. 1999, Deitel et al. 2007). Durch die Schlauchmagenbildung kann ein effektives „Downstaging" von extrem adipösen Patienten vor einer geplanten Magenbypass-Operation erreicht werden (➤ Tab. 16.4). Etwa zwei Drittel der Patienten benötigen einen Zweiteingriff.

Es ergeben sich folgende Fragen:

- Was ist die Indikation zum Zweiteingriff?
- Wann sollte er erfolgen?
- Welche Folgeoperation ist durchzuführen: BPD-DS oder Magenbypass?

16.3.1 Indikation zum Zweiteingriff

Nach Entfernung des Magenballons muss konsequent die Operation folgen, da nur sie den dauerhaften Gewichtsverlust bewirken kann (Angrisani et al. 2006). Nach der Schlauchmagenbildung kann so lange abgewartet werden, bis der Gewichtsverlust sistiert (Nocca et al. 2008). Die Indikation zum Zweiteingriff kann also gesehen werden, wenn der Gewichtsverlust beendet ist und ein EWL von 50% nicht erreicht wurde. Die Zahl der extrem übergewichtigen Patienten, die eine Stufentherapie benötigen, steigt in deutschen Kliniken fast linear an (➤ Abb. 16.1). Was soll mit den Patienten geschehen, die mehr als 50% EWL erreicht haben? Diese Frage muss mit dem Patienten geklärt werden. Aus der Sicht des Chirurgen wurde das Therapieziel erreicht, wenn ein EWL > 50% vorliegt und die Komorbiditäten ausreichend verbessert wurden.

16.3.2 Zeitpunkt für den Zweiteingriff

Während man bei einem vorzeitig beendeten Gewichtsverlust in Abhängigkeit der Schwere der Komorbiditäten

Tab. 16.4 Ergebnisse des „Downstagings" von extrem adipösen Patienten durch eine Schlauchmagenbildung vor einer geplanten Magenbypass-Operation nach R. Rosenthal (Rosenthal 2007).

	Vor Schlauchmagen	Vor Magenbypass
BMI (kg/m²)	63	48
ASA IV (% der Patienten)	56	1
ASA III (% der Patienten)	47	34
Komorbiditäten (Anzahl)	10	6
Schlafapnoe (% der Patienten)	82	43
Diabetes mellitus Typ 2 (% der Patienten)	60	23
Periphere Ödeme (% der Patienten)	100	0

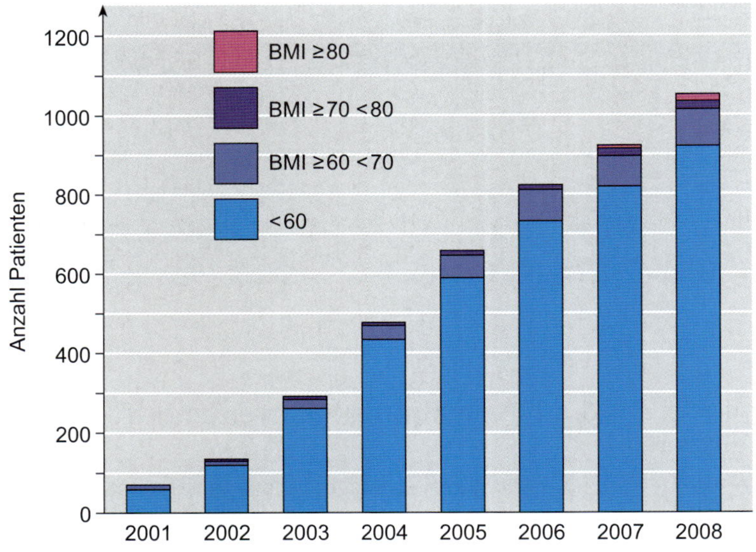

Abb. 16.1 Zunahme des BMI im Krankengut des Krankenhauses Sachsenhausen (n = 4050) in den Jahren 2001 bis 2008.

keinen Zeitdruck hat, macht der erneute Gewichtsanstieg ein rasches Handeln (innerhalb von drei bis sechs Monaten) notwendig.

Die Beantwortung dieser Frage gliedert sich in drei Gruppen:

- Patienten mit einem EWL > 50%: Der Endpunkt der Gewichtsreduktion ist abzuwarten. Das Gewicht sollte mindestens einen bis drei Monate stabil sein.
- Patienten mit einem EWL < 50%: Der Zweiteingriff sollte zum frühestmöglichen Zeitpunkt erfolgen, vorausgesetzt, das Operationsrisiko hat sich verringert und ist akzeptabel.
- Patienten, die nach erfolgreicher Gewichtsreduktion erneut zunehmen.

Tab. 16.5 Entscheidungshilfen für die Auswahl des Zweiteingriffs nach Schlauchmagenbildung im Rahmen einer Mehrschritttherapie unter Berücksichtigung des Übergewichtsverlusts und des Ernährungsprotokolls.

Magenvolumen (ml)	EWL (%)	Energieaufnahme vorrangig durch	Zweiteingriff
< 120	> 50	Kohlenhydrate	Keiner (RNYGB)
	< 50	Kohlenhydrate	RNYGB
	> 50	Fett	RNYGB
> 200	> 50	Kohlenhydrate	RNYGB
		Fett	BPD-DS
		Gemischt	Re-Sleeve
	< 50	Kohlenhydrate	RNYGB

BPD-DS: biliopankreatische Diversion mit Duodenalswitch, RNYGB: Roux-en-Y-Magenbypass.

16.3.3 Welche Folgeoperation ist durchzuführen: BPD-DS oder Magenbypass?

Diese Frage kann nur beantwortet werden, wenn

- genaue Kenntnisse über das Volumen des Restmagens vorliegen,
- ein Essprotokoll ausgewertet wurde (➤ Tab. 16.5).

MERKE

Eine starke Restriktion verbietet die Hinzufügung einer starken Malabsorption.

Nach einer Anpassung an Kohlenhydraternährung zeigen Patienten nach Magenbypass-Operation einen stärkeren Gewichtsverlust als durch die Hinzufügung einer Malabsorption von Fett (➤ Abb. 16.2).

16.4 Variationen: Ein-Anastomosen-Magenbypass, Roux-en-Y-Magenbypass, Magenband und BPD

Zu den selteneren Kombinationen einer Mehrschritttherapie in der Behandlung extrem Adipöser gehören folgende:

- **Ein-Anastomosen-Magenbypass (Billroth-II-Form) als Schritt 1 vor einem Roux-en-Y-Magenbypass.** Der Ein-Anastomosen-Magenbypass kann bei Raum- (extreme intraabdominale Fettansammlung, Hypertrophie des linken Leberlappens) oder Zeitnot (instabiler Patient, Drängen des Anästhesisten) als Stufentherapie durchgeführt werden. Die Patienten müssen daher vorher über

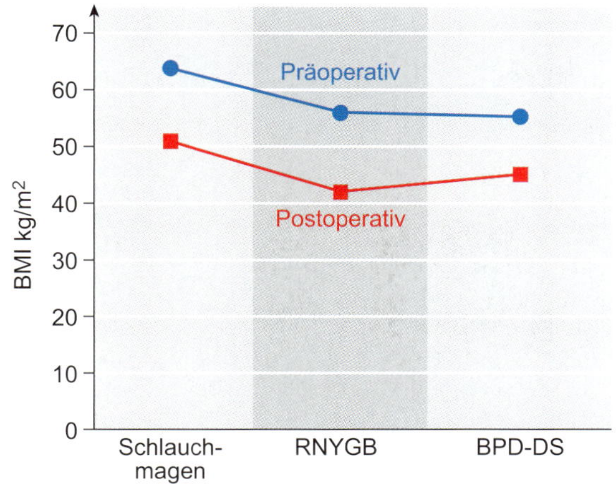

Abb. 16.2 BMI-Reduktion nach sekundärem Magenbypass und BPD-DS als Zweiteingriff nach Schlauchmagenbildung mit nachgewiesenen Sweet-Eating-Symptomen.

die verschiedenen Möglichkeiten der Magenbypass-Formen und Anastomosierungen der Gastrojejunostomie aufgeklärt werden. Die Umwandlung in eine Roux-en-Y-Form muss innerhalb eines Jahres durchgeführt werden, um den Gallereflux auszuschalten.

MERKE

Die spätere Anlage einer Fußpunktanastomose verhindert nicht den Gallereflux über die Anastomose. Es muss immer die Umwandlung in eine Roux-en-Y-Form erfolgen.

- **Magenband als Schritt 1 vor BPD nach Scopinaro.** Die Magenbandimplantation ist per se kein Bestandteil einer Mehrschritttherapie. Ein Magenbypass nach Magenband hat eine höhere Komplikationsrate. Die Durchführung einer Magenbandoperation, gefolgt von einer BPD-Operation nach Scopinaro mit gleichzeitiger Magenbandexplantation, ist eine prinzipielle Möglichkeit. Die Gewichtsreduktion mit dem Magenband ist allerdings nicht immer gegeben und schwer voraussagbar. Die Patientenauswahl ist besonders schwierig, da zunächst ein rein restriktives Verfahren vor einem definitiven malabsorptiven Verfahren eingesetzt werden soll.

Generell besteht bei extremer Adipositas die Problematik, dass diese Patienten ebenfalls im Verlauf ihrer Behandlung die Erwartungen entwickeln, dass sie eines Tages den Bereich des Normalgewichts erreichen könnten. Dies entspricht jedoch nicht der Realität adipositaschirurgischer Eingriffe, die mit steigendem BMI einen geringeren EWL erzeugen können. Die Zahl der Eingriffe sollte nicht so lange fortgeführt werden, bis das „Wunschgewicht" des Patienten erreicht wurde. Vielmehr ist die deutliche Verbesserung der Gesamtsituation einschließlich der Komorbidiäten das ärztliche Ziel, das zählt. Das Risiko der Operation, insbesondere die Frequenz von intra- und postoperativen Komplikationen, steigt mit jedem Re-Eingriff (Rosenthal 2007).

Literatur

Alvarado R, Alami RS, Hsu G, Safadi BY, Sanchez. B.R, Morton JM et al. The impact of preoperative weight loss in patients undergoing laparoscopic Roux-en-Y gastric bypass. Obes Surg 2005; 15:1282–6.

Angrisani L, Lorenzo M, Borelli V, Giuffré M, Fonderico C, Capece G. Is bariatric surgery necessary after intragastric balloon treatment? Obes Surg 2006; 16:1135–7.

Baltasar A, Serra C, Pérez N, Bou R, Bengochea M, Ferri L. Laparoscopic sleeve gastrectomy: a multi-purpose bariatric operation. Obes Surg 2005; 15:1124–8.

Deitel M, Crosby RD, Gagner M. The First International Consensus Summit for Sleeve Gastrectomy (SG), New York City, October 25–27, 2007. Obes Surg 2008; 18:487–96.

Frutos MD, Morales MD, Luján J, Hernández Q, Valero G, Parrilla P. Intragastric balloon reduces liver volume in super-obese patients, facilitating subsequent laparoscopic gastric bypass. Obes Surg 2007; 17:150–54.

Genco A, Bruni T, Doldi SB, Forestieri P, Marino M, Busetto L et al. BioEnterics Intragastric Balloon: The Italian experience with 2,515 patients. Obes Surg 2005; 15:1161–4.

Gentileschi P, Kini S, Catarci M, Gagner M. Evidence-based medicine: open and laparoscopic bariatric surgery. Surg Endosc 2002; 16:736–44.

Göttig S, Daskalakis M, Weiner S, Weiner RA. Analysis of safety and efficacy of intragastric balloon in extremely obese patients. Obes Surg 2009, 19:677–83.

Gumbs AA, Pomp A, Gagner M. Revisional bariatric surgery for inadequate weight loss. Obes Surg 2007; 17:1137–45.

Liu RC, Sabnis AA, Forsyth C, Chand B. The effects of acute preoperative weight loss on laparoscopic Roux-en-Y gastric bypass. Obes Surg 2005; 15:1396–402.

Nocca D, Krawczykowsky D, Bomans B, Noël P, Picot MC, Blanc PM et al. A prospective multicenter study of 163 sleeve gastrectomies: results at 1 and 2 years. Obes Surg 2008; 18:560–5.

Regan JP, Inabnet WB, Gagner M, Pomp A. Early experience with two-stage laparoscopic Roux-en-Y gastric bypass as an alternative in the super-super obese patient. Obes Surg 2003; 13: 861–4.

Rosenthal R. Sleeve gastrectomy. Bariatric Today 2007; 3:34–8.

Sauerland S, Angrisani L, Belachew M, Chevallier JM, Favretti F, Finer N et al.; European Association for Endoscopic Surgery. Obesity surgery: evidence-based guidelines of the European Association for Endoscopic Surgery (EAES). Surg Endosc 2005; 19: 200–21.

Vidal J, Ibarzabal A, Romero F, Delgado S, Momblán D, Flores L et al. Type 2 diabetes mellitus and the metabolic syndrome following sleeve gastrectomy in severely obese subjects. Obes Surg 2008; 18:1077–82.

Weiner R, Gutberlet H, Bockhorn H. Preparation of extremely obese patients for laparoscopic gastric banding by gastric-balloon therapy. Obes Surg 1999; 9:261–4.

KAPITEL

17

R. Weiner

Revisionen wegen Komplikationen

17.1 Magenband

17.1.1 Fehlplatzierung

Indikation zur Revision

Die Funktion des Magenbandes ist nur dann gewährleistet, wenn dadurch ein kleiner oder virtueller Magenpouch gebildet wird. Die Lage um den Ösophagus kann zu Dysphagien und langfristig zur Ösophagusdilatation führen. Die Staseösophagitis beeinträchtigt die Lebensqualität der Patienten stark und führt letztendlich zu keiner ausreichenden Gewichtsreduktion. Liegt das Magenband zu tief, ist das Fassungsvermögen des Magenpouches zu groß und die Restriktion für feste Nahrung unzureichend. Ein unzureichender Gewichtsverlust ist die unmittelbare Folge. Als Nebenwirkung wird meist über einen starken Reflux berichtet, da die Magensäure aus dem Magenpouch in die Speiseröhre zurückläuft.

Präoperative Diagnostik

Die regelrechte Bandlage lässt sich am effektivsten in der Röntgendiagnostik mit einem Gastrografin-Schluck in stehender Position dokumentieren. Idealerweise sollte das Band dabei mit seinem Stoma einen kleinen, virtuellen Pouch bilden. Der Winkel des Magenbandes sollte etwa 45° zur Horizontalen betragen (➤ Abb. 17.1). Die zu hohe oder zu tiefe Platzierung des Magenbandes lässt sich bereits bei dieser Röntgendiagnostik eindeutig feststellen. Die Lage des Magenbandes im Mediastinum kann nur dann zustande kommen, wenn eine Platzierung um den Ösophagus bei gleichzeitig nicht verschlossener axialer Hiatushernie erfolgte (➤ Abb. 17.2). Eine geringfügig zu tief liegende Platzierung bildet bereits ein ähnliches Bild wie beim Slippage des Magens. Extremformen wie die Sanduhrstenose des Magens mit Platzierung im Angulusbereich (➤ Abb. 17.3) oder gar um den Pylorus stellen Extremfälle dar. Sie können nur durch unzureichende anatomische Kenntnisse und mangelnde chirurgische Erfahrung des Operateurs bedingt sein.

Jede Gewichtszunahme oder das Auftreten von Beschwerden nach Magenbandimplantation erfordert eine Röntgendiagnostik mit Verwendung eines oral applizierten wasserlöslichen Kontrastmittels.

Operationstechnik

Bei einer Fehlplatzierung des Magenbandes kann nur die Neuplatzierung einen ausreichenden Therapieeffekt sichern. Magenbänder, die ohne Beschädigung geöffnet werden können, lassen sich intraabdominell aus ihrer Fehlposition entfernen und neu anlegen. Die meisten Bänder, die in den Jahren vor 2005 auf den Markt gekommen sind, ließen sich jedoch nicht ohne Beschädigung öffnen, sodass hier die Bandentfernung mit simultaner Neuplatzierung das Mittel der Wahl darstellte. Dementsprechend wird zuerst das fehlplatzierte Magenband freigelegt und vollständig entfernt. Bei Verwendung eines analogen Bandes kann das Portsystem belassen werden, indem das Schlauchsys-

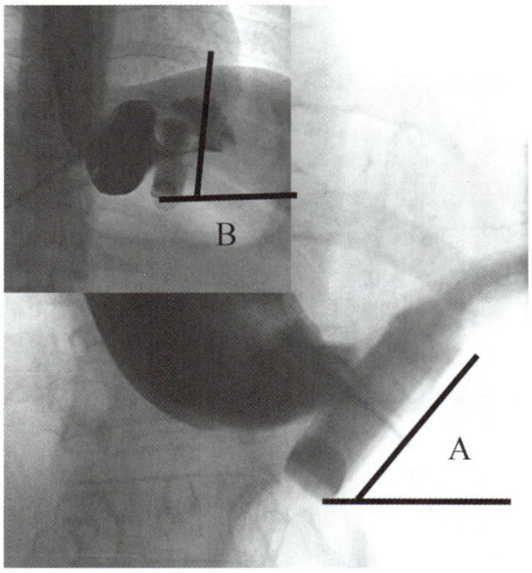

Abb. 17.1 Regelrechte Lage eines Magenbandes (A) mit einem Winkel von ca. 45° zur Horizontalen im Vergleich zu einer zu weit kaudalen Positionierung oder auch Slippage-Situation (B).

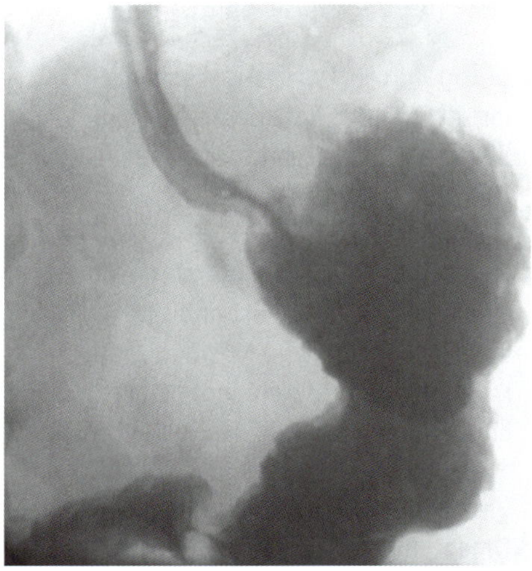

Abb. 17.2 Fehlplatzierung des Magenbandes transhiatal um den Ösophagus.

tem mindestens 15 cm nach dem Austritt aus der Bauchhöhle glatt durchtrennt wird. Das entfernte Band wird zunächst in der Bauchhöhle belassen. Das neu zu platzierende Band wird in die Bauchhöhle eingebracht. Nun erfolgt die regelrechte Dissektion im Bereich des rechten Crus des Zwerchfells, um einen retrogastrischen Tunnel hinter der Kardia in Richtung auf den linken Zwerchfellschenkel in der Pars flaccida durchzuführen. Nach Einbringen einer Implantationshilfe, z. B. stumpfer Dissektor, Band-Einführhilfe oder Goldfinger, wird das Magenband in der richtigen Position platziert. In der Regel erfolgt eine Übernähung des Fundus (Plikatur) über dem Band, um einem Slippage vorzubeugen. Anschließend wird das Schlauchsystem über eine Trokaröffnung vor die Bauchdecke gebracht. Über denselben Trokar wird nunmehr der Schlauch des vorhergehenden Magenbandes ebenfalls aus der Bauchhöhle herausgezogen, ggf. gekürzt und über eine Konnektionskanüle mit dem neuen Portschlauch verbunden. Ist keine solche Stahl-Konnektionskanüle vorhanden oder handelt es sich um ein anderes Bandsystem, empfiehlt es sich, das Portsystem über einen separaten Schnitt zu entfernen und einen neuen Port zu platzieren.

MERKE

Portlokalisationen im linken Oberbauch haben den größten Patientenkomfort. Lokalisationen auf dem Sternum sind für die Portpunktion günstig, zeigen jedoch häufiger Penetrationen und sind für den Patienten oftmals störend.

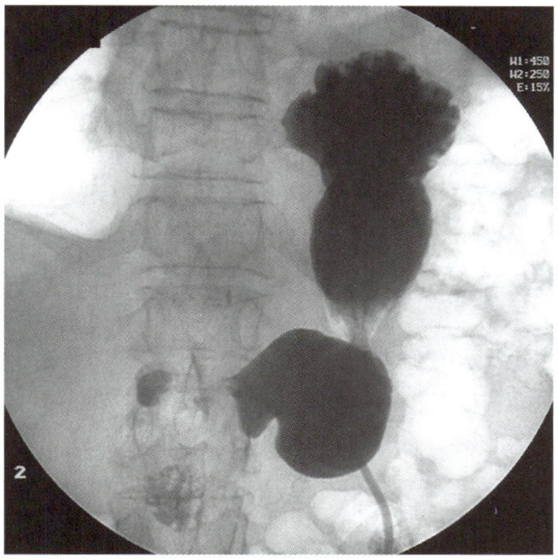

Abb. 17.3 Fehlplatzierung des Magenbandes (kaudale Lage um den Magenkorpus: „Sanduhrmagen").

Komplikationen

Die Entfernung eines Magenbandes ist bei regelrechter Position und bei Standardtypen in der Regel ohne Komplikationen möglich, sofern keine Migration bzw. kein Slippage vorliegt.

Die Aufhebung der Magenwandübernähung des Bandes kann jedoch Probleme bereiten und zu einer Eröffnung der Magenwand führen. Kommt es zu einer derartigen Perforation, muss diese übernäht werden. Aus Gründen eines erhöhten Infektionsrisikos sollte dann keine simultane Bandneuimplantation erfolgen. Erst nach sicherer Abheilung der Magenwandläsion sollte dann nach einem Intervall von einigen Wochen die erneute Implantation des zweiten Magenbandes durchgeführt werden. Infektionen im Portbereich verbieten eine erneute Platzierung eines Portes an gleicher Lokalisation und zur gleichen Zeit.

Grundsätzlich unterscheiden sich die möglichen spezifischen Komplikationen einer zweiten Bandimplantation nach Entfernung eines Magenbandes nicht von denen der Primäroperation. Dies gilt auch für die Fehlplatzierung.

CAVE

Jede Eröffnung des Magen-Darm-Trakts sollte wegen der Infektionsgefahr nicht mit einer Implantation eines Kunststoffmaterials (hier Band) kombiniert werden.

Nachbehandlung

Die postoperative Behandlung nach Magenbandwechsel unterscheidet sich nicht von der nach der Primäroperation. Die Bandeinstellung sollte frühestens drei bis vier Wochen nach der Implantation erfolgen. Die allgemeine Diätrichtlinie einer flüssig-breiigen Kost für drei Wochen nach der Operation hat sich allgemein bewährt und sollte auch nach diesem Eingriff durchgeführt werden. Die Bandfüllung sollte nach drei bis vier Wochen nur dann erfolgen, wenn bis dahin kein nennenswerter Gewichtsverlust zu verzeichnen ist.

17.1.2 Slippage

Indikation zur Revision

Bei einem Slippage handelt es sich um ein Verrutschen von Magenanteilen durch das Band nach oral. Diese Situation bedarf einer notfallmäßigen Behandlung, die zunächst in einer Bandentblockung besteht. Kommt es nach Entfernung des Füllungsvolumens aus dem Port-Schlauch-Band-System nicht zu einer Normalisierung des Transports aus dem Magenpouch in den Restmagen, muss die operative Revision als Notfalleingriff in Erwägung gezogen werden. Diese Dringlichkeit ergibt sich aus der Möglichkeit einer Pouchnekrose.

MERKE

Slippage ist eine Notfallsituation, die ein sofortiges Handeln notwendig macht.

Durch den Durchtritt von Magenanteilen kommt es zu einer Kompression der Blutzufuhr und zu einem lokalen inflammatorischen Prozess. Die Durchblutungsstörung kann im Extremfall zu einer Nekrose des Magenpouches und damit zur Notwendigkeit einer Gastrektomie führen. Aus diesem Grund dürfen die Patienten mit einem Slippage ohne sicher nachgewiesene ausreichende Nahrungs- und Flüssigkeitspassage nicht aus der Behandlung entlassen werden. Kann durch eine Entblockung des Magenbandes die Behinderung der Nahrungszufuhr behoben werden, kann die Intervention im Intervall erfolgen. Die Notwendigkeit der operativen Revision besteht in jedem Fall, da nach einer erneuten Blockung die Slippage-Situation jederzeit wieder auftreten kann.

Präoperative Diagnostik

Das Slippage äußert sich in einer Dysphagie, der Unfähigkeit der Nahrungszufuhr und unstillbarem Erbrechen. Die Patienten können oftmals keine feste Nahrung und nur noch geringe Mengen Flüssigkeit zu sich nehmen oder sie erbrechen bereits bei geringsten Flüssigkeitsmengen. Die Diagnose ist durch eine Röntgenkontrastmitteluntersuchung des Magens zügig und sicher zu stellen. Anhand der anatomischen Lokalisationen werden verschiedene Slippage-Formen im Röntgenbild unterschieden (anteriores, posteriores oder komplettes Slippage). Eine endoskopische Untersuchung ist nur dann notwendig, wenn der Verdacht auf eine Migration oder Ulzeration besteht. Typischerweise zeigt sich im Röntgenbild eine Kontrastmittelansammlung vor dem Band mit einer Aufdehnung des Magenpouches (➤ Abb. 17.4), meist auf der Fundusseite. Die Achse des Magenbandes ist verkippt, oftmals horizontal oder sogar entgegengesetzt der ursprünglichen 45°-Ausrichtung gegenüber der Horizontalebene.

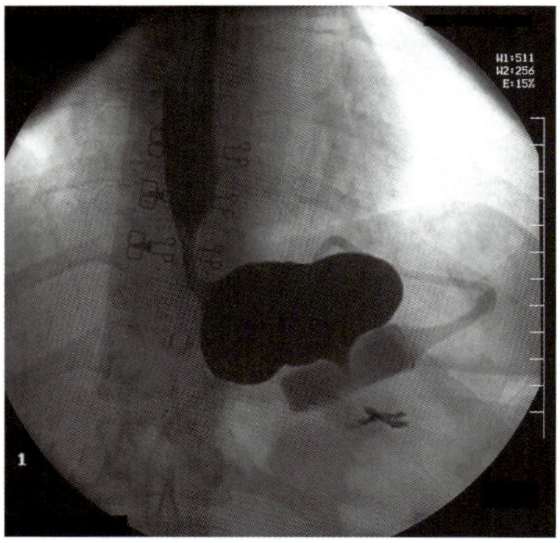

Abb. 17.4 Slippage-Situation mit Horizontalverlagerung der Bandebene.

Operationstechnik

Die Vorbereitung des Patienten auf die Operation trägt einer erhöhten Aspirationsgefahr Rechnung. Präoperativ sollte das Magenband entblockt und vor dem Eingriff eine Magensonde gelegt werden. Nach der Einleitung einer Intubationsnarkose erfolgt der Beginn der Laparoskopie mit den gleichen Trokarplatzierungen wie bei der Erstoperation, wenn keine starke Gewichtsreduktion seit der Erstoperation eingetreten ist. Nach massivem Gewichtsverlust sind die alten Trokarpositionen meist derart verschoben, dass eine „Wiederverwendung" nicht möglich ist.

MERKE

Der Erfolg der Operation durch situationsgerechte Trokarplatzierungen hat Vorrang vor kosmetischen Aspekten.

Bei der Anlage des Pneumoperitoneums muss jedoch die Verletzung des Schlauchsystems oder der Portkammer vermieden werden. Die Lage des Ports und des Schlauchsystems sollte daher vor Beginn der Operation bekannt sein. Nach Einbringen der Optik wird zunächst das Operationsgebiet inspiziert. Das Einbringen eines Leberretraktors unter dem rechten Rippenbogen ist meistens notwendig, um eine ausreichende Darstellung der hiatalen Region zu ermöglichen. Mit mindestens zwei Arbeitstrokaren wird dann das Band aufgesucht. Oftmals ist bereits auf den ersten Blick eine große Vorwölbung des Magenpouches erkennbar. In vielen Fällen besteht zudem eine stark inflammatorische Komponente des umgebenden Gewebes bis hin zu einer Pseudomembranbildung. Das Band kann durch Aufsuchen und Verfolgung des Schlauchsystems bis an die Insertionsstelle am Magen dargestellt werden. Da es sich in den meisten Fällen um ein anteriores Slippage handelt, ist das Aufsuchen des Magenbandes im Bereich der kleinen Kurvatur am einfachsten. Das Band wird aus seiner bindegewebigen Hülle befreit. Danach sollte man versuchen, das Band zu öffnen. Die Reposition bei einem ungeöffneten Band ist nur bei Frühformen des anterioren Slippage möglich. In diesen Fällen können das (zuvor „entblockte“) Magenband gefasst und die nach kranial verlagerten Fundusanteile mit Hilfe von atraumatischen Fasszangen nach kaudal verlagert werden. Oftmals befinden sich jedoch entzündlich bedingte Membranen in diesem Bereich, die eine vollständige Reposition verhindern.

CAVE
Die unvollständige Reposition herniierter Magenanteile führt zu einem frühzeitigen Rezidiv des Slippage!

Gelingt es, das Band zu öffnen, sollte es aus der bisherigen Position entfernt werden, da die Neuplatzierung in der Ebene oberhalb des aktuellen Slippage das sicherste Verfahren zur Vermeidung eines Rezidivs darstellt. Wird das Band beschädigt oder lässt es sich nicht sicher öffnen, muss es durchtrennt und entfernt sowie ggf. durch ein neues Band ersetzt werden.

Hier gibt es folgende strategische Überlegungen und Möglichkeiten:

- Eröffnung des unbeschädigten Magenbandes mit Neuplatzierung und Neuverschluss in der richtigen Position oberhalb der Slippage-Situation,
- Entfernung des Magenbandes und Neuplatzierung eines neuen Magenbandes während eines Eingriffs (Voraussetzung; kein zu großer Magenpouch oberhalb des Bandes).
- Eröffnung des Bandes und Reposition mit Belassen des Bandes in der geöffneten Position mit der Zielstellung, es zu einem späteren Zeitpunkt durch Laparoskopie neu in der richtigen Position zu verschließen,
- Entfernung des Magenbandes und Neuplatzierung zu einem späteren Zeitpunkt.

Generell muss vor dem Eingriff mit dem Patienten ausführlich das strategische Vorgehen besprochen werden. Patienten, die aufgrund der negativen Erfahrungen mit dem Magenband letztendlich eine andere Therapieform bevorzugen, sollten nicht mit einer einfachen Reposition behandelt werden.

Komplikationen

Die Reposition eines verrutschten Magenanteils bei liegendem Magenband oder auch nur die Entfernung des Magenbandes bei einem Slippage kann technisch sehr schwierig sein, da häufig eine lokale inflammatorische Komponente vorliegt. Vielfach ist der verrutschte Magenanteil sehr stark gebläht und dünnwandig und kann bei einer operativen Maßnahme verletzt werden. Die häufigsten Komplikationen sind eine Magenwandverletzung und eine Bandbeschädigung. In beiden Fällen muss das ursprünglich geplante operative Vorgehen überdacht werden. Bei der Magenwandverletzung muss diese sicher versorgt werden und darf nicht mit einer erneuten Bandimplantation kombiniert sein, da eine erhöhte Infektionsgefahr besteht. Eine Manipulation am Magenband macht eine Dichtigkeitsprüfung des Bandsystems vor Beendigung der Operation notwendig. Dazu wird das Portsystem in der Bauchdecke mit einer Huber-Nadel punktiert und das Band maximal mit Methylenblau gefüllt (➤ Abb. 17.5). Bei Austritt geringster Mengen von Blaulösung aus dem Band oder Schlauchsystem ist die Anlage eines neuen Bandsystems erforderlich.

CAVE
Mikroläsionen im aufblasbaren Anteil des Magenbandes lassen sich oftmals nur durch Isotopen-Technik (Tc^{99m}) nachweisen und sollten vorher ausgeschlossen sein.

Nachbehandlung

Patienten, die wegen eines Slippage eine Reposition oder Neuplatzierung des Magenbandes erhalten haben, werden behandelt wie nach einer Erstimplantation.

MERKE
Die präoperativ begonnene bilanzierte Infusionstherapie mit Beseitigung der Dehydratation des oftmals langfristig rezidivierend erbrechenden Patienten und der Ausgleich von Verschiebungen im Elektrolythaushalt sind postoperativ fortzusetzen.

Im Gegensatz zur Erstimplantation, bei der heute nur noch ausnahmsweise Röntgenkontrollen durchgeführt werden, sollten im Fall der Slippage-Revision vor Entlassung die regelrechte Lage des Magenbandes und die vollständige Reposition dokumentiert werden.

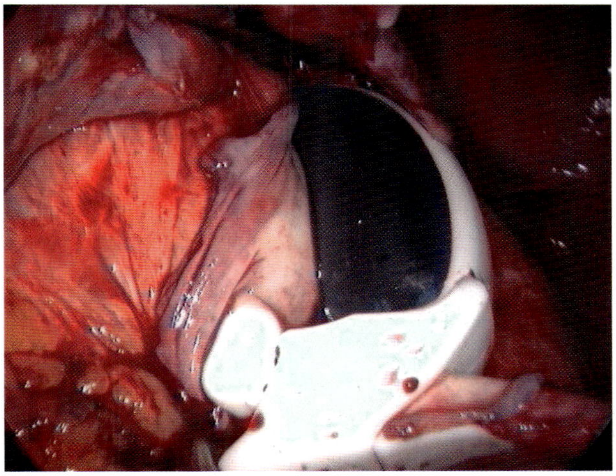

Abb. 17.5 Methylenblau-Füllung eines Magenbandes zum Nachweis/Ausschluss von Banddefekten.

17.1.3 Migration

Indikation zur Revision

Eine Erosion oder Migration des Magenbandes in den Magen macht in jedem Fall eine Entfernung des Magenbandes notwendig. Erosion und Migration unterscheiden sich nur graduell in der Ausdehnung der Magenwandschädigung. Bei einer Erosion sind auf kleiner Fläche Anteile des Magenbandes mit dem Endoskop sichtbar. Bei der Migration ragen Anteile des Magenbandes oder das gesamte Magenband in das Magenlumen (➤ Abb. 17.6). Durch die Magenbandmigration wird der Therapieeffekt aufgehoben und die Patienten nehmen wieder an Gewicht zu. Es besteht ein chronischer Infektionsherd, der sich entlang des Schlauchsystems bis hin zum Portsystem fortpflanzt. Infektionen im Lager der Portkammer sind daher oftmals erste Symptome einer Magenbandmigration. Jede Portinfektion sollte daher Anlass sein, eine entsprechende Diagnostik durchzuführen.

MERKE
Jede Bandmigration muss zu einer Magenbandentfernung führen.

Die Indikation zur Magenbandentfernung ist bei Fehlen von akuten entzündlichen Symptomen nicht dringlich erforderlich, sondern kann als elektiver Eingriff mit aufgeschobener Dringlichkeit durchgeführt werden.

Präoperative Diagnostik

Der Wiederanstieg des Körpergewichts, epigastrische Schmerzen oder eine Portinfektion sind eine Indikation, eine Magenbandmigration auszuschließen. Der sicherste Nachweis gelingt durch die Gastroskopie, bei der mittels Inversion die Erosion oder Migration sicher nachgewiesen werden kann. Die Kontrastmitteluntersuchung des Magens gibt manchmal durch Asymmetrie oder geteilten Kontrastmittelfluss Hinweise auf eine mögliche Migration. Die Röntgenuntersuchung ist jedoch nicht immer beweisend und zeigt bei retrospektiver Betrachtung Hinweise auf eine Migration (+ Video 17.1), wenn eine asymmetrische Lage und eine zweite Kontrastmittelstraße nachzuweisen sind.

Operationstechnik

Die Entfernung des Magenbandes kann endoskopisch oder laparoskopisch erfolgen. Die Vorgehensweise hängt vom Grad der Migration und von der Erfahrung des Operateurs ab. Magenbänder, die mit mehr als drei Viertel der Zirkumferenz in den Magen migriert sind, können endoskopisch durch einen speziellen Bandcutter (z. B. Fa. AMI) entfernt werden (➤ Abb. 17.7). Es wird gastroskopisch ein Draht um das Magenband gelegt. Nach Durchzug des Drahtendes wird außerhalb der Mundhöhle über ein entsprechendes Drehmoment das Band scharf durchtrennt. Die Einzelteile werden gastroskopisch entfernt. Die Entfernung des Port- und Schlauchsystems erfolgt separat durch lokale Revisionen in örtlicher Betäubung.

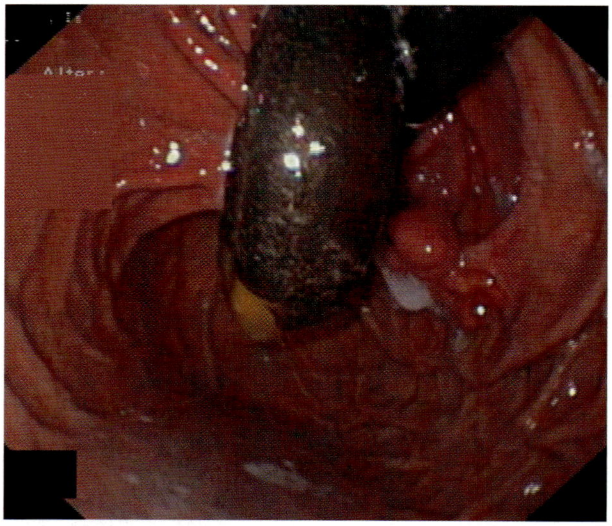

Abb. 17.6 Magenbandmigration – gastroskopische Sicht. Die dunkle Verfärbung des Bandes ist durch Magensäure verursacht und zeigt einen längeren Verlauf an.

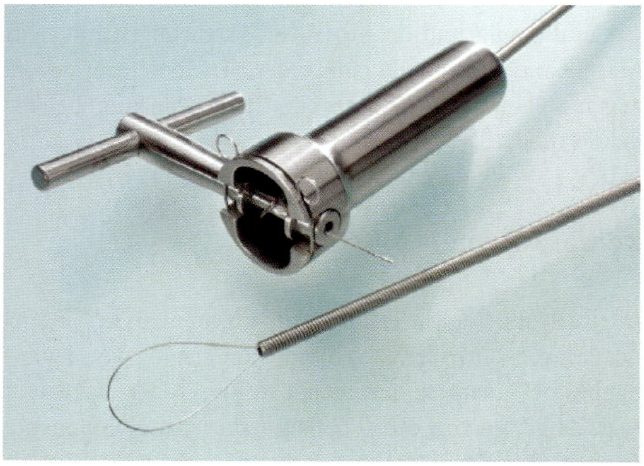

Abb. 17.7 Bandcutter der Firma AMI (+ Video).

Die partielle Migration erfordert ein laparoskopisches Vorgehen, das in vielen Fällen auch dann erfolgreich ist, wenn das Magenband zuvor in offener Technik implantiert wurde. Gegebenenfalls ist dann eine ausgiebige Adhäsiolyse notwendig, um das Magenband aufzusuchen. Die Entfernung des Magenbandes am Ort der Migration ist aufgrund der inflammatorischen Komponente oftmals schwierig und blutreich. In diesen Fällen kann auf die Lösung aller entzündlichen Verwachsungen im hiatalen Bereich zugunsten einer kleinen Gastrostomie an der Magenvorderwand (Magenkorpus) unter Verwendung des Ultraschalldissektors verzichtet werden. Unter Kamerasicht in das Mageninnere mit Hilfe des Laparoskops kann das Magenband lokalisiert, gefasst (➤ Abb. 17.8) und mit der Schere durchtrennt werden. Die Magenbandanteile werden einzeln entfernt und die Gastrostomie mit fortlaufender Naht verschlossen (➤ Abb. 17.9, ➤ Abb. 17.10). Die endoskopische Entfernung mit einem Band-Cutter ist sehr schonend, aber nur bei einer ⅔-Migration möglich ➤ Abb. 17.11). Das Entfernen der Magenbandanteile erfolgt über eine Trokarinzision. Die sich anschließende Entfernung des Portsystems erfordert prinzipiell eine sorgfältige Inspektion des Portkammerlagers. Bei Vorhandensein von Exsudat sollte ein Abstrich entnommen werden, da oftmals Infektionen vorliegen, die gegebenenfalls eine gezielte Antibiotikagabe erforderlich macht. Das Portkammerlager sollte auf jeden Fall drainiert werden, auch wenn keine Zeichen einer Portinfektion vorliegen.

MERKE

Generell ist eine Neuimplantation (Bandwechsel) bei Migration nicht indiziert, da es rasch zu einer erneuten Migration kommen kann.

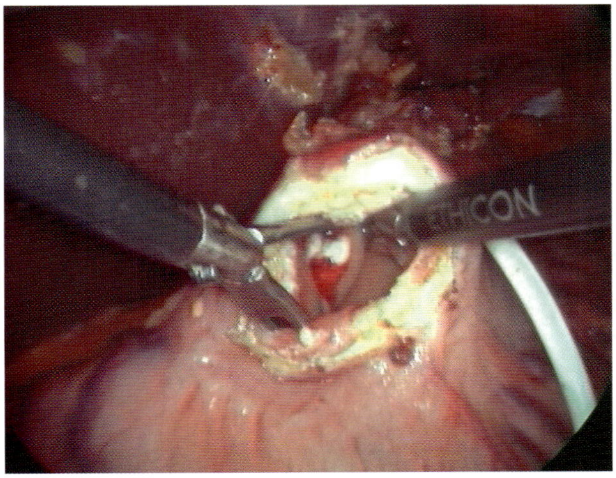

Abb. 17.8 Eröffnung des Magens an der Vorderwand (kleine Öffnung) mit Ultraschalldissektion.

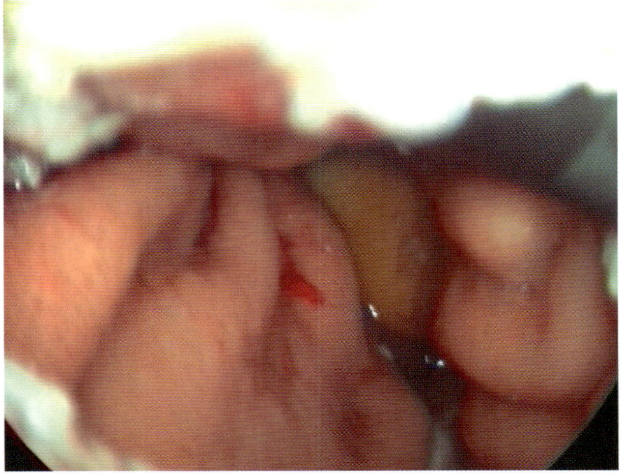

Abb. 17.9 Blick in den Magen (Band ist gelb). Belassene Schlauchsysteme bei Migration unterhalten die Infektion und müssen entfernt werden.

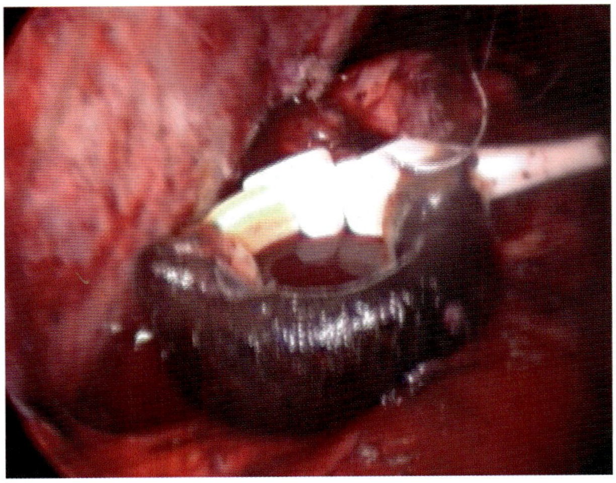

Abb. 17.10 Entferntes Magenband (Schwarzfärbung durch Magensäure).

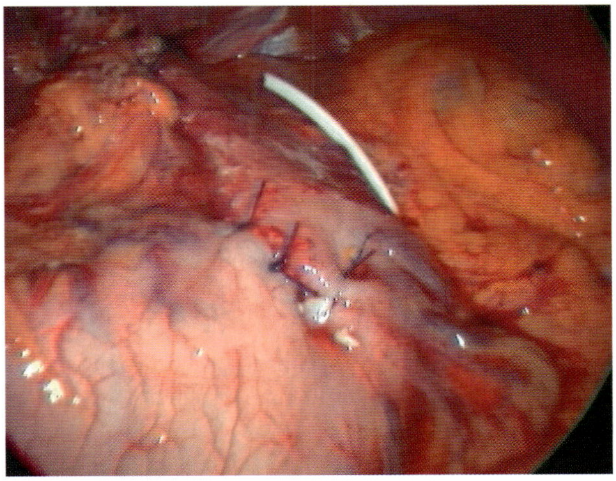

Abb. 17.11 Verschlossener Magen (fortlaufende Naht mit resorbierbarem Nahtmaterial).

Komplikationen

Die Bandmigration stellt die schwerwiegendste Komplikation nach Magenbandimplantation dar und wird mit einer Frequenz von 1–2% pro Jahr beobachtet. Die operative Behandlung der Magenbandmigration in Form der Entfernung des Band- und Portsystems ist oftmals technisch schwierig und kann Komplikationen nach sich ziehen. Erstaunlicherweise ist die Frequenz von postoperativen Komplikationen äußerst gering und betrifft meistens das Portsystem.

Zu den potenziellen Komplikationsmöglichkeiten zählen
- Auftreten lokaler Abszesse,
- Belassen von Magenbandanteilen in der Magenwand oder im Operationsgebiet,
- Auftreten von Magenfisteln.

Im eigenen Krankengut von 156 Magenbandexplantationen traten nur in zwei Fällen septische Komplikationen auf, die zu einer nochmaligen Drainage des Operationsgebiets führten. Revisionen und eine Vakuumbehandlung im Bereich des Portsystems bzw. des Portkammerlagers sind mit 8% wesentlich häufiger. In Einzelfällen wurden Bandexplantationen wegen Migration intraoperativ abgebrochen, weil entweder das Operationsgebiet sich nicht ausreichend gut darstellen ließ oder durch Verklebung des Schlauchsystems mit der Milz der Eingriff als zu riskant erschien. Insgesamt wurden im Zeitraum von 14 Jahren vier Patienten aus externen Einrichtungen zu uns überwiesen, bei denen die laparoskopische Bandentfernung in einem ersten Versuch erfolglos geblieben war.

Nachbehandlung

Nach einer Bandentfernung mit sicherem Verschluss der Migrationsöffnung bzw. der Gastrostomie erfolgt der Kostaufbau protrahiert wie nach anderen magenchirurgischen Eingriffen. Nach Eröffnung des Magens empfiehlt es sich generell, eine intraoperativ gelegte nasogastrale Sonde für 24 Stunden zu belassen. Grundsätzlich erfolgt eine Drainage des Portkammerlagers. Bei infiziertem Portsystem erfolgt die primäre Anlage einer Vakuumversiegelung (z. B. Vacuseal®). Keinesfalls sollten Magenschlauchsysteme in der Bauchdecke belassen werden, um einen späteren Anschluss zu ermöglichen (➤ Abb. 17.12), da hier die Infektionsgefahr erhöht ist.

Nach Entfernung des Magenbandes ist bei vorausgegangenem Gewichtsverlust mit einem erneuten Anstieg des Körpergewichts zu rechnen.

Aus diesem Grunde müssen die Patienten darüber aufgeklärt werden, welche therapeutischen Optionen ihnen zur Verfügung stehen:

- Eine Neuanlage des Magenbandes nach Magenbandmigration kommt prinzipiell nicht infrage, da hier eine erhöhte Migrationsgefahr besteht.
- Die Durchführung einer Magenbypass-Operation bei Migration im Bereich der großen Kurvatur ist mit einer erhöhten Insuffizienzrate (bis zu 5% versus 0,02% bei Primäreingriffen) zu rechnen. Die Patienten sollten darüber ausführlich aufgeklärt werden. Der Operateur muss prinzipiell mit einem erschwerten Eingriff und mit unkalkulierbaren postoperativen Komplikationen rechnen.
- Eine Schlauchmagenbildung allein oder im Rahmen

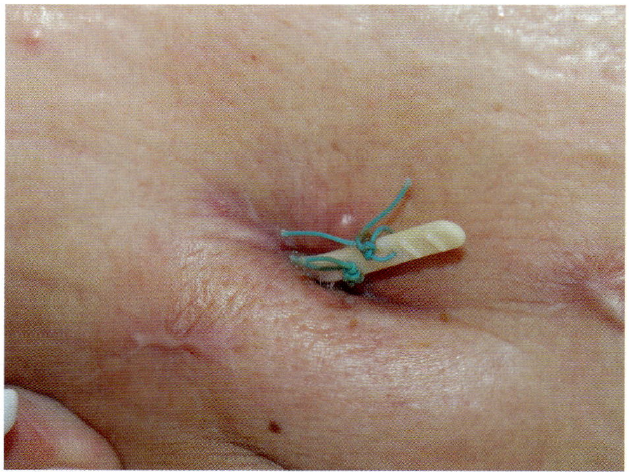

Abb. 17.12 Belassenes Schlauchsystem in der Bauchwand – chronischer Entzündungsherd und Eintrittspforte für Keime.

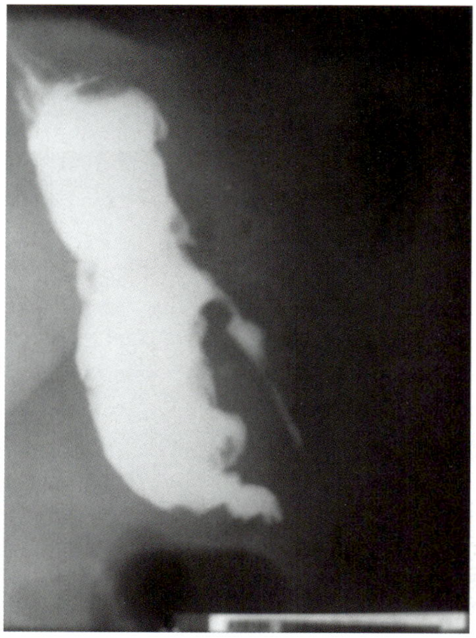

Abb. 17.13 Fistel im Bereich einer Klammernahtreihe des Schlauchmagens (BPD-DS) bei Zustand nach Magenbandmigration.

einer biliopankreatischen Diversion mit Duodenalswitch ist ebenfalls als riskant anzusehen, da im Migrationsbereich häufiger Leckagen auftreten (➤ Abb. 17.13) sowie auch das Auftreten von Fisteln eine gefährliche postoperative Komplikation darstellen kann.

- Die Durchführung einer biliopankreatischen Diversion nach Scopinaro scheint das sicherste Verfahren nach einer stattgehabten Magenbandmigration zu sein, da hier der Migrationsbereich operativ nicht mehr angetastet werden muss. Die Dissektion, die Resektion des Magens und die Anlage der Anastomose erfolgen im gesunden Magengewebe und unterliegen damit keinem erhöhten Risiko.

Die BPD nach Scopinaro ist die sicherste Operation nach Magenbandmigration.

17.1.4 Portkammerinfektion

Indikation zur Revision

Komplikationen des Portsystems zählen zu den häufigsten (< 5%) revisionsbedürftigen Komplikationen nach Implantation eines steuerbaren Magenbandsystems. Infektionen des Reservoirs können isoliert vorkommen, was in der Regel durch einen Mangel an Sterilität während der Punktion verursacht werden kann. Sie können, wesentlich seltener, aber auch Folge einer hämatogen fortgeleiteten Infektion sein. Die Infektion des Reservoirs kann sich bis an das Magenband selbst ausbreiten, was jedoch nicht sehr häufig vorkommt, da der lange Weg des Katheters eine gewisse Schutzfunktion repräsentiert. Schließlich kann die Infektion aus einer Primärinfektion des Magenbandes resultieren, besonders durch dessen intragastrische Wanderung und eine dadurch verbundene aufsteigende Infektion entlang des Katheters. Liegt eine Infektion des Reservoirs vor, sollte man immer die intragastrische Wanderung des Magenbandes durch geeignete Untersuchungsmethoden (s. u.) ausschließen. Im Fall einer isolierten Infektion des Reservoirs muss dieses so schnell wie möglich in Allgemeinnarkose entfernt werden. Der Katheter kann, sofern er makroskopisch nicht infiziert erscheint, abgetrennt, verschlossen und in die Abdominalhöhle zurückgeschoben werden. Eine mindestens sechs Wochen dauernde Antibiotikatherapie ist notwendig. Nach frühestens drei Monaten, und auch nur dann, wenn sich die Entzündungsparameter normalisiert haben, ist es möglich, ein neues Reservoir einzusetzen. Die Implantationsstelle muss sich von der vorigen unterscheiden und der Katheter kann laparoskopisch aus der Abdominalhöhle geborgen werden.

Die Entfernung des Reservoirs kann fast ausschließlich in örtlicher Betäubung und ambulant durchgeführt werden.

Die **Infektion des Portsystems** bedarf grundsätzlich einer Entfernung der Portkammer. Es kann zwischen einer postoperativen Frühinfektion oder einer Spätinfektion unterschieden werden.

- Die *Frühinfektion* ist sehr selten und tritt unmittelbar in den ersten zwei Wochen nach der Magenbandimplantation auf. Sie ist meist Folge einer Kontamination während des operativen Eingriffs. Bestehen chronische Hautinfektionen (Dermatitiden, Hautekzeme, Hautabszesse in Hautfalten u. a.), wie sie bei den extrem adipösen Patienten häufig sind, wird eine Infektion während der Portimplantation begünstigt. Die perioperative Antibiotikaprophylaxe während der Bandimplantation wird allgemein empfohlen, ohne dass der Nachweis erbracht wurde, dass sie eine Infektion des Band- oder Portsystems effektiv verhindern kann. Zwischen dem Unterlassen einer perioperativen Antibiotikaprophylaxe und dem Auftreten einer postoperativen Portinfektion gibt es keinen wissenschaftlich nachgewiesenen Zusammenhang!
- *Späte Portinfektionen* erfordern eine konsequente Diagnostik, um eine Bandmigration als Ursache auszuschließen. Die Infektion infolge einer Portpunktion, die stets unter aseptischen Kautelen durchzuführen ist, gilt als extrem seltenes Ereignis. Fast alle späten Portinfektionen sind Zeichen einer beginnenden oder stattgehabten Migration des Magenbandes in den Magen. Die Infektion setzt sich dann entlang des Schlauchsystems bis zur Portkammer fort. Rötung und Schwellung im Portkammerbereich sind die meistens ersten Symptome. Die lokale Spülbehandlung oder Wundbehandlung bei Portinfektionen bei liegendem Portsystem ist unsinnig. Späte Portinfektionen können bei massiver Gewichtsreduktion auch durch eine Penetration der Portkammer durch die Haut auftreten.

Präoperative Diagnostik

Beim Auftreten einer Portinfektion ist unabhängig vom Zeitpunkt eine Magenbandmigration auszuschließen. Treten die Infektionszeichen bereits wenige Wochen nach der Magenbandoperation auf, kann es während des Eingriffs zu einer Perforation der Magenwand gekommen sein. Hier zeigt sich der gleiche klinische Verlauf wie bei einer Magenbandmigration. Die Infektion entwickelt sich entlang des Schlauchsystems bis zur Portkammer, sodass die Infektion nur als oberflächliches Symptom einer magenwandnahen Komplikation zu bewerten ist. Bei jeder Portinfektion ist grundsätzlich eine Gastroskopie durch einen erfahrenen Endoskopiker zur sicheren Darstellung der Region der Kardia und des Fundus mit Inspektion und Inversion durchzuführen.

Bei einer Portinfektion ist so lange eine Bandmigration anzunehmen, bis diese endoskopisch eindeutig ausgeschlossen ist.

Operationstechnik

Besteht eine isolierte Portinfektion, wird diese durch die konsequente Explantation des Portsystems behandelt. Während des Eingriffs werden aus dem Operationsgebiet Proben zur bakteriologischen Untersuchung und zur Resistenzüberprüfung entnommen. Das Portlager wird bei einer Infektion offen oder mit Hilfe einer Vakuumversiegelung behandelt und nicht primär verschlossen. Grundsätzlich muss auch das Schlauchsystem sicher aus dem Infektionsgebiet entfernt werden. Eine sichere Rückverlagerung eines verschlossenen Schlauchsystems kann nur durch eine simultane Laparoskopie erfolgen. Die Frage, ob bei einer Infektion der Portkammer der Schlauch und damit das Bandsystem belassen werden kann, ist nach wie vor in der Diskussion. Es gibt aus eigenen Erfahrungen oder aus Berichten anderer Autoren erfolgreiche Neuimplantationen der Portkammer, wenn eine Migration sicher ausgeschlossen wurde. Andere Einzelverläufe zeigen, dass spätere Neuimplantationen eines Portsystems an anderer Stelle von einer erneuten Infektion gefolgt waren.

Komplikationen

Der primäre Verschluss eines infizierten Portlagers oder das Belassen von Fremdkörpern im Operationsgebiet führen frühzeitig zu einem Wiederauftreten der Infektion. Eine Mitinfektion des Schlauchsystems und später des Bandsystems ohne vorliegende Migration ist in der Literatur nicht beschrieben.

Nachbehandlung

Die Nachbehandlung der Wunde mittels Vakuumversiegelung oder offener Wundbehandlung erfolgt nach allgemeinchirurgischen Prinzipien. Bei einem intraabdominal belassenen Magenband-Schlauch-System ist der Wiederanschluss an eine neuimplantierte Portkammer erst nach einigen Wochen in Erwägung zu ziehen und nur unter der Prämisse, dass eine Migration sicher ausgeschlossen wurde. Ein nicht gefülltes Magenband nach Entfernung des Portsystems führt in den meisten Fällen zu einem Wiederanstieg des Körpergewichts. Der Verschluss des Schlauchsystems bei einem gefüllten Band birgt jedoch die Gefahr, dass beim Auftreten einer Pouchokklusion oder eines Slippage keine Entblockung des Magenbandes ohne operativen Eingriff erfolgen kann. In diesen Fällen muss dann laparoskopisch das Schlauchsystem im Bauchraum aufgesucht und die Entblockung des Magenbandes operativ vorgenommen werden.

17.1.5 Portkammerrotation

Indikation zur Operation

Durch Kippung oder Rotation der Portkammer werden die Punktion und damit die Füllung des Magenbandes erschwert oder unmöglich. Das Phänomen tritt häufiger auf, wenn die Portkammer nicht mit Nähten aus nicht-resorbierbarem Nahtmaterial auf der Rektusaponeurose fixiert wurde. Auch nach einer Fixation mit nicht-resorbierbarem Nahtmaterial kann es durch körperliche Bewegung zu einer Mobilisation der Kammer kommen, die dann einer perkutanen Punktion auch unter Röntgendurchleuchtung u. U. nicht mehr zugänglich ist.

Präoperative Diagnostik

Die Unmöglichkeit der perkutanen Portpunktion unter Röntgendurchleuchtung dokumentiert in den meisten Fällen eine Rotation der Kammer. Oftmals ist unter Durchleuchtung zu erkennen, wie sich die Portkammer der penetrierenden Nadel durch Bewegung entzieht.

Operationstechnik

Die erneute Fixation der Portkammer erfolgt in örtlicher Betäubung als ambulanter Eingriff. Dabei muss die Darstellung des Portsystems sehr sorgfältig erfolgen, um eine Verletzung des Schlauchsystems zu vermeiden. Bei der scharfen Präparation im tiefen subkutanen Fettgewebe kann es sehr schnell zu einer Verletzung des Schlauchs kommen, die einen Neuanschluss an die Portkammer notwendig macht. Unbemerkt auftretende Verletzungen äußern sich in einem späteren Versagen der Bandeinstellung. Nachdem die Portkammer ausreichend freigelegt ist, wird sie hervorluxiert, das alte Nahtmaterial wird von der Bodenplatte der Portkammer entfernt. Dann wird die Rektusaponeurose sicher dargestellt. Es werden Nähte auf der Faszie vorgelegt und durch die Ösen der Bodenplatte gefädelt. Erst nach

Vorschieben des Schlauchsystems in den Bauchraum mit Hilfe einer anatomischen Pinzette erfolgen das Knoten und Fixieren der Portkammer in horizontaler Position auf der Rektusaponeurose. Prinzipiell wird das Portlager mit einer Redon-Drainage für mindestens 24 Stunden versorgt, um Nachblutungen zu registrieren und der Entwicklung von Hämatomen vorzubeugen. Nach Hautverschluss ist die Operation beendet.

Komplikationen

Die Verletzung des Schlauchsystems bei der Präparation und Freilegung der Portkammer stellt eine potenzielle Komplikation dar. Deshalb muss die Präparation sehr subtil erfolgen, um eine derartige (Mikro-)Läsion des Silikonschlauchs zu vermeiden, da diese zu einer Undichtigkeit des Band-, Schlauch- und Portkammersystems führt. Portrevisionen sind häufiger von lokalen Nachblutungen gefolgt als Primärimplantationen, sodass in jedem Fall eine lokale Drainage für 24 Stunden angelegt werden sollte. Eine perioperative Antibiotikaprophylaxe ist bei allen Implantationen empfohlen. Der wissenschaftliche Nachweis der Effektivität ist jedoch durch entsprechende Studien nicht erbracht.

Nachbehandlung

Die lokale Wundbehandlung erfolgt wie nach Ersteingriffen mit Kontrolle der Wunde sowie einer Entfernung der Fäden oder Hautklammern zwischen dem siebten und zehnten postoperativen Tag. Die Punktion der Portkammer ist prinzipiell nach erfolgter Implantation noch am gleichen Tage möglich. Die postoperative Füllung des Magenbandes sollte stets unter Röntgendurchleuchtung mit Gastrografin-Schluck in stehender Position und nicht „blind" erfolgen.

17.1.6 Portkammer- und Schlauchpenetration

Indikation zur Revision

Durch den massiven Gewichtsverlust verlieren die Patienten sehr rasch auch subkutanes Fettgewebe, sodass eine primär nicht sichtbare Portkammer rasch das Hautniveau erreicht. Durch massive Gewichtsreduktion kann es zu einer drohenden Penetration der Portkammer und/oder des Schlauchsystems durch die Haut kommen. Das System ist dann immer infiziert (➤ Abb. 17.14).

Präoperative Diagnostik

Die drohende Penetration der Portkammer oder des Schlauchsystems äußert sich durch Rötung und Schmerzen im Hautbereich. Der Port wölbt sich deutlich vor und stellt damit die Indikation zur Revision.

Operationstechnik

Möglichst vor stattgehabter Penetration erfolgt nach ausgiebiger Desinfektion des Hautbereichs die operative Revision in Lokalanästhesie. Die Integrität der Haut muss unbedingt erhalten sein, da sonst mit einer potenziellen Infektion des Ports zu rechnen ist. Nach Exzision der Haut über dem Portsystem wird die Kammer sorgsam freigelegt, ohne das Schlauchsystem zu verletzen. Da meist kein ausreichendes subkutanes Fettgewebe mehr vorhanden ist, wird die Rektusaponeurose quer eröffnet und der Musculus rectus abdominis stumpf auseinandergedrängt. Danach erfolgt die Fixation der Portkammer mit nicht-resorbierbaren Nähten auf der hinteren Rektusaponeurose. Dabei wird das Schlauchsystem wiederum mit einer atraumatischen Pinzette in den Bauchraum vorgeschoben. Gelingt dies nicht, muss gegebenenfalls auch eine Laparoskopie erwogen werden, um das Schlauchsystem vom Bauchdeckenniveau nach intraabdominal zu verlagern. Nach Verschluss der vorderen Rektusaponeurose und lokaler Drainage wird die Operation durch Hautverschluss beendet.

Komplikationen

Mit einer Infektion der Portkammer ist zu rechnen, wenn die Integrität der Haut nicht mehr erhalten ist und bereits

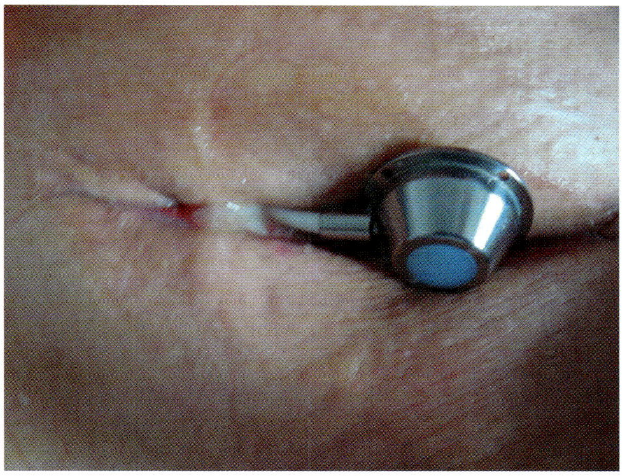

Abb. 17.14 Infizierter Port nach Penetration durch die Haut.

17

Mikroläsionen vorhanden sind. In diesen Fällen muss das Portsystem explantiert werden (➤ Kap. 17.1.4). Ansonsten unterscheiden sich die Komplikationen nicht von denen einer Portrevision (➤ Kap. 17.1.5).

Nachbehandlung

Die Nachbehandlung entspricht der nach Portrevision wegen Portkippung (➤ Kap. 17.1.5).

17.1.7 Chronischer Portschmerz

Indikation zur Revision

Fremdkörperreaktionen durch die Portkammer, Paravasate von Kontrastmittelinjektionen im Rahmen der Portfüllung oder allgemeine Wundreaktionen können zu einer chronischen Vernarbung und zu Schmerzen im Bereich der Portkammer führen. Beeinträchtigen die chronischen Portschmerzen die Lebensqualität des Patienten, ist eine Neuplatzierung des Portsystems in Erwägung zu ziehen.

Präoperative Diagnostik

Der Portschmerz ist nur durch den Patienten subjektiv erfassbar und lässt sich nicht objektivieren. Letztendlich muss dem Patienten Glauben geschenkt werden, wenn er wiederholt und über einen längeren Zeitraum über diese Schmerzen berichtet. Um eine beginnende Infektion im Rahmen einer Magenbandmigration auszuschließen, sollte jedoch auch eine gastroskopische Kontrolle des Magenbandes in Erwägung gezogen werden. Oftmals äußern sich chronische Schmerzen im Portlager als Vorzeichen einer Portinfektion und sind letztendlich das erste Symptom einer Bandmigration.

Operationstechnik

Das operative Vorgehen entspricht dem der Portrotation oder Penetration (➤ Kap. 17.1.5, ➤ Kap. 17.1.6). Allerdings ist mit starken inflammatorischen Gewebeverdichtungen im Bereich des subkutanen Fettgewebes zu rechnen. Auf jeden Fall sollten nach Inzision der Haut über dem Portsystem Proben zur bakteriologischen Untersuchung entnommen werden, um eine Infektion auszuschließen. Zur Vermeidung fortbestehender Schmerzen ist nach Mobilisation des Portsystems die vollständige Exzision des granulomatösen Fettgewebes notwendig. Oftmals können dadurch auch Gewebedefekte verursacht werden, die später durch eine Vertiefung der Bauchwand sichtbar sind. Die Implantation der Portkammer sollte dann an anderer Stelle nach sicherer Darstellung der Rektusaponeurose in beschriebener Technik erfolgen.

Komplikationen

Das Wiederauftreten der chronischen Schmerzen an der neuen Portkammerlokalisation kann möglicherweise auch durch eine Allergie auf das Implantationsmaterial bedingt sein. In solchen Fällen sind intrakutane Materialtestungen hilfreich, um allergische Reaktionen auszuschließen. Alternativ kommt ein Portsystem infrage, das aus einem anderen Material hergestellt ist. In jedem Fall muss sicher ausgeschlossen sein, dass Portpunktionen ohne sichere Röntgendarstellung durchgeführt wurden. Eine Injektion von Kontrastmittel in das subkutane Gewebe führt zu einer chemischen Reaktion des hyperosmolaren Kontrastmittels im Gewebe, das Gewebsreaktionen mit chronischen Schmerzen hervorrufen kann.

Nachbehandlung

Die postoperative Behandlung unterscheidet sich grundsätzlich nicht von einer Portneuanlage. Allerdings muss die Schmerzempfindung im Bereich der Portkammer erneut engmaschig kontrolliert werden, um frühzeitig weiteren bzw. anderen Ursachen nachgehen zu können.

17.1.8 Materialdefekte

Indikation zur Revision

Primäre Defekte von Magenbandsystemen sind aufgrund der hohen Standards in der Herstellung heute extrem selten. In der Vergangenheit gab es Magenbänder, die bereits ohne Fremdeinwirkung beschädigt waren. Es ist anzunehmen, dass fast alle Bänder dieser Art inzwischen entfernt sind. Durch Verletzung während der Operation, aber auch im Rahmen der Bandfüllung können Materialdefekte entstehen, die zu einer Funktionsunfähigkeit des Systems führen. Ein Funktionsverlust des Magenbandes macht letztendlich den Austausch des defekten Materialteils notwendig. Portdefekte traten bei bestimmten Typen als Bruch der Ansatzstellen auf (➤ Abb. 17.15).

Undichte Stellen des Reservoirs sind selten. Undichte Stellen entlang des Katheters sind häufig Ursache einer zufälligen Punktion während der Justierung. Sie können auch durch einen progressiven Bruch des Katheters verursacht werden, was besonders häufig bei den älteren Magenbändern vom Typ Lap-Band® vorgekommen ist. Bei diesem Modell bestand der Katheter aus zwei Teilen, die über ein hartes Metallteil verbunden waren, das sich bei den älteren Modellen fast immer in der Abdominalwand befunden hat. Durch die wiederholten schneidenden Bewegungen der Muskulatur konnte es zum Bruch des Katheters an den Enden dieses Verbindungsstücks kommen. Seit der Hersteller das System verändert hat, befindet sich das Verbindungsstück im Inneren der Abdominalhöhle, was ein Zerbrechen wesentlich seltener macht. Bei den Magenbändern vom Typ SAGB® kann der Katheter an der Verbindungsstelle mit dem Reservoir brechen.

Portmembranen können mit Huber-Nadeln bis zu 1000-mal punktiert werden, ohne dass ein Funktionsverlust des Portsystems resultiert. Werden jedoch unsachgemäß Punktionen der Portkammer mit Kanülen mit normalem Hohlschliff durchgeführt, kommt es zum Ausstanzen von Membrananteilen, die letztendlich zur Undichtigkeit des Portsystems führen.

Präoperative Diagnostik

Die Dichtigkeit eines geschlossenen Bandsystems, die durch ein hydraulisches Prinzip gewährleistet wird, kann durch die Füllung mit einer kontrastgebenden Röntgendurchleuchtung nachgewiesen werden. Man muss eine undichte Stelle vermuten, wenn der Patient sich über nachlassenden restriktiven Effekt des Bandes beschwert und somit zu viel essen kann, besonders, wenn dies kurze Zeit nach dem Füllen des Magenbandes und zum wiederholten Mal auftritt (➤ Abb. 17.16). Bei einer Punktion des Magenbandes kann die vorher injizierte Flüssigkeit nicht vollständig entfernt werden. Die Diagnose undichter Stellen erfolgt röntgenologisch durch Kontrastmittelinjektion, wodurch ihre Ortung möglich ist.

Tritt Kontrastmittel im Bereich des Bandes, des Schlauchsystems oder direkt im Bereich der Portkammer durch Brüche aus, muss mit der operativen Revision die entsprechende Korrektur erfolgen. Differenzialdiagnostisch muss auch an eine Fistel zwischen Pouch und Hauptmagen gedacht werden (➤ Abb. 17.17).

Während die Verletzung des Magenbandes eine erneute

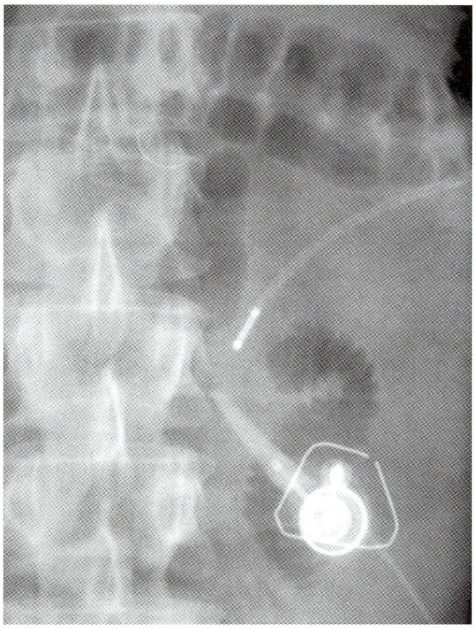

Abb. 17.15 Röntgenbild zum Nachweis eines „Portbruchs" (Nebenbefund: verlorene Nadel).

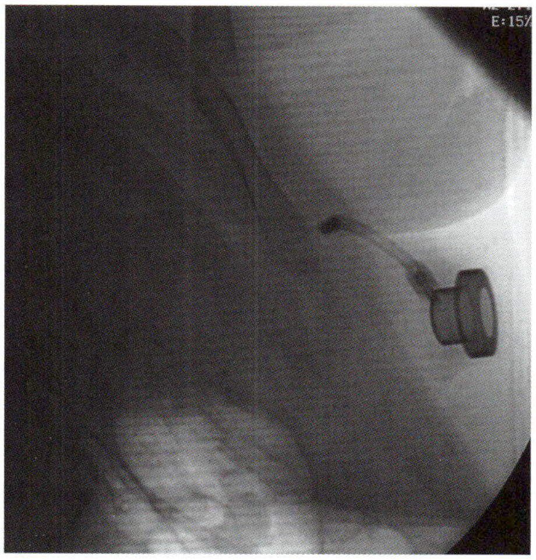

Abb. 17.16 Abgetrenntes Schlauchsystem nach unsachgemäßer Portpunktion mit einer „scharfen" Kanüle.

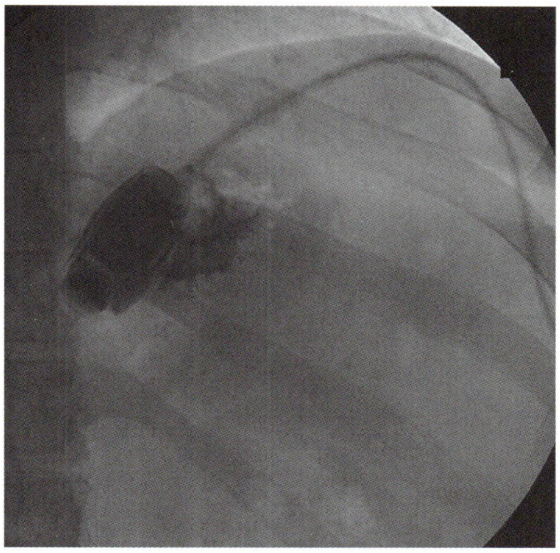

Abb. 17.17 Röntgenbild nach Kontrastmittelfüllung über das Portsystem mit Leckage-Nachweis durch Kontrastmittelaustritt im Bandbereich.

Implantation in Allgemeinnarkose erfordert, können die meisten Komplikationen im Bereich des Portsystems unter örtlicher Betäubung durch Ersetzen des alten durch einen neuen Portkammer- oder Schlauchanteil korrigiert werden. Vielfach handelt es sich jedoch um schleichend nachlassende Füllungszustände im Bandsystem, die sich mit einer Röntgendiagnostik nicht verifizieren bzw. lokalisieren lassen. In diesen Fällen kann die Anwendung von Isotopentechniken hilfreich sein. Durch Injektion von Tc^{99m} in das Portkammersystem kann durch eine Aktivitätsanreicherung im Magenbandbereich eine Mikro-Leckage nachgewiesen werden. In diesen Fällen ist die operative Revision durch Ersatz des Magenbandes notwendig. Ursachen können sowohl Materialdefekte als auch ein kurzzeitiger „Kontakt" einer Nadel mit dem aufblasbaren Anteil des Bandes beim Übernähen des Magenbandes sein. Kontrastmittelaustritte im Bereich des Magenbandes können selten auch differenzialdiagnostisch durch Fisteln im Nahtbereich verursacht sein (➤ Abb. 17.18). Der Bruch älterer Portkammerarten lässt sich oftmals in einer einfachen Röntgendarstellung mit Kontrastmittel sichtbar machen, ebenso die Diskonnektion im Bereich der Konnektionskanüle (➤ Abb. 17.19). Die Komplikationen des Portkammerwechsels entsprechen denen der bereits genannten Eingriffe zum Portkammerwechsel (Infektion, Blutung, chronischer Schmerz). Die Füllung des Portsystems unter Röntgendurchleuchtung mit Kontrastmittel weist die Lokalisation des Kontrastmittelaustritts im Bereich der Kammer sicher nach. Der Defekt kann während der Operation durch Injektion von Methylenblau erneut verifiziert werden.

Operationstechnik

Banddefekt

Das Auswechseln eines Magenbandes (wenn der Defekt im Bereich des im Band gelegenen Hohlraumsystems lokalisiert ist) lässt sich laparoskopisch relativ einfach durchführen. Nach laparoskopischer Inspektion und Darstellung der hiatalen Region mit Freilegung des Bandes kann ohne vollständige Aufhebung der Fundusmanschette das Magenband zunächst geöffnet werden. Danach wird das neue Magenband vom gleichen Durchmesser und Typ in die Bauchhöhle eingebracht und mit dem Ende des bereits geöffneten Magenbandes verbunden. Mit dem Herausziehen des defekten Magenbandes wird das neue Magenband in den ausgebildeten Gewebskanal hineingezogen. Die Verbindung zwischen dem alten und neuen Magenband wird durchtrennt und das neue Magenband in herkömmlicher Weise geschlossen. Danach kann die Übernähung des Fundus erneut komplettiert werden. Anschließend erfolgen die Entfernung des alten Magenbandes und der Wiederanschluss des Schlauchsystems an die noch liegende intakte Portkammer (oder an das inklusive Kammer komplett ausgewechselte System). Der Anschluss an die bereits vorhandene Portkammer ist für den Patienten komfortabler, da er postoperativ geringere Schmerzen hat. Voraussetzung ist, dass die noch liegende Portkammer nachweislich voll funktionstüchtig und fest auf der Aponeurose fixiert ist.

Port- und Schlauchsystem

Die Revisionen im Bereich des Schlauchsystems sind meist vor der Bauchdecke in lokaler Betäubung durchführbar,

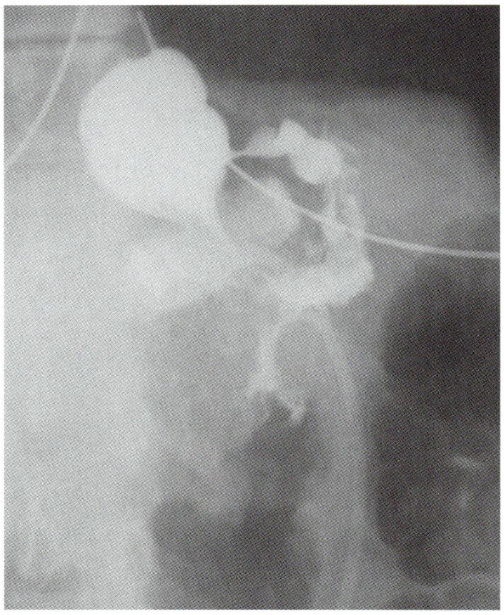

Abb. 17.18 Röntgenbild mit Darstellung eines Kontrastmittelaustritts durch eine gastrogastrische Fistel in den Restmagen.

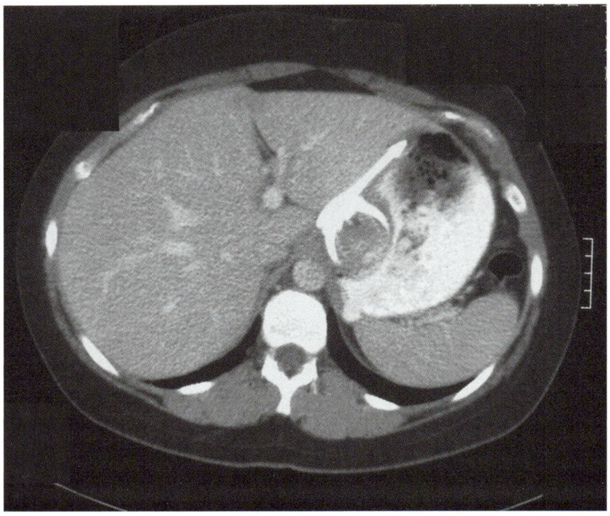

Abb. 17.19 Diskonnektion zwischen Portkammer und Schlauchsystem (im CT sichtbar).

da Defekte hier in der Regel durch Punktionen während der Portfüllung entstanden sind. Undichte Stellen des Reservoirs bedingen dessen Austausch. Undichte Stellen des Katheters hingegen können, soweit dieser nicht vollständig gebrochen und folglich nicht in die Abdominalhöhle zurückgefallen ist, in Lokalanästhesie repariert werden. Der Eingriff beinhaltet die Freilegung des Reservoirs und des Anfangsteils des Katheters. Wenn nicht eindeutig klar ist, wo sich die undichte Stelle befindet, kann sie auch während des Eingriffs durch Flüssigkeitsinjektion in das Reservoir offengelegt werden. Ist das Leck einmal gefunden, muss man den Katheter durchtrennen, den defekten Teil entfernen und den Katheter dann wieder zusammensetzen, sei es direkt am Reservoir, falls sich die undichte Stelle sehr nah an diesem befindet, oder durch ein Verbindungsstück. Um einem erneuten Bruch vorzubeugen, wird darauf geachtet, dass sich diese Stelle weder in Höhe der Abdominalwand noch in einer Biegung des Katheters befindet. Bei Patienten, deren Katheter intraabdominal beschädigt ist, muss der Eingriff in Allgemeinnarkose vollzogen werden. Katheter, die in die Abdominalhöhle gefallen sind, werden laparoskopisch eventriert. Dabei werden dort, wo die Inzision notwendig ist, um das Reservoir freizulegen, zwei Trokare (eine Optik, eine Zange) eingeführt, der Katheter aus der Abdominalhöhle geborgen und wie oben beschrieben wieder zusammengesetzt.

Mit Hervorluxieren des Schlauchsystems, das vorher isoliert wurde, kann dann das defekte Areal durch Injektion von Methylenblau-Lösung über die Portkammer eindeutig identifiziert werden. Reicht der Portschlauch bis vor die Bauchdecke, kann durch Kürzung oder mit Hilfe eines neuen Zwischenstücks und einer Stahlkonnektionskanüle die Portkammer erneut angeschlossen werden. Bei Defekten der Portkammer oder bei Portkammerbruch ist eine Portkammerneuimplantation notwendig. Bei nachgewiesener Undichtigkeit der Portkammer erfolgt der Austausch durch Revision in Lokalanästhesie (➤ Kap. 17.1.6). Vor Neuanschluss muss jedoch kontrolliert werden, dass das gesamte System dicht ist und nicht die Portmembran für eine Fehlfunktion des Magenband- und Portsystems verantwortlich gemacht wird.

Komplikationen

Die Art der möglichen Komplikationen unterscheidet sich in der Regel nicht von denen einer primären Magenbandanlage. Auf eine erneute Verletzung der Materialien bei der Revisionsoperation muss geachtet werden. Beim Hervorluxieren des Schlauchsystems vor die Bauchdecke darf kein zu starker Zug ausgeübt werden, um keine weiteren Bruchstellen zu erzeugen.

Nachbehandlung

Die Nachbehandlung nach Bandwechsel unterscheidet sich nicht von der primären Magenbandimplantation. Generell sollte das postoperative Management einschließlich der Flüssigkostphase von drei Wochen eingehalten werden. Die Portblockung erfolgt wiederum frühestens drei Wochen nach Implantation.

17.2 Gastroplastik

17.2.1 Stenose

Indikation zur Revision

Die Stenosierung im Bereich der Bandeinlage im Rahmen der vertikalen Gastroplastik zählt neben der Klammernahtruptur zu den häufigsten Komplikationen dieser Operationsart. Die Patienten berichten über gehäuftes Erbrechen und können nur noch flüssige Nahrung zu sich nehmen. Oftmals bestehen diese Symptome über mehrere Jahre, da die Patienten zunächst mit ihrer Gewichtsabnahme zufrieden sind. Die Ausschließlichkeit der flüssigen Nahrungszufuhr führt jedoch zu Mangelzuständen, zum Verlust der Zähne und letztendlich zu einer extrem eingeschränkten Lebensqualität. Da es sich bei den eingelegten Bändern zur Aufrechterhaltung der Restriktion meist um Marlex-, Prolene- oder Mersilene-Bänder handelt, kommt eine endoskopische oder einfache laparoskopische Entfernung meist nicht in Betracht, da die Kunststoffnetze tief in den Magen eingewachsen sind. Lediglich Goretex-Bänder oder Silikonringe lassen sich technisch einfacher und komplett entfernen (➤ Abb. 17.20), da sich um sie eine

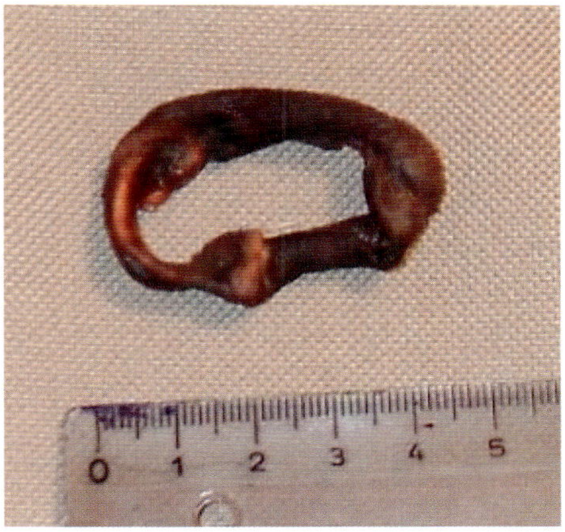

Abb. 17.20 Komplett entferntes Goretex-Band.

Fibrinhülle bildet. Grundsätzlich muss jede Stenose einer operativen Korrektur zugeführt werden. Endoskopische Dilatationen bleiben stets ohne Erfolg, da das Gewebe im Bereich des implantierten Materials nicht dehnbar ist.

MERKE

Stenosen nach bandverstärkten Gastroplastiken sind endoskopisch nicht zu dilatieren.

Präoperative Diagnostik

Zur Abklärung einer Stenose nach Gastroplastik gehören sowohl die Endoskopie als auch die Röntgenkontrastmitteluntersuchung mit einem flüssigen Kontrastmittel! In diesem Fall reicht die endoskopische Abklärung allein nicht aus, da im Gefolge von Stenosen oftmals auch Klammernahtrupturen auftreten (Druckentwicklung vor Stenose). Diese sind endoskopisch extrem schwierig nachzuweisen und oftmals nur im Röntgenbild sichtbar (➤ Abb. 17.21). Das endoskopische Bild liefert die Hauptdiagnose der Stenose. Der Grad der Stenosierung kann jedoch sehr unterschiedlich sein, sodass auch bei einer Passage mit einem dünnen Gastroskop durchaus klinisch eine Stenosesymptomatik bestehen kann. Durch entsprechende Erfassung der Lebensqualität des Patienten durch Fragebögen und subtile Anamnese ist die Indikation zu einem Revisionseingriff sorgfältig abzuwägen, da dieser mit einer erhöhten Komplikationsrate verbunden ist. Bei einer fehlenden Passagemöglichkeit für ein Gastroskop ist eine absolute Indikation für die operative Umwandlung gegeben.

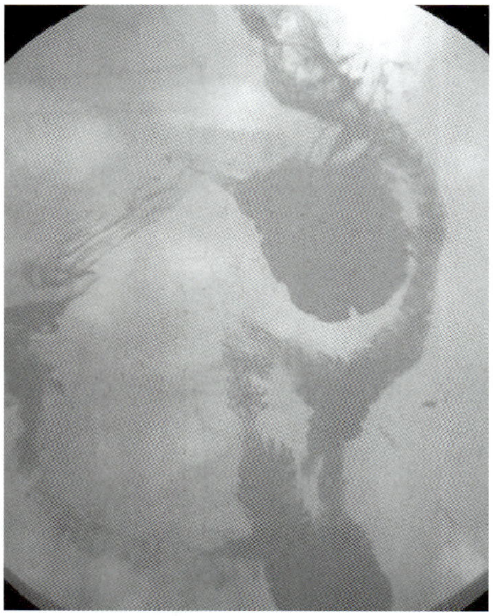

Abb. 17.21 Röntgennachweis einer Klammernahtruptur mit Kontrastmittelaustritt in den Restmagen.

Operationstechnik

Die Operationstaktik und die Strategie der Gesamtbehandlung sind mit dem Patienten im Vorfeld ausführlich zu besprechen und abzuklären. Nach einer erfolgreichen Gewichtsreduktion geht es bei der operativen Indikation nicht nur um die Aufhebung der Stenose, sondern auch um die Aufrechterhaltung des Therapieeffekts (Körpergewicht und Komorbiditäten). Eine alleinige Entfernung eines Goretex-Bandes oder Silikonrings ist technisch einfach möglich und beseitigt in der Regel die Stenosesymptomatik. In diesen Fällen ist jedoch mit einem anschließenden Gewichtsanstieg zu rechnen, der dann zu einem späteren Zeitpunkt unter wieder ungünstigen Bedingungen der extremen abdominalen Fettansammlungen zu einem erneuten adipositaschirurgischen Eingriff führt. Aus diesem Grund sollte hier schon entschieden werden, in welches Operationsverfahren die vertikale Gastroplastik umgewandelt werden soll.

MERKE

Die Aufhebung der Stenose mit Umwandlung ist eine medizinisch dringliche Indikation und wird mit einer gastroenterologischen Diagnose verschlüsselt. Es handelt sich nicht um einen adipositaschirurgischen Eingriff sui generis.

Marlex- und Prolene-Meshs sind nach mehreren Jahren tief in die Magenwand eingewachsen und lassen sich oftmals nicht mehr eindeutig darstellen. Ihre alleinige Entfernung würde mit erheblichen Magenwandbeschädigungen einhergehen. Sie sind zudem als Fremdkörper bereits sehr stark mit dem linken Leberlappen verwachsen, sodass die operative Darstellung des Situs erheblich erschwert ist.

Für die Operationstechnik stellen sich folgende Grundsatzfragen:

- In welches Operationsverfahren soll die vertikale Gastroplastik umgewandelt werden?
- Soll der Eingriff laparoskopisch oder offen durchgeführt werden?

Die einzelnen Möglichkeiten der Umwandlung in ein anderes adipositaschirurgisches Verfahren werden unter dem Abschnitt Umwandlungsoperationen (➤ Kap. 14) dargestellt. Grundsätzlich sollte nicht nur die Stenose behoben werden, sondern zur Aufrechterhaltung der Restriktion entweder ein gemischtes Operationsverfahren wie der Magenbypass, hier jedoch mit erhöhter Komplikationsrate, zur Anwendung kommen oder die Gastroplastik sicher in eine biliopankreatische Diversion umgewandelt werden. Die Aufhebung der Stenose als alleiniger Eingriff ist nur sicher bei vorliegenden Goretex- oder Silikonbändern möglich. Beim Einsatz von nicht-steuerbaren Magenbändern aus Mersilene oder Meshs können Sanduhrstenosen auftreten (➤ Abb. 17.3), die eine horizontale Magenresektion notwendig machen und damit einen erhöhten operativen Aufwand verursachen.

Operationsschritte zur alleinigen Entfernung des Bandes (Goretex, Silikonring):

- Laparoskopie und Adhäsiolyse.
- Lösen des linken Leberlappens von den Verwachsungen im Bereich der vorderen Magenwand. Sie sind eindeutig die Lokalisation der stattgehabten zirkulären Magenbanddurchtrennung und der Magenband-Mesh-Implantation.
- Fassen des Silikonrings und Durchtrennung im Bereich der Blutungsstellen der innen liegenden Prolene-Naht (Video).
- Herausziehen des Silikonrings oder des durchschnittenen Goretex-Bandes. Bei fehlender Leberkapselverletzung oder ausbleibenden intraabdominellen Blutungen durch Verwachsungen ist eine Drainage des Bauchraums nicht notwendig.

Komplikationen

Auch nach Entfernung des Silikonrings oder Goretex-Bandes kann eine Stenose fortbestehen. Sie wird normalerweise durch die Entfernung des Magenbandes zunächst geringgradig erweitert und dann durch die Nahrungspassage in Form von fester Nahrung wieder aufgedehnt. Sollte dies unterbleiben, ist nach Entfernung des starren Ringsystems eine Ballondilatation notwendig. Über die Notwendigkeit einer Stent-Implantation bei fortbestehender Stenose nach Bandentfernung wurde noch nie berichtet.

Nachbehandlung

Patienten können frühzeitig einen vollständigen Kostaufbau haben und brauchen keine Flüssigkeitsphase mehr einzuhalten. Meist brauchen sie einen längeren Zeitraum, um ihren Ernährungszustand zu normalisieren und auch die Dehydratation zu überwinden. Patienten sollten jedoch unbedingt wieder eine ausführliche Ernährungsberatung vor Entlassung erhalten, um den raschen und nicht mehr aufzuhaltenden Gewichtsanstieg zu vermeiden. Ein Gewichtsanstieg von einigen Kilogramm ist durchaus zu erwarten, da die Patienten langzeitig extrem restriktiv eingeschränkt waren und vielfach nur noch Flüssigkost zu sich nehmen konnten. Diese Zunahme ist nicht beunruhigend, jedoch müssen die Patienten in einem strengen Follow-up-Programm bleiben, um zu verhindern, dass sie nach einigen Jahren in einer Extremform ihrer Adipositas erneut zu einem operativen Eingriff kommen. Wenn der Gewichtsanstieg nicht aufzuhalten ist, muss der Patient auf eine Umwandlung in eine dauerhafte operativ induzierte Gewichtsreduktion hingewiesen werden. Die finale Lösung für diese Patienten ist die biliopankreatische Diversion nach Scopinaro mit Wiederherstellung des Magenreservoirs durch Aufhebung der inneren Klammernaht (Daskolakis et al. 2009). Vielfach glauben die Patienten, dass sie nach den bisherigen Erfahrungen allein in der Lage sind, ihr Gewicht dauerhaft auf niedrigem Niveau zu halten, was jedoch nur in Ausnahmefällen gelingt.

17.2.2 Klammernahtruptur

Präoperative Diagnostik

Staplerlinienrupturen sind die häufigsten Ursachen für ein Therapieversagen. Die Klammernahtreihen werden bei zunehmender Nahrungszufuhr einem verstärkten Druck ausgesetzt. Aufgrund der vielfach vorhandenen Essverhaltensstörung können erhebliche Drücke im Pouch entstehen, wenn die Patienten trotz oder auch ohne Sättigungsgefühl große Mengen weiter essen.

Staplerlinienrupturen wurden bei 1,5 – 48% der Patienten nach Gastroplastik berichtet (Desaire 1996, Eckhout et al. 1986, Fox 1992, Hell 1990, Lee et al. 2006, Sugarman et al. 1987, Toppino et al 1999). Sie sind mit einem Therapieversagen gleichzusetzen. Auch in der McLean-Technik ist die Klammernahtruptur möglich. Hier wird die Klammernahtreihe oftmals primär übernäht. Bei einer Ruptur kommt es zur lokalen Peritonitis mit allen möglichen Früh- und Spätkomplikationen (Abszess, Fistel).

MERKE
Ein erneuter Gewichtsanstieg nach vertikaler Gastroplastik und vorausgegangener erfolgreicher Gewichtsreduktion ist oftmals das erste Symptom einer Klammernahtruptur.

Die Klammernahtruptur lässt sich am sichersten durch eine Röntgenkontrastmitteldarstellung mit einem wasserlöslichen Kontrastmittel nachweisen. Selbst die geringste Füllung von Kontrastmittel im Restmagen ist ein Indiz für das Vorliegen dieser Komplikation, die bei bis zu 50% aller Patienten über kurz oder lang nach der Gastroplastik auftritt (Hell 1990). Wenn die Defektöffnung nur einige wenige Millimeter groß ist, sind diese Defekte gastroskopisch oft nur schwer nachzuweisen, da die Inversion in den Magenschlauch oft nicht möglich ist. In diesen Fällen kann jedoch die Inversion im ausgeschalteten Magenfundus erfolgen, um dann die Fistelbildung nachzuweisen. Breite Klammernahtdefekte sind jedoch gastroskopisch sehr einfach und eindrucksvoll zu sehen (➤ Abb. 17.22).

17

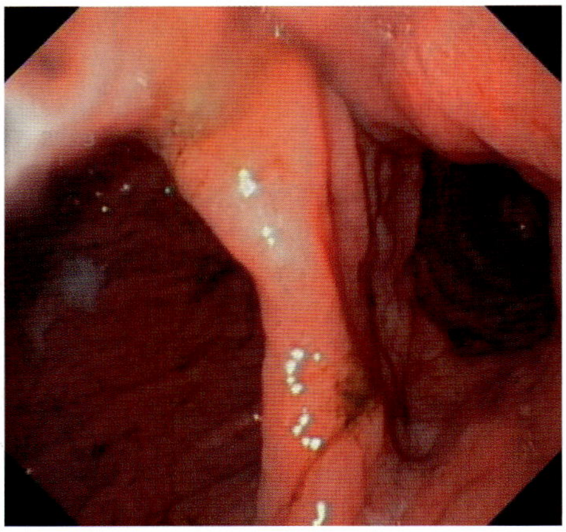

Abb. 17.22 Endoskopisches Bild einer Klammernahtruptur nach Gastroplastik.

Operationstechnik

Die Wiederherstellung der rupturierten Klammernaht ist in laparoskopischer Technik nicht sicher möglich und auch in offener Technik nur in wenigen Fällen versucht worden. Das Risiko bestünde in Nekrosen, wenn bei bestehenden Magenbrücken zwei Klammernahtreihen aufeinander oder nebeneinander zu liegen kommen. Das Gewebe dazwischen würde nicht mehr durchblutet werden (➤ Abb. 17.23). Außerdem ist das Verfahren technisch äußerst schwierig. Grundsätzlich stellt sich bei diesen Patienten die Frage nach der Umwandlung in ein anderes operatives Verfahren. Ohne entsprechende Umwandlung sind die Patienten einem unaufhaltsamen Anstieg ihres Körpergewichts bis zum Ausgangsgewicht oder darüber hinaus ausgeliefert (➤ Kap. 14).

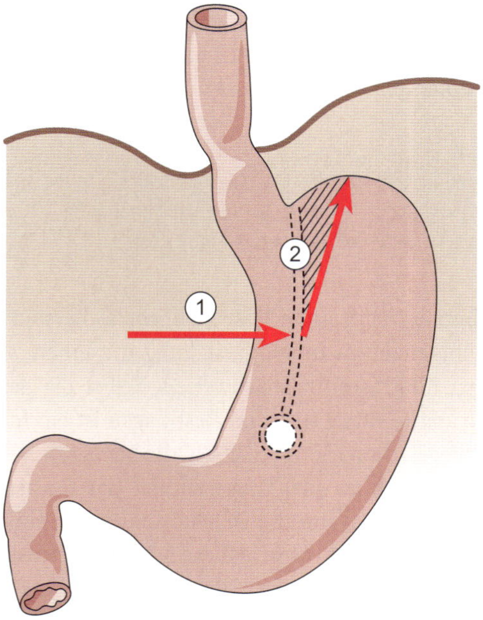

Abb. 17.23 Verlauf der Klammernahtreihen bei Umwandlung einer Gastroplastik mit Klammernahtruptur in einen Magenbypass und potenzielle Risiken für Leckagen zwischen den Klammernahtreihen (1: rote Pfeile zeigen Resektionslinie Magenbypass, 2: alte Nahtreihe Gastroplastik, schraffierte Fläche: Minderdurchblutung).

Die Umwandlung in eine BPD erscheint als sicherste Option und definitive Lösung des Problems Adipositas.

Komplikationen

Der Versuch einer Fibrinverklebung von Klammernahtrupturen ist aussichtslos. Die operative Revision ist technisch extrem schwierig und laparoskopisch nicht sicher ausführbar. Auch bei einer offenen Revision mit dem Versuch einer erneuten Platzierung von Klammernahtreihen ergeben sich fast unüberwindliche Schwierigkeiten, da die Bursa omentalis durch die Voroperation vollständig verklebt ist. Der ursprüngliche zirkuläre Klammernahtansatz zum Einbringen der Klammernaht ist verwachsen und nicht mehr für das Einbringen eines Klammernahtgeräts verfügbar. Potenziell kommen die neuen linearen Klammernahtreihen mit liegenden Klammernahtreihen der Erstoperation parallel oder über Kreuz, was unweigerlich zu intraoperativen Komplikationen führt. Die Eingriffe wurden aus diesem Grund nur in Einzelfällen durchgeführt und waren mit einer erhöhten Komplikationsrate (erneute Klammernahtinsuffizienz mit Peritonitis, Magenfisteln, subphrenische Abszesse, Nachblutungen, erneute Klammernahtrupturen) behaftet. Die Umwandlung in eine BPD ist daher die sicherste Option (➤ Kap. 14.5).

Nachbehandlung

Patienten mit nachgewiesenen Klammernahtrupturen nach vertikaler Gastroplastik müssen im Rahmen der Nachsorge bei nachgewiesener Diagnose auf die mögliche Umwandlung in ein anderes Operationsverfahren begleitet werden. Nach erfolgreicher Gewichtsreduktion im Rahmen der vertikalen Gastroplastik sollten diese Patienten mit ihrem Problem nicht alleine gelassen werden. Aus eigener Erfahrung muss auf die Möglichkeiten einer Umwandlung in eine BPD hingewiesen und darüber aufgeklärt werden.

17.3 Schlauchmagen

17.3.1 Stenose

Indikation zur Revision

Die Stenose nach Magenschlauchbildung kann unmittelbar postoperativ, aber auch erst im späteren postoperativen Verlauf auftreten. Stenosen und Klammernahtinsuffizienzen können miteinander kombiniert sein (➤ Abb. 17.24), da die distal gelegene Stenose ein auslösender Mechanismus für die Entwicklung einer Klammernahtruptur im Fundusbereich darstellen kann. Beide Formen, sowohl die Früh- als auch die Spätstenose, können operationstechnisch bedingt sein. Sie treten eindeutig häufiger nach engen Schlauchmagenbildungen (Kalibrationsdurchmesser 44 French und weniger) auf als nach Kalibration von weiteren Magenschläuchen, wie sie im Rahmen einer primären biliopankreatischen Diversion mit Duodenalswitch üblich sind (Kalibrationsdurchmesser 54 – 60 French).

Die Therapie der Wahl stellt die Platzierung eines Stents für vier bis sechs Wochen dar. Nur persistierende Knickstenosen machen eine Umwandlung in einen proximalen Magenbypass notwendig.

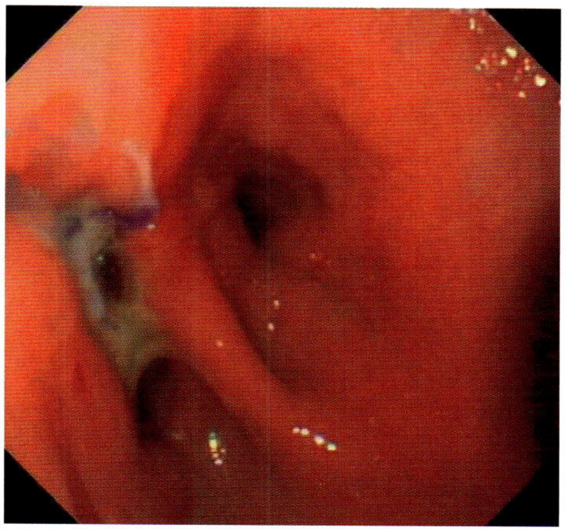

Abb. 17.24 Endoskopisches Bild: Stenose und Leckage der Klammernahtreihe in Kombination.

Zu den Komplikationsraten in den publizierten Serien ➤ Tab. 17.1.

Tab. 17.1 Komplikationsraten nach Schlauchmagenbildung in der Literatur.

Autoren	n	Präop. BMI (kg/m²)	Follow-up	Postop. BMI (kg/m²)	EWL (%)	Kompl. (%)	Kommentare
Lee et al. 2007	216	49	2 J	27,7 (2 J)	59 (1 J)	7,4	32-Fr-Bougie, Mortalität: 0
Cottam et al. 2006	126	65,3	1 J	49	46	13	46- bis 50-Fr-Bougie, Mortalität: 0
Hamoui et al. 2006	118	55	2 J	k.A.	47,3	15,3	97% open, Mortalität: 1
Moon Han et al. 2005	60	37,2	1 J	28	83,3	2,9	48-Fr-Bougie, Mortalität: 0
Silecchia et al. 2006	41	57,3	1 J	40,8	k.A.	12.1	48-Fr-Bougie, Mortalität: 0
Himpens et al. 2006	40	39	3 J	Median 27,5	66	5	34-Fr-Bougie, Mortalität: 0
Baltasar et al. 2005	7	61 – 74	4 – 27 M	k.A.	56,1	6,7 (2/30)	32-Fr-Bougie, Mortalität: 1
	7	> 40	4 – 16 M	k.A.	33,6 – 90		
	16	35 – 43	3 – 27 M	k.A.	62,3		
Roa et al. 2006	30	41,2	6 M	32	52,8	13,3	52-Fr-Bougie
Langer et al.	23	48,5	18 M	k.A.	57	k.A.	48-Fr-Bougie
Melissas et al. 2007	23	47,2	1 J	31,1	k.A.	21,7	34-Fr-Bougie, 19 lap./4 open, Mortalität: 0
Almogy et al. 2004	21	57,5	18 M	k.A.	61,4	23,8	Mortalität: 0
Milone et al. 2005	20	69	6 M	53	35	5	60-Fr-Bougie, Mortalität: 0
Mognol et al. 2005	10	64	1 J	41	51	0	32-Fr-Bougie, Mortalität: 0
Langer et al. 2005	10	48,3	6 M	k.A.	61	0	Ghrelin-Abfall
Regan et al. 2003	7	63	11 M	50	33	43 (3 Fälle)	60-Fr-Bougie, Mortalität: 0
Gesamt (15 Studien)	775	35 – 69	6 M – 3 J	27,7 – 53	33 – 83	0 – 24	periop. Mortalität: 3 (3/775) = 0,39%

Fr: French, J: Jahr(e), k.A.: keine Angabe, M: Monat(e), n: Anzahl der Patienten.

17

Präoperative Diagnostik

Endoskopie und Röntgenuntersuchung sind gleichwertig, sollten dennoch kombiniert werden. Bei rezidivierenden Stenosierungen muss an die Umwandlung in einen Magenbypass gedacht werden. Dazu ist endoskopisch ein Raum von mindestens 2 cm ab der Z-Linie notwendig, um die Operation technisch ausführen zu können. Stenosen am unmittelbar ösophagogastralen Übergang lassen sich in der Regel immer mit Stents behandeln (➤ Abb. 17.25), die auch gewechselt werden können. Es gibt keine Indikation zur Ballondilatation von Stenosen nach Schlauchmagen, da diese eine erhöhte Perforationsgefahr (Klammernahtruptur) aufweist.

CAVE
Keine Ballondilatation bei Stenose durch Klammernähte!

Operationstechnik

Zur Operationstechnik der Umwandlung in einen Magenbypass ➤ Kap. 13.4.5. Einzelberichte über eine Seromyotomie bei langstreckigen Stenosen liegen vor. Die Seromyotomie ist komplikationsträchtig.

Komplikationen

Stents haben verschiedene Komplikationsgefahren. Am häufigsten ist die Dislokalisation nach kaudal (aboral). Aus diesem Grund sollten lange Stents zur Anwendung kommen, die bis in das Antrum reichen.

Nachbehandlung

Während der Stentbehandlung über vier bis sechs Wochen kann der Patient flüssig-breiige Kost zu sich nehmen. Lagekontrollen können röntgenologisch erfolgen (➤ Abb. 17.26).

17.3.2 Klammernahtruptur

Indikation zur Revision

Klammernahtrupturen im ösophagogastralen Übergang zählen zu den typischen Komplikationen der Schlauchmagenbildung. Im Antrumbereich sind sie seltener. Die Frequenz liegt in der Literatur im Mittelwert bei 3,8 %. Im Gegensatz zum Magenbypass gibt es keine Abhängigkeit von der Lernkurve. Im eigenen Krankengut (2001 – 2009) wurde die erste Fistel zwei Jahre nach einer Bandmigration in der Vorgeschichte gesehen. Im Jahr 2007 wurde das Kalibrationsvolumen auf einen Durchmesser von 32 French verringert, es wurden insgesamt fünf Leckagen bei 120 Patienten diagnostiziert (4,1 %). Nach Verwendung einer 44-French-Sonde betrug die Leckagerate nur noch 2,1 %.

Präoperative Diagnostik

Eine Tachykardie in der frühen postoperativen Phase sollte immer Indikation zur Re-Laparoskopie sein. Auf eine

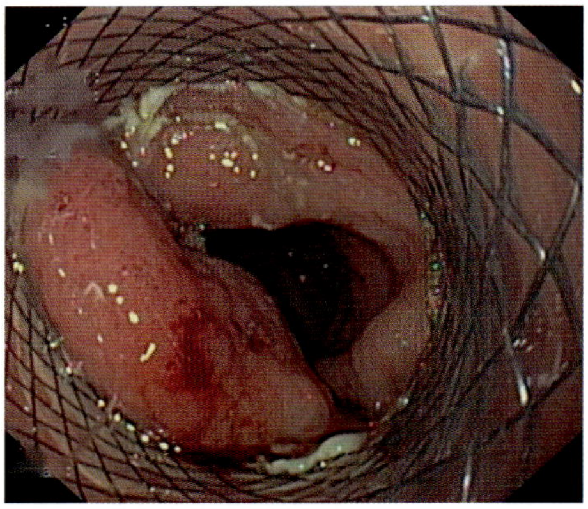

Abb. 17.25 Stent im ösophagogastralen Übergang zur Behandlung einer Knickstenose im Schlauchmagen.

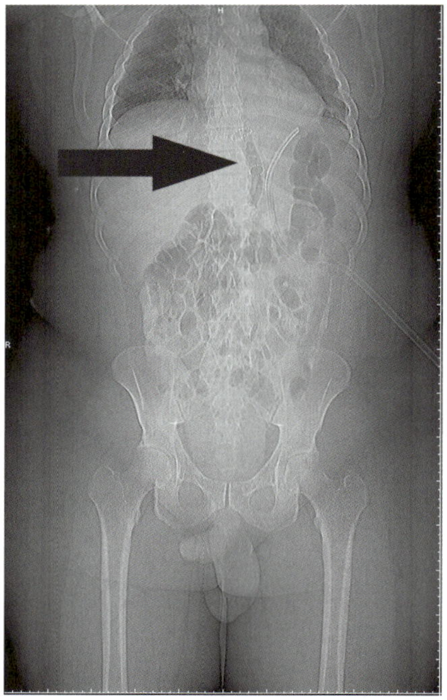

Abb. 17.26 Röntgen: Stent nach Stenose im Gefolge einer Schlauchmagenbildung.

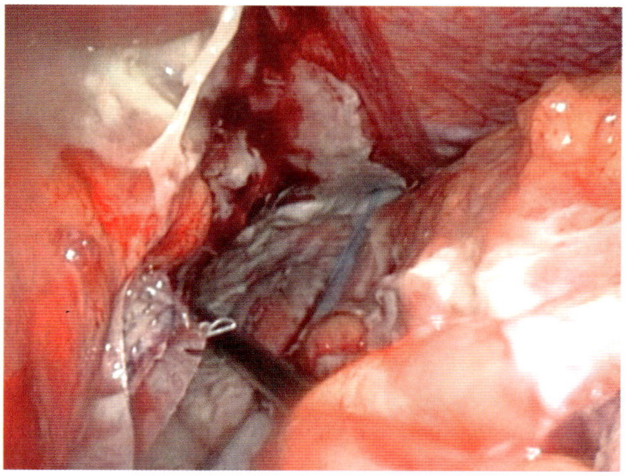

Abb. 17.27 Lokale im Gefolge einer Schlauchmagenbildung mit Leckage im ösophagogastralen Übergang.

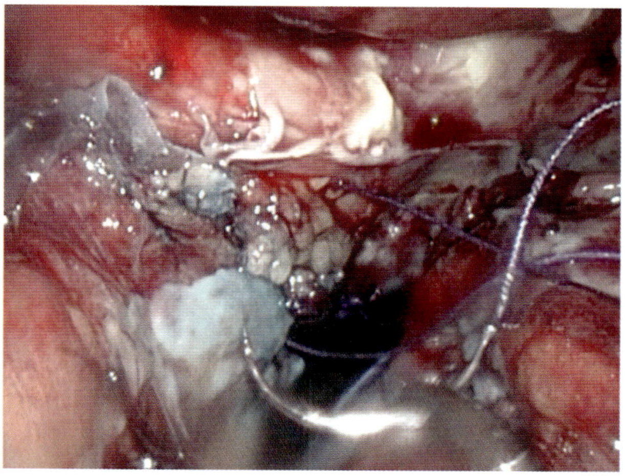

Abb. 17.28 Übernähung der Leckage mit Erfolg innerhalb von 18 Stunden nach Schlauchmagenbildung.

Röntgenuntersuchung (Video) kann verzichtet werden, da das Kontrastmittel bei einer Leckage eine lokale chemische Peritonitis verursachen und die Therapie um Stunden verzögern kann. Frühsymptome sollten nicht zur Endoskopie führen, da hier nur Luft in das Abdomen geblasen wird.

Operationstechnik

Die Frühlaparoskopie zeigt rasch die lokale Entzündung (➤ Abb. 17.27) und nach Blauinstillation die Leckage, die innerhalb von 36 Stunden noch übernäht werden kann (➤ Abb. 17.28). Länger bestehende Leckagen sollten besser mit einem Stent (Video) und einer lokalen Drainage versorgt werden, da die Naht im entzündeten Gewebe nicht ausreichend „hält".

Komplikationen

Das Fortbestehen der Insuffizienz und die Entwicklung von subphrenischen Abszessen und Fisteln bis hin zur Pleura sind gefürchtete Komplikationen, die auch letal enden können. Die ausreichende Herdsanierung gemeinsam mit einer Überbrückung der Leckage kann lebensrettend sein.

Nachbehandlung

Die Nachbehandlung richtet sich nach dem Verschluss der Leckage und dem Fortbestehen von Entzündungsherden. Ein Kostaufbau kann nur erfolgen, wenn der sichere Verschluss der Leckage im Röntgenbild dokumentiert ist.

17.3.3 Fistel

Indikation zur Revision

Fistel sollten konservativ oder endoskopisch mit Stents behandelt werden. Ein ausreichender Abfluss der Sekrete ist eine Grundvoraussetzung. Die operative Sanierung hat wenig Aussicht auf Erfolg und kann letal enden.

Präoperative Diagnostik

Die Diagnostik erfolgt durch Röntgendiagnostik (➤ Abb. 17.29).

Operationstechnik

Durch die Stent-Überbrückung wird bei einer ausreichenden Drainage die Fistel verschlossen. Eine Drainage mit Sog (Niedrigdruckbereich), die schrittweise gekürzt wird (alle zwei bis fünf Tage), sichert eine gute Therapieaussicht.

Komplikationen

Das erneute Entstehen einer Fistel oder die Ausbildung von Abszessen im Fistelbereich gehören zu typischen Komplikationen, die nicht sicher vermieden werden können.

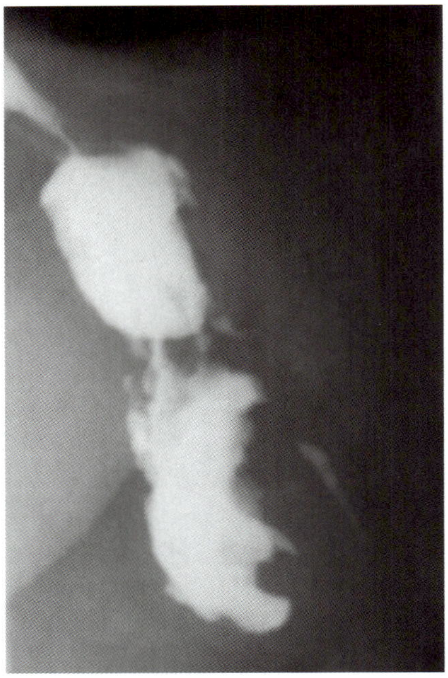

Abb. 17.29 Spätfistel nach Schlauchmagenbildung nach Magenbandmigration in der Vorgeschichte. Gleichzeitig besteht eine Stenosierung.

Nachbehandlung

Der Kostaufbau erfolgt nach dem Nachweis eines Fistelverschlusses mit einer Flüssigkostphase von mindestens drei Wochen. Laborkontrollen können das Auftreten von septischen Komplikationen (Abszesse) rechtzeitig signalisieren; diese machen dann eine bildgebende Diagnostik notwendig (CT).

17.3.4 Sleeve-Nekrose

Die Nekrose des Schlauchmagens ist ein seltenes Ereignis, das von erfahrenen Chirurgen bislang nur mündlich berichtet wurde. Ursache ist wahrscheinlich die Durchtrennung oder Verletzung der A. gastrica sinistra, die die Hauptversorgung mit arteriellem Blut übernimmt. Die Arterie wurde möglicherweise durch Drehung des Schlauchs bei der Dissektion mit erfasst. Aus der Bypass-Chirurgie weiß man, dass abnormale Insertionen weit lateral vorkommen (➤ Abb. 9.5). Die Resektion mit Kontinuitätswiederherstellung als gastrojejunale oder ösophagojejunale Anastomose ist bei Abwesenheit einer diffusen Peritonitis anzustreben. Der nekrotische Schlauchmagen muss im Gesunden abgetragen und entfernt werden.

17.4 Magenbypass

17.4.1 Insuffizienz der Gastroenterostomie

Indikation zur Revision

Die Insuffizienz der Gastroenterostomie (GE) ist eine lebensbedrohliche Komplikation und bedarf eines konsequenten Managements. Beim Auftreten von Frühsymptomen wie einer Tachykardie mit einer Frequenz > 120 Schläge/min ist innerhalb der ersten 36 Stunden mit der Re-Laparoskopie die effektivste Diagnostik und eine gleichzeitige Therapie möglich. Die initiale Diagnostik mit einer Röntgenkontrastmitteluntersuchung (nur wasserlösliche Kontrastmittel!) erlaubt ebenfalls die Sicherung der Diagnose. Sie führt jedoch zu keiner Verbesserung der Situation, da das Kontrastmittel mit seiner chemischen Reaktion eine lokale Peritonitis oder deren Verbreitung in der Bauchhöhle eher noch unterstützt.

MERKE
Jede Tachykardie ist postoperativ ein Zeichen einer Komplikation, bis das Gegenteil bewiesen ist.

Die Entscheidung zur operativen Revision hängt von folgenden Faktoren ab:
- **Zeitpunkt:** Frühe Insuffizienzen innerhalb der ersten zwei bis drei Tage können laparoskopisch angegangen werden, wenn der Primäreingriff laparoskopisch erfolgte.
- **Ausmaß der Insuffizienz:** Schmale Öffnungen, die sich entweder präoperativ durch Röntgendiagnostik oder intraoperativ durch Methylenblau-Testung nachweisen lassen, sind operativ nur unproblematisch zu versorgen, wenn der Eingriff rechtzeitig durchgeführt wird. Breite Insuffizienzen, wie z. B. eine komplette Nekrose der Anastomosenhinterwand oder eine Ruptur einer fortlaufenden Naht oder Klammernaht, erfordern in den meisten Fällen eine offene und konsequentere Revision.
- **Drainage:** Eine gut platzierte Drainage kann eine konservative Therapie bei begrenzter Peritonitis ermöglichen. Voraussetzung ist, dass das Kontrastmittel nachweislich ausreichend über die Drainage nach außen abfließt. Die Entscheidung zur Fortführung einer konservativen Drainagebehandlung oder gegebenenfalls doch zur operativen Revision muss anhand der klinischen Symptome des Patienten getroffen werden. Späte Insuffizienzen, die nach drei bis vier Tagen oder auch später nachgewiesen werden, lassen sich bei einer gezielten und effektiven Drainage auch konservativ behandeln. Voraussetzung ist der Tatbestand einer lokalen Begrenzung der Peritonitis.

Präoperative Diagnostik

Besteht eine Tachykardie mit über 120 Schläge/min innerhalb der ersten 48 Stunden als Zeichen einer Peritonitis, sollte dieses Symptom Anlass sein, eine Re-Laparoskopie durchzuführen. Die Röntgendiagnostik ist ein zuverlässiges Verfahren, das auch eine Aussage über Lokalisation und Ausdehnung der Insuffizienz machen kann (➤ Abb. 17.30). Eine breite Ruptur der Klammernaht im Bereich der alimentären Schlinge hat die gleichen Symptome und Auswirkungen (➤ Abb. 17.31). Die Verwendung von Kontrastmittel kann die chemische Reaktion und lokale Peritonitis verstärken bzw. deren Ausdehnung begünstigen. CT und MRT-Untersuchung können jedoch nur unter Verwendung von Kontrastmittel eine Insuffizienz nachweisen. Sie dienen (mit Kontrastmittel) weniger der primären Aussage über Insuffizienzen, sondern liefern zusätzliche Informationen zu eventuell vorhandenen Abszedierungen, Flüssigkeitsansammlungen und zur Ausdehnung der Peritonitis.

Operationstechnik

Bei der laparoskopischen Frührevision nutzt man in der Regel dieselben Trokarzugänge wie beim ersten Eingriff. Die Anlage des Pneumoperitoneums kann auch über vorhandene Drainagen erfolgen. Nach Darstellung des Operationsgebiets werden Flüssigkeitsansammlungen abgesaugt und eine vorhandene Insuffizienz entweder durch Luftinsufflation oder Methylenblau-Instillation über eine platzierte Sonde eindeutig lokalisiert. Die Übernähung der Leckage ist in den meisten Fällen nur dann möglich, wenn die Intervention frühzeitig erfolgt und die Insuffizienz in der Ausdehnung begrenzt ist. Die Übernähung kleiner Defekte kann mit geflochtenem resorbierbarem Nahtmaterial (z. B. Vicryl®) erfolgen. Bei längerstreckigen Rupturen oder Nekrosen von Klammernahtreihen ist die Übernähung mit resorbierbarem monofilem Faden (z. B. PDS®) zu empfehlen. Zur Vermeidung von Stenosen sollte in solchen Fällen eine Kalibrationssonde durch den Magenpouch über die Anastomose in den oberen Dünndarmabschnitt gelegt werden, da es sonst sofort oder später zu Stenosen kommen kann. Im Anschluss an die Übernähung sollte eine Dichtigkeitsprüfung erfolgen. Eine ausgiebige Drainage des Operationsgebiets und des von der Peritonitis betroffenen Quadranten ist obligat. Erstinterventionen besitzen eine eindeutig höhere Aussicht auf Erfolg als Zweit- oder Dritteingriffe. Bei einer Insuffizienz der Hinterwand kann eine komplette Neuanlage der Anastomose notwendig sein, die vorzugsweise in offener Operationstechnik ausgeführt werden sollte. In der Regel muss hierfür die alimentäre Schlinge teilweise reseziert und neu anastomosiert werden. Hierfür ist die Ausdehnung der Skelettierung des Darms notwendig. Eine „Ultima-Ratio-Lösung" bei der Unmöglichkeit der Rekonstruktion oder nach mehrmaliger erfolgloser Revision stellt die Deckung des Defekts durch eine zweite ausgeschaltete Roux-en-Y-Schlinge oder die komplette Resektion des Pouches dar. Sollte dieses im Stadium der aus-

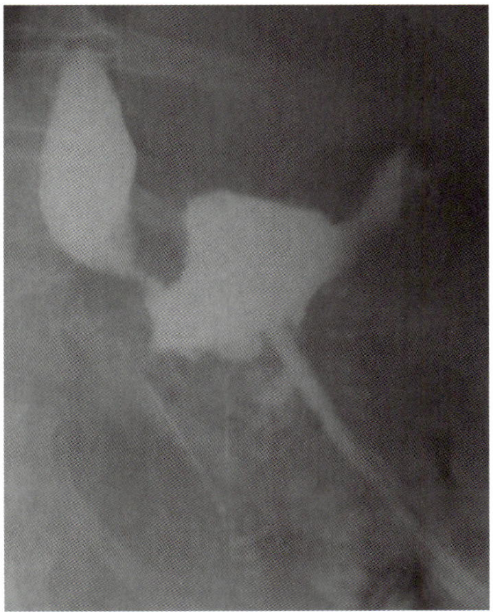

Abb. 17.30 Kontrastmittelaustritt im Bereich der Gastroenterostomie mit Kontrastmittel in der Drainage nach proximalem Magenbypass (3. postoperativer Tag).

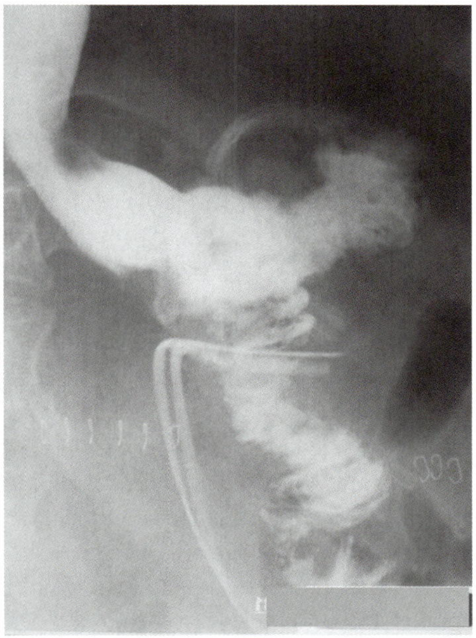

Abb. 17.31 Kontrastmittelaustritt bei breiter Insuffizienz der Klammernahtreihe am blinden Ende der alimentären Schlinge (2. postoperativer Tag).

17

gedehnten, schweren Peritonitis erfolgen, muss eventuell eine kollare Speichelfistel angelegt werden.

Komplikationen

Die erneute Insuffizienz der Gastroenterostomie stellt die schwerste Komplikation dar. Häufiger sind septische Komplikationen, insbesondere im subphrenischen Raum, bis hin zu Milzabszessen. Zur Vermeidung solcher Komplikationen sollte auf jeden Fall eine Drainage des linken subphrenischen Raums erfolgen. Die Entwicklung von Spätstenosen nach operativer Revision im Bereich der Gastroenterostomie stellt eine weitere Komplikationsmöglichkeit dar.

Nachbehandlung

Die Behandlung einer Peritonitis sollte auf der Intensivstation in Form von Antibiotika- und parenteraler Flüssigkeits- und Ernährungstherapie erfolgen. In jedem Fall sollte eine protrahierte Nahrungskarenz bis zum Nachweis der Dichtigkeit und regelrechten Passage eingehalten werden. Der Kostaufbau wird in Abhängigkeit der beginnenden Dünndarmperistaltik schrittweise begonnen. Bei persistierender Sekretion aus den Drainagen und nachgewiesener minimaler Insuffizienz sollte bei gezielter und effektiver Platzierung der Drainagen auch eine Sogbehandlung in Erwägung gezogen werden. Der Sog sollte jedoch nicht mehr als 10 cm Wassersäule betragen und kann auch intermittierend erfolgen. Bis zur weiteren Röntgenkontrolle müssen Zeitintervalle von fünf bis sieben Tage abgewartet werden, um ein schrittweises Zurückziehen der Drainagen vorzunehmen. Dieses führt in der Regel zum Verschluss des Drainagekanals. Die Wiederaufnahme der oralen Ernährung kann erst erfolgen, wenn aboral der Insuffizienz eine effektive Passage garantiert ist. Jegliche Persistenz der Sekretion von Magen- oder Dünndarminhalt über den Drainagekanal verbietet den Kostaufbau. Bei persistierender Sekretion kann jedoch in begrenztem Maße Wasser oral zugeführt werden, nicht zuletzt auch, um den Drainagekanal zu spülen. Die konservative Drainagebehandlung von Insuffizienzen hat sich bis heute bewährt und ist immer noch eine sichere Option, solange mit Hilfe der verschiedenen genannten Maßnahmen die Peritonitis lokal begrenzt werden kann. Das Auftreten pulmonaler Komplikationen, insbesondere von Pleuraergüssen und basalen Pneumonien, wird durch den subdiaphragmalen Herd begünstigt. Bei Auftreten eines Pleuraergusses, der die Atmung negativ beeinflusst, sollte eine Pleurapunktion bis hin zur Pleuradrainage zum erweiterten Therapieprogramm gehören.

MERKE
Herdsanierung hat oberste Priorität.

17.4.2 Insuffizienz der Entero-Entero-Anastomose

Indikation zur Revision

Jeder Verdacht auf Vorliegen einer Insuffizienz der Entero-Entero-Anastomose (EE) oder Darmverletzungen verlangen eine rasche Re-Laparoskopie und ggf. Re-Laparotomie.

Präoperative Diagnostik

Eine Insuffizienz der Enteroanastomose zeigt erst im protrahierten Verlauf klinische Symptome. Die Tachykardie als Frühsymptom, wie sie bei der Insuffizienz der Gastroenterostomie häufig anzutreffen ist, fehlt in den meisten Fällen. Der Austritt von Dünndarminhalt, insbesondere von Gallenflüssigkeit und Pankreassekret, aus dem biliodigestiven Schenkel der Enteroanastomose führt zu einer lokalen Peritonitis, die sich in einer verzögerten Symptomatik äußert. Fieber, Sekretion über die eventuell noch liegende Drainage und abdomineller Schmerz sind klassische Symptome, die an eine Insuffizienz der Entero-Entero-Anastomose denken lassen müssen.

MERKE
Luft im Drainagebeutel ist allgemein ein Zeichen einer Insuffizienz oder ein Perforationszeichen von Hohlorganen.

Der Nachweis von freier Luft im Röntgenbild nach laparoskopischen Operationen ist eine Indikation zur Re-Laparoskopie (➤ Abb. 17.32).

Die apparative Diagnostik ist für die Entero-Entero-Anastomose nicht in gleicher Weise möglich wie bei der Gastroenterostomie. Eine Röntgenkontrastmitteluntersuchung bringt in der Regel keinen sicheren Befund, da das wasserlösliche Kontrastmittel an der Entero-Entero-Anastomose meistens nicht mehr ausreichend vorhanden ist. Eine CT- oder MRT-Untersuchung mit Nachweis der lokalen Peritonitis ist in diesen Fällen das sicherere diagnostische Verfahren. Typische klinische Symptome mit oder ohne positiven Nachweis einer lokalen Peritonitis mittels CT sollten stets Anlass sein, eine Re-Laparoskopie durchzuführen. Nur diese kann die sichere Diagnose (➤ Abb. 17.33) und Therapie liefern.

Operationstechnik

Die Zugänge für die Re-Laparoskopie sollten in diesem Fall stets weiter kaudal positioniert werden, idealerweise infraumbilikal. Nach Einbringen des Kameratrokars zeigen sich Verklebungen, Verwachsungen und Flüssigkeitsansammlungen im linken Mittel- bis Oberbauch. Nach Einbringen eines Zusatztrokars werden mit Hilfe eines Saugers zunächst Verklebungen der Dünndarmschlingen von der vorderen Bauchwand gelöst. Werden Galleflüssigkeit bzw. Dünndarmsekret sichtbar, ist die Diagnose einer Insuffizienz im Bereich des Dünndarms gesichert. Ist die Peritonitis nicht sehr stark ausgeprägt, kann nach Säuberung des Operationsgebiets und mit Hilfe zusätzlicher Arbeitstrokare die Insuffizienz dargestellt werden. Ist sie nur wenige Millimeter breit, kann eine frühe Übernähung die definitive Lösung bringen. Die sichere Beseitigung der Insuffizienz ist obligat. Wenn keine ausreichende laparoskopische Einstellung des Operationsgebiets möglich ist, ist die Konversion zu einem offenen lokalen Vorgehen im linken Mittelbauch indiziert. Eine solche Revision bei den extrem dicken Bauchdecken führt trotz Wundprotektor oftmals zu einer Kontamination des fettreichen Subkutangewebes, sodass sich die prinzipielle Vakuumversiegelung bewährt hat. Sie verhindert die Entwicklung von späteren, langwierigen Bauchdeckeninfektionen, die wiederholte Vakuumversiegelungen oder offene Wundbehandlungen zur Folge haben. Bei der operativen Revision muss stets sichergestellt werden, dass die Insuffizienz nicht durch eine Stenose des distalen Dünndarmabschnitts oder der Entero-Entero-Anastomose bedingt ist. Findet sich eine Stenose oder besteht hinsichtlich dieser Fragestellung ein unsicherer Befund, muss zusätzlich eine zweite Entero-Entero-Anastomose distal der vermutlich stenosierenden und insuffizienten Entero-Entero-Anastomose angelegt werden.

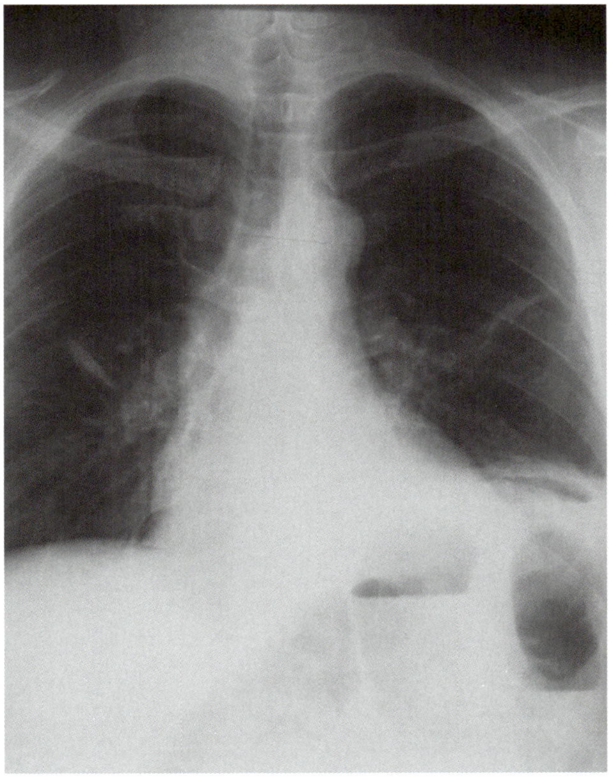

Abb. 17.32 Freie Luft bei Insuffizienz der Entero-Entero-Anastomose nach proximalem Magenbypass (5. postoperativer Tag).

Komplikationen

Das Auftreten von intraabdominellen Infektionen mit interenterischen Abszessen stellt eine potenzielle Komplikation des Revisionseingriffs dar. Aus diesem Grund sollte immer eine ausgiebige Spülung des Operationsgebiets erfolgen. Weiterhin ist die Infektion der Bauchdecke, die in manchen Fällen erst später manifest wird, eine häufige Komplikation.

Nachbehandlung

Bei Auftreten septischer Komplikationen ist bei den adipösen Patienten in der Regel eine intensivmedizinische Behandlung notwendig. Eine Peritonitis muss konsequent chirurgisch sowie mittels erregergezielter Antibiotikatherapie und bilanzierter parenteraler Flüssigkeits- und gegebenenfalls Ernährungstherapie behandelt werden. Wiederholte Vakuumversiegelungen können über einen längeren

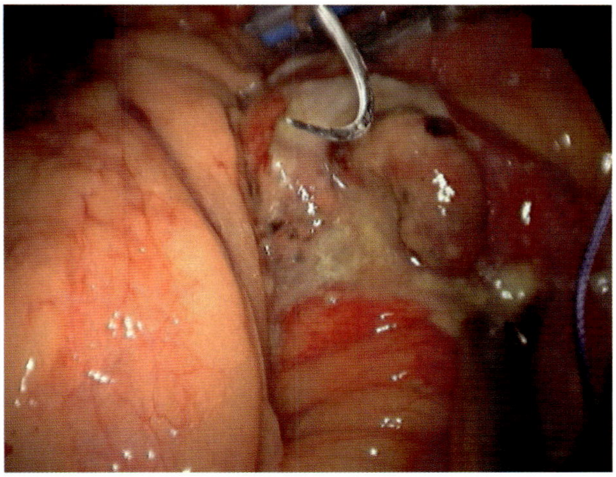

Abb. 17.33 Lokale Peritonitis nach instrumenteller Dünndarmperforation (2. postoperativer Tag).

Zeitraum notwendig sein, da das infizierte nekrotische Fettgewebe minderdurchblutet ist und nur durch konsequente Nekrektomien und Vakuumversiegelungen alle vier bis sechs Tage eine Ausheilung der lokalen Infektion erreicht werden kann.

17.4.3 Stenose und Kinking der Entero-Entero-Anastomose

Indikation zur Revision

Eine Stenosierung der Entero-Entero-Anastomose stellt eine lebensbedrohliche Komplikation dar. Der fehlende Abfluss von Magen-, Gallen- und Pankreassekret führt zu einem akuten Rückstau in die biliodigestive Schlinge und den ausgeschalteten Magen (➤ Abb. 17.34). Dieser kann maximal gebläht und distendiert sein, sodass die Gefahr eines akuten (reflektorischen) Herzstillstandes besteht. Diese Reaktion des Herz-Kreislauf-Systems ist vagal bedingt und kann innerhalb von 24 Stunden auftreten. Klinische Symptome sind auch in diesem Fall eine Tachykardie und die Unfähigkeit, Flüssigkeit zu sich zu nehmen. Beim Verdacht auf das Vorliegen einer Stenose ist eine konsequente Diagnostik und bei gegebenenfalls apparativ mit bildgebenden Verfahren nicht eindeutig nachweisbarer Stenose auch die Re-Laparoskopie durchzuführen.

Diagnostik

Der Nachweis eines extrem dilatierten Magens im Röntgenbild, Spiegel in der biliodigestiven Schlinge, die sich im rechten Mittelbauch lokalisieren (➤ Abb. 17.35) in der Sonographie, im CT (➤ Abb. 17.36) und MRT sind eindeutige Hinweiszeichen, dass ein Rückstau von Verdauungssäften in den Magen besteht. Die endoskopische Diagnostik kann keine wesentlichen Hinweise liefern, da der Magen nicht mehr zugänglich ist (die Strecke bis zur Entero-Entero-Anastomose kann mehr als 150 cm betragen).

Die Re-Laparoskopie ist die sicherste Diagnostik, die sich an die Verdachtsdiagnose anhand bildgebender Verfahren sofort anschließen sollte, sie ermöglicht zugleich neben der Exploration der Ursache auch die umgehend notwendige Therapie. Eine Erhöhung des Serumbilirubins kann bei einer Obstruktion der biliodigestiven Schlinge ein weiterer Hinweis auf eine bestehende Obstruktion sein. Sie ist zwar in vielen Fällen vorhanden, jedoch im „frühen Stadium" nicht immer nachweisbar.

> Der Nachweis eines großen gefüllten Restmagens ist immer ein Alarmzeichen, das eine rasche und konsequente Diagnostik verlangt.

Operationstechnik

Die extreme Dilatation des Magens und der biliodigestiven Schlinge ist frühzeitig zu beseitigen. In diesem Fall ist entweder das Absaugen über die eröffnete Enterostomie oder die Entlastung über eine zusätzlich angelegte Gastrostomie

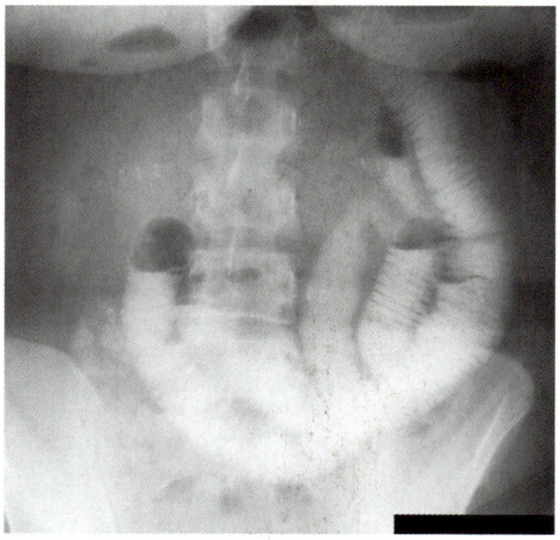

Abb. 17.34 Kontrastmittelstau in der alimentären Schlinge mit Dünndarmdilatation bei Stenose im Bereich der Entero-Entero-Anastomose am 3. postoperativen Tag nach proximalem Magenbypass.

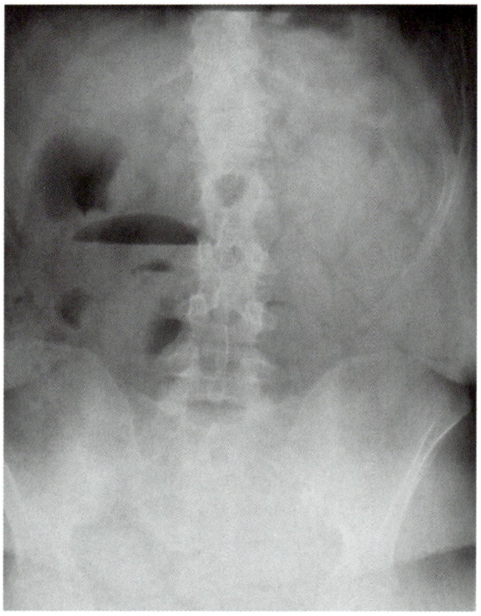

Abb. 17.35 Dünndarmspiegel der biliodigestiven Schlinge im rechten Mittelbauch nach Stenose der Entero-Entero-Anastomose nach proximalem Magenbypass (3. postoperativer Tag).

notwendig. Nach Absaugen des Magensekrets wird die Gastrostomie durch eine Nahtreihe verschlossen. Gegebenenfalls kann auch eine Gastrostomie temporär belassen werden, wenn nicht sichergestellt ist, dass durch die Operation die Stenosierung ausreichend beseitigt wird. Am sichersten lässt sich die Stenose beseitigen, indem eine zweite Entero-Entero-Anastomose zwischen biliodigestivem Schenkel und Common Channel angelegt wird. Voraussetzung ist, dass die Stenosierung lediglich den Abfluss der Verdauungssäfte in die distalen Darmabschnitte verhindert und nicht eine Stenosierung der alimentären Schlinge vorliegt. Letztere äußert sich in Erbrechen von Magensekret und der Unfähigkeit zu trinken.

Komplikationen

Die unzureichende Behebung der Stenosierung kann für den Patienten lebensbedrohlich sein. Die Distension des Magens ist in jedem Fall konsequent zu beseitigen. Weiter distal gelegene Stenosierungen anderer Ursache (Verwachsungen, Verletzung des Dünndarms) müssen ebenfalls immer sicher ausgeschlossen werden.

Nachbehandlung

Die Beseitigung der Stenose bei extremer Distension von Magen und Dünndarm ist von einer protrahierten Normalisierung der Peristaltik gefolgt. Aus diesem Grund hängt der Beginn des Kostaufbaus vom Beginn der Peristaltik ab. Die Kostzufuhr ist langsam zu steigern. Eine radiologische Untersuchung zum Nachweis einer unbehinderten Kontrastmittelpassage ist in der Regel nicht notwendig.

17.4.4 Innere Hernien

Indikation zur Revision

Innere Herniationen treten nach retrokolischem Magenbypass häufiger auf als nach antekolischem. Zudem scheinen längere biliodigestive Schlingen eine höhere Herniationsrate aufzuweisen. Prinzipiell kann die Herniation durch den Petersen-Raum (➤ Abb. 17.37, ➤ Kap. 19.28) oder im Gebiet der Entero-Entero-Anastomose erfolgen. Die akute intestinale Obstruktion stellt, wie der Ileus aus anderer Ursache, einen Notfall dar. Sie bedarf der sofortigen Intervention, um eine Dünndarmnekrose zu vermeiden. In den USA, wo mehr als 200 000 Bypass-Operationen pro Jahr durchgeführt werden, gibt es derzeit eine Warteliste von Patienten zur Dünndarmtransplantation. Diesen Fällen vorausgegangen war eine Inkarzeration des Dünndarms mit Nekrose und nachfolgender Dünndarmresektion. Zur Vermeidung einer derartig schweren Komplikation ist die frühzeitige Intervention das Ziel. Die Indikation zur Re-Laparoskopie ist auch dann gegeben, wenn Patienten über intermittierende Oberbauchschmerzen insbesondere im linken oberen Quadranten klagen. Auch in diesen Fällen sollte die Re-Laparoskopie erwogen werden. Die Frage, inwieweit eine akute innere Herniation noch laparoskopisch angegangen werden kann oder offen-chirurgisch zu behandeln ist, hängt vom Stadium des Ileus ab. Extrem dilatierte Dünndarmschlingen machen oftmals die Konversion in ein offenes Vorgehen oder die primär offene Revision notwendig.

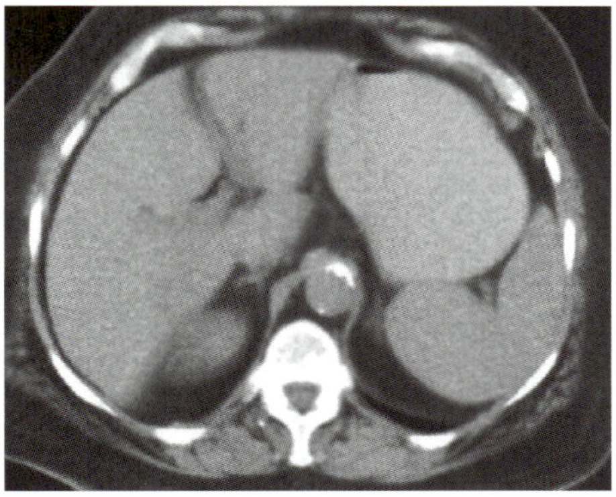

Abb. 17.36 CT-Nachweis eines postoperativen Ileus in der biliodigestiven Schlinge nach proximalem Magenbypass.

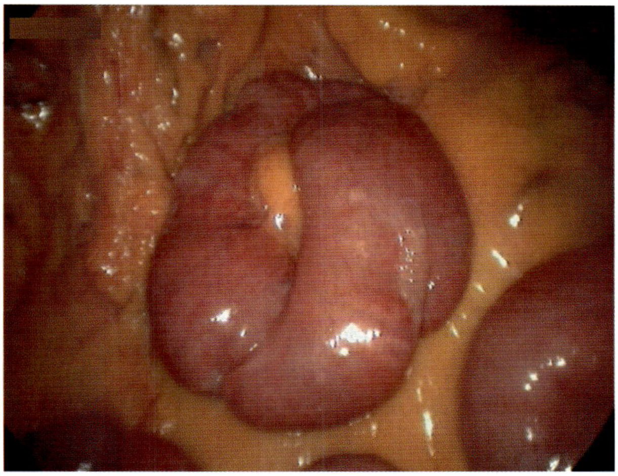

Abb. 17.37 Herniation einer biliodigestiven Schlinge im Petersen-Raum mit intermittierenden Obstruktionen.

Präoperative Diagnostik

Die Erfassung einer inneren Herniation oder die Diagnostik einer intermittierenden intestinalen Obstruktion ist im Frühstadium oftmals sehr schwierig. Die Dilatation der Darmschlingen lässt sich in der CT zweifellos nachweisen. Eine konventionelle Röntgenuntersuchung mit Kontrastmittel bringt meistens keine sichere Information, sodass eine frühzeitige Re-Laparoskopie die sicherste Diagnostik und gleichzeitig auch die chirurgische Therapie ermöglicht. Da sich der Ileus im oberen Gastrointestinaltrakt relativ schnell entwickelt, besteht für die Diagnostik wenig Zeit. Bei dem Verdacht auf eine innere Einklemmung des Dünndarms sollte zum frühestmöglichen Zeitpunkt die Re-Intervention erfolgen, um irreversible Schäden zu vermeiden. Die Abklemmung der biliodigestiven Schlinge kann auch zu einer Erhöhung des Serumbilirubins führen, da der Galleabfluss nicht mehr gewährleist ist und es zu einem Rückstau kommt. Die Bilirubinerhöhung ist jedoch nicht obligat.

Bilirubinbestimmungen im Serum zählen mit zu den Suchkriterien in der präoperativen Diagnostik.

Aufgrund der potenziellen Risikolage sollte bei allen Re-Eingriffen aus anderen Gründen (Cholezystektomie, Hysterektomie u. a.) der Petersen-Raum kontrolliert werden. Besteht nach Gewichtsverlust erneut eine potenzielle Herniation (➤ Abb. 17.38), sollte diese konsequent wieder verschlossen werden (Video).

Operationstechnik

Die frühzeitige Re-Laparoskopie erfolgt am sichersten in Form eines offenen Zugangs mittels Minilaparotomie oder einer Ersttrokaranlage mit Hilfe eines Sichttrokars. Die Positionierung von zwei Arbeitstrokaren ist erst nach Sicherung und Beurteilung des Ileus möglich. Füllen die distendierten Darmschlingen den gesamten Bauchraum aus, ist eine sichere laparoskopische Reposition der eingeklemmten Schlinge oftmals nicht möglich und die Konversion in ein offenes Vorgehen indiziert. Es ist äußerst schwierig, in der Ileussituation zu beurteilen, welche Darmschlinge in eine Mesenteriumsöffnung prolabiert ist. Das sicherste Vorgehen besteht darin, den Darm ausgehend von der Bauhin-Klappe, schrittweise zu explorieren. Mit Hilfe einer solchen Exploration von distal unter Verwendung atraumatischer Fasszangen, um eine Perforation des Darms zu vermeiden, sollte zunächst die Entero-Entero-Anastomose erreicht werden. Von dort aus wird dann zielgerichtet die biliodigestive Schlinge bis zum Treitz-Band verfolgt und im Anschluss daran die alimentäre Schlinge bis zur Gastroenterostomie inspiziert.

CAVE

Oftmals liegen Mehrfachherniationen oder eine Rotation des Dünndarms vor, sodass sehr subtil vorgegangen werden muss. Erst nach Hervorluxieren sämtlicher Dünndarmschlingen, was meist ohne Dekompression gelingt, müssen die Bruchpforten deutlich dargestellt werden.

Die Bruchpforten werden mit nicht-resorbierbarem Nahtmaterial (z. B. Seide) sicher verschlossen (➤ Abb. 17.39). Es dürfen am Ende der Operation keinerlei Zweifel mehr an der regelrechten Lage der Dünndarmschlingen und dem sicheren Ausschluss weiterer Herniationen bestehen. Im

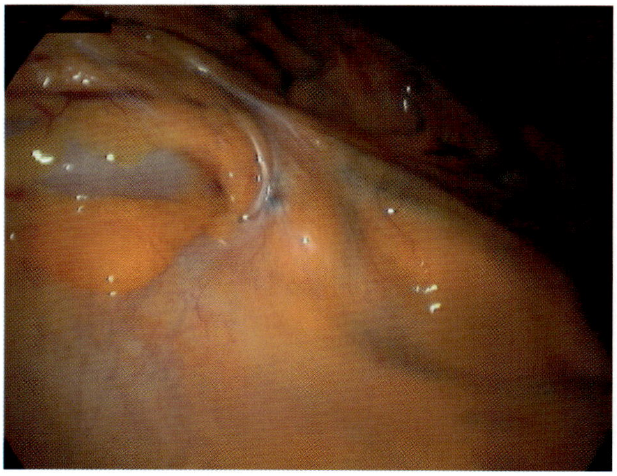

Abb. 17.38 Öffnung im Petersen-Raum nach Verschluss vor zwei Jahren. Durch Gewichtsverlust ist erneut eine kleine Öffnung entstanden.

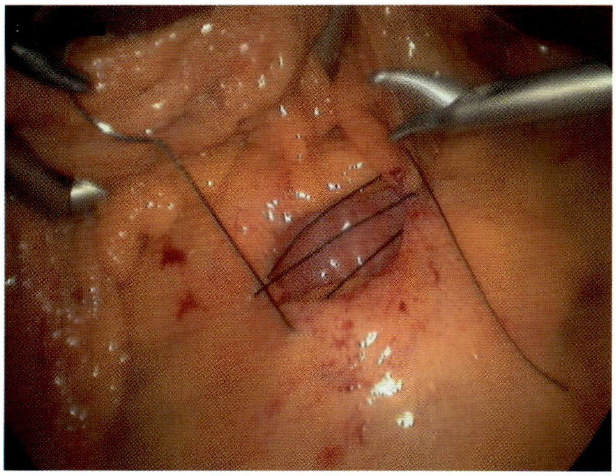

Abb. 17.39 Verschluss der inneren Hernie nach Reposition durch Nähte mit nicht-resorbierbarem Nahtmaterial.

Zweifelsfall und bei Unübersichtlichkeit sind durch die Laparotomie die genaue Lage und die Beseitigung sämtlicher Herniationen zu sichern.

Komplikationen

Die größte Gefahr während der operativen Manipulation besteht in einer Perforation der mitunter extrem dilatierten und leicht vulnerablen Dünndarmschlingen (> Abb. 17.40). Aus diesem Grund sind die (möglichst ausschließlich atraumatischen) Instrumente während der Laparoskopie nur unter Sicht zu verwenden. Interenterische Abszesse nach operativer Dekompression der Dünndarmschlingen oder nach bemerkten oder unbemerkten Verletzungen des Dünndarms treten oft erst mehrere Tage bis zu ein bis zwei Wochen nach der Operation auf. Fieber und erneute abdominelle Schmerzen sollten Anlass zu einer Computertomographie sein. Wenn die Bruchpforten sicher verschlossen wurden, ist die Re-Herniation ein extrem seltenes Ereignis.

Nachbehandlung

Die Nachbehandlung der Patienten richtet sich nach Ausmaß und Stadium des Ileus. Extrem überdehnte und dilatierte Darmschlingen benötigen meist 24 – 48 Stunden, um ihre Transportfunktion wieder aufzunehmen. Dementsprechend muss vorübergehend eine ausschließlich parenterale Flüssigkeitszufuhr mit Ausgleich der Elektrolyte erfolgen. Eine Kaliumsubstitution ist aufgrund der Ileussituation regelhaft erforderlich. Der Kostaufbau erfolgt erst dann, wenn die Peristaltik wieder eingesetzt hat.

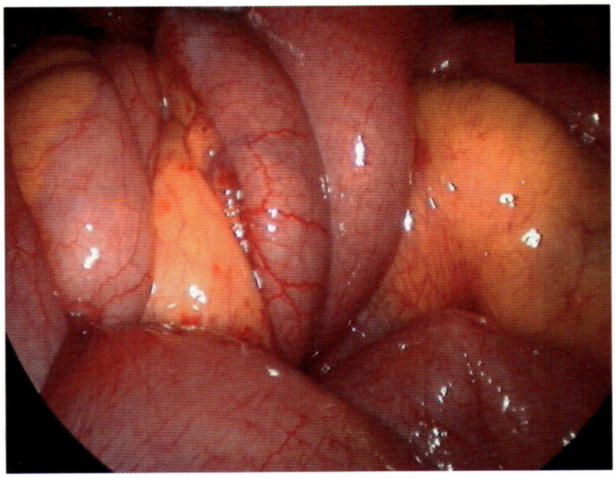

Abb. 17.40 Stauung von Dünndarmschlingen durch eine innere Hernie nach Magenbypass während der laparoskopischen Reposition.

17.4.5 Gastrogastrische Fistel

Indikation zur Revision

Das frühzeitige Sistieren des initialen Gewichtsverlusts, gefolgt von einem Wiederanstieg des Körpergewichts, ist ein charakteristisches Symptom der gastrogastrischen Fistel. Bei Nachweis einer gastrogastrischen Fistel ist der Eingriff elektiv zu planen. Versuche der Fibrinklebung einer Fistel sind ohne Aussicht auf Erfolg. Ein Stent zur Überbrückung der Fistel ist nur für die Dauer des Vorhandenseins des Stents erfolgversprechend. Unmittelbar nach der Entfernung des Stents ist die gastrogastrische Fistel erneut symptomatisch. Die operative Beseitigung einer Fistel ist die einzige Möglichkeit, einen dauerhaften Gewichtsverlust zu erreichen. Als Alternative steht die Umwandlung in eine BPD.

Präoperative Diagnostik

Der sicherste Nachweis der gastrogastrischen Fistel gelingt mittels konventioneller Röntgendiagnostik mit einem wasserlöslichen Kontrastmittel. Kurze Zeit nach Kontrastmittelaufnahme zeigt sich ein Übertritt des Kontrastmittels in den Restmagen. Auch ein späterer Nachweis von Kontrastmittel im Restmagen oder im duodenalen C ist beweisend für eine gastrogastrische Fistel. Der endoskopische Nachweis gelingt nicht in allen Fällen, da die Fistel oftmals klein und unmittelbar hinter der Kardia lokalisiert ist. Die Inspektion dieser Region ist nicht sicher möglich, da im Magenpouch keine Möglichkeit besteht, das Gastroskop in Inversionsstellung zu bringen. Die weiteren zur Verfügung stehenden bildgebenden Verfahren sind nur unter Verwendung von Kontrastmittel aussagekräftig.

Operationstechnik

Die gastrogastrische Fistel ist meistens Folge einer übersehenen, nicht vollständig durchtrennten Magenbrücke oder in seltenen Fällen Folge einer Klammernahtinsuffizienz. Nach Lokalisation der Fistel mittels aussagefähiger Diagnostik ist die vollständige operative Durchtrennung das Ziel der Re-Intervention, die elektiv durchgeführt werden kann. Nach laparoskopischen Magenbypass-Operationen kann diese Revision in der Regel laparoskopisch erfolgen. Dazu wird zunächst nach Anlage des Ersttrokars im linken Oberbauch die Bauchhöhle inspiziert. Unter Sicht werden weitere Arbeitstrokare platziert, deren Positionen im Wesentlichen denen der primären Magenbypass-Operation entsprechen. Bei einem erheblichen postoperativen Gewichtsverlust haben sich jedoch die Trokarpositionen meist verschoben, sodass die vorhandenen Narben für die Platzierung der erforderlichen Trokare nicht mehr günstig sind. Die Orientierung der Trokarplatzierung erfolgt weiterhin wie bei der Primäroperation an der Lagebeziehung zum Xyphoid und zu den Rippenbögen. Nach ausreichender Darstellung der Region unter Zuhilfenahme eines Leberretraktors wird das adhärente Fett vom Magenpouch gelöst und schrittweise der Magenpouch und der Restmagen dargestellt. Mit Hilfe eines biegbaren Instruments kann die Klammernahtreihe bis an den linken Zwerchfellschenkel auf eine Gewebsbrücke hin überprüft werden. Die persistierende Magenbrücke wird isoliert und mit einem Klammernahtgerät durchtrennt. Hier ist in vielen Fällen das vollständige Übernähen der neuen Klammernaht notwendig, um sekundäre Klammernahtrupturen, die durch parallel gesetzte Klammernähte entstehen können, zu verhindern. Bei der Übernähung im Bereich des Magenpouches sollte auf jeden Fall eine Kalibrationssonde mit einem Außendurchmesser von mindestens 10 mm platziert werden, um eine Stenosierung zu vermeiden. Die Drainage des Operationsgebiets ist nur dann erforderlich, wenn im Rahmen ausgedehnter Präparationen eine größere Wundfläche entstanden ist.

Komplikationen

Nach Durchtrennung einer persistierenden Magenbrücke sind postoperative Komplikationen selten. Problematischer sind sekundär aufgetretene gastrogastrische Fisteln im Gefolge einer Klammernahtinsuffizienz im Bereich des Magenpouches oder auch des Restmagens. Hier sind meistens schwere Verwachsungen vorhanden, sodass der sichere Verschluss der Magenwand Probleme bereiten kann. Folgen können das Wiederauftreten von Fisteln oder Abszedierungen sein. Aus diesem Grund ist bei sekundär aufgetretenen gastrogastrischen Fisteln die Drainage des Operationsgebiets zu empfehlen. Der postoperative Kostaufbau richtet sich nach den gleichen Prinzipien wie bei der primären Magenbypass-Operation. Eine postoperative Röntgenkontrolle ist zu empfehlen, um die sichere Beseitigung der gastrogastrischen Fistel zu dokumentieren.

Nachbehandlung

Der Kostaufbau kann nach sicherer Durchtrennung einer Magenbrücke mit einem Klammernahtgerät rasch erfolgen.

17.5 Biliopankreatische Diversion (BPD)

17.5.1 Insuffizienz der Gastroenterostomie

Indikation zur Revision

Insuffizienzen der Gastroileostomie nach BPD-Operationen sind sehr selten. Die häufigste Ursache ist die Ischämie zwischen zwei eng parallel verlaufenden Klammernahtreihen, die eine langstreckige Insuffizienz hervorruft. In diesen Fällen ist die Neuanlage der Anastomose erforderlich. Jede frühe Insuffizienz in diesem Bereich sollte stets umgehend operativ korrigiert werden. Später auftretende Insuffizienzen können bei noch liegender Drainage auch konservativ behandelt werden (➤ Kap. 17.4).

Präoperative Diagnostik

Die Insuffizienz wird in der Regel radiologisch durch die orale Gabe von Kontrastmittel nachgewiesen. Bei Anzeichen einer akuten lokalen Peritonitis sollte keine endoskopische Untersuchung durchgeführt werden, da sie unter Luftinsufflation zusätzlich Mageninhalt in die Bauchhöhle presst. Bei Auftreten einer Tachykardie unmittelbar in der frühen postoperativen Phase ist die Re-Laparoskopie mit intraoperativer Methylenblau-Prüfung ebenfalls eine sichere Methode, die zudem gleichzeitig die chirurgische Therapie ermöglicht. Damit wird ein unnötiger Zeitverlust vermieden. Eine Übernähung ist jedoch nur innerhalb der ersten 48 Stunden dazu geeignet, die Insuffizienz sicher zu beheben.

Operationstechnik

Nach laparoskopischer Primäroperation sollte zunächst auch die laparoskopische Revision versucht werden. Erscheint diese zu unsicher, muss die Konversion zur Laparotomie erfolgen. Nach Darstellung des Operationsgebiets muss die Insuffizienz zunächst lokalisiert werden. Besteht eine Klammernahtruptur im Bereich des Endes des anastomosierten Ileums, kann durch eine erneute Klammernahtapplikation der Defekt verschlossen werden. Insuffizienzen an der Hinterwand sind technisch sehr schwierig zu versorgen und machen gegebenenfalls die Neuanlage der Anastomose notwendig. Zu diesem Zweck kann aufgrund des noch vorhandenen großen Magenvolumens eine magenseitige Nachresektion mit linearem Klammernahtgerät (grünes Magazin) durchgeführt werden. Danach erfolgt die Mobilisation des hochgezogenen Ileums, das dann zunächst erneut mit dem Klammertnahtinstrument durchtrennt wird. Das Ileum wird parallel an die Hinterwand des großen Magenpouches fixiert und dann von lateral mit einer linearen Klammernaht mit dem Magen verbunden. Der Verschluss der Öffnung für das Klammernahtgerät erfolgt durch fortlaufende Naht. Insuffizienzen an der Vorderwand sind extrem selten und können vielfach übernäht werden. Die ausreichende Drainage des Operationsgebiets ist obligat.

Komplikationen

Ein Fortbestehen oder Wiederauftreten der Insuffizienz ist die schwerwiegendste Komplikation, die in diesen Fällen konsequent eine offene Vorgehensweise erfordert. Septische Spätkomplikationen, wie z. B. interenterische oder subphrenische Abszesse bei stattgehabter Peritonitis, sind typische Komplikationen, die sich in der klinischen Symptomatik mit Fieber, erhöhten Entzündungsparametern und Darmfunktionsstörungen äußern. Sie sind nach den Prinzipien der septischen Chirurgie zu behandeln.

Nachbehandlung

Die postoperative Behandlung richtet sich nach dem Stadium der stattgehabten Peritonitis. Nach konsequenter Herdsanierung und antibiotischer Behandlung muss sich die klinische Symptomatik im Hinblick auf die Sepsisparameter deutlich bessern. Kommt es zu keinem Abfall der Entzündungsparameter, muss eine Re-Intervention erfolgen. Nach sicherer Versorgung einer Insuffizienz erfolgt ein protrahierter Kostaufbau, der die Normalisierung der Darmmotilität berücksichtigt.

17.5.2 Stenose der Gastroenterostomie

Indikation zur Revision

Stenosen zwischen Magen und Dünndarm lassen sich in der Regel erfolgreich endoskopisch mittels Dilatationsbehandlung therapieren. In einigen Fällen sind wiederholte Dilatationen notwendig. Ist keine dauerhafte Beseitigung der Stenose möglich, muss die operative Intervention mit Neuanlage der Anastomose in Erwägung gezogen werden.

Tritt nach Anlage einer breiten Gastroenterostomie während der Primäroperation eine Stenose auf, muss nach ulzerogenen Faktoren geforscht und müssen diese ausgeschlossen werden (Rauchen, Rheumamittel u. a.).

Präoperative Diagnostik

Bei Stenosen ist die Endoskopie das zuverlässigste Verfahren (➤ Abb. 17.41). Mit Hilfe der Endoskopie kann beurteilt werden, ob eine Anastomosenschwellung oder ein Hämatom im Bereich der Anastomose vorliegt. Gleichfalls kann sicher ausgeschlossen werden, dass ein Anastomosenulkus die Ursache für die Stenosierung ist. Die Röntgenuntersuchung mit Kontrastmittel ist ein zweitrangiges Verfahren, das zusätzliche Informationen über die Größe des Magenpouches und über die funktionellen Abläufe liefert.

Operationstechnik

Eine Stenose im Bereich der Gastroileostomie nach BPD ist sehr selten und muss nur dann operativ korrigiert werden, wenn Dilatationsversuche erfolglos waren. Die komplette Neuanlage der Anastomose als breite Seit-zu-Seit-Anastomose mit einem 60 cm langen linearen Klammernahtgerät gilt als Standard.

Komplikationen

Etwa 15 – 20% aller Dilatationen müssen wiederholt werden, da eine Tendenz zur erneuten Verengung nach nur einer Dilatation besteht. Perforationen bei Ballondilatationen sind selten, müssen aber einkalkuliert werden. Sie erfordern eine chirurgische Intervention, da der relativ große Restmagen ausreichend Magensäure produziert, um eine massive Peritonitis hervorzurufen.

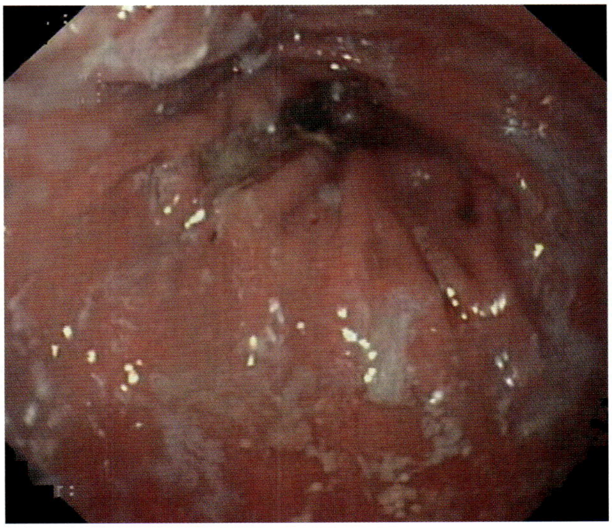

Abb. 17.41 Endoskopisches Bild einer Stenose nach BPD nach Absaugen des gestauten Mageninhalts.

17

Nachbehandlung

Die Nachbehandlung nach Neuananlage einer Anastomose entspricht der Primäroperation. Der Kostaufbau erfolgt schrittweise. Ob vor Kostbeginn eine radiologische Überprüfung der Anastomose notwendig ist, muss im Einzelfall entschieden werden.

17.5.3 Anastomosenulzera

Indikation zur Revision

Rezidivierende Anastomosenulzera, die trotz konsequenter säurehemmender Medikation wiederholt auftreten, machen im Einzelfall die Reduktion des Magenvolumens durch eine operative Nachresektion erforderlich. Bei rezidivierenden Ulzera (➤ Abb. 17.42) muss jedoch sicher ausgeschlossen werden, dass kein Nikotinabusus, kein Gastrinom und kein anderer hormonproduzierender Tumor vorliegt.

Präoperative Diagnostik

Die Diagnostik der Anastomosenulzera erfolgt endoskopisch. Es sind stets eine Probeentnahme und eine histologische Untersuchung notwendig, da in extrem seltenen Fällen bei großem Magenvolumen im Bereich der Gastrojejunostomie auch ein Tumorleiden die Ursache für einer Ulzeration sein könnte.

MERKE
Rauchen ist nach Bypass-Verfahren einschließlich BPD die häufigste Ursache für Ulzerationen und Perforationen.

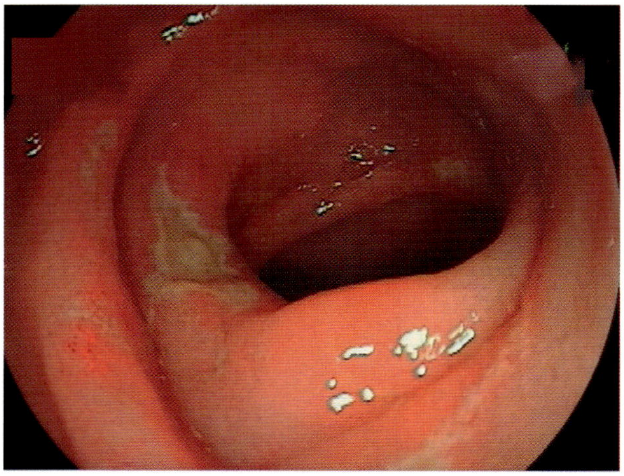

Abb. 17.42 Rezidivierende Ulzera unmittelbar hinter der Gastroenterostomie in der abführenden Schlinge bei Nikotinabusus.

Operationstechnik

Die Nachresektion des großen Magenpouches nach biliopankreatischer Diversion ist technisch anspruchsvoll, da gewährleistet werden muss, dass anschließend ein Füllungsvolumen des Restmagens von mindestens 200 bis 250 cm^3 beibehalten wird. Eine Erweiterung des Magenvolumens kommt in erster Linie durch Distension des Fundus zustande. In diesen Fällen sollte sich die Nachresektion, unter Verwendung von großkalibrigen Kalibrationssonden, auf den Fundus beschränken. Die Größe des Magens muss jedoch zuvor radiologisch oder endoskopisch eindeutig bestimmt werden. Zugleich müssen andere Ursachen für rezidivierende Ulzera ausgeschlossen sein.

Komplikationen

Die Komplikationsmöglichkeiten unmittelbar in der postoperativen Phase entsprechen denen der Primäroperation bzw. der Magenschlauchoperation (➤ Kap. 17.3). Ernährungsphysiologisch kann eine zu starke Einschränkung der Nahrungsaufnahme bei gleichzeitiger Malabsorption zur Entwicklung von Mangelzuständen, insbesondere zu einem Eiweißmangel, führen. Die Kombination von zu starker Restriktion mit der für den BPD typischen starken Malabsorption ist stets zu vermeiden. Wurde das Magenvolumen zu stark verkleinert, muss gegebenenfalls an eine Verlängerung des Common Channel (CC) gedacht werden, um schweren Mangelerscheinungen vorzubeugen. Dementsprechend sind engmaschige Kontrollen, insbesondere des Eiweißhaushalts, notwendig.

Nachbehandlung

Die postoperative Nachbehandlung entspricht der der Schlauchmagenoperation, da mit dem Eingriff eine Magenverkleinerung im Sinne einer Sleeve-Resektion durchgeführt wurde. Langfristig ist bei einer Verringerung des Magenvolumens unbedingt eine konsequente Substitution notwendig. Die medikamentöse Säuresuppression sollte für einen längeren Zeitraum fortgeführt werden. Weiterhin müssen gastroskopische Kontrollen erfolgen, um neue Ulzerationen aufzudecken. In solchen Fällen ist nach weiteren Ursachen für das gehäufte Auftreten von Anastomosenulzera zu fahnden, wozu sowohl der Nikotinabusus als auch das Vorhandensein hormonaktiver Tumoren gehören.

MERKE
Jeder Patient muss postoperativ Nikotinabstinenz einhalten, um Ulzerationen und Perforationen zu vermeiden.

17.6 Biliopankreatische Diversion mit Duodenalswitch (BPD-DS)

17.6.1 Insuffizienzen der Anastomosen

Indikation zur Revision

Insuffizienzen der Duodenoileostomie nach BPD-DS-Operationen sind sehr selten. Die häufigste Ursache ist die Ischämie des postpylorischen Duodenums. In diesen Fällen ist meist die sichere Neuanlage der Anastomose postpylorisch nicht mehr möglich. Jede Form der Insuffizienz in dieser Region ist operativ zu revidieren.

Präoperative Diagnostik

Die Insuffizienz wird in der Regel radiologisch durch die Gabe von oralem Kontrastmittel nachgewiesen. Eine endoskopische Untersuchung bei Zeichen einer akuten lokalen Peritonitis sollte nicht erfolgen, da auf diese Weise und unter Luftinsufflation zusätzlich Mageninhalt in die Bauchhöhle gepresst wird. Bei Auftreten einer Tachykardie unmittelbar in der frühen postoperativen Phase ist die Re-Laparoskopie mit intraoperativer Methylenblau-Prüfung ebenfalls eine sichere Methode, die zudem gleichzeitig die chirurgische Therapie ermöglicht. Damit wird ein unnötiger Zeitverlust vermieden.

Operationstechnik

Nach laparoskopischer Primäroperation sollte zunächst auch die laparoskopische Revision versucht werden. Erscheint diese zu unsicher, muss die Konversion zur Laparotomie erfolgen. Nach Darstellung des Operationsgebiets muss die Insuffizienz zunächst lokalisiert werden. Die ausreichende Drainage des Operationsgebiets ist obligat.

Komplikationen

Ein Fortbestehen oder Wiederauftreten der Insuffizienz ist die schwerwiegendste Komplikation, die in diesen Fällen konsequent eine offene Vorgehensweise erfordert. Septische Spätkomplikationen wie interenterische oder subphrenische Abszesse bei stattgehabter Peritonitis sind typische Komplikationen, die sich in der klinischen Symptomatik mit Fieber, erhöhten Entzündungsparametern und Darmfunktionsstörungen äußern. Sie sind nach den Prinzipien der septischen Chirurgie zu behandeln.

Nachbehandlung

Die postoperative Behandlung richtet sich nach dem Stadium der stattgehabten Peritonitis. Nach konsequenter Herdsanierung und antibiotischer Behandlung muss sich die klinische Symptomatik im Hinblick auf die Sepsisparameter deutlich bessern. Kommt es zu keinem Abfall der Entzündungsparameter, muss eine Re-Intervention erfolgen. Nach sicherer Versorgung einer Insuffizienz erfolgt ein protrahierter Kostaufbau, der die Normalisierung der Darmmotilität berücksichtigt.

17.6.2 Stenose der Duodenoileostomie

Indikation zur Revision

Postpylorische Stenosen lassen sich in der Regel erfolgreich endoskopisch mittels Dilatationsbehandlung therapieren. In einigen Fällen sind wiederholte Dilatationen notwendig. Ist keine dauerhafte Beseitigung der Stenose möglich, muss die operative Intervention mit Neuanlage der Anastomose in Erwägung gezogen werden.

Präoperative Diagnostik

Bei Stenosen ist die Endoskopie das zuverlässigste Verfahren. Die Röntgenuntersuchung mit Kontrastmittel ist ein zweitrangiges Verfahren, das zusätzliche Informationen über die Größe des Magenschlauchs und die funktionellen Abläufe liefert.

Operationstechnik

Eine Stenose im Bereich der Duodenoileostomie nach Duodenalswitch ist sehr selten und muss nur dann operativ korrigiert werden, wenn Dilatationsversuche erfolglos waren. Die komplette Neuanlage der Anastomose kann nur als Handanastomose ausgeführt werden, wenn der Pylorus erhalten werden soll.

Komplikationen

Perforationen während oder nach Dilatationen bedürfen in der Regel einer Neuanlage der Anastomose mit einer vorausgegangenen Mobilisation des Ileums.

Nachbehandlung

Die Nachbehandlung nach Anastomosenneuanlage entspricht der der Primäroperation. Der Kostaufbau erfolgt schrittweise. Inwieweit vor Kostbeginn eine radiologische Überprüfung der Anastomose notwendig ist, muss im Einzelfall entschieden werden.

17.6.3 Klammernahtrupturen und -fisteln

Indikation zur Revision

Frühzeitige Leckagen im Bereich der Klammernahtreihe der Schlauchmagenbildung stellen eine schwere Komplikation dar, die innerhalb von 24 Stunden revidiert werden sollte. Tritt die Leckage erst später auf oder wird sie erst nach Tagen entdeckt, stellt sich die entscheidende Frage, ob die Leckage ausreichend drainiert ist. Ist die Drainage suffizient, kann eine konservative Sogbehandlung mit und ohne Stentapplikation begonnen werden.

Chronische oder intermittierend auftretende Fisteln stellen, wenn sie nicht mit Abszedierungen verbunden sind, in der Regel keine Indikation für eine chirurgische Indikation dar. Stenteinlagen können relativ rasch zur Ausheilung der Fisteln führen.

Präoperative Diagnostik

Der Nachweis der Leckage erfolgt am sichersten durch die orale Gabe eines Kontrastmittels unter Durchleuchtung (➤ Abb. 17.43). Bei einer postoperativen Tachykardie innerhalb von 24 Stunden kann auch auf die Röntgendiagnostik verzichtet und die unmittelbare Re-Laparoskopie durchgeführt werden. Sie liefert Diagnostik und kann erfolgreiche Therapie in einem sein.

Operationstechnik

Die Übernähung einer Klammernahtruptur im Bereich des His-Winkels ist nur aussichtsreich auf einen dauerhaften und sicheren Verschluss, wenn die Revision mit Übernähung (➤ Abb. 17.44) frühzeitig erfolgt und es sich nicht um größere Defekte handelt. Die selteneren Rupturen im Antrumbereich sind zwingend chirurgisch zu adaptieren oder zu verschließen, da sie durch die kräftige Antrummuskulatur weiter vergrößert werden können.

Bei großen Defekten ist auch der Anschluss einer nach Roux ausgeschalteten Dünndarmschlinge möglich (Baltazar et al. 2008).

Komplikationen

Das Leckage-Rezidiv ist die häufigste und schwierigste Komplikation. Subphrenische Abszedierungen (➤ Abb. 17.45), septische Milzrupturen, Fisteln, die Ausbildung von Fisteln zur Pleura (➤ Abb. 17.46) und zum Herzbeutel wurden bereits erwähnt.

Eine Übernähung des Magens kann auch eine Stenose erzeugen, wenn der Magen zu stark „gerafft" wurde.

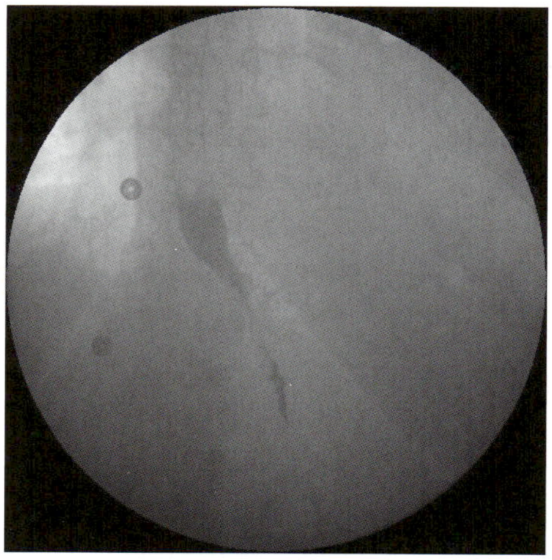

Abb. 17.43 Röntgennachweis einer Insuffizienz der Klammernahtreihe im His-Winkel nach Schlauchmagenbildung.

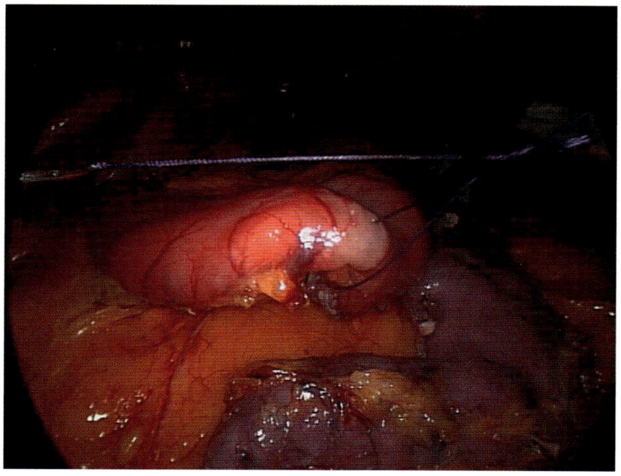

Abb. 17.44 Übernähung einer Klammernahtruptur im Antrumbereich, die aufgrund der Wandstärke bei Verwendung von grünen Klammermagazinen auftrat.

Nachbehandlung

Der orale Kostaufbau kann nur erfolgen, wenn die Leckage durch einen gecoverten Stent abgedeckt oder der konservative Verschluss der Leckage erfolgreich war.

17.6.4 Entleerungsstörungen des Schlauchmagens

Patienten mit mehrfachen Voroperationen und/oder trunkulärer Vagotomie, die einen Duodenalswitch (BPD-DS) erhielten, können funktionelle Magenentleerungsstörungen des Magenschlauchs entwickeln. Diese Patienten können nicht die ausreichende Nahrungsaufnahme verzeichnen, die für eine malabsorptive BPD-DS-Operation notwendig wäre. Wenn endoskopisch eine Stenose ausgeschlossen wurde und dennoch bei der Gastrografin-Passage keine ausreichende Entleerung des dilatierten proximalen Magenpouches in den distalen Magen erfolgt, kann durch eine jejunale Interposition zwischen dilatiertem proximalem Pouch und der ersten alimentären Schlinge diese Obstruktion umgangen werden. Diese Komplikation tritt insbesondere dann auf, wenn Patienten vorausgegangene Operationen wie eine vertikale Gastroplastik oder eine Umwandlung von Magenbypass in BPD-DS erhielten, die auch zu einer Störung in der Innervation des Magens und damit seiner Motilität führten. Lutrzykowski (2008) berichtete über mehrere dieser Fälle einer erfolgreichen Interposition einer Dünndarmschlinge.

17.7 Verfahrensunabhängige Komplikationen

17.7.1 Omentumnekrose

Indikation zur Revision

Nach Teilung des Omentum majus im Rahmen der Magenbypass-, BPD- und BPD-DS-Operation kann es prinzipiell zu einer Teilnekrose des Omentum majus auf der Basis von Durchblutungsstörungen kommen. Die Symptome sind die einer lokalen Peritonitis mit deutlich erhöhten Entzündungsparametern. Totalnekrosen sind selten (Auguste et al. 2008).

Präoperative Diagnostik

Bei auffälliger Erhöhung der Entzündungsparameter (CRP > 20 mg/l), abdominellen Schmerzen und/oder dem Auftreten einer Tachykardie in der postoperativen Phase (ab dem 3. postoperativen Tag) ist die Re-Laparoskopie die einzig sichere Methode, die zudem gleichzeitig die chirurgische Therapie ermöglicht (➤ Abb. 17.47). Damit wird ein unnötiger Zeitverlust vermieden.

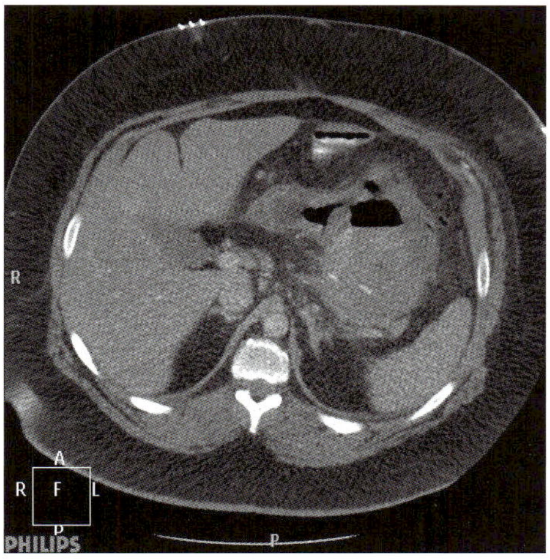

Abb. 17.45 Abszedierung mit freier Luft suphrenisch nach Leckage einer Klammernahtreihe am gastroösophagealen Übergang nach Schlauchmagenoperation.

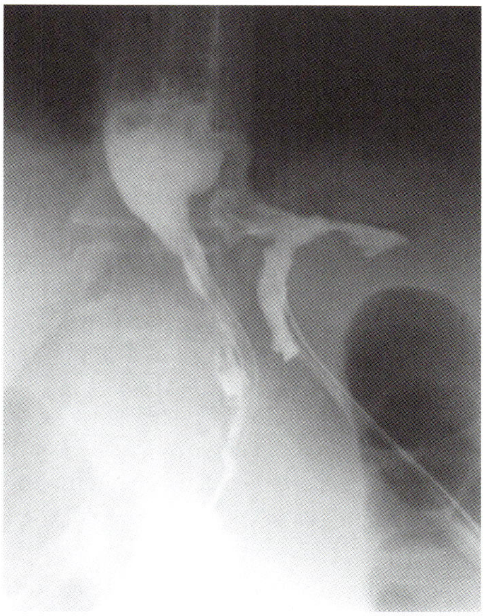

Abb. 17.46 Subphrenische Fisteln, mit Kontrastmittel gefüllt, nach Leckage einer Klammernahtreihe im His-Winkel nach Schlauchmagenbildung.

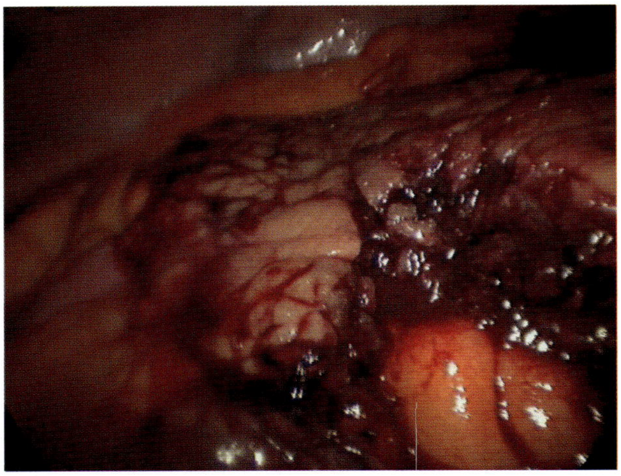

Abb. 17.47 Omentumnekrose nach Durchtrennung des Omentum majus im Rahmen eines proximalen Magenbypasses.

Operationstechnik

Nach Sicherung der Diagnose wird das nekrotische Omentum unter Energieanwendung im Bereich des gut durchbluteten Anteils reseziert und im Bergebeutel geborgen.

Komplikationen

Ein Fortbestehen oder Wiederauftreten der Symptome kann ein Fortschreiten der Nekrose anzeigen. Septische Spätkomplikationen, wie z. B. interenterische oder subphrenische Abszesse bei stattgehabter Peritonitis, sind typische Komplikationen, die sich in der klinischen Symptomatik mit Fieber, erhöhten Entzündungsparametern und Darmfunktionsstörungen äußern. Sie sind nach den Prinzipien der septischen Chirurgie zu behandeln. In einem einzigen Fall einer Omentumnekrose trat postoperativ eine Lungenembolie auf, die medikamentöse erfolgreich behandelt werden konnte (Weiner et al. 2009).

Nachbehandlung

Die postoperative Behandlung richtet sich nach dem Stadium der stattgehabten Peritonitis. Nach konsequenter Herdsanierung und antibiotischer Behandlung muss sich die klinische Symptomatik im Hinblick auf die Sepsisparameter deutlich bessern. Kommt es zu keinem Abfall der Entzündungsparameter, muss eine Re-Intervention erfolgen. Nach sicherer Versorgung erfolgt ein protrahierter Kostaufbau, der die Normalisierung der Darmmotilität berücksichtigt.

17.7.2 Trokarhernien

Indikation zur Revision

Trokarhernien können unmittelbar postoperativ oder erst nach Monaten oder Jahren auftreten. Jede Hernie muss operativ versorgt werden, da sie eine potenzielle Inkarzerationsquelle darstellt.

Diagnostik

Die Sicherung der Diagnose kann nicht immer durch Inspektion erfolgen. Die CT und letztendlich die Re-Laparoskopie können die Einklemmung von Bauchinhalt in einer Trokarstelle nachweisen (➤ Kap. 19). Bei Einklemmung von Dünndarm tritt eine Ileussituation auf, die zu einem raschen Handeln zwingt. Dünndarmnekrosen können innerhalb kurzer Zeit entstehen und zur Peritonitis führen.

Operationstechnik

Die Revision muss meist offen erfolgen, um die Bruchlücke sicher verschließen zu können. In Einzelfällen ist dies auch laparoskopisch möglich.

Komplikationen

Die Reposition von eingeklemmten Darmanteilen kann zu Spätkomplikationen wie Nekrosen und Stenosen führen. Rezidive sind selten.

Nachbehandlung

Die postoperative Behandlung richtet sich nach dem Stadium der Einklemmung. Asymptomatische Hernien ohne Einklemmung können auch in Lokalanästhesie ambulant behandelt werden.

17.7.3 Abszesse

Indikation zur Revision

Abszedierungen können, wenn die Ursache beseitigt wurde, auch CT-gestützt punktiert und abgeleitet werden. Die offene Revision ist nur bei ausgedehnten Abszedierungen notwendig. Bei der Auswertung von 100 Gerichtsverfahren nach Adipositaschirurgie in den USA standen Komplikationen im Vordergrund (Cottam et al. 2007). Nach Leckagen (53%) standen abdominale Abszesse mit 33% in der Ranking-Liste weit oben. Danach folgten Darmverschluss (18%), Atemwegskomplikationen (10%), Organverletzungen (10%) und Lungenembolie (8%).

Präoperative Diagnostik

Die Diagnostik ist mit verschiedenen bildgebenden Verfahren (Sonographie, CT, MRT) möglich. Entzündungsparameter geben einen Hinweis auf die Aktivität der Abszedierung. Eine fortbestehende Leckage muss ausgeschlossen werden. Bei Schlauchmagenbildung werden häufiger Abszesse infolge Leaks angegeben (Lalor et al. 2008).

Operationstechnik

Falls eine operative Revision notwendig wird, muss ein zielgerichteter Zugang gewählt werden. Die perkutane bildgesteuerte Abszessdrainage hat immer Vorrang. Bei Abszessen nach Bandmigration muss das Band mit entfernt werden (Wylezol et al. 2006).

Komplikationen

Ein Fortbestehen oder Wiederauftreten der Symptome kann auf ein Rezidiv hinweisen. Sowohl die Punktion als auch insbesondere die operative Revision können zu Organverletzungen führen. Insbesondere Darmleckagen können schwere Folgen haben.

Nachbehandlung

Die postoperative Behandlung richtet sich nach der Ausdehnung und Lokalisation der Abszesse. Eine antibiotische Begleittherapie ist meist Standard.

17.7.4 Fremdkörper

Indikation zur Revision

Verluste von Andruckplatten der Stapler, Nadeln oder Textilien sind nicht generell eine Indikation zur Revision. Symptomatik und Risikopotenzial des Materials sind zu berücksichtigen. Beschwerden und Komplikationszeichen (Abszedierung u. a.) sind für die Indikationsstellung von Bedeutung. Die Art der Fremdkörper ist sehr vielgestaltig (Hill et al. 1997).

Präoperative Diagnostik

Die Röntgendiagnostik ist beweisend und liefert Anhaltsinformationen über die Lage. Die intraoperative Röntgendurchleuchtung ist ein zuverlässiges Hilfsmittel.

Operationstechnik

Die Re-Laparoskopie unter Durchleuchtungsbedingungen ist die effiziente Technik, die nicht immer einen 100%igen Erfolg garantiert.

Komplikationen

Verletzungen von Nachbarorganen, Blutungen u. a. sind typische Risikofaktoren einer jeden Re-Laparoskopie.

Nachbehandlung

Die postoperative Behandlung bei einer erfolgreichen Re-Laparoskopie bedarf keiner besonderen Regelungen. Ein rascher Kostaufbau und gegebenenfalls eine ambulante Durchführung sind möglich.

Literatur

Almogy G, Crookes PF, Anthone GJ. Longitudinal gastrectomy as a treatment for the high-risk super-obese patient. Obes Surg 2004; 14(4):492–7.

Auguste T, Le Roux Y, Brefort JL, Piquet MA, Samama G. Omental infarct after a gastric by-pass. J Chir (Paris) 2008; 145(4):390–1.

Baltasar A, Serra C, Perez N et al. Laparoscopic sleeve gastrectomy: a multi-purpose bariatric operation. Obes Surg 2005; 15(8): 1124–8.

Baltasar A, Serra C, Perez N et al. Re-sleeve gastrectomy. Obes Surg 2006; 16:1535–8.

Barboza E, Barboza A, Calmet F, Montes M, Ronceros V, Málaga G et al. Life-saving total gastrectomy in abdominal sepsis after bariatric surgery of gastric sleeve. Rev Gastroenterol Peru. 2007; 27(3):295–302.

Bowersox JC, Pearce WA, Carter PL. Acute pouch obstruction after vertical banded gastroplasty. Gastrointest Endosc 1990; 36: 146–7.

Brolin RE. Complications of surgery for morbid obesity. Probl Gen Surg 2000; 17:55–61.

Champion JK, Williams M. (2003): Small bowel obstruction and internal hernias after laparoscopic Roux-en-Y gastric bypass. Obes Surg 2003; 13:596–600.

Cohen R, Uzzan B, Bihan H et al. Ghrelin levels and sleeve gastrectomy in super super obesity. Obes Surg 2005; 15:1501–2.

Cottam D, Lord J, Dallal RM, Wolfe B, Higa K, McCauley K et al. Medicolegal analysis of 100 malpractice claims against bariatric surgeons. Surg Obes Relat Dis 2007; 3(1):60–6.

Cottam D, Qureshi FG, Mattar SG et al. Laparoscopic sleeve gastrectomy as an initial weight-loss procedure for high-risk patients with morbid obesity. Surg Endosc 2006; 20(6):859–63.

Dapri G, Vaz C, Cadiere GB, Himpens J. A prospective randomized study comparing two different techniques for laparoscopic sleeve gastrectomy. Obes Surg 2007; 17:1435–41.

Dargent J. Esophageal dilatation after laparoscopic adjustable gastric banding: definition and strategy. Obes Surg 2005; 15: 843–8.

Daskalakis M, Scheffel O, Theodoridou S, Weiner RA. Conversion of failed vertical banded gastroplasty to biliopancreatic diversion, a wise option. Obes Surg 2009 Aug 29. [Epub ahead of print]

Demaria EJ, Sugerman HJ, Kellum JM, Meador JG, Wolfe LG. Results of 281 consecutive total laparoscopic Roux-en-Y gastric bypasses to treat morbid obesity. Ann Surg 2002; 235(5):640–5.

Desaive C. Surgery for morbid obesity. Acta Chir Belg 1996; 96: 192–6.

Eckhout GV, Willbanks OL, Moore JT. Vertical ring gastroplasty for morbid obesity. Five year experience with 1463 patients. Am J Surg 1986; 152:713–6.

Flum DR, Dellinger EP. Impact of gastric bypass operation on survival: a population-based analysis. J Am Coll Surg 2004; 199(4): 543–51.

Forsell P, Hallerbäck B, Glise H, Hellers G. Complications following Swedish adjustable gastric banding: a long-term follow-up. Obes Surg 1999; 9:11–6.

Fox SR. Vertical banded gastroplasty vs. adjustable silicone gastric banding: a comparison of early results. Obes Surg 1992; 2:132.

Gagner M, Inabnet WB, Pomp A. Laparoscopic sleeve gastrectomy with second stage biliopancreatic diversion and duodenal switch in the superobese. In: Inabet WB, DeMaria EJ, Ikramuddin S (eds.). Laparoscopic bariatric surgery, pp. 143–50. Lippincott William & Wilkins, Philadelphie 2005.

Gentileschi P, Kini S, Catarci M, Gagner M. Evidence-based medicine: open and laparoscopic bariatric surgery. Surg Endosc 2002; 16(5):736–44.

Hamoui N, Anthone GJ, Kaufman HS, Crookes PF. Sleeve gastrectomy in the high-risk patient. Obes Surg 2006; 16(11):1445–9.

Han MS, Kim WW, Oh JH. Results of laparoscopic sleeve gastrectomy (LSG) at 1 year in morbidly obese Korean patients. Obes Surg 2005; 15:1469–75.

Hell E. Gastroplastik zur Behandlung der morbiden Adipositas. Klin Wochenschr 1990; 102:659–63.

Hess DS, Hess DW. Biliopancreatic diversion with a duodenal switch. Obes Surg 1988; 8:267–282.

Higa KD, Boone KB Ho T. Complications of the laparoscopic Roux-en-Y gastric bypass: 1040 patients – what have we learned? Obes Surg 2000a; 10:509–13.

Higa KD, Boone KB, Ho T, Davies O. Laparoscopic Roux-en-Y gastric bypass for morbid obesity: technique and preliminary results of our first 400 patients. Arch Surg 2000b; 135:1029–34.

Higa KD, Ho T, Boone KB. Internal hernias after laparoscopic Roux-en-Y gastric bypass: incidence, treatment and prevention. Obes Surg 2003; 13:350–4.

Hill DJ, Maher PJ, Wood EC. Lost surgical specimens. J Am Assoc Gynecol Laparosc 1997; 4(2):277–9.

Himpens J, Dapri G, Cadiere GB. A prospective randomized study between laparoscopic gastric banding and laparoscopic isolated sleeve gastrectomy: results after 1 and 3 years. Obes Surg 2006; 16(11):1450–6.

Johnston D, Dachtler J, Sue-Ling HM et al. The Magenstrasse and Mill operation for morbid obesity. Obes Surg 2003; 13(1):10–6.

Johnston D, Sue-Ling HM. Surgical treatment of morbid obesity. In: Cushieri A, Giles C, Moosa AR (eds.). Essential surgical practice, pp. 1036–44. Butterworth-Heinemann, London 1995.

Lalor PF, Tucker ON, Szomstein S, Rosenthal RJ. Complications after laparoscopic sleeve gastrectomy. Surg Obes Relat Dis. 2008; 4(1):33–8.

Langer FB, Bohdjalian A, Felberbauer FX et al. Does gastric dilatation limit the success of sleeve gastrectomy as a sole operation for morbid obesity? Obes Surg 2006; 16(2):166–71.

Langer FB, Reza Hoda MA, Bohdjalian A et al. Sleeve gastrectomy and gastric banding: effects on plasma ghrelin levels. Obes Surg 2005; 15(7):1024–9.

Lanthaler M, Mittermaier R, Erne B et al: Laparoscopic gastric rebanding versus laparoscopic gastric bypass as a rescue procedure operation for patients with pouch dilatation. Obes Surg 2006; 16:484–7.

Lee CM, Cirangle PT, Jossart GH. Vertical gastrectomy for morbid obesity in 216 patients: report of two-year results. (abstract). Surg Endosc 2006; 20 (Suppl):255.

Lönroth H. Laparoscopic gastric bypass. Obes Surg 1998; 8:563–5.

Lönroth H, Dalenbäck J, Haglind E, Lundell L. Laparoscopic gastric bypass: another option in bariatric surgery. Surg Endosc 1996; 10: 636–8.

Lutrzykowski M. Small bowel bypass as treatment for functional gastric obstruction. Obes Surg 2008; 18(8):1053–5.

MacLean LD, Rhode BM, Sampalis J, Forse RA. Results of the surgical treatment of obesity. Am J Surg 1993; 165:155–60.

Makarewicz PA, Freeman JB, Burchett H et al. Vertical banded gastroplasty: assessment of efficacy. Surgery 1985; 98:700–7.

Makarewicz W, Kaska L, Kobiela J, Stefaniak T, Krajewski J, Stankiewicz M et al. Wernicke's syndrome after sleeve gastrectomy. Obes Surg 2007; 17(5):704–6.

Martin EW, Mojzisik BS, Carey LC. Complication of gastric restrictive operations in morbidly obese patients. Surg Clin N Am 1983; 63:1181–90.

Mason EE. Vertical banded gastroplasty for obesity. Arch Surg 1982; 117:706–16.

Mason EE. Morbid obesity: use of vertical banded gastroplasty. Surg Clin N Am 1987; 67:521–3.7.

Mehran A, Szomstein S, Zundel N, Rosenthal R. Management of acute bleeding after laparoscopic Roux-en-Y gastric bypass. Obes Surg 2003, 13;842–7.

Melissas J, Koukouraki S, Askoxylakis J et al. Sleeve gastrectomy: a restrictive procedure? Obes Surg 2007; 17(1):57–62.

Milone L, Strong V, Gagner M. Laparoscopic sleeve gastrectomy is superior to endoscopic intragastric balloon as a first stage procedure for super-obese patients (BMI > or = 50). Obes Surg 2005; 15(5):612–7.

Mognol P, Chosidow D, Marmuse JP. Laparoscopic sleeve gastrectomy as an initial bariatric operation for high-risk patients: initial results in 10 patients. Obes Surg 2005; 15(7):1030–3.

Moon Han S, Kim WW, Oh JH. Results of laparoscopic sleeve gastrectomy (LSG) at 1 year in morbidly obese Korean patients. Obes Surg 2005; 15(10):1469–75.

Morino M et al. Laparoscopic adjustable silicone gastric banding versus vertical banded gastroplasty in morbidly obese patients: a prospective randomized controlled clinical trial. Ann Surg 2003; 238(6):835–42.

Naslund E, Freedman J, Lagergren J, Stockeld D, Granstrom L. Three-year results of laparoscopic vertical banded gastroplasty. Obes Surg 1999; 9:369–73.
Nguyen NT, Ho HS, Palmer LS, Wolfe BM. A comparison study of laparoscopic versus open gastric bypass for morbid obesity. J Am Coll Surg 2000; 191:149–55.
Nguyen NT, Rivers R, Wolfe BM. Early gastrointestinal hemorrhage after laparoscopic gastric bypass. Obes Surg 2003; 13:62–5.
Nightengale ML, Sarr MG, Kelly GA, Jensen MD, Zinsmeister AR, Palumbo PJ. Prospective evaluation of vertical banded gastroplasty as the primary operation for morbid obesity. Mayo Clin Proc 1997, 66:773–82.
Papasavas PK, Caushaj PF, McCormick J et al. Laparoscopic management of complications following laparoscopic Roux-en-Y gastric bypass for morbid obesity. Surg Endosc 2003; 17: 610–4.
Regan JP, Inabnet WB, Gagner M, Pomp A. Early experience with two-stage laparoscopic Roux-en-Y gastric bypass as an alternative in the super-super obese patient. Obes Surg 2003; 13(6): 861–4.
Roa PE, Kaidar-Person O, Pinto D et al. Laparoscopic sleeve gastrectomy as treatment for morbid obesity: technique and short-term outcome. Obes Surg 2006; 16(10):1323–6.
Schauer PR, Ikramuddin S. Laparoscopic surgery for morbid obesity. Surg Clin North Am 2001; 81:1145–79.
Schwartz LL, Drew RL, Chazin-Caldie M. Laparoscopic Roux-en-Y gastric bypass: preoperative determinants of prolonged operative times, conversion to open gastric bypasses, and postoperative complications. Obes Surg 2004; 13:734–8.
Silecchia G, Boru C, Pecchia A et al. Effectiveness of laparoscopic sleeve gastrectomy (first stage of biliopancreatic diversion with duodenal switch) on co-morbidities in super-obese high-risk patients. Obes Surg 2006; 16(9):1138–44.
Sugerman HJ, Starkey J,. Birkenhauer R. A randomized prospective trial of gastric bypass versus vertical banded gastroplasty for morbid obesity and their effect on sweet versus non-sweet eaters. Ann Surg 1987; 205:613–24.
Suter M. Laparoscopic band repositioning for pouch dilatation/slippage after gastric banding: disappointing results. Obes Surg 2001; 11:507–12.
Suter M, Calmes JM, Paroz A, Giusti V. A ten-year experience with laparoscopic gastric banding for morbid obesity: high long-term complication and failure rates. Obes Surg 2006; 16:829–35.
Suter M, Dorta G, Giusti V, Calmes JM. Gastric banding interferes with esophageal motility and gastroesophageal reflux. Arch Surg 2005; 140:639–43.
Suter M, Giusti V, Hériaef E et al. Early results of laparoscopic gastric banding compared with open vertical banded gastroplasty. Obes Surg 1999; 9:374–80.
Suter M, Giusti V, Héraief E, Calmes JM. Band erosion after laparoscopic gastric banding: Occurrence and results after conversion to Roux-en-Y gastric bypass. Obes Surg 2004; 14:381–6.
Suter M, Giusti V, Héraief E, Jayet C, Jayet A. Early results of laparoscopic gastric banding compared with open vertical banded gastroplasty. Obes Surg. 1999; 9:374–80.
Suter M, Giusti V, Héraief E, Zysset P, Calmes JM. Laparoscopic Roux-en-Y gastric bypass. Surg Endosc 2003; 17:603–9.
Suter M, Giusti V, Worreth M, et al. Laparoscopic gastric banding. A prospective study comparing the Lapband and the SAGB: early results. Ann Surg 2005; 241:55–62.
Toppino M, Morino M, Garrone C, Mistrangelo M, Bonnet G, Giraudo G. Coelioscopic vertical banded gastroplasty: 3-years experience on 170 cases. ISLOS: First international symposium laparoscopic obesity surgery, Naples. J Coelio-Chir 1999; 29: 61–88.
Weiner RA. Complications after Roux-en-Y gastric bypass. Chir Gastroenterol 2005; 21(suppl 1):13–22.
Weiner RA, Dakalakis M, Theodoridou S, Parutzsch K. Systemic thrombolysis for acute massive pulmonary embolism in the immediate postoperative period after bariatric surgery. SOARD 2009; 5; 271–74.
Weiner RA, Weiner S, Pomhoff I, Schramm M. New advances in laparoscopic treatment of morbid obesity. Surg Technol International (2005), XIII, pp 203–14.
Wylezol M, Sitkiewicz T, Gluck M, Zubik R, Pardela M. Intraabdominal abscess in the course of intragastric migration of an adjustable gastric band: a potentially life-threatening complication. Obes Surg 2006; 16(1):102–4.

KAPITEL

18 Spezielle operative Verfahren zur metabolischen Chirurgie

S. Weiner

Die operative Intervention beim metabolischen Syndrom hat international einen Durchbruch erfahren und eine Vielzahl neuer Therapieansätze möglich gemacht, die gegenwärtig Gegenstand klinischer Studien sind. Alle führenden Fachgesellschaften haben sich umbenannt in „operative Behandlung der Adipositas und metabolischer Störungen". In New York wurde 2007 an der Cornell University der erste Lehrstuhl für metabolische Chirurgie geschaffen. Aus der Vielzahl neuer Ansätze sollen hier stellvertretend nur einige Beispiele genannt und beschrieben werden.

18.1 Duodenojejunaler Bypass

Die duodenale Exklusion mit Ausschaltung der Rezeptoren im Duodenum wurde von Rubino et al. als metabolischer Eingriff eingeführt (➤ Abb. 18.1; Rubino et al. 2005). Das Duodenum wird hier postpylorisch isoliert und durchtrennt (➤ Abb. 18.2). Danach wird das Duodenum mit dem Jejunum verbunden, ohne dass eine wesentliche Malabsorption für Nahrungsbestandteile erzeugt wird (Cohen et al. 2007, Rubino et al. 2005).

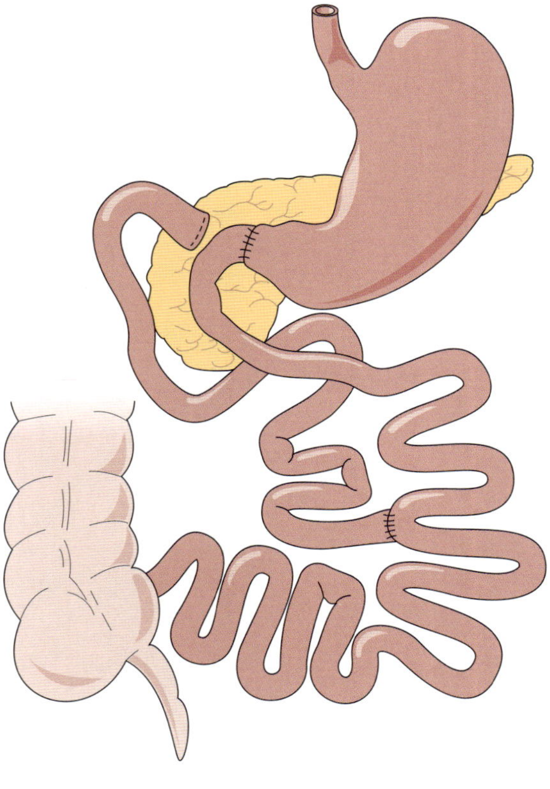

Abb. 18.1 Duodenalexklusion zur Behandlung des Diabetes mellitus.

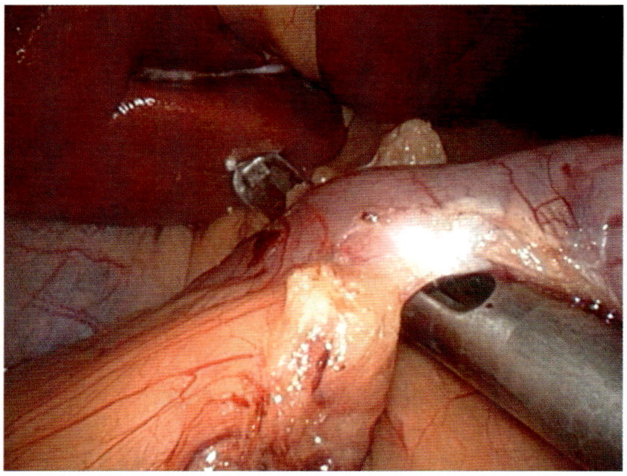

Abb. 18.2 Isolation des Duodenums postpylorisch vor Durchtrennung.

Indikation

Zur Behandlung des Diabetes mellitus Typ 2 kann bei fehlender Adipositas in Gegenwart von Übergewicht (BMI < 32 kg/m^2) der duodenojejunale Bypass eingesetzt werden. Durch vorwiegend hormonelle Effekte und Ausschluss der duodenalen Rezeptoren kommt es zu einer deutlichen Verbesserung der Diabetessituation bis hin zur Remission der Stoffwechselerkrankung. Voraussetzung ist jedoch, dass kein Gewichtsverlust wie bei morbider Adipositas kalkuliert wird.

Präoperative Diagnostik

Nach einer endoskopischen Abklärung von Magen und Duodenum zum Ausschluss von entzündlichen Veränderungen und Ulzerationen kann mit einer normalen Operationsvorbereitung und Abklärung der Risikofaktoren der operative Eingriff vorbereitet werden.

Operationstechnik

Das operativ-taktische Vorgehen entspricht der Dissektion des gastroduodenalen Übergangs bei der BPD-DS-Operation. Es erfolgt die sorgfältige Dissektion entlang der großen Kurvatur vom Antrum ausgehend bis zum Übergang des Duodenums in Höhe des Pankreaskopfes mit Hilfe des Ultraschalldissektors oder anderer Energieanwendungen. Die A. gastroduodenalis wird medial erhalten. Nach eindeutiger Identifikation des Ligamentum gastroduodenale erfolgt die Dissektion auch im Bereich des Pylorus an der kleinen Kurvatur. Das Duodenum wird auf einer Strecke von mindestens 2 cm vollständig isoliert und dann mit einem 60 mm langen Klammernahtgerät (blaues Magazin) durchtrennt. Der Duodenalstumpf wird inspiziert, bei bestehenden Blutungen ist eine Übernaht notwendig. Durch Verwendung von Klammernahtverstärkungen kann das Auftreten von Blutungen aus dem Duodenalstumpf weitgehend vermieden werden. Anschließend wird das Treitz-Band aufgesucht und nach 50 cm eine Roux-en-Y-Schlinge ausgeschaltet. Eine alimentäre Schlinge des oberen Jejunums wird nun in Form einer End-zu-End-Anastomose durch fortlaufende Naht der Hinterwand und nach Einlegen einer Kalibrationssonde nach Naht der Vorderwand mit dem Duodenum verbunden (Duodenojejunostomie). Aus Sicherheitsgründen ist das Übernähen der fortlaufenden Klammernahtreihe durch Einzelknopfnähte zur Aufhebung von Spannungen notwendig. Die Dichtigkeitsprüfung erfolgt mit Methylenblau nach Abklemmung der Jejunumschlinge. Anschließend wird im Abstand von 70 cm die zuvor abgetrennte biliodigestive Schlinge in Form einer Seit-zu-Seit-Enteroenterostomie mit der abführenden Schlinge verbunden. Die Klammernahtöffnungen werden nach Auslösen der weißen linearen Klammernahtmagazine durch fortlaufende Naht verschlossen. Die Mesenteriallücken werden mit nicht-resorbierbarem Nahtmaterial verschlossen.

Nachbehandlung

Der Kostaufbau erfolgt wie im Rahmen des BPD-DS stufenweise bis zum dritten postoperativen Tag. Der Patient kann am vierten oder fünften postoperativen Tag entlassen werden. Eingelegte Drainagen werden in der Regel am zweiten oder dritten postoperativen Tag entfernt. Die Nachkontrolle des Diabetes mellitus und die Nachregulation der medikamentösen Einstellung muss kurzfristig in wöchentlichen Zeitabständen erfolgen.

18.2 Schlauchmagenbildung mit duodenojejunalem Bypass (SG-DJBP)

Im Tierversuch wird derzeit auch die Kombination der Schlauchmagenbildung mit den Vorteilen des duodenojejunalen Bypass (sleeve gastrectomy with duodenal-jejunal bypass = SG-DJGB) erprobt (➤ Abb. 18.3). Hierbei gilt es, den Nachteil der fehlenden Möglichkeit der endoskopischen Exploration des Restmagens bei Roux-en-Y-Magenbypass auszugleichen. DelGenio et al. (2008) konnten in einem Tierversuch an elf Schweinen zeigen, dass es sich beim SG-DJBP um eine sicher laparoskopisch durchzuführende Operation handelt, die die Vorteile von Magenschlauchbildung und Roux-en-Y-Magenbypass kombinieren kann. Gleichzeitig setzt die Anlage der duodenalen Anastomose höhere technische Fertigkeiten voraus.

18.3 Intestinale Transposition

Bei der intestinalen oder auch ilealen Transposition wird ein Dünndarminterponat im Bereich des Jejunums eingesetzt. Hierbei kann die Magen-Darm-Kontinuität erhalten werden.

Die Stimulation der GLP-Hormone wird durch die operative Interposition von Ileumabschnitten in obere Darmabschnitte genutzt, um ebenfalls eine Verbesserung der

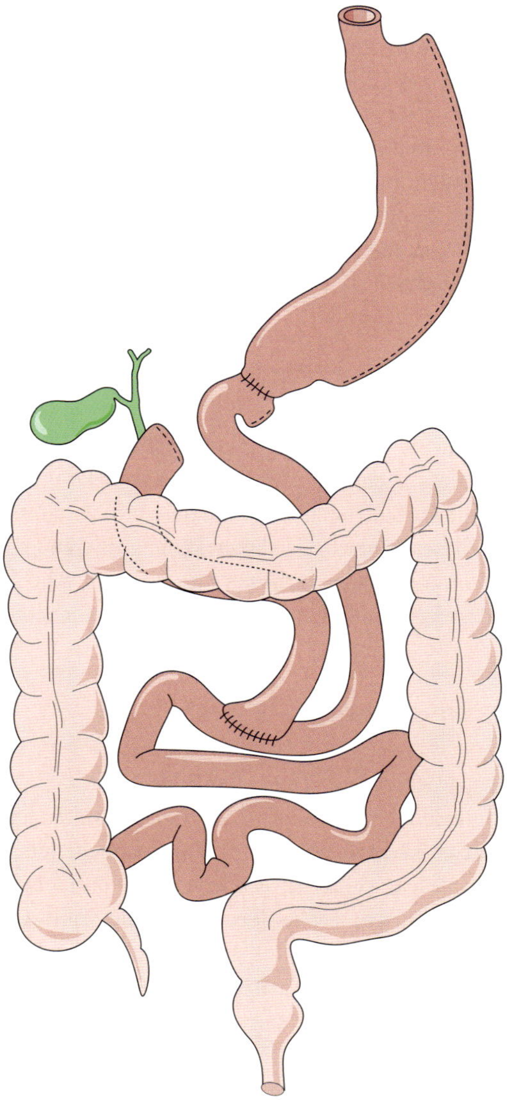

Abb. 18.3 Sleeve gastrectomy mit duodenojejunalem Bypass (SG-DJBP).

18

glykämischen Kontrolle bei Diabetes zu erreichen. Diese Ansätze der hormonalen Diversion sind ohne Einfluss auf das Körpergewicht und bieten somit auch Therapieansätze für Diabetiker ohne Übergewicht und Adipositas. In klinischen Studien an Ratten wurden nach sechs Monaten deutlich verbesserte Blutglukosespiegel beschrieben (Wang et al. 2008). Die Ergebnisse hinsichtlich des Gewichtsverlusts und der Blutzuckerspiegel sind vergleichbar mit einer Modifikation des duodenojejunalen Bypasses.

Indikation

Die hohe enterohormonale Aktivität des Ileums wird durch den Kontakt mit unverdauter Nahrung sehr stark stimuliert. Diesen pathophysiologischen Mechanismus kann man sich zunutze machen, wenn ein 30 – 50 cm langer Darmabschnitt aus dem Ileum isoliert und im oberen Anteil des Jejunums interponiert wird. Es kommt damit zur Stimulation des GLP-1- und insbesondere des GLP-6-Hormons und damit zu einer günstigen Beeinflussung der diabetogenen Stoffwechselregulation. Inwieweit durch Anpassungsphänomene dieser enterohormonale Effekt von Langzeitwirkung ist, bleibt bislang offen. Es kommen für diesen Eingriff nur Patienten mit einem Typ-2-Diabetes im Low-BMI-Bereich (BMI ≤ 35 kg/m²) infrage.

Präoperative Diagnostik

Die allgemeine Evaluierung des Operationsrisikos durch Standarduntersuchungen der Herz-Kreislauf-Funktion und eine optimale Stoffwechseleinstellung sind Voraussetzungen für diesen Eingriff. Es sollten keine größeren abdominellen Voroperationen vorliegen, da sonst mit erheblichen Verwachsungen im Bereich des Dünndarms zu rechnen ist.

Operationstechnik

Nach Laparoskopie und Darstellung der Bauchhöhle erfolgt das Abmessen des Dünndarms von der Bauhin-Klappe auf mindestens 50 cm Abstand, um eine ausreichende Mobilität des Mesenteriums zu erreichen. Die Blutversorgung sollte nicht durch die A. ileocolica, sondern durch die A. mesenterica erfolgen, um eine Stielung des Mesenteriums zu ermöglichen. Nach Markierung der oralen und aboralen Darmabschnitte entweder durch Naht oder durch Clip-Applikation wird die Darmkontinuität mit Hilfe von weißen Klammernahtgeräten durchtrennt. Anschließend erfolgt eine Dissektion des Mesenteriums auf eine Länge von mindestens 2 – 5 cm, um eine ausreichende Mobilität zu erreichen. Nach Markierung der Darmenden werden diese fixiert gehalten, und es wird eine Anastomosierung der oralen und aboralen Dünndarmabschnitte vorgenommen. Diese lässt sich laparoskopisch am einfachsten entweder durch lineare Seit-zu-Seit-Klammernahtanastomose oder durch eine handgenähte Zirkuläranastomose ausführen. Nach Wiederherstellung der Kontinuität wird 50 cm unterhalb des Treitz-Bandes der Dünndarm mit einem weißen Klammernahtmagazin nach Skelettierung des Mesenteriums durchtrennt. Bevor die Durchtrennung erfolgt, muss die ausreichende Mobilität der Dünndarmschlinge überprüft werden. Danach wird die Ileumschlinge eingefügt und die End-zu-End-Anastomosierung sowohl oral als auch aboral durchgeführt. Die Mesenterialöffnungen werden anschließend mit nicht-resorbierbarem Nahtmaterial verschlossen. Eine Drainage des Operationsgebiets kann erfolgen.

Nachbehandlung

Der orale Kostaufbau kann zügig erfolgen, wobei bereits am zweiten postoperativen Tag die Zufuhr von Flüssigkost möglich ist. Mit der Normalisierung der Darmperistaltik wird der Kostaufbau rasch fortgesetzt. Die fortlaufende Kontrolle der Diabetesstoffwechselparameter erfolgt mindestens zweimal wöchentlich.

18.4 Schlauchmagenbildung mit intestinaler Transposition (SGIT)

In der neuesten klinischen Forschung sind derzeit Operationsverfahren an Schweinemodellen in der Testung, die durch Kombination von Teilkomponenten bereits bekannter Verfahren versuchen, Vorteile zu addieren und Nachteile zu reduzieren.

In den USA führten Boza at al. 2008 eine Studie zu der Kombination aus Magenschlauchbildung (sleeve gastrectomy) und ilealer Transposition durch. Die Wirksamkeit hinsichtlich der Gewichtsabnahme war vergleichbar mit dem Roux-en-Y-Magenbypass unter Vermeidung der funktionellen Ausschaltung von Anteilen des Magens und des Darms. Dennoch besteht hier weiterer Forschungsbedarf hinsichtlich längerer Studiendauern und metabolischer Veränderungen.

Indikation

Die Kombination von Schlauchmagenbildung (Sleeve-Gastrektomie) und intestinaler Interposition (➤ Kap. 18.2) führt zu stärkeren Effekten auf die diabetische Stoffwechselsituation, da durch den Schlauchmagen sowohl eine stärkere restriktive Komponente hinzugefügt wird als auch die hormonalen Einflussgrößen wirksam werden. Durch die drastische Reduktion des Magenvolumens erfolgt eine Senkung der Ghrelin-Spiegel, wodurch auch eine direkte Beeinflussung des Hungergefühls und eine indirekte Beeinflussung des Proinsulinspiegels stattfindet.

Präoperative Diagnostik

Die Abklärung des Magens vor geplanter Schlauchmagenresektion und die allgemeine Risikoabschätzung mit der präoperativen Diagnostik der Herz-Kreislauf-Erkrankungen und des allgemeinen Operationsrisikos sind Standard.

Operationstechnik

Zur Operationstechnik der Schlauchmagenresektion ➤ Kap. 10. Nach entsprechender Resektion von etwa 90% des Magens erfolgt dann die intestinale Transposition wie beschrieben (➤ Kap. 18.2). Eine Drainage des Operationsgebiets ist auf jeden Fall zu empfehlen, da es im Bereich der langen Klammernahtreihen zu Nachblutungen kommen kann.

Nachbehandlung

Die Nachbehandlung entspricht der der Duodenalswitch-Operation und ist mit einem protrahierten Kostaufbau bis zum dritten postoperativen Tag verbunden. Die engmaschige Nachkontrolle der diabetischen Stoffwechselsituation und die Anpassung der Medikation bzw. Insulintherapie sind obligat.

Auch hier stehen Ergebnisse hinsichtlich metabolischer Effekte aus. Für eine Umsetzung beim Menschen sind die vorbeschriebenen Verfahren noch nicht ausgereift. In Anbetracht der Veränderungen im GLP-1-Spiegel kann die ileale Transposition nach weiterer intensiver Forschung als potenzielle Therapie von Patienten mit Diabetes mellitus Typ 2 gelten (Mason 1999).

18.5 Tantalus-Magenstimulation

Im Fokus der Forschung in Deutschland, Indien und den USA steht die durch Nahrungszufuhr gesteuerte gastrale Elektrostimulation des Magens (➤ Abb. 18.4, ➤ Abb. 18.5). Durch das TANTALUS™-System (MetaCure Ltd., USA), das gezielt die gastrale Entleerung und hormonale Regulation beeinflusst, kann die glykämische Kontrolle minimal-invasiv ohne bleibende Veränderungen im Gastrointestinaltrakt therapeutisch beeinflusst werden.

Das TANTALUS™-System ist ein minimal-invasiv implantierbares Gerät zur Magenstimulation, das keine malabsorptiven oder restriktiven Einflüsse hat (➤ Abb. 18.4).

Mit diesem System wird eine non-exzitatorische Stimulation, adaptiert an die gastrische Refraktärzeit bei Nahrungsaufnahme, ausgelöst (➤ Abb. 18.5).

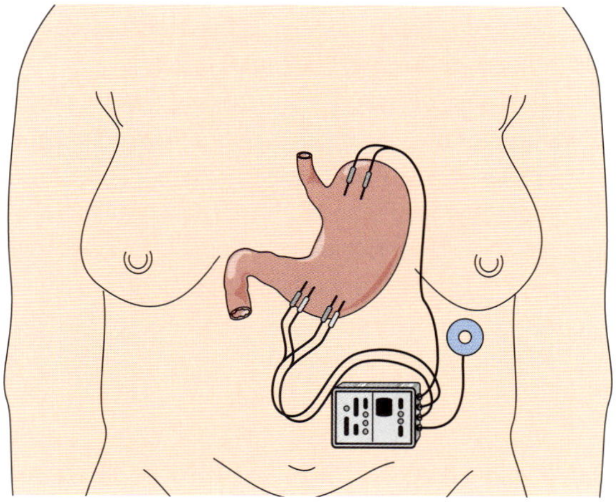

Abb. 18.4 Schema des TANTALUS™-Systems.

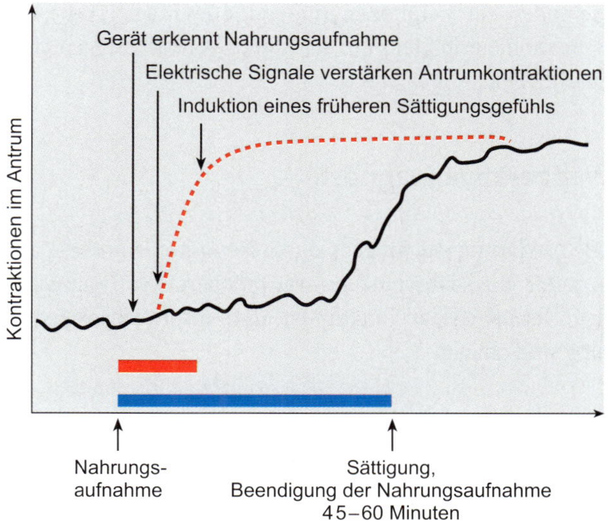

Abb. 18.5 Wirkungsweise des TANTALUS™-Systems.

In ersten Studien zeigte sich neben einer Reduzierung des Hungergefühls und einer verbesserten kognitiven Kontrolle im TFEQ (Three Factor Eating Questionnaire) eine signifikante Gewichtsabnahme um 8% EWL (Excess Weight Loss; Bohdjalian et al. 2006). Diese Gewichtsreduktion ist allerdings deutlich geringer als bei anderen operativen Verfahren, bei denen Verluste zwischen 30 und 80% des EW (Excess Weight) erreicht werden können. Daher bietet sich dieses Verfahren nicht bei der Indikationsstellung Adipositas allein an.

In weiteren Studien konnten bereits nach sehr kurzen Zeiträumen signifikante Senkungen des HbA_{1c} festgestellt werden, die nicht mit dem Gewichtsverlust korrelierten ($R2 = 0{,}05$; $p = 0{,}44$).

In der klinischen Studie der Universität Wien konnte eine HbA_{1c}-Senkung von 8,0 ± 0,2% auf 6,7 ± 0,1% gezeigt werden ($p < 0{,}01$; Bohdjalian et al. 2008). Aufgrund dieser und anderer Studien (Schramm et al. 2007) ist das Gerät in Europa durch eine CE-Zertifizierung für die klinische Verwendung zugelassen mit der Indikationsstellung BMI 30–45 kg/m² und Diabetes mellitus Typ 2.

Derzeit wird der Effekt des Systems auf diverse metabolische Parameter in einer klinischen Studie durch Hamann in der Diabetes-Klinik Bad Nauheim untersucht. Zusätzlich zur Überprüfung der Parameter des Zuckerhaushalts werden die metabolischen Hormone Adiponektin, Ghrelin und GLP-1 sowie der Lipidstoffwechsel untersucht.

Indikation

Patienten mit einem BMI < 35 kg/m² (Low-BMI), hohen HbA_{1c}-Werten und einem Typ-2-Diabetes unter oraler Medikation sind Indikation für die Implantation eines TANTALUS™-Systems. Voraussetzung ist, dass keine gravierenden Voroperationen im Bereich des Magens oder der Bauchhöhle erfolgten, um schwerere Verwachsungen auszuschließen.

Präoperative Diagnostik

Die Abklärung des Magens durch Endoskopie und die allgemeine Risikoabschätzung mit präoperativer Diagnostik der Herz-Kreislauf-Funktionen und Stoffwechseleinstellung sind obligat.

Operationstechnik

Nach Laparoskopie und der vor der Gasinsufflation erfolgten präoperativen Markierung der späteren Implantationsstelle für den Schrittmacher und die wieder aufladbare Spule durch Stiftmarkierung auf der Haut erfolgt die Inspektion der Bauchhöhle. Die vorherige Markierung ohne Pneumoperitoneum ist notwendig, da sich durch die Insufflation von Gas die Lage zum Rippenbogen teilweise drastisch verändert. Ein späterer Kontakt der Batterie mit dem Rippenbogen sollte vermieden werden, da es hier zu Reibungen und Schmerzen kommen kann. Nach erfolgter Laparoskopie werden vier Arbeitstrokare in den Oberbauch eingebracht. Zunächst erfolgt die Skelettierung der großen Kurvatur im Bereich des Antrums. Das Antrum muss so weit skelettiert werden, dass eine gute Implantation von Elektroden auf seiner gesamten Rückwand erfolgen kann. Nach dieser Dissektion wird das Antrum mit zwei Babcock-Zangen nach ventral gehalten und die eingebrachten Nadelelektroden in die Bauchhöhle eingeführt. Unter gastroskopischer Kontrolle wird die Nadelelektrode 2 cm vom Pylorus entfernt subserös auf einer Länge von mindestens 3 cm senkrecht in den Muskel eingestochen, um dann an der medialen Kleinkurvaturseite des Antrums wieder durch den Nadelhalter aufgenommen zu werden. Auf eine Verletzung des Pankreas ist hier streng zu achten. Dann werden die Elektroden hindurchgezogen. Im Abstand von 3 cm nach oral erfolgt daraufhin in paralleler Stichrichtung die Implantation der zweiten Elektrode. Die distale erste Elektrode ist durch eine Farbmarkierung schwarz gekennzeichnet, sodass keine Verwechslungen auftreten können. Nach Platzierung der Elektroden werden die Nadeln entfernt und mit Hilfe von Einzelknopfnähten die Halteösen im Bereich der großen Kurvatur des Magens fixiert. Anschließend wird parallel an der Vorderwand das nächste Elektrodenpaar implantiert. Hier wird von der großen Kurvatur aus wiederum in Richtung Leber die Nadel submukös in den Muskel platziert und anschließend die Elektrode hindurchgezogen, um dann fixiert zu werden. Die Abstände der Elektroden sind an Vorderwand und Hinterwand identisch. Anschließend erfolgt nach Insufflation die Markierung im Bereich des Fundus. Hier sollte die Elektrode subserös mindestens 2 cm von der Kardia entfernt von der großen Kurvatur ausgehend in Richtung Magenkorpus platziert werden. Aufgrund der Dünnwandigkeit des Fundus sind hier häufiger Perforationen zu erwarten als im Antrumbereich. Wenn unter gastroskopischer Kontrolle keine Perforation nachgewiesen werden kann, wird parallel 3 cm distal eine Parallelelektrode platziert. Hier sind ebenfalls die distalen Elektroden durch eine schwarze Farbmarkierung gekennzeichnet. Nachdem alle Elektroden platziert und fixiert sind und keine Perforationen nachgewiesen werden konnte, werden die Elektroden im Bereich des linken Mittelbauchs schrittweise herausgezogen und in der bereits vorbereiteten Pacemaker-Tasche mit dem Pacemaker verbunden. Die Konnektion erfolgt unter Sicherung mit

Hilfe eines Schraubensystems. Nach Überprüfung der richtigen Instillation der Elektroden am Schrittmacher wird dieser in eine subkutane Tasche platziert. Die Tasche wird verschlossen, und unter laparoskopischer Sicht werden nochmals die Elektroden in den Bauchraum hineingestreckt. Anschließend wird die aufladbare Spule auf dem Rippenbogen platziert und mit dem Schrittmacher verbunden. Nach subkutaner Naht und Hautnaht ist die Operation beendet.

Nachbehandlung

Der Kostaufbau erfolgt rasch innerhalb von 24 Stunden. Die Nachkontrolle des Systems und der diabetischen Stoffwechselsituation erfolgt im Rahmen eines Studienprotokolls.

18.6 Duodenalschlauch – Endobarrier

Das Konzept der duodenalen Exklusion kann durch einen endoskopisch platzierten Kunststoffschlauch umgesetzt werden, der im Pylorus verankert den Kontakt der Nahrung mit dem Duodenum verhindert (➤ Abb. 18.6; Gersin et al. 2007, Rodriguez-Grunert et al. 2008).

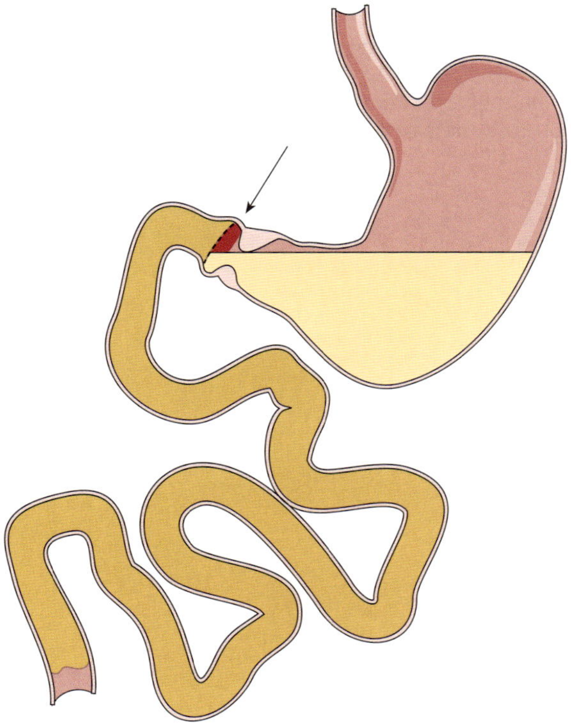

Abb. 18.6 Duodenalschlauch – Schema. Der Pfeil zeigt auf das postpylorische Verankerungssystem.

Indikation

Die Beeinflussung der diabetischen Stoffwechselsituation kann durch Ausschluss der duodenalen Rezeptoren mittels eines endoskopisch eingebrachten Plastikschlauchs erfolgen. Dieser wird endoskopisch platziert und mit einem Verankerungssystem im präpylorischen Bereich fixiert.

Präoperative Diagnostik

Die endoskopische Abklärung des Magens und die optimale Stoffwechseleinstellung beim Diabetiker sind Voraussetzungen für diesen endoskopischen Eingriff. Bei der Diagnostik muss berücksichtigt werden, dass auch das Duodenum frei von entzündlichen Veränderungen sein muss.

Operationstechnik

Die Implantation erfolgt endoskopisch. Das Schlauchsystem wird zunächst in den Magen eingebracht und dann nach Fixation des Verankerungssystems im postpylorischen Bereich mit Hilfe des Endoskops in das Duodenum weitergeschoben. Die vollständige Entfaltung erfolgt durch die Peristaltik. Eine spätere Explantation ist nach einem Zeitraum von maximal sechs Monaten notwendig, da es sonst zu einer Penetration des Verankerungssystems kommen kann.

Nachbehandlung

Der frühzeitige Kostaufbau ist hier möglich, da keinerlei Anastomosen oder Risikosituationen für Leckagen bestehen. Die Stoffwechselparameter werden kurzfristig kontrolliert, um einen therapeutischen Effekt zu sichern. Das Verfahren befindet sich momentan immer noch im Studienprotokoll.

18.7 Intermittierende Vagusblockade – VBLOC-Therapie

Einen neuen Ansatz ebenfalls im Bereich der Elektrostimulation beschrieben Camilleri et al. 2008: Durch ein implantierbares Gerät wird mittels hochfrequenter elektrischer Impulse eine intermittierende Blockung der Äste des N. vagus induziert. Hierzu werden Elektroden in der Nähe

18

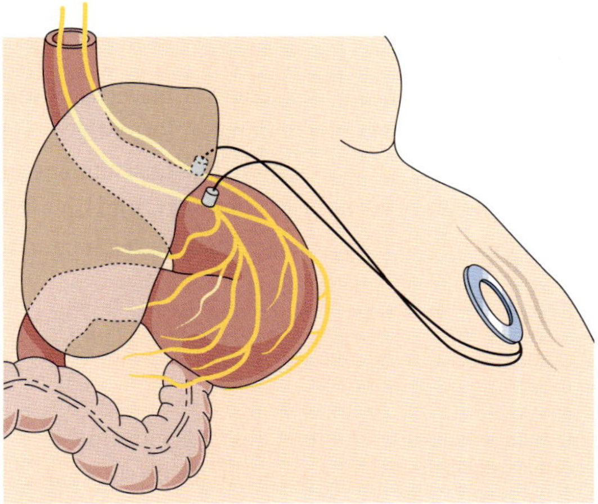

Abb. 18.7 VBLOC-System.

der beiden vagalen Äste am gastroösophagealen Übergang platziert (➤ Abb. 18.7). In ersten Studien (Camilleri et al. 2008) konnten ein EWL von 7,5% und ein gesteigertes Sättigungsgefühl nachgewiesen werden.

Literatur

Bohdjalian A, Prager G, Aviv R, Policker S, Schindler K, Kretschmer S et al. One-year experience with Tantalus: a new surgical approach to treat morbid obesity. Obes Surg 2006; 16:627–34.

Bohdjalian A, Ludvik B, Guerci B et al. Improvement in glycemic control by gastric electrical stimulation (TANTALUS™) in overweight subjects with type 2 diabetes. Surg Endosc 2008; Epub ahead of print.

Boza C, Gagner M, Devaud N, Escalona A, Muñoz R, Gandarillas M. Laparoscopic sleeve gastrectomy with ileal transposition (SGIT): A new surgical procedure as effective as gastric bypass for weight control in a porcine model. Surg Endosc 2008; 22: 029–34.

Camilleri M, Toouli J, Herrera M, Kulseng B, Kow L, Pantoja J et al. Intra-abdominal vagal blocking (VBLOC therapy): clinical results with a new implantable medical device. Surgery 2008; 143: 723–31.

Cohen RV, Schiavon CA, Pinheiro JS, Correa JL, Rubino F. Duodenal-jejunal bypass for the treatment of type 2 diabetes in patients with body mass index of 22–34 kg/m²: a report of 2 cases. Surg Obes Relat Dis 2007; 3:195–7.

Del Genio G, Gagner M, Cuenca-Abente F, Nocca D, Biertho L, Del Genio F et al. Laparoscopic sleeve gastrectomy with duodeno-jejunal bypass: a new surgical procedure for weight control. Feasibility and safety study in a porcine model. Obes Surg 2008; 18:1263–7.

Gersin KS, Keller JE, Stefanidis D, Simms CS, Abraham DD, Deal SE, Kuwada TS, et al. Duodenal-jejunal bypass sleeve: a totally endoscopic device for the treatment of morbid obesity. Surg Innov 2007; 14:275–8.

Mason EE. Ileal transposition and enteroglucagon/GLP-1 in obesity (and diabetic?) surgery. Obes Surg 1999; 9:223–8.

Rodriguez-Grunert L, Galvao Neto MP, Alamo M, Ramos AC, Baez PB, Tarnoff M. First human experience with endoscopically delivered and retrieved duodenal-jejunal bypass sleeve. Surg Obes Relat Dis 2008; 4:55–9.

Rubino F, Zizzari P, Tomasetto C, Bluet-Pajot MT, Forgione A, Vix M et al. The role of the small bowel in the regulation of circulating ghrelin levels and food intake in the obese Zucker rat. Endocrinology 2005; 146:1745–51.

Schramm M, Weiner RA, Rosak C, Prager G, Ludvik B. Der Effekt gastrischer Stimulation (GCM) mittels des TANTALUS-Systems auf Körpergewicht und Stoffwechseleinstellung bei morbid adipösen Typ 2 Diabetikern – erste Ergebnisse. In: 124. Jahrestagung d. Deutschen Gesellschaft für Chirurgie; 2007; München; 2007.

Wang T, Hu S, Gao H, Zhang G, Liu C, Feng J et al. Ileal transposition controls diabetes as well as modified duodenal jejunal bypass with better lipid lowering in a nonobese rat model of type II diabetes by increasing GLP-1. Ann Surg 2008; 6:968–75.

KAPITEL

19

R. Weiner, mit zwei Beiträgen von C. Stroh

Komplikationen und Management

19.1 Besonderheiten der Chirurgie bei Adipositas

Morbid Adipöse sind Hochrisikopatienten, die meist neben Folgeerkrankungen auch über eine eingeschränkte funktionale kardiopulmonale Reservekapazität verfügen. Die Eingriffe selbst sind Hochrisikoeingriffe, da sie in der hiatalen Region mit Resektionen und Anastomosenbildung ein großes Gefahrenpotenzial in sich bergen.

Neben der subtilen Vermeidung von Komplikationen hat insbesondere ein rasches und konsequentes Handeln oberste Priorität.

Ein ausreichendes Training des Chirurgen vor dem Start der Adipositaschirurgie ist absolute Notwendigkeit (Sauerland et al. 2005). Das trifft insbesondere auf laparoskopische Operationen zu, die selbst für Erfahrene in der konventionellen Chirurgie mit einem Anstieg von Komplikationen begleitet sein können. See et al. (2002) hatten eine Leckage-Rate von 20% beim laparoskopischen Magenbypass und von 4% bei der offen durchgeführten Magenbypass-Operation. Das ist immerhin eine 5-fach höhere Frequenz von lebensbedrohlichen Majorkomplikationen.

Die Durchführung adipositaschirurgischer Eingriffe verlangt eine außergewöhnlich enge Zusammenarbeit von Operateur und Anästhesist. Dies beginnt bei der Patientenlagerung und auch Umlagerung während einer Operation (BPD-DS) und setzt sich mit der Verwendung von Kalibrationssonden, Dichtigkeitsprüfungen (Blauprüfungen, Gasinsufflation) und intraoperativen Gastroskopien fort.

CAVE
Sondenkomplikationen sind potenzielle Gefahren bei der laparoskopischen Magenchirurgie und müssen unbedingt vermieden werden.

Sondenkomplikationen sind anfangs häufig, wenn das Zusammenspiel von Chirurgen und Anästhesisten noch unzureichend geübt ist.

19.2 Intraoperative Komplikationen

19.2.1 Konversion

Der Verfahrenswechsel, d.h. die Konversion von einer videoendoskopischen minimal-invasiven in eine offene Vorgehensweise, ist integraler Bestandteil der Aufklärung des Patienten. Intraoperativ muss aus folgenden Gründen rechtzeitig ein Verfahrenswechsel eingeleitet werden, wenn

- Komplikationen auftreten, die minimal-invasiv nicht zu beherrschen sind,
- technische Unzulänglichkeit oder eine extreme intraabdominale Fettansammlung eine sichere Ausführung der Operation unter videoendoskopischen Bedingungen nicht zulassen,
- die Zeitdauer des Eingriffs präoperativ gesetzte Limits überschreitet.

Wichtig ist nur, dass diese Entscheidung rechtzeitig getroffen wird, um Schaden vom Patienten fernzuhalten. Wird diese rasche Entscheidung nicht getroffen und entwickeln sich durch zögerliches Abwarten schwere Komplikationen, die mit Folgeschäden oder dem Tod des Patienten einhergehen, wird diese Fehlentscheidung dem Operateur negativ ausgelegt werden. Die operativ-technischen Voraussetzungen für eine Fortführung der Operation per laparotomiam muss immer gewährleistet sein (Assistenz, extra lange Haken und Instrumente).

Die Festlegung eines Zeitlimits bei laparoskopischen Eingriffen ist bei Adipösen besonders wichtig, um schwerwiegende allgemeine Komplikationen wie eine Rhabdomyolyse zu vermeiden.

19.2.2 Sondenkomplikationen

Am häufigsten kommt es zum Erfassen von Sonden mit dem Linearstapler, wenn die Sonde nicht rechtzeitig oder vollständig bei Resektionen zurückgezogen wurde (➤ Abb. 19.1). Weiterhin werden mehrfache Sondierungen notwendig, wenn Sondengrößen gewechselt werden. Hier kann es auch zu Perforationen des Ösophagus, der Pouchhinterwand oder auch der Anastomose kommen

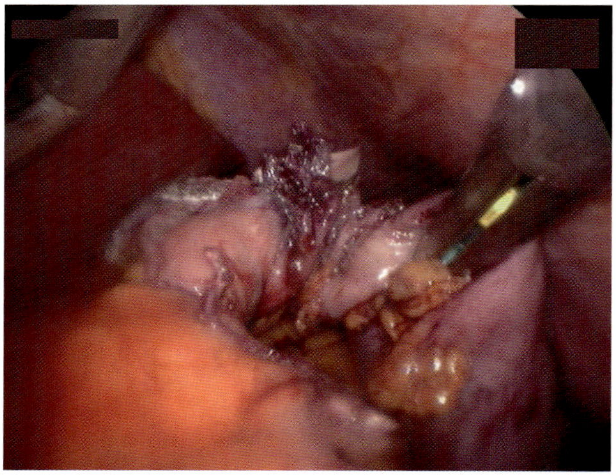

Abb. 19.1 Erfassung einer Sonde durch einen Linearstapler. Die Sonde war versehentlich zurückgezogen und dann in den bereits teilresezierten Magen bei Schlauchmagenbildung vorgeschoben worden.

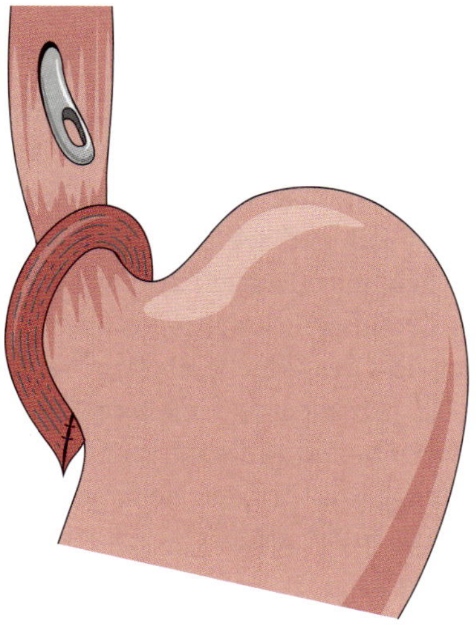

Abb. 19.2 Perforation durch eine Sonde oberhalb des Diaphragmas.

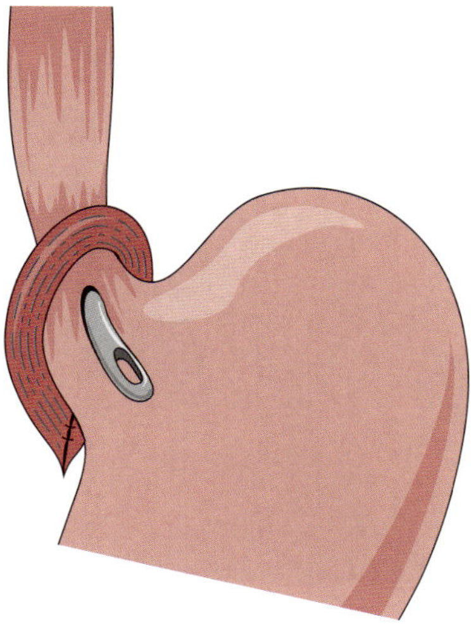

Abb. 19.3 Perforation durch eine Sonde unterhalb des Diaphragmas.

(➤ Abb. 19.2, ➤ Abb. 19.3). Im Gegensatz zu offenen Operationen kann keine manuelle Führung der Sonden erfolgen und das Geschehen kann lediglich auf dem Videomonitor beobachtet werden. Die Sondenkomplikation durch Veränderung der Kalibrationssonde sind beim Schlauchmagen besonders gefährlich, wenn durch erneutes Vorschieben der Sonde in den zu resezierenden Restmagen eine Klammerung der Sonde erfolgt (Video).

19.2.3 Organverletzungen

Die Verletzung von intraabdominalen Organen kann in verschiedene Schweregrade eingeteilt werden. Von klinischer Relevanz sind nur Schädigungen, die zu Konversionen, Früh- und oder Spätkomplikationen führen. Zur Häufigkeit von klinisch relevanten Organverletzungen bei verschiedenen operativen Eingriffen ➤ Tab. 19.1.

In Adipositaszentren mit hohem Operationsvolumen liegt die Häufigkeit aller klinisch relevanten Organverletzungen in der Summe weit unter 0,1 %. Dünndarmverletzungen bei der Abmessung der Darmlängen bleiben allerdings oft unerkannt und bedürfen einer raschen Versorgung (➤ Abb. 19.4), bevor sich eine diffuse Peritonitis entwickelt.

19

Tab. 19.1 Häufigkeiten von intraoperativen Organverletzungen nach verschiedenen Operationsverfahren.

OP-Verfahren	Organ	Verletzungsart	Konversionshäufigkeit	Häufigkeit in der Literatur [%]
Magenband	Ösophagus	Perforation	> 50 %, wenn intraoperativ erkannt	< 0,001
	Magenwand	Perforation	Meist intraoperativ nicht erkannt	< 0,1
	Darm	Perforation	Oft nicht intraoperativ erkannt	< 0,001
Magenbypass	Milz	Blutung, Kapselverletzung	Bei nicht ausreichender konservativer Blutstillung (Video)	< 0,001
	Pankreas	Energieanwendung, Pankreatitis, Pankreasfistel	Komplikation wird erst postoperativ klinisch relevant	< 0,001
BPD	Alle	Extrem selten	Trokarverletzungen dominieren	< 0,001
BPD-DS	Alle	Pankreaskapselläsion	Postoperatives Auftreten der Komplikationen	< 0,001

OP: Operation.

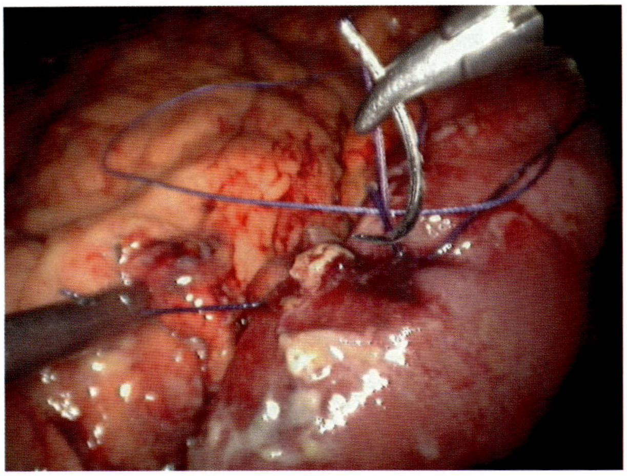

Abb. 19.4 Versorgung einer Dünndarmleckage am zweiten postoperativen Tag nach Abmessung der alimentären Schlinge eines Magenbypasses.

19.2.4 Blutungskomplikationen

Definition

Als Blutungskomplikationen werden Ereignisse mit Blutverlusten eingestuft, die mit Transfusionspflicht oder Konversion einhergehen.

Ursachen

Die Ursachen sind bei komplexen Operationen sehr vielfältig. Klammernahtblutungen (Video), Organverletzungen und Trokarblutungen zählen zu den häufigsten Blutungsursachen.

Maßnahmen

Die Entscheidung zu konservativem Vorgehen mit Abwarten, Transfusionen, Re-Laparoskopie oder Re-Laparotomie hängt von der Intensität, der Kreislaufreaktion, der klinischen Symptomatik und der Lokalisation der Blutung ab.

Die Entscheidung erfolgt auf der Basis der Erfahrung des Operateurs. Grundsätzlich ist bei postoperativen Blutungen festzuhalten, dass der aktuelle Hb-Wert keine relevante Information bei aktuellen und massiven Blutungen liefert. Reihenfolge: Puls- und Kreislaufreaktion, Hämatokrit und erst dann der Hb-Wert. Zu den vielfältigen Kombinationen (unvollständig) ➤ Tab. 19.2.

Sonderfall: Verweigerung von Bluttransfusionen

Bei der Auswahl der Operationsverfahren sollten möglichst nicht-resezierende Techniken ausgewählt werden, wenn aus verschiedenen Gründen die Transfusion von Blut und Blutderivaten abgelehnt wird. Wird dennoch ein Verfahren ausgewählt, bei dem Resektionen von Magen- und Darmanteilen vorgenommen werden sollen, muss ein intensives Monitoring erfolgen und über konsequente und frühzeitige Re-Operationen bei geringstem Blutungsverdacht aufgeklärt werden. Klammernahtverstärkungen (➤ Abb. 19.5, ➤ Abb. 19.6) können das Blutungsrisiko deutlich senken.

19.2.5 Fremdkörperverluste

Im Rahmen der Bypass-Operationen können aufgrund des vielfachen Einsatzes von intrakorporalen Nahttechniken Nadeln verloren gehen, die sich vom Faden abreißen, bei

Tab. 19.2 Postoperative Blutungsursachen und deren Management.

OP-Verfahren	Ursache	Drainage	Hb > 8 g/L	Hb < 8 g/L
Magenband	Milzblutung	Ohne	Re-Laparoskopie	Patient instabil: Laparotomie
Magenbypass	Blutung GE	Leer	Gastroskopie Transfusion	Re-Laparoskopie
	Blutung EE	Leer	Gastroskopie mit Ausschluss GE-Blutung Transfusion	Re-Laparoskopie und ggf. Laparotomie
	Blutung Klammernaht	Sekretion	Re-Laparoskopie	Re-Laparoskopie
Magenschlauch	Klammernaht	Sekretion	Re-Laparoskopie	Re-Laparoskopie
BPD	Blutung EE	Leer	Gastroskopie mit Ausschluss GE-Blutung Transfusion	Re-Laparoskopie und ggf. Laparotomie
Alle	Trokarblutung	Sekretion	Re-Laparoskopie zum Ausschluss innerer Blutungen mit Umstechung unter laparoskopischer Sicht	Re-Laparoskopie und ggf. Laparotomie

EE: Enteroenterostomie, GE: Gastroenterostomie, Hb: Hämoglobin, OP: Operation.

der Entfernung über Trokare abspringen oder anderweitig verloren gehen. Die Prävention besteht in der konsequenten Zählkontrolle. Nadeln sind aufgrund des Materials inert und verursachen im Allgemeinen keine Komplikationen.

MERKE

Jede Nadel, die zu einer Naht eingebracht wird, muss unmittelbar nach der Naht auf Vorhandensein kontrolliert werden. Abschließende Vollständigkeitskontrollen sind obligat.

Die Verluste sind vermeidbar, aber im seltenen Auftreten keine revisionsbedüftige Komplikation.

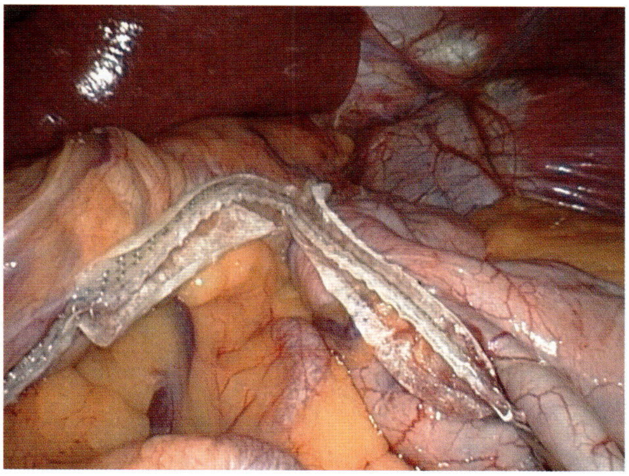

Abb. 19.5 Klammernahtverstärkung (Veritas) bei der Schlauchmagenbildung senkt das Blutungsrisiko.

19.3 Unmittelbar postoperative Phase

19.3.1 Nachblutungen

Definition

Der Verlust von mehr als 200 – 300 ml Blut muss als Nachblutung klassifiziert werden. Klinisch relevant werden Blutungen von mehr als 1000 ml, die entweder Transfusionen und/oder Revisionen notwendig machen.

Diagnostik

Die Drainagen sind in erster Linie bei resezierenden Verfahren zur Ableitung von Blut und Lymphe gedacht. Die fehlende Sekretion schließt eine Nachblutung jedoch nicht aus, da Lage und Okklusion der Drainage eine vermeintlich stabile Situation vortäuschen können.

Therapie

Klammernahtblutungen können oftmals konservativ behandelt werden (Sauerland et al. 2005, Nguyen et al. 2003, Ren et al. 2000). Besteht die Sekretion fort oder zeichnen sich Kreislaufreaktionen ab, muss re-interveniert werden. Die Laparoskopie liefert Diagnose und Therapie. Oftmals werden Blutkoagele entfernt, ohne dass noch eine aktive Blutung nachzuweisen ist. Die Entfernung der Koagele ist jedoch für den Patienten im weiteren postoperativen Verlauf von Vorteil. Die Feststellung, dass die Blutung zum Stehen gekommen ist, gibt Sicherheit für den Patienten und den Chirurgen.

19.3.2 Insuffizienzen

Gastroenterostomie

Definition

Der Austritt nur geringster Mengen von Verdauungssäften, Trinkvolumen, Nahrung oder Röntgenkontrastmittel im Bereich der Gastrojejunostomie ist eine Insuffizienz – mit konsekutiver Peritonitis, die rasches Handeln verlangt.

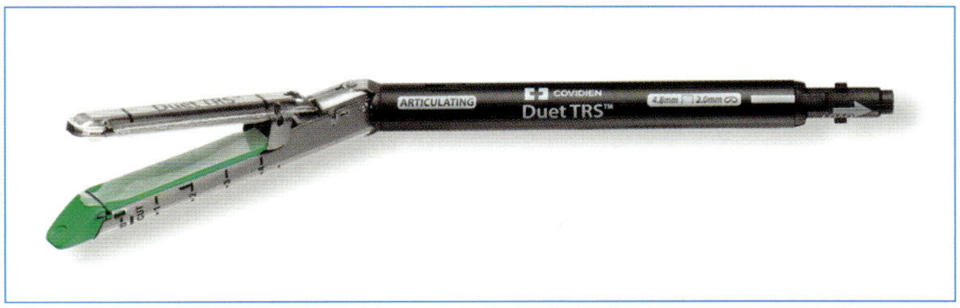

Abb. 19.6 Besonders effektiv in der Anwendung sind Stapler, bei denen die Klammernahtverstärkung aus resorbierbarem Nahtmaterial bereits aufgebracht ist. (Duett, Covidien©).

Diagnostik

Die Diagnostik von Komplikationen bei morbid Adipösen ist sehr schwierig. Tachykardie, Fieber und Atemnot sind oftmals die ersten und einzigen Hinweiszeichen auf Leckagen nach Bypass-Operationen (Sauerland et al. 2005, Kolakowski et al. 2004), weshalb die umgehende Re-Laparoskopie bei allen Auffälligkeiten die Entwicklung von lebensbedrohlichen Zuständen verhindern kann (➤ Abb. 19.7; Video). Röntgenkontrastuntersuchungen und CT sind bei extremer Adipositas oftmals nicht möglich oder in ihrer Aussagekraft eingeschränkt. Der Nachweis einer Insuffizienz im Bereich der GE gelingt klassisch durch den Nachweis von Kontrastmittelaustritt (➤ Abb. 19.8).

Es gibt Argumente pro und kontra für eine postoperative Röntgendiagnostik:

- **Pro Röntgen:** Der Nachweis ist zuverlässig, gibt eine Aussage über Ausmaß und Lokalisation der Insuffizienz, die suffiziente Ableitung des Kontrastmittels über die Drainagen kann objektiviert werden.
- **Kontra Röntgen:** Das Kontrastmittel erzeugt eine chemische Peritonitis, die die lokale Situation eher noch verschlechtert. Die Röntgenuntersuchung kann auch ein falsch negatives Ergebnis liefern.

Alternativ zum Röntgen kann das Trinken einer Farblösung (Blaulösung) den Nachweis liefern, allerdings ohne anatomische Zusatzinformationen über Lokalisation und Ausmaß der Leckage.

Revisionseingriffe wegen Anastomoseninsuffizienz können „offen" oder laparoskopisch durchgeführt werden. Klammernahtblutungen können oftmals konservativ behandelt werden (Sauerland et al. 2005, Nguyen et al. 2003, Ren et al. 2000).

Therapie

Kleine Insuffizienzen können auch konservativ behandelt werden, wenn sie gut drainiert sind. Breite Insuffizienzen und Formen mit lokaler Peritonitis müssen operativ versorgt werden, was bei fortgeschrittener Gewebsentzündung nicht in jedem Fall mehr möglich ist.

Entero-Entero-Anastomose

Definition

Der Austritt nur geringster Mengen von Verdauungssäften führt aufgrund der tryptischen Aktivität des Pankreassekrets zu schweren lokalen Entzündungen, die sich rasch zur diffusen Peritonitis ausbreiten können.

Diagnostik

Die Diagnostikmöglichkeiten sind eingeschränkt. CT und MRT zeigen Flüssigkeitsansammlungen im Bereich der Entero-Entero-Anastomose. Bei liegenden Drainagen weist die Sekretion von Flüssigkeiten mit tryptischer Aktivität (Lipase, Amylase) und Bilirubin auf eine derartige Komplikation hin. Die Symptomatik ist schleichend und initial nicht so heftig wie beim Austritt von Magensäure in die Bauchhöhle.

Therapie

Diese Insuffizienzen können nicht konservativ behandelt werden, sondern erfordern eine chirurgische Revision. La-

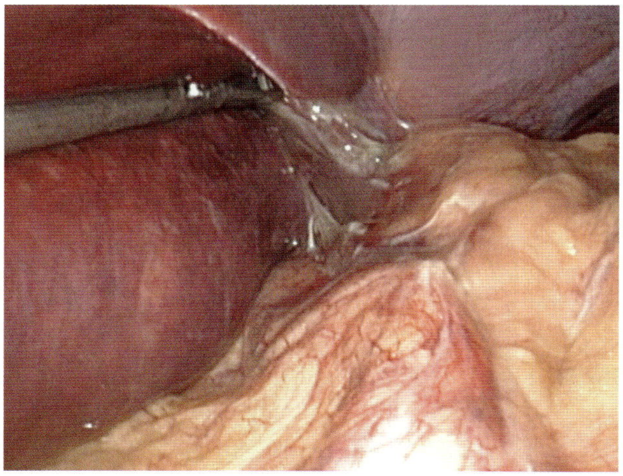

Abb. 19.7 Nachweis einer lokalen (noch abgedeckten) Peritonitis nach Magenbypass bei der Re-Laparoskopie.

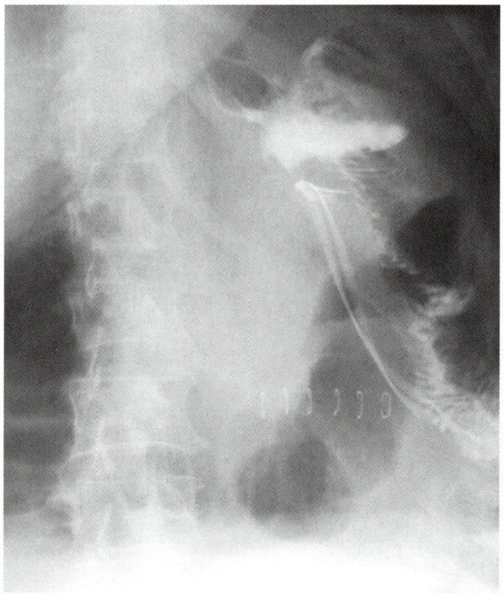

Abb. 19.8 Breite Insuffizienz der Gastroenterostomie nach Magenbypass.

19

paroskopisch lässt sich die Revision nur in der Frühphase durchführen. Später muss meist offen operiert und je nach Entzündungsstadium die Anastomose auch reseziert und neu angelegt werden. Die laparoskopische Frühintervention eröffnet folgende Möglichkeiten:

- Übernähung einer Minileckage (➤ Abb. 19.9),
- Zusätzliche Drainage mit Anlage einer zweiten EE kranial (oral) der Leckage (➤ Abb. 19.10).

Klammernahtinsuffizienz des Restmagens

Definition

Die Klammernahtruptur im Bereich des Restmagens ist eine der schwersten Komplikationen, da bakteriell kontaminierter Mageninhalt gemeinsam mit Magensäure austritt, der röntgenologisch mit Hilfe von Kontrastmittel nicht verifiziert werden kann.

Diagnostik

Die Diagnose kann letztendlich nur durch Re-Intervention (Re-Laparoskopie) gestellt werden, die aufgrund der klinischen Symptomatik durchgeführt wird. Bildgebende Verfahren geben nur indirekte Hinweise, die auch zu Fehlschlüssen führen können.

Therapie

Der Verschluss der Leckage ist unverzüglich durchzuführen. Bei einem schwierigen Verschluss kann aus Sicherheitsgründen eine Gastrostomie durchgeführt werden.

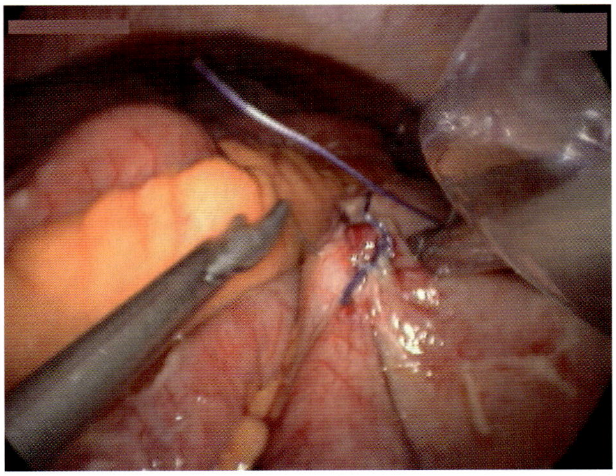

Abb. 19.9 Übernähung einer Dünndarmleckage im Bereich der Entero-Entero-Anastomose am zweiten postoperativen Tag (laparoskopisch).

Dünndarmleckagen

Definition

Der Austritt nur geringster Mengen von Verdauungssäften und Nahrung durch Darmöffnungen infolge von Darmverletzungen, Minderdurchblutungen oder anderen Ursachen führt rasch zur Peritonitis. Es können unterschiedliche Verläufe je nach Lokalisation der Leckage (alimentäre Schlinge, biliodigestive Schlinge, Common Channel) unterschieden werden.

Diagnostik

Die Diagnostik von Komplikationen bei morbid Adipösen ist sehr schwierig. Tachykardie, Fieber und Atemnot sind oftmals die ersten und einzigen Hinweiszeichen auf Leckagen, weshalb die umgehende Re-Laparoskopie bei allen Auffälligkeiten die Entwicklung von lebensbedrohlichen Zuständen verhindern kann. Röntgenkontrastuntersuchungen und CT sind oftmals nicht möglich oder in ihrer Aussagekraft eingeschränkt.

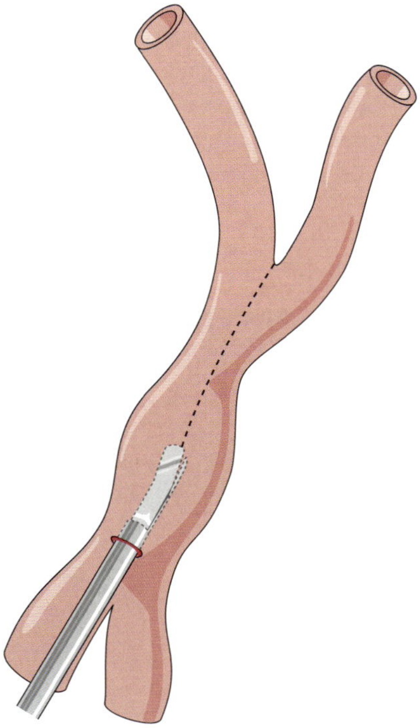

Abb. 19.10 Anlage einer zweiten Enteroenterostomie zur Entlastung einer stenosierenden oder durch Naht versorgten insuffizienten Entero-Entero-Anastomose.

Therapie

Die operative Revision ist immer zum frühestmöglichen Zeitpunkt notwendig. Die Entscheidung, ob eine laparoskopische Übernähung oder Rekonstruktion (➤ Abb. 19.9) noch möglich ist oder ob eine offene Revision notwendig wird, hängt sowohl vom Lokalbefund als auch von der laparoskopischen Erfahrung des Operateurs ab.

19.3.3 Abszesse

Definition

Eiteransammlungen nach operativen Eingriffen sind meist Folgen kleiner Insuffizienzen und können sich auch spät nach der Operation entwickeln und klinisch relevant werden.

Diagnostik

Bildgebende Verfahren (CT, MRT) stellen die Diagnose und können auch Therapieoption (CT-gesteuerte Punktion) liefern (➤ Abb. 19.11).

Therapie

Die Drainage und Ausräumung des Abszesses ist stets notwendig, wobei minimaler Zugang und Effizienz angestrebt werden. Die Ursache des Abszesses sollte vorher abgeklärt (Röntgen-Kontrastmittelpassage) werden, da es sonst rasch zu Rezidiven oder Fisteln kommt.

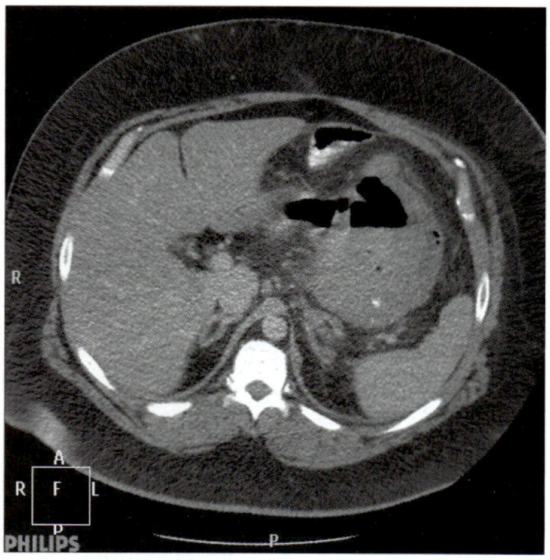

Abb. 19.11 CT mit Abszessnachweis nach Sleeve-Gastrektomie.

19.3.4 Akute Magendistension

Definition

Die akute Dehnung des Magens durch eine Abflussstörung für Magensekret, Galle und Pankreassekret ist eine lebensbedrohliche Situation. Sie entwickelt sich rasch innerhalb von weniger als zwölf Stunden. Blutungen in den Magen können ebenfalls zur Dehnung des Magens durch Koagula und Blut führen.

Ursachen

Besonders dramatisch sind Distensionen des Restmagens nach Bypass-Operationen, wenn Stenosen durch falsche Handhabung von Linearstaplern (➤ Abb. 19.12), „Kinking" von Anastomosen oder einengende Nähte erzeugt werden. Die Distension des Restmagens kann innerhalb von 24 Stunden zu einem akuten Herzversagen führen. Das gleiche klinische Bild wird bei der akuten Obstruktion der biliodigestiven Schlinge in einer inneren (➤ Abb. 19.13) oder äußeren Hernie (➤ Abb. 19.14, ➤ Abb. 19.15) gesehen.

Diagnostik

Die Dehnung äußert sich klinisch durch Tachykardie, die ein sofortiges Handeln erfordert. Eine Röntgen-Nativaufnahme und eine Sonographie können die Distension verifizieren.

Therapie

Die sofortige Entlastung durch Gastrostomie mit Absaugung des Mageninhalts, gefolgt von der Ursachenfindung und Behebung der Ursache, kann in einer Revision erfolgen. Eine Kreislaufinstabilität kann auch die alleinige Entlastung, eine Gastrostomie, notwendig machen.

19.3.5 Lungenembolie

Eine venöse Thromboembolie (VTE) ist eine postoperative, nicht selten auftretende und möglicherweise tödliche Komplikation. Eine Adipositas ist ein unabhängiger Risikofaktor für VTE-Ereignisse. Adipositaschirurgie-Patienten haben ein hohes Risiko für venöse Thromboembolien. Die Häufigkeit einer perioperativen Lungenembolie wurde auf 0,85 – 1,2% geschätzt (Eriksson et al. 1997, Carmody et al.

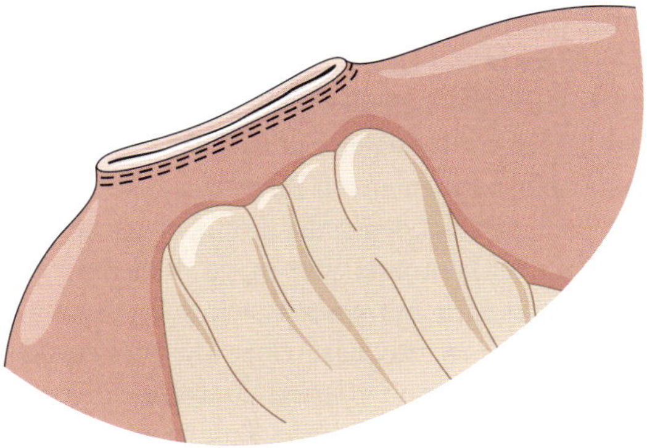

Abb. 19.12 Stenosierung durch Einengung des Dünndarms nach longitudinaler Resektion mit Hilfe eines Linearstaplers.

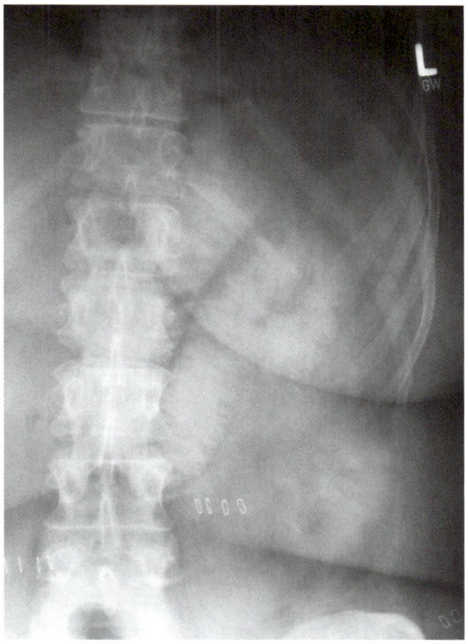

Abb. 19.13 Nativröntgen: Stehende dilatierte Dünndarmschlinge: akute Obstruktion einer biliodigestiven Schlinge nach Magenbypass-Operation am zweiten postoperativen Tag.

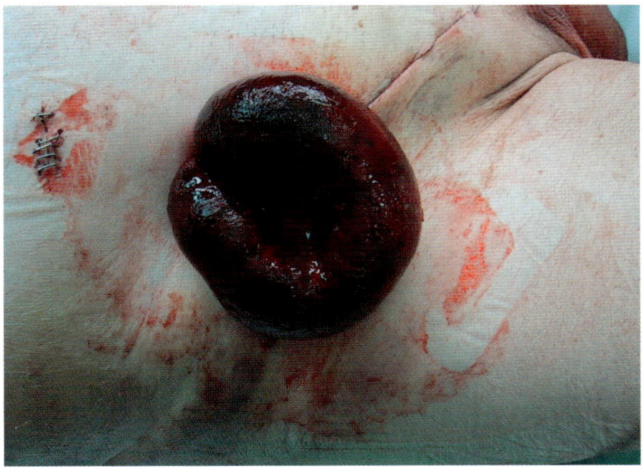

Abb. 19.14 Akute Herniation von Dünndarm nach außen in einer 15-mm-Trokar-Stelle, die erweitert und nicht sicher verschlossen worden war.

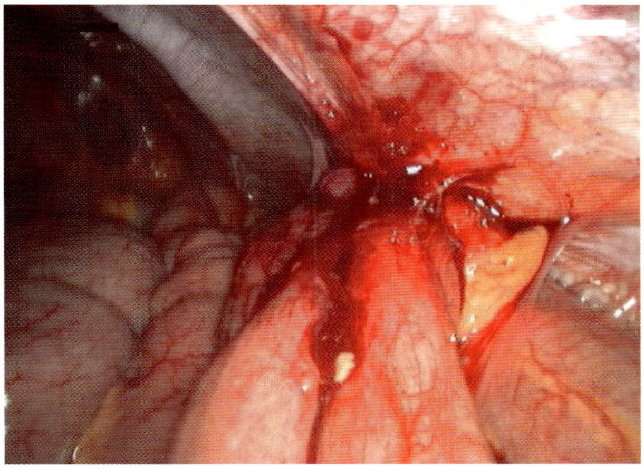

Abb. 19.15 Richter-Hernie unmittelbar postoperativ in einer Trokarstelle mit Ileus (äußerlich unauffällig – Blick ab interno).

2006). Venöse Thromboembolien bleiben eine führende Todesursache in der Adipositaschirurgie, auch in der Ära der minimal-invasiven Chirurgie und Thromboseprophylaxe (Morino et al. 2007). Der klinische Schweregrad der Lungenembolie kann sehr variabel sein, von asymptomatisch bis hin zu schwerer Hypoxämie und Schock. Somit variiert die Therapie von Patient zu Patient und erfordert ein rasches, differenziertes klinisches Management.

Klassisches Heparin, niedrig-molekulare Heparine und eine mechanische Prophylaxe haben sich in verschiedenen klinischen Studien als wirksame Maßnahmen zur Verhütung venöser Thromboembolien erwiesen (Tapson 2008). Dennoch gibt es derzeit keinen Konsens über die beste Methode in der Thromboembolieprophylaxe in der Adipositaschirurgie. Die Lungenembolie hat eine Sterblichkeitsrate von mehr als 15%, hauptsächlich infolge der wiederkehrenden Embolie (Goldhaber et al. 1999). Die rechtzeitige und sichere Diagnose sichert eine effektive Behandlung und verbessert somit das Überleben der betroffenen Patienten mit symptomatischer Lungenembolie (Tapson 2008).

Daher ist es unbedingt erforderlich, dass eine wirksame Therapie so schnell wie möglich eingeleitet wird. Die CT-Angiographie nach Kontrastmittelgabe ist derzeit die Methode der Wahl für die genaue Diagnose von Lungenembolien.

Klassisches Heparin, intravenös appliziert, war traditionell die pharmakologische Behandlung der Wahl bei venösen Thromboembolien, da die Effizienz bezüglich der Senkung der Sterblichkeit bei Patienten mit Lungenembolie nachgewiesen wurde (Barrit und Jordan 1960). Eine thrombolytische Therapie kann potenziell den Embolus schneller lysieren, die hämodynamischen Folgen der Lungenembolie vermeiden und somit lebensrettend sein (➤ Abb. 19.16, ➤ Abb. 19.17). Allerdings gibt es in der klinischen Praxis nur wenige Patienten mit Lungenembolie, die Kandidaten für eine thrombolytische Behandlung sind. Eine derartige Therapie muss unbedingt stark individualisiert werden (Golhaber 1997, Dalen 2002). Eine medikamentöse Thrombolyse wird generell für Patienten mit massiver Lungenembolie, mit arterieller Hypotonie (< 100 mmHg systolisch) und/oder Schock eingesetzt (Büller et al. 2004). Hämodynamisch stabile Patienten mit akuter Lungenembolie und rechter ventrikulärer Dysfunktion profitieren möglicherweise ebenfalls von der Thrombolyse (Konstantinides et al. 2002). Die medikamentöse Thrombolyse wird in der Regel systemisch angewendet. Zu den Wirkstoffen, die verwendet werden können, gehören Streptokinase, Urokinase und Gewebsplasminogenaktivatoren. Es existieren verschiedene Protokolle zur Verabreichung. Relative Kontraindikationen zur Thrombolyse müssen berücksichtigt werden. Es können auch eine katheterbasierte mechanische Lungenembolektomie, eine lokale intrathrombolische thrombolytische Therapie oder beides zum Einsatz kommen. Eine interventionelle pulmonale Embolektomie kann erfolgreich sein, Das trifft auch auf Patienten mit nachgewiesener massiver Lungenembolie, Patienten mit hämodynamischer Instabilität und Patienten, bei denen die thrombolytische Therapie versagt hat oder kontraindiziert ist, zu (Büller et al. 2004). Eigene Erfahrungen mit einer systemischen Lysetherapie unmittelbar postoperativ nach einer Magenbypass-Operation waren positiv und führten zu vollständigen Rückbildungen der Embolie. Geringe Blutungen aus den noch liegenden Drainagen wurden in Kauf genommen (Weiner et al. 2009).

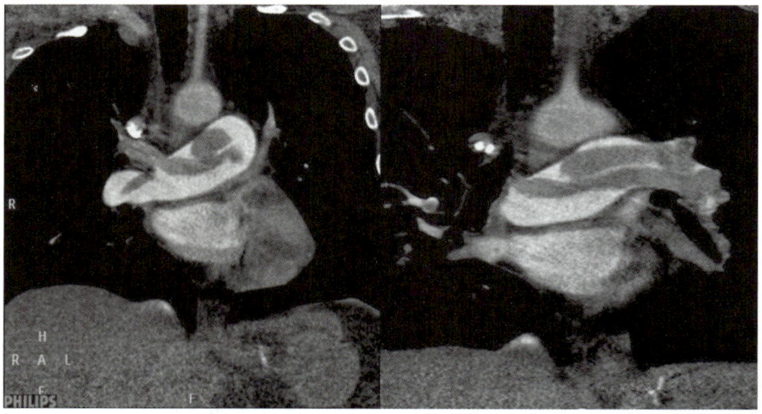

Abb. 19.16 Lungenembolie im CT (vor Lyse).

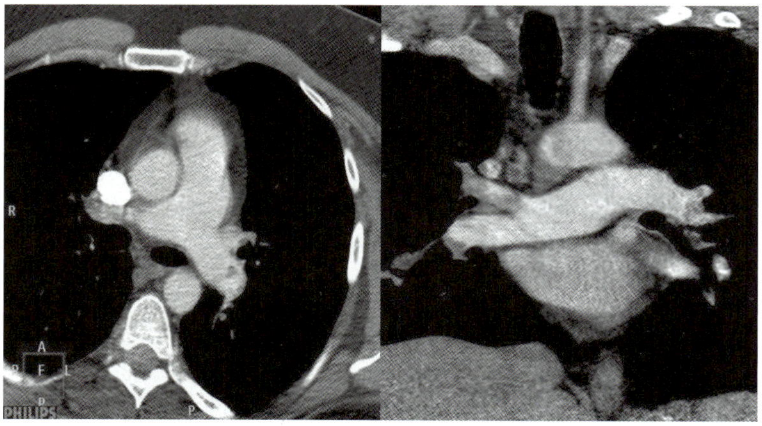

Abb. 19.17 Situation nach Lungenembolie mit erfolgreicher systemischer Lyse am zweiten postoperativen Tag nach Magenbypass.

19.3.6 Rhabdomyolyse

C. Stroh

Die Rhabdomyolyse (RML) mit folgender Myoglobinurie ist als Ursache des akuten Nierenversagens seit 1911 nach Erstbeschreibung durch Meyer-Betz bekannt (Meyer-Betz 1911). Die druckinduzierte RML wird bei einer Vielzahl von Eingriffen, insbesondere bei extremen Operationslagerungen, beschrieben (Guzzi et al. 1993, Kelly et al. 1995, Khurana et al. 2004, Kong et al. 2000, Pasnik et al. 2005, Uratsuji et al. 1999). Risikofaktoren stellen Operationszeit und Übergewicht dar. Das Risiko der RML und des akuten Nierenversagens (ANV) ist bei morbid Adipösen, die sich bariatrischen Eingriffen unterziehen, nur unzureichend untersucht. Daten zum Morbiditäts- und Letalitätsrisiko infolge einer RML existieren nur in sehr begrenztem Umfang (Ettinger et al. 2007, Lagrandre et al. 2006, Mognol et al. 2004).

Pathophysiologie

Infolge der direkten Schädigung des Sarkolemms oder einer reduzierten zellulären ATP-Produktion wird die Plasmamembran zunehmend für Natriumionen permeabel. Die erhöhte intrazelluläre Natriumkonzentration führt zu einem vermehrten Transport von Kalzium durch die gesteigerte Aktivität des Natrium-Kalzium-Austausches in die Zelle. Die verminderte ATP-Produktion beeinträchtigt

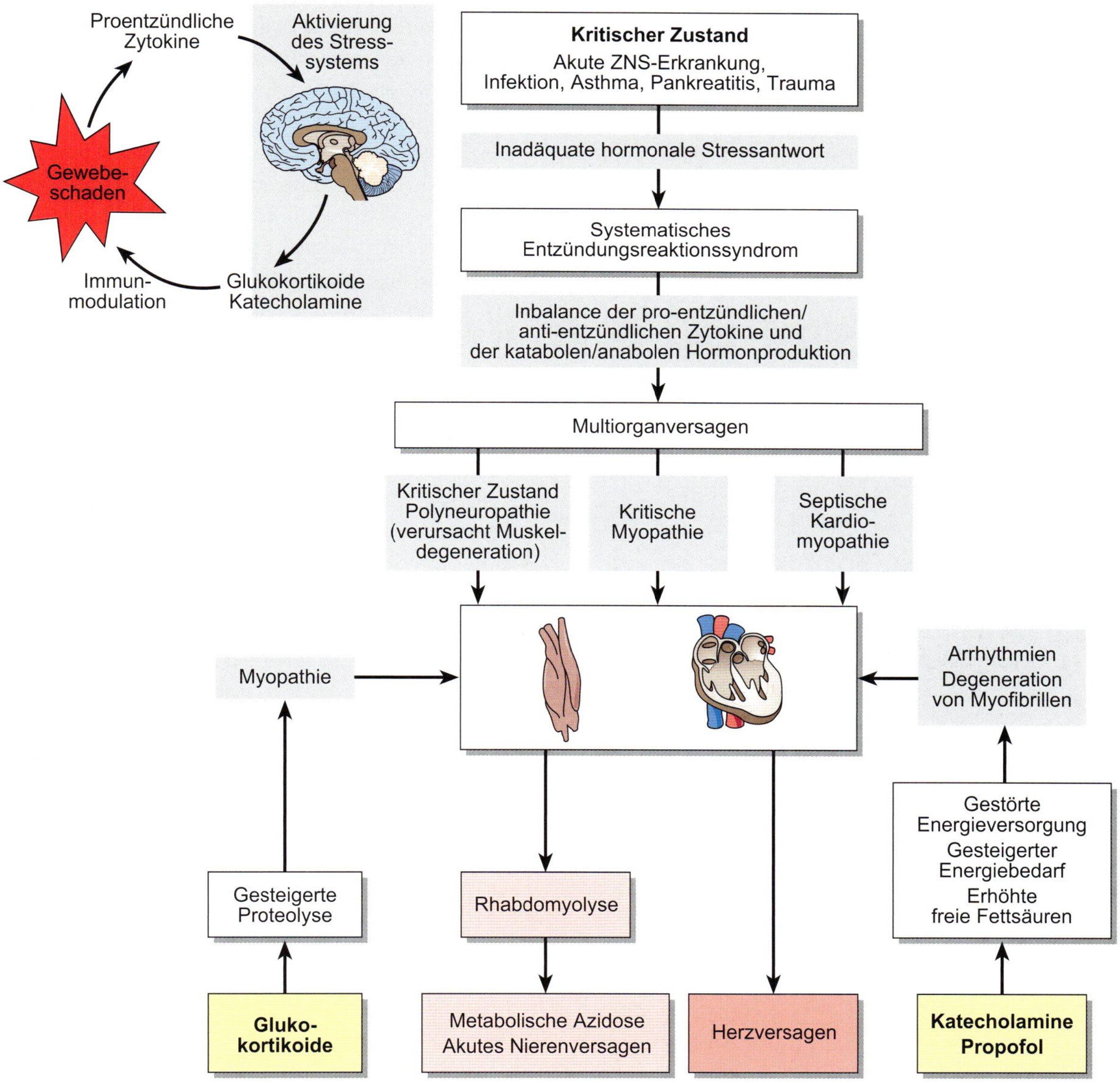

Abb. 19.18 Der Einfluss der prädisponierenden Faktoren Glukokortikoide, Katecholamine und Propofol auf die Rhabdomyolyse (nach Vasile et a. 2003).

die Kalzium-ATPase, die Kalzium in das endoplasmatische Retikulum redistribuiert (➤ Abb. 19.18). Die Kalziumkonzentration im Zytosol und in den Mitochondrien steigt. Dadurch werden Proteasen und Lipasen wie die Phospholipase A_2 aktiviert. Membranphospholipide und Myofibrillen unterliegen der Destruktion. Lysophospholipide und freie Fettsäuren entstehen, die den Schädigungsprozess unterhalten (Mohaupt et al. 2003).

Ursachen und Symptome

Die RML ist ein biochemisches und klinisches Syndrom, das durch eine Muskelnekrose mit Zerstörung des Sarkolemms des Muskels charakterisiert ist.

Die Ätiologie der RML ist sehr vielschichtig. Verschiedene ursächliche Faktoren sind als Übersicht dargestellt (➤ Tab. 19.3; Mohaupt et al. 2003). Unabhängig vom initialen Schädigungsprozess erfolgt die Beeinträchtigung der Muskelzelle stereotyp. Die Zerstörung des Sarkolemms bewirkt den Austritt von Myoglobin in die Blutzirkulation. Das Myoglobin führt zur Obstruktion der renalen Tubuli. Durch Volumenmangel mit einer renalen Ischämie wird die Nierenschädigung begünstigt. Traumata, Verbrennungen, Quetschungen und längere Immobilisation resultieren in einer RML. Nicht-traumatische Ursachen sind exzessives Training, maligne Hyperthermie, Muskelerkrankungen, Alkohol und Drogen (Mohaupt et al. 2003). Die RML wird auch infolge von Anästhetika wie Propofol und Succinylcholin beschrieben (Mohaupt et al. 2003, Motsch und Roggenbach 2004, Vasile et al. 2003).

Tab. 19.3 Ursächliche Faktoren der RML.

Ursachen	Faktoren
Hereditäre Ursachen	Störungen des Kohlenhydratmetabolismus Störungen des Lipidmetabolismus Maligne Hyperthermie Mitochondrale Störungen Andere genetisch bedingte Störungen
Erworbene Ursachen	Traumatisch direkt einwirkend Toxisch Muskuläre Überlastung Ischämie Metabolische Erkrankungen Bakterielle und virale Infektionen Hitzebedingt Inflammatorisch Andere (anticholinerges Syndrom)
Medikamente	Sedativa • mit epileptogenem Potenzial • mit Dystonie Anästhetika • mit maligner Hyperthermie Statine Direkte Toxizität Serotoninsyndrom Beeinträchtigung von Koenzymen der Atmungskette Medikamente mit neuroleptisch-malignem Syndrom Hypokaliämieinduzierende Pharmaka Toxine

Medikamente und Drogen führen durch unterschiedliche Pathomechanismen zur RML. Ein besonderer Mechanismus betrifft die 3-Hydroxy-3-methylglutaryl-CoA-Reduktasehemmer (HMG-CoA-Hemmer oder Statine). Diese hemmen die Cholesterin- und Mevalonatsynthese, dessen reduzierte Bildung die Produktion von Coenzym Q beeinträchtigt, einem Bestandteil der Elektronentransportkette der oxidativen Phosphorylierung (Faintuch et al. 2006, Ghirlanda et al. 1992). Eine Vielzahl morbid Adipöser wird aufgrund einer Hypercholesterinämie mit Statinen behandelt. Andererseits erhalten Patienten zur Gewichtsreduktion Serotonin-Wiederaufnahmehemmer, die durch einen hepatischen Metabolismus eliminiert werden. Da diese Medikamente als Nebenwirkung eine RML hervorrufen können, sollten sie präoperativ abgesetzt werden.

Der Einfluss der Gabe von Propofol muss ebenfalls diskutiert werden. In der Literatur zur RML bei bariatrischen Eingriffen werden nur in einem Fallbericht Angaben zu den eingesetzten Narkotika gemacht, wobei Propofol bis maximal 400 mg verwendet wurde (Villalobos-Torres et al. 2003). Das Propofol-Infusionssyndrom (PRIS), als dessen Ursache eine komplexe Störung der mitochondrialen Atmungskette postuliert wird, ist ab Propofoldosen über 4,8 mg/kg/h beschrieben (Mohaupt et al. 2003, Short und Young 2003, Wappler et al. 2006).

Propofol kumuliert im Fettgewebe mit einer Halbwertszeit von 184–382 Minuten (Mohaupt et al. 2003). Der Abbau des lipophilen Propofols erfolgt über die β-Oxidation. Propofol interferiert an mehreren Stellen der oxidativen Energiegewinnung. Es hemmt den ungestörten Ablauf der Atmungskette und beeinträchtigt den Transport freier Fettsäuren zu den Enzymen der β-Oxidation. Bei morbid adipösen Patienten ist jedoch insbesondere nach Gewichtsreduktion die β-Oxidation durch den Abbau von freien Fettsäuren ausgelastet, sodass hierin ein Mechanismus zur Kumulation von Propofol besteht (➤ Abb. 19.19).

In der Datenanalyse der Literaturrecherche kann aufgrund der nur in einigen Publikationen erwähnten Narkotika keine Aussage zum Zusammenhang der RML mit dem verabreichten Medikament getroffen werden. In drei Publikationen bei fünf Patienten wurde Propofol als Narkotikum eingesetzt.

Asymptomatische Verlaufsformen mit Anstieg der Kreatinkinase (CK) im Serum sind ebenso wie tödliche Verläufe mit extremem Enzymanstieg, Elektrolytimbalancen, Kompartmentsyndrom und ANV möglich. Die Prognose der

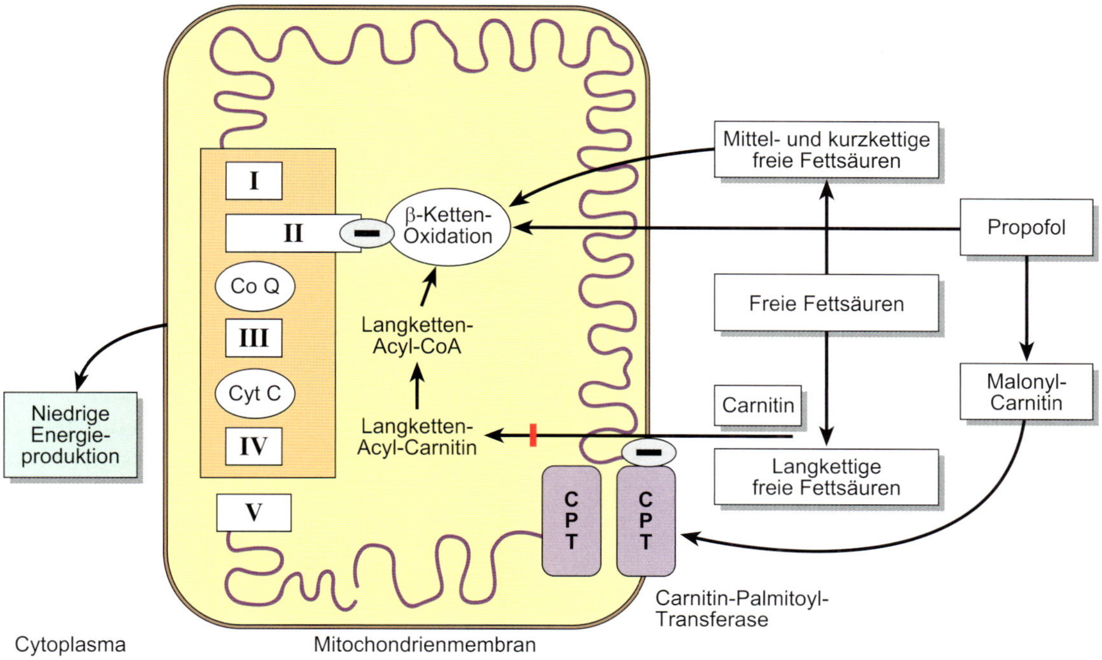

Abb. 19.19 Einfluss von Propofol auf die mitochondriale Atmungskette (mod. nach Vasile et al. 2003).

RML hängt entscheidend von der zugrunde liegenden Erkrankung ab. Das ANV tritt bei etwa einem Drittel der Patienten auf und verläuft bei rund 20% der Patienten tödlich (Hamilton et al. 1972). Eine zeitgerechte Diagnose beeinflusst das Überleben der Patienten wesentlich.

Die klassische Trias Muskelschmerzen, Schwäche und dunkler Urin ist selten (Mohaupt et al. 2003). Die Klinik lässt sich in muskelspezifische Symptome, Allgemeinsymptome und klinische Zeichen konsekutiver Komplikationen unterteilen. Muskelsymptome bestehen in Schmerzen und Schwäche. Diese werden durch die postoperative Gabe von Analgetika oft kupiert, was zur verspäteten Diagnose führen kann. Hautveränderungen mit Suffusionen, Hämorrhagien oder Dekubiti sind ebenso wie ein Muskelödem selten nachweisbar. Allgemeinsymptome stellen Fieber, Tachykardie, Übelkeit und Erbrechen dar. Hyperkaliämie, Hypokalziämie, Hyperphosphatämie, Kompartmentsyndrom, Herzrhythmusstörungen, disseminierte intravaskuläre Gerinnung und das ANV mit tödlichem Ausgang beschreiben die Komplikationen. Bis zu 30% der Patienten entwickeln ein ANV (Mohaupt et al. 2003).

Diagnostik und Therapie

In der Adipositaschirurgie wird die RML als Folge des hohen Drucks auf die Muskulatur auf dem Operationstisch mit Ausbildung eines Kompartmentsyndroms angesehen (Bostanjian et al. 2003, de Freitas Carvalho et al. 2006, Lagandre et al. 2006). Extreme Operationslagerungen wie bei der Lithotomie können auch bei nicht-adipösen Patienten zur RML führen (Kelly et al. 1995, Kong et al. 2000, Prabhu und Samra 2000, Portilla Huerta et al. 2001, Uratsuji et al. 1999). Von der RML ist bei der laparoskopischen bariatrischen Chirurgie aufgrund der Lagerung der Patienten insbesondere die Gluteal- und Rückenmuskulatur betroffen (Bostanjian et al. 2003, de Freitas Carvalho et al. 2006, Villalobos-Torres et al. 2003, Wiltshire und Timothy 2003). Prädisponierende Risikofaktoren sind Hypertonie, Diabetes mellitus und Mikrozirkulationsstörungen. Das Risiko einer RML steigt um das 8-Fache bei Vorliegen eines Diabetes mellitus (Lagrandre et al. 2006). Ein Zusammenhang mit der diabetischen Angiopathie sowohl der Nieren als auch der Muskulatur mit konsekutiver Minderperfusion muss diskutiert werden. Klassische Risikofaktoren wie eine Familienanamnese, Muskelerkrankungen, maligne Hyperthermie und chronische Nierenerkrankungen wurden bisher bei keinem Patienten mit einer RML nach bariatrischen Eingriffen beschrieben (Khurana et al. 2004). In einer Studie entwickelten 2,3% der Patienten (n = 1800) nach RYGBP ein ANV (Shrama et al. 2006). Die Ursachen werden nicht diskutiert. Auffällig ist, dass die eruierten Risikofaktoren für die Ausbildung des Nierenversagens mit denen für die Ausbildung einer RML identisch sind.

Da insbesondere bei extrem adipösen Patienten mit eingeschränkten Untersuchungsmöglichkeiten Suffusionen und ein Muskelödem schwer festzustellen sind, ist nur durch die routinemäßige Kontrolle der Kreatinkinase und des Myoglobins eine zeitgerechte Diagnose möglich. Schmerzen in Hüften, Schultern und Gesäß sind als Zeichen des Kompartmentsyndroms mit Folge der RML anzusehen und müssen entsprechend bewertet werden.

In den wenigen Fallberichten über die Komplikation der RML zeigt sich ein deutlich erhöhtes Risiko für das männliche Geschlecht (Bostanjain et al. 2003, Faintuch et al. 2006). Der Einfluss der androiden Fettverteilung auf die Kompression der Glutealmuskulatur ist aufgrund dessen zu diskutieren.

Zur Risikoreduktion ist eine exakte Lagerung der Patienten mit entsprechenden Gelmatten auf dem Operationstisch erforderlich, um Druckstellen zu vermeiden. Das Umlagern der Patienten unter der Operation wirkt ebenfalls druckentlastend. Bei Patienten mit ausgeprägtem metabolischem Syndrom und einer Super-Obesitas kann durch eine Schlauchmagenbildung als ersten Schritt die Operationszeit deutlich verkürzt und somit das Risiko der druckbedingten RML reduziert werden. Nach Daten der Literatur nimmt bei einer Operationszeit über vier Stunden das Risiko einer RML um das 8,5-Fache zu (Lagrandre et al. 2006).

Steigen unter forcierter Flüssigkeitssubstitution die Enzymwerte und der Serumkaliumspiegel an, müssen durch eine exakte klinische Untersuchung Dekubiti bei diesen Patienten ausgeschlossen werden. Können äußerlich keine Zeichen der Gewebsnekrose nachgewiesen werden, sollte eine Computertomographie erfolgen. Eine Fasziotomie und Ausräumung der Muskulatur wird bei schweren Verläufen empfohlen, jedoch aufgrund des Infektionsrisikos kontrovers diskutiert (Ettinger et al. 2007). Mit Druckmesssonden kann der Kompartmentdruck bestimmt werden (Khurana et al. 2004). Daten über ein derartiges Vorgehen liegen jedoch in der Literatur nicht vor.

Durch ein aggressives Flüssigkeitsmanagement mit Gabe von Ringer-Laktat und forcierter Diurese kann das Risiko des ANV infolge einer RML reduziert werden. Intra- und postoperativ ist eine Urinausscheidung von 1,5 ml/kg KG/h anzustreben. Richtlinien zur Prophylaxe und zeitgerechten Diagnose der RML ➤ Abb. 19.20.

Aufgrund der vielschichtigen Ätiologie und des komplexen Pathomechanismus kann eine RML nicht verhindert werden. Die Letalität wird von einigen Autoren mit 5% angegeben (Mognol et al. 2004, Mohaupt et al. 2003). Anhand der erhobenen Literaturdaten ergibt sich beim Auftreten einer dialysepflichtigen Niereninsuffizienz eine Letalität von 66%. Ein Zusammenhang zwischen dem Diagnosezeitpunkt der RML, dem Auftreten der dialysepflichtigen Niereninsuffizienz und dem Beginn der Dialyse lässt sich anhand der Datenanalyse nicht eruieren.

Nur durch die Erfassung von Faktoren, die zur RML führen, kann das Risiko für den Patienten minimiert werden. Daten der Literatur zeigen, dass eine CK-Erhöhung unter dem Fünffachen der oberen Normalgrenze meist irrelevant ist (➤ Tab. 19.4). Diese Daten wurden jedoch nur an kleinen Patientengruppen erhoben (Faintuch et al. 2006). Die RML ist stets nur ein Symptom, das Anlass sein sollte, nach einer zugrunde liegenden ursächlichen Erkrankung zu forschen (Mohaupt et al. 2003).

Tab. 19.4 Literaturübersicht über Rhabdomyolysen nach bariatrischen Eingriffen.

Autor, Jahr	n	Inz. (%)	BMI (kg/m²)	Präop. Risikofaktoren	OP	OP-Zeit (h)	Propofol	Geschl.	Let. (%)	ANF, Dialyse (%)
Bostanjian et al. (2003)	6	0,9	67	Hypertonie, Diabetes, Statine	BPD-DS	5,7	k.A.	w:m 1:5	50	50
Coller et al. (2003)	1		69	Hypertonie, Schlafapnoe	RYGBP	5	k.A.	m	0	Oligurie, keine Dialyse
Khurana et al. (2004)	5	1,40	56	1-mal Statine	BPD-DS	4,1	k.A.	m	0	0
Wiltshire und Timothy (2003)	1		90		RYGBP		k.A.	m	0	0
Villalobos-Torres et al. (2003)	1		90		RYGBP	5	+	m	0	0
Pasnik et al. (2005)	1		48		VBG	1,5	+	m	0	100
Stroh et al. (2005)	1		52	Hypertonie	BPD-DS	5	+	m	100	100
Fils et al. (2005)	1		51		RYGBP	7	k.A.	m	0	
Mognol et al. (2004)	15	22,7	> 60	Hypertonie, Diabetes	GB, RYGBP		k.A	m	k.A.	0
Lagandre et al. (2006)	13	26,5	53,4	Diabetes	GB, RYGBP	4,5		m:w 7:6	0	0

ANF: akutes Nierenversagen, Geschl.: Geschlecht(erverhältnis), Inz.: Inzidenz, n: Zahl der Patienten, OP: Operation

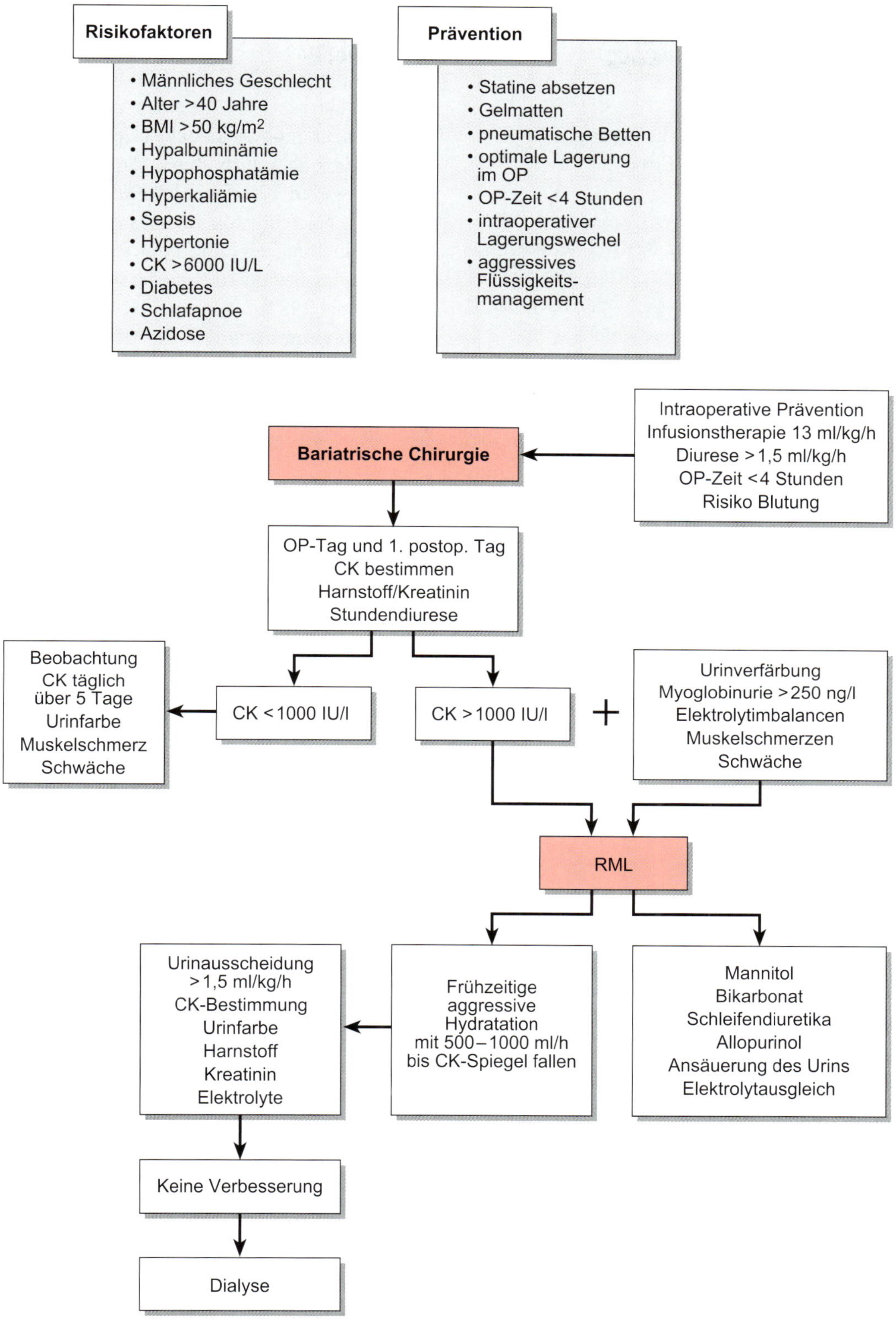

Abb. 19.20 Richtlinien zur Prophylaxe und zeitgerechten Diagnose der Rhabdomyolyse (mod. nach Ettinger et al. 2007).

19.4 Spätkomplikationen und postoperative Syndrome

19.4.1 Bandintoleranz

Definition

Fehlende Toleranz gegenüber einer Restriktion, auch bei ungeblocktem Band und radiologisch nachgewiesener unbehinderter Passage. Uneinsichtiges Verlangen nach Bandentfernung.

Formen

Unmittelbar nach Implantation eines Magenbandes kommt es selten zu Intoleranzen, die meist eine psychische Komponente haben. Häufiger treten diese Intoleranzen nach Bandblockung auf, indem die Patienten stets erbrechen, obwohl radiologisch eine freie Kontrastmittelpassage nachweisbar ist (Weiner et al. 1998).

Therapie

Wenn nach einer psychologischen Behandlung und/oder einem Behandlungsversuch mit Psychopharmaka das Verlangen nach Bandexplantation fortbesteht, ist dem nachzukommen.

19.4.2 Dumping-Syndrom

Definition

Sturzentleerung flüssiger und fester Nahrung vom Magenpouch in den Dünndarm mit Hypoglykämien und Kreislaufreaktionen. Verantwortlich für die Entstehung eines Dumping-Syndroms ist der Verlust der Reservoirfunktion des Magens durch den Verlust des Pylorus. Der Begriff leitet sich ab vom englischen Wort „to dump" für „plumpsen", wodurch das Krankheitsbild anschaulich beschrieben wird (Hart et al. 1963).

Schwere symptomatische Hypoglykämien können besonders nach Magenbypass-Operationen auftreten. Nach BPD ist die Symptomatik meist weniger ausgeprägt und wesentlich seltener. Diese postprandialen Situationen können die Lebensqualität der Patienten erheblich einschränken, sodass auch die subtotale oder totale Pankreatektomie als letzter Ausweg für diese Dysregulation angesehen wurde.

Formen

Frühdumping: Die Nahrung gerät unverdaut und rasch in den Dünndarm. Diese hyperosmolare Masse führt zum einen zu einer unphysiologischen Dehnung der Darmwand, zum anderen aber auch, durch ihre Hyperosmolarität, zu einem massiven Einstrom von Flüssigkeit in den Dünndarm. Die Folge hiervon sind vasomotorische Störungen, wie z. B. ein Abfall des Blutdrucks, bis hin zum Kollaps. Das Frühdumping tritt direkt nach der Nahrungsaufnahme auf (Weiner et al. 1982).

Spätdumping: Aufgrund der fehlenden Vorverdauung gelangen wasserlösliche Kohlenhydrate (also Zucker) in den Dünndarm, werden hier rasch resorbiert und lassen den Blutzucker schnell stark ansteigen. Das Pankreas reagiert hierauf mit einer starken Ausschüttung von Insulin. Da nach dem Abfall des Glukosespiegels der Insulinspiegel weiter erhöht ist, kommt es zu einer Hypoglykämie mit den dafür typischen Symptomen Schwindelgefühl, Zittern, Herzklopfen u. a. Die Symptome des Spätdumpings zeigen sich meist einige Stunden nach Nahrungsaufnahme (Weiner et al. 1982).

MERKE
Das Führen von Fahrzeugen und Arbeiten an Maschinen kann hier zu einer lebensgefährlichen Situation führen.

Diagnostik

Meist sind die Anamnese sowie eine Bestimmung des Blutzuckerspiegels wegweisend (➤ Abb. 19.21). In seltenen Fällen kann eine nuklearmedizinische Untersuchung weitere Hinweise liefern. Die Endoskopie und Röntgenunter-

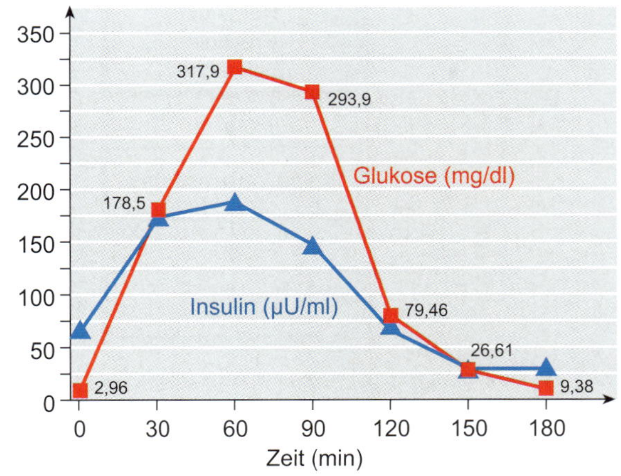

Abb. 19.21 Glukosetoleranztest nach Magenbypass mit flüssiger Testnahrung. Deutlicher Verlauf eines Dumping-Syndroms mit Unterzuckerung postprandial.

suchungen weisen beim Magenbypass meist eine breite Anastomose kleinkurvaturseitig nach (➤ Abb. 19.22), die für eine Sturzentleerung prädestiniert ist. Im Gegensatz dazu weisen Seit-zu-Seit-Anastomosen wesentlich seltener schwere Dumping-Syndrome auf (➤ Abb. 19.23). Bei der Differenzialdiagnostik der Ursachen für eine Hyperinsulinämie mit nachfolgender Hypoglykämie bei Erwachsenen muss auch an das Vorhandensein eines Insulinoms gedacht werden.

Therapie

Konservative Therapiemaßnahmen stehen stets am Anfang aller Bemühungen. Operative Interventionen sind nur als Ausnahmefall bei schwerem, therapieresistentem Dumping angezeigt (➤ Kap. 13.2). Nach herkömmlichen Magenresektionen aus anderer Indikation als der Adipositas galt bei schweren, therapierefraktären Fällen eine Umwandlung von Billroth I in Billroth II als Option (Biesalski et al. 1999). Ein Insulinom muss ausgeschlossen werden. In einer Schweizer Studie von Z'graggen et al. (2008) wurde bei 12% der Patienten mit schwerer Hypoglykämie (Blutglukose < 2,2 mmol/l) ein Insulinom gefunden. In fast allen Fällen war die Ursache der postprandialen Hypoglykämie ein Verlust der Restriktion. In diesen Fällen wurde die Restriktion durch Platzierung eines Silikonrings (n = 8) oder eines steuerbaren Magenbandes (n = 4) durchgeführt. Bei zwei der acht Patienten, bei denen ein Silikonring platziert wurde, wurde zusätzlich eine distale Pankreatektomie durchgeführt. Postoperativ wurde nach Wiederherstellung der Magenrestriktion mit einem medianen Follow-up von sieben Monaten (fünf bis 19 Monate) bei elf Patienten die Beseitigung der hypoglykämischen Episoden registriert. Bei einer Patientin, bei der auch nach Platzierung eines Silikonrings postprandiale Hypoglykämien auftraten, wurde eine zusätzliche distale Pankreasresektion durchgeführt. Die Mortalität der Re-Eingriffe lag bei 0%, die Morbidität bei 8,3%. Diese Ergebnisse belegen, dass ein Auftreten einer postprandialen Hypoglykämie durch den Verlust der gastralen Restriktion verursacht werden kann, wenn dadurch die Entleerung des Magenpouches so schnell erfolgt. In diesen Fällen handelt es sich offenbar um ein spätes Dumping-Syndrom. Für das späte Dumping-Syndrom kann auch eine abnormale Glukagon-P1-Reaktion eine Rolle spielen. Die Pankreasteilresektion sollte daher nur dann durchgeführt werden, wenn ein Insulinom sicher nachgewiesen werden kann und die Magenentleerung regelhaft ist. Immerhin beträgt die Mortalität der Pankreasteilresektion auch in spezialisierten Zentren 1–3% mit einer hohen Morbidität von 20–40%. Außerdem hat die Pankreasteilresektion ein erhöhtes Risiko für die Entwicklung eines Diabetes mellitus, der sich bei einer Resektion von 80–90% des Pankreasgewebes entwickelt.

Die Untersuchung von Patienten mit schweren postprandialen Hypoglykämien (< 2,2 mmol/l) nach Magenbypass und nach Verlust der Restriktion sollte wie folgt erfolgen:

- klinische Untersuchung (Sigstad's Score),
- Diätberatung (niedriger Kohlenhydratanteil, üppige Mahlzeiten, Einnahme der Mahlzeiten im Liegen usw.), generell keine hochkonzentrierten Zucker (Honig, Sirup usw.):
  - Allgemeinmaßnahmen: langsames Essen, häufige kleine Mahlzeiten, wenig Trinken zum Essen, Hinle-

19

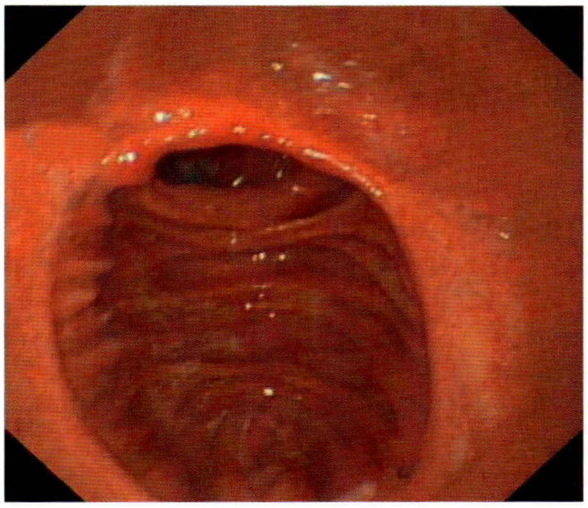

Abb. 19.22 Endoskopisches Bild einer weiten Gastroenterostomie nach Magenbypass mit Dumping-Syndrom.

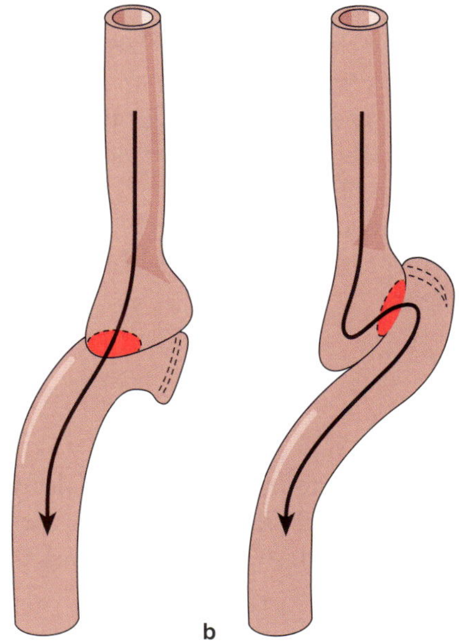

Abb. 19.23 Sturzentleerung bei zirkulärer Anastomose im Bereich der kleinen Kurvatur **(a)** im Gegensatz zur langsameren Entleerung bei der lateralen Seit-zu-Seit-Anastomose **(b)**.

gen nach dem Essen, Vermeiden von heißen und kalten Getränken und Speisen,
  - Medikamente (selten erfolgreicher Therapieversuch): Betablocker, Anticholinergika, Sedativa.

Die Therapie erfolgt wie folgt:
- bei unzureichende Restriktion: Wiederherstellung der Restriktion (FOBI-Ring/Silikonring/steuerbares Magenband),
- bei Persistenz: MRT/CT des Pankreas,
- bei fokaler Läsion: distale Pankreatektomie.

Zusammenfassend kann festgestellt werden, dass die Mehrzahl der Patienten mit schweren postprandialen Hypoglykämien nach Magenbypass-Operation, die auf entsprechende Diätempfehlungen unzureichend reagieren bzw. unfähig sind, den Diätempfehlungen zu folgen, durch eine einfache laparoskopische Wiederherstellung der Magenrestriktion behandelt werden können. Es ist die erste Behandlungsoption, die weit vor einer Pankreasresektion steht. Schwere und häufig auftretende Dumping-Syndrome können eine Indikation für einen Revisionseingriff sein (➤ Kap. 13.2).

19.4.3 Obstipation

Definition

Eine Obstipation (lateinisch ob: „zu", „entgegen" und stipare: „vollstopfen", „dicht zusammendrängen", aber auch obstipatio: „das Gedrängtsein") ist die akute oder chronische Verstopfung des Darms. Postoperativ nach restriktiven und gemischten Verfahren sind Stuhlgänge mit einem Intervall von mehr als drei Tagen als Obstipation zu bezeichnen (Potoczna et al. 2008).

Von chronischer Obstipation spricht man, wenn
- über mehr als drei Monate der Stuhlgang regelmäßig vier Tage ausbleibt,
- starkes Pressen erforderlich ist,
- ein Gefühl der unvollständigen Darmentleerung bestehen bleibt.

Ursachen

Mangel an Ballaststoffen (besonders in der Flüssigkeitsphase), mangelnde Flüssigkeitszufuhr und auch Störungen des Elektrolythaushalts (häufig Kaliummangel).

Symptome

Eine Obstipation kann sich je nach Ausprägung in unterschiedlichen Symptomen zeigen. Die Patienten leiden zu Beginn unter Völlegefühl und allgemeinem Unwohlsein, der Bauch kann gebläht sein. Häufig ist der Stuhlgang schwierig, oft schmerzhaft, meist werden viele kleine und harte Kotportionen ausgeschieden.

Mit der Verstopfung sind eine Reihe von objektiven Symptomen und subjektiven Missempfindungen gekoppelt, die sich unterschiedlich stark zeigen können:
- Objektive Symptome:
  - seltener Stuhlgang,
  - harter Stuhl,
  - starkes Pressen bei der Darmentleerung,
  - Gefühl der unvollständigen Darmentleerung,
  - sehr schmerzhafter Stuhlgang,
- subjektive Missempfindungen:
  - Appetitlosigkeit,
  - Zungenbelag.

Therapie

In der unmittelbar postoperativen Phase und der sich anschließenden Flüssigphase (drei Wochen flüssige Kost nach adipositaschirurgischen Eingriffen) ist die Stuhlfrequenz aufgrund des Fehlens von Ballaststoffen stark erniedrigt. Pflanzliche Abführmittel und Suppositorien können eingesetzt werden, wenn nach mehr als drei Tagen kein Stuhlgang einsetzt. Der Hauptaspekt bei der Behandlung der Obstipation in der späten postoperativen Phase ist eine Umstellung der Ernährung auf faserstoffreiche Kost, ausreichende Flüssigkeitszufuhr und gegebenenfalls die Änderung der Lebensgewohnheiten. Abführmittel sollten nur in Ausnahmefällen angewendet werden, hierbei sind Füll- und Quellstoffe ratsam. Ausreichende Bewegung und Toiletten-Konditionierung unterstützen die Darmtätigkeit.

Folgende Lebensmittel sind zu empfehlen:
- faserreiche Lebensmittel:
  - Vollkornbrot (Braunbrot hat nur unwesentlich mehr Ballaststoffe als Weißbrot),
  - Kleiebrot (es existiert spezielles Kleiebrot, das eine weichere Rinde als manches Vollkornbrot hat),
  - Vollkornteigwaren, Vollreis, Hirse, Hafer, Vollkornmüsli,
  - Knollengemüse, Kartoffeln, Hülsenfrüchte,
  - Birnen, Pfirsiche, Kirschen, Dörrobst, Feigen etc.,
- weiche Kost:
  - gekochte Früchte, pürierte Feigen, Dörrpflaumen und Dörrbirnen,
  - gekochtes Gemüse, Kartoffeln,

- Salat aus gekochtem Knollengemüse,
- Erdbeerkonfitüre, Sofortkaffee, Schokoladengetränke, Milchschokolade,
- abführende Ernährung:
  - eingelegte Pflaumen, Feigen und Aprikosen,
  - Kleie (mit viel Flüssigkeit),
  - Leinsamen (mit viel Flüssigkeit),
  - Rhabarber,
  - Sauerkraut,
  - Rote Bete (auch als Saft erhältlich),
  - indischer Flohsamen.

Stopfende Ernährung (Weißbrot, Teigwaren, Bananen, Schokolade u. a.) ist strikt zu meiden.

Da Bewegungstherapie wie jegliche Form der körperlichen Bewegung, die Darmtätigkeit begünstigt (insbesondere Wandern, Laufen, Spielsportarten, Gymnastik – hier besonders Übungen zur Stärkung der Bauchmuskulatur), sollten die Patienten ihre sportlichen Aktivitäten dahingehend ausbauen. Isometrische Bauchpresse zur Stärkung der Bauchmuskulatur (Bauch zehn Sekunden lang kräftig einziehen und langsam entspannen, fünfmal wiederholen) kann hilfreich sein.

MERKE

Wegen der häufig auftretenden Laktoseintoleranz nach Bypass-Operationen können Milchprodukte auch zur Therapie der Obstipation beitragen.

19.4.4 Diarrhö

Definition

Durchfall (medizinisch auch die Diarrhö von altgriechisch διάρροια, diárrhoia: „Durchfall" aus διā-, diá-: „durch-" und ρε͂:ω, rhéo: „ich fließe") ist der öfter als dreimalige Stuhlgang am Tag, wobei der Stuhl ungeformt ist und bei Erwachsenen ein Gewicht von 250 g pro Tag überschritten wird. Damit verbunden ist oft ein unbeherrschbarer Stuhldrang, der für den Betroffenen selbst oft das alleinige oder Hauptproblem darstellt. Je nach Operationsart kann der Stuhl dabei Fett enthalten (Potoczna et al. 2998, Abell und Minocha 2006).

Ätiologie

Einteilung nach Krankheitsentstehung:

- **Osmotische Diarrhö:** Unzureichende Resorption wirksamer Stoffe aus dem Darmlumen. Ein Maldigestions-/Malabsorptionssyndrom liegt auch nach postoperativer Laktoseintoleranz vor. Wichtig: Bei dieser Diarrhö-Art hören die Durchfälle auf, wenn keine Nahrung mehr zugeführt wird.
- **Chologene Diarrhö:** Erhöhung der Darmschleimhautpermeabilität. Häufig aufgrund von nicht resorbierten Gallensäuren, die ins Kolon gelangen und dort einen erhöhten Einstrom von Elektrolyten bewirken (kurzer Common Channel, Verlust des Ileums).
- **Diarrhö aufgrund von Motilitätsstörungen:** rasche Passage bei einer kurzen alimentären Schlinge/eines kurzen Common Channel von unverdauten Nahrungsstoffen in das Kolon.
- **Steatorrhö:** Nach malabsorptiven Verfahren und malabsorptiven Komponenten tritt Fett in das Kolon über, das wegen fehlender Emulgierung unverdaut nun durch bakterielle Zersetzung zu Blähungen, Fettstühlen und damit teilweise mit imperativem Stuhlgang zu Durchfällen führt, die durch üblen Geruch zur sozialen Beeinträchtigung führen können.
- Nach adipositaschirurgischen Formen können **Mischformen** vorliegen.

Laktoseintoleranz

Bei **Laktoseintoleranz** (Kohlenhydratmalabsorption), auch als Milchzuckerunverträglichkeit, Laktosemalabsorption, Laktasemangelsyndrom oder Alaktasie bezeichnet, wird der mit der Nahrung aufgenommene Milchzucker (Laktose) als Folge fehlender oder verminderter Produktion des Verdauungsenzyms Laktase oder postoperativ durch eine verkürzte Kontaktzeit nicht verdaut. Für den größten Teil der Weltbevölkerung ist das der Normalfall, nur einige Populationen verfügen über das Enzym Laktase (Vesa et al. 2000).

Allgemeines: Laktase wird von allen Säugetieren während der Stillzeit gebildet, sie spaltet den Milchzucker in die verwertbaren Zuckerarten Galaktose und Glukose. Gelangt ungespaltener Milchzucker beim Menschen in den Dickdarm, wird er von Darmbakterien in Laktat und CO_2 gespalten. CO_2 führt zu Blähungen und gemeinsam mit Laktat zur osmotischen Diarrhö.

In Asien und Afrika betrifft die Laktoseintoleranz den größten Teil der erwachsenen Bevölkerung (90% oder mehr), in Westeuropa, Australien und Nordamerika sind es 5–15% (bei hellhäutigen Menschen). Laktoseintoleranz gilt nur in Ländern mit verbreiteter Laktosetoleranz als Nahrungsmittelunverträglichkeit, in allen übrigen Ländern ist sie der Normalzustand bei Erwachsenen (Burger et al. 2007).

Die Laktoseintoleranz als Enzymmangel darf nicht mit der bei Erwachsenen selteneren Milcheiweißallergie verwechselt werden, bei der es sich um eine aktive Immunreaktion aufgrund einer echten Allergie gegen Kuhmilcheiweiß handelt. Bei Säuglingen kommt diese Allergie dagegen häufiger vor.

Zudem gibt es Hinweise auf Zusammenhänge zwischen Kasein und Exorphinen.

Ähnliche Symptome bei Aufnahme von Fruchtzucker (Fruktose) zeigt die *Fruktosemalabsorption.*

Symptome

Charakteristisch riechende Darmwinde und Blähungen, Bauchdrücken bis -krämpfe, Übelkeit, Erbrechen und häufig auch spontane Durchfälle. Die Symptome nehmen mit der Menge der konsumierten Laktose zu.

Andauernde schwere Durchfälle bedeuten eine Reizung der Darmschleimhaut und können außerdem zu einer Störung der Aufnahme von Vitaminen, Mineralstoffen und Spurenelementen führen, gegebenenfalls sogar zu vermehrten Infektionen. Längerfristig kann es zu einer Schädigung des Dünndarms kommen.

Diagnostik

Für eine Selbstdiagnose der Laktoseintoleranz gibt es zwei Möglichkeiten:

- **Diättest:** eine mehrtägige konsequente Diät ohne Laktose, v.a. ohne Milch, Rahm und „versteckte" Laktose (viele Fertigprodukte enthalten Milchzucker oder Milchbestandteile). Treten in dieser Zeit keine Symptome mehr auf, ist eine Laktoseintoleranz wahrscheinlich. Ein Expositionstest wird dann Klarheit schaffen.
- **Expositionstest:** Nach einigen Tagen Laktoseverzicht wird ein Glas Wasser mit 50 – 100 g gelöstem Milchzucker (gibt es in Drogerien, Reformhäusern und Apotheken) getrunken. Treten danach innerhalb von einigen Stunden die typischen Symptome auf, besteht eine Laktoseintoleranz.

Häufig ist die Diagnose aber nicht eindeutig, weil nur eine unvollständige Intoleranz besteht.

Folgende Tests sind wesentlich aufwendiger:

- **H_2-Atemtest:** Dieses Verfahren basiert auf dem Nachweis von Wasserstoff (H_2) in der Ausatemluft. Er ist ein indirekter Nachweis des Laktasemangels. Bei der bakteriellen Aufarbeitung der Laktose im Dickdarm entsteht neben Milchsäure, Essigsäure und Kohlendioxid auch gasförmiger Wasserstoff. Dieser gelangt über das Blut in die Lungen und wird abgeatmet. Da normalerweise kein Wasserstoff in der Ausatemluft vorhanden ist, deutet ein positives Ergebnis auf eine mögliche Laktoseintoleranz hin. Gemessen wird bei diesem Test die Wasserstoffkonzentration vor und nach der oralen Verabreichung einer definierten Menge an Laktose (Milchzucker). Als positiv gilt der Befund, wenn das Messergebnis vor und nach der Laktosegabe einen Unterschied von 20 ppm Wasserstoff aufweist.
- **Blutzuckertest:** Dieses Verfahren basiert auf der Messung des Glukosegehalts im Blut (venöses Blut oder Kapillarblut), die Laktaseaktivität wird also über einen Anstieg der Konzentration an Glukose im Blut festgestellt. Da normalerweise Laktose in Galaktose und Glukose gespalten wird, müsste der Glukosewert (Blutzuckerwert) ansteigen, wenn Laktose eingenommen wird. Ist dies nicht der Fall, liegt der Verdacht einer Laktoseintoleranz nahe. Auch bei diesem Test nimmt der Patient eine definierte Menge an Laktose (üblicherweise 50 g) zu sich. Vor der Einnahme sowie eine und zwei Stunden nach der Einnahme erfolgt eine Blutprobe und es wird der Blutzuckergehalt gemessen. Normal ist ein Anstieg von über 20 mg/dl (1,11 mmol/l) Glukose in venösem Blut oder von 25 mg/dl in Kapillarblut. Pathologisch ist ein Anstieg von unter 10 mg/dl in venösem Blut. Falsch negative Ergebnisse sind bei Patienten mit latentem oder manifestem Diabetes mellitus möglich.
- Gentest und Biopsie sind bei postoperativ auftretenden Symptomen nicht notwendig, da die Diagnose auch ex juvantibus gesichert werden kann.

Die Differenzialdiagnostik von Dumping-Syndrom und Laktoseintoleranz ist klinisch schwierig und verlangt Funktionsdiagnostik.

Therapie

Ein Laktasemangel ist nicht heilbar. Die Auswirkungen können jedoch z. B. durch Umstellung der Ernährung auf milchzuckerarme bzw. -freie Kost oder durch Enzymgabe vor dem Essen auf ein Minimum reduziert werden. Nach Bypass-Verfahren erstmals auftretende Intoleranzen bessern sich in der Regel mit der Anpassung der Transitzeit innerhalb eines Zeitraums von ein bis zwei Jahren.

MERKE

Laktose ist vielen Produkten zugesetzt, z. B. Broten, Getreideriegeln, Fertiggerichten, Würzmischungen, Wurstwaren, mariniertem Fleisch, Teigen, Bonbons und Speiseeis, Schokolade, Instantprodukten, Tütensuppen.

Fermentierte Nahrungsmittel wie Joghurt, Käse, Quark enthalten z. T. auch Laktase und in unterschiedlicher Menge Laktose. Dies hängt vor allem mit dem Herstellungsprozess, von der Menge der Milchzucker abbauenden Bakterien in der Milch sowie dem Reifungsprozess und der Reifungsdauer bei Käsesorten zusammen. Grundsätzlich kann man als Faustregel formulieren: Je länger der Reifungsprozess, desto geringer der Laktoseanteil. Deshalb wird z. B. traditionell hergestellter und ausgereifter Parmesan zum Teil vertragen, junger Gouda jedoch nicht (de Vrese et al. 2001, Leiss 2006).

CAVE

Das Meiden von Milch und Milchprodukten kann in kritischem Maße zu einem Kalziummangel führen, wenn keine Ausgewogenheit der weiteren Ernährung vorliegt.

Die präoperativ zu erwartende Laktoseintoleranz weltweit weist große regionale (ethnische) Unterschiede in der Prävalenz aus (Vesa et al. 2000, Burger et al. 2007, de Vrese et al. 2001, Leiss 2006, Kretchmer 1972; ➤ Tab. 19.5)

Tab. 19.5 Laktoseintoleranz nach regionalen Unterschieden.

Region bzw. ethnische Zugehörigkeit	Laktoseintoleranz (%)
Südostasien	98
China	93
Aborigines	85
Inuit (Alaska)	80
Zentralasien	80
Afroamerikaner	79
Südamerika	65–75
Sizilien	71
Südindien	70
Südfrankreich	65
Kreta	56
Balkan	55
Norditalien	52
Süditalien	41
Nordindien	27
Beduinen	25
Finnland	18
Nordfrankreich	17
Deutschland	15
Tuareg	13
Weiße US-Amerikaner	12
Großbritannien	5–15
Dänemark	5
Schweden	2

19.4.5 Intermittierende abdominale Schmerzen

Definition

Schmerz ist eine komplexe Sinneswahrnehmung, die als akutes oder intermittierendes Geschehen den Charakter eines Warn- und Leitsignals hat. Jeder akute, chronische oder intermittierende abdominelle Schmerz nach adipositaschirurgischen Eingriffen ist pathologisch und muss abgeklärt und beseitigt werden.

Ursachen

Neben funktionellen Symptomen einer Laktoseintoleranz, einer Steatorrhö und eines Dumping-Syndroms nach Magenoperationen muss an chirurgisch relevante Diagnosen wie Strangulationsileus, Blind-Loop-Syndrom und innere Herniationen gedacht werden.

Diagnostik

Bildgebende Verfahren und Funktionstests sind hilfreich, aber letztendlich selten beweisend. Letztendlich liefert nach Ausschluss funktioneller Störungen nur die Re-Laparoskopie die beweisende Diagnose einer intermittierenden inneren Obstruktion (➕ Video).

Therapie

Die Laparoskopie liefert die Diagnose und auch die Therapie bei inneren Herniationen und Strangulationen.

19.4.6 Blind-Loop-Syndrom

Definition

Synonym: Syndrom der blinden Schlinge.

Symptomatik bedingt durch eine operativ angelegte blind endende Dünndarmschlinge (z. B. bei Enteroanastomosen; ➤ Abb. 19.24).

Ursachen

In der blind endenden Dünndarmschlinge können sich Bakterienkolonien bilden, die durch ihren Stoffwechsel und durch Enterotoxine zu verschiedenen und verschieden stark ausgebildeten Symptomen führen können:

- Darmgasbildung im Dünndarmbereich,
- beschleunigte Dünndarmpassage mit Diarrhö,
- Übelkeit und Brechreiz,
- Bauchschmerzen oder allgemeine abdominelle Missempfindungen.

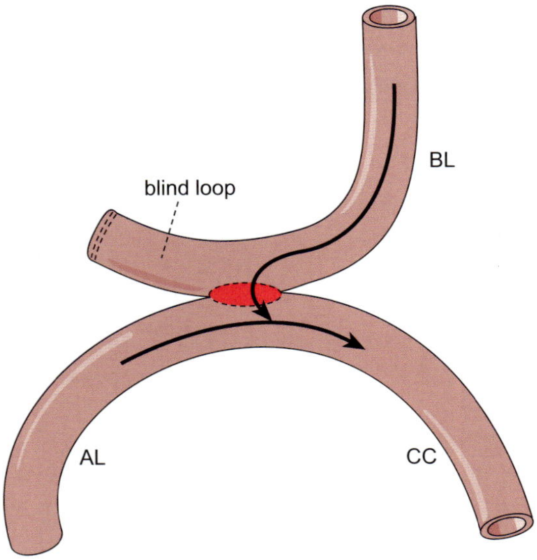

Abb. 19.24 Blind-Loop-Syndrom nach Seit-zu-Seit-Enteroanastomose (Schemazeichnung).

Diagnostik

Direkter Nachweis der bakteriellen Besiedlung oder indirekter Nachweis durch H_2-Atemtests.

Therapie

Eine Behandlung mit Antibiotika (z. B. Metronidazol, Ciprofloxacin, Rifaximin) und Prokinetika kann zu einer Besserung führen. Bei häufigen Relapsen kann eine Dauerbehandlung mit Ciprofloxacin versucht werden. Ansonsten ist eine operative Revision mit Entfernung oder Verkürzung der blinden Schlinge die einzig effiziente und dauerhafte Lösung (Machado et al. 2008).

19.4.7 Bakterielle Fehlbesiedlung

Definition

Die bakterielle Fehlbesiedlung des Dünndarms (SIBO) wird definiert als eine Besiedlung mit mehr als 10^5 Keimen/ml Jejunalsekret (Bardhan et al. 1992). Bakterielle Fehlbesiedlungen sind nach adipositaschirurgischen Eingriffen häufig und müssen abgeklärt und beseitigt werden. Die bakterielle Fehlbesiedlung des Dünndarms ist eine mögliche Differenzialdiagnose funktioneller Magen-Darm-Erkrankungen und wird durch eine Überwucherung des Dünndarms mit Bakterien charakterisiert, die üblicherweise im Kolon vorkommen.

Ursachen

Die keimtötende Wirkung der Magensäure geht bei Bypass-Verfahren verloren (Fried et al. 1994). Blind-Loop-Syndrome nach Entero-Entero-Anastomosierungen sind Herde, von denen eine Fehlbesiedlung ausgeht. Gleiche Effekte werden durch eine säurehemmende Pharmakotherapie verursacht.

Diagnostik

Atemfunktionstests sind derzeit die einzige Möglichkeit, die Fehlbesiedlung nachzuweisen. Ex juvantibus kann eine intraluminale Antibiotikatherapie eingesetzt werden, die jedoch selten zur Wiederherstellung einer physiologischen Darmflora führt.

MERKE

Eine bakterielle Fehlbesiedlung führt zu einer Minderaufnahme von Vitamin B_{12}, die nach vielen Bypass-Verfahren ohnehin vorkommt.

Therapie

Blind-Loop-Syndrome können nur durch Resektion der blinden Enden der Dünndarmschlingen beseitigt werden.

19.4.8 Anastomosenstenosen

Definition

Stenosen sind Engstellen von Hohlraumsystemen jeglicher Art, die eine normale Passage des Inhalts behindern. Die Gastrojejunostomie zeigt im Gegensatz zu den Entero-Entero-Anastomosen wesentlich häufiger eine Stenosierung als Langzeitkomplikation.

Ursachen

Frühstenosen sind meist chirurgisch-technisch verursacht. Beim Verschluss der Anastomose kann die Hinterwand bei der Naht mit erfasst werden. Spätstenosen sind meist durch lokale Infektionen im Bereich der zirkulären Klammernahtreihe oder durch Ulzerationen verursacht. Während bei zirkulären Anastomosentechniken bei einem Durchmesser von 21 mm die Häufigkeit der Stenosierungen 31 % beträgt, ist sie bei einem Durchmesser von 25 mm mit 9 % deutlich seltener. Bei Linearstapleranastomosen mit Handnahtverschluss treten Frühstenosen faktisch nicht und Spätstenosen sehr selten auf (< 1%). Demgegenüber sind zweireihige Handnahtanastomosen in 3% von Stenosierungen gefolgt.

Diagnostik

Die Röntgendiagnostik (➤ Abb. 19.25, Video) und Endoskopie sind für die Diagnosestellung bei Gastroenterostomie zielführend. Distale Anastomosen werden meist nur klinisch spät bemerkt und lassen sich meist nur im fortgeschrittenen Stadium klinisch oder indirekt im Rahmen der bildgebenden Diagnostik nachweisen. Die Endoskopie liefert nicht nur die Diagnose, sondern kann auch die Therapie sein.

Therapie

Stenosen im oberen Gastrointestinaltrakt können meist endoskopisch mit pneumatischen Ballons dilatiert werden (➤ Abb. 19.26). Bei unzureichender Dilatation oder Rezidiven können Mehrfachdilatationen zum Ziel führen. Nur selten wird eine Korrekturoperation notwendig. Wiederauftretende Stenosen können im Bereich der Gastroenterostomie nur kurzzeitig mit Stents versorgt werden, da eine sehr hohe Migrationsfähigkeit in den Dünndarm besteht.

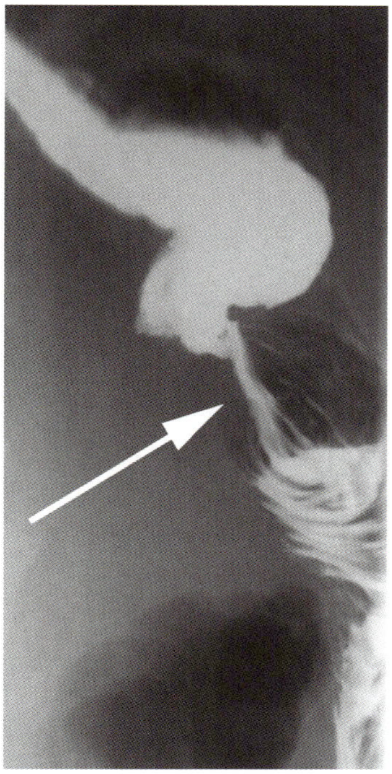

Abb. 19.25 Röntgenbild einer Stenose nach Magenbypass (Video).

19.4.9 Choledocholithiasis

Definition

Das Auftreten von Gallensteinen in den abführenden Gallenwegen wird als Choledocholithiasis bezeichnet. Nach operativen Eingriffen mit Ausschaltung des Duodenums stellt diese Komplikation eine Herausforderung dar, da der normale Zugang für eine ERCP nicht mehr gegeben ist.

Ursachen

Der Ort der Steinbildung ist fast immer die Gallenblase. Steine im Gallengang stammen demnach fast immer aus der Gallenblase. Kommt es nach Entfernung derselben zu einer Steinbildung in den Gallengängen, liegt dem meist ein Abflusshindernis zugrunde. 10% aller Gallensteinträger entwickeln Steine in den Gängen. Zu 60% werden diese spontan mit, aber auch ohne Beschwerden durch den Hauptgallengang und die Mündungsklappe (Papilla Vateri) in den Zwölffingerdarm ausgeschieden. In den übrigen Fällen kommt es zu einem weiteren Wachstum und zum Auftreten von Komplikationen. Zumeist sind ältere Patienten betroffen. Während bei Jüngeren nur jeder zwanzigste gleichzeitig zu Gallenblasensteinen Steine im Gallengang entwickelt, steigt das Risiko bei den über 80-Jährigen auf 2 : 1 an.

Diagnostik

Nach einem Duodenumverschluss kann nur die MRCP in Zusammenhang mit den pathologisch veränderten Laborparametern die Diagnose liefern.

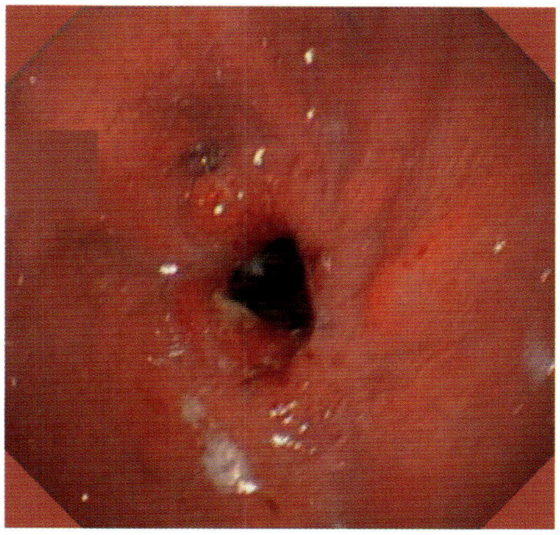

Abb. 19.26 Endoskopische Sicht auf eine Stenose vor Dilatation.

Therapie

Die ERCP mit endoskopischer Sanierung der Gallenwege ist der beste Weg, der unter bestimmten Umständen möglich ist:

- Bei kurzen alimentären und biliodigestiven Schlingen nach Magenbypass-Operation sind bereits erfolgreich ERCP mit 2 m langen Spezialinstrumenten durchgeführt worden. Diese Situationen treffen auf die heutigen Standardeingriffe selten zu, die Spezialinstrumente sind nicht überall vorhanden.
- Die ERCP unter Laparoskopie-Bedingungen stellt eine einfach zu realisierende Lösung dar. Dazu wird unter laparoskopischer Sicht der Magen mit Haltefäden fixiert und ein Dilatationstrokar in den Magen eingebracht (➤ Abb. 19.27), über den die ERCP erfolgen kann (➤ Abb. 19.28). Nach Beendigung des Eingriffs wird die Gastrostomie mit Naht verschlossen.
- Die ERCP über eine Enterostomie ist ebenfalls schon durchgeführt worden, allerdings stellt diese Vorgehensweise gegenüber der ERCP über eine Enterostomie die komplikationsträchtigere Variante dar (Einreißen des Dünndarms, Stenose bei Verschluss).

19.4.10 Obstruktion und innere Hernien

C. Stroh

Symptome

Klinische Zeichen der Obstruktion und innerer Hernien sind uncharakteristische, krampfartige abdominelle Beschwerden mit Erbrechen. Die Inzidenz der abdominellen Schmerzen wird in der Literatur mit 82%, die des Erbrechens mit 46,8% angegeben (Husain et al. 2007).

Herniationen durch mesenteriale Lücken sind potenzielle Komplikationen der Bypass-Chirurgie, die zum Ileus führen. Eine typische Lokalisation für innere Hernien ist beim retrokolischen Roux-en-Y-Magenbypass der Mesokolonschlitz. Eine weitere Lokalisation für innere Hernien ist die Petersen-Hernie, die sich zwischen Jejunalmesenterium und dem Mesokolon ausbildet (➤ Abb. 19.29).

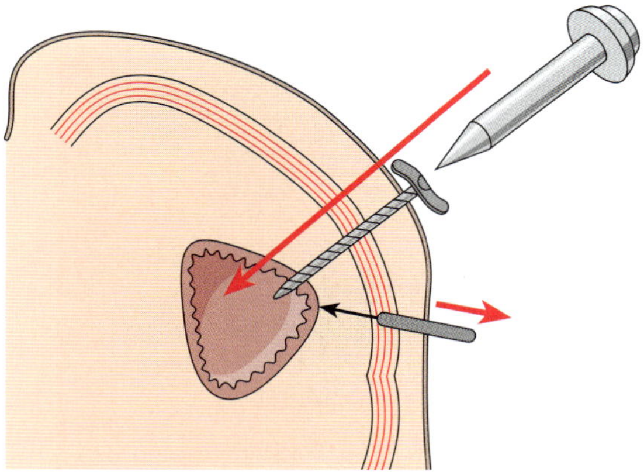

Abb. 19.27 Zugang zum Magenlumen mit Hilfe eines Dilatationstrokars. Ein mit einer Veres-Nadel perkutan in den Magen eingebrachter Schlauch wird mit einem Trokar (VersaStep™ plus Instrument) aufgedehnt. Der Magen wird mit einer Fasszange fixiert.

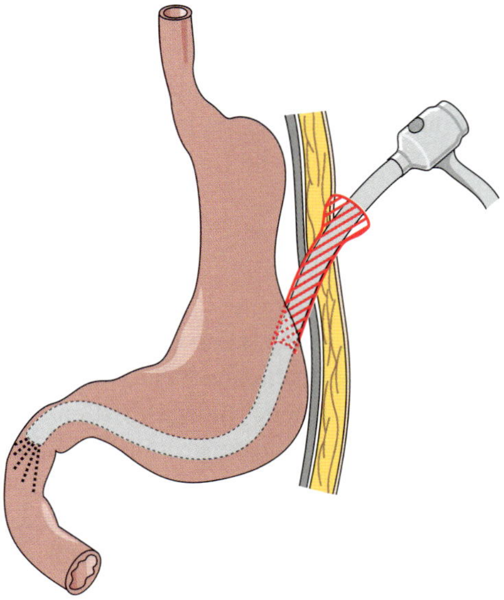

Abb. 19.28 Durchführung der ERCP über den Dilatationstrokar in transgastrischer Technik.

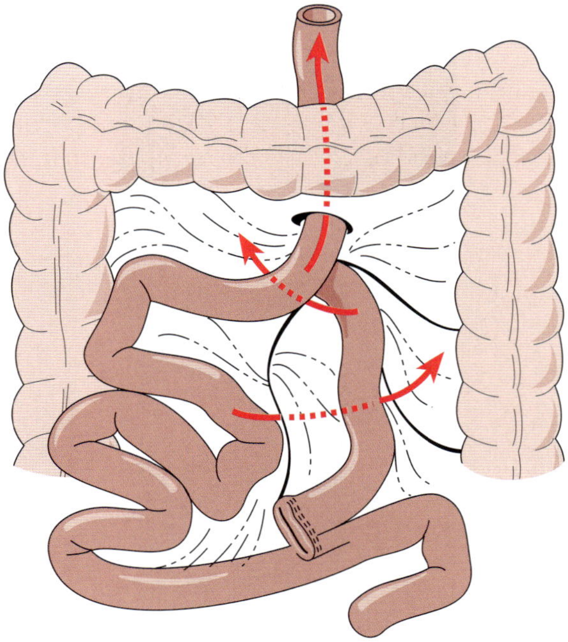

Abb. 19.29 Lokalisationen innerer Hernien nach retrokolischem Magenbypass.

Die Inzidenz innerer Hernien beim retrokolischen Bypass wird mit 38% angegeben, während die Häufigkeit beim antekolischen Vorgehen < 1% beträgt. Der exakte Verschluss dieser potenziellen Bruchpforten ist die wirksamste Prophylaxe der Komplikation.

Ursachen der Obstruktion und innerer Hernien ist der mechanische Ileus infolge

- Briden,
- Innere Hernien:
  - Mesokolonschlitz bei der retrokolischen Anastomose,
  - Mesenterialschlitz,
  - Petersen-Hernie,
- Trokarhernien nach laparoskopischer Technik,
- Narbenhernien mit Inkarzeration,
- Leistenhernien,
- Bezoar.

Diagnostik

Die Sensitivität für die radiologische Diagnostik mittels CT liegt hierbei bei 51,1% und mittels Röntgendiagnostik bei 56,6%. Zahlreiche weitere Studien bestätigen die unzureichende Sensitivität der radiologischen Diagnostik beim Auftreten innerer Hernien (Paroz et al. 2006). Die geringe Wertigkeit des CT für die Diagnostik innerer Hernien wird auch von Srikanth et al. (2004) dargestellt. Aus einer verzögerten Diagnostik und Therapie können für den Patienten lebensbedrohliche Konsequenzen resultieren. In einer retrospektiven Sichtung der CT wurde eine Treffsicherheit von 64% erreicht (Garza et al. 2004). Allerdings ist die Fallzahl äußerst gering. Das CT wurde initial bei 32 Patienten angewandt und erbrachte bei 22 Fällen den Nachweis einer inneren Hernie. In der Untersuchung von Parakh et al. (2007) wird die Treffsicherheit des CT mit 60% angegeben. Mangel ist jedoch auch hier die geringe Patientenzahl (n = 6; Parakh et al. 2007).

Lockhardt et al. (2007) erhoben in einer retrospektiven Analyse anhand von 18 Patienten folgende sieben CT-Kriterien zur Diagnostik innerer Hernien:

- verdrehtes Mesenterium,
- pilzförmiges Mesenterium,
- Hurrikan-Auge,
- traubenförmige Schleifen,
- Dünndarm hinter der A. mesenterica superior (Ams),
- rechtsseitig gelegene Entero-Entero-Anastomose,
- Gesamteindruck (Lockhardt et al. 2007).

Einfluss der Operationstechnik

Eckhauser et al. (2006) berichten in einer retrospektiven Analyse über 62% der inneren Hernien im Bereich des Mesenterialschlitzes an der Entero-Entero-Anastomose, 23% in der Lücke des Mesokolons und 15% am Petersen-Space.

Die Inzidenz innerer Hernien steht in enger Beziehung zur Operationstechnik, ante- vs. retrokolisch. Bei retrokolischer Anastomosierung beträgt die Häufigkeit eines Dünndarmileus 4,8%, bei antekolischer Technik 1,9% (Husain et al. 2007). Weitere Studien belegen die signifikant geringere Inzidenz innerer Hernien bei antekolischer gegenüber retrokolischer Anastomosierung (0,3 – 1,8% vs. 3,2 – 9,3%; Ahmed et al. 2007, Champion und Williams 2003, Escalona et al. 2007, Hwang et al. 2004, Müller et al. 2007, Rogula et al. 2007). In einer retrospektiven nicht-randomisierten Match-Pair-Analyse mit 33 Patienten (Follow-up: 36 Monate) mit antekolisch-antegastrischen RYGBP und 33 Patienten mit retrokolisch-retrogastrischem Bypass wurde für die antekolisch-antegastrische Technik nicht nur eine geringere Inzidenz für innere Hernien nachgewiesen, sondern auch eine signifikant reduzierte Gesamtkomplikationsrate (Müller et al. 2007). Die inneren Bruchpforten wurden hierbei nicht verschlossen. Eine weitere retrospektive Arbeit berichtet für das antekolisch-antegastrische Vorgehen ohne Verschluss der inneren Bruchpforten kein Auftreten innerer Hernien (Finnell et al. 2007). Allerdings beträgt das mittlere Follow-up nur 18 Monate. In der Studie wurden die konsequente rechtsseitige Platzierung des alimentären Schenkels und die Spaltung des Omentum majus durchgeführt.

Im Gegensatz dazu steht die Untersuchung von Carmody, der bei konsequentem Verschluss aller Bruchpforten beim retrokolisch-retrogastrischen Vorgehen keine höhere Inzidenz innerer Hernien nachweisen konnte (Carmody et al. 2005).

Anhand einer prospektiven Studie mit nur einem Operateur wurde eruiert, dass die Inzidenz innerer Hernien nach laparoskopischer Technik nicht höher als nach offener Operation ist (0,3% vs. 0,7%; [Nelson et al. 2006]).

Aus der rechtsseitigen Lage des alimentären Schenkels resultiert eine verminderte Häufigkeit für das Auftreten innerer Hernien (0,5% vs. 9%). Hierzu wurden die Daten von 200 Patienten mit rechtsseitiger und 200 Patienten mit linksseitiger Orientierung des alimentären Schenkels prospektiv erfasst und retrospektiv analysiert (Quebbemann und Dallal 2005). Bei allen Patienten wurde die mesenteriale Bruchpforte mit nicht-resorbierbarem Nahtmaterial verschlossen. Alle Hernien traten am Petersen-Space auf. Mangel dieser Studie ist die kürzere Nachbeobachtungszeit für die Patientengruppe mit rechtsseitiger Lage der alimentären Schlinge (1,6 Jahre).

In einer prospektiven randomisierten Studie, die den Effekt von Fibrinkleber auf das Risiko der Hernienbildung untersuchte, traten sowohl in der Kontroll- als auch in der Fibringruppe keine inneren Hernien auf (Silecchia et al. 2006). Mangel dieser Studie ist jedoch die kurze Nachbeobachtungszeit mit einem Maximum von 15 Monaten. Außerdem sind die Daten heterogen, wobei bei 183 Patienten (87 mit Fibrin vs. 96 in der Kontrollgruppe) die Eingriffe antekolisch-antegastrisch und bei 21 Patienten (6 vs. 15) antekolisch-retrogastrisch durchgeführt wurden.

Zur Inzidenz innerer Hernien ➤ Tab. 19.6.

Da bei der antekolisch-antegastrischen Technik die Ausbildung innerer Hernien in Studien signifikant geringer ist als bei der retrokolisch-retrogastrischen Technik, sind die Studiendaten unter Beachtung der Dauer der Nachsorge zurückhaltend zu interpretieren. Für die Untersuchung der antekolisch-retrogastrischen Methode sind trotz der prospektiven Randomisierung der Studie die Fallzahlen in beiden Vergleichsgruppen zu gering.

Innere Hernien können jederzeit nach RYGBP auftreten und zu einer lebensbedrohlichen Situation führen. Ihre Inzidenz wird in der Literatur mit bis 9,1% angegeben. Im Ergebnis der Literaturanalyse (➤ Tab. 19.6) liegt sie bei 2,83%.

Therapie

Das Auftreten uncharakteristischer abdomineller Beschwerden oder Krämpfe mit Übelkeit und Erbrechen ist

Tab. 19.6 Inzidenz innerer Hernien nach Roux-en-Y-Magenbypass.

Autor, Jahr	Pat.	Technik	Mesenterium (%)	Mesokolon (%)	Petersen (%)	Inz. (%)
Filip et al. (2002)	100	retrokolisch	0	100	0	5
Champion und Williams (2003)	711	246 antekolisch, 465 retrokolisch	17	66	17	0,8
Higa et al. (2003)	2000	retrokolisch-antegastrisch	21	67	8	3,1
Papasavas et al. (2003)	246	118 retrokolisch-retrogastrisch, 128 antekolisch-antegastrisch				1,2
Garza et al. (2004)	1000	retrokolisch	0	95	5	4,5
Hwang et al. (2004)	1715	405 retrokolisch, 1310 antekolisch	42	58	0	1,1
Nguyen et al. (2004)	225	retrokolisch-retrogastrisch	77	23	0	4
Srikanth et al. (2004)	1409	retrokolisch-retrogastrisch				2,1
Carmody et al. (2005)	785	136 antekolisch, 649 retrokolisch	10	24	62	2,5
Onopchenko et al. (2005)	185	retrokolisch-retrogastrisch	40	60	0	2,7
Quebbemann und Dallal (2005)	400	antekolisch-antegastrisch				4,75
Cho et al. (2006)	1400	antekolisch-antegastrisch				0,21
Eckhauser et al. (2006)	529	retrokolisch-retrogastrisch	62	23	15	2.5
Frezza und Wachtel (2006)	211	retrokolisch		80	20	2,4
Nelson et al. (2006)	784	retrokolisch-antegastrisch	56			3,2
Paroz et al. (2006)	607	retrokolisch	56	17	27	4,1
Ahmad et al. (2007)	2572	beide	41	46	13	2,1
Angstadt und Whipple (2007)	178	retrokolisch-retrogastrisch				1,6
Escalona et al. (2007)	754	300 retrokolisch, 454 antegastrisch				1,8
Finnell et al. (2007)	300	antekolisch-antegastrisch				0
Husain et al. (2007)	2325	beide				2,4
Ianelli et al. 2007)	625	antekolisch				1,6
Müller et al. 2007)	66	33 antekolisch				6,1
		33 retrokolisch				9,1
Parakh et al. (2007)	290	retrokolisch-retrogastrisch	50	17	33	2,1
Rogula et al. (2007)	3463	1120 retrokolisch, 2343 antekolisch	39	61		0,5
Ianelli et al. (2006)	11918		13	69	18	2,51
Summe	**22880**					**2,83**

Inz.: Inzidenz, OP: Operation, Pat.: Patientenzahl, RYGBP: Roux-en-Y-Magenbypass.

nach bypass-chirurgischen bariatrischen Eingriffen als Symptom eines Dünndarmileus infolge innerer Herniation pathognomonisch. Bei schwangeren Frauen nach RYGBP ist bei abdominellen Beschwerden und Erbrechen an das Auftreten innerer Hernien zu denken. In der Literatur existieren hierzu Einzelfallberichte (Ahmed et al. 2006, 29 [EL IV], Charles et al. 2005, Karkala et al. 2005). Ob die Inzidenz innerer Hernien während der Schwangerschaft nochmals ansteigt, konnte anhand der wenigen Einzelfalldaten nicht evaluiert werden. Die operative Intervention sollte frühzeitig erfolgen. Bei einer vollständigen Rotation des Darms und im Ileus bleibt oftmals nur die Laparotomie (➤ Abb. 19.30). Nach Beseitigung der Herniation müssen die breiten mesenterialen Lücken (➤ Abb. 19.31) sicher mit nicht-resorbierbarem Nahtmaterial verschlossen werden.

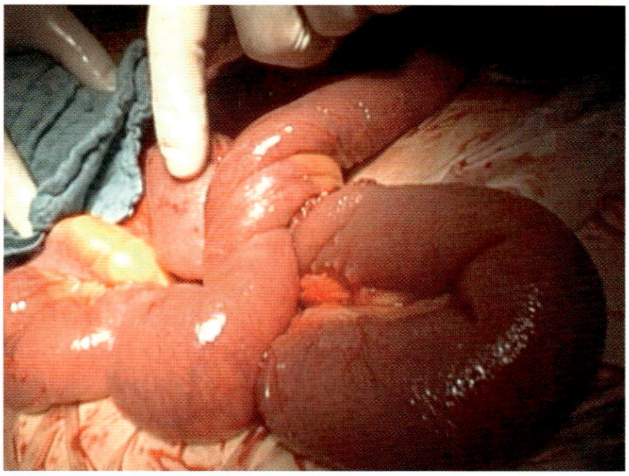

Abb. 19.30 Offene Revision einer inneren Herniation. Der gesamte proximale Dünndarm ist durch die alimentäre Schlinge getreten.

Aufgrund der unzureichenden Sensitivität der radiologischen Diagnostik stellt die notfallmäßige Re-Laparoskopie bei fehlendem Ileusbild die Diagnostik- und Therapieoption der ersten Wahl dar. Liegt bereits ein Dünndarmileus vor, sollte unverzüglich eine Laparotomie erfolgen.

Obstruktionen durch die Schlauchsysteme des steuerbaren Magenbandes sind selten, stellen bei zu lang belassenen Schlauchsystemen jedoch einen Risikofaktor dar. Im vorliegenden Fall einer intestinalen Obstruktion nach einem „banded" (funktionellen) Magenbypass war der Ileus nicht wie anzunehmen durch eine innere Herniation in einer der mesenterialen Lücken, sondern durch eine mechanische Einengung durch ein zu lange belassenes Schlauchsystem bedingt (➤ Abb. 19.32).

19.4.11 Ösophagusachalasie bei rein restriktiven Verfahren

Ursachen

Das Vorhandensein einer fixen Verengung zwischen dem abgetrennten Magenpouch und dem Restmagen beschränkt dessen Entleerung und auch die des Ösophagus. Es wurde gezeigt, dass sich die Ösophagusmotorik signifikant nach bereits weniger als einem ein Jahr nach der Magenband-OP verschlechtert, bedingt durch eine Kraftverminderung der Kontraktion im unteren Ösophagus. Röntgenologisch bemerkt man bei der Mehrheit der Patienten, die seit mehr als drei Jahren Träger eines Magenbandes sind, eine leichte Zunahme des Ösophagusdurchmessers. Es ist wahrscheinlich, dass bestimmte Essverhaltensweisen dieses Phänomen unterstützen, insbesondere das Unvermögen einiger Patienten, langsam genug zu essen. Es ist möglich, dass

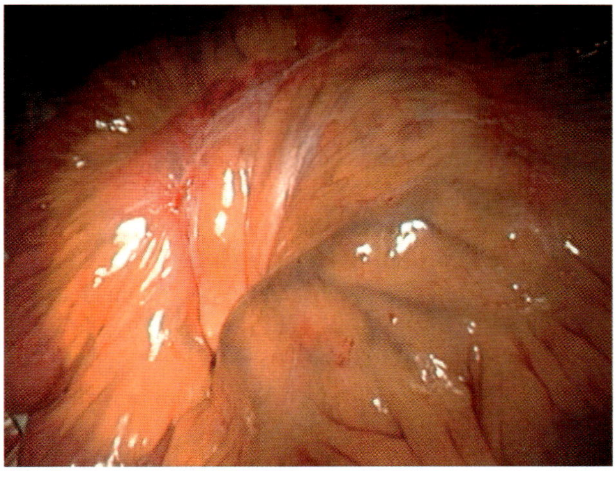

Abb. 19.31 Offener Petersen-Raum nach Reposition der inneren Hernie.

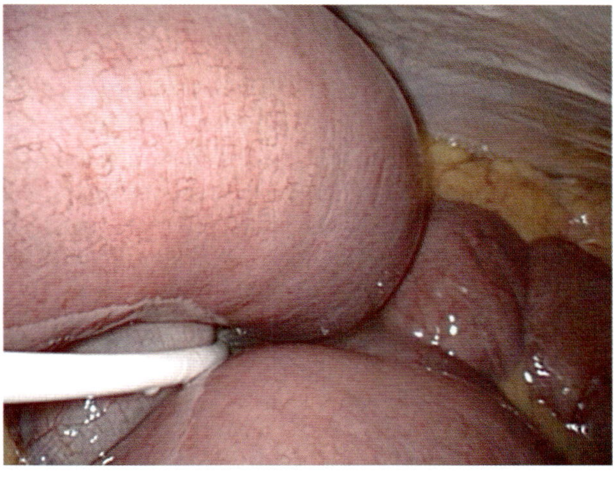

Abb. 19.32 Dünndarmileus durch Schlauchsystem eine Magenbandes.

schon vorher existierende Störungen der Ösophagusmotorik, wie z. B. ein insuffizienter unterer Sphinkter, ebenfalls eine Rolle spielen. Was auch immer die Ursachen sind, die Störungen der Ösophagusmotorik und die progressive Dehnung des Ösophagus sind meist die Spätfolgen einer Magenbandoperation, deren tatsächliche Inzidenz erst nach mehreren Jahren beurteilt werden kann.

Diagnostik

Die Röntgenkontrastmitteluntersuchung steht am Anfang. Dargent (2005) schlägt eine Klassifizierung vor, die auf vier Stadien dieser Komplikationen in Bezug auf Klinik und röntgenologischem Aspekt beruht.

- Im **ersten Stadium** herrscht eine mäßige Dehnung vor, die in Zusammenhang mit einem zu stark gefüllten Magenband steht.
- Im **zweiten Stadium** ist die Dehnung markanter, der Ösophagus beweglich, aber spastisch. Es findet sich ein fast normaler Aspekt nach Entleerung des Bandes.
- Im **dritten Stadium** ist die Dehnung mit einem gewissen Grad an Verlagerung des Magenbandes nach vorne oder hinten verbunden.
- Im **vierten und letzten Stadium** ist die Dehnung beträchtlich und mit einer, selbst nach Entleerung des Bandes, nicht reversiblen Störung der Ösophagusmotorik verbunden. In diesen Fällen spricht man von Pseudo-Achalasie, denn die Situation gleicht klinisch und röntgenologisch einer echten Achalasie.

In einigen Fällen herrschen die motorischen Störungen vor, ohne dass die Dehnung des Ösophagus sehr stark ist. Man bemerkt dann eine deutliche Abnahme bis hin zum vollständigen Fehlen der Peristaltik und infolgedessen eine stark verlangsamte Entleerung. Die Dilatation des Ösophagus kann von der Dilatation des Magenpouches begleitet sein oder als isoliertes Phänomen auftreten, bei dem das Magenband seine Position beibehält und der Pouch sich nicht ausdehnt.

Aus klinischer und funktioneller Sicht ist die Dilatation des Ösophagus in erster Linie mit einer quantitativen Zunahme der Nahrung, die der Patient während den Mahlzeiten zu sich nehmen kann, verbunden. Der Ösophagus übernimmt die Funktion eines zusätzlichen Reservoirs oberhalb des Magenbandes. Dies ist oft mit einer Gewichtszunahme verbunden. Auf lange Sicht entwickelt der Patient, bedingt durch die Verschlimmerung der Motorikstörungen des Ösophagus, eine insbesondere im Liegen auftretende Refluxsymptomatik, eine Nahrungsintoleranz, Würgegefühle sowie Erbrechen. Das nächtliche Würgen geht oft mit respiratorischen Symptomen wie Husten oder Auswurf einher, was bronchoaspiratorische Episoden signalisiert. Diese können eine einfache Irritation der Bronchien oder des Larynx, eine Dysphonie oder schwerwiegende pulmonale Infekte wie Bronchopneumonien, Pneumonien und Pulmonalabszesse verursachen.

Die Diagnose wird durch einen Bariumbreischluck gestellt. Dieser ermöglicht es, den Durchmesser des Ösophagus sowie dessen Motorik zu beurteilen. Man beobachtet die Kontraktionen, die vollständig und peristaltisch sein müssen, und schließt abnorme Kontraktionen sowie Muskelspasmen aus. Der Ösophagus muss sich korrekt entleeren, ohne wesentliche Stauung oder Reflux des Kontrastmittels nach oral. Mit der Gastroskopie kann eine Ösophagitis festgestellt werden, die meist, durch persistierende Nahrungsreste bedingt, mechanischen Ursprungs ist. Durch die Manometrie können motorische Störungen sowie deren Verlauf und das Wiedererlangen der motorischen Funktion nach Behandlung objektiv beurteilt werden (Suter et al. 2005).

Therapie

Die Behandlung beinhaltet zuerst die Lockerung des Magenbandes, die groß genug sein muss, um die Refluxsymptomatik vollständig aufzuheben. Die daraus folgende verminderte Nahrungsrestriktion birgt ein beträchtliches Risiko der Gewichtszunahme, auf das die Patienten aufmerksam gemacht werden und aufgrund dessen sie diätetisch engmaschig kontrolliert werden müssen. Röntgenkontrollen müssen in dreimonatigen Abständen wiederholt werden, bis sich der Ösophagus bezüglich seiner Motorik und seines Aussehens normal darstellt. In dieser Zeit darf das Magenband keinesfalls wieder gefüllt werden.

Es werden drei mögliche Situationen unterschieden (Suter et al. 2005).

- Im Idealfall regeneriert sich der Ösophagus vollständig und der Patient nimmt nicht an Gewicht zu. In diesem Fall wird auf das Füllen des Magenbandes verzichtet und die übliche Nachsorge wieder aufgenommen.
- Wenn sich der Ösophagus vollständig regeneriert, der Patient jedoch an Gewicht zugenommen hat oder einen zusätzlichen Gewichtsverlust wünscht, kann man im Abstand von einigen Wochen das Magenband erneut füllen. Dies muss unter strenger klinischer und röntgenologischer Überwachung geschehen, da weder die Symptome noch die röntgenologischen Anomalien wieder auftreten dürfen. Das Ziel ist es, eine Einstellung des Magenbandes etwas lockerer als die vorhergehende zu finden, die es ermöglicht, ein akzeptables Gewicht ohne Nebeneffekte zu erlangen.
- Im dritten Fall regeneriert sich der Ösophagus nur unvollständig oder gar nicht. Hier muss man einige Wo-

chen länger warten und den Verlauf beobachten. Abgesehen von leichten Dehnungen, die klar auf ein zu stark gefülltes Magenband zurückzuführen und im Allgemeinen reversibel sind, zeigt die Erfahrung bedauerlicherweise in der Mehrzahl der Fälle, dass sich der Ösophagus hinsichtlich seines Durchmessers und seiner Funktion nur teilweise regeneriert oder die Dehnung und/oder Funktionsstörung schnell wiederkehrt, sobald man das Magenband erneut füllt. Liegt dieses Problem vor, muss man einen Kompromiss zwischen dem erreichbaren Gewicht und den Nebeneffekten der Magenband-OP akzeptieren, der auf lange Sicht immer auf Kosten des Gewichts geht.

Die Behandlung der Wahl besteht bei diesen Patienten in der Entfernung des Magenbandes und Umwandlung in einen Magenbypass. Obgleich die initiale Behandlung immer konservativ ist, erwägen wir diese Möglichkeit insbesondere bei schwerwiegenden Funktionsstörungen oder Dehnungen relativ schnell, um die Patienten früh genug auf einen Zweiteingriff vorzubereiten und einen zu großen Gewichtszuwachs zu verhindern.

MERKE
Bei Ösophagusmotilitätsstörungen nach Magenbandimplantation ist die Umwandlung in einen Magenbypass das Verfahren der Wahl.

19.4.12 Schlauchmagenstenose

Ursachen

Stenosierungen des Schlauchmagens sind entweder durch nicht-lineare Staplerapplikation, Knickung der Kalibrationssonde oder Verwendung von nicht-resorbierbarem Nahtmaterial bei der Übernaht der Klammernahtreihen bedingt. Die Häufigkeit von Stenosen nach Schlauchmagenbildung mit oder ohne Duodenalswitch wird mit 0,7 – 4,0% angegeben (Cottam et al. 2006, Hamoui et al. 2006, Serra et al. 2007, Lalor et al. 2008, Mui et al. 2008).

Diagnostik

Röntgendiagnostik und Endoskopie liefern die Diagnose.

Therapie

Kurzstreckige Stenosen können durch eine Ballondilatation behandelt werden. Wiederholungsdilatationen können jedoch häufig sein, sodass hier Stentimplantationen (➤ Abb. 19.33) einen sicheren Erfolg bieten (Serra et al. 2007). Langstreckige Stenosen können jedoch eine Seromyotomie (➤ Abb. 19.34) nach Ernst Heller (Heller 1913) notwendig machen. Dapri et al. (2008) berichten über neun Seromyotomien (bei sechs Frauen und drei Männern). Die Patienten hatten im Mittel neun Monate nach isolierter Schlauchmagenbildung und 19 Monate nach BPD-DS eine Dysphagie entwickelt. Die Strikturen waren zwischen 1 und 5 cm lang. Postoperativ trat eine Leckage auf, die mit einem gecoverten Stent behandelt werden musste. Die Leckage heilte in vier Wochen aus.

19

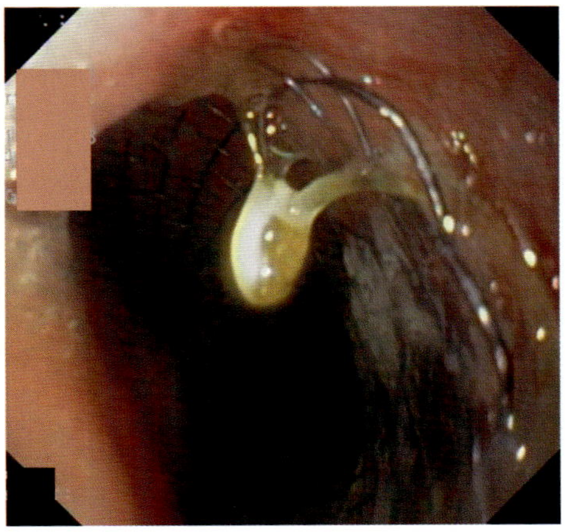

Abb. 19.33 Endoskopische Sicht: Stentbehandlung bei Schlauchmagenstenose.

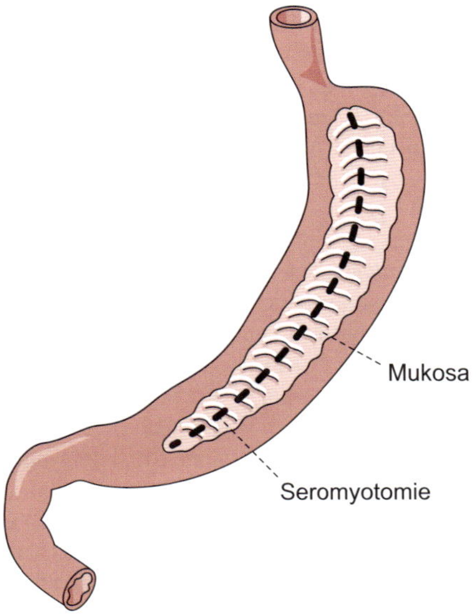

Abb. 19.34 Seromyotomie nach langstreckiger Schlauchmagenstenose.

Literatur

Abell TL, Minocha A. Gastrointestinal complications of bariatric surgery: diagnosis and therapy. Am J Med Sci 2006; 331:214–8.

Ahmed AR, O'Malley W. Internal hernia with Roux loop obstruction during pregnancy after gastric bypass surgery. Obes Surg 2006; 16:1246–8.

Ahmed AR, Rickards G, Husain S, Johnson J, Boss T, O'Malley W. Trends in internal hernia incidence after laparoscopic Roux-en-Y gastric bypass. Obes Surg 2007; 17:1563–6.

Angstadt J, Whipple O. Developing a new bariatric surgery program. Am Surg 2007; 73:1092–7.

Baker MT, Kothari SN. Successful surgical treatment of a pregnancy-induced Petersen's hernia after laparoscopic gastric bypass. Surg Obes Relat Dis 2005; 1:506–8.

Bardhan PK, Gyr K, Beglinger C, Vögtlin J, Frey R, Vischer W. Diagnosis of bacterial overgrowth after culturing proximal small-bowel aspirate obtained during routine upper gastrointestinal endoscopy. Scand J Gastroenterol 1992; 27:253–6.

Barritt DW, Jordan SC. Anticoagulant drugs in the treatment of pulmonary embolism. A controlled trial. Lancet 1960; 1:1309–12.

Biesalski HK et al. Ernährungsmedizin. Thieme Verlag, Stuttgart 1999.

Bostanjian D, Anthone G, Hamoui N, Crookes P. Rhabdomyolysis of gluteal muscles leading to renal failure: A potentially fatal complication of surgery in the morbidly obese. Obes Surg 2003; 13:302–5.

Büller HR, Agnelli G, Hull RD, Hyers TM, Prins MH, Raskob GE. Antithrombotic therapy for venous thromboembolic disease: the seventh ACCP conference on antithrombotic and thrombolytic therapy. Chest 2004; 126:401S–28S.

Burger J, Kirchner M, Bramanti B, Haak W, Thomas MG. Absence of the lactase-persistence-associated allele in early Neolithic Europeans. Proc Natl Acad Sci USA 2007; 104:3736–41.

Carmody B, DeMaria EJ, Jamal M, Johnson J, Carbonell A, Kellum J et al. Internal hernia after laparoscopic Roux-en-Y gastric bypass. Surg Obes Relat Dis 2005; 1(6):543–8.

Carmody BJ, Sugerman HJ, Kellum JM, Jamal MK, Johnson JM, Carbonell AM et al. Pulmonary embolism complicating bariatric surgery: detailed analysis of a single institution's 24-year experience. J Am Coll Surg 2006; 203:831–7.

Champion JK, Williams M. Small bowel obstruction and internal hernias after laparoscopic Roux-en-Y gastric bypass. Obes Surg 2003; 13(4):596–600.

Charles A, Domingo S, Goldfadden A, Fader J, Lampmann R, Mazzeo R. Small bowel ischemia after Roux-en-Y gastric bypass complicated by pregnancy: a case report. Am Surg 2005; 71(3):231–4.

Cho M, Carrodeguas L, Pinto D, Lascano C, Soto F, Whipple O et al. Diagnosis and management of partial small bowel obstruction after laparoscopic antecolic antegastric Roux-en-Y gastric bypass for morbid obesity. J Am Coll Surg 2006; 202(2):262–8.

Christou NV, Sampalis JS, Liberman M, et al. Surgery decreases long-term mortality, morbidity, and health care use in morbidly obese patients. Ann Surg 2004; 240:416–24.

Coller B, Goreja M, Duke B. Postoperative rhabdomyolysis with bariatric surgery. Obes Surg 2003; 13:941–3.

Cottam D, Qureschi FG, Mattar SG et al. Laparoscopic sleeve gastrectomy as an initial weight loss procedure for high-risk patients with morbid obesity. Surg Endosc 2006; 20:859–63.

Dalen JE. The uncertain role of thrombolytic therapy in the treatment of pulmonary embolism. Arch Intern Med 2002; 162: 2521–3.

Dapri G, Cadiere B, Himpens J. Laparoscopic seromyotomy for long stenosis after sleeve gastrectomy with or without duodenal switch. Obes Surg 2009; 19:495–99.

Dargent J. Esophageal dilatation after laparoscopic adjustable gastric banding: definition and strategy. Obes Surg 2005; 15: 843–8.

de Freitas Carvalho DA, Valezi AC, de Brito EM, de Souza JCL, Masson AC, Matsuo T. Rhabdomyolysis after bariatric surgery. Obes Surg 2006; 16:740–4.

de Vrese M, Stegelmann A, Richter B, Fenselau S, Laue C, Schrezenmeir J. Probiotics – compensation for lactase insufficiency. Am J Clin Nutr 2001; 73:421S–9S.

Eckhauser A, Torquati A, Youssef Y, Kaiser JL, Richards WO. Internal hernia: postoperative complication of Roux-en-Y gastric bypass surgery. Am Surg 2006; 72:581–4; discussion 584–5.

Eriksson S, Backman L, Ljungström KG. The incidence of clinical postoperative thrombosis after gastric surgery for obesity during 16 years. Obes Surg 1997; 7:332–5.

Escalona A, Devaud N, Pérez G, Crovari F, Boza C, Viviani P et al. Antecolic versus retrocolic alimentary limb in laparoscopic Roux-en-Y gastric bypass: a comparative study. Surg Obes Relat Dis 2007; 3:423–7.

Ettinger JE, de Souza M, Santos-Filho V, Azaro E, Mello C, Fahel E et al. Rhabdomyolysis: diagnosis and treatment in bariatric surgery. Obes Surg 2007; 17:525–32.

Faintuch J, de Cleva R, Pajecki D, Garrido A, Ceconello I. Rhabdomyolysis after gastric bypass: severity and outcome patterns. Obes Surg 2006; 16:1209–13.

Filip JE, Mattar SG, Bowers SP, Smith CD. Internal hernia formation after laparoscopic Roux-en-Y gastric bypass for morbid obesity. Am Surg 2002; 68:640–3.

Filis D, Daskalakis M, Askoxylakis I, Metaxari M, Melissas J. Rhabdomyolysis following laparoscopic gastric bypass. Obes Surg 2005; 15:1496–1500.

Finnell CW, Madan AK, Tichansky DS, Ternovits C, Taddeucci R. Nonclosure of defects during laparoscopic Roux-en-Y gastric bypass. Obes Surg 2007; 17:145–8.

Flum DR, Dellinger EP. Impact of gastric bypass operation on survival: a population-based survey. J Am Coll Surg 2004; 199: 543–51.

Flum DR, Salem L, Elrod JAB, Dellinger EP, Cheadle A, Chan L. Early mortality among Medicare beneficiaries undergoing bariatric surgical procedures. JAMA 2005; 294:1903–8.

Frezza EE, Wachtel MS. Laparoscopic re-exploration in mechanical bowel obstruction after laparoscopic gastric bypass for morbid obesity. Minerva Chir 2006; 61:193–7.

Fried M, Siegrist H, Frei R, Froehlich F, Duroux P, Thorens J et al. Duodenal bacterial overgrowth during treatment in outpatients with omeprazole. Gut 1994; 35:23–6.

Garza E Jr, Kuhn J, Arnold D, Nicholson W, Reddy S, McCarty T. Internal hernias after laparoscopic Roux-en-Y gastric bypass. Am J Surg 2004; 188:796–800.

Ghirlanda G, Oradei A, Manto A et al. Evidence of plasma CoQ10-lowering effect by HMG-CoA reductase inhibitors. A double blind, placebo-controlled study. J Clin Pharmacol 1992; 33:226–9.

Goldhaber SZ. Pulmonary embolism thrombolysis: broadening the paradigm for its administration. Circulation 1997; 96:716–8.

Goldhaber, SZ, Visani, L, De Rosa, M. Acute pulmonary embolism: Clinical outcomes in the International Cooperative Pulmonary Embolism Registry (ICOPER). Lancet 1999; 353:1386–9.

Gonzalez R, Lin E, Mattar SG, Venkatesh KR, Smith CD. Gastric bypass in morbidly obese patients 50 years or older. Am Surg 2003; 69:547–53.

Guzzi LM, Mills LM, Greenman P. Rhabdomyolysis, acute renal failure and the exaggerated lithotomy position. Anesth Analg 1993; 77:635–7.

Hamilton RW, Gardner LB, Penn AS, Goldberg M. Acute tubular necrosis caused by exercise-induced myoglobin-uria. Ann Intern Med 1972; 77:77–82.

Hamoui N, Anthone GJ, Kaufman HS et al. Sleeve gastrectomy in the high-risk patient. Obes Surg 2006; 16:1445–9.

Hart W, Holle F, Heymann H. Glucosetoleranz nach Billroth I und II und ihre Beziehung zum „Dumping-Syndrom". Langenbecks Arch Klin Chir Ver Dtsch Z Chir 1963; 302:106–17.

Heller E. Extramuköse Kardiaplastik beim chronischen Kardiospasmus mit Dilatation des Ösophagus. Mitt Grenzgeb Med Chir 1913; 27:141–9.

Higa KD, Ho T, Boone KB. Internal hernias after laparoscopic Roux-en-Y gastric bypass: incidence, treatment and prevention. Obes Surg 2003; 13:350–4.

Husain S, Ahmed AR, Johnson J, Boss T, O'Malley W. Small-bowel obstruction after laparoscopic Roux-en-Y gastric bypass: etiology, diagnosis, and management. Arch Surg 2007; 142(10): 988–93.

Hwang RF, Swartz DE, Felix EL. Causes of small bowel obstruction after laparoscopic gastric bypass. Surg Endosc 2004; 18:1631–5.

Iannelli A, Buratti MS, Novellas S, Dahman M, Amor IB, Sejor E et al. Internal hernia as a complication of laparoscopic Roux-en-Y gastric bypass. Obes Surg 2007; 17:1283–6.

Iannelli A, Facchiano E, Gugenheim J. Internal hernia after laparoscopic Roux-en-Y gastric bypass for morbid obesity. Obes Surg 2006; 16:1265–71.

Kakarla N, Dailey C, Marino T, Shikora SA, Chelmow D. Pregnancy after gastric bypass surgery and internal hernia formation. Obstet Gynecol 2005; 105:1195–8.

Kelly DF. Propofol infusion syndrome. J Neurosurg 1995; 95:925–6.

Khurana RN, Baudendistel TE, Morgan EF, Rabkin RA, Elkin RB, Aalami OO. Postoperative rhabdomyolysis following laparoscopic gastric bypass in the morbidly obese. Arch Surg 2004; 139: 73–6.

Kolakowski S Jr, Kirkland ML, Schuricht AL (2004) Routine postoperative barium swallow evaluation after Roux-en-Y gastric bypass: is it necessary? [abstract]. Surg Endosc 2004; 18(Suppl.):S185.

Kong SS, Hot S, Huang G. Rhabdomyolysis after a long-term thoracic surgery in right decubitus position. Acta Anaesthesiol Sin 2000; 38:223–8.

Konstantinides S, Geibel A, Heusel G, Heinrich F, Kasper W; Management strategies and prognosis of pulmonary embolism-3 trial investigators. heparin plus alteplase compared with heparin alone in patients with submassive pulmonary embolism. N Engl J Med 2002; 347:1143–50.

Kretchmer N: Lactose intolerance. In: Kennet F (ed.): The Cambridge World History of Food, S. 1060. Kiple, Cambridge 2000. Lactose and Lactase. In: Scientific American, Oct. 1972, S. 1060.

Lagandre S, Arnalsteen L, Vallet B, Robin E, Jany T, Onraed B et al. Predictive factors for rhabdomyolysis after bariatric surgery. Obes Surg 2006; 16:1365–70.

Lalor PF, Tucker ON, Szomstein S et al. Complications after laparoscopic sleeve gastrectomy. Surg Obes Relat Dis 2008; 4:33–8.

Leiss O: Diätetische Therapie bei Kohlenhydratmalabsorption und Laktoseintoleranz. Aktuel Ernähr Med 2006; 30:75–87.

Livingston EH, Huerta S, Arthur D, Lee S, DeShields S, Heber D. Male gender is a predictor of morbidity and age a predictor of mortality for patients undergoing gastric bypass surgery. Ann Surg 2002; 236:576–82.

Lockhart ME, Tessler FN, Canon CL, Smith JK, Larrison MC, Fineberg NS et al. Internal hernia after gastric bypass: sensitivity and specificity of seven CT signs with surgical correlation and controls. AJR Am J Roentgenol 2007; 188:745–50.

Machado JD, Campos CS, Lopes Dah Silva C, Marques Suen VM, Barbosa Nonino-Borges C, Dos Santos JE et al. Intestinal bacterial overgrowth after Roux-en-Y gastric bypass. Obes Surg 2008; 18:139–43.

Meyer-Betz F. Beobachtungen an einem eigenartigen mit Muskellähmungen verbundenen Fall von Hämoglobinurie. Arch Klin Med 1911; 101:85.

Mognol P, Vignes S, Chosidow D, Marmus JP. Rhabdomyolysis after laparoscopic bariatric surgery. Obes Surg 2004; 14:91–4.

Mohaupt MG. Rhabdomyolysen. Therapeutische Umschau 2003; 7:391–7.

Morino N, Toppino M, Forestieri P, Angrisani L, Allaix ME, Scopinaro N. Mortality after bariatric surgery: analysis of 13,871 morbidly obese patients from a national registry. Ann Surg 2007; 246: 1007–9.

Motsch J, Roggenbach J. Propofol-Infusionssyndrom. Anästhesist 2004; 53:1009–24.

Mui WL, Ng EK, Tsung BY et al. Laparoscopic sleeve gastrectomy in ethnic obese Chinese. Obes Surg 2008; 1(12):1571–4.

Müller MK, Guber J, Wildi S, Guber I, Clavien PA, Weber M. Three-year follow-up study of retrocolic versus antecolic laparoscopic Roux-en-Y gastric bypass. Obes Surg. 2007; 17:889–93.

Nelson LG, Gonzalez R, Haines K, Gallagher SF, Murr MM. Spectrum and treatment of small bowel obstruction after Roux-en-Y gastric bypass. Surg Obes Relat Dis. 2006; 2:377–83, discussion 383.

Nguyen NT, Huerta S, Gelfand D, Stevens CM, Jim J. Bowel obstruction after laparoscopic Roux-en-Y gastric bypass. Obes Surg 2004; 14:190–6.

Nguyen NT, Rivers R, Wolfe BM. Early gastrointestinal hemorrhage after laparoscopic gastric bypass. Obes Surg 2003; 13:62–5.

Onopchenko A. Radiological diagnosis of internal hernia after Roux-en-Y gastric bypass. Obes Surg 2005; 15:606–11.

Papasavas PK, Caushaj PF, McCormick JT, Quinlin RF, Hayetian FD, Maurer J et al. Laparoscopic management of complications following laparoscopic Roux-en-Y gastric bypass for morbid obesity. Surg Endosc 2003; 17:610–4.

Parakh S, Soto E, Merola S. Diagnosis and management of internal hernias after laparoscopic gastric bypass. Obes Surg 2007; 17:1498–502.

Paroz A, Calmes JM, Giusti V, Suter M. Internal hernia after laparoscopic Roux-en-Y gastric bypass for morbid obesity: a continuous challenge in bariatric surgery. Obes Surg 2006; 16:1482–7.

Pasnik K, Krupa J, Stanowski E, Grzesiak J, Najdecki M. Successful treatment of gastric fistula following rhabdomyolysis after vertical banded gastroplasty. Obes Surg 2005;15:428–30.

Portilla Huerta D, Fuentes R, Sanchez M. Rhabdomyolysis and the seated position during posterior fossa surgery. Rev Esp Anestesiol Reanim 2001; 48:44.

Potoczna N, Harfmann S, Steffen R, Briggs R, Bieri N, Horber FF. Bowel habits after bariatric surgery. Obes Surg 2008; 18: 1287–96.

Prabhu M, Samra S. An unusual case of rhabdomyolysis following surgery in prone position. J Neurosurg Anesthesiol 2000; 12: 359–63.

Quebbemann BB, Dallal RM. The orientation of the antecolic Roux limb markedly affects the incidence of internal hernias after laparoscopic gastric bypass. Obes Surg 2005; 15: 766–70; discussion 770.

Quebbemann B, Engstrom D, Siegfried T, Garner K, Dallal R. Bariatric surgery in patients older than 65 years is safe and effective. Surg Obes Relat Dis 2005; 1: 389–92.

Ren CJ, Patterson E, Gagner M. Early results of laparoscopic biliopancreatic diversion with duodenal switch: a case series of 40 consecutive patients. Obes Surg 200; 10(6):514–24.

Rogula T, Yenumula PR, Schauer PR. A complication of Roux-en-Y gastric bypass: intestinal obstruction. Surg Endosc 2007; 21:1914–8. Review.

Santry HP, Gillen DI, Lauderdale DS. Trends in bariatric surgical procedures. JAMA 2005; 294:1909–17.

Sauerland S, Angrisani L, Belachew M, Chevallier JM, Favretti F, Finer N et al.; European Association for Endoscopic Surgery. Obesity surgery evidence-based guidelines of the European Association for Endoscopic Surgery (EAES). Surg Endosc 2005; 19(2):200–21.

See C, Carter PL, Elliott D, Mullenix P, Eggebroten W, Porter C et al. An institutional experience with laparoscopic gastric bypass complications seen in the first year compared with open gastric bypass complications during the same period. Am J Surg 2002; 183(5):533–8.

Serra C, Baltasar A, Andreo L et al. Treatment of gastric leaks with coated self-expanding stents after sleeve gastrectomy. Obes Surg 2007; 17:866–72.

Sharma SK, McCauley J, Cottam D, Mattar SG, Holover S, Dallal R et al. Acute changes in renal function after laparoscopic gastric surgery for morbid obesity. Surg Obes Relat Dis 2006; 2:389–92.

Short TG, Young Y. Toxicity of intravenous anaesthetics. Best Practice Res Clin Anesthesiol 2003; 17:77–89.

Silecchia G, Boru CE, Mouiel J, Rossi M, Anselmino M, Tacchino RM et al. Clinical evaluation of fibrin glue in the prevention of anastomotic leak and internal hernia after laparoscopic gastric bypass: preliminary results of a prospective, randomized multicenter trial. Obes Surg 2006; 16:125–31.

Soso JL, Pombo H, Pallavicini H, Ruiz-Rodriguez M. Laparoscopic gastric bypass beyond age 60. Obes Surg 2004; 14:1398–401.

Srikanth MS, Keskey T, Fox SR, Oh KH, Fox ER, Fox KM. Computed tomography patterns in small bowel obstruction after open distal gastric bypass. Obes Surg 2004; 14:811–22.

Stroh C, Hohmann U, Remmler K, Urban H, Meyer F, Lippert H et al. Rhabdomyolysis after biliopancreatic diversion with duodenal switch. Obes Surg 2005; 15:1347–51.

Sugerman HJ, DeMaria EJ, Kellum JM, Sugerman EL, Meador JG, Wolfe LG. Effects of bariatric surgery in older patients. Ann Surg 2004; 240:243–7.

Suter M, Dorta G, Giusti V, Calmes JM. Gastric banding interferes with esophageal motility and gastroesophageal reflux. Arch Surg 2005; 140:639–43.

Suter M, Giusti V, Héraief E, Zysset F, Calmes JM. Laparoscopic gastric banding: Beyond the learning curve. Surg Endosc 2003; 17:1418–25.

Tapson VF. Acute pulmonary embolism. N Engl J Med 2008; 358: 1037–52.

Uratsuji Y, Ijichi K, Irie J. Rhabdomyolysis after abdominal surgery in the hyperlordotic position enforced by pneumatic support. Anesthesiology 1999; 91:310–2.

Vasile B, Rasulo F, Candani A, Latronico N. The pathophysiology of propofol infusion syndrome: a simple name for a complex syndrome. Intensive Care Med 2003; 29:1417–25.

Vesa TH, Marteau P, Korpela R. Lactose intolerance. J Am Coll Nutr 2000; 19:165S–75S.

Villalobos-Torres G, Kimura E, Mosqueda J, Garcia-Garcia E, Dominguez-Cherlt G, Herrera M. Pressure-induced rhabdomyolysis after bariatric surgery. Obes Surg 2003; 13:297–301.

Wappler F. Das Propofol-Infusionssyndrom. DÄ 2006; 103:601–6.

Weiner RA, Blanco-Egert R, Weiner S, Pomhoff I, Schramm M. Laparoscopic biliopancreatic diversion with duodenal switch: Three different duodeno-ileal anastomotic techniques and initial experience. Obes Surg 2004; 14(3): 334–40.

Weiner, RA, Dakalakis M, Theodoridou S, K. Parutzsch K. Systemic thrombolysis for acute massive pulmonary embolism in the immediate postoperative period after bariatric surgery. SOARD 2009; 5; 271–4.

Weiner R, Emmerlich V, Wagner D, Bockhorn H. Management und Therapie von postoperativen Komplikationen nach „gastric banding" wegen morbider Adipositas. Chirurg 1998; 69:1082–8.

Weiner R, Hartig W, Dietze F. Enterale Resorptionskinetik beim Dumping-Syndrom nach Magenresektion und bei relativer Pylorusstenose. Zentralbl Chir 1982; 107:78–86.

Wiltshire J, Timothy C. Lumbar muscle rhabdomyolysis as a cause of acute renal failure after Roux-en-Y gastric bypass. Obes Surg 2003; 13: 306–13.

Z'graggen K, Guweidhi A, Steffen R, Potoczna N, Biral R, Walther F et al. Severe recurrent hypoglycemia after gastric bypass surgery. Obes Surg 2008; 18(8):981–8.

Zingmund DS, McGory ML, Ko CY. Hospitalization before and after gastric bypass surgery. JAMA 2005; 294:1918–24.

19

KAPITEL

20 Einfluss der Gewichtsreduktion auf Komorbiditäten

C. Stroh

20.1 Diabetes mellitus

Der Diabetes mellitus Typ 2 ist die wichtigste metabolische Komplikation der Adipositas. Wie aktuelle Daten der American Hearth Association zeigen, besteht bei mehr als 80% der Typ-2-Diabetiker eine direkte Assoziation zum Übergewicht (Caterson et al. 2004).

Der Erfolg nach bariatrischen Eingriffen kann nicht nur durch das Ausmaß der Gewichtsreduktion definiert werden. Die Rückbildung der adipositasassoziierten Komorbiditäten ist ein entscheidendes Kriterium zur Beurteilung der Effektivität bariatrischer Therapieverfahren.

Bariatrische Therapiemaßnahmen führen zu einer stärkeren Gewichtsreduktion als konservative Therapieverfahren. Die Gewichtsabnahme geht mit der Rückbildung der adipositasassoziierten Komorbiditäten einher (Greenway et al. 2002, Sjöström et al. 2004, Sjöström et al. 2007).

Die Effekte der operativen Therapie der Adipositas auf den Diabetes mellitus Typ 2 sind je nach Art des Eingriffs unterschiedlich und nicht allein von der Gewichtsreduktion beeinflusst. Insbesondere bei kombinierten und malabsorptiven Eingriffen haben die hormonellen Veränderungen einen erheblichen Einfluss auf die Rückbildung des Diabetes mellitus. Die Mechanismen, die zur kompletten Rückbildung der diabetogenen Stoffwechsellage führen, sind nur unvollständig geklärt. Die hormonale Diversion des Duodenums und somit der gebildeten Enterohormone GLP-1, GLP-6 ist hierbei von entscheidender Bedeutung.

In der Metaanalyse von Buchwald wird der Diabetes mellitus Typ 2 in 48% der Fälle verbessert (➤ Tab. 20.1; Buchwald et al. 2004).

Eine fundamentale prospektive randomisierte Studie wurde 2008 von Dixon et al. veröffentlicht. Es ist die erste kontrollierte randomisierte Studie, die operative Verfahren (hier Magenbandimplantationen) mit rein konservativen Therapiemaßnahmen vergleicht. Die vollständige Remissionsrate für den Diabetes mellitus Typ 2 bei 60 Patienten mit einem weniger als zwei Jahre bestehenden Diabetes mellitus Typ 2 und einem BMI zwischen 30 und 40 kg/m² betrug 73%. Im Gegensatz hierzu lag die Remissionsrate bei den konservativ behandelten Patienten nur bei 13%.

In der SOS-Studie konnte nach operativer Therapie der Adipositas eine 6,8-fache Rückbildung der Inzidenz des Diabetes mellitus bei Patienten nach adipositaschirurgischen Eingriffen im Vergleich zur Kontrollgruppe (nicht-operativ behandelte Patienten mit Adipositas Grad III) nachgewiesen werden (Sjöström et al. 2004).

Wie aus den Daten der Metaanalyse hervorgeht, führen Operationen mit einer Ausschaltung der duodenalen Passage zu einer kompletten Rückbildung der diabetischen Stoffwechsellage (Buchwald et al. 2004). Voraussetzung hierfür ist jedoch, dass der Diabetes weniger als 15 Jahre vorliegt.

Die Mechanismen, die zur kompletten Rückbildung der diabetogenen Stoffwechsellage führen, sind nur unvollständig geklärt. Die hormonale Diversion des Duodenums und somit der gebildeten Enterohormone GLP-1, GLP-6 ist hierbei von entscheidender Bedeutung. Operative Therapieverfahren mit Exklusion des Duodenums sind derzeit die einzigen Therapieoptionen, die zu einer Remission eines Diabetes mellitus Typ 2 führen.

20.2 Hypertonie und kardiovaskuläre Erkrankungen

Die Adipositas ist in hohem Ausmaß mit dem Vorliegen einer Hypertonie assoziiert. Hieraus resultiert ein hohes Risiko morbid adipöser Patienten, an kardiovaskulären Komplikationen zu versterben, wenn keine ausreichende Gewichtsreduktion erreicht wird. Daten zur Rückbildung der Hypertonie nach bariatrischen Eingriffen sind in ➤ Tab. 20.2 dargestellt.

Tab. 20.1 Rückbildung des Diabetes mellitus Typ 2 nach bariatrischen Eingriffen (Buchwald et al. 2004).

OP-Methode	Patienten (n)	Follow-up (Monate)	Verbesserung (%)
LAGB	604	24	43,2
VBG	382	24	69,0
RYGBP	2115	24	67,5
BPD	774	24	83,4

BPD: biliopankreatische Diversion, LAGB: laparoskopische Magenbandimplantation, RYGBP: Roux-en-Y-Magenbypass, VBG: vertikale bandverstärkte Gastroplastik.

Tab. 20.2 Rückbildung der Hypertonie nach bariatrischen Eingriffen (Buchwald et al. 2004).

OP-Methode	Patienten (n)	Follow-up (Monate)	Verbesserung (%)
LAGB	56	24	95,0
VBG	43	24	78,2
RYGBP	896	24	80,4
BPD	165	24	91,9

BPD: biliopankreatische Diversion, LAGB: laparoskopische Magenbandimplantation, RYGBP: Roux-en-Y-Magenbypass, VBG: vertikale bandverstärkte Gastroplastik.

Nach Daten der SOS-Studie wird eine Rückbildung der Hypertonie von 53% präoperativ auf 31% postoperativ erreicht (Sjöström et al. 2004).

Der positive Effekt der bariatrischen Chirurgie zeigt sich neben der Rückbildung der Hypertonie auch in der Verminderung weiterer kardiovaskulärer Risikofaktoren, insbesondere des Myokardinfarkts. Seine Inzidenz liegt nach Daten der SOS-Studie bei 0,65% für Patienten nach chirurgischen Eingriffen und bei 1,2% in der Kontrollgruppe (Sjöström et al. 2007). Allerdings konnte kein Einfluss der Gewichtsreduktion auf das Risiko eines Schlaganfalls nachgewiesen werden (Sjöström et al. 2007).

20.3 Schlafapnoe

Das Vorliegen einer Schlafapnoe ist eng mit der Adipositas und dem metabolischen Syndrom assoziiert.

Eine pharmakologische Therapie der Schlafapnoe existiert derzeit nicht. Die Behandlung der Patienten erfolgt somit nach Diagnostik in einem Schlaflaboratorium mittels CPAP-Masken, um eine kontinuierliche Sauerstoffversorgung der Patienten während des Nachtschlafs zu gewährleisten.

Eine Gewichtsreduktion bewirkt nicht nur eine Verbesserung der obstruktiven Schlafapnoe, sondern auch eine signifikante Verbesserung der Schlafstruktur und der Tagschläfrigkeit. Dabei lässt sich eine lineare Beziehung zwischen der Gewichtsabnahme und der Verbesserung der Atmungsstörung nachweisen. Aufgrund des Fehlens effektiver medikamentöser Therapieoptionen stellt die bariatrische Chirurgie bei Koexistenz von Adipositas und Schlafapnoe eine effektive Therapieoption dar (➤ Tab. 20.3).

In der SOS-Studie wird eine Verbesserung der Schlafapnoe von 23% präoperativ auf 8% postoperativ nachgewiesen (Sjöström et al. 2004).

Tab. 20.3 Rückbildung der Schlafapnoe nach bariatrischen Eingriffen (Buchwald et al. 2004).

OP-Methode	Patienten (n)	Follow-up (Monate)	Verbesserung (%)
LAGB	56	24	95,0
VBG	43	24	78,2
RYGBP	896	24	80,4
BPD	165	24	91,9

BPD: biliopankreatische Diversion, LAGB: laparoskopische Magenbandimplantation, RYGBP: Roux-en-Y-Magenbypass, VBG: vertikale bandverstärkte Gastroplastik.

20.4 Asthma bronchiale

In den letzten Jahren ist die Prävalenz von Asthma und Adipositas deutlich angestiegen. Studien haben gezeigt, dass Adipositas insbesondere bei Frauen zu einem schweren Asthma führt (Chinn et al. 2006). Durch eine Gewichtsreduktion bildet sich die Symptomatik zurück (Castro-Rodriguez 2007, Schaub und von Mutius 2005).

20.5 Fettstoffwechselstörungen

In der Metaanalyse wird die Rückbildung der Fettstoffwechselstörungen nach bariatrischen Eingriffen für die Hypercholesterinämie mit 78% und die Hypertriglyzeridämie mit 77% angegeben (Buchwald et al. 2004).

Nach restriktiven Maßnahmen wurde die Rückbildung der Triglyzeridspiegel bei morbid adipösen Männern und Frauen nachgewiesen. Bei einem EBWL (excessive body weight loss) von 25% erreichen die Triglyzeridspiegel den Normalbereich und fallen bei weiterer Gewichtsreduktion weiter ab (Wolf et al. 1998).

Signifikante Veränderungen des HDL-Cholesterolspiegels treten ab einem EBWL von 50% auf. Allerdings sind die HDL-Cholesterol-Spiegel schon bei einem EBWL von 25% deutlich geringer als präoperativ (Wolf AM et al. 1998).

Der Leptinspiegel ist infolge der Gewichtsreduktion bei adipösen, aber auch bei superadipösen Patienten (BMI > 50 kg/m^2) deutlich regredient. Der Normalbereich wird jedoch erst erreicht, wenn die Patienten ihr Normalgewicht besitzen.

Die Daten der Metaanalyse zeigen eindrucksvoll, dass das Ausmaß der Rückbildung der Fettstoffwechselstörung entscheidend durch die Gewichtsreduktion und somit durch das gewählte operative Verfahren beeinflusst wird

Tab. 20.4 Rückbildung der Fettstoffwechselstörungen nach adipositaschirurgischen Eingriffen (Buchwald et al. 2004).

OP-Methode	Patienten (n)	Follow-up (Monate)	Verbesserung (%)
LAGB	426	24	58,9
VBG	215	24	73,6
RYGBP	125	24	96,9
BPD	200	24	99,1

BPD: biliopankreatische Diversion, LAGB: laparoskopische Magenbandimplantation, RYGBP: Roux-en-Y-Magenbypass, VBG: vertikale bandverstärkte Gastroplastik.

(➤ Tab. 20.4). Die SOS-Studie zeigt bei allen Patienten eine 2,8-fache Reduktion der Inzidenz an Fettstoffwechselstörungen nach bariatrischen Eingriffen (Sjöström et al. 2004).

20.6 Polyzystisches Ovarsyndrom (PCOS)

Das PCOS stellt aufgrund seiner Langzeitfolgen mit der deutlich verminderten Lebenserwartung der Patientinnen bei Vorliegen einer Adipositas, eines metabolischen Syndroms oder einer Insulinresistenz aus chirurgischer Sicht eine Indikation zu bariatrischen Eingriffen dar (Deitel et al. 1988, Escobar-Morreale et al. 2005, Peppard et al. 2001, Pierpoint et al. 1998, Stroh et al. 2008, Teitelmann et al. 2006). Wie bei allen bariatrischen Eingriffen sind präoperativ endokrine Erkrankungen auszuschließen, die zu Fertilitätsstörungen wie auch zur Adipositas führen können, z. B. der Hyperkortisolismus, eine Hypothyreose oder ein Prolaktinom. Grundlage für die Indikationsstellung sind die Leitlinien der IFSO (International Federation of Surgery of Obesity) und der EAES (Sauerland et al. 2005).

Eine Reihe pharmakologischer Möglichkeiten zur Behandlung des PCOS sind beschrieben worden. Hier ist es insbesondere die Metformin-Therapie, die zu erheblichen Verbesserungen aller Aspekte des metabolischen Syndroms im Rahmen eines PCOS führt (Glueck et al. 2005, Lord et al. 2003). Die Gewichtsveränderungen sind allerdings nicht annähernd so ausgeprägt wie nach bariatrischer Chirurgie. Eine weitere Möglichkeit besteht in der Gabe von Thiazolidindionen, hier wurde in zwei randomisierten Studien eine Verbesserung der Insulinresistenz und der Hyperandrogenämie bei PCOS beschrieben (Iuorno et al. 2001).

In der Patientengruppe mit morbider Adipositas, metabolischem Syndrom und PCOS steht die angestrebte erhebliche Gewichtsreduktion im Vordergrund (➤ Abb. 20.1). Dies führt letztendlich auch zu einer verbesserten Fertilität. In der eigenen Einrichtung wurde nach Gewichtsreduktion nach Gastric-Banding eine Patientin schwanger.

> Die Indikation zu bariatrischen Eingriffen sollte bei diesen Patientinnen in interdisziplinärer Zusammenarbeit mit dem Gynäkologen und Endokrinologen gestellt werden. Die Art des Eingriffs ist abhängig von den Komorbiditäten und dem BMI. Sie ist dem differenzierten Therapiekonzept der operativen Therapie der Adipositas anzupassen (Buchwald et al. 2002). Dem Vorliegen eines Kinderwunsches der Patientin ist hierbei Rechnung zu tragen.

20.7 Gastroösophagealer Reflux

Störungen der Ösophagusmotilität und das Vorliegen einer gastroösophagealen Refluxerkrankung (GERD) stehen in engem Zusammenhang mit der morbiden Adipositas. In Studien weisen 41 – 54% der morbid Adipösen Störungen der Ösophagusmotilität auf (Hong et al. 2004, Koppman et al. 2007). Hieraus resultiert ein erhöhtes Risiko für die Ausbildung eines Barrett-Ösophagus und konsekutiv für die Entstehung von Barrett-Karzinomen und Adenokarzinomen des gastroösophagealen Übergangs.

Postoperativ bildet sich bei einer Vielzahl dieser Patienten infolge der Gewichtsreduktion der gastroösophageale Reflux zurück. Voraussetzung hierfür ist jedoch die Auswahl eines geeigneten Operationsverfahrens. Rein restriktive Methoden sind zur Behandlung der GERD aufgrund der potenziellen Möglichkeit der Ausbildung einer Staseösophagitis ungeeignet. Der RYGBP stellt ein geeignetes Verfahren zur Therapie der GERD in einem differenzierten bariatrischen Therapiekonzept dar. Die Kombination des

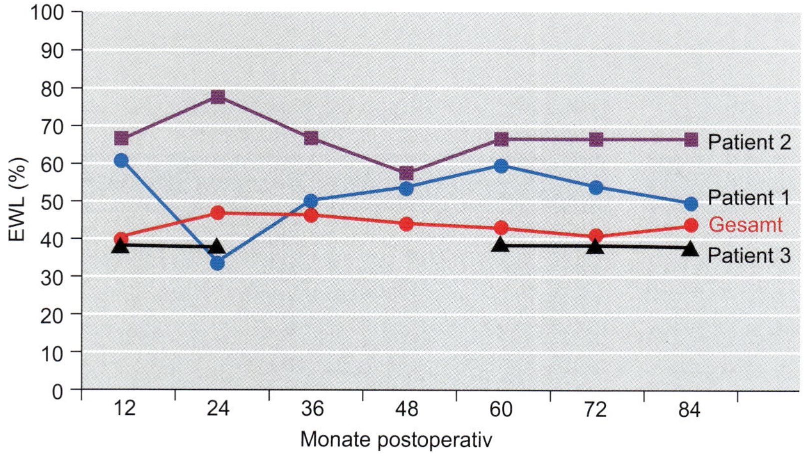

Abb. 20.1 Excess Weight Loss nach Gastric-Banding bei PCOS im Vergleich mit allen operierten Patienten am SRH Wald-Klinikum Gera (Stroh et al. 2008).
Unterbrechung der Linie bei Pat. 3 infolge einer Schwangerschaft.

20

RYGBP mit einer Hiatoplastik kann bei ausgeprägter GERD erforderlich sein (Smith et al. 1997). Dieser Effekt des RYGBP auf die GERD wurde in einer Studie nachgewiesen. Darin zeigte sich eine signifikante Reduktion der GERD-Symptome von 87% auf 22% ($p < 0{,}001$). Nach RYBGP sanken die refluxassoziierte Laryngitis von 17% auf 7% ($p < 0{,}05$) und die Episoden von Aspirationen von 14% auf 2% ($p < 0{,}01$). Die Autoren kommen zu der Schlussfolgerung, dass bei adipösen Patienten mit einer GERD der RYGBP einer Fundoplikatio überlegen ist (Frezza et al. 2002).

In einer prospektiven Studie wurde der Effekt des bariatrischen Eingriffs auf die Symptomatik der GERD evaluiert. Hierbei wurde eine Rückbildung des DeMeester-Scores nach RYGBP beobachtet. Im Gegensatz dazu nahm der DeMeester-Score nach Gastric-Banding zu. Gleichzeitig wurde in der Arbeit die signifikante Korrelation des BMI zum DeMeester-Score nachgewiesen. Deutliche Mängel dieser Studie sind die fehlende Randomisierung und die geringe Patientenzahl (Merrouche et al. 2007).

20.8 Hypogonadotroper Hypogonadismus

Die konservative Therapie mit Aromataseinhibitoren hat infolge der Senkung des Östrogenspiegels den gleichen Effekt wie die Gewichtsreduktion (Zumoff et al. 2003). Beim hypogonadotropen Hypogonadismus infolge des Prader-Willi-Syndroms und eines Bardet-Biedl-Syndroms, aber auch bei isoliertem Testosteronmangel bestehen nach exakter Patientenevaluation Indikationen zur operativen Therapie der Adipositas insbesondere unter dem Gesichtspunkt der Behandlung des metabolischen Syndroms (Daskalakis et al. 2009, Mollar Puchades et al. 2007).

20.9 Nicht-alkoholische Fettleber

In der Therapie der nicht-alkoholisch bedingten Fettlebererkrankung (NAFLD) und der nicht-alkoholischen Fettleber (NASH) ist eine wöchentliche Gewichtsreduktion von 1 kg anzustreben (Wiegand et al. 2007). Diese wird jedoch durch konservative Therapien langfristig kaum erreicht. Für die medikamentöse Behandlung liegen derzeit keine evidenzbasierten Daten vor. Aufgrund dessen ist die bariatrische Chirurgie eine Therapieoption, deren positiver Effekt auf die Rückbildung der NASH in Studien nachgewiesen wurde (Dixon et al. 2004, Keal et al. 2001, Liu et al. 2007, Luyckx et al. 2007).

20.10 Mortalitätsrisiko

Die Lebenserwartung durch die Adipositas wird besonders bei jungen adipösen Menschen deutlich verkürzt. Das Mortalitätsrisiko steigt auf das Sechs- bis Zwölffache der Normalbevölkerung an, wobei die Verminderung der Lebenserwartung für übergewichtige Männer zwölf Jahre und für übergewichtige Frauen neun Jahre beträgt. Bei Adipositas Grad III wurde eine statistisch gesicherte Verkürzung der Lebenserwartung von 20 Jahren ermittelt (Fontaine et al. 2003). In einer Kohortenstudie konnte gezeigt werden, dass die operativ gegenüber den nicht-operativ behandelten morbid Adipösen eine geringere Mortalitätsrate in einem Zeitraum von fünf Jahren aufwiesen (0,68% vs. 6,17%; ➤ Tab. 20.5). Damit wurde das relative Sterblichkeitsrisiko durch die operativen Maßnahmen um 89% gesenkt (Christou et al. 2004).

20.11 Übersicht über weitere Therapieeffekte

Für die folgenden Krankheiten ist der positive Effekt der bariatrischen Chirurgie beschrieben, es existieren jedoch keine Studien mit einen Evidenzlevel < 3:

- Pseudotumor cerebri,
- Stressinkontinenz,
- orthopädische Erkrankungen,
- Infertilität,
- Fehlgeburten (Eklampsie),
- Depression,
- Karpaltunnelsyndrom.

Daten zur Rückbildung der Komorbiditäten der Deutschen Studie zur Qualitätskontrolle der operativen Therapie der Adipositas der Jahre 2005 – 2007 im internationalen Vergleich ➤ Kap. 24.4.

Tab. 20.5 Mortalitätsrisiko infolge adipositasassoziierter Komorbiditäten (Christou et al. 2004).

Komorbidität	Letalitätsrisiko	
	Operation (n = 1035)	Keine Operation (n = 5746)
Kardiovaskuläre Erkrankungen	0,68%	6,17%
Krebs	2,03%	8,49%
Infektionen	8,70%	37,33%
Mortalität	0,68%	6,17%

Literatur

Buchwald H. A Bariatric surgery algorithm. Obes Surg 2002; 12: 733–46.

Buchwald H, Avidor Y, Braunwald E, Jensen MD, Pories W, Fahrbach K et al. Bariatric surgery. A systematic review and meta-analysis. JAMA 2004; 292:1724–37.

Castro-Rodriguez JA. Relationship between obesity and asthma. Arch Bronconeumol 2007; 43(3):171–75.

Caterson ID, Hubbard V, Bray GA, Grunstein R, Hansen BC, Hong Y et al. American Heart Association. Prevention Conference VII: Obesity, a worldwide epidemic related to heart disease and stroke: Group III: worldwide comorbidities of obesity. Circulation 2004; 110(18):e476–83. No abstract available.

Chinn S, Downs SH, Anto JM, Gerbase MW, Leynaert B, de Marco R et al. ECRHS; SAPALDIA. Incidence of asthma and net change in symptoms in relation to changes in obesity. Eur Respir J 2006; 28(4):763–71. Epub 2006 Jul 26.

Christou N, Sampalis J, Liberman M, Look D, Auger S, McLean A et al. Surgery decreases long-term mortality, morbidity and health care use in morbidly obese patients. Ann Surg 2004; 240:416–24.

Daskalakis M, Till H, Kiess W, Weiner RA. Roux-en-Y gastric bypass in a adolescent patient with Bardet-Biedl syndrome, a monogenetic disorder. Obes Surg 2009, 19, in press.

Deitel M, Stone E, Kassam HA, Wilk EJ, Sutherland DJ. Gynecologic-obstetric changes after loss of massive excess weight following bariatric surgery. J Am Coll Nutr 1988; 7:147–53.

Dixon JB, Bhathal PS, Hughes NR, O´Brien PE. Nonalcoholic fatty liver disease. Improvement in liver histological analysis with weight loss. Hepatology 2004; 39:1647–54.

Dixon JB, O'Brien PE, Playfair J, Chapman L, Schachter LM, Skinner S et al. Adjustable gastric banding and conventional therapy for type 2 diabetes: a randomized controlled trial. JAMA 2008; 299(3):316–23.

Escobar-Morreale HF, Botella-Carretero JI, Alvarez. B. lasco F, Sancho J, San Millan JL. The polycystic ovarian syndrome associated with morbid obesity may resolve after weight loss induced by bariatric surgery. J Clin Endocrinol Metab 2005; 90:6364–9.

Fontaine KR, Redden DT, Wang C, Westfall AO, Allison DB. Years of life lost due to obesity. JAMA 2003; 289:187–93.

Frezza EE, Ikramuddin S, Gourash W, Rakitt T, Kingston A, Luketich J et al. Symptomatic improvement in gastroesophageal reflux disease (GERD) following laparoscopic Roux-en-Y gastric bypass. Surg Endosc 2002; 16(7):1027–31.

Glueck CJ, Wang P, Kobayashi S et al. Metformin therapy throughout pregnancy reduces the development of gestational diabetes in women with polycystic ovary syndrome. Fertil Steril 2002; 77:520–5.

Greenway SE, Greenway FL, Klein S. Effects of obesity surgery on non-insulin-dependent diabetes mellitus. Arch Surg 2002; 137: 1109–17.

Hong D, Khajanchee YS, Pereira N, Lockhart B, Patterson EJ, Swanstrom LL. Manometric abnormalities and gastroesophageal reflux disease in the morbidly obese. Obes Surg 2004; 14: 744–9.

Iuorno MJ, Nestler JE. Insulin-lovering drugs in polycystic ovary syndrome. Obstet Gynecol Clin North Am 2001; 28:153–64.

Keal JG. Surgery for obesity. Curr Opin Gastroenterol 2001; 17: 154–61.

Koppman JS, Poggi L, Szomstein S, Ukleja A, Botoman A, Rosenthal R. Esophageal motility disorders in the morbidly obese population. Surg Endosc 2007; 21:761–4.

Liu X, Lazenby AJ, Clements RH, Jhala N, Abrams GA. Resolution of non-alcoholic steatosishepatis after gastric bypass surgery. Obes Surg 2007; 17:486–92.

Lord JM, Flight IH, Norman RJ. Metformin in polycystic ovary syndrome: systematic review and meta-analysis. BMJ 2003; 327: 951–3.

Luyckx FH, Desaive C, Thiry A, Dewe W, Scheen AJ, Gielen JE et al. Liver abnormalities in severely obese subjects: effect of drastic weight loss after gastroplasty. Int Obes Relat Metab Disord 1998; 22:222–6.

Merrouche M, Sabate JM, Jouet P, Harnois F, Scaringi S, Coffin B et al. Gastro-esophageal reflux and esophageal motility disorders in morbidly obese patients before and after bariatric surgery. Obes Surg 2007; 17:894–900.

Mollar Puchades MA, Gómez RC, del Olmo García MI, Marco JL, Portolés RS, Galiana PA et al. Hypogonadotropic hypogonadism in a patient with morbid obesity. Obes Surg. 2007; 17:1127–31.

Peppard HR, Marfori J, Iurno MJ, Nestler JE. Prevalence of polycystic ovary syndrome among premenopausal women with type 2 diabetes. Diabetes Care 2001; 24:1050–2.

Pierpoint T, McKeigue PM, Isaacs AJ, Wild SH, Jacobs HS. Mortality of women with polycystic ovary syndrome at long-term follow-up. J Clin Epidemiol 1998; 51:581–6.

Sauerland S, Angrisani L, Belachew M, Chevallier JM, Favrettii F, Finer N et al. Evidence-based guidelines of the European Association for Endoscopic Surgery (E.A.E.S.). Surg Endosc 2005; 19:200–21.

Schaub B, von Mutius E. Obesity and asthma, what are the links? Curr Opin Allergy Clin Immunol 2005; 5(2):185–93.

Sjoström L, Lindroos AK, Peltonen M. Swedish Obese Subjects Study Group. Lifestyle, diabetes and cardiovascular risk factors 10 years after bariatric surgery. N Engl J Med 2004; 351:2683–93.

Sjöström L, Narbro K, Sjöström CD, Karason K, Larsson B, Wedel H et al. Effects of bariatric surgery on mortality in Swedish obese subjects. N Engl J Med 2007; 357:741–52.

Smith SC, Edwards CB, Goodman GN. Symptomatic and clinical improvement in morbidly obese patients with gastroesophageal reflux disease following Roux-en-Y gastric bypass. Obes Surg 1997; 7(6):479–84.

Stroh C, Hohmann U, Lehnert, Manger T. PCO-syndrom is an indication to bariatric surgery. Zentralbl f Chir 2008; 133(6):608–10. Epub 2008 Dec 17.

Teitelman M, Grotegut CA, Williams NN, Lewis JD. The impact of bariatric surgery on menstrual patterns. Obes Surg 2006; 16:1457–63.

Wiegand J, Mössner J, Tillmann HJ. Nichtalkoholische Fettleber und Steatohepatitis. Internist 2007; 48:154–63.

Wolf AM, Beisiegel U, Kortner B, Kuhlmann HW. Does gastric restriction surgery reduce the risks of metabolic diseases? Obes Surg 1998; 8:9–13.

Zumoff B, Miller LK, Strain GW. Reversal of the hypogonadotropic hypogonadism of obese men by administration of the aromatase inhibitor testolactone. Metabolism 2003; 52:1126

KAPITEL

21

E. Shang

Kosteneffektivität der Adipositaschirurgie

21.1 Einleitung

Nicht nur der Druck des DRG-Systems zwingt unser Gesundheitssystem, kostenintensive Therapien, wie z. B. die Adipositaschirurgie, effizient und kosteneffektiv zu gestalten. Vor allem muss sich die chirurgische Therapie der Adipositas hier ökonomisch der konservativen Therapie stellen. Neben der langfristigen Therapieeffektivität müssen natürlich auch die Kosten über einen sehr langen Zeitraum beachtet werden. Wissenschaftliche Ansätze zum ökonomischen Vergleich von konservativer versus chirurgische Adipositastherapie sind für Deutschland leider nicht vorhanden. Hierfür müssen Daten aus den USA und auch aus Schweden herangezogen werden. Eine gute Kostenanalyse für die konservative Therapie zu berechnen bleibt wegen der hohen Anzahl an langfristigen Therapieversagern sehr schwierig.

21.2 Kosten

Im Jahr 1990 sind in Deutschland 660 Millionen DM an Kosten für die Adipositas ermittelt worden, davon 332 Millionen direkte Kosten, 200 Millionen für ambulante Behandlung, 1 Million für Arzneimittel, 69 Millionen für stationäre Behandlung und 62 Millionen für Kuren. Geht man allerdings davon aus, dass Übergewicht und seine Folgen 7% der gesamten Kosten der Gesundheitsausgaben verursachen, dann liegen die mittelbaren Kosten der Adipositas bei 24,5 Milliarden DM in Deutschland, wobei diese Zahl von den Kosten aller ernährungsabhängigen Krankheiten, nämlich 32,9 Milliarden, wesentlich übertroffen wird. In den Vereinigten Staaten (FDA) wurde errechnet, dass für Diätprogramme Adipöser jährlich $ 92,6 Milliarden, was einem Anteil von 9,1% der US-Gesundheitshaushalts entspricht, ausgegeben werden (Finkelstein et al. 2003).

In der Untersuchung von Infratest wurden zudem die für das Jahr 1990 ermittelten Kosten auf das Jahr 1995 extrapoliert, wobei eine pauschale Steigerungsrate der Gesamtkosten für die Adipositas von 40% angenommen wurde. Nach dieser Rechnung ergeben sich geschätzte Kosten für 1995 zwischen 15,5 und 27,1 Mrd. DM – in Abhängigkeit von der verwendeten Modellvariante. Bezüglich einer Auflistung verschiedener Kosten für die Adipositas in Deutschland ➢ Tab. 21.1.

Die Kosten für die Adipositastherapie können folgendermaßen unterschieden werden:

- Direkte Kosten:
  - Kosten für Prävention und Therapie der Adipositas, z. B. durch Verhaltenstherapie, medikamentöse Therapien, Operationen,
  - Kosten für die Therapie von Folgeerkrankungen, z. B. Diabetes mellitus Typ 2, Hypertonie, Myokardinfarkt, Schlaganfall, orthopädische Erkrankungen etc.,
- indirekte Kosten: Arbeitsunfähigkeit, Berufsunfähigkeit, Erwerbsunfähigkeit.

Die direkten Kosten, die für medizinische Leistungen anfallen, werden wie folgt unterteilt:

- Anstieg der Arzt-Patient Kontakte,
- mittlere Kosten für Arzt-Patient Kontakt ansteigend für alle untersuchten Facharztgruppen,
- höherer Arzneimittelverbrauch,
- Anstieg der Anzahl akutstationärer Aufenthalte und der mittleren Kosten.

Um eine gute Kosteneffektivität zu erreichen, sollten natürlich direkte und indirekte Kosten eingespart bzw. vermieden werden (➢ Tab. 21.2).

Tab. 21.1 Kosten der Adipositas in Deutschland.

Autoren, Jahr	Kosten		Kosten der Folgeerkrankungen		Folgeerkrankungen
	Direkte Kosten	Indirekte Kosten	Direkte Kosten	Indirekte Kosten	
Schneider et al. (1996)	7,75–13,55 Mrd. Euro pro Jahr				
Von Lengerke et al. (2006)	1080,14–2572,19 Euro pro Person und Jahr				
Sander und Bergemann (2003)	216 Mio. Euro pro Jahr	214 Mio. Euro pro Jahr	1818 Mio. Euro pro Jahr	1992 Mio. Euro pro Jahr	
Kurscheid und Lauterbach (1998)	850 Mio. Euro pro Jahr		8600–1150 Euro pro Jahr		NIDDM, Myokardinfarkt, Hypertonie, Schlaganfall

Mio.: Millionen, Mrd.: Milliarden, NIDDM: nicht insulinpflichtiger Diabetes mellitus.

21

Tab. 21.2 Langfristige Kosteneinsparung durch suffiziente Adipositastherapie.

Kosten	Einsparmöglichkeit
Direkte Kosten	Metabolische Verbesserung • Diabetes mellitus Typ 2 • Fettstoffwechselstörungen Kardiovaskuläre Verbesserungen • Arterielle Hypertonie • Koronare Herzkrankheit • Schlaganfall
Indirekte Kosten	Vermeidung/Aufhebung • Arbeitsunfähigkeit • Berufsunfähigkeit • Erwerbsunfähigkeit

21.3 Berechnung der Kosteneffektivität

Eine FDA-Studie aus den USA hat für einen Pro-Pfund-Gewichtsverlust durch konservative Maßnahmen Kosten von $ 1500 und durch bariatrische Chirurgie Kosten von $ 750 berechnet (Martin et al. 1995). Diese Art der statischen Berechnung von direkten und indirekten Kosten haben allerdings den Fehler, nicht die lebenslangen Risiken und Vorteile sowie die Effektivität der zu vergleichenden Methoden in die Kalkulation mit einzubeziehen. Es ist also ein Overall Assessment zur Determinierung der Kosteneffektivität zu fordern. Hier bietet sich die Berechnung der Kostenffektivität mittels QALY (cost/quality-adjusted life year) an, die durch die Intervention generierte Lebensquantität und -qualität berechnet. Diese QALYs haben sich weltweit zur Berechnung der Kosteneffektivität durchgesetzt.

MERKE

Interventionen, die ein Verhältnis Kosten/QALYs von bis zu $ 50 000 aufweisen, werden als kosteneffektiv bezeichnet (Laupacis et al. 1992).

21.4 Kosteneffektivität durch bariatrische Chirurgie

Die Kosteneffektivität der bariatrischen Chirurgie beruht vor allem auf der Verbesserung bzw. Heilung der Komorbiditäten (➤ Tab. 21.3). Zu Studien, die vor allem die Effektivität der bariatrischen Chirurgie mittels QALY belegen, ➤ Tab. 21.4. Auch in diesen Studien beruht die Kosteneffektivität vor allem auf der Reduzierung der Komorbiditäten, der Mortalität und der Wiedereingliederung in das Berufsleben. Die großen Vergleichstudien (bariatrische Chirurgie vs. konservative Adipositastherapie), wie z. B. die SOS(Swedish Obese Subjects)-Studie (Sjostrom et al. 1999, Sjöström et al. 2007, Sjöström et al. 2004) und die Studie der Gruppe von Christou (Christou et al. 2004), sehen neben der Gewichtsreduktion vor allem eine Verbesserung der Komorbiditäten und ein deutlich vermindertes Sterberisiko in der bariatrischen Gruppe. Die Reduzierung der postoperativ notwendigen Medikamente ist ein weiterer Faktor zur Kosteneinsparung.

Rehospitaliserungskosten bei konservativ behandelten adipösen Patienten können durch die bariatrische Chirurgie verhindert werden (Sjostrom et al. 1999, Sjöström et al. 2007, Sjöström et al. 2004, Christou et al. 2004). Eine Verkürzung der Hospitalisierungszeit infolge eines bariatrischen Eingriffs wurde vor allem durch kurze Operationszeiten und die Einführung der minimal-invasiven Operationstechniken erzielt (Nguyen et al. 2001).

MERKE

Kurze Operationszeiten und geringe Komplikationsraten setzen eine große operative Erfahrung (Operationsvolumen) des Operateurs voraus (Shikora et al. 2005, Ballantyne et al. 2005, Shin 2005, Weiner et al. 2003).

Die Adipositaschirurgie ist im Vergleich zu den konservativen Therapieformen eine langfristig sehr kosteneffektive Methode.

Die Kosteneffektivität wird vor allem durch folgende Punkte hervorgerufen:

- Verbesserung/Heilung von Komorbiditäten,
- Vermeidung von Komorbiditäten,
- Behandlungskosten von Komorbiditäten,
- Therapie-/Arztkosten,
- Medikamente,
- Senkung der Mortalitätsrate,
- berufliche (Teil-)Wiedereingliederung.

Tab. 21.3 Gegenüberstellung Kosten – Kostenersparnis durch bariatrische Chirurgie.

Entstehende Kosten	Mögliche Kostenersparnis
Operationskosten Hospitalisierung Postoperative Nachsorge Vitamin-/Spurenelementesupplementierung Behandlung von Früh-/Spätkomplikationen	Verbesserung/Heilung von Komorbiditäten Vermeidung von Komorbiditäten Behandlung von Komorbiditäten • Therapie-/Arztkosten • Medikamente Senkung der Mortalitätsrate Berufliche (Teil-)Wiedereingliederung

Tab. 21.4 QUALY-Kosteneffektivitätsstudien.

Autor	Studiendesign	Ergebnisse	Limitierung
Clegg et al. 2003, 2002	Ökonomische Evaluation auf einer systematischen Literaturrecherche basierend. 17 RCTs und eine nicht-randomisierte Studie. Kostenevaluation über 20 Jahre, aber auf Expertenmeinung basierend.	Die bariatrische Chirurgie zeigt im Vergleich zur konservativen Therapie einen höheren Gewichtsverlust (23–37 kg), der gehalten wird und zu einer Verbesserung der Lebensqualität und der Komorbiditäten führt. Die bariatrische Chirurgie ist mit € 11 000 (ca. $ 20 000) pro QUALY kosteneffektiv	Die meisten Kostenanalysen beruhten auf Expertenmeinungen. Die ökonomische Evaluation ist sehr spezifisch für das United Kingdom. Der Impact auf die Komorbiditäten bezieht sich nur auf Diabetes mellitus. Keine Berechnung der Patientenproduktivität.
Craig und Tseng 2002	Entscheidungsanalysen-Modell, Payor's Perspektive, Vergleich der während der Lebenszeit erwarteten Kosten und Outcome des offenen Magenbypasses gegen keine Therapie von morbider Adipositas. Nur Patienten ohne Komorbiditäten. Nachbeobachtung von frühem und spätem Outcome	Die bariatrische Chirurgie ist mit weniger als $ 50 000/QUALY kosteneffektiv. Kosteneffektivität rangiert: $ 5000–$ 16 000/QUALY für Frauen, $ 10 000–$ 35 600/QUALY für Männer	Komorbiditäten wurden nicht beachtet. Nur Analyse von offenen Magenbypässen.
Van Gemert et al. 1999	Entscheidungsanalysen-Modell zur Simulation eines lebenslangen Follow-ups für Patienten nach VBG. Vergleich mit unbehandelten adipösen Patienten. Basierend auf einer prospektiven Kohorte von 21 Patienten. Nutzt soziale Perspektiven und schließt Kosten durch Komorbiditäten und deren Behandlung mit ein.	Die bariatrische Chirurgie der morbiden Adipositas spart $ 4000/QUALY ein. Die Chirurgie zeigt einen signifikanten Gewichtsverlust und führt zu einer Verbesserung der Lebensqualität. Der Anteil von Patienten mit bezahlter Arbeit stieg von 19% vor auf 48% nach VBG, resultierend in einem Anstieg der Produktivität auf $ 2765 pro Jahr.	Parameter der Analysen stammen von einer kleinen Patientenkohorte. Keine Sensitivitätsanalyse.

QALY: quality-adjusted life year, RCT: randomisierte kontrolierte Studie, VBG: vertical banded gastroplasty.

Literatur

Ballantyne GH, Ewing D, Capella RF, Capella JF, Davis D, Schmidt HJ et al. The learning curve measured by operating times for laparoscopic and open gastric bypass: roles of surgeon's experience, institutional experience, body mass index and fellowship training. Obes Surg 2005; 15(2):172–82.

Christou NV, Sampalis JS, Liberman M et al. Surgery decreases long-term mortality, morbidity, and health care use in morbidly obese patients. Ann Surg 2004; 240:416–24.

Clegg AJ, Colquitt J, Sidhu MK et al. The clinical effectiveness and cost-effectiveness of surgery for people with morbid obesity: a systematic review and economic evaluation. Health Technol Assess 2002; 6:1–153.

Clegg A, Colquitt J, Sidhu MK et al. Clinical and cost effectiveness of surgery for morbid obesity: a systematic review and economic evaluation. Int J Obes Relat Metab Disord 2003; 27:1167–77.

Craig BM, Tseng DS. Cost-effectiveness of gastric bypass for severe obesity. Am J Med 2002; 113:491–8.

Finkelstein EA, Fiebelkorn IC, Wang G. National medical spending attributable to overweight and obesity: how much, and who's paying? Health Aff (Milwood) 2003; [Suppl W3]; 219–26.

Kurscheid T, Lauterbach K. The cost implications of obesity for health care and society. Int J Obes Relat Metab Disord 1998; 22 Suppl 1:S3–5.

Laupacis A, Feeny D, Detsky AS, Tugwell PX. How attractive does a new technology have to be to warrant adoption and utilization? Tentative guidelines for using clinical and economic evaluations. CMAJ 1992; 146:473–81.

Martin LF, Tan TL, Horn JR et al. Comparison of the costs associated with medical and surgical treatment of obesity. Surgery 1995; 118:599–606; discussion 606–7.

Nguyen NT, Goldman C, Rosenquist CJ et al. Laparoscopic versus open gastric bypass: a randomized study of outcomes, quality of life, and costs. Ann Surg 2001; 234:279–89.

Sander B, Bergemann R. Economic burden of obesity and its complications in Germany. Eur J Health Econ 2003; 4(4):248–53.

Schneider R. Relevanz und Kosten der Adipositas in Deutschland. Ernährungs-Umschau 1996; 43(10):369–74.

Shikora SA, Kim JJ, Tarnoff ME, Raskin E, Shore R. Laparoscopic Roux-en-Y gastric bypass: results and learning curve of a high-volume academic program. Arch Surg 2005; 140(4):362–7.

Shin RB. Evaluation of the learning curve for laparoscopic Roux-en-Y gastric bypass surgery. Surg Obes Relat Dis 2005; 1(2):91–4.

Sjostrom CD, Lissner L, Wedel H, Sjostrom L. Reduction in incidence of diabetes, hypertension and lipid disturbances after intentional weight loss induced by bariatric surgery: the SOS Intervention Study. Obes Res 1999; 7:477–84.

Sjöström L, Lindroos AK, Peltonen M, Torgerson J, Bouchard C, Carlsson B et al.; Swedish Obese Subjects Study Scientific Group. Lifestyle, diabetes, and cardiovascular risk factors 10 years after bariatric surgery. N Engl J Med 2004; 351(26):2683–93.

Sjöström L, Narbro K, Sjöström CD, Karason K, Larsson B, Wedel H et al.; Swedish Obese Subjects Study. Effects of bariatric surgery on mortality in Swedish obese subjects. N Engl J Med 2007; 357(8):741–52.

van Gemert WG, Adang EM, Kop M et al. A prospective cost-effectiveness analysis of vertical banded gastroplasty for the treatment of morbid obesity. Obes Surg 1999; 9:484–91.

Lengerke T von, Reitmeir P, John, J. Direkte medizinische Kosten der (starken) Adipositas: ein Bottom-up-Vergleich über- vs. normalgewichtiger Erwachsener in der KORA-Studienregion. Direct Medical Costs of (Severe) Obesity: a Bottom-Up Assessment of over- vs. normal-weight adults in the KORA-study region (Augsburg, Germany). Gesundheitswesen 2006; 68:110–5.

Weiner R, Blanco-Engert R, Weiner S, Matkowitz R, Schaefer L, Pomhoff I. Outcome after laparoscopic adjustable gastric banding – 8 years experience. Obes Surg 2003; 13(3):427–34.

KAPITEL

22 Lebensqualität

S. Weiner

22.1 Definition

Die Lebensqualität ist neben der Gewichtsreduktion und den Komplikationen ein entscheidender Parameter für den Therapieerfolg. In der NIH-Konsensuskonferenz (NIH Consens Statement Online 1991) und in den Veröffentlichungen von Oria (Oria 1996, Oria und Brolin 1999) wurde bei der Evaluation adipositaschirurgischer Verfahren die Untersuchung der Lebensqualität gefordert. Ebenso fokussierte die WHO zur Zeit ihrer Gründung noch mit „Add years to life" die Lebenszeitverlängerung; seit etwa 20 Jahren thematisiert sie jedoch mit „Add life to years" auch die Erhöhung der Lebensqualität.

Früher wurden von chirurgischer Seite in der Regel nur Gewichtsabnahme, Komplikationen und Revisionsraten untersucht und in Publikationen angegeben. Neben psychologisch bzw. psychiatrisch orientierten Stellen setzten in den letzten Jahren jedoch auch operativ tätige Institutionen zunehmend Fragebögen ein.

22.2 Einteilung

Der Begriff der „Health-Related Quality of Life" (HRQL) umschreibt die direkte positive Korrelation zwischen Gesundheit und Lebensqualität eines Individuums. Dieser Zusammenhang ergibt sich aus der Definition der Lebensqualität und manifestiert sich auch in der Satzung der 1948 gegründeten WHO, in der Gesundheit als ein Status vollständigen physischen, mentalen und sozialen Wohlbefindens und nicht nur als Abwesenheit von Krankheit und Gebrechlichkeit definiert wird (WHO 1946).

Viele Studien haben in der Vergangenheit gezeigt, dass dieser Zusammenhang auch für die Krankheit Adipositas zutrifft (Salio-Lahteenkorva et al. 1995, Stewart und Brook 1993, Sullivan et al. 1987, Wan et al. 1997, Ware et al. 1993).

22.3 Die Domänen der Lebensqualität

Die vier Domänen der Lebensqualität werden mit der psychischen Ebene, der körperlichen Ebene, emotionalen und sozialen Faktoren beschrieben.

Die Evaluierung der Lebensqualität erlaubt eine Einschätzung des aktuellen Stadiums eines Individuums, das eine Krankheit durchlebt (Barofsky 1996, Buchwald et al. 1996, Kolotkin et al. 2002, Koran et al. 1996, Patrick et al. 1995, Veramontes und O'Brien 1994).

22.4 Bedeutung der Messung von Lebensqualität

Zusätzlich kann die Effizienz eines Verfahrens über die Messung der Lebensqualität ermittelt werden (Jhigran et al. 1996, Ware et al. 1996). Sie gibt zusätzlich zu den herkömmlichen medizinischen Messparametern Informationen über den Status des Patienten und hilft so, die großen Variabilitäten in der Krankheitsentwicklung der Patienten zu verstehen. Weiterhin ermöglicht die Information über die Lebensqualität die Einflussnahme auf die Entwicklung neuer medizinischer Wege, Optionen und weiterführender Unterstützung sowie der Gesundheitsausgaben und, dadurch bedingt, der Gesundheitspolitik (Weiner et al. 2003). Tatsächlich berücksichtigen einige Versicherungen die evaluierte Lebensqualität (oder das Gegenstück, den Leidensdruck) in der Erwägung von Kostenübernahmen und Erstattungsvorgängen (Guyatt et al. 1993a).

Des Weiteren kann die Diskussion einer Fragebogenauswertung bezüglich der Lebensqualität hilfreich bei der Krankheitseinsicht der Patienten sein und somit zur Verbesserung der Compliance beitragen.

Im Wesentlichen kann die Lebensqualität durch generalisierte und spezifische Instrumente erfasst und gemessen werden.

22.5 Instrumente zur Messung der Lebensqualität

22.5.1 Generalisierte Instrumente

Generalisierte Instrumente sind nicht an einen bestimmten medizinischen Hintergrund gebunden und ermöglichen daher eine sehr allgemeine Einschätzung. Der große Vorteil der generalisierten Messinstrumente ist die Möglichkeit des Vergleichs zwischen Gruppen verschiedener medizinischer Konditionen. Weiterhin kann die allgemeine Messung dazu benutzt werden, um in verschiedenen Populationen den Einfluss von verschiedenen Gesundheits- und Therapieprogrammen zu vergleichen und auszuwerten. Der Nachteil der allgemeinen Messung ist die Nichtberücksichtigung von krankheitsspezifischen Beeinträchtigungen. Aufgrund dessen sind sie nicht ausreichend sensitiv für die Erfassung geringer Therapieeffekte (Guyatt et al. 1993b).

Generalisierte Instrumente: Keine Bindung an definierten medizinischen Hintergrund – keine Berücksichtigung von Krankheitsbesonderheiten.
Beispiel: SF-36.

Häufig benutzte generalisierte Instrumente sind der SF-36 und der SF-12.

Beide Instrumente messen die Lebensqualität anhand von acht gesonderten Domänen (Alfonso 1995):
- physikalische Funktionen,
- Rollenbeschränkungen aufgrund physischer Veränderungen,
- körperlicher Schmerz,
- allgemeines Gesundheitsgefühl,
- Vitalität,
- soziale Funktionen,
- Rollenbeschränkungen aufgrund emotionaler Probleme
- mentale Gesundheit.

Generalisierte Instrumente wie der SF-36 (Short Form 36) weisen jedoch Lücken in der Erfassung wichtiger adipositas-assoziierter Faktoren auf (Fontaine und Allison 2001).So kann der SF-36 keine Auskunft darüber geben, inwiefern der Gewichtsverlust eines Patienten potenziell wichtige Größen wie Selbstwertgefühl und Sexualleben beeinflusst (Kolotkin et al. 2001).

Der SF-36 Health Survey besteht aus einem Fragebogen mit 36 Items, wobei jedes Item entweder selbst eine Skala ist oder einen Teil einer Skala darstellt. Für jedes der Items ist die Antwortalternative anzukreuzen, die dem Erleben der Patienten am nächsten kommt. Die Antwortkategorien beim SF-36 variieren von Fragen, die einfach binär „ja – nein" zu beantworten sind, bis hin zu sechsstufigen Antwortskalen. Der Aufbau des SF-36 ist dennoch insofern konsistent, als dass die Items jedes thematischen Bereichs auch inhaltlich gemeinsam auftreten.

Die Arbeiten mit dem SF-36 in verschiedenen Ländern sind in einem Sonderheft des Journal of Clinical Epidemiology 1998 beschrieben (Bullinger et al. 1998, Gandek et al. 1998a, Gandek et al. 1998b, Wagner et al. 1998, Ware et al. 1998).

Aufgrund der verhaltensnahen Formulierung der Items ist die SF-36-Skala insgesamt eher als ein Maß zur Erfassung der subjektiven Gesundheit aus Sicht des Patienten zu bezeichnen als ein qualitativ aussagekräftiges Verfahren zur individuellen Relevanz und Priorität von Lebensbereichen der Lebensqualität aus der Sicht von gesunden und erkrankten Personen.

Die Kurzversion des Fragebogens, der SF-12, ist aus den 12 Items des SF-36 aufgebaut, die 80% der Präzision der 36-Item-Version erbringen. Er kann ebenfalls in Interviewform (auch Telefoninterview) eingesetzt werden. Entwickelt wurde die 12-Item-Kurzversion, um den mentalen und physischen Gesundheitsstatus von Erwachsenen zu beschreiben und die Ergebnisse von Gesundheitsdiensten zu messen. 2001 wurde der SF-12 von Resnick und Wagner validiert (Resnick und Wagner 2001).

Das Nottigham Health Profile (NHP) wurde ebenfalls an großen Populationen validiert und wird ebenso wie der SF-36 in Studien bei bariatrischer Chirurgie eingesetzt. Beim NHP können sowohl die einzeln erfassten Domänen mit Referenzpopulationen verglichen als auch ein singulärer Index errechnet werden, der universell genutzt werden kann. Im NHP werden sechs Domänen erfasst, die in 38 Fragen abgefragt werden (McKenna et al. 1993).

Die Domänen sind
- Energie,
- Schmerz,
- Emotionen,
- Schlaf,
- soziale Isolation,
- physische Mobilität.

Weitere generische Instrumente sind der Health and Activity Limitation Index und der EuroQol, die sich allerdings nicht so stark etablierten (Erickson 1998, EuroQolGroup 1990).

22.5.2 Spezifische Instrumente

Spezifische Instrumente werden speziell für eine Krankheit, Population oder Ähnliches erstellt. Beispiele hierfür sind der IWQoL(Impact of Weight on Quality of Life)-Questionnaire, eine 74-Item-Skala, die den Effekt des Gewichts anhand von acht Domänen einschätzt (Gesundheit, sozial/interpersonal, Arbeit, Mobilität, Selbstwertgefühl, Sexualleben, Aktivitäten im täglichen Leben, Zufriedenheit mit Essen) und der ORWELL 97 (obesity-related well-being), der soziale Aktivitäten, Selbstwertgefühl und sexuelle Attraktivität erfasst (Kolotkin et al. 2002, Kolotkin et al. 1995, Viramontes und O'Brien 1994). Bei diesen Instrumenten gelingt eine genaue Erfassung bekannter Phänomene im Krankheitsprozess.

Im Gegenzug verlieren spezifische Parameter die Vergleichspotenziale, z. B. Vergleich von Schmerzintensitäten usw. Daher empfiehlt es sich, sowohl generalisierte als auch spezifische Parameter zu verwenden, um ein möglichst vielschichtiges Bild des Patienten zu erzielen (Korolija et al. 2004, Sauerland et al. 2005a, Sauerland et al. 2005b).

Spezifische Instrumente: Speziell adaptiert für ein bestimmte Population oder Krankheit, genauere Erfassung bekannter spezieller Phänomen – Verlust des Vergleichspotenzials.
Beispiel: BQL

Die kürzlich gekürzte Version des IWQoL-Fragebogens (Kolotkin et al. 2001a, Kolotkin et al. 1995) erscheint momentan als ein ebenfalls sehr geeigneter Bogen für die Erfassung der Lebensqualität bei adipositaschirurgischen

Patienten. Seine psychometrischen Erfassungsmöglichkeiten wurden vielfach getestet (De Zwaan et al. 2002, Kolotkin und Crosby 2002, Kolotkin et al. 2001a, Kologkin et al. 2001b, Kolotkin et al. 2002), aber er versagt bei der Erfassung gastrointestinaler Störungen und Beschwerden, die nach bariatrischer Chirurgie sehr häufig sind. Aus diesem Grund entwickelten und validierten Weiner S. et al. (Weiner et al. 2005) im Jahr 2005 mit dem BQL (Bariatric Quality of Life Questionnaire) ein spezifisches Instrument für diese Patientenpopulation. Dieser erfuhr verschiedene Modifikationen, sodass 2008 ein Messinstrument zur Verfügung steht, das vier Domänen der Lebensqualität und zusätzlich Komorbidiäten, Nebeneffekte der Therapie und Medikamenteneinnahme erfasst (Weiner et al. 2009).

22.5.3 Bariatric Analysis and Reporting Outcome System (BAROS)

Die Idee, ein Punktesystem zur Ergebnisdokumentation in der Adipositaschirurgie einzusetzen, kam 1997 auf. Oria und Moorehead (Oria und Moorehead 1999) entwickelten daraufhin das Bariatric Analysis and Reporting Outcome System (BAROS). Gewichtsreduktion, Verbesserung der Komorbiditäten sowie die Lebensqualität nach chirurgischer Intervention werden mit Punkten bewertet und ergeben nach Addition den „Total Score". Lebensqualität wird durch den Moorehead-Ardelt-Fragebogen (M-A QoLQ I) erfasst (Oria 2003). Erst kürzlich wurde eine revidierte Version (M-A QoLQ II) entwickelt und validiert, um die Unzulänglichkeiten der ersten Version zu verbessern (Moorehead et al. 2003). Diese Gesamtpunktzahl bestimmt den erreichten Therapieerfolg. Der Vorteil des Bogens liegt in seiner Kürze, Spezifität und leichten Auswertbarkeit.

BAROS ist ein Instrument zur Ergebnisdokumentation.
Es setzt sich aus drei Teilbereichen zusammen:
- Lebensqualität,
- Komorbiditäten und Komplikationen,
- Gewichtsverlust.

22.6 Lebensqualität nach Adipositaschirurgie

Obwohl die Rolle von Adipositas in Bezug auf die Lebensqualität anerkannt ist (Fontaine et al. 1996), konzentrierte sich die Mehrzahl der Studien auf die Untersuchung des Einflusses von Adipositas auf gewichtsbezogene Parameter, chronische Erkrankungen und/oder Mortalität (Allison et al. 1999, Seidell 1995). Erst in den letzten Jahren kam die Verbindung zwischen Lebensqualität und Adipositas in das Zentrum der Untersuchungen (Barofsky et al. 1998, Doll et al. 2000, Sullivan et al. 1993).

Die Verminderung der Lebensqualität bei adipösen Patienten ist nicht nur auf die direkte Schädigung durch das Übergewicht (Über- und Fehlbelastung der Gelenke, Einschränkung in Beweglichkeit und Aktivität) zurückzuführen, sondern auch darauf, dass das Risiko, an einer Vielzahl weiterer Leiden zu erkranken, für diese Patienten massiv erhöht ist (Patrick et al. 1995, Viramontes und O'Brien 1994).

Obwohl die Linderung der medizinischen Konsequenzen der Adipositas ein zentraler Aspekt für Kliniker und Forscher ist, scheint die Adipositas dennoch einen erheblichen Einfluss auf die individuelle Kapazität, ein aktives und ausgefülltes Leben zu führen, auszuüben (Fontaine et al. 1996, Sarlio-Lahteenkorva et al. 1995, Stewart und Brook 1983, Sullivan et al. 1987).

Die meisten Studien zu Adipositas und HRQL untersuchten den Effekt von Gewichtsverlust infolge bariatrischer Eingriffe (Dixon et al. 2001, Dixon und O'Brien 2002, Hell et al. 2000, Isacsson et al. 1997, Kral et al. 1992, Miller und Hell 2000, Weiner et al. 1999). In der Mehrzahl dieser Studien konnte eine dramatische Verbesserung fast aller HRQL-Indizes festgestellt werden. Die Patienten berichteten nach der chirurgisch induzierten Gewichtsabnahme besonders von Verbesserungen in den Bereichen Selbstbewusstsein, generelle Lebenszufriedenheit, Arbeitskapazität, sexuelle Aktivität und Mobilität. Weiterhin konnte in den Studien, deren Follow-up ein Jahr oder länger andauerte, gezeigt werden, dass diese Effekte von Dauer waren.

Nach Adipositaschirurgie kommt es zu einer signifikanten Verbesserung der Lebensqualität. Die Effekte sind von Dauer.

Ökonometrische Studien (Hawke et al. 1990, Naslund und Agren 1991) haben weiterhin gezeigt, dass schwer adipöse Menschen, die Gewicht dauerhaft verlieren, wieder in den Beruf zurückgehen und somit die ökonomische Last, die die Adipositas mit sich bringt, mindern können. Aber nicht nur schwer adipöse Patienten, die mittels einer Operation an Gewicht verlieren, zeigen diese Effekte: In mehreren Studien konnte gezeigt werden, dass sich auch bei diätetisch induzierter Gewichtsabnahme alle Parameter der HRQL verbessern (Lean et al. 1999, Rippe et al. 1998).

Da die operative Therapie das derzeit effektivste Verfahren bei morbider Adipositas zu sein scheint, besteht seit Jahren ein wachsendes Interesse an der Messung und Bewertung der gesundheitsbezogenen Lebensqualität dieser Patientengruppe.

Obwohl meist sehr allgemein gehalten, sind standardisierte Fragebögen, die an großen Kollektiven überprüft wurden, aussagekräftiger als vom Untersucher selbst entworfene Exemplare. Dazu liegen einige Studien vor.

Isacsson et al. (1997) ließen von einer unabhängigen Gesundheitsbehörde eine Fall-Kontroll-Studie zur Erfassung der Lebensqualität nach VBG bzw. Cholezystektomie durchführen. Ein Fragebogen aus den Bereichen subjektive Gesundheit und Symptome, soziales Leben, Kleidung, Freizeitaktivitäten und Ernährung war zu beantworten, der aus einer Kombination verschiedener standardisierter Fragebögen bestand. 80 bzw. 74% der Patienten waren bereit, sich der Fragen nach durchschnittlich 2,5 Jahren postoperativ zu stellen. Die Veränderungen im Leben der Patienten waren nach VBG größer als nach Cholezystektomie. Die Indizes Selbstbewusstsein, Partnerschaft und soziales Netzwerk stiegen bei Gastroplastik-Patienten signifikant stärker an.

In der klinischen Studie von *Favretti et al.* (1998) wurde das BAROS zur Auswertung herangezogen. 10% waren Therapieversager. 42% hatten einen ausreichenden, 44% einen guten und 4% einen exzellenten Therapieerfolg aufgrund des Total Score erreicht (➤ Abb. 22.1).

Es zeigte sich, dass eine nur mäßige Gewichtsreduktion nicht immer zu einem Misserfolg führen muss, da die beiden anderen Kriterien Komorbiditäten und Lebensqualität ebenso wichtig sind. Eigenständige Untersuchungen bezüglich der Lebensqualität in BAROS wurden hier nicht beschrieben.

In der österreichisch-amerikanischen Studie von *Hell et al.* (2000) wurden der Gesundheitsstatus und die Lebensqualität nach verschiedenen chirurgischen Verfahren verglichen. Die objektive Vergleichbarkeit war durch Nutzung des zuvor beschriebenen BAROS möglich. In 75% der interventionell behandelten Fälle war ein signifikanter Anstieg der Lebensqualität und des Gesundheitsstatus gegenüber einer nicht operierten Kontrollgruppe mit extremer Adipositas zu verzeichnen.

Unter den Operationsverfahren favorisieren die Ergebnisse nach dreijährigem Follow-up den Magenbypass. Die vertikale Gastroplastik und das anpassbares Magenband waren in Gewichtsverlust und erreichter Lebensqualität weniger erfolgreich.

Der von *Delin und Anderson* (1999) entworfene nichtstandardisierte Fragebogen ergibt ähnlich signifikante Unterschiede zwischen einer Lap-Band-Gruppe und einer Magenbypass-Gruppe. Hier erscheint der Magenbypass hinsichtlich der Annäherung an das Wunschgewicht, des Essverhaltens und der Einstellung des Patienten überlegen.

Hörchner und Tuinebreijer (1999) benutzten zur Überprüfung der Lebensqualität den Medical Outcome Short Form-36 (MOS SF-36). 39 weibliche Patienten hatten den MOS SF-36 maximal 20 Stunden vor der Lap-Band-Operation und 12 Monate postoperativ beantwortet. Die Lebensqualität verbesserte sich nach einem Jahr in allen acht untersuchten Subskalen. Nur der Skalenwert „Körperliche Funktionsfähigkeit" stieg signifikant an, was in der Praxis einer signifikanten Steigerung von Mobilität und Unabhängigkeit entspricht.

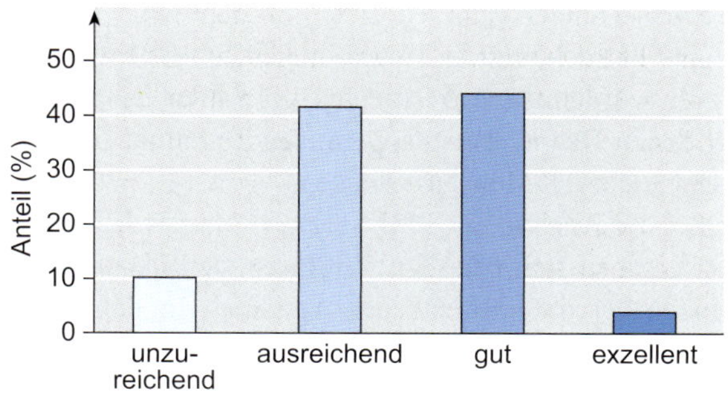

Abb. 22.1 Lebensqualität nach Adipositaschirurgie: BAROS-Ergebnisse nach Favretti et al. 1998.

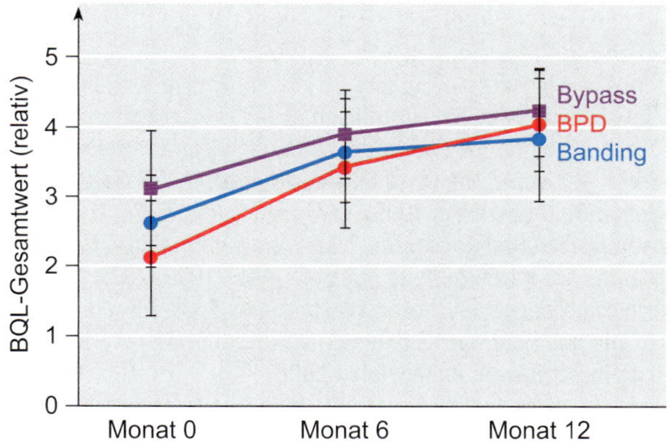

Abb. 22.2 BQL-Gesamtwert präoperativ sowie sechs und zwölf Monate postoperativ bei Patienten nach Magenband, Magenbypass und biliopankreatischer Diversion nach Scopinaro (Weiner et al. 2007).

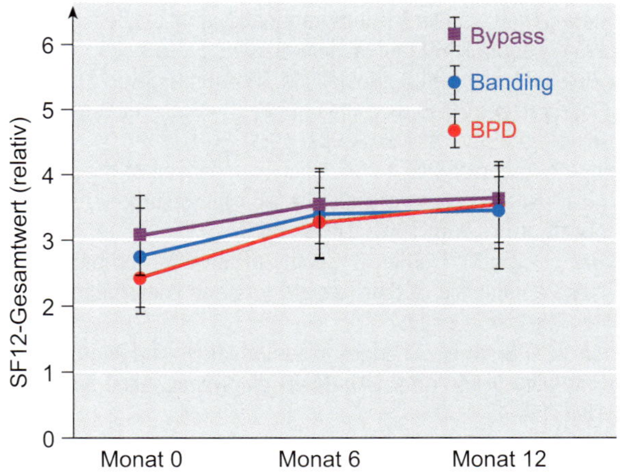

Abb. 22.3 SF-12-Gesamtwert präoperativ sowie sechs und zwölf Monate postoperativ bei Patienten nach Magenband, Magenbypass und biliopankreatischer Diversion nach Scopinaro (Weiner et al. 2007).

In der Vergleichsstudie von Weiner et al. wurden die Veränderungen hinsichtlich der Lebensqualität nach drei verschiedenen Operationsverfahren mit dem BQL und dem SF-12 untersucht (Weiner et al. 2007). Hierbei wurden die Ergebnisse nach Magenband-Operationen (gastric banding), den Magenbypass-Operationen (Roux-en-Y gastric bypass) und der biliopankreatischen Diversion (BPD) nach Scopinaro untersucht.

Zur Betrachtung der unterschiedlichen Operationsverfahren wurden von 403 Patienten 144 Patienten analysiert, bei denen Daten zum präoperativen Zeitpunkt und nach sechs und zwölf Monaten vorlagen.

Bei der Analyse des BMI-Verlaufs und der Lebensqualität ergaben sich bei allen Verfahren signifikante Unterschiede bei unterschiedlichen Verläufen in den Zeitabschnitten 0–6 und 6–12 Monate (➤ Abb. 22.2, ➤ Abb. 22.3). Hier zeigt sich deutlich, dass neben dem Gewichtsverlust auch andere Faktoren Einfluss auf die Lebensqualität nehmen. Diese sind derzeit Gegenstand aktueller Untersuchungen.

Literatur

Alfonso V. Measures of quality of life, subjective well-being, and satisfaction with life. In: Allison D (ed.). Handbook of Assessment Methods for Eating Behaviors and Weight-Related Problems: Measures, Theory, and Research, pp. 23–57. Sage Publications, Thousand Oaks 1995.

Allison D, Fontaine K, Manson J, Stevens J, VanItallie T. How many deaths are attributable to obesity? JAMA 1999; 282:1530–8.

Barofsky I. Cancer: Psychosocial aspects. In: Spilker B (ed.). Quality of Life and Pharmacoeconomics in Clinical Trials, pp. 993–1001. Lippincott-Raven, Philadelphia 1996.

Barofsky I, Fontaine K, Cheskin L. Pain in the obese: Impact on health-related quality of life. Ann Behav Med 1998; 19:408–10.

Buchwald D, Pearlman T, Umali J. Functional status in patients with chronic fatigue syndrome, other fatiguing illnesses, and healthy individuals. Am J Med 1996; 101:364–70.

Bullinger M et al. Translating health status questionnaires and evaluating their quality: The International Quality of Life Assessment Project approach. J Clin Epidemiol 1998; 51:913–23.

De Zwaan M, Mitchell JE, Howell LM, Monson N, Swan-Kremeier L, Roerig JL et al. Two measures of health-related quality of life in morbid obesity. Obes Res 2002; 10:1143–51.

Delin CR, Anderson PG. A preliminary comparison of the psychological impact of laparoscopic gastric bypass surgery for morbid obesity. Obes Surg 1999; 9:155–60.

Dixon J, Dixon M, O'Brien P. Quality of life after lap-band placement – influence of time, weight loss and comorbidities. Obes Res 2001; 9:713–21.

Dixon JB, O'Brien PE. Changes in comorbidities and improvements in quality of life after LAP-BAND placement. Am J Surg 2002; 184:51S–4S.

Doll H, Petersen S, Stewart-Brown S. Obesity and physical and emotional well-being: Associations between body mass index, chronic illness, and the physical and mental components of the SF-36 questionnaire. Obes Res 2000; 8:160–70.

Erickson P. Evaluation of a population-based measure of quality of life: the Health and Activity Limitation Index (HALex). Qual Life Res 1998; 7:101–14.

EuroQolGroup. EuroQoL – a new facility for the measurement of health-related quality of life. Health Policy 1990; 20:321–8.

Favretti F, Cadière GB, Segato G, Busetto L, Loffredo A, Vertruyen M et al. Bariatric analysis and reporting outcome system (BAROS) applied to laparoscopic gastric banding patients. Obes Surg 1998; 8:500–4.

Fontaine KR, Allison DB. Does intentional weight loss affect mortality rate? Eat Behav 2001; 2:87–95.

Fontaine KR, Cheskin LJ, Barofsky I. Health-related quality of life in obese persons seeking treatment. J Fam Pract 1996; 43:265–70.

Gandek B et al. Tests of data quality, scaling assumptions, and reliability of the SF-36 in eleven countries: Results from the IQOLA Project. J Clin Epidemiol 1998a; 51:1149–58.

Gandek B, Ware JE, Aaronson NK, Apolone G, Bjorner JB, Brazier JE et al. Cross-validation of item selection and scoring for the SF-12 Health Survey in nine countries: results from the IQOLA Project. International Quality of Life Assessment. J Clin Epidemiol 1998b; 51:1171–8.

Guyatt G, Feeny D, Patrick D. Measuring health-related quality of life. Ann Intern Med 1993a; 118:622–9.

Guyatt GH, Sackett DL, Cook DJ. Users' guides to the medical literature. II. How to use an article about therapy or prevention. A. Are the results of the study valid? JAMA 1993b; 270:2598–601.

Hawke A, O'Brien P, Watts J, Hall J, Dunstan R, Walsh J et al. Psychosocial and physical activity changes after gastric restrictive procedures for morbid obesity. Aust N Z J Surg 1990; 60:755–8.

Hell E, Miller K, Moorehead M, Norman S. Evaluation of health status and quality of life after bariatric surgery: Comparison of standard Roux-en-Y gastric bypass, vertical banded gastroplasty and laparoscopic adjustable silicone gastric banding. Obes Surg 2000; 10:214–9.

Hörchner R, Tuinebreijer W. Improvement of physical functioning of morbidly obese patients who have undergone a Lap-Band® operation: One-year study. Obes Surg 1999; 9:399–402.

Isacsson A, Frederiksen S, Nilsson G, Hedenbro J. Quality of life after gastroplasty is normal: A controlled study. Eur J Surg 1997; 163:181–6.

Jhingran P, Cady R, Rubino J. Improvements in health-related quality of life with sumatriptan treatment for migraine. J Fam Pract 1996; 42:36–42.

Kolotkin RL, Crosby RD. Psychometric evaluation of the impact of weight on quality of life-lite questionnaire (IWQOL-lite) in a community sample. Qual Life Res 2002; 11:157–171.

Kolotkin RL, Crosby RD, Kosloski KD, Williams GR. Development of a brief measure to assess quality of life in obesity. Obes Res 2001a; 9:102–11.

Kolotkin RL, Crosby RD, Williams GR. Health-related quality of life varies among obese subgroups. Obes Res 2002; 10:748–56.

Kolotkin RL, Crosby RD, Williams GR, Hartley GG, Nicol S. The relationship between health-related quality of life and weight loss. Obes Res 2001b; 9:564–71.

Kolotkin RL, Head S, Hamilton M, Tse CK. Assessing Impact of Weight on Quality of Life. Obes Res 1995; 3:49–56.

Koran L, Thieneman M, Davenport R. Quality of life for patients with obsessive-compulsive disorder. Am J Psychiatry 1996; 153:783–8.

Korolija D, Sauerland S, Wood-Dauphinée S, Abbou CC, Eypasch E, García-Caballero M et al. Evaluation of quality of life after laparoscopic surgery: evidence-based guidelines of the European

Association for Endoscopic Surgery. Surg Endosc 2004; 18: 879–97.
Kral JG, Sjostrom LV, Sullivan MB. Assessment of quality of life before and after surgery for severe obesity. Am J Clin Nutr 1992; 55:611S–4S.
Lean M, Han T, Seidell J. Impairment of health and quality of life using new US federal guidelines for the identification of obesity. Arch Intern Med 1999; 159:837–43.
McKenna SP, Hunt SM, Tennant A. The development of a patient-completed index of distress from the Nottingham Health Profile: a new measure for use in cost-utility studies. Br J Med Econ 1993; 6:13–24.
Miller K, Hell E. Morbide Adipositas – Klinik und chirurgische Therapie. Ecomed Verlag, Landsberg am Lech 2000.
Moorehead M, Ardelt-Gattinger E, Lechner H et al. The validation of the Moorehead-Ardelt Quality of Life Questionnaire II. Obes Surg 2003; 13:684–92.
Naslund I, Agren G. Social and economic effects of bariatric surgery. Obes Surg 1991; 1:137–40.
NIH Consens Statement Online. Gastrointestinal Surgery for Severe Obesity. 1991 Mar 25–27; 9(1):1–20.
Oria HE. Reporting results in obesity surgery: evaluation of a limited survey. Obes Surg 1996; 6:361–8.
Oria HE. The BAROS and the Moorehead-Ardelt quality of life questionnaire. Obes Surg 2003; 13:965.
Oria HE, Brolin RE. Performance standards in bariatric surgery. Eur J Gastroenterol Hepatol 1999; 11:77–84.
Oria HE, Moorehead MK. Bariatric Analysis and Reporting Outcome System (BAROS). Obes Surg 1998; 8:487–99.
Patrick D, Deyo R, Atlas S. Assessing health-related quality of life in patients with sciatica. Spine 1995; 20:1899–909.
Resnick B, Parker RA. Simplified scoring and psychometrics of the revised 12-item Short-Form Health Survey. Outcomes Manag Nurs Pract 2001; 5:161–6.
Rippe J, Price J, Hess S, Kline G, DeMers K, Damitz S et al. Improved psychological well-being, quality of life, and health practices in moderately overweight women participating in a 12-week structured weight loss program. Obes Res 1998; 6:208–18.
Sarlio-Lahteenkorva S, Stunkard A, Rissanen A. Psychosocial factors and quality of life in obesity. Int J Obes 1995; 19:1–5.
Sauerland S, Angrisani L, Belachew M, Chevallier JM, Favretti F, Finer N et al. Obesity surgery: Evidence-based guidelines of the European Association for Endoscopic Surgery (EAES). Surg Endosc 2005a; 19:200–21.
Sauerland S, Saad S, Meyer J, Neugebauer EAM. Measuring quality-of-life in bariatric surgery. Chir Gastroenterol 2005b; 21(Suppl.1):31–3.
Seidell J. The impact of obesity on health status: Some implications for health care costs. Int J Obes 1995; 19:13–6.
Stewart A, Brook R. Effects of being overweight. Am J Public Health 1983; 73:171–8.
Sullivan M, Karlsson J, Sjostrom L. Swedish obese subjects (SOS): An intervention study of obesity. Baseline evaluation of health and psychological functioning in the first 1743 subjects examined. Int J Obes 1993; 17:503–12.
Sullivan M, Sullivan L, Kral J. Quality of life assessment in obesity: Physical, psychological and social function. Gastroenterol Clin North Am 1987; 16:433–42.
Viramontes J, O'Brien B. Relationship between symptoms and health-related quality of life in chronic lung disease. J Gen Intern Med 1994; 9:46–8.
Wagner AK, Gandek B, Aaronson NK, Acquadro C, Alonso J, Apolone G et al. Cross-cultural comparisons of the content of SF-36 translations across 10 countries: results from the IQOLA Project. International Quality of Life Assessment. J Clin Epidemiol 1998; 51:925–32.
Wan G, Counte M, Cella D. A framework for organizing health-related quality of life research. J Rehabil Outcomes Meas 1997; 1:31–7.
Ware J et al. The factor structure of the SF-36 Health Survey in 10 countries: Results from the IQOLA Project. J Clin Epidemiol 1998; 51:1159–65.
Ware J, Bayliss M, Rogers W. Differences in 4-year health outcomes for elderly and poor, chronically ill patients treated in HMO and fee-for-service systems. JAMA 1996; 276:1039–47.
Ware J, Snow K, Kosinski M. SF-36 Health Survey: Manual and Interpretation Guide. New England Medical Center, Boston 1993.
Weiner R, Datz M, Wagner D, Bockhorn H. Quality-of-life outcome after laparoscopic adjustable gastric banding for morbid obesity. Obes Surg 1999; 9:539–45.
Weiner S, Sauerland S, Fein M, Blanco R, Pomhoff I, Weiner RA. The Bariatric Quality of Life (BQL) index: A measure of well-being in obesity surgery patients. Obes Surg 2005; 15:538–45.
Weiner S, Sauerland S, Weiner RA, Rosenthal A, Pomhoff I. Lebensqualität nach Adipositaschirurgie – Ergebnisse nach verschiedenen Operationsverfahren – Ein Übersichtsartikel. Chir Gastroenterol 2007; 10:47–9.
Weiner S, Sauerland S, Weiner RA, Cyzewski M, Brandt J, Neugebauer E. Validation of the adapted bariatic quality of life index (BQL) as one factor model in a prospective study, in 446 bariatric patients. Obesity facts 2009; 2:63–6.
Weiner S, Weiner R, Pomhoff I. Lebensqualität nach bariatrischen Eingriffen – ein Überblick. Chir Gastroenterol 2003; 19:70–5.

KAPITEL

23 Lebenserwartung

R. Weiner

Adipositas verkürzt die Lebenserwartung. Es besteht eine nachgewiesene Abhängigkeit zwischen dem BMI und der Sterblichkeitsrate. Weltweit verursacht ein erhöhter BMI 2 591 000 Todesfälle pro Jahr (Ezzati et al. 2002, Ezzati et al. 2003). In den USA wurden im Jahr 2000 den Faktoren Übergewicht, Fehlernährung und Bewegungsmangel 365 000 Todesfälle zugeschrieben. In Deutschland steht die Adipositas als unabhängiger Risikofaktor für die Gesamtmortalität an vierter Stelle (WHO 2005).

Eine Gewichtsreduktion verbessert dagegen die kardiovaskulären Risikofaktoren und damit die Lebenserwartung. Inzwischen haben mehrere groß angelegte Studien belegt, dass operative Interventionen zur Gewichtsreduktion die Überlebenschancen von Menschen mit morbider Adipositas verbessern (Adams et al. 2007, Busetto et al. 2007, Christou et al. 2004, Sjöström et al. 2004, Sjöström et al. 2007). Die SOS-Studie (Sjöström et al. 2004, Sjöström et al. 2007) untersuchte 4047 Menschen mit einem BMI > 34 kg/m^2 (➤ Abb. 23.1). 2010 Patienten unterzogen sich drei verschiedenen operativen Methoden, 2037 Teilnehmer nahmen ausschließlich eine normale Diätberatung in Anspruch. Die maximale Gewichtsabnahme der behandelten Gruppe wurde ein bis zwei Jahre nach dem Eingriff beobachtet. Nach Magenbypass-Operation betrug die Gewichtsabnahme 33%, nach vertikaler Gastroplastik 25% und nach Magenband 20%. Langfristig nahmen die Patienten gering wieder zu, aber auch zehn und 15 Jahre nach der Operation wogen sie statistisch signifikant weniger als die Patienten der Kontrollgruppe. Insgesamt wurden 101 Todesfälle in der operativ behandelten Gruppe gegenüber 129 Todesfällen in der Vergleichsgruppe registriert.

Die adjustierte Hazard Ratio nach Alter, Geschlecht und Risikofaktoren betrug 0,71 (p = 0,01) mit einem 95%-Konfidenzintervall von 0,54 bis 0,92. Das entspricht einer signifikanten Reduktion der Sterblichkeitsrate um 29%. Die häufigsten Todesursachen waren Herzinfarkt (25 Kontrollgruppe; 13 Operierte) und Krebs (47 Kontrollgruppe; 29 Operierte). Bereits in der 2004 veröffentlichten 10-Jahres-Analyse der SOS-Studiengruppe (Sjöström 2004) konnte gezeigt werden, dass die operierten Patienten zwei und zehn Jahre nach dem Eingriff wesentlich seltener an Typ-2-Diabetes-mellitus erkrankten als die nicht-operierten Patienten. Auch andere metabolische Parameter wie der Triglyzeridspiegel und die Harnsäurewerte hatten sich deutlich gebessert. Nicht signifikant verändert wurden im Langzeitverlauf das Gesamtcholesterin und der Blutdruck. Auffällig war, dass sich die operierte Gruppe in der Analyse besser ernährte und sich mehr bewegte.

Adams et al. (2007) verglichen in einer retrospektiven Kohorten-Studie die Sterblichkeitsrate von Patienten nach einer Magenbypass-Operation mit der einer Kontrollgruppe (➤ Abb. 23.2). Im Durchschnitt 7,1 Jahre nach der Magenbypass-Operation betrug die Sterberate 37,6/10 000 Personenjahre in der Gruppe der Operierten gegenüber 57,1/10 000 Personenjahre in der Vergleichsgruppe. Das entspricht einem Rückgang der Sterblichkeitsrate um 40% (p < 0,001). Patienten nach einem Magenbypass starben zu 56% seltener an einer koronaren Herzkrankheit (2,6 vs. 5,9/10 000 Personenjahre, p = 0,006) und zu 92% seltener an Diabetesfolgen (0,4 vs. 3,4/10 000 Personenjahre, p = 0,05). Analog der SOS-Studie zeigte sich auch eine Verringerung der Krebshäufigkeit nach operativer Gewichtsreduktion. Die Sterblichkeit an Krebserkrankungen wurde durch die Operation um 60% verringert (5,5 vs. 13,3/10 000 Personenjahre, p < 0,001). Allerdings war die Rate bei Selbstmorden, Verkehrsunfällen und anderen,

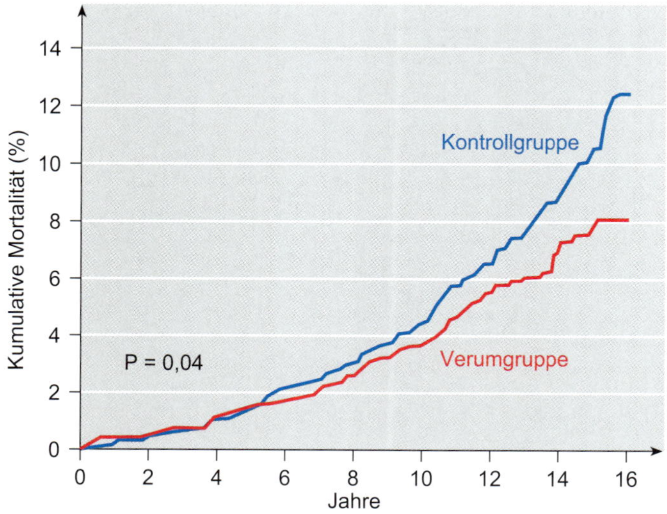

Anzahl									
Verumgruppe	2010	2001	1987	1821	1590	1260	760	422	169
Kontrollgruppe	2037	2027	2016	1842	1455	1174	749	422	156

Abb. 23.1 Nicht-adjustierte kumulierte Mortalität in der SOS-Studiengruppe. Die Hazard Ratio der behandelten Teilnehmer im Vergleich zu den nicht behandelten Studienteilnehmern betrug 0,76 (p = 0,04) mit einem 95%-Konfidenzintervall von 0,59 bis 0,99, mit 128 Todesfällen in der Kontroll- und 101 Todesfällen in der Verumgruppe (SOS-Studie).

23

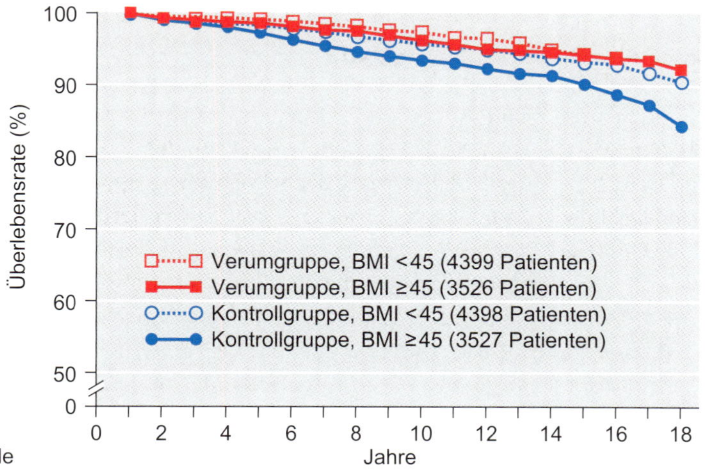

Todesfälle																		
Verumgruppe	42	54	62	74	86	102	113	132	141	159	169	182	192	202	206	210	213	213
Kontrollgruppe	41	66	85	117	153	176	199	219	234	244	259	271	281	294	302	310	316	327

Abb. 23.2 Sterblichkeitsrate in der retrospektiven Kohorten-Studie von Patienten nach einer Magenbypass-Operation verglichen mit der einer Kontrollgruppe. Es wurde der BMI von 45 kg/m^2 als Differenzierung gewählt (Adams et al. 2007).

nicht adipositasbedingten Todesfällen um 58% höher als in der Kontrollgruppe (11,1 vs. 6,4/10 000 Personenjahre, p = 0,04). Bei der weiteren Studie von Busetto et al. (2007) konnte selbst für das steuerbare Magenband mit einem EWL von 40% nach fünf Jahren eine signifikant geringere Mortalität nachgewiesen werden als bei den adipösen Kontrollen ohne interventionelle Therapie. Das Risiko für einen frühzeitigen Tod konnte durch die Beeinflussung der Komorbiditäten um 60% gesenkt werden.

Zusammenfassend zeigen die Ergebnisse, dass die operative Gewichtsreduktion nicht nur zu einem langfristigen und dauerhaften Gewichtsverlust führt und die Komorbiditäten drastisch verbessert, sondern auch die Überlebensrate deutlich erhöht. Die Ergebnisse der verschiedenen Studien belegen eindeutig, dass es sich hier um eine medizinisch gerechtfertigte Maßnahme handelt und es nicht um eine kosmetische Beseitigung von überflüssigen Pfunden geht. Die Ergebnisse der Studie müssten den Kostenträgern Anlass sein, ihr restriktives Verhalten bei Kostengenehmigungen zur Adipositaschirurgie zu überdenken.

MERKE

Je früher im Leben bei morbider Adipositas interveniert wird, desto mehr Lebensjahre können gerettet werden.

Literatur

Adams TD, Gress RE, Smith SC, Halverson RC, Simper SC, Rosamond WD et al. Long-term mortality after gastric bypass surgery. N Engl J Med 2007; 357:753–61.

Busetto L, Mirabelli D, Petroni ML, Mazza M, Favretti F, Segato G et al. Comparative long-term mortality after laparoscopic adjustable gastric banding versus nonsurgical controls. Surg Obes Relat Dis 2007; 3(5):496–502, discussion 502.

Christou N, Sampalis J, Liberman M, Look D, Auger S, McLean A et al. Surgery decreases long-term mortality, morbidity and health care use in morbidly obese patients. Ann Surg 2004; 240:416–24.

Ezzati M, Hoorn SV, Rodgers A, Lopez AD, Mathers CD, Murray CJ. Estimates of global and regional potential health gains from reducing multiple risk factors. Lancet 2003; 362:271–80.

Ezzati M, Lopez AD, Rodgers A, Vander HS, Murray CJ. Selected major risk factors and global and regional burden of disease. Lancet 2002; 360:1347–60.

Sjöström L, Lindroos AK, Peltonen M; Swedish Obese Subjects Study Group. Lifestyle, diabetes and cardiovascular risk factors 10 years after bariatric surgery. N Engl J Med 2004; 351: 2683–93.

Sjöström L, Narbro K, Sjöström CD, Karason K, Larsson B, Wedel H et al. Effects of bariatric surgery on mortality in Swedish obese subjects. N Engl J Med 2007; 357:741–52.

WHO: World Health Organization (ed.). The European Health Report 2005: public health action for healthier children and populations. Statistical Tables. World Health Organization Geneva 2005.

KAPITEL

24 Nachbetreuung

24.1 Follow-up-Visiten

R. Blanco-Engert, R. Weiner

24.1.1 Notwendigkeit

Wesentliche Voraussetzung für eine erfolgreiche Therapie der Adipositas und ihrer Begleiterkrankungen ist die lebenslange Nachsorge der Patienten. Hierin liegt eine spezifische Besonderheit der Adipositaschirurgie, die sich grundlegend von allen anderen elektiven chirurgischen Operationsverfahren mit Ausnahme der Organtransplantation unterscheidet. Das Nachsorgemanagement ist an ein Netzwerk gebunden, das den Patienten eine ortsnahe Betreuung ermöglicht, die jedoch von dem Adipositaschirurgen zentral geführt und überwacht werden sollte. Die Kontrolle des Gewichtsverlaufs, die Veränderung der Komorbiditäten und die Früherkennung von Langzeitkomplikationen werden in den Nachsorgesprechstunden erfasst und dokumentiert, evaluiert und behandelt. Darüber hinaus erfolgt die Datensicherung und Eingabe in die zentrale Qualitätssicherung für Adipositaschirurgie in Deutschland. Da die krankhafte Adipositas nicht kausal therapiert wird und es sich um eine chronische Erkrankung handelt, muss die Nachbetreuung lebenslang erfolgen. Einen kurativen Behandlungsansatz für die Adipositas gibt es derzeit nicht. Der Schwerpunkt bleibt eine gesamtgesellschaftliche Aufgabe in der Prävention. Es ist unbestritten, dass die Nachsorge nur von fachkompetenten Ernährungsmedizinern und Chirurgen durchgeführt werden kann, die eine detaillierte Kenntnis der einzelnen eingesetzten Operationsverfahren und -materialien besitzen. Ohne lebenslange Nachsorge entwickeln viele Patienten Mangelerscheinungen oder Langzeitkomplikationen. Durch eine erneute Gewichtszunahme aufgrund einer Ernährungsumstellung oder einer chirurgischen Komplikation können die Patienten den therapeutischen Effekt wieder verlieren. Das lebenslange Follow-up für die operierten Patienten ist eine Conditio sine qua non für die Adipositaschirurgie.

24.1.2 Gegenstand der Nachsorge

Bei der Nachsorge soll der Gesamtgesundheitszustand des Patienten beurteilt werden. Der Therapieverlauf wird nicht nur durch die Erfassung des aktuellen Körpergewichts auf einer geeichten elektronischen Waage, sondern auch durch die aktuelle Erfassung des Übergewichtsverlusts und des BMI dokumentiert. Dazu ist das Wiegen des Patienten unter Kontrolle vorzunehmen und sofort zu dokumentieren. Angaben über Gewicht auf der eigenen Körperwaage zu Hause werden als nicht relevant beurteilt. Die wiederholte Messung der Körpergröße ist ebenfalls im Langzeitverlauf notwendig, da sich hier ebenfalls Veränderungen ergeben. Das trifft insbesondere auf Kinder und Jugendliche zu, jedoch auch auf Patienten jenseits des 50. Lebensjahres. Die vitalen Körperfunktionen einschließlich des Essverhaltens, der Stuhlgangfrequenz und -beschaffenheit zählen ebenso zur Anamnese wie die allgemeinen Lebensbedingungen in psychosozialer Hinsicht.

24.1.3 Veränderung der Komorbiditäten und der Folgeerkrankungen

Veränderungen der Komorbiditäten und Folgeerkrankungen sind ebenfalls zu dokumentieren, insbesondere hinsichtlich der veränderten Medikation. Bei notwendigen Änderungen und Anpassungen hinsichtlich der Einstellung des Diabetes mellitus, des Bluthochdrucks oder anderer Folgeerkrankungen ist eine enge Zusammenarbeit mit dem Hausarzt notwendig.

Auf das Auftreten neuer Erkrankungen infolge der Gewichtsreduktion, wie z. B. Gallenstein- oder Nierensteinbildung, ist besonders zu achten. Aus diesem Grund ist die Oberbauchsonographie mit Beurteilung von Lebergröße, Gallenblase und abführenden Gallenwegen sowie Nieren fester Bestandteil der Nachsorge nach adipositaschirurgischen Eingriffen. Eine medikamentöse Prophylaxe zur Vermeidung einer Gallensteinbildung ist nur in der Phase der drastischen Gewichtsreduktion, d. h. in den ersten sechs bis maximal zwölf Monaten, notwendig. Allgemeine Symptome einer sich entwickelnden Anämie (Eisenmangelanämie, Vitamin-B_{12}-Mangel in Form einer megaloblastären Anämie), insbesondere bei menstruierenden Frauen, sind klinisch zu beachten. Laborkontrollen durch den Hausarzt oder im Zentrum können eine Früherfassung gewährleisten und eine möglichst rasche Therapie einleiten.

Neu auftretende Symptome wie intermittierende abdominale Beschwerden oder andere, z. B. neurologische, Symptome sind frühzeitig sorgfältig zu erfragen, zu dokumentieren und durch eine gezielte Diagnostik hinsichtlich mechanischer Komplikationen (innere Herniationen) oder Laboruntersuchungen bis hin zur Knochendichtemessung zu objektivieren. Die allgemeine Lebenssituation wird am besten durch Lebensqualitätsanalysen (➤ Kap. 22) erfasst. Diese Fragebögen sind nicht nur vom Patienten in Ruhe auszufüllen und für Dokumentationen und Auswertungen zu benutzen, sondern sollten gemeinsam mit den Patienten ausgewertet werden. Das allgemeine Essverhalten, die normalen körperlichen Funktionen und die psychosoziale Situation des Patienten sollten in dem Follow-up-Gespräch eingeschätzt werden. Letztere Position kann oftmals nur im

Einzelgespräch ohne Anwesenheit von Verwandten und Angehörigen detailliert erfragt werden. Zu dieser Erhebung gehört auch die Erfassung der allgemeinen Lebenssituation, der Situation in der Arbeitswelt, in der Familie und die Sexualfunktion.

24.1.4 Vermeidung von Fehlernährungen

Die Ernährungsanamnese ist ein wichtiger Bestandteil der Nachsorge, die frühzeitig die Entwicklung von Fehlentwicklungen aufdecken soll. Bei Verdacht auf eine Veränderung der Ernährungsweise hinsichtlich einer einseitigen Ernährung (z. B. in flüssiger Form, restriktive Verfahren) muss diese in Einzelfällen auch durch Ernährungsprotokolle subtil erfasst werden. Die Beurteilung der Gebisssituation ist sowohl vor als auch nach Operation ein wichtiger Bestandteil, um eine vollwertige und ausreichende Ernährung zu gewährleisten. Patienten nach restriktiver Operation müssen ausreichend gut kauen können, um feste Nahrung zu sich zu nehmen und ein Ausweichen auf pürierte Kost oder Flüssignahrung auszuschließen. Die Entwicklung eines Sweet-eater-Syndroms beim Magenband zeigt sich oftmals in einem kariösen Zahnstatus.

MERKE
Der Zahnstatus ist ein entscheidender Faktor bei der Auswahl eines Operationsverfahrens und muss vor der Operation saniert werden.

Die Patienten sind gezielt danach zu befragen, ob sie alle Nahrungsmittel zu sich nehmen können und auf welche Nahrungsmittel sie verzichten müssen. Die Präferenz für bestimmte Nahrungsformen muss subtil erfragt werden.

24.1.5 Früherkennung von chirurgischen Komplikationen

Die Symptomatik chirurgischer Komplikationen kann sehr vielfältig sein und ist vom Operationsverfahren abhängig. Nach rein restriktiven Verfahren wird ein Gewichtsanstieg entweder durch Änderung der Ernährungsform oder Aufhebung der Restriktion verursacht. Beim Magenband kann diese Gewichtszunahme das Zeichen einer Bandmigration oder auch eines Funktionsverlusts des Magenbandes sein. Nach einer vertikalen Gastroplastik ist die Klammernahtruptur in bis zu 5% der Fälle auch noch nach Jahren der auslösende Mechanismus für einen erneuten Gewichtsanstieg. Gerätetechnische Untersuchungen wie die Gastroskopie zum Ausschluss einer Migration oder die Röntgenkontrastmitteluntersuchung zum Nachweis einer gastrogastrischen Fistel und Klammernahtruptur sind konsequente Folge der Anamnese.

Intermittierende uncharakteristische Bauchschmerzen, die bis in den linken Oberbauch, aber auch in den Rücken ausstrahlen, Unregelmäßigkeiten in der Stuhlfrequenz oder kolikartige Unterbauchbeschwerden können durch innere Herniationen oder Adhäsionen der Dünndarmschlingen nach resezierenden Bypass-Verfahren auftreten. Hier sind ebenfalls diagnostische Maßnahmen angeraten, wobei sich vielfach intermittierende Verschlusszustände oft nicht während einer Routineuntersuchung objektivieren lassen. Bei intermittierend auftretenden Schmerzen ist daher die erneute Laparoskopie und Inspektion aller potenziellen inneren Hernien die einzige Möglichkeit, um eine potenzielle Inkarzeration des Dünndarms mit nachfolgender Nekrose und Ischämie zu vermeiden. Jeder Folgeeingriff nach adipositaschirurgischen Eingriffen, wie z. B. die Cholezystektomie, sollte Anlass sein, die inneren Herniationsmöglichkeiten zu überprüfen.

24.1.6 Erfassung von Mangelzuständen

Klinisch manifeste Mangelzustände von Mineralstoffen, Spurenelementen und Vitaminen entwickeln sich erst über einen längeren Zeitraum, sodass sich die allgemeine Labordiagnostik in den ersten Monaten nach adipositaschirurgischen Eingriffen auf die Kontrolle des Hämoglobins und der Entzündungsparameter und gegebenenfalls der Leberwerte beschränken kann. Die Anämie, wie sie insbesondere bei menstruierenden Frauen nach Operationen mit Ausschluss des Duodenums im Rahmen von Bypass-Verfahren auftreten kann, äußert sich in den allgemein bekannten Symptomen. In der laborchemischen Diagnostik wird dann nicht nur das Hämoglobin, sondern auch gleichzeitig der Eisen- und der Vitamin-B_{12}-Spiegel ermittelt.

MERKE
Abnorm starke Regelblutungen sind vor Operationen durch den Gynäkologen abzuklären und durch geeignete Maßnahmen abzustellen, da sonst schwere Eisenmangelzustände bei Operationen mit Duodenalexklusion resultieren.

Die Entwicklung von Osteoporosen durch einen sekundären Hyperparathyreoidismus ist insbesondere bei weiblichen Patienten jenseits der Menopause häufig und kann letztendlich durch eine Parathormonbestimmung und Knochendichtemessung objektiviert werden. Die Therapie der Osteoporose mit Vitamin D_3 und Kalzium muss langfristig und dauerhaft durchgeführt werden und ist von der Normalisierung der Parathormonwerte unabhängig. Vielfältiger sind die Symptome neurologischer Erkrankungen, die durch einen Mangel an B-Vitaminen auftreten. Diese sind nach allen Operationsverfahren mit und ohne Malabsorption möglich.

MERKE
Eine Osteoporoseprophylaxe sollte bei allen Frauen ab 40 Jahren und nach allen Operationen mit malabsorptiver Komponente erfolgen.

Das trifft auch für die Magenbandpatienten zu, die rezidivierend erbrechen. Generell gehören Eisenmangel- und Vitaminstörungen zu den häufigsten Folgen nach kombinierten und malabsorptiven Verfahren.

Nachtblindheit

Sie ist als Symptom eines Vitamin-A-Mangels besonders nach rein malabsorptiven Verfahren möglich. Sie wurde vereinzelt auch nach Magenbypass-Operationen berichtet.

Haarausfall

Der Verlust von Kopfhaaren ist ein normales Symptom nach massiver Gewichtsreduktion, das auch im Rahmen von Diätprogrammen zu verzeichnen ist. Viele Patienten klagen in den ersten drei bis sechs Monaten nach der Operation über vermehrten Haarausfall. Dies ist allerdings ein temporärer Prozess. Die beste Prävention ist in diesem Fall die ausreichende Aufnahme von Protein, was in den ersten postoperativen Wochen jedoch oft erschwert ist (➤ Kap. 24.2.3). Biotingaben können den Haarausfall mindern.

Gallensteinbildung

Die Bildung von Gallenkonkrementen ist ebenfalls ein häufiges Folgesymptom nach Gewichtsreduktion, das sonographisch kontrolliert werden muss. Die Entwicklung von Gallensteinen beruht vermutlich auf einem veränderten Cholesterinmetabolismus, da bei Adipösen überwiegend Cholesterinsteine anzutreffen sind. Ursachen hierfür sind eine Übersättigung der Galle mit Cholesterin sowie weniger Kontraktionen der Galle aufgrund einer geringeren und fettärmeren Nahrungszufuhr.

Zur Problematik von Laktoseintoleranz und Dumping ➤ Kap. 19.4. Die prophylaktische Gabe von Medikamenten wird in der Effizienz unterschiedlich beurteilt. Sie sollte nur in der Phase der starken Gewichtsreduktion durchgeführt werden.

24.1.7 Planung plastisch-ästhetischer Folgeoperationen

Die Planung plastisch-ästhetischer Folgeoperationen ist frühzeitig mit den Patienten zu besprechen, um unnötige und nicht erfüllbare Erwartungen zu vermeiden. Grundsätzlich sollten solche Eingriffe erst nach abgeschlossener Gewichtsreduktion mit einem Mindestabstand von 18 Monaten nach dem Ersteingriff und nach einer mehrmonatigen stabilen Gewichtsphase durchgeführt werden. Die Reihenfolge mehrerer Korrekturoperationen ist mit dem plastisch-ästhetischen Chirurgen abzusprechen. Am häufigsten sind hier überhängende Hautlappen im Bereich des Bauchs, gefolgt von Brustkorrekturen bei Frauen und Oberarmkorrektureingriffen anzutreffen. Die Beratung über Art und Risiken der Eingriffe hat grundsätzlich nur von einem plastisch-ästhetischen Chirurgen zu erfolgen. Die Durchführung dieser Art von Eingriffen durch Allgemein- und Viszeralchirurgen sollte der Vergangenheit angehören.

24.1.8 Lebensqualität

Die Erfassung der Lebensqualität durch spezielle Test- und Fragebatterien wird in einem eigenen Kapitel dargestellt (➤ Kap. 22). Sie ist integraler Bestandteil der Erfassung der postoperativen Veränderungen und dokumentiert in der Regel eine allgemeine grundlegende Verbesserung der Lebenssituation des Patienten. Einzelne Defizite und Fehlentwicklungen lassen sich jedoch aufzeigen und in der Sprechstunde durch gezielte Fragen aufdecken. Das trifft auch auf das Auftreten von Symptomen, Komplikationen und Fehlernährung zu.

24.1.9 Psychosozialer Support

Die Patienten waren vor der Operation bereits über Jahre oder Jahrzehnte hinweg psychologisch stigmatisiert. Die sich daraus entwickelnden psychologischen Störungen bis hin zur hartnäckigen Körperschemastörung bedürfen einer langfristigen Therapie und Unterstützung. Nach Beseitigung der Adipositas bleiben die Patienten nicht frei von solchen Problemen, da sie nach dem Eingriff und nach erfolgreicher Gewichtsreduktion wegen Hautfalten und auch nach erfolgreichen plastisch-chirurgischen Korrekturoperationen wegen der Korrekturnarben nicht ins Schwimmbad oder an den Strand gehen können oder möchten. Die psychologische Begleitung der Patienten in Supportgruppen, aber auch Einzeltherapie durch einen Psychosomatiker kann hilfreich sein, das Trauma durch die über Jahrzehnte vorhandene Adipositas oder die Folgezustände nach Korrekturoperationen zu überwinden. Der psychosoziale Aspekt darf nicht vernachlässigt werden, da der Mensch in erster Linie eine Persönlichkeit ist und keine biologische Struktur.

24.1.10 Zeitintervalle für eine Nachsorge

Das Prinzip einer lebenslangen Nachsorge wird von Seiten der Adipositasspezialisten gefordert, da sie die Chronizität der Erkrankung kennen. Aus der Sicht der Patienten erscheint diese Notwendigkeit zunächst nach Ablauf von ein bis zwei Jahren oftmals nicht mehr gegeben, da viele Problemfälle ihres täglichen Lebens sich verändert haben. Operierte Patienten glauben, dass sie nach der Operation und einem unauffälligen, planmäßigen Verlauf der ersten Monate von ihrer Krankheit geheilt wären. Dem ist jedoch nicht so. Die Frequenz der Nachsorge ist naturgemäß unmittelbar nach dem Eingriff häufiger und wird mit zunehmendem Zeitabstand seltener, wobei hier die Bedeutung der Kontrollen zur Vermeidung von Mangelerscheinungen gewinnt.

MERKE

Bei restriktiven Verfahren ist die engmaschige Kontrolle für das Ergebnis hinsichtlich der Gewichtsreduktion von entscheidender Bedeutung. Bei malabsorptiven Verfahren hat ein engmaschiges Nachsorgeprogramm weniger Einfluss auf das Ausmaß der Gewichtsreduktion, jedoch auf die Vermeidung von Langzeitfolgen und -komplikationen hinsichtlich von Mangelerscheinungen. Aus diesem Grund kann grundsätzlich über unterschiedliche Zeitintervalle in der Nachsorge zwischen restriktiven und malabsorptiven Verfahren nicht unterschieden werden.

Die Untersuchungen nach beiden Operationsgruppen unterscheiden sich auch inhaltlich. Die angegebenen Zeitintervalle (➤ Tab. 24.1) entsprechen den seit 1994 gemachten Erfahrungen im Frankfurter Netzwerk. Sie stellen einen Kompromiss zwischen den medizinisch notwendigen und den vom Patienten akzeptierten Untersuchungsfrequenzen dar. Generell sollte die Nachkontrolle im ersten Jahr mehrfach erfolgen, um dann spätestens im Laufe des Lebens einmal jährlich zu erfolgen. Zwischenkontrollen beim Hausarzt mit der Durchführung von Laborparametern nach malabsorptiven und gemischten Verfahren im Sechs-Monats-Intervall, besser jedoch noch alle drei Monate, sind zu empfehlen, aber oftmals nicht realisierbar. Die Patienten werden angehalten, den Zeitpunkt ihrer Operation als Neubeginn ihres Lebens oder auch als zweiten Geburtstag zu feiern und mit einem Besuch im Nachsorgezentrum zu krönen. Nur durch diese konsequente Nachsorge der Patienten kann vermieden werden, dass sie nach Jahren fehlender Nachsorge plötzlich mit dem Ursprungsgewicht oder völlig neuen Erkrankungen, die vermeidbar gewesen wären, in der Sprechstunde des Nachsorgezentrums auftauchen.

MERKE

Die langfristige Nachbetreuung ist bei restriktiven Verfahren eine wesentliche Voraussetzung für den Therapieerfolg und bei malabsorptiven Verfahren für die Vermeidung von Langzeitkomplikationen und Folgeschäden.

Tab. 24.1 Nachuntersuchungsintervalle.

Operation	1. postop, Kontrolle	nach 1 Monat	im ersten Jahr	Ab Ende des ersten Jahres
Magenband	10. Tag	Bandfüllung	nach 3, 4, 6, 9 Monaten	2-mal jährlich Labor: 1-mal jährlich
Magenbypass	10. Tag	Kostumstellung	nach 3, 4, 6, 9 Monaten	2-mal jährlich Labor: 2-mal jährlich
Schlauchmagen	10. Tag	Kostumstellung	nach 3, 4, 6, 9 Monaten	2-mal jährlich Labor: 1-mal jährlich
BPD	10. Tag	Kostumstellung	nach 3, 4, 6, 9 Monaten	2-mal jährlich Labor: 2- bis 4-mal jährlich
BPD-DS	10. Tag	Kostumstellung	nach 3, 4, 6, 9 Monaten	2-mal jährlich Labor: 2- bis 4-mal jährlich
Expertenoptionen	10. Tag	Kostumstellung	nach 3, 4, 6, 9 Monaten	Individuell

24.2 Ernährung, Mangelerscheinungen und Supplemente

H. Raab, R. Weiner

24.2.1 Bedeutung von Ernährung nach Adipositaschirurgie

Bereits vor, insbesondere aber nach adipositaschirurgischen Verfahren ist in vielen Fällen ein Mangel an bestimmten Nährstoffen festzustellen. Fehl- und/oder Mangelernährung und Adipositas schließen sich nicht nur aus, sondern weisen eine hohe Koinzidenz auf. Bei rein restriktiven Verfahren, wie z. B. dem Magenband, sind die geringsten Mangelerscheinungen zu beobachten, da hier die malabsorptive Komponente nicht vorhanden ist. Allerdings können auch hier Mangelerscheinungen auftreten, die durch die geringe Nahrungsaufnahme, ungünstige Essgewohnheiten und eventuelle Intoleranzen hervorgerufen werden können (Bloomberg et al. 2005, Malone et al. 2008, Ludwig et al. 2008). Die restriktiv-malabsorptiven und die rein malabsorptiven Verfahren wie RNYGB, BPD-DS und BPD führen häufig zu Mangelerscheinungen (➤ Abb. 24.1). Kritische Nährstoffe sind hier Protein (1,4 – 3% der Patienten), Vitamin B_{12} (33 – 37%), Folsäure (35%), Eisen (45 – 52%), Kalzium (10 – 12%), Vitamin D (bei 45%), Thiamin und die fettlöslichen Vitamine (A, K, E, 10 – 23%). Die Mangelerscheinungen werden klinisch relevant, wenn keine ausreichende Supplementierung erfolgt (Bloomberg et al. 2005, Malone et al. 2008, Ludwig et al. 2008, Alvarez-Leite 2004). Hinzu kommt, dass bei vielen Adipösen bereits präoperativ ein subklinischer Nährstoffmangel, besonders an Vitamin D, Folsäure und Vitamin B_{12}, vorliegen kann (Alvarez-Leite 2004).

Um Mangelerscheinungen vorzubeugen, muss der Patient bereits im Krankenhaus von einem Ernährungstherapeuten geschult werden. Der Patient muss wissen, dass die Veränderung seiner Essgewohnheiten entscheidend für den Erfolg der Behandlung ist. Zudem sollten in diesem Beratungsgespräch die Zusammensetzung von gesundem Essen, die allgemeinen Grundregeln für die Ernährung nach dem adipositaschirurgischen Eingriff und die Besonderheiten bei der erfolgten Operation besprochen werden, damit der Patient ausreichend mit Nährstoffen versorgt wird und mögliche Symptome, die auf Mangelerscheinungen hinweisen können, rechtzeitig erkennen kann.

MERKE

Ernährungsumstellung und Ernährungsschulung sind integrale Bestandteile der Adipositaschirurgie!

24.2.2 Ernährung nach der Operation

Unmittelbar postoperative Phase (Phase 1)

Direkt nach der Operation erfolgt ein stufenweiser Kostaufbau, der dem Patienten bis zum Entlassungstag das Essen flüssiger bis breiiger Speisen (z. B. Joghurt, pürierte Gemüsesuppe) ermöglicht.

Der Kostaufbau sieht folgendermaßen aus:

1. Tag postoperativ	Ein Glas Tee (z. B. Kamillentee) oder stilles Wasser, in kleinen Schlucken getrunken
2. Tag postoperativ	Tee und stilles Wasser (4 × 50 ml), in kleinen Schlucken getrunken
ab 3. Tag postoperativ	Tee und stilles Wasser (zu Beginn nicht mehr als 100 ml/h), in kleinen Schlucken getrunken. Drei Mahlzeiten bestehend aus Naturjoghurt, pürierter Gemüsesuppe oder Milchmixgetränk. Bei den Gemüsesuppen und Milchmixgetränken ist darauf zu achten, dass die Konsistenz sämig ist. Diese Kost erhalten die Patienten bis zu ihrer Entlassung.

Die „Suppenphase“ wird von den Patienten über einen Zeitraum von insgesamt vier Wochen (ab OP-Tag gerechnet) durchgeführt (Beispiel eines Tagesplans ➤ Tab. 24.2).

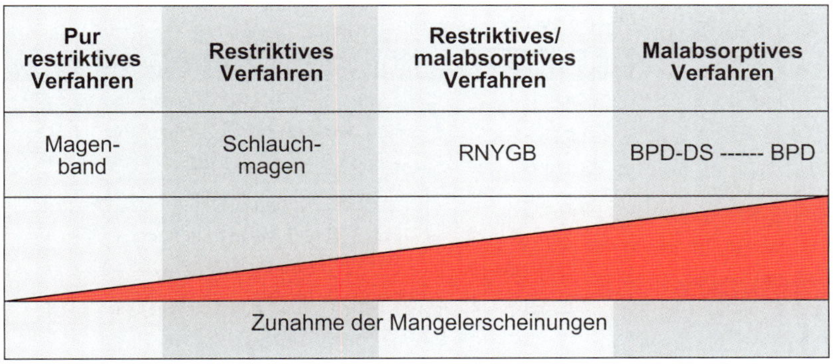

Abb. 24.1 Adipositaschirurgie und potenzielle Mangelerscheinungen.

Erst nach dieser Zeit ist ein Wechsel auf festere Kost zu empfehlen. Eine evidenzbasierte Grundlage gibt es für die Auswahl des Zeitraums von vier Wochen nicht, auf der Basis langjähriger Erfahrungen bietet die vierwöchige Flüssigkost jedoch eine Reihe von Vorteilen:

- Das Hungergefühl ist postoperativ oftmals eingeschränkt oder nicht vorhanden, sodass ein guter initialer Gewichtsverlust erzielt werden kann.
- Innere „Wunden", insbesondere im Bereich von Klammernahtreihen, können besser abheilen, d.h. von Mukosa überwuchert werden. Die Fixation von faserreichen Nahrungsbestandteilen an freiliegenden Staplerklammern ist bereits mehrfach beobachtet worden.
- Beim Magenband wird ein Erbrechen bei noch unverändertem Essverhalten vermieden, wodurch ein Frühslippage oder eine Stomaokklusion vermieden werden kann.
- Der initiale Gewichtsverlust hat einen Einfluss auf den gesamten Gewichtsverlust innerhalb des ersten postoperativen Jahres. Ein initial hoher Gewichtsverlust ist von einem besserem EWL im Gesamtverlauf charakterisiert (bei restriktiven und gemischten Verfahren).
- Die Disziplinierung der Patienten und die Umstellung ihres Essverhaltens und ihrer Lebensweise wird durch diese Maßnahme unterstützt.

Späte postoperative Phase (Phasen 2 und 3)

Erst vier Wochen nach dem Eingriff sollte die Umstellung auf festere Kost erfolgen, wobei leicht verdauliche Lebensmittel, z.B. Fisch (nicht geräuchert und nicht zu fettreich), zu bevorzugen sind. Die sog. Phase 2 (= festere Kost) sollte der Patient zwei bis drei Tage durchführen (➤ Tab. 24.3). Kommt es zu keinen Unverträglichkeiten, kann der Patient weitere Nahrungsmittel in seinen Speiseplan aufnehmen. Er befindet sich damit in Phase 3 (= feste Kost), die auch langfristig durchgeführt werden sollte (➤ Tab. 24.4). Pro Mahlzeit sollte jedoch immer nur ein neues Lebensmittel ausgetestet werden, um so eventuelle Unverträglichkeiten unmittelbar feststellen zu können. Hilfreich ist zudem das Führen eines Ernährungsprotokolls, was das Zuordnen möglicher Beschwerden zu den jeweiligen Lebensmitteln erleichtert. Diese Aufzeichnungen sollten dann bei den Follow-up-Terminen besprochen werden.

Tab. 24.2 Tagesplan für Phase 1 (Beispiel).

Mahlzeit	Zusammensetzung
Frühstück	100–150 g Naturjoghurt, 1,5% + 1–2 Teelöffel Apfelmus
Zwischenmahlzeit	Tee/stilles Wasser (150–300 ml/h)
Mittagessen	1 Tasse (ca. 100–150 ml) pürierte Gemüsesuppe[1]
Zwischenmahlzeit	Tee/stilles Wasser (150–300 ml/h)
Abendessen	100–150 g Trinkjoghurt oder 1 Tasse (100–150 ml) Haferflockensuppe (Schmelzflocken mit Milch) oder 1 Tasse (100–150 ml) pürierte Gemüsesuppe

[1] Gemüse, Kartoffeln in Gemüsebrühe weich kochen und pürieren. Als Proteinquelle können Milch oder auch Proteinpulver zum „Verfeinern" hinzugefügt oder etwas Naturjoghurt als „Nachtisch" gegessen werden. Ab etwa zwei bis drei Wochen postoperativ kann auch Fisch als Proteinquelle mitgekocht werden. Die Suppe sollte aber nach wie vor püriert werden.

Ernährungsempfehlungen

Im September 2008 wurden in den USA von der American Society for Metabolic and Bariatric Surgery (ASMBS) Leitlinien zur Ernährung nach Adipositaschirurgie veröffentlich. In Deutschland fehlen diese Leitlinien noch. Folgende Grundregeln hinsichtlich der Ernährung nach adipositaschirurgischen Verfahren sind jedoch allgemeingültig:

1. Langsam essen, gut kauen, auf Sättigungsgefühl achten.
2. Essen und Trinken trennen.
3. Ausreichend und zwischen den Mahlzeiten trinken.
4. Keine süßen Getränke, kein Alkohol.

Tab. 24.3 Tagesplan für Phase 2.

Mahlzeit	Zusammensetzung
Frühstück	100 g Magerquark mit etwas Milch cremig gerührt und 1–2 TL Apfelmus
Zwischenmahlzeit	Tee/stilles Wasser (150–300 ml/h)
Mittagessen	2–3 EL Rührei, 2 EL weich gekochtes Gemüse (z.B. Spinat) und 1 EL Kartoffelpüree
Zwischenmahlzeit	Tee/stilles Wasser (150–300 ml/h)
Abendessen	100 g Hüttenkäse mit ½ –1 Scheibe Vollkorntoast

EL: Esslöffel, TL: Teelöffel.

Tab. 24.4 Tagesplan für Phase 3.

Mahlzeit	Zusammensetzung
Frühstück	150 g Magerquark, mit Milch verfeinert und 1 TL Haferflocken und 1 EL Himbeeren
Zwischenmahlzeit	Tee/stilles Wasser (150–300 ml/h)
Mittagessen	100 g Fisch (z.B. Thunfisch), 2–3 EL gekochtes Gemüse (z.B. Brokkoli), 1 kleine Kartoffel
Zwischenmahlzeit	Tee/stilles Wasser (150–300 ml/h)
Abendessen	150 g Kräuterquark und ½–1 Scheibe Toastbrot, 1 kleine Tomate

5. Vitamin- und ballaststoffreiche Lebensmittel bevorzugen.
6. Drei bis vier Mahlzeiten pro Tag.
7. Ausreichende Zufuhr von Protein.
8. Regelmäßige Einnahme der Supplemente.
9. Regelmäßige Bewegung.

1. Langsam essen, gut kauen, auf Sättigungsgefühl achten

Der Patient soll sich Zeit zum Essen nehmen, genießen und jeden Bissen 15- bis 20-mal kauen. Letzteres ist besonders wichtig für Patienten mit Magenband. Außerdem kann durch langsameres Essen das Sättigungsgefühl besser wahrgenommen werden. Wenn der Patient sich satt fühlt, soll er das Essen beenden.

2. Essen und Trinken zeitlich trennen

Der Patient sollte Essen und Trinken zeitlich trennen, d. h. 30 Minuten vor der Mahlzeit mit dem Trinken aufhören und frühestens 30 Minuten nach der Mahlzeit wieder damit beginnen, da sonst ein Sättigungsgefühl aufgrund des Getränks entsteht und das Essen nicht mehr aufgenommen werden kann. Zudem kann das gleichzeitige Essen und Trinken zu einem rascheren Übertritt in den Darm und damit eventuell zu einem Dumping-Syndrom führen.

3. Ausreichend und zwischen den Mahlzeiten trinken

Die ausreichende Wasserzufuhr stellt bei vielen Patienten bereits vor der Operation ein Problem dar. Patienten sollen viel trinken, auch wenn sie nicht durstig sind. Empfohlen wird eine Trinkmenge von 150 – 300 ml/h, am besten in Form von stillem Wasser und Tee.

Zudem sollte auf den Mineralstoffgehalt des Mineralwassers geachtet werden. Da die Kalziumaufnahme nach adipositaschirurgischen Verfahren beeinträchtigt ist, ist es empfehlenswert, ein kalziumreiches Mineralwasser (> 150 mg/l) zu trinken. Das Wasser sollte Zimmertemperatur haben.

Diätlimonaden sind mit Süßstoff gesüßt und können, um ein anderes Geschmackserlebnis zu bekommen, mit Wasser verdünnt getrunken werden, wenn zuvor die Kohlensäure herausgerührt wurde. Generell können Süßstoffe zum Süßen von Getränken verwendet werden.

Eine unzureichende Trinkmenge ist besonders nach restriktiven Verfahren häufig anzutreffen, da die Aufnahme von Wasser pro Zeiteinheit ebenfalls eingeschränkt ist. Patienten sollten daher ständig Trinkflaschen mit Wasser bei sich führen, um durch schluckweises Trinken ihren Wasserbedarf zu decken. Bei malabsorptiven Verfahren ist das Risiko einer Exsikkose (➤ Kap. 24.2.3 „Wasser“) durch eine zu geringe Wasserzufuhr weniger ausgeprägt, dafür können durch das Auftreten vermehrter Stuhlgänge bis hin zur Diarrhö Flüssigkeitsverluste auftreten, die es auszugleichen gilt.

Kaffee kann mit Milch wegen der besseren Verträglichkeit in moderaten Mengen (ein bis zwei Tassen pro Tag) getrunken werden. Sollte aufgrund einer Laktoseintoleranz keine normale Milch verwendet werden können, bietet sich als Alternative laktosefreie Milch an.

4. Keine süßen Getränke, kein Alkohol

Zuckerhaltige Getränke wie Fruchtsäfte und Limonaden, die im Durchschnitt 10 g Zucker/100 ml enthalten, sind nicht zu empfehlen. Seit einiger Zeit sind auch „zuckerfreie“ Getränke auf dem Markt, die anstatt mit Zucker (Saccharose) mit Fruchtzucker (Fruktose) gesüßt sind (4 g Fruktose/100 ml). Diese Getränke sind aufgrund des Fruktosegehalts ebenfalls nicht zu empfehlen. Der Verzehr zuckerhaltiger Getränke kann zum einen bei einem RNYGB ein Dumping-Syndrom auslösen, zum anderen kommt es aufgrund des Anstiegs der Blutglukosekonzentration zu einer Insulinausschüttung und damit zu einer Inhibierung des Fettabbaus.

Alkohol sollte ebenfalls gemieden werden. Er ist nicht nur – neben Fett – der größte Kalorienlieferant, sondern wird auch beschleunigt aus dem Dünndarm resorbiert, was die Gefahr einer alkoholinduzierten Leberzirrhose erhöht (Weiner 2006).

CAVE

Alkohol ist einer der am häufigsten unterschätzten und nicht in der Ernährungsanamnese angegebenen Ernährungsfehler. Alkohol hat annähernd den gleichen hohen Energiegehalt wie Fett und ist zudem die häufigste Ursache für Lebererkrankungen.

5. Vitamin- und ballaststoffreiche Lebensmittel bevorzugen

Es sollten bevorzugt hochwertige, vitamin- und mineralstoffreiche Lebensmittel, die zudem einen hohen Ballaststoffgehalt aufweisen, ausgewählt werden, wie z. B. Gemüse, Früchte, Vollkornprodukte, um diese Nährstoffe in möglichst ausreichender Menge aufzunehmen (➤ Kap. 24.2.3 „Ballaststoffe“).

6. Drei bis vier Mahlzeiten pro Tag

Um eine langfristige Gewichtsreduktion zu erzielen, sollten nur drei bis vier Mahlzeiten pro Tag gegessen werden, mit einer Zeitspanne von vier bis sechs Stunden zwischen den Mahlzeiten. Zwischenmahlzeiten werden nicht empfohlen, da diese aufgrund des Blutzuckeranstiegs wiederum eine Insulinausschüttung bewirken und damit eine Hemmung des Fettabbaus hervorrufen würde.

7. Ausreichende Zufuhr von Protein

Die ausreichende Zufuhr von Protein postoperativ ist absolut notwendig. Viele Patienten befinden sich aufgrund einer unzureichenden Proteinaufnahme nach der Operation in einem Proteinkatabolismus, der sich in einem Verlust an Muskelmasse zeigt. Die empfohlene Zufuhr von 60 – 80 g Protein/Tag muss gewährleistet sein, ggf. auch durch die Ergänzung von Proteinprodukten. Die Gestaltung der Proteinaufnahme sollte präoperativ oder unmittelbar postoperativ durch eine qualifizierte Ernährungsfachkraft mit dem Patienten besprochen werden.

Da Protein ein essenzieller Nährstoff ist und unter anderem auch für die Wundheilung nach der Operation benötigt wird, sollte zuerst die Proteinquelle (z. B. Milchprodukte, Fisch, Huhn, Ei), dann Gemüse und Früchte (für die ausreichende Aufnahme von Vitaminen und Mineralstoffen) und abschließend die Vollkornprodukte, also die Kohlenhydrate, gegessen werden. Es muss speziell in den ersten Monaten nach der Operation darauf geachtet werden, dass der Patient ausreichend Protein isst. Zur Überprüfung der Proteinaufnahme bietet sich das Schreiben eines Ernährungsprotokolls an (➤ Kap. 24.2.3, „Protein“).

8. Regelmäßige Einnahme der Supplemente

Restriktive und malabsorptive Verfahren können zu Mangelerscheinungen bestimmter Nährstoffe führen (➤ Abb. 24.1). Die Patienten müssen darauf hingewiesen werden, zur Vermeidung dieser Mangelzustände die empfohlenen Supplemente regelmäßig einzunehmen. Die Einnahme beginnt vier Wochen nach der Operation (➤ Tab. 24.5).

Für die Schlauchmagenbildung existieren noch keine gesicherten Empfehlungen zur Supplementation. Die tägliche Einnahme eines Multivitaminpräparats und eine regelmäßige parenterale Vitamin-B_{12}-Gabe erscheinen jedoch sinnvoll. Eine Reduktion des Intrinsic-Faktors ist bei einer Reduktion der Magenschleimhaut um 80 – 90% wahrscheinlich. Da bereits auch Wernicke-Enzephalopathien nach Schlauchmagen beschrieben wurden, ist die Gabe von B-Vitaminen in einem Multivitaminpräparat unerlässlich.

9. Regelmäßige Bewegung

Regelmäßige Bewegung – und es ist hier bewusst von Bewegung und nicht von Sport die Rede – sollte in den Tagesablauf integriert werden. Patienten sollten sich täglich 30 Minuten so bewegen, dass sie leicht ins Schwitzen kommen, z. B. zügig spazieren gehen, Nordic Walking oder Ergometer fahren. Teilweise bieten auch Selbsthilfegruppen gemeinsame Unternehmungen wie Walking an. Zu Beginn fällt den meisten Patienten die Bewegung noch schwer, doch mit jedem Kilo, das sie weniger wiegen, werden sie beweglicher und bewegen sich dadurch auch lieber.

Tab. 24.5 Empfohlene Supplementation nach Adipositaschirurgie (modifiziert nach Allis et al. 2008 und AACE/TOS/ASMBS Leitlinien).

Nährstoff	Magenband	RNYGB	BPD/BPD-DS
Thiamin und übrige Vitamine[1]	Als Multivitamin 100% des tägl. Bedarfs	Als Multivitamin 200% des tägl. Bedarf	Als Multivitamin 200% des tägl. Bedarfs
Vitamin B_{12}	–	350 – 500 µg/Tag oral oder 1000 µg/Monat i. m.	350 – 500 µg/Tag oral oder 1000 µg/Monat i. m.
Folsäure[2]	400 µg/Tag	400 µg/Tag	400 µg/Tag
Eisen[3]		50 – 100 mg/Tag	50 – 100 mg/Tag
Kalzium[4]	1500 mg/Tag	1500 – 2000 mg/Tag	1800 – 2400 mg/Tag
Vitamin D[4]	400 IE/Tag	400 – 800 IE/Tag	600 – 2000 IE/Tag
Protein	50 – 60 g/Tag	60 g/Tag	Ca. 90 g/Tag
Vitamine A, E und K	Als Multivitamin 100% des tägl. Bedarfs	Als Multivitamin 100% des tägl. Bedarf	Als Multivitamin 200% des tägl. Bedarfs

[1] Das Präparat sollte zudem mindestens 18 mg Eisen, 400 µg Folsäure sowie Selen und Zink enthalten.
[2] Frauen, die schwanger werden wollen oder könnten, sollten zusätzlich 400 µg synthetische Folsäure einnehmen, um einem Neuralrohrdefekt vorzubeugen.
[3] Eine zusätzliche Eisenzufuhr wird für prämenopausale Frauen und Personen mit einem erhöhten Anämierisiko empfohlen. Insgesamt sollte eine tägliche Zufuhr von 50 – 100 mg Eisen erreicht werden. Eisen- und Kalziumpräparate sollten nicht gemeinsam eingenommen werden.
[4] Postmenopausale Frauen haben einen erhöhten Vitamin-D- und Kalziumbedarf, um einem sekundären Hyperparathyreoidismus und einer Osteoporose vorzubeugen.

MERKE

Bewegung und Sport alleine führen ebenso wie Ernährung alleine nicht zu einer Gewichtsreduktion. Erst durch eine Kombination beider Komponenten kann der gewünschte Erfolg erzielt werden.

Fette

Fette liefern mit 9 kcal/g die meiste Energie, sind jedoch gleichzeitig Träger fettlöslicher Vitamine und der essenziellen Fettsäuren Linolsäure und α-Linolensäure. Nach adipositaschirurgischen Verfahren sollte aufgrund der gewünschten Gewichtsreduktion Fett nur in geringen Mengen (Ausnahme: BPD) verwendet werden. Empfehlenswert sind hier Fette, die eine günstiges Verhältnis von Linolsäure zu α-Linolensäure haben, wie z. B. Rapsöl. Auch Olivenöl ist aufgrund seines hohen Gehalts an Ölsäure zu empfehlen. Des Weiteren tragen fettreiche Fischsorten wie Thunfisch und Lachs, die zugleich proteinreich sind, zu einer guten Versorgung mit Omega-3-Fettsäuren bei.

MERKE

Nach BPD ist Fett unerlässlich, um Sättigung und Gewichtsverlust zu erreichen. Eine an Kohlenhydraten reiche Ernährung, um Blähungen und Fettstühle zu vermeiden, führt zur Stagnation der Gewichtskurve oder auch zur Gewichtszunahme.

24.2.3 Mangelerscheinungen

Bei den Mangelerscheinungen werden zunächst die durch eine zu geringe Zufuhr von Protein und Ballaststoffen hervorgerufenen Begleiterscheinungen erläutert. Im Anschluss folgt die Darstellung der Vitamine, wobei Kalzium aufgrund des eng verbundenen Stoffwechsels gemeinsam mit Vitamin D beschrieben wird. Es folgen Wasser und die Mineralstoffe.

Protein

Proteine werden zunächst im Magen durch Pepsin (Sekretion im Magen bei einem pH < 4,0) in Peptone gespalten, dann durch die Pankreasenzyme (Trypsin, Chymotrypsin und Elastase) zu Poly- und Oligopeptiden abgebaut und schließlich durch Peptidasen (z. B. Carboxypeptidasen) in Oligopeptide und freie Aminosäuren umgewandelt.

Die Resorption erfolgt überwiegend im mittleren Ileum, einer Stelle also, die durch die meisten adipositaschirurgischen, genauer durch die malabsorptiven Verfahren, ausgeschaltet wird (Davies et al. 2007).

Ein Proteinmangel ist gekennzeichnet durch Hypalbuminämie (< 3,5 g/dl), Anämie, Ödeme, Asthenie und Alopezie (Davies et al. 2007). Bei den rein restriktiven Verfahren beträgt die Inzidenz eines Proteinmangels 0 – 2%, bei den malabsorptiven Verfahren 13,4 – 18% (Davies et al. 2007).

Ein Proteinmangel tritt nach einem RNYGB bei 0 – 13% der Patienten auf und ist damit seltener als nach einem BPD/BPD-DS. Brolin et al. (2002) beobachteten in einer prospektiven, randomisierten Studie an morbid Adipösen (BMI > 50 kg/m^2) bei 13% der Patienten mit einem distalen Magenbypass zwei Jahre nach dem Eingriff eine Hypalbuminämie. Dieses Verfahren zählt allerdings in Europa nicht zu den Standardverfahren, die allgemein empfohlen und eingesetzt werden (Weiner 2006). Bei dem als Standardverfahren durchgeführten proximalen RNYGB zeigte sich nur bei 0 – 1.4% der Patienten postoperativ eine Hypalbuminämie (Davies et al. 2007).

Im Gegensatz dazu beträgt die Inzidenz eines Proteinmangels bei BPD/BPD-DS 7 – 21% (Allis et al. 2008). Marceau et al. (1995) untersuchten 92 Patienten über einen Zeitraum von 79 Monaten und fanden bei 11% bzw. 2,4% der Patienten eine Hypalbuminämie (< 3,5 g/dl respektive < 3,2 g/dl). Dolan et al. 2004 verglichen BPD und BPD-DS und konnten nach 28 Monaten bei 18% der Patienten einen Proteinmangel feststellen, wobei es keinen Unterschied zwischen BPD und BPD-DS gab (Bloomberg et al. 2005). Im Gegensatz dazu beobachteten Totté et al. (1999) 180 Patienten mit BPD (nach Scopinaro mit 50 cm Common Channel) und stellten nur bei zwei Patienten einen Proteinmangel fest. Die Pathogenese einer Hypalbuminämie ist multifaktoriell und hängt u. a. vom Pouchvolumen, von der Länge der alimentären Schlinge, der individuellen Resorption und auch von den Essgewohnheiten des Patienten ab (Allis et al. 2008).

Empfohlene Zufuhr

Die Empfehlungen zur Proteinzufuhr liegen in einem Bereich von 60 – 80 g/Tag oder 1,0 – 1,5 g Protein/kg Idealgewicht/Tag (berechnet nach der Metropolitan-Life-Versicherung 1983). Im Vergleich dazu betragen die von der DACH 2000 empfohlenen Zufuhrmengen für den gesunden Erwachsenen 0,8 g Protein/kg KG/Tag. Mit dieser Menge kann eine ausreichende Aufnahme der essenziellen Aminosäuren gewährleistet werden. Der Mindestbedarf an Protein beträgt 0,4 – 0,5 g/kg KG/Tag.

Die Menge von 1,5 g Protein/kg Idealgewicht/Tag ist sicherlich mehr, als ein Patient postoperativ ohne Komplikationen benötigt und aufnehmen kann. Zudem kommt durch den Verzehr dieser Proteinmenge die Aufnahme anderer Nahrungsmittel zu kurz. Eine Proteinmenge von 1,1 g/kg Idealgewicht/Tag, die in den meisten Fällen den empfohlenen 60 – 80 g entspricht (➤ Tab. 24.6), wird als durchaus ausreichend angesehen. Bei BPD/BPD-DS wird aufgrund der stärker ausgeprägten Malabsorption eine Menge von etwa 90 g Protein/Tag empfohlen.

Bezüglich des Proteingehalts verschiedener Lebensmittel ➤ Tab. 24.7. In den ersten vier postoperativen Wochen, also in der Flüssigphase, wird der Patient überwiegend Milch, Joghurt und Suppen essen können und somit sicherlich nicht die erforderlichen 60 – 80 g Protein/Tag erreichen. In diesen Fällen kann auch eine Mahlzeit durch ein Proteinkonzentrat (z. B. Formuladiät) ersetzt werden. Der Patient kann dadurch je nach Größe der Portion etwa 10 – 20 g Protein aufnehmen.

Proteinsupplemente sind als eine Mahlzeit – d. h. an Stelle einer Mahlzeit – und nicht zusätzlich einzunehmen.

Tab. 24.6 Berechnung des Proteinbedarfs nach dem Idealgewicht – Beispiel.

	Mann 180 cm	Frau 168 cm
Idealgewicht (in kg) nach Metropolitan-Life-Versicherung 1983*	66,4 – 83,6	54,5 – 72,3
Proteinmenge (in g) bei 1,5 g Protein/kg Idealgewicht/Tag	99,6 – 125,4	81,8 – 108,0
Proteinmenge (in g) bei 1,1 g Protein/kg Idealgewicht/Tag	73,0 – 91,0	60,0 – 80,0

* Die Gewichtsangaben entsprechen nicht dem „Ideal"gewicht, sondern vielmehr dem Gewicht mit der geringsten Mortalität, basierend auf statistischen Berechnungen bei 25- bis 59-Jährigen.

Tab. 24.7 Proteingehalt verschiedener Lebensmittel (Quelle: Kalorien mundgerecht 2006).

Lebensmittel	Proteingehalt (g)
125 ml Milch, 1,5%	4,4
150 g Joghurt, 1,5%	5,0
150 g Trinkjoghurt	5,0
100 g Magerquark	13,0
30 g Emmentaler, 45% Fett i.Tr.	9,0
20 g Parmesan, gerieben	8,0
1 Ei	8,0
125 g Putenbrust	30,0
150 g Forelle	29,0
150 g Lachs	30,0
150 g Thunfisch	32,0
150 g Seelachs	27,0
100 g Tofu	8,0
125 g Rinderfilet[1]	27,0
125 g Schweinefilet[1]	27,0

[1] Rotes Fleisch kann bei Patienten nach Bypass-Operationen zu Unverträglichkeiten führen.

Die besten Proteinlieferanten sind tierische Produkte wie Fleisch, Fisch und Geflügel. Das rote Fleisch (Rind, Schwein, Kalb, Wild, Lamm) liefert zwar ausreichende Mengen an Protein, kann aber aufgrund seiner Faserstruktur durch die verringerte Magensäure nicht mehr gut verdaut werden und dadurch zu Unverträglichkeiten führen. Zudem ist darauf hinzuweisen, dass die angegebenen Fleischmengen (➤ Tab. 24.7) normalen Portionsgrößen entsprechen und in dieser Menge von den Patienten zunächst nicht mehr verzehrt werden können.

Ballaststoffe

Die Ballaststoffzufuhr ist bei vielen Patienten bereits vor der Operation aufgrund falscher Essgewohnheiten unzureichend. Ein restriktives Verfahren schränkt zudem insbesondere die Aufnahme ballaststoffreicher Lebensmittel ein. Eine Obstipation ist die typische Folge. Nach malabsorptiven Verfahren sind Ballaststoffe ebenfalls unerlässlich, um eine ausreichend feste Stuhlkonsistenz zu erreichen.

Bei der Auswahl ballaststoffreicher Lebensmittel muss berücksichtigt werden, dass die Wirkungen der einzelnen Ballaststoffkomponenten unterschiedlich sind. So sollten Ballaststoffe sowohl aus Vollkornprodukten (überwiegend unlösliche Ballaststoffe) als auch aus Gemüse, Kartoffeln, Obst und Hülsenfrüchten (überwiegend lösliche Ballaststoffe) aufgenommen werden, um eine günstige Verteilung der Ballaststoffe zu erreichen (DACH 2000). Allerdings ist im Hinblick auf die Gewichtsreduktion zu berücksichtigen, dass die Aufnahme der Ballaststoffe aus Vollkornprodukten eine etwas höhere Energieaufnahme bewirkt.

Empfohlene Zufuhr

Um die von der DACH 2000 empfohlene Zufuhr von 30 Ballaststoffen/Tag zu erreichen, wären die angegebenen Mengen des jeweiligen Lebensmittels notwendig (➤ Tab. 24.8; SFK 2005), wobei diese Mengen nach restriktiven Verfah-

Tab. 24.8 Energiegehalt ballaststoffreicher Lebensmittel pro Menge, die zu verzehren wäre, um die empfohlene Ballaststoffzufuhr zu gewährleisten.

Lebensmittel	Menge	Energie
Roggenvollkornbrot	369 g	713 kcal
Haferflocken	300 g	1044 kcal
Kartoffeln	1449 g	1041 kcal
Karotten	882 g	247 kcal
Brokkoli	1000 g	280 kcal
Himbeeren	641 g	217 kcal

ren nicht (Magenband) oder kaum erreichbar (Magenbypass) sind.

Fettlösliche Vitamine

Malabsorptive Verfahren erhöhen das Risiko für einen Mangel an fettlöslichen Vitaminen, die normalerweise im Ileum resorbiert werden. Nach adipositaschirurgischen Verfahren, insbesondere nach BPD/BPD-DS, findet die Fettresorption nur noch im Common Channel statt. Dort können aufgrund der späten Vermischung der Pankreasenzyme und der Gallensäuren nur etwa 32% des alimentären Fetts resorbiert werden. Die Folge ist eine Malabsorption von Fett und fettlöslichen Vitaminen (Bloomberg et al. 2005, Alvarez-Leite 2004).

> Die Supplementation aller fettlöslichen Vitamine ist nur nach BPD und BPD-DS essenziell.

Vitamin A

Vitamin A ist ein Sammelbegriff für eine Gruppe fettlöslicher Verbindungen mit struktureller und funktioneller Verwandtschaft zu Retinol (Vitamin-A-Alkohol). Als Vitamin A im engeren Sinn werden nur die Substanzen bezeichnet, die alle Wirkungen des Retinols aufweisen bzw. in Retinol umgewandelt werden können.

Vitamin A wird im Körper für folgende Funktionen benötigt: Wachstum, Differenzierung von Epithel- und Knochengewebe, antikanzerogene Eigenschaften, Reproduktion, Sehvorgang sowie Immunsystem.

Die Resorption erfolgt im oberen Dünndarm unter Anwesenheit von Gallensäuren und Fetten. Ein Vitamin-A-Mangel ist – weltweit gesehen – der häufigste Vitaminmangelzustand, in den Industriestaaten ist er hingegen selten anzutreffen. Ein Mangel zeigt sich vor allem mit ophthalmologischen Symptomen (Verlangsamung der Dunkeladaptation bis hin zur Nachtblindheit) und wird unter anderem verursacht durch eine ausgeprägte Protein-Energie-Mangelnutrition sowie -Malabsorption (Gastrektomie, Pankreasinsuffizienz, gastrointestinale Erkrankungen und Steatorrhö; Pietrzik et al. 2008, DACH 2000, Suter 2005).

Postoperative Mangelerscheinungen von Vitamin A wurden in einigen Studien beschrieben. Slater et al. (2004) stellten bei 69% der Patienten vier Jahre nach BPD/BPD-DS verminderte Vitamin-A-Konzentrationen fest. Auch Dolan et al. (2004) fanden bei 61% der Patienten mit BPD/BPD-DS nach 28 Monaten niedrige Vitamin-A-Spiegel trotz ausreichender Supplementation. Brolin et al. (2002) beobachteten bei 10% der Patienten vier Jahre nach RNYGB verringerte Vitamin-A-Konzentrationen. Trotz dieser Ergebnisse sind klinische Manifestationen eines Vitamin-A-Mangels wie Nachtblindheit sehr selten (Davies et al. 2007).

> Nachtblindheit ist ein typisches Symptom eines Vitamin-A-Mangels und tritt in weniger als 8% nach BPD und BPD-DS auf. Einzelfälle wurden auch nach Magenbypass beobachtet.

Empfohlene Zufuhr

Vitamin A ist ausschließlich in tierischen Lebensmitteln (wie Leber, Butter, Eigelb, Milch, Käse, Heilbutt, Makrele) enthalten. Karotinoide (Provitamin A, insbesondere Betakarotin) kommen als Farbstoffe in Früchten und Gemüsen vor. Die von der DACH 2000 empfohlene Zufuhrmenge beträgt 1,0 mg Retinoläquivalent (RÄ)/Tag für Männer und 0,8 mg RÄ/Tag für Frauen (1 mg RÄ = 1 mg Retinol = 6 mg Betakarotin = 12 mg sonstige Provitamin-A-Karotinoide). Um diese Zufuhr zu erreichen, müsste die jeweilige Menge des entsprechenden Lebensmittels verzehrt werden (➤ Tab. 24.9; SFK 2005).

Nach restriktiven und kombinierten Verfahren ist die Supplementation von Vitamin A in Form eines Multivitaminpräparates, das 100% des täglichen Bedarfs enthält, ausreichend (➤ Tab. 24.5). Nach malabsorptiven Verfahren sollten 200% des Bedarfs verabreicht werden.

Vitamin D und Kalzium

Da die Stoffwechselwege und somit auch die Mangelerscheinungen von Vitamin D und Kalzium eng miteinander verbunden sind, sollen beide Nährstoffe gemeinsam beschrieben werden. Vitamin D ist ein Oberbegriff für Seco-Steroide mit biologisch aktiver Wirkung. Von medizinischer Bedeutung sind das in Pflanzen vorkommende Vitamin D_2 (Ergocalciferol) und das in tierischen Lebensmitteln enthaltene Vitamin D_3 (Cholecalciferol) sowie die Provitamine 7-Dehydrocholesterol, Ergosterol und die aktiven Metaboliten Calcidiol und Calcitriol. Der wichtigste Vitamin-D-Metabolit ist 1,25-Dihydroxycholecalciferol (1,25-$[OH]_2D_3$; Pietrzik et al. 2008).

Vitamin D hat im Körper folgende Funktionen: Förde-

Tab. 24.9 Energiegehalt verschiedener Lebensmittel pro Menge, die zu verzehren wäre, um die empfohlene Vitamin-A-Zufuhr zu gewährleisten.

Lebensmittel	Menge	Energie
Kalbsleber	3,6 g	4,6 kcal
Hühnerei	362 g	565 kcal
Aprikosen	357 g	154 kcal
Feldsalat	154 g	22 kcal
Karotten	67 g	17 kcal
Mango	497 g	283 kcal

rung der Kalzium- und Phosphatresorption im Darm, Rückresorption von Kalzium und Phosphat in der Niere, Regulation des Knochenstoffwechsels. Vitamin D beeinflusst sowohl die Mineralisation (Anregung der Osteoblastenbildung) als auch die Demineralisation (verstärkte Bildung von Osteoklasten aus Makrophagen) des Knochens und führt somit zu einer optimalen Knochenbildung und Knochendichte (Pietrzik et al. 2008).

Vitamin D wird bevorzugt im Jejunum und Ileum aufgenommen wird (Allis et al. 2008, Bloomberg et al. 2005, Davies et al. 2007). Die Resorption wird durch Gallensäuren, Milch und Fett gefördert. Zudem kann der Mensch Vitamin D_3 in der Haut aus 7-Dehydrocholesterol, das in Leber und Darmschleimhaut synthetisiert wird, infolge UV-Exposition selbst bilden.

Kalzium ist der am häufigsten im Körper vorkommenden Mineralstoff. Der Körperbestand beträgt 2–3% des Körpergewichts, davon sind 99% in Form von Hydroxylapatit im Knochen gespeichert. Kalzium hat im Körper vielfältige Funktionen: Kofaktor für intra- und extrazelluläre Enzyme, Beteiligung an der intrazellulären Signaltransduktion, Aufrechterhaltung der Skelettintegrität (Knochenstoffwechsel), der Herz-, Nieren-, Lungen-, Nerven- und Muskelfunktion sowie der Tertiärstruktur der Zellen, Beteiligung an der Blutgerinnung, der Hormonsekretion und der Zellteilung.

Die Resorption von Kalzium findet überwiegend im Duodenum und proximalen Jejunum statt und wird mittels Calbindin, einem kalziumbindenden Protein, dessen Synthese Vitamin-D-abhängig ist, bewerkstelligt. Die Kalziumresorption kann durch einen Vitamin-D-Mangel, aber auch durch Steatorrhö vermindert werden. Die hemmende Wirkung von pflanzlichen Nahrungsbestandteilen wie Oxalaten (Rhabarber, Spinat), Phytaten (Vollkorn) und Ligninen (Zerealien, Gemüse und Obst) ist bei den üblichen Ernährungsgewohnheiten von untergeordneter Bedeutung. Gefördert wird die Resorption unter anderem durch Vitamin D und Laktose (DACH 2008, Suter 2005).

Ein Kalzium- und Vitamin-D-Mangel kann durch die Duodenalexklusion (Magenbypass, BPD, BPD-DS) auftreten. Zudem bewirkt die Malabsorption von Vitamin D eine geringere Kalziumresorption. Des Weiteren trägt eine geringe alimentäre Aufnahme von kalzium- und Vitamin-D-reichen Lebensmitteln, die nach adipositaschirurgischen Verfahren nicht mehr in den entsprechenden Mengen gegessen werden können oder aufgrund einer Laktoseintoleranz nicht mehr vertragen werden, zu einem Mangel bei.

Hormonelle Kalziumregulation

Ein Kalziummangel zeigt sich nicht in niedrigen Serumkalziumkonzentrationen.

Der Kalzium- und Phosphatstoffwechsel wird überwiegend durch drei Hormone reguliert: Parathormon aus der Nebenschilddrüse, Calcitonin aus der Schilddrüse und Calcitriol, das in der Niere synthetisiert wird. Bei einer verminderten Kalziumkonzentration im Blut wird Parathormon ausgeschüttet, das sowohl eine Aktivierung der Osteoklasten als auch eine vermehrte Freisetzung von Kalzium aus dem Knochen bewirkt und zum anderen die renale Kalziumrückresorption in der Niere (Henle-Schleife) steigert. Neben Kalzium wird aber auch Phosphat aus dem Knochen mobilisiert, das – ebenfalls unter Einwirkung von Parathormon – gleichzeitig verstärkt über die Niere ausgeschieden wird. Des Weiteren wird durch Parathormon vermehrt Calcitriol in der Niere gebildet, was sowohl eine gesteigerte duodenale Kalziumresorption als auch eine erhöhte renale Kalziumrückresorption zur Folge hat (Liebchen 2004).

Das Ziel ist somit immer eine Aufrechterhaltung der Kalziumkonzentration im Serum. Tritt nun aufgrund einer verminderten Kalziumaufnahme bzw. -resorption ein Kalziummangel auf, entwickelt sich aufgrund einer erhöhten Produktion von Parathormon ein sekundärer Hyperparathyreoidismus (sHPT), was eine Demineralisation des Knochens zur Folge hat und somit langfristig das Risiko für Osteoporose erhöht (Allis et al. 2008, Bloomberg et al. 2005, Davies et al. 2007).

Osteoporose

Die Osteoporose (altgriechisch: ὀστέον „Knochen“ und πῶρος „hart“) ist nicht nur eine häufige Alterserkrankung des Knochens, die ihn für Frakturen anfälliger macht, sondern auch eine unausweichliche Langzeitfolge aller Bypass-Verfahren ohne ausreichende Supplementation. Es kommt zur Verringerung der Knochenmasse und zum übermäßig raschen Abbau der Knochensubstanz und -struktur. Die daraus resultierende erhöhte Frakturanfälligkeit kann das ganze Skelett betreffen. Die primäre Osteoporose ist bei Nicht-Operierten in 95% anzutreffen. 80% aller Osteoporosen betreffen postmenopausale Frauen. 30% aller Frauen entwickeln nach der Menopause eine klinisch relevante Osteoporose. Sekundäre Osteoporosen sind in der Normalpopulation seltener (5%), wobei als Ursachen die Behandlung mit Glukokortikosteroiden und eine Immobilisation im Vordergrund stehen.

Man unterscheidet zwischen primärer und sekundärer Osteoporose. Zur wesentlich häufigeren primären Osteoporose, die bei bis zu 95% bei Normalgewichtigen auftritt, zählen die postmenopausale (oder postklimakterische) Osteoporose, die auch als Typ-I-Osteoporose bezeichnet wird, und die senile Altersosteoporose (Involutionsosteoporose oder Typ-II-Osteoporose).

Die sekundäre Osteoporose tritt unter anderem als Folge von Adipositas, Adipositaschirurgie ohne Supplementation, Stoffwechselerkrankungen oder hormonellen Störungen auf. 5% der Betroffenen sind normalgewichtig, mehr als 90% der Betroffenen haben die sekundäre Osteoporose nach einem Bypass-Verfahren entwickelt.

Weitere Ursachen einer Osteoporose sind: perniziöse Anämie, Vitamin-B_{12}-Mangel, Folsäuremangel sowie Untergewicht. Zudem scheint fleischreiche, gemüse-/obstarme Ernährung ungünstig zu sein. Es wird ein Zusammenhang des Knochenstoffwechsels mit dem Säure-Basen-Haushalt vermutet (Liebchen 2004). Der Konsum von Cola-Getränken könnte aufgrund des Phosphat- oder Koffeingehalts die Knochengesundheit negativ beeinflussen. Studien konnten keinen Zusammenhang feststellen. Eventuell verdrängen diese Getränke Milch aus der Ernährung und beeinträchtigen so die Kalziumzufuhr (IOF 2006).

Bei Adipösen ist jedoch bereits vor operativen Maßnahmen bei 90% der Betroffenen ein Vitamin-D-Mangel nachweisbar, wogegen in der normalgewichtigen Bevölkerung Häufigkeiten bis 11% beobachtet werden (Goldner et al. 2008). Buffington et al. (1993) beobachteten morbid adipöse Frauen und fanden bei 62% verminderte Vitamin-D-Konzentrationen. Ybarra et al. (2005) berichteten über geringe Vitamin-D-Spiegel und einen leichten sekundären Hyperparathyreoidismus bei 80% morbid Adipösen. Auch Chapin et al. (1996) fanden bei 51% der Patienten vor einem RNYGB einen Vitamin-D-Mangel bzw. bei 40% erhöhte PTH-Konzentrationen.

Nach Bypass-Verfahren steht der sekundäre Hyperparathyreoidismus mit einem Anstieg des Parathormons eindeutig im Vordergrund und bewirkt bereits alleine eine Entmineralisierung des Knochens und schränkt zudem die Kalziumresorption ein. Die Kombination mit den postmenopausalen Faktoren führt besonders häufig zu klinisch manifesten Formen der Osteoporose.

Häufige Folgen der Osteoporose sind Knochenbrüche.

Nach der Häufigkeit in der Population der primären Osteoporose sortiert sind dies:

- Wirbelkörpereinbrüche (Sinterungen),
- hüftgelenksnahe Oberschenkelknochenbrüche (u. a. Schenkelhalsfraktur),
- handgelenksnahe Speichenbrüche (distale Radiusfraktur),
- Oberarmkopfbruch (subkapitale Humerusfraktur),
- Beckenbruch.

Außerdem besteht eine vermehrte Anfälligkeit für sonstige Frakturen. Generell nimmt die Knochenmasse in den ersten 30 Lebensjahren zu (in der Jugend wird Knochen aufgebaut), erreicht dann einen Höhepunkt und fällt in den späteren Lebensjahren langsam wieder ab. Die Osteoporose bei Normalgewichtigen entsteht meist aus einer unzureichenden Knochenbildung in jungen Jahren und/oder einem beschleunigten Abbau in späterer Zeit.

Pathogenese der Osteoporose

Nach der Menopause der Frau kommt es aufgrund des Östrogendefizits zu einer gesteigerten Osteoklasie (Knochenabbau). Der dadurch verstärkte Anstieg der Kalziumkonzentration führt zu einer verminderten Sekretion von Parathormon und damit zu einer verringerten Synthese von 1,25-Dihydroxycalciferol. Des Weiteren führt ein Östrogenmangel zu einer verminderten Aktivität der 1-α-Hydroxylase in der Niere und somit zu einer geringeren Synthese von Calcitriol. Dies wiederum bewirkt eine verminderte Kalziumresorption aus dem Dünndarm sowie eine geringe Kalziumrückresorption in der Niere. Das Resultat ist eine negative Knochenbilanz. Mit den Östrogenen entfällt zudem im Stoffwechsel der Knochenzellen ein Element, das den Knochenabbau dämpft. Es kommt zu einer verstärkten Aktivität der Osteoklasten.

Durch die geringere Kalziumkonzentration im Serum findet eine Aktivierung der Nebenschilddrüsen und damit eine Sekretion von Parathormon statt. Es entwickelt sich zunehmend ein sekundärer Hyperparathyreoidismus (sHPT). Dieser aktiviert den Knochenumbau und damit die Osteolyse. Der Unterschied zur Osteoporose Typ I ist evident. Bei dieser ist die Osteolyse zytokinbedingt und parathormonunabhängig, bei der Typ-II-Osteoporose ist es eine Osteolyse durch einen sekundären Hyperparathyreoidismus.

Die Knochenbilanz wird durch zwei Komponenten negativ: einerseits nimmt die Osteoblastenaktivität altersbedingt ab, andererseits ist die Osteolyse durch erhöhtes Parathormon vermehrt. Der Knochenmassenverlust hat sowohl die Komponente des spongiösen Verlustes als auch die des allmählichen Kompaktverlustes, die typische Schenkelhalsfraktur ist führend.

Diagnostik der Osteoporose

➤ Kap. 24.4

Als Suchparameter ist das freie Parathormon (PTH) rasch zugänglich und gibt eine Aussage über die Bilanz des Kalziumstoffwechsels. Zur Diagnose einer Osteoporose wird die Knochendichtemessung herangezogen, bei der der T-Wert ermittelt wird. Dies ist ein statistischer Wert, der einen Vergleich des gemessenen Knochendichtewertes mit der Population junger erwachsener Frauen und eine Aussage zum Bruchrisiko ermöglicht. Zur Messung der Knochendichte (BMD – engl. für bone mineral density) stehen verschiedene Techniken zur Verfügung: Am meisten verbreitet ist die Dual-Röntgen-Absorptiometrie (DXA oder DEXA – engl. dual-energy-x-ray-absorptiometry). Auf ihr basiert auch die Definition der WHO und mit ihrer Hilfe wird der T-Wert ermittelt. Eine weitere Methode stellt die quantitative Computertomographie (QCT bzw. pQCT) dar. Die Messung der Knochendichte mittels Ultraschall, des sog. quantitativen Ultraschalls (QUS), ist höchst umstritten und nur in ganz wenigen Fällen überhaupt aussagekräftig. Die Aussagekraft für DXA und QCT ist hingegen gut belegt. Die Messung der Knochendichte zur Früherkennung ist keine Leistung der gesetzlichen Kassen, der Versicherte muss sie selbst bezahlen, wenn kein Knochenbruch ohne Unfall (Ermüdungsbruch) bei Verdacht auf Osteoporose vor der Messung vorliegt.

Krankheitsverlauf und Prognose

Die Osteoporose ist eine zunächst unbemerkt verlaufende Erkrankung, die aber im Fall von Knochenbrüchen, insbesondere bei übergewichtigen Menschen, eine hohe Krankheitsbelastung (Schmerzen, Bettlägerigkeit, manchmal dauerhafte Immobilisierung) bedeutet.

Man geht davon aus, dass in Deutschland etwa 30% aller Frauen unabhängig von vorausgegangenen adipositaschirurgischen Eingriffen nach dem Klimakterium an einer primären Osteoporose erkranken. Für Operierte ohne ausreichende Supplementation dürfte die Häufigkeit weitaus höher liegen. Typische Merkmale der Osteoporose sind eine Abnahme der Knochenmasse und Verschlechterung der Knochenarchitektur sowie – als deren Folge – eine Abnahme der Knochenstabilität. Dies führt zu einer erhöhten Gefahr von Knochenbrüchen. Die Heilung von Knochenbrüchen bei Osteoporose ist nicht gestört, der Zeitrahmen ist der gleiche wie bei nicht erkrankten Personen. Die Folgen der Brüche können jedoch vor allem bei schwergewichtigen Personen und Älteren nachhaltig sein, da eine operative Versorgung bei hohem Gewicht mit eingeschränkter Mobilisationsmöglichkeit und durch Folgeerkrankungen wie Lungenentzündung oder Lungenembolie zu schweren Komplikationen führen kann.

Therapie

Die Therapie der Osteoporose besteht aus kalziumreicher Ernährung, viel Bewegung und gegebenenfalls Medikamenten. Dazu kommt auch die Lichtexposition der Haut, um die körpereigene Vitamin-D-Bildung auszunutzen. Die Defizite sind bei Adipösen (➤ Abb. 24.2) eindeutig von der Jahreszeit (Sonnenscheinzeit) abhängig (Ernst et al. 2009).

MERKE

Regelmäßige und zeitlich begrenzte Lichtexposition der Körperhaut ist eine wichtige Osteoporoseprophylaxe.

Ernährung: Eine ausreichende Versorgung mit Kalzium gilt als wesentlicher Baustein der Osteoporosevorsorge und -therapie. Empfohlen wird eine Kalziumaufnahme von etwa 1 g/Tag (Basistherapie des Dachverbandes Osteologie [DVO]). Diese Menge wird erreicht, wenn täglich z. B. 150 ml fettarme Milch, 150 g Joghurt, zwei Scheiben Käse, 200 g Brokkoli und ½ l kalziumreiches Mineralwasser (Kalziumgehalt > 150 mg/l) verzehrt werden. Sinnvollerweise sollte die Aufnahme dieser Lebensmittel über den ganzen Tag verteilt werden.

Als Bestandteil der Basistherapie empfehlen die internationalen Leitlinien ferner die Einnahme von Vitamin D (Ergo- und Cholecalciferol, nicht aber Metaboliten wie 1-α- oder 1,25-Dihydroxy-Vitamin D). Starker Alkohol- und Tabakkonsum soll vermieden werden.

Vitamin D: Vitamin D_3 spielt nicht nur bei der Osteoporosevorbeugung, sondern auch bei der Behandlung der Osteoporose eine große Rolle. Speziell im Winter – durch die fehlende Sonne – findet unter physiologischen Bedingungen im Körper nur eine eingeschränkte Vitamin-D-Produktion statt.

Adipöse zeigen bereits präoperativ häufig einen sekundären Hyperparathyreoidismus (sHPT). Nach Eingriffen mit Dünndarmumschaltung steigt die Häufigkeit des sHPT sprunghaft an. Während beim BPD-DS mit einem Common Channel von 100 cm etwa zwei Drittel aller Patienten betroffen sind, sind es bei einem Common Channel von 75 cm fast 90%. Das Alter der Patienten spielt ebenfalls eine Rolle. Ältere Menschen können immer weniger Vitamin D selbst bilden. Nur wenige Nahrungsmittel liefern das Vitamin in nennenswertem Umfang, z. B. fetter Fisch wie Hering, Makrele und Thunfisch sowie Eigelb und mit Vitamin D angereicherte Margarine. Eine Kalziumsubstitution sollte in Kombination mit Vitamin-D-Präparaten erfolgen.

Körperliche Aktivität und auch ausreichendes Sonnenlicht kann die Vitamin-D-Produktion der Haut steigern und den Supplementationsbedarf senken. Eine regelhafte Supplementation scheint jedoch unumgänglich, da 50 bis 80% der Magenbypass-Patienten einen Vitamin-D-Mangel entwickeln. Die Häufigkeitsangaben hängen von der Defi-

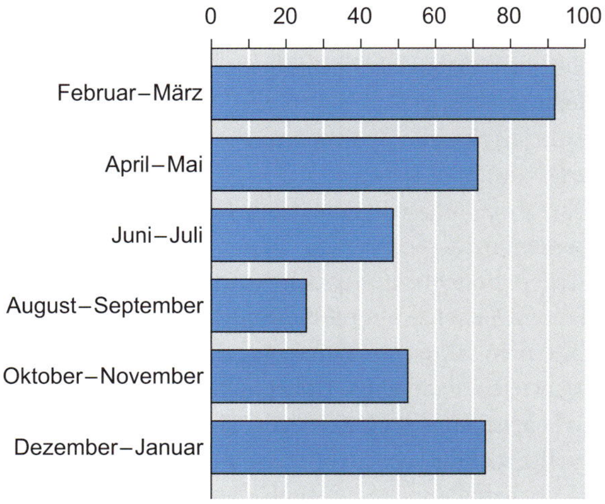

Abb. 24.2 Vitamin-D-Defizite bei Adipösen im Jahresverlauf.

nition des Vitamin-D-Mangels ab. Neuere Studien (Ernst et al. 2009) konnten die deutlichen saisonalen Schwankungen des Vitamins D_3 bei Adipösen nachweisen. In den Sommermonaten sind Mangelerscheinungen wesentlich seltener nachweisbar als in den Wintermonaten.

Man hat festgestellt, dass Südländer genug Vitamin D_3 über das Sonnenlicht produzieren; kritischer wird es bei den Nordländern (vor allem Skandinaviern), die darauf angewiesen sind, genügend Vitamin D_3 über die Nahrung zu erhalten, oder viel zu reisen.

Da die körpereigene Produktion von Vitamin D_3 durch Sonnenlicht angeregt wird, müsste man Sonnenbaden empfehlen. Allerdings nimmt die Haut zu viel Sonne übel und die Angewohnheit, sich mit Sonnenschutzcremes gegen UV-Strahlen zu schützen, ist zwar richtig, wirkt in Sachen Vitamin D_3 jedoch kontraproduktiv. Es reicht hingegen wenig Sonne/Tageslicht aus, um der Sache Genüge zu tun.

In einer prospektiven randomisierten Pilotstudie konnten Goldner et al. (2009) zeigen, dass eine Supplementation mit 5000 IU/Tag sicher und bei vielen Patienten notwendig ist.

Cholecalciferol (Vitamin D_3) und seine Metaboliten wurden weltweit von Forschern wegen ihrer krebsverhindernden Eigenschaften untersucht. Die Mechanismen von Cholecalciferol unterscheiden sich von denen anderer Substanzen mit ähnlichem Effekt. Vitamin D_3 bewirkt, dass bestimmte Arten von Krebszellen sich in normale Zellen verwandeln. Vitamin D_3 veranlasst Zellen dazu, im ganzen Körper zu differenzieren, aber die Einnahme sollte wegen seiner potenziellen Toxizität begrenzt bleiben. Die DACH empfiehlt Säuglingen 10 µg (400 IE) und Erwachsenen 5 µg (200 IE) täglich. Zur Rachitisprophylaxe verabreicht man 500 – 1000 IE. Das Berkeley-Institut in Kalifornien empfiehlt gefährdeten Personen 400 IE täglich; zu den gefährdeten Personen zählt man ältere Leute, Personen, die wenig an die Sonne kommen, und Vegetarier. Patienten nach adipositaschirurgischen Eingriffen können zweifelsfrei in die Risikogruppe eingestuft werden.

Hinweis: Ab 1300 IE täglich sollte regelmäßig das Serumkalzium untersucht werden.

Bewegung und Lebensweise: Zur Vorbeugung der Osteoporose dient auch körperliche Bewegung. In Abhängigkeit vom aktuellen Körpergewicht soll eine entsprechende körperliche Aktivität aufgenommen werden. Inaktivität verstärkt die Osteoporoseentwicklung. Die Patienten sollten möglichst ausreichend in die Sonne gehen und die Haut im vertretbaren Maß der UV-Strahlung aussetzen. Sonst muss Vitamin D über die Nahrung aufgenommen werden.

Pharmakotherapie: Bei eingetretener Osteoporose kann möglicherweise die alleinige Supplementation die Situation der gefährdeten Knochenstabilität nicht lösen. Es stellt sich daher die Überlegung, eine medikamentöse Osteopororosetherapie einzuleiten, wie sie auch sonst bei Osteoporoseformen anderer Genese eingesetzt wird.

Nach den Leitlinien des DVO wird folgende Pharmakotherapie empfohlen:

- **Bisphosphonate:** Seit 1995 werden als Medikamente Bisphosphonate (Alendronat, Ibandronat und Risedronat) eingesetzt, die die Aktivität der Osteoklasten (Knochen abbauende Zellen) drosseln (Handelsnamen Fosamax®, Fosavance®, Bonviva® und Actonel®).
  Seit Oktober 2007 ist in Europa auch das Bisphosphonat Zoledronsäure (Handelsname Aclasta®) zur Behandlung der Osteoporose von postmenopausalen Frauen zugelassen. Im September 2008 erhielt Aclasta® die europäische Zulassung auch für Männer. Es wird als einmal jährliche Infusion angewandt. Die reine Infusionszeit beträgt ca. 15 Minuten. Bei der Erstellung der aktuellen Leitlinien zur Osteoporose lag diese Zulassung noch nicht vor.
- **SERMs:** Die sog. selektiven Estrogenrezeptor-Modulatoren (SERMs) sind Substanzen, die in bestimmten Organen östrogenagonistisch und in anderen östrogenantagonistisch wirken. SERMs werden zur postmenopausalen Hormonsubstitution eingesetzt, da sie auf Knochen und Lipide einen Östrogeneffekt haben, zugleich aber kaum eine Wirkung auf das Brust- und Gebärmuttergewebe ausüben. Längst verwendet werden Clomifen zur Auslösung der Ovulation (z. B. bei ungewollter Kinderlosigkeit) und Tamoxifen zur Sekundärprophylaxe bei Brustkrebs (Mammakarzinom).
  - *Tamoxifen* schützt zwar vor postmenopausalem Knochenverlust so gut wie die Hormonsubstitution, senkt auch die Blutlipide und das koronare Risiko, erhöht aber das Risiko für ein Endometriumkarzinom und kann daher nicht in der Osteoporosevorbeugung eingesetzt werden.
  - *Raloxifen* (Handelsname Evista®) stimuliert weder das Endometrium noch die Brustdrüse und vermindert wahrscheinlich das Risiko für Mammakarzinome. Sein relativ schwacher, aber signifikanter Effekt auf die Knochendichte (+ 2 – 3%/2 Jahre) genügt für die Prophylaxe und vermindert bei Osteoporotikerinnen die Inzidenz von Wirbelkörperfrakturen um etwa die Hälfte, vergleichbar mit anderen Therapien. Wie bei der Hormonsubstitution sind Thromboembolien 2- bis 3-mal und Beinkrämpfe 2-mal häufiger. Raloxifen bietet sich somit zur Prophylaxe und Behandlung der postmenopausalen Osteoporose bei Frauen ohne klimakterische Symptome und ohne erhöhtes Phlebitisrisiko (auch in Kombination mit Kalzium, Vitamin D, Bisphosphonaten, Calcitonin) und in der Zukunft vielleicht auch bei der Osteoporose des Mannes an.
- **Parathormon** (Parathormon, Handelsname Preotact®

und Teriparatid = Parathormonanalogon, für Spezialindikationen, Handelsname Forsteo®). Teriparatid ist in Deutschland seit Ende 2003 zugelassen. Es entfaltet seine osteoanabole Wirkung, indem es die Bildung und Aktivität der Osteoblasten anregt.

- **Strontiumranelat** (Zulassung von Protelos® seit 2004; die Knochendichtemessungen zeigen durch die Einlagerung von Strontium höhere Werte, was aber für die Verlaufsbeurteilung in der Praxis nicht relevant ist). Aktuell liegen für Strontiumranelat die längsten kontrollierten klinischen Untersuchungen vor.
- Auch in Verwendung, jedoch nicht vom DVO empfohlen sind
  - Calcitonin, kaum noch verwendet, der Nutzen ist schlecht belegt. Außerdem kommt es bei der Therapie meistens zu schweren Allergiesymptomen.
  - STH (Wachstumshormon), kein Nutzen belegt; evtl. problematische Nebenwirkungen.
  - Fluoride (veraltet; entwickelt harte, aber spröde Knochen, die Stabilität wird nicht besser).
  - Östrogene werden seit der Kritik an der Hormonersatztherapie nur eingeschränkt für diese Indikation verwendet.
- Eine völlig neue Behandlungsmöglichkeit der Osteoporose stellt **Denosumab** dar. Dabei handelt es sich um einen monoklonalen Antikörper, der sich noch in der klinischen Erforschung (Phase III) befindet. Ein Zulassungsantrag für Osteoporose wurde in den USA bei der Food and Drug Administration (FDA) Ende 2008 eingereicht.
- **Vitamin-D-Metaboliten** wie 1-α- oder 1,25-Dihydroxy-Vitamin-D (Nutzen bei postmenopausaler Osteoporose nicht eindeutig belegt, teuer, problematische Nebenwirkungen; 1,25-Vitamin-D [Calcitriol] ist wirksam und indiziert bei bestimmten Knochenerkrankungen im Rahmen fortgeschrittener Nierenerkrankungen).

Wirtschaftliche Aspekte

Die Osteoporose mit ihren Komplikationen erzeugt hohe Kosten und kann die positiven Effekte der Adipositaschirurgie zunichte machen. Andererseits lässt sich erst seit etwa 1985 die Knochendichte zuverlässig messen. Erst seitdem ist es überhaupt möglich, das Krankheitsbild schon vor dem Auftreten von Knochenbrüchen adäquat zu erfassen. Die adäquate Supplementation mit bis zu 5000 IU/Tag ist insgesamt kostengünstiger als die Folgen der Osteoporose.

Informationsmangel

Einer der wichtigsten Gründe für die Entwicklung und das Auftreten der unbehandelten Osteoporose ist der Informationsmangel bzw. die Sorglosigkeit, nicht nur der Patienten, sondern auch der Ärzte.

Adipositaschirurgische Verfahren

Nach RNYGB und BPD/BPD-DS sind häufiger Mangelerscheinungen in Bezug auf Vitamin D und Kalzium anzutreffen. Coates et al. (2004) beobachteten den Knochenstoffwechsel bei Patienten mit RNYGB sechs bis neun Monate nach dem Eingriff und stellten einen signifikant erhöhten Knochenumsatz fest, trotz der Supplementation von Kalzium und Vitamin D und normalen Vitamin-D- und PTH-Spiegeln. Nach neun Monaten war die Knochendichte der Hüfte bei 4,9% der Patienten, die der Trochanteren bei 5,7% und die des gesamten Körpers bei 2,1% vermindert. Brolin et al. (2002) stellten zwei Jahre nach RNYGB bei 51% der Patienten einen Vitamin-D-Mangel fest.

Aufgrund der Malabsorption der fettlöslichen Vitamine treten Mangelerscheinungen bei BPD/BPD-DS häufiger auf als bei RNYGB. Slater et al. (2004) untersuchten Patienten mit BPD und stellten vier Jahre nach der Operation bei 63% einen Vitamin-D-Mangel, bei 48% eine Hypokalzämie und bei 69% erhöhte PTH-Konzentrationen, trotz Supplementation, fest. Zur Überprüfung, ob die Länge des Common Channel (CC) einen Einfluss auf die Mangelerscheinungen hat, beobachteten Hamoui et al. (2003) 165 Patienten mit BPD und einer Common-Channel-Länge von 75 vs. 100 cm. In beiden Gruppen konnte bei 25% eine Hypokalzämie festgestellt werden, allerdings traten in der Gruppe mit einem Common Channel von 75 cm häufiger verminderte Vitamin-D-Spiegel und mehr Fälle mit sHPT auf. Somit erhöht ein kürzerer Common Channel bei BPD zusätzlich das Risiko für Mangelerscheinungen.

Diese Vitamin-D-Mangelerscheinungen sind beim Magenband seltener anzutreffen, da hier die Resorption nicht beeinträchtigt wurde.

MERKE

Postmenopausale Frauen haben ein erhöhtes Risiko für Mangelerscheinungen, weshalb sie besonders auf die kontinuierliche Einnahme der Supplemente und die Wahrnehmung der Kontrolluntersuchungen hingewiesen werden müssen.

Supplemente

Nach Bypass-Verfahren steht die Supplementation in der Kombination von Kalzium mit Vitamin D_3 an erster Stelle. Kalzium sollte in Form von Kalziumzitrat eingenommen werden, da es besser resorbiert werden kann als Kalziumkarbonat. Vitamin D sollte in Form von Vitamin D_3 enthalten sein.

Folgende Mengen werden empfohlen:

- Magenband: Aufgrund der verminderten alimentären Aufnahme wird die tägliche orale Einnahme von 1500 mg Kalzium mit 400 IE (40 IE = 1 µg) Vitamin D empfohlen.

- Schlauchmagen: Hier existieren bislang keine Daten, inwieweit der Kalziummetabolismus beeinträchtigt wird.
- RNYGB: Aufnahme von 1500 – 2000 mg Kalzium/Tag mit mindestens 400 – 800 IE Vitamin D, bei Bedarf bis 5000 IE/Tag.
- BPD/BPD-DS: Aufnahme von 1800 – 2400 mg Kalzium/Tag mit 600 – 2000 IE Vitamin D, bei Bedarf bis 5000 IE/Tag.

Die Einnahme der Supplemente sollte über den Tag verteilt stattfinden, da eine optimale Bioverfügbarkeit von Kalzium bei der Einnahme zwischen den Mahlzeiten (nüchtern oder länger als eine Stunde nach dem Essen) und einer Dosierung von ≤ 500 mg zu erreichen ist. Es bietet sich auch an, einen Teil vor dem Schlafengehen einzunehmen, da hierdurch die nächtlichen Knochenabbauprozesse reduziert werden können (Suter 2005, DACH 2000).

Kalzium und Vitamin D sollten nicht gemeinsam mit eisenhaltigen Lebensmitteln und Supplementen eingenommen werden, da Eisen die Resorption beeinträchtigen bzw. zu gastrointestinalen Unverträglichkeiten führen kann (Allis et al. 2008).

Zusätzlich kann der Patient durch körperliche Bewegung an der frischen Luft mit UV-Exposition, einer erhöhten Aufnahme kalzium- und Vitamin-D-reicher Lebensmittel, der Einstellung des Rauchens, weniger Alkohol und Koffein sowie weniger phosphat- (z. B. Cola-Getränke) und oxalsäurereichen (z. B. Rhabarber, Spinat, Kakao) Lebensmittel seine Knochen stärken und somit schützen.

Empfohlene Zufuhr

Für gesunde Erwachsene wird von der DACH 2000 eine tägliche Zufuhr von 5 µg Vitamin D/Tag (1 µg = 40 IE) empfohlen. Kalzium sollte in einer Menge von 1000 mg/Tag aufgenommen werden. Kalziumreich sind Milch und Milchprodukte, einige Gemüsearten wie Brokkoli, Grünkohl, Lauch und Fenchel und manche Mineralwässer (> 150 mg Kalzium/l). Vitamin D ist nur in wenigen Lebensmitteln, wie z. B. Hering, Makrele, Leber und Eigelb, in nennenswerten Mengen enthalten.

Überdosierung von Vitamin D

Die Hypervitaminose D folgt einer Überdosierung Vitamin-D-wirksamer Substanzen wie Calcitriol oder einer starken Überdosierung von Cholecalciferol. Eine Hypervitaminose mit Vitamin D kann also nur durch unsachgemäßen Umgang mit Vitaminsupplementen, nicht jedoch durch eine exzessive UV-Exposition auftreten.

Die Schwelle der Intoxikationen liegt bei gesunden Erwachsenen zwischen 40 000 und 100 000 IE pro Tag bei einer Einnahmedauer von ein bis zwei Monaten. Anzeichen einer Überdosierung sind anfangs Übelkeit, Erbrechen, Durchfälle, später Obstipation, Anorexie, Mattigkeit, Kopf-, Muskel- und Gelenkschmerzen, Muskelschwäche, Polydipsie und Polyurie. Befunde einer langfristigen Überdosierung sind neben der Hyperkalzämie eine Hyperkalzurie, die mit einer Verkalkung parenchymatöser Organe (Nephrolithiasis, Nephrokalzinose) einhergehen kann. Tödliche Verläufe wurden in Einzelfällen beschrieben.

Die toxischen Effekte von Vitamin D werden vor allem durch seine aktivierte Form, das Calcitriol, hervorgerufen, wenn dessen Regelung bei Überdosierung nicht mehr gewährleistet ist.

Vitamin E

Vitamin E ist die offizielle Bezeichnung für alle Tocopherole und Tocotrienole mit der biologischen Aktivität von RRR-α-Tocopherol, der wichtigsten natürlichen Form. Vitamin E schützt als Antioxidans mehrfach ungesättigte Fettsäuren der Zellmembranen vor Lipidperoxidation. Des Weiteren wirkt Vitamin E immunmodulatorisch, antiinflammatorisch, antithrombotisch, antiatherogen (schützt LDL-Cholesterin vor Oxidation) sowie neuroprotektiv. Vitamin E wird zudem ein protektiver Einfluss vor Tumorzellen und somit vor der Entstehung von Krebserkrankungen zugeschrieben (Pietrzik et al. 2008). Die Resorption von Vitamin E findet hauptsächlich im proximalen Dünndarm und, wie bei allen anderen fettlöslichen Vitaminen, nur unter Anwesenheit von Nahrungsfett, Gallensäuren und Pankreasesterasen statt.

Ein Mangel an Vitamin E tritt beim Menschen selten auf. Verursacht wird er durch Malabsorption (z. B. Gastrektomie, Zöliakie, Steatorrhö) oder einen erhöhten Verbrauch des Vitamins durch erhöhte oxidative Belastungen (ionisierende Strahlung, Smog, Rauchen, Alkoholabusus, erhöhte Zufuhr an mehrfach ungesättigten Fettsäuren). Eine Mangelsituation aufgrund einer verminderten alimentären Aufnahme ist jedoch selten, da die gemischte Nahrung ausreichende Mengen an Vitamin E enthält. Mögliche Symptome eines Vitamin-E-Mangels sind Störungen im Bereich der Reproduktion, der Muskulatur, des Nervensystems, des Gehirns, des kardiovaskulären Systems sowie der Erythrozyten.

Vitamin-E-Mangelerscheinungen nach malabsorptiven Verfahren sind somit denkbar, treten aber – wenn Vitamin E ausreichend supplementiert wird – kaum auf. Slater et al. (2004) fanden nur bei 4% der Patienten, die postoperativ Vitamin E ergänzten, vier Jahre nach BPD niedrige Vitamin-E-Konzentrationen (Davies et al. 2007).

Empfohlene Zufuhr

Vitamin E ist besonders in pflanzlichen Ölen enthalten, wo es die Fettsäuren vor Oxidation schützt. Weitere Vitamin-E-reiche Lebensmittel sind Weizenkeime, Mandeln, Nüsse,

Gemüse, Getreide und Getreideprodukte. In tierischen Lebensmitteln ist deutlich weniger Vitamin E enthalten als in pflanzlichen. Von der DACH 2000 wird eine Zufuhr von 12 – 15 mg Tocopherol-Äquivalent (TÄ)/Tag für Männer und von 11 – 12 mg TÄ/Tag für Frauen empfohlen (1 mg RRR-α-Tocopherol-Äquivalent = 1 mg RRR-α-Tocopherol = 1,49 IE). Um diese Menge an Vitamin E unter ungestörten Resorptionsbedingungen aufzunehmen, wären die genannten Mengen (➤ Tab. 24.10), berechnet auf 12 mg TÄ des entsprechenden Lebensmittels notwendig (SFK 2005).

Nach restriktiven und kombinierten Verfahren ist die Supplementation von Vitamin E in Form eines Multivitaminpräparats, das 100% des täglichen Bedarfs enthält, ausreichend (➤ Tab. 24.5). Malabsorptive Verfahren erfordern eine Supplementation von 200% des Bedarfs.

Vitamin K

Vitamin K ist keine einheitliche Substanz, sondern kommt in drei strukturellen Varianten vor: Vitamin K_1 (Phyllochinon), Vitamin K_2 (Menachinon) und Vitamin K_3 (Menadion). In der Ernährung des Menschen ist hauptsächlich das in Pflanzen vorkommende Phyllochinon von Bedeutung. Die von Bakterien gebildeten Menachinone, die von Mensch und Tier genutzt werden können, tragen nur in geringem Umfang zur Vitamin-K-Versorgung bei. Vitamin K wird zur Synthese der Gerinnungsfaktoren (II, VII, IX, X) sowie der Gerinnungsinhibitoren (Protein C und Protein S) benötigt. Des Weiteren reguliert Vitamin K im Knochengewebe den Knochenumbau durch die Vitamin-K-abhängigen Knochenmatrixkomponenten (Osteocalcin-Synthese – Regulation mit Vitamin D).

Phyllochinon wird vorzugsweise im Jejunum mittels aktiven Transports und in Anwesenheit von Gallensäuren und Pankreaslipase resorbiert. Das im terminalen Ileum und Kolon durch die Darmbakterien (Escherichia coli und Lactobacillus acidophilus) gebildete Menachinon benötigt ebenfalls Gallensäuren und Pankreaslipase zur Resorption.

Ursache eines Vitamin-K-Mangels ist neben einer ungenügenden alimentären Zufuhr auch eine mangelnde Resorption (Malabsorptionssyndrom, gastrointestinale Erkrankungen wie Zöliakie und Morbus Crohn, Steatorrhö u. a.). Vitamin-K-Antagonisten (Antikoagulanzien vom Cumarintyp) können zu Verwertungsstörungen führen. Eine Schädigung der physiologischen Darmflora durch Medikamente, wie z. B. Sulfonamide und Antibiotika, kann ebenso zu einem Mangel beitragen.

Tab. 24.10 Energiegehalt verschiedener Lebensmittel pro Menge, die zu verzehren wäre, um 12 mg TÄ Vitamin E aufzunehmen.

Lebensmittel	Menge	Energie
Weizenkeime	48 g	150 kcal
Weizenkeimöl	7 g	63 kcal
Olivenöl	100 g	900 kcal
Rapsöl	52 g	468 kcal
Mandeln	46 g	269 kcal
Haselnüsse	46 g	300 kcal

Folgen eines Vitamin-K-Mangels sind Blutungen in die verschiedensten Gewebe und Organe. Beim Erwachsenen sind dies Nasenbluten, Blutungen im Urogenitaltrakt, Magen-Darm-Blutungen mit Hämatemesis, Blutungen in Muskel- und Unterhautzellgewebe, retroperitoneale Blutungen sowie verstärkte Blutungen nach Traumen und postoperativ.

Hinsichtlich der Adipositaschirurgie gibt es nur wenige Untersuchungen eines postoperativen Vitamin-K-Mangels. Slater et al. (2004) beobachteten 170 Patienten mit BPD und BPD-DS und fanden eine Inzidenz von 68% nach vier Jahren. Es traten jedoch keine klinischen Anzeichen eines Vitamin-K-Defizits wie erhöhte Blutungstendenzen auf. Bislang wurde kein Fall klinisch manifester Vitamin-K-Mangelerscheinungen nach adipositaschirurgischen Verfahren beschrieben (Davies et al. 2007).

Empfohlene Zufuhr

Reich an Vitamin K sind grüne, blattförmige Pflanzen, Fleisch und Fisch enthalten ebenfalls Vitamin K, Früchte und Getreide sind hingegen relativ arm an Vitamin K.

Der genaue Vitamin-K-Bedarf des Menschen ist jedoch nicht genau bekannt. Infolge der mikrobiellen Synthese von Vitamin K im Darm ist das Ausmaß des Vitamin-K-Bedarfs mit der Nahrung unklar. Die DACH 2000 empfiehlt eine Aufnahme von 60 – 80 µg/Tag.

Wasserlösliche Vitamine

Thiamin (Vitamin B_1)

Thiamin spielt als Coenzym eine wichtige Rolle im Energiestoffwechsel, insbesondere im Kohlenhydratmetabolismus, und hat darüber hinaus noch spezifische Funktionen im Nervensystem. Hauptresorptionsort ist das Jejunum, gefolgt von Duodenum und Ileum. Thiamin kann vom Organismus nur in einer Menge von 25 – 30 mg gespeichert werden. Aufgrund dieser geringen Speicherkapazität und der biologischen Halbwertszeit von neun bis 18 Tagen ist der Körper auf die kontinuierliche Zufuhr von Thiamin angewiesen (Pietrzik et al. 2008). Ein Thiaminmangel kann sich durch die Kombination von verminderter Nahrungszufuhr, rezidivierendem Erbrechen und Malabsorption entwickeln (Bloomberg et al. 2005).

Die klassische Thiaminmangelerscheinung ist die Beriberi, die in einer „feuchten" (wet) und „trockenen" (dry) Form auftreten kann. Die feuchte Beriberi ist gekennzeichnet durch kompensatorische Herzdilatation, Tachykardie, Lungenödem und periphere Ödeme, Aszites, Atemnot und Herzinsuffizienz. Bei der trockenen Beriberi handelt es sich um eine neurologische Form, die sich als Wernicke-Enzephalopathie (Bewusstseinstrübung, Ataxie, Ophthalmoplegie) und Korsakow-Psychose (u. a. antero- und retrograde Amnesie, Desorientiertheit) zeigt. Da diese beiden Störungen häufig gemeinsam auftreten, werden sie als Wernicke-Korsakow-Syndrom bezeichnet (Pietrzik et al. 2008, Gollobin und Marcus 2002). Nach adipositaschirurgischen Eingriffen können sich Thiaminmangelerscheinungen entwickeln. Das Risiko für Beriberi scheint für Adipöse, die bereits vor der Operation einen Thiaminmangel hatten, erhöht zu sein. Carrodeguas et al. (2005) untersuchten 303 morbid Adipöse präoperativ und fanden bei 15,5% niedrige Thiaminspiegel. Von diesen Patienten entwickelte jedoch keiner postoperative neurologische Symptome. Es wurden allerdings einige Fälle von Beriberi und Wernicke-Korsakow-Syndrom nach adipositaschirurgischen Eingriffen beschrieben. Chang et al. (2004) führten bei Adipositaschirurgen in den USA eine umfangreiche, fragebogengestützte Untersuchung durch. Sie fanden bei insgesamt 168 010 adipositaschirurgischen Eingriffen 29 Fälle (0,017%) eines postoperativen Thiaminmangels, der sich überwiegend als Wernicke-Enzephalopathie zeigte (Chang et al. 2004). In einer retrospektiven Studie zeigten Chaves et al. (2002), dass sich unter 50 Patienten mit einem RNYGB nur bei einem Patienten innerhalb von zwei bis drei Monaten nach der Operation ein Wernicke-Korsakow-Syndrom entwickelte. Auch Makarewicz et al. (2007) beschrieben das Auftreten einer Wernicke-Enzephalopathie bei einem Patienten mit Schlauchmagen.

Ein Thiaminmangel tritt häufiger nach RNYGB, BPD und BPD-DS auf, kann aber auch nach einem Magenband beobachtet werden (Davies et al. 2007). Die Mehrzahl dieser Studien zeigt, dass sich ein Thiaminmangel schneller und ausgeprägter durch rezidivierendes Erbrechen entwickelt. Die Patienten müssen darauf hingewiesen werden, bei wiederholtem Übergeben sofort wieder in der Klinik vorstellig zu werden, um zum einen die Ursache für das Erbrechen herauszufinden und zum anderen den erfolgten Wasser-, Elektrolyt- und Vitaminverlust wieder auszugleichen (Weiner 2006). Beriberi kann sich zudem postoperativ durch die Verabreichung von Glukoseinfusionen ohne zusätzliche Gabe von Thiamin entwickeln (Allis et al. 2008).

Des Weiteren kann ein Thiaminmangel durch bakterielle Überwucherung ausgelöst werden. Lakhani et al. (2008) konnten in einer Studie bei 49% der Patienten einen Thiaminmangel nach RNYGB feststellen, dessen Auftreten hochsignifikant mit einem pathologischen Atemtest auf bakterielle Fehlbesiedlung korrelierte. Selbst bei Patienten, die Thiamin supplementierten, konnten zu geringe Thiaminkonzentrationen beobachtet werden. Erst die Behandlung des bakteriellen Overgrowth-Syndroms mit Antibiotika führte zu einer Normalisierung der Thiaminspiegel.

Supplemente

Da Resorptionsorte ausgeschaltet wurden, sollten Patienten nach adipositaschirurgischen Eingriffen Thiamin supplementieren. Dazu ist es meist ausreichend, eine Multivitamintablette pro Tag einzunehmen, die 100% des täglichen Bedarfs an Thiamin (1,0 mg) enthält (Allis et al. 2008). Bei kombinierten/malabsorptiven Verfahren sollten 200% des täglichen Bedarfs aufgenommen werden.

Frühe Anzeichen einer Neuropathie können mit oralen Dosen von 20 – 30 mg Thiamin pro Tag bis zum Abklingen der Symptome behandelt werden. Für ausgeprägtere Symptome einer Neuropathie und damit einhergehendes rezidivierendes Erbrechen werden 50 – 100 mg Thiamin pro Tag intravenös oder intramuskulär bis zur Besserung oder zum Abschwächen der Anzeichen verabreicht. Patienten mit Wernicke-Korsakow-Syndrom benötigen mehr als 100 mg Thiamin pro Tag, intravenös gegeben, über einen Zeitraum von mehreren Tagen oder auch länger (Allis et al. 2008).

MERKE

Bei Verdacht auf ein Wernicke-Syndrom kann Thiamin parenteral ex juvantibus verabreicht werden. Die Bewusstseinsstörungen bilden sich rasch zurück, wenn es sich um ein Wernicke-Syndrom gehandelt hat.

Empfohlene Zufuhr

Gute Thiaminlieferanten sind Brot und Backwaren, bevorzugt aus Vollkorn, Haferflocken, Fleisch (insbesondere Schweinefleisch), Kartoffeln und Hülsenfrüchte.

Um die empfohlene Thiaminzufuhr von 1,0 mg/Tag (DACH 2000) bei einer Normalperson zu erreichen, wären die genannten Mengen des betreffenden Lebensmittels (➤ Tab. 24.11) notwendig (SFK 2005).

Tab. 24.11 Energiegehalt verschiedener Lebensmittel pro Menge, die zu verzehren wäre, um die empfohlene Thiaminzufuhr von 1,0 mg/Tag zu gewährleisten.

Lebensmittel	Menge	Energie
Weizenvollkornbrot	400 g	796 kcal
Haferflocken	169 g	588 kcal
Schweinefleisch, mager	111 g	116 kcal
Kartoffeln	909 g	636 kcal
Erbsen, grün, gekocht	434 g	286 kcal
Pistazien	144 g	836 kcal

Riboflavin (Vitamin B_2)

Riboflavin, das früher auch als Ovoflavin, Lactoflavin und Uroflavin bezeichnet wurde, ist Baustein der Coenzyme Flavinmononucleotid (FMN) und Flavinadenindinucleotid (FAD). Als Coenzym spielt es eine wichtige Rolle im Aminosäure-, Fett-, Kohlenhydrat-, Purin- und Pyrimidinstoffwechsel. Das in der Nahrung überwiegend als proteingebundenes FMN und FAD vorkommende Riboflavin wird im sauren Milieu des Magens in FMN, FAD und freies Riboflavin gespalten. Letzteres wird im proximalen Dünndarm resorbiert, FAD und FMN werden gespalten und passieren dann ebenfalls als freies Riboflavin die Darmwand (Pietrzik et al. 2008).

Ein reiner Riboflavinmangel ist relativ selten und nur bei einer absolut riboflavinarmen Ernährung zu beobachten. Symptome eines Mangels sind ähnlich der Pellagra (➤ Kap. 24.2.3, „Niacin") und umfassen hyperelastische Veränderungen der Haut, Mundwinkelrhagaden und Zungenveränderungen mit Papillenatrophie und in schweren Fällen eine normochrome normozytäre Anämie. Mangelsymptome können aufgrund von Malabsorptionsstörungen (chronisch-entzündliche Darmerkrankungen, Steatorrhö) auftreten.

Bei normaler Ernährung treten ohne Bypass-Operation keine Mangelerscheinungen auf. Allerdings kann es bei Adipösen aufgrund einseitiger Ernährung, postoperativ nach Adipositaschirurgie, aber auch bei Schwangeren zu Mangelerscheinungen kommen, die sich in Exanthemen, Hautrissen und Lichtüberempfindlichkeit äußern.

Empfohlene Zufuhr

Riboflavin ist in Milch und Milchprodukten, Muskelfleisch, Fisch, Eiern, Vollkornprodukten, aber auch in Gemüsen wie Brokkoli, Spargel oder Spinat enthalten. Von der DACH 2000 wird eine tägliche Aufnahme von 1,2 – 1,5 mg/Tag für Männer und 1,2 mg/Tag für Frauen empfohlen. Da diese Mengen üblicherweise mit der normalen Nahrung aufgenommen werden können, ist die zusätzliche Supplementation von Riboflavin nach Magenband mit 100% sowie nach Bypass/BPD-BPD-DS mit 200% in Form eines Multivitaminpräparats völlig ausreichend (➤ Tab 24.5).

Überdosierungen beim Menschen sind nicht bekannt, da Riboflavin eine geringe Toxizität hat. Aus Riboflavin wird außerdem auch Riboflavin-5-phosphat hergestellt, ein Lebensmittelfarbstoff mit der E-Nummer E 101a.

Niacin

Niacin ist ein Sammelbegriff für Nicotinsäure, Nicotinsäureamid und deren aktive Coenzyme Nicotinadenindinucleotid (NAD) und Nicotinadenindinucleotidphosphat (NADP). Niacin wurde früher auch als „PP"-Faktor, also „Pellagra-Preventing-Factor", bezeichnet. Niacin ist als Bestandteil von NAD und NADP in allen Zellen vorhanden und an Glykolyse, Redoxreaktionen, Zitronensäurezyklus sowie Fettsäuresynthese und -oxidation beteiligt. Zusätzliche Bedeutung hat Niacin für DNA-Reparaturfunktionen. Nicotinamid liegt in der Nahrung als NAD und NADP vor. Die Resorption erfolgt nach Aufspaltung der Coenzyme im Magen und Dünndarm.

Ein Niacinmangel kann durch eine unzureichende alimentäre Zufuhr (chronischer Alkoholismus, einseitige Ernährung mit Mais), Malabsorption, angeborene Störungen (Hartnup-Syndrom) und bestimmte Medikamente (z. B. Salicylate), die zu einer verstärkten Niacinausscheidung führen, verursacht werden. Mit einem Niacinmangel ist in Mitteleuropa jedoch nur noch unter extremen Abweichungen von den üblichen Ernährungsgewohnheiten zu rechnen. Ein Mangel tritt in Ländern mit einem hohen Mais- und Sorghumkonsum auf, da das darin enthaltene Niacin gebunden und somit nicht für den Organismus verwertbar ist. Eine gleichzeitige geringe Tryptophanzufuhr verstärkt den Mangel.

Zunächst verläuft ein Niacinmangel uncharakteristisch mit Symptomen wie Appetitmangel, Gewichtsverlust, Abnahme der körperlichen und geistigen Leistungsfähigkeit, Unlust und Verstimmung. Im weiteren Verlauf treten typische Hautveränderungen an sonnenlichtexponierten Stellen wie Gesicht, Nacken, Hals, Handrücken und Unterarmen auf, alles Symptome der klassischen Niacinmangelerkrankung, der Pellagra. Weitere Symptome sind Glossitis, Stomatitis, Cheilosis-Rhagaden im Mundwinkelbereich und Lichtempfindlichkeit. Bei Fortschreiten kommen depressive Psychosen mit Stupor, Demenz, Halluzinationen, schwere Verwirrtheitszustände und neurologische Anzeichen hinzu. Bei manifester Pellagra wird auch häufig eine makrozytäre, hyperchrome Anämie beobachtet.

Die Krankheit wurde vor der Ära der Vitamin-Pharmazie mit Bierhefe geheilt, da diese einen hohen Gehalt an Niacin aufweist.

Verminderte Niacinaufnahmen nach adipositaschirurgischen Verfahren sind prinzipiell denkbar, wurden bislang jedoch nicht beschrieben.

Empfohlene Zufuhr

Die Deckung des Niacinbedarfs erfolgt nicht nur durch die Niacinaufnahme, sondern auch aus der körpereigenen Synthese von Niacin aus Tryptophan. Die besten Lieferanten von Nicotinsäure sind Fleisch und Fleischprodukte, da sie sowohl Niacin als auch Tryptophan enthalten. Weitere gute Quellen sind Eier, Gemüse, Vollkornprodukte, Bierhefe, Kaffee und Fisch. Niacin kann aus tierischen Produkten grundsätzlich besser verwertet werden.

Der tägliche Nicotinsäurebedarf des Körpers hängt vom Energiebedarf ab. Im Durchschnitt benötigt der erwachsene Körper etwa 6,6 mg Niacin/1000 kcal bzw. mindestens 13 mg Niacin bei einer Energiezufuhr von mehr als 2000 kcal. Somit beträgt die empfohlene Zufuhrmenge etwa 13 – 17 Niacin-Äquivalente/Tag für Männer und 13 mg Niacin-Äquivalente/Tag für Frauen (1 mg Niacin-Äquivalent = 60 mg Tryptophan). Diese Menge wird durch die üblichen Essgewohnheiten gut erreicht (DACH 2000, Suter 2005).

Folgen einer Überdosierung

Die Einnahme hoher Dosen von Nicotinsäure (mehr als 30 mg als Einzeldosis) kann innerhalb der ersten Stunden zu Hautrötung (Flushing) im Gesicht und an Armen, Hitzegefühl, Pruritus und Urtikaria führen. Bei Dosen über 50 mg muss der Patient besonderes überwacht werden, da diese zu Hyperurikämie, Glukoseintoleranz, Hepatopathie, Hypotonie und Magenulkus führen können.

Mit Lebensmitteln ist es jedoch nicht möglich, diese Mengen aufzunehmen. Bei Supplementen sollten Erwachsene die Niacinmenge von 35 mg/Tag nicht überschreiten.

Vitamin B_6 (Pyridoxin)

Vitamin B_6 ist ein Sammelbegriff für Pyridoxin (Alkohol), Pyridoxamin (Amin) und Pyridoxal (Aldehyd) sowie deren phosphorylierte Formen. Die wichtigste Form ist Pyridoxalphosphat (PLP). Vitamin B_6 ist Kofaktor von über 100 Enzymen und unter anderem an folgenden Stoffwechselvorgängen beteiligt: Aminosäurestoffwechsel, Glukoneogenese, Niacin-Biosynthese aus Tryptophan, Fettstoffwechsel, Neurotransmittersynthese sowie Hämsynthese.

Die Resorption von Vitamin B_6 erfolgt im proximalen Jejunum durch passive Diffusion.

Im Gegensatz zu Vitamin B_1 und Folat ist ein reiner Vitamin-B_6-Mangel beim Menschen selten. Meist besteht eine gleichzeitige Unterversorgung mit anderen Vitaminen des B-Komplexes. Ein Vitamin-B_6-Mangel zeigt sich in pellagraähnlichen Symptomen wie einer seborrhoischen Dermatitis im Nasen- und Augenbereich, Entzündungen im Mund (Glossitis) und an den Lippen (Cheilosis). Weitere Symptome können Schlaflosigkeit, nervöse Störungen, erhöhte Reizbarkeit, Sensibilitätsstörungen, Depressionen und Verwirrtheitszustände sein. Zudem kann aufgrund der gestörten Hämsynthese eine hypochrome mikrozytäre eisenrefraktäre Anämie auftreten. Ursache für einen Vitamin-B_6-Mangel kann neben einer verminderten Zufuhr (chronischer Alkoholabusus, Fasten, extreme Diäten) und einem Malabsorptionssyndrom auch die Einnahme bestimmter Medikamente (z. B. Antikonvulsiva, östrogenhaltige orale Kontrazeptiva) sein, die den Bedarf an Vitamin B_6 erhöhen.

In welchem Ausmaß die Resorption nach Bypass-Verfahren eingeschränkt wird, ist unbekannt. Erbrechen und Restriktion führen konsequent zu einem Mangel, da für längere Zeiträume keine Reserven angelegt werden können.

Empfohlene Zufuhr

Vitamin B_6 kommt in geringen Dosen in fast allen Lebensmitteln tierischer und pflanzlicher Herkunft vor. Gute Quellen sind Fleisch, Leber, Fisch, einige Gemüsearten (Kohl, grüne Bohnen, Feldsalat), Kartoffeln, Hülsenfrüchte (Soja, Linsen), Vollkornprodukte, Avocado und Bananen.

Da Vitamin B_6 im Aminosäurestoffwechsel seine Wirkungen entfaltet, ist der Bedarf vom zugeführten Protein abhängig. Die DACH (2000) empfiehlt eine Dosis von 0,02 mg/g Protein. Das würde einen täglichen Bedarf von 1,4 – 1,5 mg für Männer und 1,2 mg für Frauen bedeuten. Bei übermäßiger Proteinzufuhr nimmt man an, dass der Bedarf durch die angegebene Menge nicht gedeckt werden kann. Je mehr Protein der Körper aufnimmt, desto mehr Vitamin B_6 benötigt er. Die empfohlene Zufuhrmenge kann vom gesunden Erwachsenen jedoch mit der üblichen Ernährung gut aufgenommen werden.

Da es aufgrund der Resorptionsstörungen nach adipositaschirurgischen Verfahren zu einer verminderten Aufnahme kommen kann, ist die zusätzliche Supplementation von Vitamin B_6 nach Magenband mit 100% sowie nach Bypass/BPD/BPD-DS mit 200% in Form eines Multivitaminpräparats völlig ausreichend (➤ Tab. 24.5).

Bei langfristiger Einnahme von Vitamin B_6 in hohen Dosen zwischen 0,5 – 6,0 g/Tag sind toxische Reaktionen in Form von Neurotoxizität und Photosensitivität möglich. Die Neurotoxizität hat eine periphere, sensorische Neuropathie mit ataktischen Gangstörungen, Reflexausfällen und Störungen des Tast-, Vibrations- und Temperaturempfindens zur Folge. Auch das Auftreten einer Dermatitis, wie der *Acne medicamentosa*, ist beschrieben.

Vitamin B_{12} (Cobalamin)

Vitamin B_{12}, das früher auch als Antiperniziosafaktor oder Extrinsic-Faktor bezeichnet wurde, ist ein Sammelbegriff für eine Reihe unterschiedlicher Cobalamine, deren Gemeinsamkeit das zentrale Kobaltatom ist. Therapeutisch sind nur Cyanocobalamin und Hydroxycobalamin von Bedeutung. Beides sind Vorstufen, die erst im Organismus zu den aktiven Coenzymen Methylcobalamin und 5'-Adenosylcobalamin umgewandelt werden.

Mit der Nahrung aufgenommenes Vitamin B_{12} wird im Magen mittels Magensäure und Pepsin freigesetzt und an den von den Belegzellen gebildeten Intrinsic-Faktor (IF) gebunden. Dieser Cobalamin-Intrinsic-Faktor-Komplex gelangt anschließend ins terminale Ileum und wird dort an spezifische Rezeptoren der Enterozyten gebunden, wo nach Abspaltung von Cobalamin vom Intrinsic-Faktor die Resorption in die Mukosazelle erfolgt (Pietrzik et al. 2008).

Der Körper verfügt über eine Speicherkapazität (Leber) von etwa 2000 µg, bei einem täglichen Bedarf von 3 µg (DACH 2000). Aufgrund dieser hohen Körperbestände und des im Vergleich dazu geringen Bedarfs treten Vitamin-B_{12}-Mangelerscheinungen selbst bei einem völligen Sistieren der Zufuhr erst nach Jahren auf. Zudem beträgt die biologische Halbwertszeit von Vitamin B_{12} 450 – 750 Tage.

Vitamin-B_{12}-Mangel

Ein Mangel an Vitamin B_{12} führt dazu, dass die aktiven Coenzyme Methyl- und Adenosylcobalamin nicht in ausreichender Menge im Stoffwechsel zur Verfügung stehen. Folgen sind Störungen der eng miteinander verknüpften Stoffwechselwege von Folsäure, Methionin und eine unzureichende DNA-Synthese. Als Hauptsymptom sind spezifische morphologische Veränderungen festzustellen.

Megaloblastäre Anämie: Aufgrund einer unvollständigen DNA-Replikation kommt es zu Störungen der Erythropoese im Knochenmark. Die Folgen davon sind eine verringerte Anzahl an Erythrozyten sowie die Bildung von megaloblastären (übergroßen) Erythrozyten, die zudem mehr Hämoglobin enthalten. Das Auftreten der Megaloblasten kann prinzipiell durch einen Cobalamin- oder einen Folatmangel hervorgerufen werden. So beruht eine unvollständige Erythropoese zu 95% auf einem Cobalamin- und/oder Folatmangel und zu 5% auf anderen Ursachen.

Hämatologisch ist die durch einen Folatmangel bedingte Megaloblastenanämie nicht von der durch einen Vitamin-B_{12}-Mangel ausgelösten perniziösen Anämie zu unterscheiden. Aufgrund dessen muss wegen der Gefahr einer funikulären Spinalerkrankung vor alleiniger Anwendung von Folsäure ein Vitamin B_{12}-Mangel ausgeschlossen werden.

CAVE

Die Behandlung der perniziösen (wörtl. „gefährlich") megaloblastären Anämie bei Vitamin-B_{12}-Mangel mit Folsäure stellt einen Kunstfehler dar.

Ein Vitamin-B_{12}-Mangel wird jedoch selten durch eine nicht bedarfsgerechte Ernährung induziert. Hauptursachen für die perniziöse Anämie, also die klassische Vitamin-B_{12}-Mangelkrankheit, sind vielmehr eine Atrophie der Belegzellen der Magenmukosa, die Bildung von Autoantikörpern gegen die Belegzellen und den IF sowie ein Mangel an IF aufgrund einer Gastrektomie.

Symptome einer perniziösen Anämie sind Blässe der Haut und Schleimhäute, Hunter-Glossitis mit Zungenbrennen bis hin zur Atrophie der Zungenschleimhaut, Schwäche, Antriebsarmut, Ermüdbarkeit und Schwindel (Pietrzik et al. 2008).

Funikuläre Spinalerkrankung: Die häufigste neurologische Folgeerkrankung eines Vitamin B_{12}-Mangels ist die funikuläre Spinalerkrankung (Myelose), die neben der perniziösen Anämie die wichtigste Vitamin-B_{12}-Mangelkrankheit ist. Neurologische und psychiatrische Störungen können bereits viele Monate vor den hämatologischen Auffälligkeiten auftreten. Zudem können bei einer funikulären Myelose die Blutbildveränderungen auch fehlen und umgekehrt kann eine perniziöse Anämie ohne neurologische/psychiatrische Anzeichen vorliegen.

Die Symptome einer funikulären Myelose sind Parästhesien mit Ameisenlaufen, Prickeln, Störungen des Vibrationsempfinden, Gangunsicherheit und spastische Lähmungen. Die psychiatrischen Symptome zeigen sich in akuter Verwirrtheit mit Apathie, Stupor, Halluzination, Störung von Gedächtnis und Urteilsfähigkeit, Paranoia sowie depressiver dysmanischer Psychose (Pietrzik et al. 2008).

Ein Vitamin-B_{12}-Mangel kann häufig nach Adipositaschirurgie beobachtet werden, hängt jedoch von der Art des Eingriffs ab. So ist das Risiko für verminderte Vitamin-B_{12}-Konzentrationen nach einem Magenband sehr gering. Mangelerscheinungen treten nach BPD seltener auf als nach RNYGB, da die Produktion der Magensäure und des Intrinsic-Faktors nicht beeinträchtigt wurde (Malone 2008). Skroubis et al. (2002) fanden bei 22,2% der Patienten mit BPD nach vier Jahren einen Vitamin-B_{12}-Mangel. Ocon Breton et al. (2005) beobachteten bei 12,5% der Patienten mit BPD nach ein bis zwei Jahren verminderte Vitamin-B_{12}-Konzentrationen. Im Gegensatz dazu wurden bei etwa 33% der Patienten mit einem RNYGB Mangelerscheinungen festgestellt. Skroubis et al. (2002) berichteten über folgende Inzidenzen eines Vitamin-B_{12}-Mangels nach RNYGB: 24% nach einem Jahr, 36% nach zwei Jahren und 33% nach vier Jahren. Dies ist nicht nur auf die beeinträchtigte Resorption, sondern auch auf eine geringere Aufnahme an Vitamin-B_{12}-reichen Lebensmitteln (z.B. rotes Fleisch) aufgrund von Unverträglichkeiten zurückzuführen (Malone 2008).

Für die Schlauchmagenbildung liegen bislang keine Daten vor, doch muss bei einer drastischen Reduktion des Magenvolumens mit einem IF-Mangel und damit mit einer Minderaufnahme gerechnet werden.

Bei einer Ausschaltung des Magens und damit des Intrinsic-Faktors kann Vitamin B_{12} nicht mehr resorbiert werden, weshalb bei unzureichender Supplementierung Mangelerscheinungen auftreten können.

Supplemente

Vitamin B_{12} muss nach RNYBG und BPD/BPD-DS **parenteral** supplementiert werden. Für den Schlauchmagen liegen noch keine definitiven Erkenntnisse vor. Empfohlen wird die orale (sublinguale Spray-)Aufnahme von 350 – 500 µg/Tag oder von 1000 µg/Monat intramuskulär (Allis et al. 2008). Praktische eigene Erfahrungen zeigen, dass eine dreimonatige i. m. Injektion von 1000 µg keine signifikanten Mangelerscheinungen auftreten lässt.

MERKE

Die Vitamin-B_{12}-Applikation muss parenteral erfolgen, um den Mangel an Intrinsic-Faktor zu umgehen. Sublinguale Applikationen gehen ebenfalls direkt in die Blutbahn und sind vom Intrinsic-Faktor unabhängig. Der Vitamin-B_{12}-Anteil in Multivitamintabletten liefert keine ausreichende Supplementation.

Nur bei Gabe sehr hoher Dosen wird Vitamin B_{12} auch unspezifisch aufgenommen. Dabei ist jedoch die Resorptionsquote nicht vorhersehbar. Daher ist eine orale Vitamin-B_{12}-Substitution in diesen Fällen im Allgemeinen ungenügend.

MERKE

Es gibt faktisch keine Überdosierung, da überschüssiges Vitamin B_{12} renal ausgeschieden wird.

Seltene therapeutische – intravenöse – Überdosen werden mit lokalen allergischen Beschwerden sowie einer Form der Akne (Acne medicamentosa) in Verbindung gebracht.

Empfohlene Zufuhr

Vitamin B_{12} kann nur von Mikroorganismen synthetisiert werden. Der Mensch bildet selbst enteral (Dickdarm) Vitamin B_{12}, kann dieses jedoch nicht ausnutzen. Somit sind tierische Produkte wie Leber, Niere, Herz, aber auch Milch und Eier die wichtigsten Cobalaminquellen. Pflanzliche Lebensmittel enthalten nur dann Spuren von Vitamin B_{12}, wenn sie zuvor eine Bakteriengärung durchlaufen haben wie z. B. Sauerkraut.

Um die empfohlene Vitamin-B_{12}-Zufuhr von 3,0 µg/Tag (DACH 2000) bei einer Normalperson zu erreichen, wären die angegebenen Mengen des betreffenden Lebensmittels (➤ Tab. 24.12) notwendig: (SFK 2005).

Tab. 24.12 Energiegehalt verschiedener Lebensmittel pro Menge, die zu verzehren wäre, um die empfohlene Vitamin-B_{12}-Zufuhr von 3,0 µg/Tag zu gewährleisten.

Lebensmittel	Menge	Energie
Schweineleber	7,7 g	9,8 kcal
Rinderleber	4,6 g	6,1 kcal
Kalbsleber	5,0 g	6,5 kcal
Schweinefleisch, mager	150,0 g	159,0 kcal
Hering	35,0 g	82,2 kcal
Emmentaler	97,0 g	387,0 kcal
Hühnerei	158,0 g	246,0 kcal

Vitamin C

Die L-(+)-Ascorbinsäure und deren Derivate mit gleicher Wirkung werden unter der Bezeichnung Vitamin C zusammengefasst. Der Sammelbegriff Vitamin C umfasst daher auch Stoffe, die im Körper zu L-(+)-Ascorbinsäure umgesetzt werden können, wie z. B. die Dehydroascorbinsäure (DHA).

Eine besondere Wirkform oder Coenzymform wie bei den B-Vitaminen gibt es bei Vitamin C nicht.

Vitamin C ist ein reversibles Reduktionsmittel und hat folgende Aufgaben:

- Kofaktor oder Kosubstrat von Enzymen, die an der Synthese von Kollagen (z. B. Narbengewebe, Bindegewebe), Carnitin, Katecholaminen (z. B. Noradrenalin) beteiligt sind.
- Antioxidans: schützt LDL-Cholesterin vor Oxidation und regeneriert Tocopherol und Glutathion, die ebenfalls als Antioxidanzien wirken.
- Eisenstoffwechsel: Vitamin C begünstigt die Eisenresorption durch die Reduktion des pflanzlichen Nicht-Hämeisens Fe^{3+} zu Fe^{2+}. Dazu muss Vitamin C in einer Menge von 25 – 75 mg gleichzeitig mit der Mahlzeit aufgenommen werden.
- Hemmung der Nitrosaminbildung: Ascorbinsäure hemmt die Bildung der hepatotoxischen und kanzerogenen Nitrosamine aus Nitrit und sekundären Aminen.
- Immunsystem: Ascorbinsäure stimuliert über das Thyreotropin-releasing Hormon die Bildung von Thyreoidea-stimulierendem Hormon (TSH), das wiederum die spezifischen Abwehrzellen der Darmschleimhaut stimuliert.

MERKE

Vitamin C ist für die Bildung von Kollagen, also auch für das Narbengewebe, und somit für die Wundheilung von Bedeutung.

MERKE

Die orale Eisensupplementation nach Bypass-Verfahren kann durch die simultane Aufnahme von Vitamin C, hier auch als Zitrussaft, verbessert werden.

Vitamin C wird dosisabhängig hauptsächlich im Duodenum und proximalen Jejunum, aber auch durch die Mundschleimhaut resorbiert.

Die Vitamin-C-Versorgung der Bevölkerung kann als gesichert betrachtet werden. Trotzdem können infolge einer ungenügenden Aufnahme oder eines erhöhten Bedarfs wie bei Fehl- und Mangelernährung, Malabsorption, Schwangerschaft und Stillzeit, im Alter, nach schweren Erkrankungen, Infektion, Stress und auch nach langfristiger Einnahme verschiedener Arzneimittel (z. B. Salicylate) Mangelsymptome auftreten. Diese zeigen sich als Leistungsschwäche, Müdigkeit, verlangsamte Erholung nach Krankheiten, abgeschwächte Funktion des Immunsystems, Hautveränderungen und eine verschlechterte Wundheilung.

Die klassische Vitamin-C-Mangelerkrankung ist die Moeller-Barlow-Erkrankung des Kindes bzw. Skorbut beim Erwachsenen. Skorbut ist bereits seit der Antike bekannt, ein Mangel wurde schon im Papyrus Ebers 1550 v. Chr. beschrieben und war in vergangenen Jahrhunderten ein häufiges Problem bei langen Seereisen. Skorbut zeigt sich zunächst in unspezifischen Mangelsymptomen wie verminderter körperlicher Leistungsfähigkeit, Müdigkeit und Schlafbedürfnis. Später kommt es zu einer erhöhten Kapillarbrüchigkeit mit Blutungen in Haut, Schleimhäute, Muskulatur, innere Organe, Gelenke, Myokard und zu einer verminderten Infektresistenz. Weitere Symptome sind schwammiges Zahnfleisch, gestörte Wundheilung und eine Störung der bindegewebigen Narbenheilung.

Skorbut tritt oft als Folge einer Mangelernährung auf, die auch durch bestimmte einschränkende Diäten oder durch Nahrungsrestriktion nach Magenband und Schlauchmagen hervorgerufen werden kann.

Der Vitamin-C-Mangel findet sich meist bereits präoperativ bei Adipösen mit einseitiger (Fehl-)Ernährung. Vitamin C ist ein sehr wichtiges Vitamin, das selten laborchemisch untersucht wird. Die Serumkonzentrationen geben zudem keine zuverlässige Aussage über die Gewebekonzentrationen und zeigen keine Korrelation zu klinischen Symptomen. Riess et al. (2009) untersuchten 266 adipöse Patienten und fanden präoperativ bei 36% abnormal niedrige Ascorbinsäurespiegel. 15% aller Patienten zeigten einen regelhaften Mangel, der besonders mit jungem Alter, hohem BMI und eingeschränkter Nahrungsaufnahme an Früchten und Gemüse korrelierte. Das operative Outcome der Patienten wurde durch die erniedrigten Vitamin-C-Spiegel nicht beeinflusst.

Empfohlene Zufuhr

In weiten Teilen der Welt ist die Versorgung mit Vitamin C relativ gut. Bei einer ausgewogenen Mischkost kann in Deutschland davon ausgegangen werden, dass dem Körper alle lebensnotwendigen Vitamine, und daher auch Vitamin C, in ausreichendem Maße zugeführt werden.

Über die Höhe der Zufuhr ist man jedoch geteilter Ansicht. Einige Autoren empfehlen eine tägliche Zufuhrmenge im Grammbereich, andere hingegen erachten die tägliche Zufuhr von 10 mg Ascorbinsäure als ausreichend, um vor Skorbut zu schützen.

Die DACH-2000-Empfehlungen sehen eine Zufuhr von 100 mg Vitamin C pro Tag vor, dies gilt für alle Erwachsenen. Raucher benötigen aufgrund der Belastung mit freien Radikalen etwa 150 mg/Tag. Des Weiteren haben Menschen in Stresssituationen (Verletzungen, Operationen, psychische Belastungen) aufgrund der Vitamin-C-abhängigen Katecholaminsynthese einen höheren Vitamin-C-Bedarf.

Die besten Vitamin-C-Quellen sind Obst und Gemüse und aus ihnen hergestellte Säfte. Herausragende Beispiele sind Sanddorn, Gemüsepaprika, Brokkoli, Schwarze Johannisbeeren, Stachelbeeren und Zitrusfrüchte (DACH 2000). Um die von der DACH empfohlene Menge an Vitamin C aufzunehmen, müsste die jeweilige Menge des entsprechenden Lebensmittels (➤ Tab. 24.13) gegessen werden (SFK 2005).

Menschen, die gesund sind und sich abwechslungsreich und vollwertig ernähren, benötigen keine zusätzlichen Supplemente. Adipöse hingegen, die sich eventuell vor der Operation einseitig ernährten, sei es durch einen zu hohen Verzehr an Fertigprodukten und einen zu geringen Verzehr an frischem Obst und Gemüse, können ein Vitamin-C-Defizit aufweisen, weshalb in diesem Fall die Einnahme eines Supplements empfohlen wird, das 100% des täglichen Bedarfs bei Magenband und 200% bei Bypass und BPD/BPD-DS abdeckt.

Fest steht, dass Mengen bis zu 5000 mg kurzzeitig als unbedenklich gelten. Überschüssige Mengen werden vom Körper über den Urin ausgeschieden, da Vitamin C gut wasserlöslich ist.

MERKE
Auf normalem Weg kann nicht zu viel Vitamin C aus der Nahrung aufgenommen werden.

Eine Überdosierung von Vitamin C ist somit extrem selten, ein Überschuss wird normalerweise mit dem Urin wieder

Tab. 24.13 Energiegehalt verschiedener Lebensmittel pro Menge, die zu verzehren wäre, um die von der DACH empfohlene Vitamin-C-Zufuhr zu gewährleisten.

Lebensmittel	Menge	Energie
Sanddorn	22 g	9 kcal
Sanddornbeerensaft	38 g	15 kcal
Gemüsepaprika	85 g	16 kcal
Brokkoli	106 g	30 kcal
Schwarze Johannisbeeren	56 g	22 kcal
Stachelbeeren	286 g	106 kcal
Orangen	222 g	93 kcal

ausgeschieden. Symptome einer Überdosierung sind Übelkeit, Bauchkrämpfe und Durchfall. Nierensteine können durch eine Überdosierung an Vitamin C entstehen, insbesondere wenn durch Dehydratation nach Adipositaschirurgie, sHPT und Hyperurikämie mehrere Risikofaktoren aufeinandertreffen.

Biotin

Biotin, das früher auch als Vitamin H bezeichnet wurde, ist Coenzym im Fettsäure-, Kohlenhydrat- und Proteinstoffwechsel sowie im Cholesterinmetabolismus und zudem für das Zellwachstum und die DNA-Synthese von Bedeutung.

Das in den Nahrungsmitteln überwiegend proteingebundene Biotin wird mittels Biotinidase (Pankreassekret) freigesetzt und im proximalen Dünndarm resorbiert.

Biotinmangelsymptome wurden unter den üblichen Ernährungsgewohnheiten bei Erwachsenen bisher nicht beobachtet. Lediglich bei Personen mit einem längerfristigen Verzehr roher Eier ist, bedingt durch das im Eiklar enthaltene Avidin, das Biotin irreversibel bindet, die Bedarfsdeckung gefährdet. Typische Mangelerscheinungen sind Dermatitis, Glossitis, Anorexie, Haarausfall (➤ Abb. 24.3), brüchige Nägel, Hypercholesterinämie, Störung der Herzfunktion, Anämie und Depressionen.

Empfohlene Zufuhr

Natürliche Biotinlieferanten sind z. B. Eigelb, Leber, Sojabohnen, Nüsse, Haferflocken und Fisch (z. B. Hering).

Der genaue Biotinbedarf ist nicht bekannt. Die tägliche Zufuhr beträgt ca. 100 – 300 µg/Tag. Die DACH (2000) empfiehlt hingegen für Erwachsene lediglich eine Aufnahme von 30 – 60 µg/Tag. Diese Menge ist mit der üblichen Ernährung zu erreichen.

Nach Operationen ist jedoch aufgrund der geringeren Essensmenge eine unzureichende Biotinaufnahme denkbar, weshalb Supplemente, die 100% des täglichen Biotinbedarfs enthalten, eingenommen werden können.

MERKE
Biotinsupplementation stellt eine wirkungsvolle Maßnahme gegen postoperativen Haarverlust dar. Die Dosierung sollte mindestens 30 mg/Tag betragen.

Sehr selten können allergische Reaktionen als Folge einer Biotinüberversorgung auftreten. Überdosierungen und Intoxikationen wurden bislang kaum beschrieben.

Folsäure/Folat

Zwischen Folsäure und Folat wird heutzutage klar unterschieden. Bei Folsäure handelt es sich um eine in der Natur

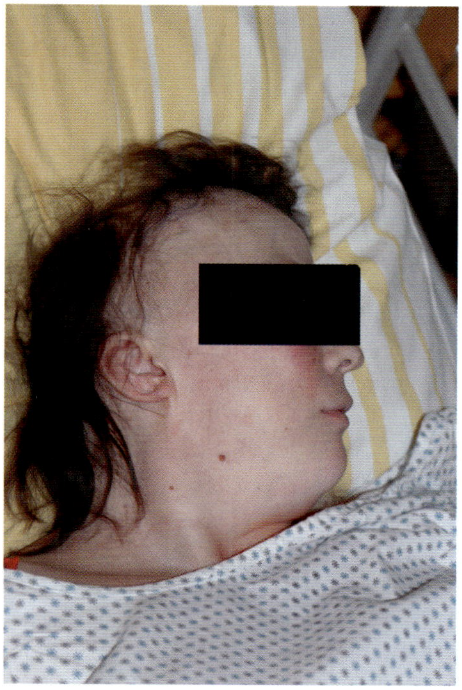

Abb. 24.3 Alopezie nach schwerem Vitamin- und Spurenelementemangel.

nicht vorkommende, synthetische Vitaminform. Die Aufklärung ihrer Struktur und die Synthese erfolgten 1946. Folsäure ist die stabilste Form des Vitamins und wird bis zu über 90% resorbiert. Bei Anreicherungsmaßnahmen, bei Supplementen und Medikamenten wird nur die synthetische Form eingesetzt.

Folat hingegen ist ein Oberbegriff und beinhaltet alle folatwirksamen Verbindungen in der üblichen Nahrung. Natürliche Folate können mittlerweile ebenfalls synthetisch hergestellt werden und liegen somit in einer naturidentischen Form vor (Pietrzik et al. 2008).

Folate werden hauptsächlich im Duodenum und oberen Jejunum resorbiert, können aber über den gesamten Dünndarm aufgenommen werden, weshalb Mangelerscheinungen – eine ausreichende alimentäre Aufnahme vorausgesetzt – nach adipositaschirurgischen Verfahren selten auftreten. Folat ist unter anderem für die Zellteilung und -differenzierung, die DNA-Synthese und für den Aminosäurenstoffwechsel von Bedeutung. Im Körper können mit etwa 5 – 10 mg nur geringe Mengen gespeichert werden, die für ca. zwei bis vier Monate ausreichend sind (Suter 2005). Ein Folatmangel zeigt sich als megaloblastäre Anämie (➤ Kap. 24.2.3 „Vitamin B_{12} [Cobalamin]"), Thrombozytopenie, Leukopenie, Glossitis und in erhöhten Homocysteinkonzentrationen. Weitere Symptome eines Folatmangels sind u. a. Schleimhautveränderungen der Mundhöhle, gastrointestinale Beeinträchtigungen (Diarrhöen), Wachstumsstörungen, verminderte Synthese von

Antikörpern, Störung der Fortpflanzung und das Auftreten von Fehlbildungen wie angeborene Neurahlrohrdefekte (Inzidenz 1 – 1,5/1000 Lebendgeborene; Pietrzik et al. 2008).

Mallory et al. (1991) beobachteten in einem Zeitraum von einem bis zehn Jahren nur bei 1% der Patienten nach RNYGB, die regelmäßig Folsäure substituierten, Mangelerscheinungen. Eine unzureichende Folsäureaufnahme hingegen führte bei 6 – 65% der Patienten mit RNYGB zu Defiziten (Allis et al. 2008). Auch ein Mangel an Vitamin B_{12} kann zu einem Folatmangel beitragen, da Vitamin B_{12} zur Umwandlung von Folat in seine aktive Form benötigt wird.

Supplemente

Folsäure muss ebenfalls supplementiert werden. Insbesondere bei restriktiven Verfahren. Aber auch bei gemischten Verfahren kann der Bedarf durch die Ernährung nicht gedeckt werden. Selbst unter normalen Bedingungen wird die geforderte Aufnahme in Deutschland kaum erreicht.

Es wird die Einnahme von 400 µg Folsäure pro Tag in Form eines Multivitaminpräparats empfohlen (Allis et al. 2008).

Ein Folatmangel kann mit 1000 µg/Tag ausgeglichen werden. Es wird jedoch keine kontinuierliche Supplementation von > 1000 µg/Tag empfohlen, da dadurch ein Vitamin-B_{12}-Mangel maskiert werden könnte. Viele Patienten, die sich einer adipositaschirurgischen Operation unterziehen, sind Frauen im gebärfähigen Alter. Da ein Folatmangel zu Neuralrohrdefekten führen kann, müssen diese Frauen besonders auf die kontinuierliche Einnahme von Folsäure und entsprechende Blutuntersuchungen hingewiesen werden (Allis et al. 2008, Goldenberg 2007).

Empfohlene Zufuhr

Folate sind in tierischen und pflanzlichen Lebensmitteln enthalten. Gute Folatlieferanten sind grüne Blattgemüse wie Grünkohl, Wirsing und Spinat, Salat, Vollkornprodukte, Leber, Milch und Milchprodukte sowie Hülsenfrüchte. Folate tierischer Herkunft können besser resorbiert werden als Folate aus pflanzlichen Lebensmitteln. Da für die Ernährung des Menschen verschiedene Folate von Bedeutung sind, wurde der Begriff des Folatäquivalents (FÄ) eingeführt: 1 µg Folatäquivalent (FÄ) = 1 µg Nahrungsfolat (NF) = 0,5 µg synthetische Folsäure.

Tab. 24.14 Energiegehalt verschiedener Lebensmittel pro Menge, die zu verzehren wäre, um die empfohlene Folataufnahme zu gewährleisten.

Lebensmittel	Menge	Energie
Grünkohl	231 g	79 kcal
Spinat, roh	275 g	44 kcal
Feldsalat	275 g	38 kcal
Vollkornbrot	1379 g	2744 kcal
Kalbsleber	167 g	216 kcal
Camembert 30% Fett i.Tr.	606 g	1303 kcal
Kichererbsen, trocken	118 g	307 kcal

Die Empfehlung zur täglichen Aufnahme von Folat beim gesunden Erwachsenen (Nicht-Operierten) beträgt 400 µg. Um diese Zufuhr zu erreichen, müssen die genannten Mengen (➤ Tab. 24.14) des jeweiligen Lebensmittels verzehrt werden (SFK 2005).

Pantothensäure

Pantothensäure ist im Metabolismus als Bestandteil von Coenzym A von zentraler Bedeutung. Für den Abbau von Fetten, Kohlenhydraten (z. B. Citratzyklus) und verschiedener Aminosäuren wird ebenso wie für die Synthese von Fettsäuren (β-Oxidation) und von Cholesterin immer Coenzym A benötigt. Die mit der Nahrung aufgenommene Pantothensäure wird in allen Abschnitten des Dünndarms resorbiert.

Aufgrund des weit verbreiteten Vorkommens von Pantothensäure wurden reine Mangelerscheinungen bislang nur in seltenen Fällen beobachtet, können aber im Zusammenhang mit Malabsorptionssyndromen und chronischem Alkoholabusus auftreten. Häufig fehlen zugleich auch die anderen wasserlöslichen B-Vitamine wie Thiamin, Riboflavin, Pyridoxin und Niacin (Pietrzik et al. 2008).

Beim Menschen führt ein Pantothensäuremangel zunächst zu unspezifischen Symptomen wie allgemeine Müdigkeit, Schwäche, Schlaflosigkeit, Magen-Darm-Störungen (Erbrechen, Bauchkrämpfe) und neurologischen Störungen (Parästhesien).

Das „burning feet syndrome" wurde nach drei bis viermonatiger Mangelernährung bei Kriegsgefangenen des Zweiten Weltkrieges in Burma, auf den Philippinen und in Japan beobachtet. Zunächst werden ein Taubheitsgefühl und ein Kribbeln in den Zehen, danach stechende und brennende Schmerzen im Fuß wahrgenommen. Diese Schmerzen werden von neurologischen und psychischen Symptomen begleitet. Letztere können sich durch die Therapie mit Niacin und Thiamin bessern, die stechenden Schmerzen im Fuß sprechen jedoch nur auf die Gabe von Pantothensäure an.

Empfohlene Zufuhr

In geringen Mengen kommt Pantothensäure in fast allen Lebensmitteln vor. Besonders reich an Pantothensäure sind Leber, Muskelfleisch, Milch, Vollkornprodukte und Hülsenfrüchte. Der genaue Bedarf an Pantothensäure ist nicht bekannt, die durchschnittliche Aufnahme beträgt 5 – 6 mg/Tag. Empfohlen wird von der DACH (2000) eine tägliche

Zufuhr von 6 mg, die für gewöhnlich über normale Ernährung gedeckt wird.

Überdosierungen sind selbst bei hoher Pantothensäurezufuhr selten.

Wasser

Der menschliche Körper besteht zu mehr als der Hälfte aus Wasser, beim erwachsenen Mann bis zu 60%, bei der erwachsenen Frau bis zu 50% und beim Säugling bis zu 70%. Ein Wassermangel führt zu schwerwiegenden Schäden. So ist die Exsikkose (lat. ex „aus" und siccus „trocken") die Folge von Dehydratation.

Nach adipositaschirurgischen Operationen kann es bei restriktiven/malabsorptiven Verfahren zu einer verminderten Flüssigkeitszufuhr kommen, die folgende **Ursachen** haben kann:

- Das mangelnde Durstempfinden sowie die mangelhafte Flüssigkeitsaufnahme bei Durstempfinden ist eine Hauptursache nach restriktiven Verfahren.
- Die Dysphagie kann ebenfalls Ursache einer Exsikkose sein.
- Enteraler Wasserverlust bei malabsorptiven Verfahren, meist in Kombination bei einer eingeschränkten oralen Wasseraufnahme, kann ebenfalls rasch zur Exsikkose führen.
- Die Exsikkose kann auch als Folge der Polyurie bei einem Diabetes mellitus auftreten. Die Polyurie ist durch den erhöhten Glukosespiegel im Blut und die daraus resultierende osmotische Wirkung bedingt.

Die Exsikkose ist durch folgende **Symptome** gekennzeichnet:

- *Leitsymptom:* Eine frisch gezogene Hautfalte auf dem Handrücken bleibt „stehen".
- Gewichtsverlust ohne andere Erklärung,
- Krampfanfall,
- Nierenschmerzen und auch Nierensteinbildung,
- Oligurie, evtl. auch Anurie,
- Obstipation,
- Thrombose,
- Verwirrtheit.

Zur **Diagnostik** können folgende Parameter herangezogen werden:

- Hämatokrit und Natriumspiegel im Serum erhöht,
- ZVD niedrig, < 5 cm Wassersäule und wenig gefüllte Halsvenen,
- untere Hohlvene im Ultraschall schmal,
- erhöhte Körpertemperatur (Durstfieber),
- erhöhter Aldosteron- und ADH-Spiegel im Blut.

Folgen: Die Folge der Exsikkose ist stets eine kombinierte Störung des Wasser-Elektrolyt-Haushalts. Dies kann zu veränderten Fließeigenschaften des Blutes führen.

Bei operierten Patienten bestehen die hauptsächlichen klinischen Folgen einer Exsikkose in

- Somnolenz (Benommenheit mit abnormer Schläfrigkeit als leichtere Form der Bewusstseinstrübung),
- möglicher Agitiertheit, solange Wassermangel anhält: Verwirrtheit,
- Oligurie mit der daraus folgenden Ansammlung ausscheidungspflichtiger Substanzen,
- Trockenheit der Haut und Schleimhäute,
- orthostatischer Hypotonie und damit verbundener Sturzgefahr.

Die Exsikkose kann zu dem Durchgangssyndrom (zeitlich begrenzte und zugleich reversible Psychose) ähnlichen Symptomen führen. Das Auftreten einer Bewusstseinsstörung ist häufig. Die entsprechenden Symptome bilden sich in der Regel innerhalb von Stunden oder Tagen zurück (daher „Durchgangssyndrom" genannt). Eine gute Kontrollmöglichkeit ist die Urinproduktion.

CAVE

Eine verminderte Urinausscheidung ist der wichtigste Mechanismus zur Bildung von Nierensteinen nach Adipositaschirurgie. Veränderungen bei Kalziumoxalatresorption und -ausscheidung, der Anstieg der Harnsäurespiegel und der sHPT sind zusätzliche Mechanismen, die eine Nierensteinbildung begünstigen.

Therapie der Exsikkose

Die Behandlung der Exsikkose ist prinzipiell einfach: Nach Wiederherstellung (und bei nachfolgendem Aufrechterhalten) einer physiologischen Flüssigkeitsbilanz bilden sich die Symptome in der Regel innerhalb von Stunden oder Tagen zurück. Der Patient soll hierzu wiederholt oral Flüssigkeit aufnehmen (auch mit der Nahrung und/ oder in kleinen Mengen, also löffel- oder schluckweise) oder Infusionen zur Flüssigkeitszufuhr (**cave:** Elektrolytkontrollen) erhalten. Auffallend ist, dass, sobald sich die Flüssigkeitsbilanz wieder in Homöostase befindet, die Patienten oft plötzlich wieder bei völlig klarem Bewusstsein sind und sich an das Vorangegangene oft nicht erinnern können (und sich unter Umständen wundern, warum sie denn mit einer Infusionsnadel im Arm im Krankenbett liegen).

Zur Prophylaxe können auch wasserreiche Gemüse (Gurken, Tomaten etc.), Obst und Suppen gegessen werden. Ballaststoffhaltige bzw. pektinhaltige Lebensmittel können zum einen Wasser binden und zum anderen durch eine Regulation der Darmtätigkeit Wasserverlusten durch Durchfälle entgegenwirken, sodass die Wahrscheinlichkeit einer Exsikkose deutlich geringer wird.

Empfohlene Zufuhr

Unter normalen Bedingungen wird eine tägliche Flüssigkeitszufuhr von 30–40 ml/kg Körpergewicht (Normalgewicht) empfohlen, was etwa 2200 – 3000 ml/Tag entspricht. Etwa 1500 ml davon sollten in Form von Getränken, sprich Mineralwasser, aufgenommen werden. Die restliche Flüssigkeit (ca. 800 – 900 ml) wird über feste Nahrung (z. B. Gemüse, Obst, Suppen) zugeführt bzw. entsteht im Körper selbst als Oxidationswasser bei der Verbrennung der einzelnen Nährstoffe (107 ml Wasser aus 100 g Fett, 41 ml aus 100 g Protein und 55 ml als 100 g Kohlenhydraten; Suter 2005, DACH 2000).

Nach adipositaschirurgischen Verfahren wird eine Flüssigkeitszufuhr von 150 – 300 ml/h empfohlen (➤ Kap. 24.2.2).

Mineralstoffe

Eisen

Eisen ist ein wichtiger Bestandteil von Hämoglobin (O_2-Transport), Myoglobin (O_2-Speicherung), von Schlüsselenzymen des Citratzyklus und der Atmungskette und ist neben weiteren Aufgaben auch an der Aktivierung von Sauerstoff (Oxidasen und Oxygenasen) beteiligt (Suter 2005). Der Eisenbestand der Körpers beträgt ca. 2 g bei Frauen und ca. 5 g bei Männern. Davon sind 60% an Hämoglobin, 25% an Ferritin und Hämosiderin (Speichereisen) und der Rest an Myoglobin und Enzyme (Funktionseisen) gebunden. Die Eisenverluste betragen bei Männern ca. 1 mg/Tag und bei Frauen ca. 2 mg/Tag (Menstruation, Schwangerschaft; Silbernagel und Despopoulos 2007).

Mit der Nahrung aufgenommenes Eisen wird überwiegend im Duodenum und im Jejunum resorbiert. Eisen aus tierischen Lebensmitteln liegt als Fe^{2+} (Hämeisen) im Nahrungsmittel (z. B. Fleisch, Fisch) vor und wird zu 10 – 25% resorbiert. Nicht-Hämeisen (Fe^{3+}), das in pflanzlichen Produkten enthalten ist, wird mit 1 – 8% weitaus schlechter resorbiert. Das nicht-resorbierte Eisen wird über den Stuhl ausgeschieden.

Bestimmte Nahrungsmittel können zudem bei gleichzeitiger Aufnahme die Resorption von Nicht-Hämeisen beeinträchtigen. Hierzu zählen u. a. Phytate, Lignine, Hemizellulosen, Alginate, Phosphate, Mangan, Oxalate in pflanzlichen Lebensmitteln wie Getreide, Vollkornreis, Hülsenfrüchte, aber auch Tannine (schwarzer Tee und Kaffee) und möglicherweise auch Kalzium. Die Einnahme von Antazida beeinflusst ebenfalls die Eisenresorption.

Im Gegensatz dazu wird die Resorption des Nicht-Hämeisens bei gleichzeitigem Verzehr von Fleisch, Fisch, Ascorbinsäure, Milchsäure und Zitronensäure verbessert (Heepe und Wigand 2002).

Ein Eisenmangel kann die körperliche Leistungsfähigkeit beeinträchtigen. Eine chronisch verminderte Eisenaufnahme führt zur Eisenmangelanämie. Ursachen für einen schweren Eisenmangel mit Blutarmut sind meistens chronische Blutverluste aufgrund einer gesteigerten Menstruation oder gynäkologischer Erkrankungen sowie okkulte Blutungen im Gastrointestinaltrakt (DACH 2000).

Anämie

Bei einer Anämie ist die Sauerstofftransportkapazität des Blutes vermindert. Infolgedessen kann es in ausgeprägteren Fällen zu einer Minderversorgung des Körpers mit Sauerstoff (Hypoxie) kommen. Der Begriff Anämie stammt aus dem Altgriechischen αναιμος (anaimos) „blutlos" und setzt sich zusammen aus der Vorsilbe αν (an) „un-, ohne, nicht" und dem Wort αἱμα (haima) „Blut".

Symptome

Die bei einer Anämie auftretenden Symptome sind entweder eine direkte Folge der Hypoxie oder der Kompensationsmechanismen des Körpers. Patienten merken, infolge der mangelhaften Sauerstoffversorgung des ganzen Körpers, als erste Symptome häufig einen Leistungsabfall und eine schnelle Ermüdbarkeit.

Haut und Schleimhäute sind durch Blässe gekennzeichnet, wobei zumindest die Hautblässe abhängig von der Hautfarbe nicht immer leicht erkennbar ist. Durch Unterversorgung des Gehirns mit Sauerstoff können Kopfschmerzen, Ohrgeräusche (Tinnitus), Übelkeit, Ohnmacht (Synkopen), Schlaflosigkeit, Konzentrationsprobleme und Sehstörungen auftreten. Eine Sauerstoffunterversorgung des Herzmuskels (Myokard) führt zu Angina pectoris. Infolge der Hypoxie in den Nieren kann es zu einem geringfügigen Ausscheiden von Blut im Urin (mikroskopische Hämaturie), einer leichten Proteinurie und einem Rückhalt von Salz und Wasser kommen. Weiterhin können bei länger anhaltender Anämie brüchige Finger- und Fußnägel, Haarausfall und Spliss beobachtet werden.

Da der Körper versucht, den Sauerstoffbedarf der Gewebe trotz der verminderten Sauerstofftransportkapazität des Blutes zu decken, können eine Hyperventilation und eine Tachykardie auftreten.

Aufgrund der erhöhten Frequenz des Blutumlaufs und damit auch der erhöhten Strömungsgeschwindigkeit des Blutes kann es zu charakteristischen Geräuschen in den Jugularvenen am Hals kommen, dem sog. Nonnensausen, sowie zu anämischen Strömungsgeräuschen an den Herzklappen, die mit dem Stethoskop wahrnehmbar sind, ohne dass ein struktureller Herzklappenfehler besteht.

Neben diesen allgemeinen Symptomen kann es je nach Anämieform noch zu weiteren Krankheitsbildern kommen. Eine Anämie ist jedoch immer Symptom einer Grunderkrankung oder Fehlernährung, sie kann nie eine vollständige Diagnose sein.

Diagnostik

Zu den Normalwerten bezüglich des Eisenstoffwechsels ➤ Tab. 24.15.

Nach Adipositaschirurgie ist es wichtig, zu unterscheiden, ob es sich bei einer Anämie um eine durch Eisenmangel oder eine durch Vitamin- und/oder Folatmangel oder durch Verlust (Ulzera) bedingte Blutarmut handelt. Es können auch Mischformen vorkommen. Das wichtigste technische Hilfsmittel für die Diagnose einer Anämie ist das Blutbild.

Das Blutbild kann dabei durch Bestimmung von Hämatokrit und Erythrozytenzahl eine Verminderung der Zellen im Blut anzeigen. Die Werte zum mittleren Volumen der Erythrozyten (mittleres Erythrozyteneinzelvolumen, MCV von englisch mean corpuscular volume) und die Erythrozytenverteilungsbreite geben Aufschluss über die Größe der Zellen (und damit Hinweis auf die Ursache). Die Hämoglobinkonzentration im Blut, der Hämoglobingehalt (mittleres korpuskuläres Hämoglobin, MCH) und die Hämoglobinkonzentration (mittlere korpuskuläre Hämoglobinkonzentration, MCHC) der Erythrozyten bieten mögliche Hinweise auf Störungen in der Bildung des roten Blutfarbstoffs.

Häufig ist die Anämie Zeichen einer Ulzeration oder das Leitsymptom einer Störung der Erythropoese (Bildung roter Blutkörperchen).

Beispiele aus der Diagnostik:

Die Konzentration der am Eisenstoffwechsel beteiligten Proteine wie Ferritin, Transferrin und Transferrinrezeptor geben Aufschluss über das Vorhandensein einer Eisenmangelanämie, Vitamin B_{12} und Folat über eine megaloblastäre oder perniziöse Anämie.

Hämoglobin-Gehalt: Die auch heute weitgehend als gewichtig anerkannten Kriterien für die Diagnose von Anämien beruhen auf einem Bericht einer WHO-Expertengruppe aus dem Jahr 1968. Demnach liegt eine Anämie vor, wenn der Hämoglobin-Gehalt folgende Werte unterschreitet:

- Kinder von sechs Monaten bis sechs Jahren: 11 g/100 ml,
- Kinder von sechs bis 14 Jahren: 12 g/100 ml,
- erwachsene Männer: 13 g/100 ml,
- erwachsene Frauen, nicht schwanger: 12 g/100 ml,
- erwachsene Frauen, schwanger: 11 g/100 ml.

Diese Werte wurden aufgrund von neueren Erkenntnissen und größeren Stichproben angepasst. Neuere Studien in den USA beobachten Unterschiede zwischen physiologischen Hämoglobinwerten in der weißen und schwarzen Bevölkerung (➤ Tab. 24.16; Beutler und Waalen 2006).

Anämien lassen sich wie folgt einteilen:

- nach der Morphologie in mikro-, makro- oder normozytäre Anämien (MCV),
- nach dem Hämoglobingehalt in normo-, hypo- oder hyperchrome Anämien (MCH),
- nach der Erythropoese in hypo-, normo- oder hyperregenerative Anämien,
- in akute oder chronische Anämien,
- in angeborene oder erworbene Anämien.

Behandlung

Bei Patienten, die nicht menstruieren, sind Eisenmangelanämien infolge mangelhafter Eisenaufnahme durch die Nahrung seltener. Prinzipiell müssen bei diesen Patienten Blutungen im Verdauungstrakt als mögliche Ursache der Anämie ausgeschlossen werden. Das benötigte Eisen wird zumeist oral, in seltenen Fällen (entzündliche Magen-Darm-Erkrankungen, Malabsorption, schlechte Verträglichkeit der oralen Gabe) auch parenteral als Injektion verabreicht.

Allgemein gilt, dass eine langsam (etwa über Monate) entstandene Anämie vom Patienten besser toleriert wird als eine, die durch eine massive Blutung innerhalb von Stunden entsteht, da der Körper sich an den lang anhaltenden Hämoglobinmangel anpasst. Genaue Richtwerte, ab denen eine Transfusion notwendig ist, existieren nicht. Stattdes-

Tab. 24.15 Normalwerte: Blutbild und Eisenstoffwechsel.

Laborwert	Normalwert	
	Frauen	Männer
Erythrozyten	4,3–5,2 Mio./µl	4,8–5,9 Mio./µl
MCH	28–34 pg/Zelle	
MCHC	30–36 g/dl	
MCV	78–94 fl	
Retikulozyten	1% der Erythrozyten	
Hämatokrit	37–47%	40–54%
Ferritin	22–112 µg/l	34–310 µg/l
Transferrin	212–369 mg/dl	
Vitamin B_{12}	> 300 ng/l	
Folsäure	> 2,5 ng/ml	

Tab. 24.16 Hämoglobinuntergrenzen.

Quelle	Hb-Untergrenze bei Männern (g/dl)	Hb-Untergrenze bei Frauen (g/dl)
WHO 1968	13,0	12,0
Jandl 1996	14,2	12,2
Williams (Beutler et al.) 2001	14,0	12,3
Wintrobe (Lee et al.) 1998	13,2	11,6
Rapaport 1987	14,0	12,0
Goyette 1997	13,2	11,7
Tietz 1995	13,2	11,7
Hoffman et al. 2004	13,5	12,0

sen müssen neben Blutwerten Dauer, Schwere und Ursache der Anämie sowie Vorgeschichte, Alter und klinischer Zustand des Patienten in Betracht gezogen werden. Der Blutspendedienst des DRK gibt als Richtwert ein Abfallen des Hämatokriten infolge von akutem Blutverlust unter 30% bei schwerkranken Patienten mit Herz-Kreislauf-Erkrankungen und 20% bei organgesunden, belastbaren Patienten an.

Serumeisendefizite und Eisenmangelanämie sind häufige Mangelerscheinungen nach restriktiven und malabsorptiven Verfahren.

Die wichtigsten Ursachen hierfür sind

- die verminderte Produktion von Magensäure und damit eine geringere Umwandlung von Fe^{3+} in das leichter resorbierbare Fe^{2+},
- die Ausschaltung der Hauptresorptionsorte Duodenum und proximales Jejunum,
- ein geringerer Verzehr eisenreicher Lebensmittel wie z. B. Fleisch aufgrund von Unverträglichkeiten (Bloomberg et al. 2005, Allis et al. 2008).

Zudem sind häufig präoperative Eisendefizite anzutreffen. Skroubis et al. (2002) beobachteten präoperativ bei 26 bis 32,6% der Patienten vor einem RNYGB respektive BPD niedrige Eisenkonzentrationen. Nach einem postoperativen Zeitraum von vier Jahren hatten 38,9% mit RNYGB und 44,4% mit BPD verminderte Eisenspiegel.

Ein erhöhtes Risiko für Mangelerscheinungen haben außerdem prämenopausale Frauen aufgrund der Menstruation, insbesondere wenn sie keine oralen Kontrazeptiva einnehmen (Allis et al. 2008).

MERKE
Abnorm starke Menstruationsblutungen müssen durch eine gynäkologische Behandlung vor Durchführung eines Bypass-Verfahrens abgestellt werden.

Supplemente

Eisen muss nach adipositaschirurgischen Eingriffen mit Duodenalexklusion supplementiert werden, da der Hauptresorptionsort ausgeschaltet wurde. Empfohlen werden Multivitamin/-Mineralsupplemente, die 200% des täglichen Eisenbedarfs enthalten. Prämenopausale Frauen und Heranwachsende sollten noch zusätzliches Eisen einnehmen, um eine tägliche Zufuhr von 50 – 100 mg zu erreichen. Die gleichzeitige Einnahme von Vitamin C erhöht die Resorption (Allis et al. 2008, Vargas-Ruiz et al. 2008).

Regelmäßige Laborkontrollen sind anzuraten, da trotz der Eisensupplementation Mangelerscheinungen auftreten können. In diesen Fällen sollte die orale Eisenzufuhr erhöht oder aber der Eisenmangel durch Infusionen ausgeglichen werden, was meist effektiver ist (Varma et al. 2008).

MERKE
Eisenpräparate werden in saurem Milieu besser resorbiert, das nach Bypass-Verfahren fehlt. Die simultane Einnahme von Vitamin C kann die enterale Eisenresorption verbessern.

Empfohlene Zufuhr

Besonders gute Eisenquellen sind Lebensmittel tierischer Herkunft. Um die von der DACH (2000) empfohlene Zufuhr von 10 mg/Tag für Männer und 15 mg/Tag für Frauen zu erreichen, sind die genannten Mengen des jeweiligen Lebensmittels (➤ Tab. 24.17) notwendig – berechnet auf 15 mg Eisengehalt (SFK 2005).

Kupfer

Im Körper des Menschen befinden sich durchschnittlich 80 – 100 mg Kupfer, das hauptsächlich in der Leber gespeichert ist. Kupfer ist Bestandteil vieler Metalloenzyme und daher ein lebensnotwendiges Spurenelement. Eine wichtige Funktion übt Kupfer als Bestandteil des Coeruloplasmins aus. Dieses ist das wichtigste Transportprotein für Kupfer und hat zudem eine Funktion im Eisenstoffwechsel. Die Kupferaufnahme erfolgt über passive Resorption.

Ein Kupfermangel tritt beim Menschen unter normalen Umständen sehr selten auf, hauptsächlich bei langanhaltenden Durchfällen, frühreifen Kindern, nach einer langanhaltenden Unterernährung oder Malabsorption durch Krankheiten, z. B. Sprue, Morbus Crohn oder Mukoviszidose, oder nach Bypass-Verfahren. Die Einnahme hoher Dosen von Zink, Eisen oder Molybdän kann ebenfalls zu verringerten Kupfermengen im Körper führen. Überschüssiges Kupfer wird mit der Gallenflüssigkeit zur Ausscheidung in das Verdauungssystem abgegeben.

Eine zu geringe Kupferzufuhr kann bei gleichzeitig hohen Eisenkonzentrationen zu einer hypochromen, mikrozytären Anämie führen. Weitere Symptome eines Kupfermangels sind Haar- und Hautdepigmentierung, Bindegewebsstörungen und neurologische Störungen.

Es wurden nur zwei Fälle eines Kupfermangels einige Jahre nach Magenbypass beschrieben, die klinisch durch Anämie und Neutropenie auffielen (Griffith et al. 2009).

Tab. 24.17 Energiegehalt verschiedener Lebensmittel pro Menge, die zu verzehren wäre, um die von der DACH empfohlene Eisenzufuhr zu gewährleisten.

Lebensmittel	Menge	Energie
Leberwurst, grob	283 g	922 kcal
Blutwurst	234 g	724 kcal
Kalbsleber	190 g	247 kcal
Rinderniere	136 g	154 kcal
Muscheln, essbarer Anteil	357 g	243 kcal

Ältere Fallbeschreibungen stammen von Patienten nach Gastrektomie mit einer Langzeitfehlernährung. Sie wiesen neurologische Symptome auf, wie sie bei einem Vitamin-B-Mangel zu beobachten sind.

MERKE

Neurologische Symptome Jahre nach Bypass-Verfahren müssen neben B-Vitamin-Mangel an einen Kupfermangel denken lassen, auch wenn diese Mangelerscheinungen selten sind.

Empfohlene Zufuhr

Kupfer ist vor allem in Schokolade, Leber, Getreide, Fisch, Schalentieren, Nüssen, Kaffee, Tee und einigen grünen Gemüsen enthalten.

Der Bedarf eines erwachsenen Menschen beträgt nach DACH 1,0 – 1,5 mg/Tag.

Magnesium

Magnesium kommt in einer Menge von etwa 25 g im menschlichen Körper vor, 60% davon im Skelett, 30% in der Muskulatur, 1% in der extrazellulären und der Rest in der intrazellulären Flüssigkeit. Magnesium ist Kofaktor von mehr als 300 Enzymen und wichtig für die Membranfunktion. Zudem ist es unentbehrlich für die Glykogensynthese, den Energiestoffwechsel, die Muskelkontraktion, den transmembranären Transport, die Fett-, Protein- und Nukleinsäurensynthese, den Vitaminstoffwechsel und weitere Funktionen im Metabolismus.

Magnesium wird vor allem im Dünndarm (Ileum > Kolon > Jejunum) resorbiert. Bei hoher intraluminaler Konzentration erfolgt die Resorption passiv, bei geringer Konzentration aktiv.

Da Magnesium in der Nahrung weit verbreitet ist, konnte ein Mangel mit definierten Symptomen beim gesunden Menschen mit den üblichen Ernährungs- und Lebensgewohnheiten bislang nicht festgestellt werden. Allerdings fehlen Symptome häufig oder sind unspezifisch. Eventuelle Symptome sind neuromuskuläre Erregbarkeit (z. B. Krampfanfall, Muskelschwäche), psychische Auffälligkeiten (Apathie, Depressionen) und kardiovaskuläre Symptome wie Hypertonie und Arrhythmien. Bei Erkrankungen des Gastrointestinaltrakts, insbesondere bei länger anhaltenden Resorptionsstörungen, kann die Magnesiumversorgung beeinträchtigt sein. Auch die chronische Aufnahme bestimmter Medikamente (z. B. Diuretika, Kortikoide, orale Kontrazeptiva) führt zu einer verminderten Magnesiumresorption (DACH 2000, Suter 2005).

Es gibt nur wenige Untersuchungen, die das Auftreten von Magnesiummangelerscheinungen nach Adipositaschirurgie überprüfen. Marceau et al. (1995) beobachteten die Magnesiumspiegel präoperativ vor BPD sowie vier bzw. zehn Jahre postoperativ und fanden keine signifikant veränderten Konzentrationen. Es gibt in den Studien keinen Hinweis auf Magnesiummangelerscheinungen nach Operationen (Bloomberg et al. 2005, Davies et al. 2007).

Empfohlene Zufuhr

Magnesiumreich sind Vollkornprodukte, Gemüse, Früchte, Fleisch, Fisch, Milch und Milchprodukte. Die von der DACH (2000) empfohlene tägliche Zufuhr von 350 mg für Männer und 300 mg für Frauen kann gut mit der täglichen Nahrung aufgenommen werden, weshalb Magnesium nach Operationen nicht supplementiert werden muss.

Selen

Der Selengehalt des Körpers beträgt etwa 7 – 20 mg. Selen ist Bestandteil von Selenoproteinen und -enzymen (z. B. Glutathionperoxidase), besitzt eine antioxidative Wirkung und wird für den Schilddrüsenhormonstoffwechsel, die Immunmodulation sowie die Antikarzinogenese benötigt.

Selen wird fast vollständig im Duodenum resorbiert.

Mangelerscheinungen können durch Proteinmangelnutrition und eine vegetarische Ernährung aus Regionen mit sehr selenarmen Böden hervorgerufen werden, allerdings treten bei marginaler Versorgung keine typischen Mangelsymptome auf. Eindeutige Mangelerscheinungen wurden bei der Keshan-Krankheit, einer Kardiomyopathie, beschrieben, die bei einer Selenzufuhr von unter 10 µg/Tag auftritt. Die Kashin-Beck-Erkrankung, eine Osteoarthritis, soll ebenfalls durch einen Selenmangel verursacht sein (DACH 2000, Suter 2005).

Nur wenige Studien beschreiben einen Selenmangel nach Operationen. Nach BPD konnten Dolan et al. (2004) bei 14,5% der Patienten einen Selenmangel feststellen. Allerdings gibt es keine signifikanten Veränderungen und auch sonst keine Hinweise auf verminderte Selenkonzentrationen nach adipositaschirurgischen Verfahren (Bloomberg et al. 2005, Davies et al. 2007).

Empfohlene Zufuhr

Selenreich sind Fleisch, Fisch, Hühnereier sowie Linsen und Spargel. Die empfohlene Zufuhr beträgt 30 – 70 µg/Tag (DACH 2000).

Selen hat eine hohe Toxizität. Die toxikologische Referenzdosis für Selen, also die tägliche lebenslange Dosis ohne negative Effekte, beträgt 0,005 mg/kg KG/Tag (z. B. 350 µg für einen 70 kg schweren Mann). Von einer unkontrollierten Supplementation ist abzuraten. Eine Selenüberladung zeigt sich unter anderem in Haar- und Nägelverlust, schuppender Dermatose, Neuropathie, Übelkeit, Polyneuropathie und abdominalen Schmerzen (Suter 2005).

Zink

Der Zinkbestand im Körper beträgt etwa 2 g, davon befinden sich etwa 70% in Knochen, Haut und Haaren. Der Körper besitzt keine großen Zinkspeicher, weshalb eine kontinuierliche Zufuhr notwendig ist. Zink ist Bestandteil von mehr als 200 Metalloenzymen und erfüllt unter anderem wichtige Funktionen im Kohlenhydrat-, Fett-, Protein- und Nukleinsäurestoffwechsel, bei der Insulinsynthese und im Immunsystem.

Die Resorption erfolgt im Jejunum und Duodenum. Allgemein ist die Zinkresorption aus Lebensmitteln tierischer Herkunft besser als aus solchen pflanzlicher Natur. Letztere können Phytate enthalten, die wiederum die Zinkresorption beeinträchtigen. Auch Eisen, Kupfer und hohe Mengen an Kalzium können die Zinkaufnahme vermindern.

Ein Zinkmangel kann durch eine verminderte Zufuhr (chronischer Alkoholabusus, Protein-Energie-Malnutrition, zerealienlastige Ernährung), Malabsorption (Pankreasinsuffizienz, chronische Darmerkrankungen) sowie durch erhöhte Ausscheidung (z. B. nephrotisches Syndrom, Diuretika, Stress) entstehen. Mangelerscheinungen sind Verminderung der Geschmacksempfindung, Appetitlosigkeit, Dermatitis, Haarausfall, Durchfall, neuropsychische Störungen, Wachstumsretardierung, Hypogonadismus und Infektneigung (DACH 2000, Suter 2005).

Da die Zinkresorption von der Fettresorption abhängig ist, können Defizite häufiger nach malabsorptiven Verfahren auftreten (Allis et al. 2008, Davies et al. 2007). Slater et al. (2004) fanden bei 51% der Patienten mit BPD/BPD-DS ein Jahr nach der Operation verminderte Zinkkonzentrationen. Madan et al. (2006) konnten bei 28% der RNYGB-Patienten präoperativ und bei 36% ein Jahr postoperativ einen Zinkmangel feststellen. Die am häufigsten auftretende Zinkmangelerscheinung ist Haarausfall, der jedoch durch die zusätzliche Gabe von Zink behoben werden konnte.

Empfohlene Zufuhr

Gute Zinkquellen sind Rindfleisch, Schweinefleisch, Meeresfrüchte, Ei, Milch, Käse, Vollkornprodukte, Weizenkeime und Nüsse (Cashew-/Paranüsse). Die empfohlene Zufuhr beträgt 10 mg/Tag für Männer und 7 mg/Tag für Frauen (DACH 2000).

Supplemente

Zink muss nicht extra supplementiert werden. Es ist meist ausreichend, den Zinkbedarf über eine Multimineralstofftablette täglich, die 100% des täglichen Bedarfs enthält, zu decken (Allis et al. 2008).

Zink hat außerdem eine geringe Toxizität. Allerdings sind bei Zinksupplementierung mit 25 – 50 mg/Tag eine Verschlechterung des Kupferstoffwechsels, ein Anstieg von LDL-Cholesterin, eine Verminderung von HDL-Cholesterin und eine immunsuppressive Wirkung möglich. Sichere Zufuhrmengen sind je nach Alter, Geschlecht und Körpergewicht 13 – 30 mg/Tag (DACH 2000, Suter 2005).

24.2.4 Fazit

Die Adipositaschirurgie stellt heutzutage ein effizientes Mittel in der Behandlung der Adipositas dar. Die Patienten müssen jedoch präoperativ über die Möglichkeiten und Grenzen dieser Behandlungsmethode aufgeklärt werden, damit keine unrealistischen Erwartungen entstehen. Zudem muss dem Betroffenen klar sein, dass ohne eine Veränderung der Ess- und Lebensgewohnheiten, einschließlich der Bewegungsaktivität, kein langfristiger Erfolg zu erzielen ist. Eine strukturierte postoperative Nachsorge durch ein interdisziplinäres Team (Chirurgie, Ernährungstherapie, Psychologie) ist ebenfalls essenziell für eine erfolgreiche Gewichtsreduktion und – was noch viel entscheidender ist – für eine langfristige Gewichtsstabilisierung.

24.3 Laborkontrollen

R. Weiner

24.3.1 Parameter

Die Laborkontrollen sind grundlegender Bestandteil in einem Nachsorgeprogramm. Die Parameter und die Zeitintervalle hängen von verschiedenen Faktoren ab:

- malabsorptive Komponente (Mikronutrients: Eisen, Kalzium) durch Duodenalexklusion,
- malabsorptive Komponente (Fett, fettlösliche Vitamine) durch biliopankreatische Diversion,
- Vor- und Begleiterkrankungen,
- Geschlecht (Eisenverlustsyndrom bei menstruierenden Frauen),
- Alter,
- Compliance (Einhaltung der Ernährungsrichtlinien und der Supplementation).

Die Laboruntersuchungen können durchaus durch den Hausarzt vorgenommen werden. Die Finanzierung stellt allerdings oftmals ein Problem dar (➤ Kap. 24.3.3). Die Interpretation ist jedoch durch das Zentrum vorzunehmen, da unterschiedliche Rückschlüsse gezogen werden können. Beispiel: Die Erhöhung der Leberenzyme während der Rückbildungsphase der Fettleber ist ein Normalbefund.

Normale Laborparameter sind kein Indikator, der eine Supplementation ersetzen kann.

MERKE

Supplementation ist zwingend erforderlich, auch wenn normale Laborparameter vorliegen.

Die Laboruntersuchungen sollten als Screening die häufigsten Mangelerscheinungen im postoperativen Langzeitverlauf erfassen.

Es kann zwischen Routine-Screening-Untersuchungen und symptombezogenen Untersuchungen unterschieden werden.

- Routine-Screening-Laboruntersuchungen
  - rein restriktive Verfahren: keine zwingende Notwendigkeit,
  - gemischte Verfahren (Magenbypass):
    - Hämoglobin,
    - Vitamin B_{12}, Folsäure,
    - Parathormon,
  - malabsorptive Verfahren:
    - Hämoglobin,
    - Parathormon,
    - Albumin/Gesamteiweiß,
- komorbiditätsbezogen (Diabetes, Cholesterin, Triglyzeride, Harnsäure …)
- symptombezogene Untersuchungen:
  - Unterzuckerungen: Glukosetoleranztest, Insulinspiegel,
  - Müdigkeit, Abgeschlagenheit: Hämoglobin, Eisen,
  - neurologische Symptome: Vitamin B_1 und B_6,
  - ➤ Kap. 24.2.3.

24.3.2 Zeitintervalle

Für die Festlegung von starren Zeitintervallen fehlt eine wissenschaftliche Evidenz. Normalwerte machen Kontrollen im Abstand von sechs bis zwölf Monaten, pathologische Werte kurzfristigere Kontrolle notwendig.

24.3.3 Rechtliche Aspekte

Die Anzahl von Laboruntersuchungen nach der am 1.7.1999 beschlossenen Laborreform soll deutlich verringert werden. Das könnte dazu führen, dass notwendige Laboruntersuchungen für den Versicherten nicht durchgeführt bzw. verweigert werden. Jeder Versicherte hat aber ein Recht auf Laborleistungen. Im Sozialgesetzbuch (SGB V) §27 (1) steht:

„Versicherte haben Anspruch auf Krankenbehandlung, wenn sie notwendig ist, um eine Krankheit zu erkennen, zu heilen, ihre Verschlimmerung zu verhüten oder Krankheitsbeschwerden zu lindern."

Auch Laboruntersuchungen gehören zur Krankenbehandlung und sind notwendig zur Diagnose und Verlaufskontrolle von Krankheiten. Notwendige Laboruntersuchungen darf der Arzt dem Versicherten deshalb nicht verweigern, er verstößt sonst gegen seinen Behandlungsvertrag und seine Kassenarztpflichten.

Wann ist eine Laboruntersuchung notwendig? Dies entscheidet der Arzt nach medizinischen Gesichtspunkten. Hierbei hat der Arzt nach SGB V §2 (1)

- „… nach dem allgemein anerkannten Stand der medizinischen Erkenntnisse …" zu handeln und
- „… den medizinischen Fortschritt zu berücksichtigen."

Für jeden Patienten erhält der Arzt ein pauschales Laborhonorar für seine ärztliche Leistung und für wirtschaftliches Handeln, auch für Patienten, für die keine Laboruntersuchungen erforderlich sind. Die Durchführung von Laboruntersuchungen kostet Geld für Material, Personal, Geräte usw. Diese Laborkosten werden dem Arzt von der Krankenkasse erstattet und sind jetzt begrenzt (budgetiert). Pro Patient stehen dem Arzt zwei Budgets zur Verfügung: eines für allgemeine Untersuchungen in der eigenen Praxis und eines für spezielle Untersuchungen, die er üblicherweise bei einem Laborarzt in Auftrag gibt.

Beide Budgets wurden auf der Basis der bisherigen Laboruntersuchungen berechnet, nur die Zahl der speziellen Untersuchungen wurde verringert.

Benötigt der Arzt für einen Patienten viele Laborwerte, kann er bei anderen Patienten, die keine oder nur wenige Laboruntersuchungen benötigen, ausgleichen, damit er seine beiden Budgets nicht überschreitet.

Ausnahmen bei bestimmten Erkrankungen:

Für eine Reihe von Erkrankungen, die eine große Anzahl Laboruntersuchungen erfordern, werden die Laborkosten nicht den Budgets zugeordnet, z. B. Diabetes mellitus, chronische Niereninsuffizienz, rheumatoide Arthritis, orale Antikoagulanzientherapie, therapiebedürftige HIV-Infektionen usw. Die Nachsorge nach Adipositaschirurgie ist leider bisher noch nicht allgemein anerkannt.

Muss die Krankenkasse Laborkosten für allgemeine und spezielle Laboruntersuchungen erstatten, die über den beiden Budgets liegen, werden dem Arzt diese Kosten von einem Teil seines Laborhonorars abgezogen. Er wird also finanziell bestraft, wenn er seine Budgets überzieht. Einmal überzogen, hat er jedoch faktisch „Narrenfreiheit".

Der Arzt ist in einer sehr schwierigen Situation. Solange die Laborkosten seine Budgets nicht überschreiten, kann er die Laboruntersuchungen durchführen, die er für notwendig und richtig hält. Benötigt er jedoch mehr Laboruntersuchungen für seine Patienten, befindet er sich in einem

Zwiespalt zwischen dem, was für seine Patienten medizinisch notwendig ist, und seinem Einkommen.

24.4 Osteodensimetrie

R. Weiner

24.4.1 Definitionen

Als Knochendichtemessung, auch Osteodensimetrie, werden medizinisch-technische Verfahren bezeichnet, die zur Bestimmung der Dichte bzw. des Kalksalzgehalts des Knochens dienen. Sie besitzen für die Adipositaschirurgie eine sehr große Bedeutung, sowohl bei der Auswahl des Operationsverfahrens als auch in der Nachsorge.

Patienten nach Bypass-Verfahren aller Art tragen, wenn keine gezielte Supplementation erfolgt, ein erhöhtes Risiko für Knochenbrüche. Betroffen sind vor allem Frauen in der Menopause, Männer über 50 Jahre, Raucher und Patienten mit einseitiger Mangelernährung bzw. Vitaminmangel. Zusätzlich bestehende Erkrankungen wie die Hyperthyreose oder Medikamente wie Kortikoide begünstigen den Substanzverlust der Knochen.

Häufigstes Anwendungsgebiet der Knochendichtemessung am Menschen ist damit die Osteoporosediagnostik und die damit einhergehende Bestimmung des Frakturrisikos.

Die verschiedenen Methoden und Geräte sind nicht untereinander vergleichbar. Darum sollte im Befund keine absolute Dichte (außer in der qCT oder pQCT) oder Flächendichte angegeben werden, sondern die Abweichungen vom Normalen in Vielfachen einer Standardabweichung (als sog. T-Wert, engl. t-score, dimensionslose Größe). Nach der gültigen Definition der WHO liegt eine Osteoporose vor, wenn der Messwert der Knochendichtemessung mindestens 2,5 Standardabweichungen unter dem Durchschnitt der geschlechtsgleichen 30-jährigen Gesunden (peak bone mass) liegt, d. h. ein T-Wert $\leq -2{,}5$ vorliegt. Bei einem Wert zwischen -1 und $-2{,}5$ Standardabweichungen wird von einer Osteopenie gesprochen. Dieser Bezug auf die peak bone mass bringt das Problem mit sich, dass mit zunehmendem Lebensalter immer größere Bevölkerungsanteile als „krank" anzusehen wären, bei den 70-jährigen Frauen fast 50%. Deshalb wird zusätzlich ein Wert angegeben, der sich auf gesunde Männer bzw. Frauen gleichen Alters bezieht, der Z-Wert.

Ein normaler Z-Wert (> -1) zeigt an, dass die Knochendichte alterstypisch ist. Alter ist keine Krankheit und auch nicht behandelbar, bei sehr alten Menschen ist auch die erhöhte Frakturgefahr alterstypisch. Osteologen raten deshalb bei niedrigem T-, aber normalem Z-Wert von medikamentösen Therapien (Hormone, Kalzium, Bisphosphonate u. a.) ab und empfehlen vorbeugende Maßnahmen wie Gymnastik, Verzicht auf Sedativa, Abbau von häuslichen Stolperfallen, geeignete Sehhilfen und Gehstützen.

In Deutschland sind etwa 800 Messplätze in Arztpraxen und Krankenhäusern verfügbar. Es ist umstritten, ob gleich gute Voraussagen der Frakturgefahr auch ohne apparative Messung, nur aufgrund anamnestischer Informationen möglich sind. Die Kosten der Untersuchung werden darum nach einer Neuregelung seit dem 1. April 2000 nur noch von der Gesetzlichen Krankenversicherung getragen, wenn der Patient bereits eine Fraktur – ohne äußeren Anlass – erlitten hat, und bei hochgradigem Verdacht auf eine Osteoporose (= verminderter Kalksalzgehalt; EBM-Ziffer 34 600 seit dem 1. April 2005). Privatpatienten und Selbstzahler zahlen nach der GOÄ (Amtliche Gebührenordnung für Ärzte) 31,48 Euro. Dieser Betrag ist seit 1996 im Westteil Deutschlands konstant geblieben, in den neuen Bundesländern durch Gebührenanpassungsverordnungen (GbAV) des Bundes erst zum 1. Januar 2007 dem Westniveau angeglichen worden.

24.4.2 Messverfahren

Die gebräuchlichen Verfahren zur Osteodensitometrie nutzen die dichteabhängige Schwächung von Röntgenstrahlen. Es gibt dezidierte Geräte, die entweder radioaktive Quellen oder Röntgenröhren einsetzen, oder die Untersuchung wird an Computertomographen ausgeführt.

Dual-Röntgen-Absorptiometrie (DXA/DEXA)

Während bei herkömmlichen digitalen Röntgenverfahren lediglich eine Röntgenquelle eingesetzt wird, setzt das Dual-Röntgen-Absorptiometrie-Verfahren (engl. Dual-Energy X-ray Absorptiometry, DXA/DEXA) gleichzeitig zwei energetisch leicht unterschiedliche Röntgenquellen ein. Materialien mit unterschiedlicher Dichte zeigen in Abhängigkeit von der Energie der Röntgenstrahlung unterschiedliche Schwächungscharakteristiken. Für jeden Messpunkt im Röntgenbild existieren also beim DXA-/DEXA-Verfahren zwei Schwächungswerte für die zwei eingesetzten Röntgenenergien. Dementsprechend können im Vergleich zum herkömmlichen Röntgenverfahren nicht nur die allgemeine Schwächung durch den gesamten Körper gemessen, sondern auch verschiedene Materialien genauer unterschieden werden. Wichtig hierfür ist ein möglichst großer Unterschied der jeweiligen Dichte.

Beim Einsatz am Menschen werden dabei drei Gewebearten unterschieden: Knochen-, Muskel- und Fettgewebe. Es stehen jedoch nur zwei Messwerte zur Verfügung. Um zwischen diesen zu unterscheiden, müssen zusätzliche Annahmen getroffen werden, die je nach Anwendungsgebiet zu mehr oder weniger großen Messfehlern führen. Das DXA-/DEXA-Verfahren eignet sich z. B. zur Bestimmung der Körperzusammensetzung aus Knochen-, Fett- und Muskelmasse. Es liefert keine Information über die dreidimensionale Geometrie des Messobjekts und somit keine Dichtewerte im physikalischen Sinne (SI-Einheit der Dichte: kg/m^3), sondern eine flächenprojizierte Masse (SI-Einheit: kg/m^2, auch als Flächendichte bezeichnet).

Quantitative Computertomographie (QCT/pQCT)

Die quantitative Computertomographie (QCT) sowie die periphere quantitative Computertomographie (pQCT) sind Spezialformen der Computertomographie, eines bildgebenden Verfahrens auf der Basis von Röntgenstrahlung. Bei herkömmlichen CT-Verfahren wird die exakte Dichte jedes einzelnen Volumenelements (sog. Voxel) nur als Grauwert ermittelt, der erst nach einer Kalibrierung als Knochendichtewert angegeben werden kann.

Im Gegensatz zur herkömmlichen CT bestimmt das QCT-/pQCT-Verfahren (➤ Abb. 24.4) die physikalische Dichte als Masse/Volumen jedes Voxels sehr genau. Um dies zu gewährleisten, muss das Messsystem Nichtlinearitäten und Drifts von Röntgenröhre und Röntgendetektoren während der Messung aufwendig kompensieren. Während QCT-Systeme in der Regel zur Messung des gesamten Körpers (Ganzkörperscanner) ausgelegt sind, beschränken sich die preisgünstigeren und kompakteren pQCT-Systeme auf die Peripherie, also z. B. auf Arme, Beine oder auch Kopf.

Zusätzlich zur präzisen Bestimmung der lokalen Knochendichte wird bei computertomographischen Verfahren auch die Knochengeometrie im Querschnitt erfasst. Aus der so ermittelten Kombination aus Materialeigenschaften (z. B. Dichte) und Materialverteilung (Struktureigenschaften) über den Querschnitt lassen sich mechanische Parameter des Knochens, wie z. B. der Stress-Strain-Index (SSI), berechnen. Somit kann man zusätzlich zur Knochendichte auch ein Maß für die mechanische Knochenfestigkeit berechnen, die sich aus der Kombination von Materialeigenschaften, Geometrie und Richtung der Krafteinwirkung ergibt.

Im Gegensatz zum DXA- bzw. DEXA-Verfahren, das eine flächenprojizierte Masse (kg/m^2) misst, geben QCT-/pQCT-Verfahren die physikalische Dichte (kg/m^3) jedes Volumenelements (Voxel) an. Die Messwerte aus QCT-/pQCT-Verfahren bilden relativ genau mechanische Parameter wie z. B. die Knochenfestigkeit oder Biegefestigkeit ab. Zudem lässt sich beim QCT-/pQCT-Verfahren auch der Mineralgehalt der unterschiedlichen Knochenbestandteile wie Kortikalis (Knochenwand) und Spongiosa (schwammartige Struktur im Inneren des Knochens im gelenknahen Bereich, aufgebaut aus sog. Trabekeln) getrennt analysieren. Aufgrund der erhöhten Knochenstoffwechselfunktion im Bereich der Spongiosa sind krankhafte Veränderungen, wie sie z. B. bei Osteoporose auftreten, früher und deutlicher zu

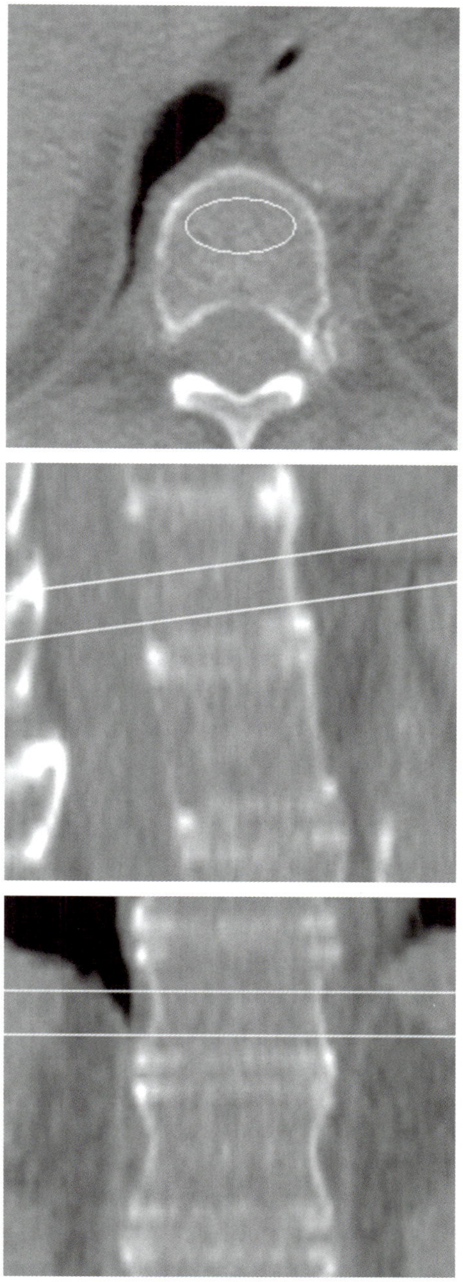

Abb. 24.4 Knochendichtemessung mittels quantitativer CT-Untersuchung.

erkennen als bei der im DXA-/DEXA-Verfahren effektiv durchgeführten Mittelung über den gesamten Knochenquerschnitt. Die Zusammensetzung des Körpers (Muskel-, Fett- und Knochenmasse) kann hingegen nur lokal und nicht wie beim DXA-/DEXA-Verfahren über den gesamten Körper hinweg bestimmt werden.

Bei der pQCT wie auch DXA/DEXA wird in etwa dieselbe geringe Strahlendosis von etwa 1 – 2 μSv eingesetzt. Die (zentrale) QCT arbeitet mit erheblich höheren Strahlendosen (25 – 60 μSv).

Sonographie

Spezielle Ultraschallgeräte, die aufgrund der Laufzeiten und Reflexionen des Schalls in den Extremitäten auf die Knochendichte schließen, sind ebenfalls verfügbar. Ihr Einsatz für diesen Zweck ist jedoch umstritten.

24.5 Bioelektrische Impedanzanalyse (BIA)

H. Raab

Die Messung der Körperzusammensetzung ist mit verschiedenen Untersuchungsmethoden möglich.

- **Ein-Kompartiment-Messung:** Dies entspricht der Bestimmung des Körpergewichts.
- **Zwei-Kompartiment-Messung:** Bei dieser Messung wird der Körper in eine fettfreie Masse und in Fett unterteilt. Die Messung kann z. B. mit dem Caliper oder auch mit einer sog. Fettwaage erfolgen.
- **Drei-Kompartiment-Messung:** Hier erfolgt die Bestimmung der fettreien Masse (= Magermasse), die in die Körperzellmasse (BCM) und die extrazelluläre Masse (ECM) aufgeteilt wird, und der Fettmasse. Die Messung kann mit der bioelektrischen Impedanzanalyse durchgeführt werden.

In der Adipositastherapie wird die BIA häufig bei Gewichtsreduktionsprogrammen zur Überprüfung des Therapieverlaufs eingesetzt. Bei Adipösen steht neben der Messung der Fettmasse vor allem die Messung der fettfreien Masse, genauer der Körperzellmasse (BCM), im Vordergrund. Das Ziel einer Gewichtsreduktion sollte die Abnahme von Fettmasse unter Erhalt der BCM sein. Die Messung der Körperzusammensetzung mittels der BIA bei der Gewichtsreduktion und die anschließende Besprechung der Ergebnisse sind auch eine zusätzliche Motivation für den Patienten.

Studien zeigen jedoch, dass die Validität der BIA bei Adipösen mit einem BMI > 34 kg/m² geringer ist als bei Normalgewichtigen. Bei einer androiden Adipositas kann es, hervorgerufen durch die vermehrte Fettmasse am Rumpf, bei der BIA-Messung zu einer Unterschätzung der Fettmasse und einer Überschätzung der fettfreien Masse kommen (Pirlich 2005).

In den ESPEN(European Society for Parenteral and Enteral Nutrition)-Richtlinien von 2004 wird ausdrücklich darauf hingewiesen, dass bei Patienten mit einem BMI > 34 kg/m² aufgrund einer ausgeprägten androiden Adipositas die Körperzusammensetzung nicht mehr valide bestimmt werden kann und die Ergebnisse demzufolge auch vorsichtig interpretiert werden müssen (Kyle et al. 2004)

24.6 Qualitätssicherung – Qualitätssicherungsstudie

C. Stroh

24.6.1 Studiendesign

Seit dem 1. Januar 2005 wird die aktuelle Versorgungssituation der bariatrischen Chirurgie in der Bundesrepublik Deutschland untersucht (Qualitätssicherungsstudie). Die prospektive Datenerfassung erfolgt in Kooperation mit dem An-Institut für Qualitätssicherung in der operativen Medizin der Otto-von-Guericke-Universität Magdeburg über das Internet in einer Online-Datenbank.

Derzeit wird geschätzt, dass nur ca. 15 – 40% aller medizinischen Entscheidungen auf wissenschaftlicher Evidenz beruhen (Ellis et al. 1995). Insbesondere in der operativen Therapie der Adipositas existieren nur Studien der Evidenzklassen III und IV.

In dem Dilemma aus Mangel an prospektiven randomisierten Studien bzw. deren unethischen Ansatzpunkt haben prospektive Beobachtungsstudien ihre Bedeutung. Einen entscheidenden Anteil am Durchbruch der Bewertung von prospektiven Beobachtungsstudien haben Benson und Hartz. Ihre Veröffentlichung „A comparison of observational studies and randomized, controlled trials“ im New England Journal of Medicine vergleicht 19 verschiedene Therapien in über 136 Publikationen (Benson und Hartz 2000). Dabei waren die Ergebnisse der kontrollierten Studien und der Beobachtungsstudien bei jeweils gleicher Fragestellung trotz unterschiedlichen Studiendesigns gleich. Relevante Abweichungen der Ergebnisse von Beobachtungsstudien gegenüber kontrollierten Studien waren nicht nachweisbar.

Beobachtungsstudien zeichnen sich durch geringere Kosten und eine größere Patientenbreite aus (Feinstein et al. 1995). Neben der Aufgabe der klinischen Beobachtungsstudien, evidenzbasiertes Wissen zu erarbeiten, bieten diese in Form von Qualitätssicherungsstudien eine wesentliche Hilfestellung zur Erarbeitung von Risikofaktoren und prognostischen Indikatoren. Beobachtungsstudien übernehmen die Aufgabe in Situationen, in denen randomisierte Studien nicht vertretbar sind, um den Standard festzulegen (Naylor und Guyatt 1996). Voraussetzung hierzu ist es jedoch, den Ist-Zustand zu erfassen und Qualitätsparameter festzulegen.

Da prospektive Studien zur operativen Therapie der Adipositas fehlen, können derzeit keine Aussagen zum geeigneten therapeutischen Vorgehen in Abhängigkeit vom BMI gemacht werden. Evidenzbasierte Daten sind notwendig, um ein langfristiges Konzept der Adipositastherapie zu erstellen. Komorbiditäten und Lebensqualität müssen in die Erfassung der Daten einbezogen werden. Positive Prädiktoren der Gewichtsreduktion sind das Alter und der BMI der Patienten. Nachuntersuchungen über einen Zeitraum von fünf bis zehn Jahren sind erforderlich, um die einzelnen chirurgischen Methoden sicher bewerten zu können.

24.6.2 Studienziel

Ziel der Studie ist die Erfassung des aktuellen Standes der bariatrischen Chirurgie in Deutschland (Stroh und Manger 2005). Die in den einzelnen Einrichtungen angebotenen Operationsmethoden und die Häufigkeit bariatrischer Operationen werden detailliert untersucht. Flächendeckende Ergebniserfassung und Analyse sind für die Bewertung der Versorgungssituation unter Alltagsbedingungen notwendig. Die Studie dient auch der kritischen Überprüfung des eigenen Handelns und der eigenen Ergebnisse des jeweiligen Studienteilnehmers.

Zielstellung der Studie im Einzelnen:

- Erfassung des aktuellen Standes der bariatrischen Chirurgie,
- Erfassung der Qualität der Patientenselektion,
- Qualitätsmanagement,
- Erfassung der Qualität der Nachsorge,
- Erfassung von Langzeitergebnissen in Bezug auf Gewichtsreduktion, Komorbiditäten und Langzeitkomplikationen (Stroh und Manger 2005).

Wesentlicher Gesichtspunkt der Studie ist die Erfassung der Qualität der präoperativen Patientenselektion. Grundlage hierzu stellen die Leitlinien der IFSO und der Deutschen Gesellschaft der Chirurgie der Adipositas e.V. dar. Es ergibt sich die Frage, ob der präoperative BMI die Auswahl des Operationsverfahrens beeinflusst, insbesondere im Hinblick auf die Auswahl restriktiver und malabsorptiver Verfahren. Aus derzeitiger Sicht stellen sowohl der BMI als auch die Komorbiditäten Prädiktorvariablen der Gewichtsreduktion dar, deren Einfluss evaluiert werden soll. Methoden der präoperativen Konditionierung der Patienten durch intragastrale Ballonsysteme werden in die Untersuchungen einbezogen.

Entscheidendes Ziel der Studie ist die Qualitätsoptimierung der bariatrischen Chirurgie. Hierzu sind die chirurgischen Therapieverfahren zu standardisieren sowie Notwendigkeit und Nutzen von Modifikationen (Schenkellänge in der Bypasschirurgie) zu hinterfragen. Die Häufigkeiten intra- und postoperativer Komplikationen und deren Management werden erfasst.

Voraussetzung für eine erfolgreiche Therapie der Adipositas ist die lebenslange Nachsorge der Patienten. Hierin liegt eine spezifische Besonderheit der Adipositaschirurgie. Eine entsprechende Qualität der Nachsorge ist in der bariatrischen Chirurgie unabdingbar. Das Nachsorgemanagement wird an den Einrichtungen erfragt. Gewichtsreduktion, Veränderungen der Komorbiditäten, Langzeitkomplikationen und das Prozedere der Nachsorge werden durch die jährlichen Follow-up-Bögen registriert. Langzeitkomplikationen werden in Abhängigkeit von Operationsverfahren, Operationsmethode und Simultaneingriffen erfasst. Die Häufigkeit und das Management von Langzeitkomplikationen erfordern eine gesonderte Auswertung.

Die Studie dient im Langzeitverlauf dazu, Trends der Adipositaschirurgie, wie die derzeitige Tendenz zu malabsorptiven und kombinierten Verfahren, und deren Nutzen für den Patienten zu analysieren. Sie wird von Chirurgen zur Erfassung der internen und externen Qualität der bariatrischen Chirurgie initiiert. Qualitätserfassung und -sicherung werden insbesondere durch die Krankenkassen eingefordert. Es gilt auch, die Kostenträger von der Qualität chirurgischen Handelns zu überzeugen. Wir untersuchen mit dieser Studie die so genannte „effectiveness" (Effektivität), die Zweckmäßigkeit der Chirurgie der Adipositas unter Alltagsbedingungen. Unser Ziel ist es, den individuellen Nutzen einer speziellen chirurgischen Maßnahme mit bekannten, allgemein akzeptierten wissenschaftlichen Belegen der Wirksamkeit vorauszusagen. Damit verbunden sind sowohl eine höhere Behandlungsqualität als auch eine potenzielle Kostensenkung.

Die Studiendaten sollen die Notwendigkeit der bariatrischen Chirurgie in der BRD unterstreichen.

24.6.3 Methode

Am 1. Januar 2005 wurde mit der Studie zur Qualitätssicherung in der operativen Therapie der Adipositas begonnen. Die Datenerhebung erfolgt prospektiv mit einer Online-Datenbank. Bisher liegen Daten der Jahre 2005 bis 2008 zur Analyse vor. In dieser Zeit stieg die Anzahl der teilnehmen-

Tab. 24.18 Teilnehmende Kliniken.

Jahr(e)	Anzahl der gemeldeten Kliniken	Anzahl der Kliniken, aktive Teilnahme	Anzahl der gemeldeten kompletten Patientendatensätze
2005	66	21	629
2006	77	32	828
2007	81	43	1666
2008	82	52	2400
2005–2008			5523

den Kliniken in den einzelnen Beobachtungszeiträumen an (➤ Tab. 24.18).

Zusätzlich zu den Ersteingriffen werden auch Revisionen und Redo-Eingriffe nach operativer Therapie der Adipositas ausgewertet. Langzeitkomplikationen werden in Abhängigkeit vom Operationsverfahren, von der Operationsmethode und von Simultaneingriffen auch für Patienten erfasst, deren Erstoperation vor dem 1. 1. 2005 erfolgte. Hierdurch sind Aussagen über die Häufigkeit von Revisionen und Therapieversagern nach bariatrischen Eingriffen zu erhalten. Damit ist auch die Erfassung von Langzeitkomplikationen und deren Management gewährleistet. Aus der Häufigkeit von Revisionseingriffen können Aussagen über behandlungs- und operationsspezifische Komplikationen getroffen werden.

Die Erfassung der Follow-up-Daten erfolgt an den einzelnen Zentren im Rahmen der jährlichen Nachsorge. Die Erhebung der Nachuntersuchungsdaten umfasst die Parameter zum Gewichtsverhalten, zur Veränderung der Komorbiditäten und zu Komplikationen. Diese Daten werden jährlich ausgewertet.

24.6.4 Daten

Regionale Daten

Bei der Analyse der Daten zeigt sich eine sehr differente Verteilung der Eingriffe auf die einzelnen Bundesländer, was durch einzelne Zentren bedingt ist (➤ Abb. 24.5). In den verschiedenen Zeiträumen ist eine Zunahme der Kliniken, die über 50 Eingriffe pro Jahr durchführen, zu beobachten (➤ Abb. 24.6).

Demographische Daten

Bezüglich der Geschlechtsverteilung findet sich mit 74,4% eine deutliche Bevorzugung des weiblichen Geschlechts. In den Erfassungszeiträumen 2005 und 2006 ergaben sich keine Veränderungen der Geschlechtsverteilung. Im Jahr 2007 wird ein Anstieg des männlichen Geschlechts auf 26,7% beobachtet. In der Gesamtstudie wurden 818

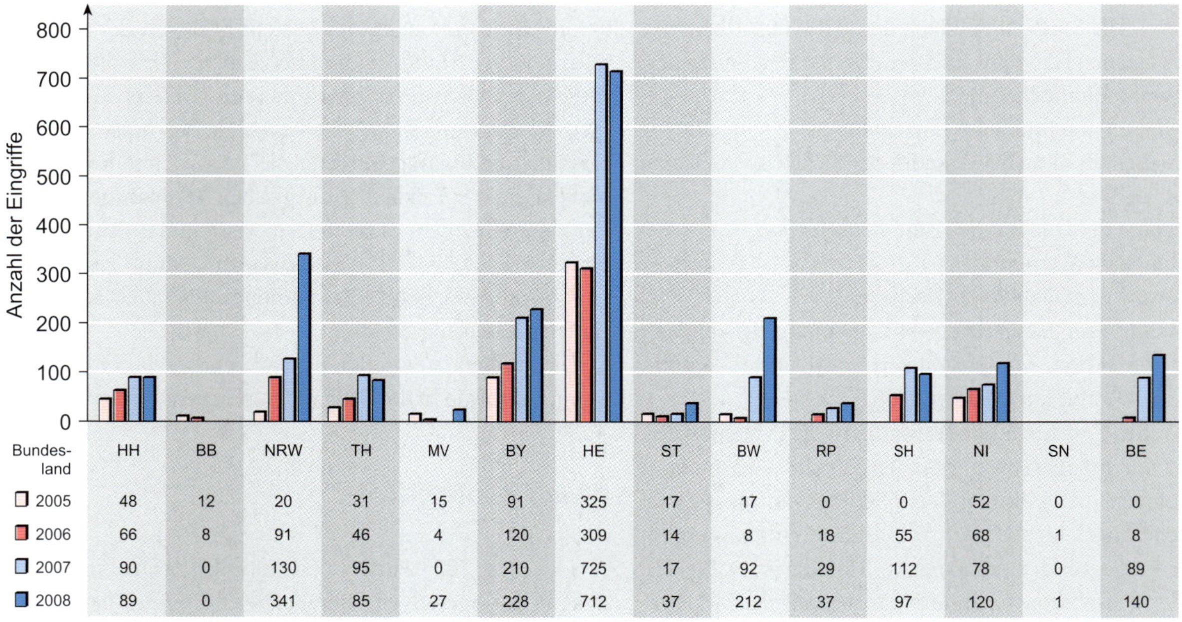

Bundesland	HH	BB	NRW	TH	MV	BY	HE	ST	BW	RP	SH	NI	SN	BE
2005	48	12	20	31	15	91	325	17	17	0	0	52	0	0
2006	66	8	91	46	4	120	309	14	8	18	55	68	1	8
2007	90	0	130	95	0	210	725	17	92	29	112	78	0	89
2008	89	0	341	85	27	228	712	37	212	37	97	120	1	140

Abb. 24.5 Verteilung der Operationen auf die Bundesländer.
BE: Berlin, BB: Brandenburg, BW: Baden-Württemberg, BY: Bayern, HE: Hessen, HH: Hamburg, MV: Mecklenburg-Vorpommern, NI: Niedersachsen, NRW: Nordrhein-Westfalen, RP: Rheinland-Pfalz, SH: Schleswig-Holstein, SN: Sachsen, ST: Sachsen-Anhalt, TH: Thüringen.

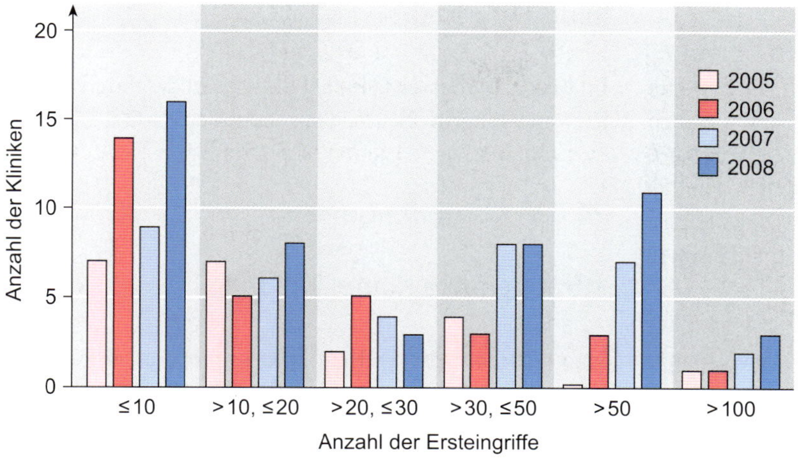

Abb. 24.6 Häufigkeit bariatrischer Eingriffe in den Kliniken.

(26,2%) Männer und 2304 (73,8%) Frauen erfasst. Zu den demographischen Daten ➤ Tab. 24.19.

Komorbiditäten

Für alle Patienten werden im Rahmen der Studie die Komorbiditäten und die ASA-Klassifikation erfasst (➤ Tab. 24.20). In allen Beobachtungszeiträumen weisen weniger als 20% der Patienten keine Begleiterkrankungen infolge der morbiden Adipositas auf. Im Gegensatz dazu besteht bei über 50% der beobachteten Patienten eine Hypertonie.

24.6.5 Operationsverfahren

Ersteingriffe

In den Jahren 2005 und 2006 war das Gastric-Banding (GB, Magenband) die am häufigsten durchgeführte Operation. Im Jahr 2007 hingegen wurden mehr Magenbypass-Operationen als Magenbandimplantationen durchgeführt (➤ Abb. 24.7).

Tab. 24.19 Demographische Daten – Durchschnitt von Alter, Größe, Gewicht und BMI.

	Jahr	Männer	Frauen	Gesamt
Mittleres Alter (Jahre)	2005	42,7	39,6	40,4
	2006	44,1	40,7	41,6
	2007	42,0	40,2	40,7
	2008	43,1	41,0	41,6
Mittlere Größe (cm)	2005	180,0	167,0	170,0
	2006	180,0	167,0	170,0
	2007	180,0	167,0	170,0
	2008	180,6	166,8	170,9
Mittleres Gewicht (kg)	2005	160,0	134,0	141,0
	2006	164,7	134,6	142,3
	2007	163,7	133,0	141,1
	2008	163,0	131,0	141,0
Mittlerer BMI (kg/m²)	2005	49,4	48,2	48,5
	2006	50,8	48,5	49,1
	2007	50,5	47,7	48,5
	2008	49,9	47,3	48,1

Tab. 24.20 Verteilung der Komorbiditäten (%).

Komorbidität	2005	2006	2007	2008
Keine	19,2	18,0	18,9	17,1
Hypertonie	50,2	53,0	50,1	58,5
Kardiale Komorbiditäten	6,8	11,5	9,8	8,8
Insulinpflichtiger Diabetes mellitus	9,4	9,7	7,3	10,1
Nicht-insulinpflichtiger Diabetes mellitus	9,7	17,6	16,9	18,9
Pulmonale Komorbiditäten	16,4	21,5	16,0	17,2
Embolie	0,2	1,2	3,2	0,6
Schlafapnoe	14,5	14,9	16,4	19,5
Cholezystolithiasis	12,7	6,6	4,7	4,8
GERD	11,8	16,6	15,6	14,5
Varikose	4,8	7,3	6,8	6,5
Skeletterkrankungen	80,9	75,0	65,1	71,9

Re-Eingriffe

Zur Verteilung der Re-Eingriffe in Bezug auf die Erstoperationen ➤ Tab. 24.21. Re-Eingriffe nach bariatrischen Operationen waren 2005 in 5,2% (n = 31), 2006 in 9,4% (n = 78) und 2007 in 10,2% (n = 170) erforderlich. Hierbei stellen Re-Eingriffe nach Magenband und die geplante Entfernung von Magenballons (BIB) die Hauptindikationen für Revisionen und Redo-Operationen dar.

Re-Eingriffe nach Magenband erfolgten wegen der Spätkomplikationen Slippage, Pouch-Dilatation, Bandmigration und Portkomplikationen (➤ Tab. 24.22).

Redo-Eingriffe

Im Beobachtungszeitraum hat die Anzahl der durchgeführten Redo-Eingriffe deutlich zugenommen (➤ Tab. 24.23).

24.6.6 Komplikationen

Intraoperative Komplikationen

In ➤ Tab. 24.24 ist die Häufigkeit intraoperativer Komplikationen für die verschiedenen Verfahren dargestellt. Insgesamt wurden in der Studie im gesamten Zeitraum 0,12% (n = 4) Leber- und 0,03% (n = 1) Milzläsionen berichtet.

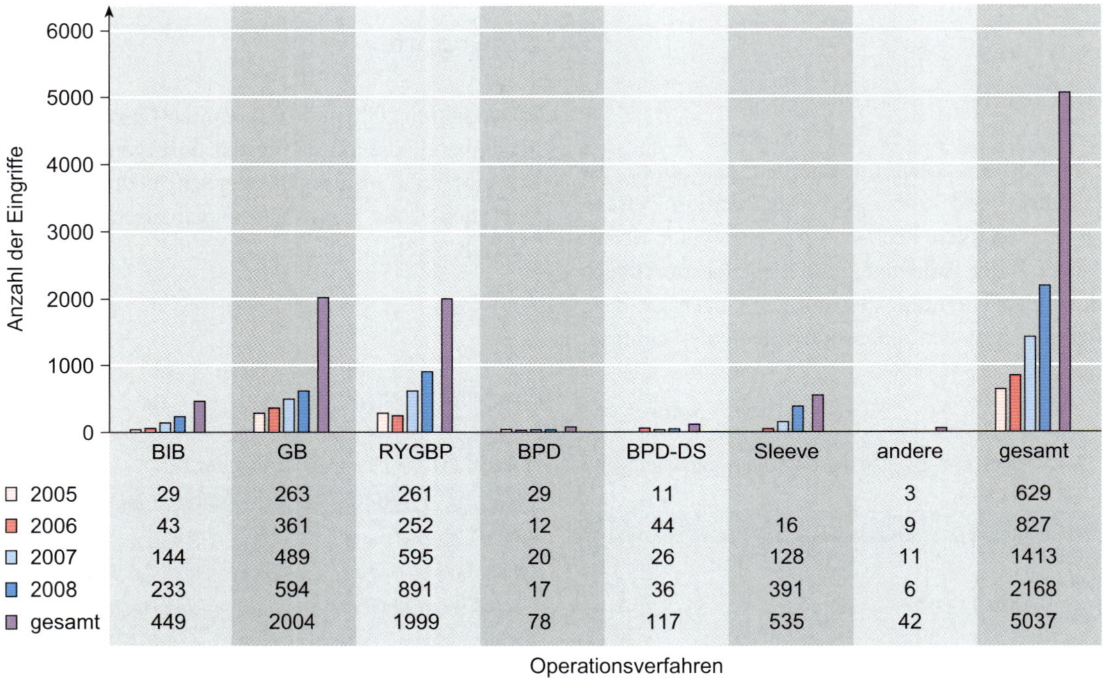

Abb. 24.7 Verteilung der Operationsverfahren nach Ersteingriffen.
BIB: Magenballontherapie, BPD: biliopankreatische Diversion, BPD-DS: biliopankreatische Diversion mit Duodenalswitch, GB: Gastric-Banding, RYGBP: Roux-en-Y-Magenbypass, Sleeve: Schlauchmagen.

Tab. 24.21 Re-Eingriffe ohne Redo-Verfahren.

Eingriff	2005		2006		2007		2008	
	n	%	n	%	n	%	n	%
Magenband	25	75,8	43	55,1	72	56,7	81	52,6
Magenballon					37	29,1	47	30,5
Roux-en-Y-Magenbypass					13	10,2	20	13,0
Schlauchmagen							2	1,3
Andere	8	24,2	35	44,9	5	3,9	4	2,6
Gesamt	33		78		127		154	

Allgemeine postoperative Komplikationen

In der Studie werden allgemeine postoperative Komplikationen erfasst. Diese sind für die verschiedenen Eingriffe in den folgenden Tabellen dargestellt (➤ Tab. 24.25, ➤ Tab. 24.26).

Spezielle postoperative Komplikationen

An speziellen postoperativen Komplikationen werden Anastomoseninsuffizienzen und -stenosen, Blutungskomplikationen, der postoperative Ileus sowie Peritonitiden und Wundheilungsstörungen ermittelt. Die Ergebnisse sind eingriffsbezogen dargestellt (➤ Tab. 24.27, ➤ Tab. 24.28).

Eine Anastomoseninsuffizienz bei Schlauchmagen entspricht einer Leckage der Klammernahtreihe.

Tab. 24.22 Re-Eingriffe nach Magenband (%).

Revisionseingriff	2005	2006	2007	2008
Neuplatzierung wegen Pouch-Dilatation	12,0	23,2	11,1	4,9
Entfernung wegen Pouch-Dilatation	12,0	18,6	8,3	7,4
Neuplatzierung wegen Slippage	4,0	18,6	25,0	22,2
Entfernung wegen Slippage	0,0	7,0	1,4	7,4
Entfernung wegen Migration	12,0	4,6	6,9	12,4
Revision einer Diskonnektion	28,0	11,6	4,2	7,4
Beibehalten, keine Neuplatzierung	8,0	4,7	1,4	1,2
Portentfernung wegen Infektion	0,0	4,7	1,4	0,0
Andere	0,0	0,0	0,0	35,9
Keine Angaben	24,0	7,0	9,7	1,2
Gesamt	100,0	100,0	100,0	64,1

Tab. 24.23 Redo-Eingriffe – Operationsverfahren.

Verfahren	2006		2007		2008	
	n	%	n	%	n	%
Magenband in Roux-en-Y-Magenbypass	2	18,2	5	11,6	21	26,9
Magenband in BPD	1	9,1	10	23,3	11	14,1
Magenband in Schlauchmagen					19	24,3
Magenband in BPD-DS	1	9,1	1	2,3	0	
Schlauchmagen in BPD-DS			8	18,6	6	7,7
Andere	7		19	44,2	21	2,5
Gesamt	**11**	**100,0**	**43**	**100,0**	**78**	**100,0**

BPD: Biliopankreatische Diversion, BPD-DS: Biliopankreatische Diversion mit Duodenalswitch.

Tab. 24.24 Eingriffsbezogene intraoperative Komplikationsraten (%).

Operation	2005	2006	2007	2005–2007
Magenband	1,5	2,2	1,4	1,7
Schlauchmagen			1,6	1,6
Roux-en-Y-Magenbypass	0	1,2	2,4	1,3
BPD	0	0	0	0
BPD-DS	0	0	3,8	1,2
Re-Eingriffe			2,5	
Redo-Eingriffe			0	

Tab. 24.25 Eingriffsbezogene allgemeine postoperative Komplikationsraten (%).

Operation	2005	2006	2007	2005–2007
Magenballon	0	9,3	1,4	2,8
Magenband	3,0	3,9	1,4	2,6
Schlauchmagen			14,1	14,1
Roux-en-Y-Magenbypass	1,1	4,8	6,4	4,8
BPD	0	0	5,0	1,6
BPD-DS	18,2	13,6	11,5	13,6
Re-Eingriff			2,5	2,5
Redo-Eingriff			11,6	11,6

Re-Laparotomien und Re-Laparoskopien

Zur Rate an Re-Laparoskopien und -Laparotomien nach den verschiedenen Eingriffen ➤ Tab. 24.29. Die Re-Operationsrate nach Schlauchmagen ist signifikant höher als nach RYGBP (p = 0,007). Der komplexe BPD-DS weist eine signifikant höhere Re-Operationsrate als alle anderen Verfahren auf (p < 0,001).

Postoperative Mortalität

Im Gesamtzeitraum der Studie beträgt die 30-Tage-Mortalität 0,14% (n = 8; ➤ Tab. 24.30). Die postoperative Gesamtmortalität liegt bei 0,2% (n = 11). Es verstarben zwei Patienten infolge einer fulminanten Rhabdomyolyse.

Tab. 24.26 Organbezogene postoperative Komplikationsraten zwischen 2005 und 2008 (%).

Komplikationen	Magenband	Schlauch-magen	RYGBP	BPD	BPD-DS	Re-Eingriff	Redo-Eingriff
Harnwegsinfekt	0,2	2,3	0,3	5,9	0,0	1,3	0,0
Renale	0,0	0,8	0,6	0,0	0,0	0,0	0,0
Kardiale	0,0	0,3	0,3	0,0	0,0	0,6	1,3
Pulmonale	0,3	2,0	1,2	0,0	2,8	1,4	1,3
Thrombose	0,0	0,3	0,1	0,0	0,0	0,0	1,3
Fieber	0,2	2,0	1,9	0,0	2,8	3,2	6,4
Andere	2,0	4,9	2,2	0,0	13,9	4,5	1,3

BPD: Biliopankreatische Diversion, BPD-DS: Biliopankreatische Diversion mit Duodenalswitch, RYGBP: Roux-en-Y-Magenbypass.

Tab. 24.27 Eingriffsbezogene spezielle Komplikationsraten (%).

Operation	2005	2006	2007	2005–2007
Magenballon	0,0	0,0	2,3	0,5
Magenband	1,1	1,1	1,0	1,1
Schlauchmagen			9,4	9,4
Roux-en-Y-Magenbypass	1,1	4,4	4,0	3,4
BPD	0,0	0,0	0,0	0,0
BPD-DS	0,0	29,5	11,5	19,8
Re-Eingriff			1,7	1,7
Redo-Eingriff			9,3	9,3

Tab. 24.28 Ursachen postoperativer Komplikationen zwischen 2005 und 2007 sowie 2008 (%).

Komplikationen	Magenband		Schlauch-magen		RYGBP		BPD		BDP-DS		Re-Eingriff		Redo-Eingriff	
	2005–2007	2008	2005–2007	2008	2005–2007	2008	2005–2007	2008	2005–2007	2008	2005–2007	2008	2005–2007	2008
Blutung	0,4	0,5	1,6	2,1	0,9	0,5	0,0	5,9	3,7	5.6	0,0	1,9	0,0	3,9
Anastomoseninsuffizienz		0,2	7,0	2,3	0,8	3,3	0,0	5,9	2,4	5,6	0,0	1,9	7,0	3,8
Anastomosenstenose			0,8	0,0	0,6	0,3	0,0	0,0	0,0	0,0	0,8	0,0	2,3	3,8
Ileus	0,2	0,2		0,0	0,5	0,4	0,0	0,0	0,0	2,8	0,0	0,6	0,0	1,3
Sepsis	0,09	0,0		0,3	0,09	0,6	0,0	5,9	0,0	2,8	0,0	0,0	0,0	3,8
Peritonitis	0,09	0,2		0,5	0,09	1,1	0,0	2,9	1,2	0,0	0,8	2,6	2,3	2,6

24.6.7 Gewichtsreduktion und Komorbiditäten

Nachsorgedaten mit mindestens einem Follow-up konnten für 63,8% der Patienten (n = 1456) erfasst werden. Für die Rückbildung der im Folgenden betrachteten Komorbiditäten liegen Daten von 929 Patienten vor. Bezüglich der ermittelten demographischen Daten bestehen keine Unterschiede zu den präoperativen Daten. Somit ist die Teilnahme an der Nachsorge hiervon unabhängig.

Ergebnisse der Gewichtsreduktion

Die Ergebnisse zur Reduktion von BMI und Körpergewicht sind in Abhängigkeit vom Operationsverfahren dargestellt (➤ Tab. 24.31, ➤ Abb. 24.8). Bezüglich der Gewichtsreduktion zeigt sich für malabsorptive Verfahren eine stärkere Verringerung des BMI als für restriktive Eingriffe.

Tab. 24.29 Eingriffsbezogene Rate an Re-Laparotomien und Re-Laparoskopien (%).

Operation	Re-Laparotomie	Re-Laparoskopie	Gesamt
Magenballon	0,0	0,0	0,0
Magenband	0,2	0,8	1,0
Schlauchmagen	3,9	3,1	7,0
Roux-en-Y-Magenbypass	1,3	1,1	2,3
BPD	0,0	0,0	0,0
BPD-DS	7,4	3,7	11,1
Re-Eingriff	2,6	2,2	4,8
Redo-Eingriff	7,0	2,3	9,3

Tab. 24.30 Postoperative Mortalität (%).

Mortalität	2005	2006	2007	2008
Mortalität insgesamt	0,2		0,28	0,23
30-Tage-Mortalität	0,2		0,24	0,23

Tab. 24.31 Eingriffsbezogene BMI-Änderung beim letzten Follow-up.

Operation	Patientenzahl	BMI bei Operation (kg/m²)	BMI zum letzten Follow-up (kg/m²)
Magenballon	25	56,7	47,80
Magenband	770	46,4	38,04
Schlauchmagen	81	55,8	41,50
Roux-en-Y-Magenbypass	675	48,5	34,40
BPD	52	50,5	38,04
BPD-DS	64	49,6	30,43

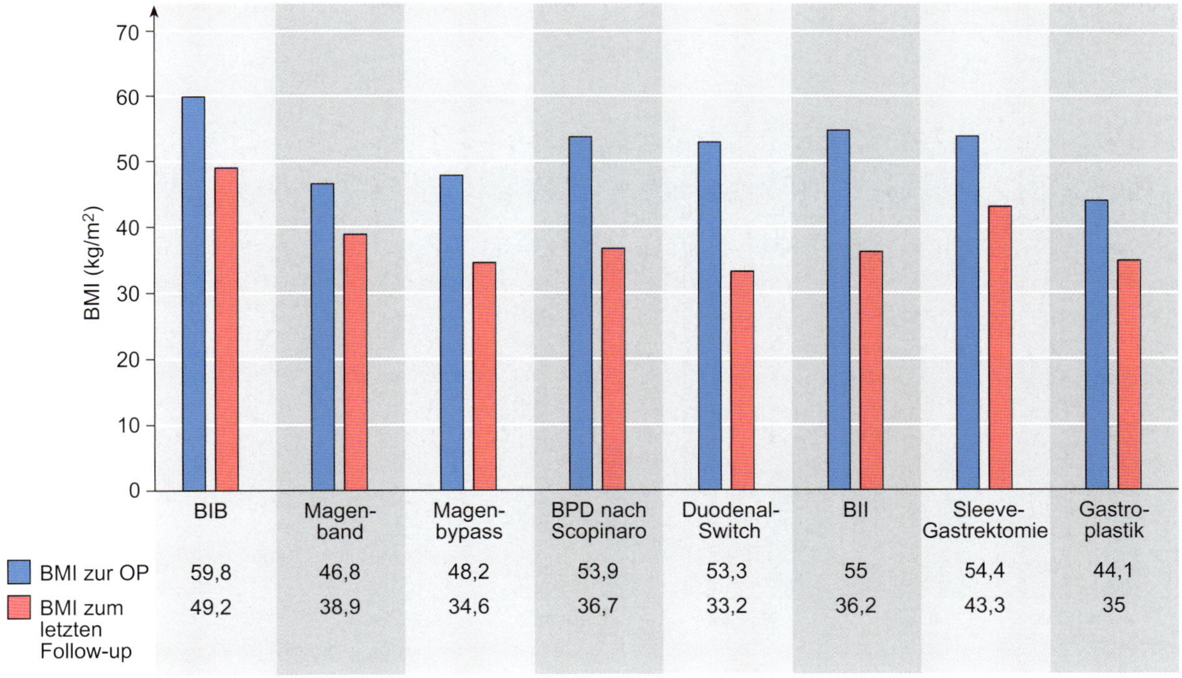

Abb. 24.8 Eingriffsbezogene Reduktion des BMI.

Reduktion der Komorbiditäten

➤ Abb. 24.9

- **Arterielle Hypertonie:** Eine komplette Rückbildung der Hypertonie konnte für 37,0% (n = 132) der Patienten nachgewiesen werden. Eine Reduktion der antihypertensiven Therapie wurde bei 45,4% (n = 162) der Patienten erreicht. Insgesamt verbesserte sich die Hypertonie somit bei 93,2% der operierten Patienten.
- **Diabetes mellitus:** Von 929 Patienten mit Datensätzen für ein Follow-up lag präoperativ bei 88 Patienten ein insulinpflichtiger Diabetes vor. Bei 31,8% (n = 28) der Patienten bildete sich dieser komplett zurück. Für 43,2% (n = 38) der Patienten wird eine reduzierte Insulindosis angegeben. Einen nicht-insulinpflichtigen Diabetes mellitus hatten präoperativ 121 Patienten, für die Daten zum Follow-up existieren. Dieser bildete sich bei 30,6% (n = 37) der Patienten komplett zurück, bei 56,3% (n = 56) der Patienten ist eine deutlich verminderte Medikamentendosis nachweisbar.
- **Schlafapnoe:** Präoperativ hatten 142 Patienten, für die ein Follow-up vorliegt, eine Schlafapnoe. Bei 47 (33,1%) Patienten bildete sich diese komplett zurück, bei 41 (28,9%) Patienten kam es zu einer deutlichen Verbesserung.

24.6.8 Diskussion der Studienergebnisse

Bezüglich der Verteilung der Eingriffszahlen in den einzelnen Bundesländern zeigen sich, bedingt durch Zentren, erhebliche regionale Unterschiede. Die Anzahl der Einrichtungen, die 2007 mehr als 50 Eingriffe im Jahr durchführten, hat sich von drei auf sieben mehr als verdoppelt. Dies bestätigt die Tendenz zur Bildung von Zentren. Das Spektrum bariatrischer Eingriffe umfasst in Deutschland derzeit bis auf den primären Capella-Fobi-Bypass alle weltweit eingesetzten Operationsmethoden.

Demographische Daten

Im Vergleich mit den Daten der Metaanalyse hatten die Patienten in der vorliegenden Studie in allen Beobachtungszeiträumen ein signifikant höheres Alter (40,56 Jahre vs. 38,97 Jahre; $p < 0,001$) und einen signifikant höheren BMI (48,65 kg/m^2 vs. 46,85 kg/m^2; $p < 0,001$; Buchwald et al. 2004).

Es ist zu diskutieren, ob aufgrund dieser Tatsachen in der BRD mehr Patienten einem kombinierten oder malabsorptiven Eingriff zugeführt werden als einem restriktiven Verfahren. Ein Mangel der vorliegenden Beobachtungsstudie ist, dass derzeit keine verpflichtende Teilnahme zur Qualitätssicherung für alle Kliniken, die bariatrische Eingriffe durchführen, gefordert ist. Hieraus resultiert die Möglichkeit, dass Einrichtungen, die nur restriktive Verfahren anbieten, ihre Daten nicht in die Studie einbringen.

Aufgrund der derzeitigen Situation der bariatrischen Chirurgie in Deutschland sind Daten über die tatsächlich durchgeführten bariatrischen Operationen auch über die Krankenkassen nicht zu erhalten. Eine noch unzureichende

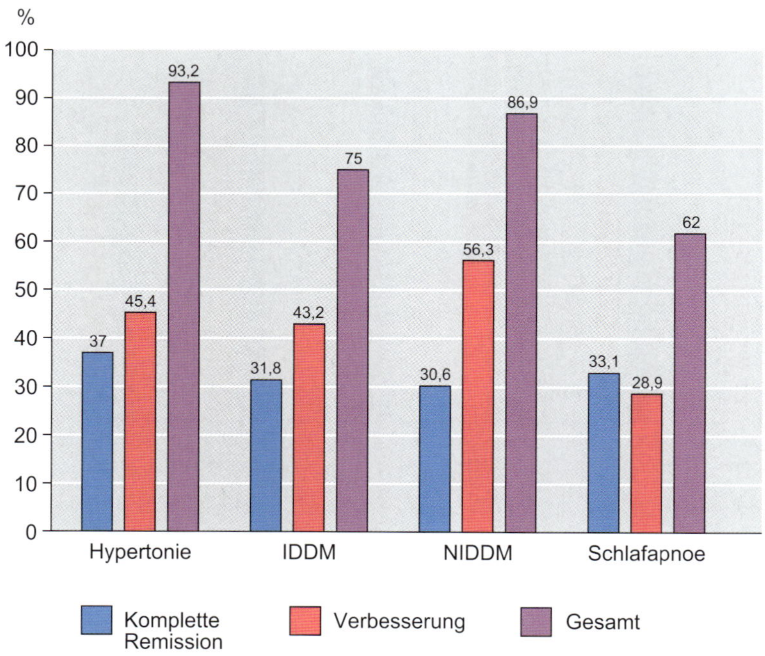

Abb. 24.9 Rückbildung der Komorbiditäten. IDDM: insulinpflichtiger Diabetes mellitus, NIDDM: nicht-insulinpflichtiger Diabetes mellitus.

Abbildung der Eingriffe im Operations- und Prozedurenschlüssel (OPS) und die Möglichkeit der „Fehlkodierung" infolge einer fehlenden Akzeptanz der bariatrischen Chirurgie mit Einzelfallentscheidungen der Krankenkassen führen dazu, dass die Zahlen über die tatsächliche Eingriffszahl derzeit nur geschätzt werden können.

Komorbiditäten

Auffällig ist im Vergleich mit den Daten der Metaanalyse die höhere Inzidenz für das Vorliegen von Komorbiditäten (➤ Tab. 24.32; Buchwald et al. 2004). Eine Ausnahme stellt die Schlafapnoe dar. Eine Bias ergibt sich möglicherweise durch die geringe Zahl von Schlaflaboratorien in Deutschland. Im Gegensatz hierzu wird in den USA in bariatrischen Zentren insbesondere bei Männern präoperativ immer eine Diagnostik im Schlaflabor durchgeführt.

Es ist daher anhand der Studie erforderlich, den Einfluss der in höherem Ausmaß vorliegenden Erkrankungen des metabolischen Syndroms und des höheren präoperativen BMI auf die Gewichtsreduktion zu evaluieren. Ziel dieser Analyse ist es, nachzuweisen, ob eine verminderte Gewichtsreduktion bei Vorliegen eines metabolischen Syndroms, insbesondere eines Diabetes mellitus, resultiert. Dieser Aspekt hat Bedeutung für die Evaluation von Prädiktorvariablen zur Patientenselektion besonders für restriktive Verfahren.

Operationsverfahren

Die Daten der Qualitätssicherungsstudie aus den Jahren 2005 bis 2007 zeigen auch für Deutschland die weltweit bestehende Tendenz zur Durchführung kombinierter und malabsorptiver Eingriffe zur Reduktion des Körpergewichts und der Komorbiditäten. Dieser Effekt wird durch den überdurchschnittlich hohen BMI der Patienten und deren Komorbiditäten noch verstärkt. Bezüglich der Erstoperation wird dieser Aspekt insbesondere beim Vergleich der Daten der BRD mit den Daten der Versorgungsforschungsstudie in Frankreich deutlich (Basdavent et al. 2007; ➤ Tab. 24.33). Allerdings bestehen in den beiden vorliegenden Metaanalysen erhebliche Unterschiede in der Häufigkeit der Durchführung restriktiver und malabsorptiver Verfahren.

Tab. 24.32 Vergleich der Inzidenz der Komorbiditäten zwischen der Metaanalyse (Buchwald et al. 2004) und der Qualitätssicherungsstudie (%).

Komorbiditäten	Metaanalyse (22 094 Patienten)	Qualitätssicherungsstudie (3123 Patienten)	Signifikanz
Hypertonie	35,4	47,9	p < 0,001
Kardiale Komorbiditäten	7,0	9,1	p < 0,001
Asthma, pulmonale Komorbiditäten	10,7	16,6	p < 0,001
Diabetes mellitus	15,3	22,5	p < 0,001
Schlafapnoe	19,6	14,7	p < 0,001
Skeletterkrankungen	50,3	70,9	p < 0,001

Tab. 24.33 Vergleich der Operationsverfahren.

	Metaanalyse (Buchwald et al. 2004): 22 094 Patienten, 1990–2002	Metaanalyse (Maggard et al. 2005): 11 314 Patienten	Frankreich (Basdavent et al. 2007): 1236 Patienten, 12/2002–01/2003	Qualitätssicherungsstudie: 2869 Patienten, 01/2005–12/2007
Magenballon	k.A.	k.A.	k.A.	7,8%
Magenband	24,1%	49,1%	87,3%	40,5%
Schlauchmagen	k.A.	k.A.	k.A.	5,2%
VBG	5,4%	18,4%	8,6%	0,1%
RYGBP	65,1%	26,0%	3,8%	40,4%
BPD/BPD-DS	4,8%	6,5%	0,1%	5,2%
Andere				0,8%

BPD: Biliopankreatische Diversion, BPD-DS: Biliopankreatische Diversion mit Duodenalswitch, k.A.: Keine Angabe, RYGBP: Roux-en-Y-Magenbypass, VBG: Vertikale „bandverstärkte" Gastroplastik.

Gastric-Banding

Das Magenband ist in der BRD und international aufgrund der Reversibilität ein weit verbreitetes Verfahren. Jedoch sind die Langzeitdaten zur Gewichtsreduktion und zu den Langzeitkomplikationen für das Outcome der Patienten von entscheidendem Stellenwert. Deshalb ist das Gastric-Banding wegen der nachgewiesenen geringeren Komplikationsrate insbesondere bezüglich des Slippage und der Pouch-Dilatation in einer exakten Pars-flaccida-Technik durchzuführen.

Ein Einfluss des Bandtyps auf die Komplikationsrate konnte weder in der Literatur noch in Studien (Fried et al. 2004) evaluiert werden. Ursache ist die Heterogenität der Daten zu dieser Problematik einschließlich des Zusammenhangs mit der Technik der Bandplatzierung. Aufgrund der dezidierten Datenerfassung im Rahmen der Qualitätssicherungsstudie sollte es das Ziel sein, in den nächsten Jahren multizentrische Daten zu erhalten, die den Zusammenhang zwischen Bandtyp, Operationstechnik und Komplikationsrate evaluieren. Das Problem einer exakten Einbringung aller Patienten in das detaillierte Follow-up ist nicht zu unterschätzen. Eine verpflichtende Teilnahme der Kliniken an der Datenerhebung und am klinischen Follow-up ist erforderlich. Die Versicherungsträger und die Fachgesellschaften sind im Interesse der Patienten und der Verbesserung der Versorgungsqualität gefordert, die Qualitätssicherung für die bariatrische Chirurgie einzufordern. Allerdings ist dies langfristig ohne die Akzeptanz zur Bereitstellung der finanziellen Mittel nicht möglich.

Die Zunahme von Langzeitkomplikationen nach GB spiegelt sich in der Anzahl der Revisionen und Redo-Eingriffe nach primärer Magenbandimplantation dar. Betrachtet man die Daten zu Re-Eingriffen (n=140) nach Magenbändern im Gesamtzeitraum der Studie (enthält auch Patienten, die vor 2005 operiert wurden) im Zusammenhang mit der Anzahl der im Studienzeitraum implantierten Bänder so ergibt sich eine Revisionsrate von 12,6%. Trotz dieser Bias ist zu diskutieren, ob aufgrund der weiten Verbreitung von Bandimplantationen und der oft geringen Eingriffszahl an den Kliniken die tatsächliche Langzeitkomplikationsrate nicht deutlich über den derzeit publizierten Daten mit 3 – 4% pro Jahr der Nachsorge liegt (Suter et al. 2006). Dies gilt insbesondere unter dem Gesichtspunkt, dass die Re-Eingriffe meist an ausgewählten Kliniken erfolgen. Die Sicherstellung einer entsprechenden Versorgungsqualität ist auch für Einrichtungen, die nur Bänder implantieren, einzufordern. Das Vorhalten nur eines bariatrischen Verfahrens an einer Klinik wird unter dem Gesichtpunkt der Qualität, Expertise und Patientensicherheit von den Fachgesellschaften nicht akzeptiert.

Sleeve-Gastrektomie

Die postoperative Komplikationsrate nach Schlauchmagenbildung mit 14,1% allgemeinen Komplikationen und 7% Leckagen an der Klammernahtreihe entspricht den Daten der Literatur. Kritisch festzustellen ist, dass nur drei Einrichtungen mehr als zehn Eingriffe durchführten und zwölf Kliniken weniger als fünf Operationen. Die Leckage-Rate an der Klammernahtreihe ist höher als die Insuffizienzrate an der Gastroenterostomie nach Roux-en-Y-Magenbypass. Somit stellt die Sleeve-Gastrektomie ein Verfahren mit einem hohen Risikopotenzial dar, insbesondere unter dem Aspekt, dass zwei der angegebenen Todesfälle nach Sleeve-Gastrektomie auftraten. Die Angaben zur Letalität nach Schlauchmagenbildung in der Literatur schwanken zwischen 0 und 3,6% (Clinical Issues ASMBS 2007). In der Qualitätssicherungsstudie liegt die Letalität bei 0,16%. In einigen Studien unterscheidet sich die perioperative Mortalität von BPD-DS und Schlauchmagenbildung nicht, wobei die Morbidität nach letzterer höher war (Hamoui et al. 2006).

Mortalität

Die 30-Tage-Mortalität liegt nach restriktiven Verfahren bei 0,1% (Buchwald 2004), nach Magenbypass bei 0,5% und nach biliopankreatischer Diversion bei 1,1%. Im Vergleich der Daten der Qualitätssicherungsstudie mit der Literatur ergeben sich keine Unterschiede bezüglich der Mortalität (➤ Tab. 24.34).

In Studien mit großen Patientenzahlen beträgt die 30-Tage-Mortalität 1,9% (Flum et al. 1995, 2005). Die Krankenhausmortalität wird in Studien mit 0,3 – 0,6% nach Roux-en-Y-Magenbypass angegeben (Courcoulas et al. 2003; Liu et al. 2003).

Die Mortalität wird durch Alter, Geschlecht, BMI und Komorbiditäten beeinflusst (Gagner und Boza 2005; Maggard et al. 2005).

Wesentliche Faktoren sind:

- BMI > 60 kg/m^2,
- männliches Geschlecht,
- Alter > 50 Jahre,
- Hypertonie,
- Schlafapnoe.

Die Inzidenz einer Rhabdomyolyse liegt nach Daten der Literatur zwischen 0,9 und 22,7%. Im Rahmen der Studie verstarben 2 (0,06%) Patienten infolge einer Rhabdomyolyse.

Die Evaluierung dieser Risikofaktoren im Rahmen der Datenerfassung und deren Vergleich mit großen Studien sind erforderlich, um die Akzeptanz der Patienten, aber insbesondere der Versicherungsträger für differenzierte abgestufte Therapiekonzepte zu erhalten. Dieser Aspekt ist wie die Erfordernis der lebenslangen Nachbetreuung der Patienten von immenser Bedeutung, um das Outcome der Patienten zu verbessern, die Komorbiditäten langfristig und erfolgreich zu therapieren und Mangelerscheinungen insbesondere nach malabsorptiven Eingriffen zu vermeiden. Für den Studienzeitraum ist eine Dunkelziffer an Todesfällen nach bariatrischen Eingriffen wahrscheinlich. Aufgrund dessen sollten sich alle Kliniken, die bariatrische Eingriffe durchführen, dem Benchmark-Verfahren stellen.

Follow-up und Rückbildung der Komorbiditäten

Daten des Follow-ups konnten für 929 (63,8%) Patienten erfasst werden. Die genannten Kriterien der fehlenden Verpflichtung zur Teilnahme an der Qualitätssicherung sowohl für die operierende Einrichtung als auch für den Patienten und die nicht sichergestellte Kostenübernahme der Nachbetreuung sind aus unserer Sicht die Ursachen für die geringe Nachuntersuchungsrate.

Entsprechend den Daten der Literatur weisen Patienten mit malabsorptiven Eingriffen eine deutlich stärkere Gewichtsreduktion auf als Patienten nach restriktiven Verfahren. In den ersten beiden Jahren unterscheiden sich die Parameter zur Gewichtsreduktion zwischen Männern und Frauen nicht.

Bezüglich der Rückbildung der Komorbiditäten sind die Daten in den vorliegenden Metaanalysen sehr divergent (➤ Tab. 24.35). Im Langzeitverlauf der Studie ist es bei größeren Patientenzahlen erforderlich, die Rückbildung der Komorbiditäten im Zusammenhang mit dem durchgeführten Eingriff zu betrachten. Für die komplette Remission des Diabetes mellitus nach malabsorptiven Eingriffen, insbesondere nach BPD/BPD-DS, existieren Studien (Scopinaro et al. 2007, Skroubis et al. 2006).

24.7 Die psychosomatische Komponente der Adipositas – vor und nach operativer Behandlung

A. Schüler-Schneider

Die Adipositas ist in den meisten Fällen mit Ess-, Angst-, depressiven und affektiven Störungen assoziiert (Heo et al. 2006, Simon et al. 2006). Nach den neueren Ergebnissen der Zwillings- und Adoptivkinderforschung ist die Adipositas zu 60–84% genetisch angelegt. Nur für den Leptinmangel existiert eine sehr wirksame Therapie durch Substitu-

Tab. 24.34 30-Tage-Mortalität der Qualitätssicherungsstudie im Vergleich mit Metaanalysen und französischen Versorgungsstudien.

Operationsverfahren	Metaanalyse (Buchwald et al. 2004): 22 094 Patienten, 1990–2002	Metaanalyse (Maggard et al. 2005): 11 314 Patienten		Frankreich (Basdavent et al. 2007): 1238 Patienten, 11/2002–01/2003	Qualitätssicherungsstudie: 2869 Patienten, 01/2005–12/2007
		Kontrollierte Studie	Fallserie		
Magenband + vertikale „bandverstärkte" Gastroplastik	0,1%	0,02%	0,4%	k.A.	0%
Sleeve-Gastrektomie	k.A.	k.A.	k.A.	k.A.	0,03%
Roux-en-Y-Magenbypass	0,5%	0,3%	1,0%	k.A.	0,0%
BPD/BPD-DS	1,1%	k.A.	k.A.	k.A.	0,03%
Gesamt	k.A.	k.A.	k.A.	0,16%	0,06%

k.A.: keine Angabe.

Tab. 24.35 Komplette Rückbildung der Komorbiditäten (%).

Komorbidität	Metaanalyse (Buchwald et al. 2004; 22 094 Patienten)	Metaanalyse (Maggard et al. 2005)	Eigene Daten (Stroh et al. 2005; 168 Patienten)	Qualitätssicherungsstudie (929 Patienten)
Hypertonie	61,7%	38%	27,0%	37,0%
Diabetes mellitus	76,8%	11%	14,3%	30,6%
Schlafapnoe	85,7%		k.A.	62,6%

tion. Auch für die psychisch bedingte Adipositas existiert eine wirksame Therapie, diese scheitert jedoch oft am Widerstand der Patienten. Die chirurgische Therapie der Adipositas ist eine erfolgreiche symptomatische Therapie, die zur Besserung der Prognose beiträgt.

Viele Faktoren sind für die Entstehung und Therapieresistenz einer Adipositas verantwortlich. Die Fehlsteuerung eines komplexen humoralen, neuronalen und psychischen Regelkreises (reaktive Depression) ist weitgehend geklärt. Die Schaltzentrale für die Gewichtsregulation liegt im Hypothalamus, der gleichzeitig auch eine wichtige Rolle im kortikolimbischen System spielt. Letzteres ist für die Regulation und Anpassung motivationaler und emotionaler Zustände verantwortlich. Psychische und somatische Komponenten müssen differenziert werden, damit eine gezielte Behandlung stattfinden kann. Nicht immer stimmt der Patient dieser Empfehlung zu. So sollte der Arzt versuchen, mit dem Patienten die für diesen beste Lösung zu erarbeiten.

Das Scheitern einer dauerhaften Gewichtreduktion ist in vielen Fällen auf unbewusste und ungeklärte Konflikte zurückzuführen. Die Adipositas stellt in diesem Fall einen Schutz gegen unerträgliche Gefühle und nicht zu lösende Konflikte dar. Der Widerstand gegen eine Bewusstwerdung und Klärung ist groß.

Die bestehende Verschränkung zwischen organischen Ursachen und primären und sekundären psychischen Faktoren führt zu Verwischungen und Unklarheiten und damit zu einer Verstärkung des pathologischen Regelkreises.

Solange eine kausale Therapie in den meisten Fällen nicht existiert, müssen die bestehenden Möglichkeiten gebündelt werden. Dies ist eine interdisziplinäre Herausforderung. Die Herstellung einer stabilen Arzt-Patient-Beziehung ist die Voraussetzung für eine erfolgreiche Therapie. Die Klärung und Behandlung der psychischen Ursachen der Adipositas erfordern Zeit, Geduld und Verständnis.

24.7.1 Multifaktorielle Erkrankung

Die Adipositas ist eine multifaktorielle Erkrankung. Genetische Faktoren, hormonelle Komponenten, die adipogene Umwelt (Familie, Gesellschaft, Politik, Wirtschaft) und psychische Faktoren haben einen entscheidenden Einfluss auf die Entwicklung dieser Erkrankung. Frühe Diagnosestellung und Therapie im Kindesalter unter Einbeziehung der Familie können die Entwicklung einer Adipositas im Erwachsenenalter verhindern. Doch die Bemühungen in dieser Richtung scheitern oft am Unverständnis der oft auch adipösen Eltern. Dicke Kinder geraten dann in einen fatalen Circulus vitiosus. Sie werden von Gleichaltrigen gehänselt, sind deprimiert, trösten sich mit Essen und werden immer dicker. Dabei haben sie eine momentane Triebbefriedigung durch das Essen.

Ein Teil der adipösen Patienten wurde in der Kindheit sexuell missbraucht und schützt sich mit der Fettschicht vor sexuellen Übergriffen durch Unattraktivität und einen weichen Panzer. Dabei schädigen sie sich selbst, wiederholen die Verletzung, wobei sie so zumindest die Kontrolle über das Geschehen behalten.

Adipöse, die zur Behandlung kommen, sind schwierige Patienten. Die Motivation ist schwach und brüchig. Eine stabile Arzt-Patient-Beziehung ist oft schwer zu erreichen. Der Arzt trifft oft auf eine unüberwindliche Wand der Abwehr, des Schutzes. Selbst wenn der Arzt anfangs helfen möchte, wird er mit dem Scheitern seiner Bemühungen immer verzweifelter und wütender, ohne den Patienten wirklich verstehen zu können.

In einer von mir durchgeführten Untersuchung waren von 2500 Patienten, die ich von 1994 bis 2004 behandelte, 190 adipös (BMI > 30 kg/m^2). Davon hatten nur 12,1% eine Krankheitseinsicht und waren zu einer Therapie bereit. In 4,73% der Fälle war die Psychotherapie bei der Behandlung der Adipositas erfolgreich. Die chirurgische Therapie war in 7,37% der Fälle wirksam und ist damit die derzeit erfolgreichste Behandlungsmethode (Schüler-Schneider 2004).

Die folgenden psychischen Symptome finden sich fast regelmäßig bei adipösen Patienten:

- Störung des Selbstwertgefühls,
- mangelnde Selbstkontrolle,
- Mangel an Zuwendung und Liebe,
- Hyperphagiesyndrom,
- Störung des Körperschemas (Body Image),
- Störung des Sättigungsgefühls.

Nicht alle Menschen reagieren auf Belastungen gleich. Bei der Adipositas, zu deutsch Fettsucht, ist der suchtartige Charakter des Essens entscheidend beteiligt. Orale Bedürfnisse, die Folge einer Fixierung auf diese frühkindliche Entwicklungsphase im ersten Lebensjahr sind, spielen eine wichtige Rolle in der Bedürfnisbefriedigung. Alle Suchterkrankungen sind auf eine Entwicklungsstörung in dieser Periode zurückzuführen und bekanntermaßen schwer zu therapieren. Die schlechten Prognosen der Alkoholkrankheit und des Heroinabusus sind allgemein bekannt.

24.7.2 Definition der Essstörung

Essstörung ist als eine Imbalance von Energiezufuhr und Energieverbrauch zu definieren. Der Regelkreis zwischen Hunger und Sättigung ist gestört. Es wird zu viel (Adipositas) oder zu wenig Energie (z. B. Anorexia nervosa) für den erforderlichen Energiebedarf zur Verfügung gestellt.

24.7.3 Untergewicht und Adipositas in den Entwicklungsländern

Die Kombination von untergewichtigen Kindern und adipösen Eltern ist ein neues Phänomen in den Entwicklungsländern. Armut ist nicht mehr zwangsläufig mit Unterernährung gekoppelt. Dies gilt nur bis zu einem Pro-Kopf-Einkommen bis $ 800/Jahr. Bereits ab einem Pro-Kopf-Einkommen von $ 3000/Jahr steigt das Risiko für Adipositas deutlich an (Caballero 2005).

24.7.4 Physiologie der Gewichtsregulation

Erst in den letzten zehn Jahren wurde der genetische und molekulare Mechanismus des physiologischen Systems zur Erhaltung der Homöostase, die bei wechselndem Nahrungsangebot und Energieverbrauch hergestellt werden muss, aufgedeckt. Das Fettgewebe informiert über Hormone, u. a. Leptin, den Hypothalamus über die Füllung der Energiespeicher. Mit dem Cholezystokinin (CCK) und dem „Glucagon-like peptide-1" (GLP-1) informiert der Magen-Darm-Trakt den Hypothalamus über seinen Füllungszustand. Damit entsteht ein Sättigungsgefühl. Im Hypothalamus steuern efferente Signale das Hungergefühl und das Verhalten der Nahrungssuche. Das sympathische Nervensystem informiert über die Verteilung der Substrate zur Speicherung (Fettgewebe oder Muskulatur), womit über den Grundumsatz die nicht adaptive Thermogenese reguliert wird. Die Thermogenese hängt darüber hinaus mit der körperlichen Aktivität zusammen. Bei steigendem Körpergewicht kommt es zur Appetithemmung und Zunahme des Energieverbrauchs. Bei adipogener Lebensweise sind diese Effekte gering ausgeprägt. Hunger stellt immer die akutere Bedrohung für das Überleben dar, sodass es aus der Position des Überlebens sinnvoll ist, dass das System sehr viel stärker auf die Sicherung der Energiereserven als auf Verhinderung der Adipositas ausgerichtet ist (Flier 2004). Heute sind Lebensmittel so billig wie noch nie – wenigstens in der westlichen Welt – und überall verfügbar. Zudem haben jetzt auch bei uns Lebensmittelläden bis in die Nacht hinein geöffnet.

Das limbische System ist an allen Vorgängen der Wahrnehmung, Gedächtnisaktivierung, motorischen Koordination und Problemlösung beteiligt. Veränderungen von Verhaltensmustern, Selbstkonzepten, Situationseinschätzungen und Emotionslagen korrelieren mit neurophysiologischen Veränderungen, Veränderung der zerebralen Aktivität und Aktivitätsverteilung, Durchblutung und Stoffwechselaktivität (Glukoseverbrauch, Nahrungsaufnahme, Hunger und Sättigung).

Emotionen sind verbunden mit einer Aktivierung von Substrukturen des limbischen Systems und unterschiedlicher Assoziationsbahnen zwischen limbischen und kortikalen Strukturen. Die Bewertung der Information wird im Bereich der Amygdala und der Hippokampusformation (Hippokampus, Gyrus dentatus und Subiculum) vorgenommen und bestimmt die Aktivierung und die Neuorganisation von Gedächtnisinhalten, also die Aktivierung und Umstrukturierung neuronaler Netze.

Das kortikolimbische System ist für die Regulation und Anpassung motivationaler und emotionaler Zustände verantwortlich (➤ Abb. 24.10). Für das Zusammenspiel und die Steuerung chaotischer, nichtlinearer Vorgänge sind gemischte Biofeedback-Schleifen, also positive exzitatorische und eine negative, inhibitorische erforderlich. So gibt es im limbischen System zwei Schleifen, ein ventrales und ein laterales tegmentales Vorderhirn-Mittelhirn-System. Das erste ist für Annäherung, Belohnung, positive Motivation und Coping-Strategien verantwortlich, letzteres für Vermeidung und passives Coping. Also besteht neuronal wie psychisch eine bipolare Struktur.

Der Hypothalamus ist das zentrale Kontrollzentrum für biologische Grundfunktionen wie Nahrungs- und Flüssigkeitsaufnahme, Sexualverhalten, Schlaf-Wach-Rhythmus, Temperatur- und Kreislaufregulation, Angriffs-Verteidigungs-Verhalten und damit verbunden Trieb- und Affektzuständen. Er kontrolliert die Hypophyse und damit das Hormonsystem, hat Verbindung zum limbischen System und den vegetativ-autonomen Kerngebieten des Hirnstamms und damit zum sympathischen und parasympathischen Nervensystem (Schiepek 2003).

Die neurobiologische Forschung mit ihren bildgebenden Verfahren hat wesentlich zur Aufklärung dieser Vorgänge beigetragen. Sie bestätigte die Ergebnisse der psychoanalytischen Forschung. Psychische Vorgänge haben ein organisches Korrelat. Dies erklärt, warum es manchmal sehr

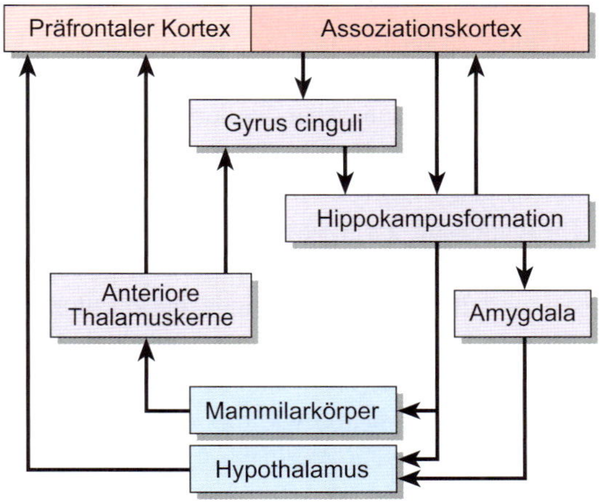

Abb. 24.10 Das kortikolimbische System (nach Schiepek 2003).

lange dauert, seelisches Leid zu behandeln, zu bessern und manchmal auch zu heilen, aber auch, warum es Fälle gibt, die therapieresistent bleiben. Bei letzteren ist es unmöglich, diese strukturellen Veränderungen zu erreichen.

24.7.5 Zwillings- und Adoptivkinderuntersuchungen

Durch Zwillings- und Adoptivkinderuntersuchungen kann der Einfluss von Umweltfaktoren sehr gut von den zugrunde liegenden genetischen Faktoren differenziert werden. Zwillingspaare, die in verschiedenen Elternhäusern aufwuchsen, wobei ein Zwilling adoptiert wurde, belegen, dass der BMI der adoptierten Kinder sehr eng mit dem ihrer biologischen Eltern, nicht jedoch mit dem der Adoptiveltern korreliert. Dies gilt auch für Geschwister, die in verschiedenen Elternhäusern aufwuchsen.

Stunkard und Mitarbeiter untersuchten den Einfluss der Umwelt gegenüber der genetischen Grundlage bei 540 dänischen adoptierten Kindern, die aus einer Bevölkerungsgruppe von 3580 Personen ausgesucht und in vier Gewichtsklassen eingeteilt wurden: dünn, normalgewichtig, übergewichtig, adipös. Es fand sich eine strenge Verbindung zwischen der Gewichtsklasse der Adoptierten und dem BMI ihrer biologischen Eltern (für Mütter $p < 0{,}001$, für Väter $p < 0{,}02$). Diese Korrelation bestand in allen vier Gewichtsgruppen. Es fand sich keine Korrelation zwischen der Gewichtsklasse der Adoptiveltern und dem BMI der adoptierten Kinder. Daraus schloss Stunkard, dass der genetische Faktor einen wesentlichen Einfluss auf die Entwicklung des Körpergewichts hat und die Umwelt und damit die Erziehungsfaktoren einen geringeren Einfluss haben. Für das Ausmaß der Fettmassen besteht eine Erblichkeit von 40 – 70% mit einer Konkordanz von 0,7 – 0,9 bei monozygoten Zwillingen und von 0,35 – 0,45 bei dizygoten Zwillingspaaren (Stunkard et al. 1986).

1990 wurde bei 7245 Zwillingspaaren in Finnland der Einfluss von genetischen und Umweltfaktoren auf die Gewichtsentwicklung untersucht. Dabei ergab sich in der Kovarianzanalyse ein genetischer Einfluss auf den BMI von 72% bei Männern und 66,4% bei Frauen (Turula et al. 1990).

93 identische Zwillingspaare, die getrennt aufwuchsen, und 154 identische Zwillingspaare, die zusammen aufwuchsen, sowie 218 zweieiige Zwillinge, die getrennt aufwuchsen, und 208 zweieiige Zwillinge, die zusammen aufwuchsen, wurden untersucht. Dabei zeigte sich, dass die Zwillingspaare, die getrennt aufwuchsen, ein ähnliches Körpergewicht entwickelten wie die, die zusammen aufwuchsen, sodass hier ein deutlicher Einfluss der Genetik auf die Entwicklung des Körpergewichts bestätigt werden konnte, und zwar mit einer Wahrscheinlichkeit von 0,74 für männliche Probanden und 0,69 für weibliche Probanden, sodass ein Einfluss der Umwelt von etwa 30% angenommen werden kann (Stunkard et al. 1990).

Zusammenfassend kann also fest gestellt werden, dass Körpergewicht und Fettmasse beim Menschen zu 60 – 84% polygenetisch bestimmt sind und der Einfluss der adipogenen Umwelt etwa 16 – 40% ausmacht.

24.7.6 Die Thrifty-Genotype-Hypothese

Der Adipositas liegt ein chronisches Ungleichgewicht zwischen Energieaufnahme und -verbrennung zugrunde. Dabei wird überschüssige Energie in Form von Triglyzeriden gespeichert. Dies hatte in der Vergangenheit einen Sinn, in früherer Zeit war eine hohe körperliche Anstrengung zur Nahrungsbeschaffung notwendig. Somit war es sinnvoll, Energiespeicher für Zeiten der Knappheit anzulegen. Hieraus folgt eine genetische Adaptation, die in Hungerphasen zur Reduktion des Stoffwechsels führt und generell eine niedrige Stoffwechselrate fördert. Dies ist die „Thrifty-Genotype-Hypothese" (Neel 1962).

Bei moderner Lebensweise mit reichhaltigem Nahrungsangebot und geringer körperlicher Aktivität zu deren Beschaffung kommt es zu einer Verschiebung. Nur Individuen, die genetisch resistent gegen Adipositas sind, werden bei adipogener Lebensweise nicht adipös werden. Diese Hypothese wurde in einer Studie mit zwölf Zwillingspaaren und zwölf Kontrollpaaren bestätigt. Die Personen wurden einer Überalimentation von täglich 1000 kcal über 100 Tage unterzogen. Das Ergebnis zeigte starke Unterschiede bei den Kontrollpaaren und eine enge Korrelation zwischen den Zwillingsgeschwistern in Bezug auf das Gewicht (Bouchard et al. 1990).

Adipöse bewegen sich weniger, verbrauchen dadurch weniger Energie im Alltag, im Beruf und zu Hause. Adipöse sitzen in der Regel zwei Stunden mehr pro Tag als normalgewichtige Personen, sodass die „non exercise activity thermogenesis" (NEAT, der durch Alltagsaktivität im Beruf und zu Hause verbrauchte Energieanteil, ohne sportliche Aktivität) bei Adipösen (BMI 33 kg/m²) um 350 kcal/Tag geringer als bei schlanken Personen (BMI 23 kg/m²) ausfällt (Levine und Kotz 2005).

Bei den Pima-Indianern fand sich ein geringer Grundumsatz und damit ein achtfach höheres Risiko, in den nächsten vier Jahren 10 kg an Gewicht zuzunehmen. Dieser Indianerstamm Nordamerikas lebte früher unter Bedingungen mit starker Nahrungsknappheit. Bei der Nahrungsbeschaffung war eine hohe physische Anstrengung notwendig. Mit der Übernahme der westlichen Lebensweise stiegen Übergewicht und Diabetes mellitus dramatisch an (Knowler et al. 1991).

Bei einer Verringerung des Körpergewichts Adipöser sinken der Grundumsatz und die adaptive Thermogenese, was die dauerhafte Stabilisierung des niedrigen Körpergewichts deutlich erschwert.

Ein hoher respiratorischer Quotient bedeutet niedrige Fettoxidation und damit Gewichtszunahme. Die Aktivität des sympathischen Nervensystems beeinflusst den Energieverbrauch durch Beeinflussung des Grundumsatzes, den thermischen Effekt der Nahrungsaufnahme und die spontane körperliche Aktivität. Eine niedrige Aktivität des sympathischen Nervensystems ist mit einer ungünstigen Gewichtsentwicklung assoziiert (Ravussin 2004).

24.7.7 Intrauterine und postnatale Prägung

Schwangerschaftsdiabetes führt zu einer Gewichtszunahme des Kindes, wenn er nicht optimal eingestellt wird, ebenso Rauchen in der Schwangerschaft, zu kurzes Stillen und eine übermäßige Gewichtszunahme im ersten Lebensjahr. Hormonelle und nutritive Faktoren, intrauterin und postnatal, haben einen wichtigen Einfluss auf die weitere Gewichtsentwicklung. Anhand von epidemiologischen und klinischen Daten konnte gezeigt werden, dass diese Faktoren einen entscheidenden Einfluss auf die Entwicklung der Zivilisationskrankheiten haben. Im Fall einer intrauterinen Mangelernährung kommt es nach der Barker-Hypothese zu einer Adaptation physiologischer und metabolischer Regelsysteme, die an ein limitiertes Nahrungsangebot angepasst werden. Die Kinder werden als so genannte „small for gestational age“ (SGA) Neugeborene geboren. Postnatal kommt es dann aufgrund der normalen oder übermäßigen Energiebereitstellung zu einem kompensatorischen Aufholwachstum und einer gesteigerten Gewichtszunahme („catch-up growth“). Das Sättigungsempfinden soll durch Leptin- und Insulinsensitivität unter anderem über eine veränderte Entwicklung entsprechender Nervenfasern im Hypothalamus dauerhaft verändert werden (Hales und Barker 2001).

Stillen hat einen signifikant schützenden Einfluss auf die Entwicklung von Übergewicht. Es wird eine Stillzeit von vier bis sechs Lebensmonaten empfohlen (Arenz et al. 2004).

24.7.8 Adipogene Umwelt

Die Adipositas und die damit verbundenen Erkrankungen treten immer früher schon im Kindesalter auf, so z. B. auch der sog. Altersdiabetes. Gesellschaftliche Veränderungen, die das Ernährungs- und Bewegungsverhalten der Kinder und ihrer Familien ungünstig beeinflussen, werden als adipogene Umwelt bezeichnet. Fettreiche und energiedichte Nahrung wird beworben und bevorzugt verzehrt, gleichzeitig nimmt die körperliche Aktivität im täglichen Leben und bei der Arbeit ab. Die menschliche Arbeit wird immer mehr durch Maschinen und Roboter ersetzt und Spiel und Sport werden über Computer und Fernsehen erledigt. Für diese Umwelt ist das Individuum allein nicht verantwortlich und nicht in der Lage, das Körpergewicht zu kontrollieren. Hier sind Familie, Gesellschaft und Politik für eine Veränderung gefordert. Nicht nur das individuelle Verhalten, sondern auch die Verhältnisse sind für die Adipositasentstehung von Bedeutung.

24.7.9 Spezielle Essstörungen bei Adipositas: Binge-Eating-Syndrom, Night-Eating-Syndrom

Es wird zwischen einem Binge-Eating-Syndrom (regelmäßige Essattacken mit unverhältnismäßig großen Mengen, mindestens zwei Essanfälle pro Woche über einen Zeitraum von sechs Monaten, Kontrollverlust für die Nahrungsaufnahme, Schuldgefühle wegen der Essanfälle) und einem Night-Eating-Syndrom unterschieden. 20 – 30% der adipösen Jugendlichen zeigten Symptome eines Binge-Eating-Syndroms, Mädchen scheinen häufiger betroffen zu sein als Jungen. Jugendliche mit einem Binge-Eating-Syndrom haben sehr viel häufiger eine depressive Verstimmung und ein niedriges Selbstwertgefühl (Patrick 2002).

24.7.10 Psychischer Status vor Operation

Befund und psychische Anamnese

Neben einem psychopathologischen Befund und psychischen Erkrankungen sollten Essstörungen, stationäre psychiatrische/psychosomatische Aufenthalte, ambulante psychotherapeutische und psychopharmakologische Behandlungen in der Anamnese und aktuell eruiert werden.

Ess- und Trinkverhalten

Es sollte an objektive und/oder subjektive Essanfälle, Kontrollverlust beim Essen, „grazing“ (kontinuierlich ungeplante Nahrungsaufnahme über den Tag verteilt), nächtliches Essen („night eating“), Trinkmengen, bevorzugte Getränke, kompensatorische Maßnahmen (Erbrechen, Laxanzien, Diuretika), „gezügeltes“ Essverhalten (ständiger

Versuch, Diät zu halten), Einstellung zu und Bewertungen von Gewicht und Figur, Portionsgrößen und Nahrungsmittelauswahl gedacht werden. Bei Unklarheit ist die Selbstbeobachtung des Essverhaltens über zwei Wochen anzuraten.

Gewichtsanamnese

Sie sollte die Selbstauskunft über die Entwicklung der Adipositas („Gewichtsautobiographie"), wie Übergewicht als Kind, familiäre Belastung, Lebensereignisse in Zusammenhang mit Gewichtszunahme, bisherige Gewichtsreduktionsversuche und deren Erfolge beinhalten.

Stress- und Coping-Funktion

Hier ist an psychosoziale Stressoren, zu erwartende Lebensveränderungen in den zwölf Monaten nach der Operation, Essen als alleinige Stressbewältigung, mögliche positive Aspekte der Adipositas (z. B. Schutz), sexuelle oder psychische Missbrauchserfahrung, Intelligenzniveau und kognitive Fertigkeiten (eventuell neuropsychologische Testung) zu denken.

Soziale Unterstützung

Sie umfasst Akzeptanz und Hilfe in Partnerschaft, Familie und Freundeskreis. Die Gewichtsabnahme kann zu Krisen in der Partnerschaft führen (z. B. Attraktivität als Problem für den Partner). Besteht Offenheit gegenüber anderen oder wird die Operation vor anderen verheimlicht (z. B. aus Angst vor Diskriminierung, Versagensangst)?

Motivation und Compliance

Hier ist der Grad der Motivation mit einer Skala von 1 bis 10 abzuschätzen, vorrangige Gründe für die Operation (Gesundheit, Mobilität, Aussehen etc.), intrinsische und extrinsische Motivation, früherer Umgang mit medizinischen Empfehlungen.

Wissen und Information über den bevorstehenden Eingriff

Ist der Patient informiert über die Art des Eingriffs, Funktionsweise, Grenzen, Komplikationen? Wie steht es um Information und Verständnis über postoperative Änderungen der Nahrungsaufnahme? Besteht Kontakt mit bereits operierten Personen und Selbsthilfegruppen?

Erwartungen

Erwartet der Patient durch die Operation die Lösung aller Probleme („quick fix")? Bestehen realistische Erwartungen an das Ausmaß der Gewichtsreduktion (selten wird Normalgewicht erreicht).

Kontraindikationen gegen eine operative Therapie

Vor der Operation sollte eine Psychotherapie durchgeführt werden, wenn eine der folgenden Störungen vorliegt:
- schwere unbehandelte und instabile psychische Störung,
- Substanzabhängigkeit,
- Schizophrenie, schizoide Störung,
- schwere Depression,
- Suizidalität,
- Borderline-Persönlichkeitsstörung (keine absolute Kontraindikation, wenn bei Bedarf eine Begleitbehandlung erfolgen kann),
- posttraumatische Belastungsstörung (keine absolute Kontraindikation, wenn bei Bedarf eine Begleitbehandlung erfolgen kann),
- Bulimia nervosa,
- mehrere stationäre psychiatrische Vorbehandlungen (De Zwaan et al. 2007).

24.7.11 Psychodynamik der Adipositas

Exemplarische Beispiele

- Frau H., eine 63-jährige Patientin, die 108 kg bei einer Größe von 1,66 m wiegt (BMI 39 kg/m²), war in ihrer Jugend erfolgreiche Schwimmmeisterin und wog damals 55 kg. Vor 30 Jahren wurde sie mit dekompensierter Leberzirrhose und Diabetes mellitus intensivmedizinisch behandelt. Sie überlebte nur knapp und ist bis heute alkoholabstinent. Sie konnte ihr Gewicht von etwa 100 kg bis heute halten. Sie leidet unter einer schweren zunehmenden Polyneuropathie, KHK und Polyarthrose. Aufgrund dessen muss sie regelmäßig hochdosiert Analgetika einnehmen.
  Die Mutter trennte sich vom Vater der Patientin, als diese drei Jahre alt war. Von der Mutter fühlte sie sich nie geliebt. Der Vater wurde von der Mutter für die Tren-

nung verantwortlich gemacht und beschuldigt. Die Mutter bewunderte die Patientin für ihre sportlichen Erfolge, aber Zuwendung und Verständnis erfuhr sie vom späteren Freund der Mutter, der für sie ein Ersatzvater wurde. Doch gerade dieser Mann missbrauchte sie mit 14 Jahren über eineinhalb Jahre mit dem Wissen der Mutter. Sie fühlte sich schuldig, weil sie mit dem Freund der Mutter eine sexuelle Beziehung hatte. Jahrelang konnte sie wegen des erlittenen Unrechts keine Wut empfinden. Mit 19 Jahren heiratete die Patientin einen gewalttätigen Mann, der sie schlug und unterdrückte. Sie wiederholte also die erlittene Traumatisierung und bestrafte sich selbst. Der Sohn aus dieser Ehe wurde heroinabhängig und starb 2002.
Sie heiratete ein zweites Mal einen brutalen Mann und bekam einen zweiten Sohn. Erst im Rahmen einer Psychotherapiegruppe lernte sie 1986 den dritten Ehemann kennen. Er ist ein liebevoller Mann und Stiefvater. Heute geht sie wieder regelmäßig dreimal pro Woche schwimmen. Da fühle sie sich wie früher, wie ein Fisch im Wasser, und habe keine Schmerzen. So haben sich ihre chronischen Schmerzen infolge der diabetischen Polyneuropathie zurückgebildet. Die Lebensqualität hat deutlich zugenommen. Die schwere komplexe Erkrankung und die Einschränkungen hatten immer wieder zu schweren Depressionen geführt. In der Psychotherapie habe sie gelernt, die Krankheit zu akzeptieren, und vor allem das erlittene Leid verarbeitet.

- Frau B., eine eloquente, 40-jährige Patientin, gut situiert, erfolgreich in einem anspruchsvollen Beruf arbeitend, machte vor der Magenbypass-Operation einen psychisch gesunden Eindruck, obwohl sie als Kind vom Vater missbraucht und misshandelt worden war. Schon mit sieben Jahren musste sie den gesamten Haushalt versorgen, wurde verprügelt, misshandelt, in den Keller eingesperrt, wo sie zeitweise ihre Wunden selbst versorgen musste, bekam tagelang kein Essen und wurde vom Vater seit dem 13. Lebensjahr sexuell missbraucht. Er nannte es „Liebe zeigen". Nach außen hin war die sehr bekannte Fabrikantenfamilie geordnet, beliebt und geachtet. Auch der Hausarzt wagte nicht, die Missstände, die er bemerkte, anzusprechen und ihr zu helfen. Auch die Lehrer griffen nicht ein, obwohl sie auffällig wurde. Da sie bereits eine Psychotherapie abgeschlossen hatte, ging der Operateur davon aus, dass die Probleme ausreichend bearbeitet waren. So wurde sie erfolgreich operiert, nahm 60 kg ab, Diabetes mellitus, Hypertonie, Asthma bronchiale, Migräne und Gelenkbeschwerden waren verschwunden. Allerdings fiel sie unerwartet und plötzlich in eine schwere Depression. Mit der Annäherung an das gewünschte Schönheitsideal tauchten die alten Erinnerungen und Ängste wieder auf, da unter anderem die schützende Fettschicht nicht mehr vorhanden war. Die Depression konnte in der daraufhin erfolgten Psychoanalyse erfolgreich behandelt werden. Allerdings kam es zu einer überschießenden Reaktion, einer Manie. Die Angst vor Wiederholung der sexuellen Übergriffe, der Gewalt und des Missbrauchs, die sie als Kind erlebte, wurde kontraphobisch in einer Manie verarbeitet, die sich im Ausleben ihrer sexuellen Fantasien manifestierte. Dies führte auch zur Scheidung vom liebevollen Ehemann. Die Traumata waren an dieser Stelle noch nicht erfolgreich aufgearbeitet.
- Frau C. ist heute 40 Jahre alt. Sie ist eines von neun Geschwistern. Am Sonntag wurde die Familie im Dorf als glückliche Großfamilie vorgeführt. Was hinter verschlossener Tür geschah, blieb verborgen. Der Vater missbrauchte die Schwester der Patientin. Diese Erfahrung macht oft mehr Angst als das erlittene körperliche Leid. Sie wog 1997 noch 175 kg (BMI 56 kg/m^2). Sie war nie sportlich oder schlank. Durch mehrmalige Operationen mit Gastric-Banding und zuletzt einer Magenbypass-Operation nahm sie erfolgreich auf jetzt 80 kg ab (BMI 25,5 kg/m^2) ab. Sie traue sich kaum noch, etwas zu essen, allerdings habe sie auch keinen Appetit mehr. Sie dachte vor den Operationen, dass sie zufrieden und glücklich wäre, wenn sie ihr Normalgewicht erreicht hätte. Doch dies sei keineswegs der Fall, sie sei überhaupt nicht zufrieden mit ihrem Zustand und ihrem Leben. Es kam zu schwersten Ängsten. Sie war schlank und attraktiv geworden. So wurde sie für Männer interessant und vor allem fühlte sie sich selbst schön und begehrlich. Es kam zu außerehelichen Kontakten, was Schuldgefühle und die alten Ängste vor Missbrauch und Inzest aktivierte, obwohl der Vater schon lange verstorben war. In diesem Fall war die Motivation zu einer klärenden und stützenden analytischen Psychotherapie natürlich wesentlich größer. Wie Frau H. kann sie die Liebe ihres Mannes und das Glück mit ihren Kindern nicht ertragen, bestraft sich selbst mit ihren Trennungsgedanken. Mit dem Therapeuten kann sie eine stabile Beziehung aufbauen und diese Problematik durcharbeiten und die starke Ambivalenz überwinden.
- Frau D., eine 42-jährige Patientin, leidet seit ihrer Jugend unter Übergewicht. Ihr Mann drängte sie zur Gewichtsabnahme. So hatte sie sich zur Implantation eines Magenbandes entschieden, das sie mit innerem Widerstand auch nach Ablehnung der Kostenübernahme durch die Krankenkasse implantieren lassen wollte. Erst nach einer Klärung des inneren Konflikts konnte sie eine Entscheidung treffen, die ihre eigene war. Sie ließ sich einen Magenballon implantieren und nahm erfolgreich 24 kg ab.

Übertragung und Gegenübertragung

Häufig ist bei adipösen Patienten schon bei den ersten Begegnungen eine gestörte Beziehungsfähigkeit zu bemerken. Es kommt zwischen Arzt und Patient kein vernünftiger Dialog zustande. Der Arzt will etwas anderes als der Patient. Argumente werden nicht aufgenommen und verarbeitet. Es entsteht kein Behandlungsbündnis. Unmut oder gar Aggressivität ist spürbar. Der Arzt handelt oder reagiert anders als in vergleichbaren Situationen. Er hat das Gefühl, etwas falsch zu machen oder etwas vergessen zu haben.

Ein typisches Beispiel ist Herr M., ein 56-jähriger übergewichtiger Diabetiker, der nach neun Monaten statt nach der vereinbarten Woche zur Laborkontrolle und Besprechung seines HbA_{1c}-Wertes von 11,0 kommt, dann nur ein Rezept für ein chinesisches Naturheilmittel möchte und wütend ist, weil der Arzt sich um seinen hohen Blutdruck und seine hohen Blutzuckerwerte bei Adipositas (BMI 35 kg/m^2) sorgt. Der beschriebene Patient beschimpfte seinen Arzt aufs übelste und befolgte seine Anweisungen nicht. Das machte auch den Arzt wütend. Wie kommt es zu einem solchen irrationalen Fehlverhalten und wie kann hier ein Behandlungsbündnis erreicht werden? Indem das Verhalten des Patienten als Autonomiebestrebung verstanden wird. So fühlt er sich akzeptiert und der Ärger des Arztes nimmt ab. Der Dialog kann weitergeführt werden.

Widerstand

Die Motivation für eine psychotherapeutische oder überhaupt irgendeine Behandlung ist nur bei einem kleinen Prozentsatz der Adipösen vorhanden. Bei einer von mir durchgeführten Untersuchung, die einen Zeitraum von 1996 bis 2004 umfasste, zeigte sich, dass nur 12,1% der Adipösen zu einer Psychotherapie oder überhaupt einer Behandlung bereit waren (Schüler-Schneider 2005).

Eine Schwierigkeit besteht darin, dass viele Ärzte zu wissen meinen, was das Beste für ihren Patienten ist, so auch für den Übergewichtigen. Wenn er abnimmt, baut er ein erhöhtes Risiko für arterielle Gefäßerkrankungen und frühzeitigen Tod ab. Ein Behandlungsbündnis entsteht aber nur dann, wenn beide Partner mit dem Behandlungsziel einverstanden sind, d. h., der Wille des Patienten ist zu berücksichtigen. Durch den Wunsch und den Impuls des Arztes, dem Patienten zu helfen, ihn zur Vernunft zu bringen, wird allerdings ein Widerstand beim Patienten verstärkt, der einem Behandlungsbündnis entgegensteht. Freud nannte all das Widerstand, was sich im Patienten den Beeinflussungsversuchen des Arztes widersetzt. Er ist eine Kraft, die sich der Wiederkehr der Erinnerung entgegenstellt. Als Widerstandsmotive werden die Gefahren der Wiederbelebung schmerzlicher Vorstellungen und Affekte gesehen. Die verdrängten Vorstellungen, die sich der Erinnerung widersetzten, wurden charakterisiert als „sämtlich peinlicher Natur, geeignet, die Affekte der Scham, des Vorwurfs, des psychischen Schmerzes, die Empfindung der Beeinträchtigung hervorzurufen" (Freud 1895d).

Widerstand ist also ein Schutz vor diesen schmerzlichen Gefühlen. Leider aber ein unzureichender, denn er führt nicht zu einer wirklichen Entlastung. Durch einen Wiederholungszwang, der aus der Hoffnung resultiert, dass es beim nächsten Mal ein Happy-End gebe, wird der Mensch immer wieder unbewusst mit dem ungelösten Konflikt konfrontiert. Dies macht unfrei. Souveräne Entscheidungen sind so nicht möglich.

So entsteht eine Situation, die verhindert, dass der Adipöse sich der Therapie unterzieht. Dies macht den Arzt ungehalten, wütend, denn auch er, nicht nur der Patient, reagiert und handelt aus Gefühlen heraus.

24.7.12 Psychische Komorbiditäten

In vielen Studien konnte eine höhere lebenslange Prävalenz von Essstörungen, Angststörungen und vor allem affektiven Störungen bei adipösen Menschen im Vergleich zu Normalgewichtigen nachgewiesen werden (Heo et al. 2006, Simon et al. 2006). Dieser Unterschied gilt insbesondere für Adipöse, die sich in Gewichtsreduktionsprogrammen befinden. In den Studien zur psychischen Komorbidität von Menschen mit Adipositas Grad III (Herpertz et al. 2006; Wadden et al. 2001, Wadden et al. 2006) fand sich eine erheblich höhere Prävalenz für psychische Störungen als in der normalgewichtigen Bevölkerung, insbesondere bei Frauen. Nach adipositaschirurgischen Eingriffen besserten sich in der Regel das Selbstwertgefühl, das Sozialverhalten und die Beziehung zum Partner und die gelebte Sexualität (Herpertz et al. 2003, 2004). Depressive und Angststörungen waren postoperativ rückläufig, ebenso Krankmeldungen. Allerdings zeigte sich eine Tendenz, dass zwei bis drei Jahre postoperativ das Ausgangsniveau wieder erreicht wird (Wadden et al. 2001). Hier besteht Forschungsbedarf, und eine längere Beobachtungsdauer ist notwendig. Adipositaschirurgische Maßnahmen können psychosoziale Probleme nicht lösen, sexueller Missbrauch in der Anamnese taucht bei Adipösen immer wieder auf; in diesen Fällen ist die Adipositas ein wirksamer Schutz vor sexuellen Übergriffen. Wird dieser Schutz durch den starken Gewichtsverlust nach einer adipositaschirurgischen Maßnahme beseitigt, kann dies zu großen Ängsten mit deren Abwehr, zum Teil auch kontraphobischer Abwehr führen. Eine instabile Partnerschaft kann durch die drastische Veränderung zerbrechen.

Die Prävalenz der Binge-Eating-Störung liegt vor der Operation bei adipösen Patienten bei 15–30% (de Zwaan M. et al. 2003). Die Binge-Eating-Störung ist definiert als ein regelmäßiges Auftreten von Essanfällen mit dem Gefühl des Kontrollverlustes, ohne kompensatorische Maßnahmen wie Erbrechen bei der Bulimie. Patienten mit dieser Ernährungsstörung leiden häufig auch unter anderen psychischen Erkrankungen wie affektiven und Persönlichkeitsstörungen (de Zwaan et al. 1994). Postoperativ zeigen die meisten Studien eine Abnahme dieser Essstörungen und problematischen Einstellung zu Essen, Gewicht und Figur, auch wenn das Gewicht noch nicht deutlich zurückgegangen ist (de Zwaan M. 2005). Unzufriedenheit mit der Figur tritt beim Auftreten der Hautfaltenbildung auf. Nur ein kleiner Teil der Patienten entwickelt postoperativ erneut Essanfälle, wobei die Nahrungsmenge, die aufgenommen wird, deutlich geringer ist als vor der Operation. Einige Patienten nehmen kontinuierlich und ungeplant kleine Nahrungsmengen auf, dies wird auch als Creasing, Nibbling oder Freak Snacking bezeichnet. Es kommt auch zu wiederholtem Kauen und Ausspucken von Nahrungsmitteln. Es fehlen eine einheitliche Definition und eine Abgrenzung des Physiologischen vom Pathologischen. Nicht selten entwickeln Patienten nach Erreichen des Gewichtsplateaus eine intensive Angst davor, wieder an Gewicht zuzunehmen. Dies kann bis zur Anorexia nervosa führen. So stellte sich eine 44 Jahre alte Patientin mit 41 kg bei mir vor, die einmal 156 kg gewogen hatte. Mit einem Magenband hatte sie in vier Jahren über 100 kg an Gewicht verloren und litt unter einer bulimischen Symptomatik, Angstzuständen und einer schweren Depression.

24.7.13 Übergewicht und Depression

25–30% der Frauen im Alter zwischen 18 und 65 Jahren mit Adipositas Grad III, d.h. BMI ≥ 40 kg/m^2, leiden im Laufe ihres Lebens an einer Depression, bei Normalgewichtigen liegt die Häufigkeit einer Depression bei 17%. In einer von Herpertz veranlassten Studie wurden 250 adipöse Patienten über vier Jahre hinweg untersucht, die mittels Diät an Gewicht abnahmen. 153 Patienten wurden operiert, 174 waren normalgewichtig und 128 adipöse Kontrollpersonen, die weder Diät noch Operation erhielten. Der Gewichtsverlust unter konventioneller Adipositasbehandlung betrug nach vier Jahren durchschnittlich 4,2 kg (8,9% des ursprünglichen Gewichts), bei den chirurgisch behandelten Patienten 34,3 kg (42,8% des Ausgangsgewichts), in der Kontrollgruppe nahm das Gewicht durchschnittlich um 0,4 kg ab. Der BMI sank in der Diätgruppe von 41 auf 39 kg/m^2, in der operierten Gruppe von 51 auf 39 kg/m^2, in den Kontrollgruppen veränderte er sich kaum.

Die Depressionshäufigkeit, bezogen auf die Lebenszeit, war zu Beginn der Studie mit 29,1% in der Chirurgie-Gruppe und 26,2% in der Diät-Gruppe etwa gleich hoch. Nach einer anfänglichen Besserung nahmen depressive Symptome in der Diät-Gruppe jedoch in den vier Jahren wieder zu, parallel zu ihrem Gewicht. In der Chirurgie-Gruppe war mit sinkendem Körpergewicht auch ein deutlicher Rückgang der Depressivität zu beobachten, die Lebensqualität stieg deutlich an. Die depressive Symptomatik scheint bei extremer Adipositas in den meisten Fällen also eine sekundäre Depression zu sein, dafür spricht die Abnahme mit sinkendem Körpergewicht (Herpertz 2006).

24.7.14 Depression im Jugendalter als Risikofaktor für Übergewicht

Mädchen, die im Kindesalter an einer Angststörung oder Depression erkranken, haben ein signifikant erhöhtes Risiko im Erwachsenenalter, übergewichtig zu werden. Dies stellte ein Forscherteam an der Friedman School sowie an der Tufts University, Boston, in einer Studie fest. Untersucht wurden 820 Kinder, davon 403 Mädchen, über 20 Jahre. Zu Beginn der Studie waren die Kinder und Jugendlichen neun bis 18 Jahre alt. Der BMI wurde zu vier Zeitpunkten gemessen, außerdem eine Exploration bezüglich Depression und Angststörung durchgeführt. Bei Frauen zeigte sich eine enge Korrelation zwischen Angststörung und Depression in der Kindheit und einem späteren Anstieg des BMI, wobei sich soziale Unterschiede nicht auf das Ergebnis auswirkten. Bei Männern zeigte sich dieser Zusammenhang allerdings nicht (Anderson et al. 2006).

24.7.15 Der Einfluss von Essstörungen auf das Suizidrisiko

Die Anorexia nervosa gehört zu den Essstörungen mit einer sehr hohen Mortalitätsrate (18% der meist weiblichen Patienten). In einer kanadischen und französischen Studie wurden 968 Patienten mit Essstörungen untersucht: Anorexia nervosa, Bulimia nervosa und Binge-Eating-Störung. Patienten mit Anorexia nervosa waren stark suizidgefährdet, besonders wenn sie auch drogenabhängig waren. Die meisten Patienten mit Anorexia nervosa starben an Suizid. Patienten mit anderen Essstörungen hatten zwar Suizidgedanken und -versuche, jedoch weniger Todesfälle. Vor allem Unzufriedenheit mit dem Körper und der Versuch, ihn perfekt zu gestalten, aber auch Depressionen, Alkohol- und Tabakkonsum zählten zu den Risikofaktoren für Suizidabsichten. Adipositas scheint sich nach diesen Untersuchungen jedoch gegenteilig auf das Suizidrisiko auszuwirken. An der Portland State University zeigte eine Studie, dass das Suizidrisiko pro 5 kg/m² bei Männern und Frauen um 18 – 24% sinkt (Kaplan et al. 2007, Fedorowicz et al. 2007).

24.7.16 Psychische Prädiktoren für den Gewichtsverlauf

Bei Patienten mit schweren psychischen Erkrankungen präoperativ, wie emotional instabiler Persönlichkeitsstörung oder auch Borderline-Persönlichkeitsstörung, die mehrfach in stationärer psychiatrischer Behandlung waren, kommt es häufig zu einem unzureichenden Gewichtsverlust postoperativ und auch zu einer geringen Besserung des psychischen Befindens (Herpertz et al. 2004). Daher ist präoperativ eine psychotherapeutische Behandlung dringend notwendig. Falls vor der Operation Essstörungen wie Binge-Eating-Syndrom und Sweet-Eating-Syndrom bestehen, hat dies nach bestehender Datenlage (de Zwaan 2005, Burgmer et al. 2005) keinen Einfluss auf den postoperativen Verlauf. Falls sich jedoch postoperativ Essanfälle entwickeln, ist der Gewichtsverlust geringer, nach der Honeymoonphase (von ein bis zwei Jahren) nehmen diese Patienten mehr zu als die Vergleichsgruppe und es kommt zu einer erhöhten medizinischen Komplikationsrate. Neuere Untersuchungen zum Sweet-Eating-Syndrom zeigten, dass es keinen Unterschied im Gewichtsverlust nach Magenband- oder Magenbypass-Operation zwischen Sweet-Eatern und Nicht-Sweet-Eatern gibt (Kim et al. 2006).

24.7.17 Psychotherapie vor und nach Operation

Verhaltenstherapie und tiefenpsychologisch fundierte Psychotherapie sind gleich wirksam in Bezug auf die Reduktion des Körpergewichts bei der Behandlung der Adipositas. Dies wurde in einer Studie mit 267 Patienten an der Universitätsklinik Mainz gezeigt. Es zeigte sich kein signifikanter Unterschied bezüglich Gewichtsverlust und Verbesserung der Lebensqualität über einen Beobachtungszeitraum von zwölf Monaten (Beutel et al. 2006).

Liegt eine massive Adipositas mit einem BMI von mehr als 40 kg/m² vor, ist davon auszugehen, dass bei 16 – 40% der Patienten eine schwere psychische Störung vorliegt. Bei den übrigen Patienten besteht in der Regel eine reaktive psychische und/oder soziale Störung. Diese kann in psychotherapeutischen diagnostischen Gesprächen geklärt werden. Vor einer medikamentösen oder operativen Therapie ist eine mindestens sechsmonatige psychotherapeutische und diätetische Behandlung vorzuschalten (➤ Abb. 24.11). In dieser Zeit kann eine tragfähige Arzt-Patient-Beziehung aufgebaut, vorliegende Konflikte, Traumatisierungen, psychosoziale Probleme können bewusst gemacht und Lösungsmöglichkeiten erarbeitet werden. In Zusammenarbeit mit dem Operateur kann dann eine notwendige Operation vorbereitet werden. Die Operation ist eine lebensverändernde, einschneidende Maßnahme und erfordert eine intensive psychotherapeutische Vor- und Nachbehandlung, da sie in die körperliche Unversehrtheit eingreift, also eine wirkliche Verletzung (Traumatisierung) darstellt. Psychodynamisch gesehen gibt hier der Patient die Verantwortung an den Chirurgen ab. Es besteht die unbewusste Fantasie, damit von Gewicht und einem großen Problem mit einem Eingriff befreit zu werden. Dies ist leider weder mit Medikamenten noch mit der Operation zu erreichen.

Die Operation kann ein wichtiger Pfeiler sein, da sie einen markanten Lebenseinschnitt darstellt. Dies ist eine Chance, doch nur dann, wenn nicht alle Hoffnungen daran geknüpft werden. So wie bei der oben beschriebenen Frau C. (➤ Kap. 24.7.11), die nach mehreren Operationen unglücklich, gehetzt und aggressiv ist. Die alten zwischenmenschlichen und intrapsychischen Konflikte konnten nicht wegoperiert werden und liegen offen und ungeschützt zu Tage.

24.7.18 Spezielle psychotherapeutische Betreuung nach Operation

In einer schwedischen Studie an 4047 Patienten, die zur Hälfte operativ mit einem Magenbypass und zur Hälfte konservativ behandelt wurden und bei denen der BMI bei den Männern durchschnittlich bei 34 kg/m² und bei den Frauen bei 38 kg/m² lag, zeigte sich nach einem Beobachtungszeitraum von 10,9 Jahren, dass die Patienten, die einen Magenbypass erhielten, 32%, die mit einer vertikalen Gastroplastik versorgten Patienten 25% und die mit einem anpassbaren Magenband behandelten Patienten 20% ge-

Stufe I	Stufe II	Stufe III
BMI 25–30	BMI 30–40	BMI >40
Bewegungs-therapie	Bewegungs-therapie	Bewegungs-therapie
700–1200 kcal	700–1200 kcal	700–1200 kcal
Ernährungs-beratung	Ernährungs-beratung	Ernährungs-beratung
	Psychotherapie	Psychotherapie
	Medikamente	Medikamente
		Operation

Abb. 24.11 Stufenschema der Behandlung der Adipositas.

genüber der Vergleichsgruppe an Gewicht verloren hatten (Sjöström et al. 2007).

In einer zweiten Studie aus den USA wurden 7925 Patienten mit Magenbypass und 7925 Patienten konservativ über 7,1 Jahre behandelt. Der BMI betrug im Mittel 46 kg/m², das Gewicht lag durchschnittlich bei 131 kg. Im Beobachtungszeitraum starben insgesamt 534 Patienten, in der operierten Gruppe 213, in der Kontrollgruppe 321, d. h. von den Operierten 40% weniger (37,6 versus 57,1 pro 10 000 Patientenjahre, p < 0,001). Die Mortalität infolge koronarer Herzerkrankungen ging um 56% (2,6 versus 5,9 pro 10 000 Patientenjahre, p = 0,006), die infolge diabetischer Komplikationen sogar um 92% (0,4 versus 3,4 pro 10 000 Patientenjahre, p = 0,005) und die infolge einer Krebserkrankung um 60% (5,5 versus 13,3 pro 10 000 Patientenjahre, p < 0,001) zurück. Allerdings erhöhten sich die nicht krankheitsbedingten Todesfälle infolge von unklarem Unfalltod oder Suizid um 58% gegenüber der Vergleichsgruppe (11,1 versus 6,4 pro 10 000 Patientenjahre, p = 0,04; Adams et al. 2007).

Die US-amerikanische Studie zeigte ein erhöhtes Suizid- und Unfallrisiko nach der Operation auf. Die Zunahme der Suizidalität und der ungeklärten Unfälle in dieser Studie lässt auf unbearbeitete Konflikte und eine pathologische Lösung derselben schließen. Es ist anzunehmen, dass es sich hierbei um Patienten handelte, die aufgrund einer Traumatisierung wie Missbrauch und Gewalt in der Kindheit ihre Adipositas entwickelten. Siehe auch die manische Reaktion der oben dargestellten Patientin (➤ Kap. 24.7.11). Es gilt, diese gefährdeten Patienten rechtzeitig zu erkennen und einer psychiatrischen und/oder psychotherapeutischen Behandlung zuzuführen. Hierfür ist eine Selbsterfahrungsgruppe nicht ausreichend. Der anfänglichen Hebung der Stimmungslage, die von einer Euphorie und Manie differenziert werden muss, folgt nach zwei bis vier Jahren, bei der oben beschriebenen suizidalen Patientin schon wesentlich früher, eine kritische Phase mit Reaktivierung der zugrunde liegenden Konflikte mit Depression und Angststörungen. Falls „die schützende Fettschicht" nicht wieder aufgebaut werden kann und kein anderer Schutzmechanismus erarbeitet wurde, kommt es zur Dekompensation. Die Gruppe der primär psychisch kranken Patienten, also 16 – 40% der Patienten, sind besonders gefährdet.

24.7.19 Schlussfolgerungen

- Es gibt wenige seltene monogenetische Erkrankungen, die mit einer Adipositas einhergehen. Die neueste Entdeckung ist ein Gendefekt mit Leptinmangel. Dies ist derzeitig die einzige Erkrankung, die durch Substitution von Leptin kausal behandelt werden kann.
- Zwillings- und Adoptivkinderuntersuchungen haben belegt, dass Körpergewicht und Fettmasse beim Menschen selten oligogenetisch und zu 60 – 84% polygenetisch bestimmt und die Umweltfaktoren nur zu einem kleineren Teil entscheidend sind.
- Nach den vorliegenden Ergebnissen ist also anzunehmen, dass bei 16 – 40% der adipösen Patienten mit einer primären psychischen Erkrankung zu rechnen ist, die mit der chirurgischen Therapie allein nicht zu behandeln ist.
- Die meisten psychischen Begleiterkrankungen sind somit sekundärer Natur.
- Nach adipositaschirurgischer Behandlung kommt es bei der überwiegenden Zahl der bypassoperierten Patienten zu einer zwei- bis vierjährigen Besserung der Lebensqualität und der psychischen Variablen.
- Die starke Zunahme der Suizidalität und der ungeklärten Unfälle nach Magenbypass-Operation in einer großen US-amerikanischen Studie lässt auf unbearbeitete Konflikte und eine pathologische Lösung derselben schließen. Es ist anzunehmen, dass es sich hierbei um Patienten handelte, die aufgrund einer Traumatisierung wie Missbrauch und Gewalt in der Kindheit ihre Adipositas entwickelten und durch die Gewichtsabnahme ihres Schutzes vor Übergriffen beraubt wurden. Siehe auch die manische Reaktion der oben dargestellten Patientin B. und Patientin C. (➤ Kap. 24.7.11).
- Die psychische Diagnostik muss der Operation vorgeschaltet werden. Eine Psychotherapie ist bei entsprechender Diagnose und Indikation notwendig.
- Eine psychotherapeutische Betreuung muss perioperativ gewährleistet sein. Dazu ist eine psychotherapeutisch betreute Gruppe in den meisten Fällen ausreichend, um eine Dekompensation rechtzeitig zu erkennen.

24.8 Sonderfall: Schwangerschaft

R. Weiner

MERKE
Eine bestehende Schwangerschaft ist eine absolute Kontraindikation für einen adipositaschirurgischen Eingriff jeder Art.

Die Patientinnen müssen ausdrücklich darüber aufgeklärt werden, dass

- eine orale hormonale Kontrazeption nach Magenbypass, BPD und BPD-DS nicht zuverlässig ist,
- postoperativ eine Kontrazeption erfolgen muss, die mit dem behandelnden Gynäkologen abgestimmt werden sollte,

- eine Gravidität in den ersten zwölf bis 18 Monaten nach dem gewichtsreduzienden Eingriff absolut zu vermeiden ist,
- durch den Gewichtsverlust eine erhöhte Fertilität resultieren kann (To et al. 1987),
- in der Familienplanung zu berücksichtigen ist, dass die Gefahr von Geburtskomplikationen für Mutter und Kind nach einer Gewichtsreduktion geringer sind als in einem morbid adipösen Zustand, z. B. hypertensive Schwangerschaftserkrankungen oder Gestationsdiabetes (Hall und Neubert 2005).

Eine Gravidität in der Phase der Gewichtsreduktion verlangt eine engmaschige Überwachung der Patientinnen. Nach Magenbypass, BPD und BPD-DS erfolgt eine strenge Supplementation von Vitaminen und Mineralstoffen. So ist unbedingt auf eine ausreichende Vitamin-B_{12}- und Folsäuregabe zu achten. Auch Patientinnen nach Magenband sind potenziell für die Mangelerscheinungen gefährdet.

Vitamin B_{12} (Cobalamin) ist am Aufbau eines Großteils der Zellbestandteile beteiligt. Es wird mit der tierischen Nahrung aufgenommen und im Magen an den Intrinsic-Faktor gebunden. Nach Magenbypass-Operationen oder auch nach Gastrektomie fehlt der Intrinsic-Faktor. In der Folge kann Vitamin B_{12} nicht mehr im terminalen Ileum aufgenommen werden. Es kommt zur perniziösen Anämie. Vitamin B_{12} muss per i.m. Injektionen quartalsweise verabreicht werden (Gurewitsch et al. 1996).

Folsäure ist eng mit dem Vitamin-B_{12}-Haushalt verknüpft. Es wird zur DNA-Synthese und somit zur Zellentwicklung benötigt. Folsäure wirkt auf alle Gewebe, die rasch wachsen. Daher wirkt sich ein Folsäuremangel besonders kritisch in der Schwangerschaft aus. In diesem Zusammenhang konnten bestimmte kindliche Fehlbildungen mit diesem mütterlichen Vitaminmangel in Zusammenhang gebracht werden. Dazu gehören Neuralrohrdefekte (Spina bifida) und Spaltwirbelbildungen (Haddow et al. 1986).

Nach einem Magenbypass, bei dem das Duodenum ausgeschaltet ist, sollte nach Deitel et al. (1998) zusätzlich Eisen supplementiert werden, da Eisen in hohem Prozentsatz im Duodenum resorbiert wird. Eisen wird in großem Maße für die Hämatogenese benötigt.

Auch Vitamin A (Retinol), das sich in tierischen Lebensmitteln findet, muss nach Magenverkleinerung dem Körper zusätzlich zugeführt werden. Es kann jedoch vom menschlichen Körper aus seiner Vorstufe Betakarotin, das sich in pflanzlichen Lebensmitteln findet, gebildet werden. Mangelerscheinungen können zu Wachstumsstörungen bei Kindern oder auch zu Beeinträchtigungen des Sehvermögens führen (Breaux 1995). Andererseits wurde von Rosa et al. (1986) für Vitamin A auch eine teratogene Potenz beschrieben. Die für die Exposition kritische Periode des Embryos scheint von der zweiten bis fünften Woche zu reichen. Die häufigsten Fehlbildungen sind kraniofasziale Dymorphien, Gaumenspalte und Defekte des Neuralrohrs. Vitamin A ist für die Ernährung des Fetus notwendig, jedoch sollten hohe Dosierungen (z. B. 25 000 IE/Tag) über längere Zeiträume vermieden werden.

Bei Magenbandträgerinnen sollte das Band entblockt werden, um eine weitgehend normale Ernährung zu ermöglichen. Nach Austragen des Kindes kann die erneute Bandblockung erfolgen.

Es gibt aber auch viele Berichte über erfolgreiche und komplikationslose Schwangerschaften nach Adipositaschirurgie (Burt 2005, Woodard 2005). Es wird jedoch ausdrücklich betont, dass die ausreichende Supplementation entscheidend ist, um Komplikationen zu vermeiden. Unausgeglichene Mangelzustände können zu schweren Schädigungen des Fetus (Neuralrohrdefekte, intrauterine Wachstumsstörungen u. a. m.) führen (Woodard 2005).

Um eine komplikationslose Schwangerschaft zu gewährleisten soll eine Schwangerschaft nach Adipositaschirurgie in den ersten zwölf bis 18 Monaten nach dem Eingriff vermieden werden. Nach Gewichtsstabilisierung bzw. wenn sich der Körper nicht mehr im Energiedefizit befindet, ist eine normale Schwangerschaft möglich.

Literatur

AACE/TOS/ASMBS Guidelines – American Association of Clinical Endocrinologists, The Obesity Society, and American Society for Metabolic & Bariatric Surgery. Medical Guidelines for Clinical Practise for the Perioperative Nutritional, Metabolic, and Nonsurgical Support of the Bariatric Surgery Patient. Surg Obes Relat Dis 2008; 4:S109–84.

Adams TD, Gress RE et al. Long-Term Mortality after Gastric Bypass Surgery. N Engl J Med 2007; 357:753–61.

Aills L, Blankenship J, Buffington C, Furtado M, Parrott J. ASMBS Allied Health Nutritional Guidelines for the Surgical Weight Loss Patient. Surg Obes Relat Dis 2008, 4:S73–108.

Alvarez-Leite JI. Nutrient deficiencies secondary to bariatric surgery. Curr Opin Clin Nutr Metab Care 2004; 7:569–75.

Anderson SE et al. Association of Depression and Anxiety Disorders With Weight Change in a Prospective Community-Based Study of Children Followed Up Into Adulthood. Arch Ped Adolesc Med 2006; 160: 285–91.

Arenz S, Ruckerl R, Koletzko B, von Kries R. Breast-feeding and childhood obesity – a systematic review. Int J Obes Relat Metab Disord 2004; 28:1247–56.

Basdevant A, Paita M, Rodde-Dunet MH, Marty M, Noguès F, Slim K et al. A nationwide survey on bariatric surgery in France: two years prospective follow-up. Obes Surg 2007; 17:39–44.

Benson K, Hartz AJ. A comparison of observational studies and randomized, controlled trials. N Eng J Med 2000; 342:1878–86.

Beutel ME, Dippel A, Szczepanski M, Thiede R, Wiltink J. Mid-Term Effectiveness of Behavioral and Psychodynamic Inpatient Treatment of Severe Obesity Based on Randomized Study. Psychother Psycosom 2006; 75:337–45.

Beutler E, Waalen J. The definition of anaemia: what is the lower

limit of the blood haemoglobin concentration? Blood 2006; 107:1747–50.
Bloomberg RD, Fleishman A, Nalle JE, Herron DM, Kini S. Nutritional deficiencies following bariatric surgery: what have we learned? Obes Surg 2005, 15:145–54.
Bouchard C, Tremblay A, Despres JP et al. The response to long-term overfeeding in identical twins. N Engl J Med 1990; 322:1477–82.
Braun MJ et.al. Clinical evaluation of a high-resolution new peripheral quantative computized tomography (pQCT) scanner for the bone densitometry at the lower limbs. Phys Med Biol 1998; 43:2279–94.
Breaux CW: Obesity Surgery in Children. Obes Surg 1995; 5: 279–84.
Brolin RE, LaMarca LB, Kenler HA, Cody RP. Malabsorptive gastric bypass in patients with superobesity. J Gastrointest Surg 2002; 6:195–205.
Buchwald H, Avidor Y, Braunwald E, Jensen MD, Pories W, Fahrbach K et al. Bariatric Surgery. A systematic review and meta-analysis. JAMA 2004; 292:1724–37.
Buffington C, Walker B, Cowan GSM, Scruggs D. Vitamin D deficiency in morbidly obese. Obes Surg 1993; 3:421–4.
Burgmer R, Grigutsch K, Zipfel S et al. The influence of eating behavior and eating pathology on weight loss after gastric restriction operations. Obes Surg 2005; 15:684–91.
Burt J. Worth the weight: pregnancy after gastric bypass surgery. Adv Nurse Pract 2005 13:45–7.
Caballero B. A Nutrition Paradox – Underweight and Obesity in Developing Countries. N Engl J Med 2005; 325:15.
Carrodeguas L, Kaidar-Person O, Szomstein S, Antozzi P, Rosenthal P. Preoperative thiamine deficiency in obese population undergoing laparoscopic bariatric surgery. Surg Obes Relat Dis 2005; 1:517–22.
Chang CG, Adams-Huet B, Provost DA. Acute post-gastric reduction surgery (APGARS) neuropathy. Obes Surg 2004; 14:182–9.
Chapin BL, LeMar HJ, Knodel DH, Carter PL. Secondary hyperparathyroidism following biliopancreatic diversion. Arch Surg 1996; 131:1048–52.
Chaves LCL, Faintuch J, Kahwage S, de Assis Alencar F. A Cluster of polyneuropathy and Wernicke-Korsakoff syndrome in a bariatric unit. Obes Surg 2002; 12:328–34.
Clinical Issues Committee of American Society for Metabolic and Bariatric Surgery. Sleeve gastrectomy as a bariatric procedure. Surg Obes Relat Dis 2007; 3(6):573–6.
Coates PS, Fernstrom JD, Fernstrom MH, Schauer PR, Greenspan SL. Gastric bypass surgery for morbid obesity leads to an increase in bone turnover and a decrease in bone mass. J Clin Endocrinol Metab 2004; 89:1061–5.
Courcoulas A, Schuchert M, Gatti G, Luketich J. The relationship of surgeon and hospital volume to outcome after gastric bypass surgery in Pennsylvania: a 3-year summary. Surgery. 2003 Oct; 134(4):613–21; discussion 621–3.
DACH: Referenzwerte für die Nährstoffzufuhr/Deutsche Gesellschaft für Ernährung (DGE), 1. Aufl. Umschau/Braus Verlag, Frankfurt am Main 2000.
Davies DJ, Baxter JM, Baxter JN. Nutritional deficiencies after bariatric surgery. Obes Surg 2007; 17:1150–8.
Deitel M. Pregnancy after bariatric surgery. Obes Surg 1998; 8:265.
De Zwaan M, Lancaster KL, Mitchell JE et al. Health-related quality of life in morbidly obese patients: Effect of gastric bypass surgery. Obes Surg 2003; 12:773–80.
De Zwaan M, Mitchell JE, Howell LM, Monson N, Swan-Kremeier L, Crosby RD. Characteristics of morbidly obese patients before gastric bypass surgery. Compr Psychiatry 2003; 44:428–34.
De Zwaan M, Mitchell JE, Seim HC et al. Eating-related and general psychopathology in obese females with binge eating disorder. Int J Eat Disord 1994; 15:43–52.
De Zwaan M. Weight and eating changes after bariatric surgery. In: Mitchell JE, de Zwaan M (Hrsg.). Bariatric Surgery: A Guide for Mental Health Professionals, S. 77–99. Taylor & Francis Group, Routledge 2005.
De Zwaan M, Wolf AM, Herpertz S. Psychosomatische Aspekte der Adipositaschirurgie. Dt Ärztebl 2007; 38:2577–83.
Dolan K, Hatzifotis M, Newbury L et al. A clinical and nutritional comparison of biliopancreatic diversion with and without duodenal switch. Ann Surg 2004; 240:51–6.
DVO-Leitlinie „Osteoporose bei Frauen ab der Menopause und Männer über 60 Jahren", 2006.
Ellis J, Mulligan I, Rowe J, Sackett DL. Inpatient general medicine is evidence-based. A-Team, Nuffield Departement of Clinical Medicine. Lancet 1995; 346:407–10.
Ernst B, M. Thurnheer, SM Schmid et al. Seasonal variation in the deficiency of 25-hydroxyvitamin D_3 in middly to extremely obese subjects. Obes Surg 2009: 19:180–3.
Fedorowicz MD et al. Factors associated with suicidal behaviors in a large french sample of inpatients with eating disorders. International Journal of Eating Disorders 2007; 7:589–95.
Feinstein AR. Epidemiologic analyses of causation: the unlearned scientific lesson of randomised trials. J Clin Epidemiol 1989; 42: 481–9.
Flier JS: Obesity wars: molecular progress confronts an expending epidemic. Cell 2004; 116:337–50.
Flum DR, Dellinger EP. Impact of gastric bypass operation on survival: a population-based survey. J Am Coll Surg 2004; 199:543–51.
Flum DR, Salem L, Elrod JAB, Dellinger EP, Cheadle A, Chan L. Early mortality among Medicare beneficiaries undergoing bariatric surgical procedures. JAMA 2005; 294:1903–8.
Freud S. Gesammelte Werke, Fischer 1895d.
Fried M, Miller K, Kormanova K. Literature review of comparative studies of complications with Swedish Band and Lap-Band®. Obes Surg 2004; 14:256–60.
Frost HM. Defining Osteopenias and Osteoporoses: Another View (With Insights From a New Paradigm). Bone 1997; 20(5):385–91.
Gagner M, Boza C. Laparoscopic duodenal switch for morbid obesity. Expert Rev Med Devices 2006; 3:105–12.
Goldenberg L. Nutritional deficiencies following bariatric surgery. Obesity Care Special Edition 2007; Summer 65–72.
Goldner WS, JA Stoner, J. Thompson et al. Prevalence of vitamin D insufficiency and deficiency in morbidly obese patients: a comparison with non-obese controls. Obes Surg 2008; 18:145–50.
Goldner WS, Stoner JA, Lyden E et al. Finding the optimal dose of vitamin D following Roux-en-Y gastric bypass: a prospective, randomized pilot clinical trial. Obes Surg 2009; 19:173–9.
Gollobin C, Marcus WY. Bariatric Beriberi. Obes Surg 2002; 12:309–11.
Griffih DP, Liff DA, Ziegler TR et al. Acquired copper deficiency: a potentially serious and preventable complication following gastric bypass surgery. Obesity 2009; im Druck.
Gurewitsch ED, Smith-Levitin M, Mack J. Pregnancy following gastric bypass surgery for morbid obesity. Obstet Gynecol 1996; 88:658–61.0
Haddow JE, Hill LE, Kloza EM, Thanhauser D. Neural tube defects after gastric bypass. Lancet 1986; 7:1330.

Hales CN, Barker DJ, The thrifty phenotype hypothesis. Br Med Bull 2001; 60:5–20.
Hall LF, Neubert AG. Obesity and pregnancy. Obstet Gynecol Surv 2005; 60:253–60.
Hamoui N, Anthone GJ, Kaufman HS, Crookes PF. Sleeve gastrectomy in the high-risk patient. Obes Surg. 2006; 16:1445-9.
Hamoui N, Kim K, Anthone G et al. The significance of elevated levels of parathyroid hormone in patients with morbid obesity before and after bariatric surgery. Arch Surg 2003; 138: 891–7.
Heepe F, Wigand M. Lexikon Diätetische Indikationen, 4. Auflage, Springer, Berlin, Heidelberg 2002.
Heo M, Pietrobelli A, Fontaine KR, Sirey JA, Faity MS. Depressive mood and obesity in US adults: comparison and moderation by sex, age, and race. Int J Obes 2006; 30:513–9.
Herpertz S et al. Übergewicht und Depression – Langzeitstudie zur Operation versus Diät. Pressemitteilung der Pressestelle der Ruhr-Universität Bochum am 29. 11. 2006.
Herpertz S, Burgmer R, Stang A et al. Prevalence of mental disorders in normal-weight and obese individuals with and without weight loss treatment in a German urban population. J Psychosom Res 2006; 61:95–103.
Herpertz S, Kielmann R, Wolf AM, Hebebrand J, Senf W. Do psychosocial variables predict weight loss or mental health after obesity surgery? – a systematic review. Obes Res 2004; 12:1554–69.
Herpertz S, Kielmann R, Wolf AM, Langkafel M, Senf W, Hebebrand J. Does obesity surgery improve psychosocial functioning? – A systematic review. Int J Obes Relat Metab Disord 2003; 27: 1300–14.
Hoda MR, Rasoul-Rockenschaub S, Felberbauer FX, Prager G, Szeles JC, Dadgar N et al. Pregnancy and labor after adjustable gastric banding for therapy of morbid obesity. Wien Klin Wochenschr 2002; 114:781–4.
IOF – International Osteoporosis Foundation, Bone Appétit, 2006.
Jamal SA, Gilbert J, Gordon C, Bauer DC. Cortical PQCT Measures are Associated With Fractures in Dialysis Patients. J Bone Mineral Res 2006; 21(4):543–8.
Jämsä T, Jalovaara P, Peng Z, Väänänen HK, Tuukkanen J. Comparison of three-point bending test and peripheral quantitative computed tomography analysis in the evaluation of the strength of mouse femur and tibia. Bone 1998; 23(2):155–61.
Kalender WA. Computed Tomography – Fundamentals, System Technology, Image Quality, Applications, 2. Aufl. Publicis Corporate Publishing, Erlangen 2005.
Kaplan M, Mc Farland B, Huguet N. The relationship of body weight to suicide risk among men and women. J Nerv Ment Dis 2007; 11:948–51.
Kim TH, Daud A, Ude AO et al. Early U.S. outcomes of laparoscopic gastric bypass versus laparoscopic adjustable silicone gastric banding for morbid obesity. Surg Endosc 2006; 20:202–9.
Knowler WC, Pettitt DJ, Saad MF et al. Obesity in the Pima Indians: its magnitude and relationship with diabetes. Am J Clin Nutr 1991; 53:1543S–51S.
Kyle UG, Bosaeus I, De Lorenzo AD et al. Bioelectrical impedante analysis – part II: utilization in clinical practice. Clin Nutr 2004; 23:1430–53.
Lakhani SV, Shah HN, Alexander K, Finelli FC, Kirkpatrick KR, Koch TR. Small intestinal bacterial overgrowth and thiamine deficiency after Roux-en-Y gastric bypass surgery in obese patients. Nutr Res 2008; 28(5):293–8.
Leonard MB, Shults J, Elliot DM, Stallings VA, Zemel BS. Interpretation of whole body dual X-ray absorption measures in children: comparison with peripheral quantative computed tomography. Bone 2004; 34:1044–52.
Levine JA, Kotz CM. NEAT– non-exercise activity thermogenesis – egocentric & geocentric environmental factors vs. biological regulation. Acta Physiol Scand 2005; 184:309–18.
Liebchen A. Die Wirkung von Bisphosphonaten auf den Verlauf der Knochendichte bei postmenopausalen Frauen mit Osteoporose unter Berücksichtigung nutritiver Aspekte und körperlicher Aktivität. Ökotrophologie-Dissertation 2004.
Liu JH, Zingmond D, Etzioni DA, O'Connell JB, Maggard MA, Livingston EH et al. Characterizing the performance and outcomes of obesity surgery in California. Am Surg 2003; 69:823–8.
Ludwig K, Schneider-Koriath S, Prinz C, Bernhardt J. Nachsorge und Supplementation nach Adipositaschirurgie. Adipositas 2008; 2:26–30.
Madan AK, Orth WS, Tichansky DS, Ternovits CA. Vitamin and trace mineral levels after laparoscopic gastric bypass. Obes Surg 2006; 16:603–6.
Maggard MA, Shugarman LR, Suttrop M, Maglione M, Sugarman HJ, Livingston EH et al. Meta-analysis. Surgical treatment of morbid obesity. Ann Intern Med 2005; 142:547–59.
Makarewicz W, Kaska, L, Kobiela, J, Stefaniak T, Krajewski J, Stankiewicz M et al. Wernicke's syndrome after sleeve gastrectomy. Obes Surg 2007; 17:704–6.
Mallory GN, Macgregor AM. Folate status following gastric bypass surgery (the great folate mystery). Obes Surg 1991; 1:69–72.
Malone M. Recommended supplements for bariatric surgery patients. Ann Pharmacother 2008; 42:1851–8.
Marceau S, Brion S, Lagace M et al. Biliopancreatic diversion, with distal gastrectomy, 250 cm and 50 cm limbs: long-term results. Obes Surg 1995: 5:302–7.
Moore KA, Ouyang DW, Whang EE. Maternal and fetal deaths after gastric bypass surgery for morbid obesity. N Engl J Med 2004; 12;351(7):721–2.
Naylor CD, Guyatt GH. Users guides to the medical literature. X. How to use an article reporting variations in the outcomes of health services. JAMA 1996; 275:554–8.
Neel JV. Diabetes mellitus: a „thrifty" genotype rendered detrimental by „progress"? Am J Hum Genet 1062; 14:353–62.
Nestlé Deutschland (Hrsg.). Kalorien mundgerecht, 13. Aufl. Umschau Buchverlag, Frankfurt am Main, 2006.
Niedhart C, Braun K, Schneider P et al. Wert der peripheren quantitativen Computertomographie (pQCT) in der Osteoporosediagnostik. Z Orthop 2003; 141:135–42.
Njeh CF et al. Radiation exposure in bone mineral density assessment. Appl Radiat Isot 1999; 50:215–36.
Ocon Breton J, Perez Naranjo S, Gimeno La borda S et al. Effectiveness and complications of bariatric surgery in the treatment of morbid obesità. Nutr Hosp 2005; 20:409–4.
Patrick L. Eating disorders: a review of the literature with emphasis on medical complications and clinical nutrition. Altern Med Rev 2002; 7(3):184–202. Review.
Pietrzik K, Golly I, Loew D. Handbuch Vitamine, 1. Aufl. Elsevier, München 2008.
Pirlich M. Klinische Anwendungsgebiete der Bioelektrischen Impedanzanalyse. In: Das B.I.A. Kompendium, III. Ausgabe von Data-Input.
Prentice A: Diet, nutrition and the prevention of osteoporosis. Public Health Nutrition 2004; 7:227–43.
Ravussin E, Kozak LP. Energy homeostasis. In: Hofbauer KG, Keller

U, Boss O (eds.) Pharmacotherapy of obesity, pp. 3–24. CRC Press, Danvers 2004.
Riess K, JP Farnen, PJ Lambert et al. Ascorbic acid deficiency in bariaric surgical population. SOARD 2009; 5:81–7.
Rosa FW, Wilk AL, Kelsey FO. Vitamin A congeners. Teratogen Update: Environmentally Induced Birth Defect Risks 1986.
Schiepek G. Neurobiologie der Psychotherapie, Schattauer, München 2003.
Schießl H, Frost HM, Jee WSS. Estrogen and Bone-Muscle Strength and Mass Relationships. Bone 1998; 22:1–6.
Schießl H, Willnecker J. New insights about the relationship between bone strength and muscle strength, Paediatric Osteology, Proceedings of the 2nd International Workshop, Cologne, Germany, 3–5 October 1997, New aspects of bone and muscle diagnostics.
Schneider P et al. Stellenwert zweier unterschiedlicher Knochendichtemessmethoden zur Bestimmung des Mineralgehalts am peripheren und axialen Skelett. Z Orthop 1992; 130:16–21.
Schneider P, Reiners C. Quantitative Bestimmung der Knochenmasse: heutiger Stand und Fallstricke der Methoden. Med Welt 1998; 49:157–63.
Schönau E. Konsequenzen für Prävention und Klassifikation der Osteoporose. extracta orthopaedica 2002; 11:20–5.
Schüler-Schneider A. Psychosomatik der Adipositas. Chir Gastroenterol 2003; 19 (1,):12–21.
Schüler-Schneider A. Limits of Psychotherapeutic Treatment of Obesity. Chir Gastroenterol 2005; 21(suppl 1):1–5.
Scopinaro N, Papadia F, Marinari G, Camerini G, Adami G. Long-term control of type 2 diabetes mellitus and the other major components of the metabolic syndrome after biliopancreatic diversion in patients with BMI < 35 kg/m^2. Obes Surg 2007; 17:185–92.
Sievänen H, Vuori I. Peripheral quantitative computed tomography in human long bones: evaluation of in vitro and in vivo precision. J Bone Miner Res 1998; 13:871–82.
Silbernagel S, Despopoulos A. Taschenatlas der Physiologie, 7. Aufl. Georg Thieme, Stuttgart 2007.
Simon GE, Von Korff M, Saunders K et al. Association between obesity and psychiatric disorders in the US adult population. Arch Gen Psychiatry 2006; 63:824–30.
Sjöström L, Narbro K et al. Effects of Bariatric Surgery on Mortality in Swedish Obese Subjects. N Engl J Med 2007; 357:741–52.
Skroubis G, Anesidis S, Kehagias I, Mead N, Vagenas K, Kalfarentzos F. Roux-en-Y gastric bypass versus a variant of biliopancreatic diversion in a non-superobese population: prospective comparison of the efficacy and the incidence of metabolic deficiencies. Obes Surg 2006; 16:488–95.
Skroubis G, Sakellaropoulos G, Pouggouras K, Mead N, Nikiforidis G, Kalfarentzos F. Comparison of nutritional deficiencies after Roux-en-Y gastric bypass and after biliopancreatic diversion with Roux-en-Y gastric bypass. Obes Surg 2002; 12:551–8.
Slater GH, Ren CJ, Siegel N et al. Serum fat-soluble vitamin deficiency and abnormal calcium metabolism after malabsorptive bariatric surgery. J Gastrointest Surg 2004; 8:48–55.
Souci Fachmann Kraut (SFK): Die Zusammensetzung der Lebensmittel, Nährwert-Tabellen, Medpharm Online Datenbank, www.sfk-online.net, 2005.
Stroh C, Hohmann U, Schramm H, Manger T. Long-term results after Gastric Banding. Zentralblatt f Chirurgie 2005; 130:410–8.
Stroh C, Manger T. Studie zur Qualitätskontrolle der operativen Therapie der Adipositas. Mitt Dtsch Ges Chir 2004; 33:389–91.
Stunkard AJ, Harris JR, Pedersen NL, Mc Clearn GE. The Body-Mass-Index of Twins who have been reared apart. N Engl J Med 1990; 322:1483–7.
Stunkard AJ, Sorensen TI, Hanis C et al. An adoption study of human obesity. N Engl J Med 1986; 314:193–8.
Suter M, Calmes JM, Paroz A, Giusti V. A 10-year experience with laparoscopic gastric banding for morbid obesity: high long-term complication and failure rates. Obes Surg. 2006; 16:829–35.
Suter PM. Checkliste Ernährung, 2. Aufl. Thieme, Stuttgart 2005.
To TB, Deitel M, Stone E. Sex hormonal changes after loss of massive excess weight. Surg Forum 1987; 38:465–67.
Totté E, Hendrickx L, van Hee R. Biliopancreatic diversion for treatment of morbid obesity: experience in 180 consecutive cases. Obes Surg 1999; 9:161–5.
Turula M, Kabrio J, Rissanen A, Koskenvuo M. Body Weight in the Finnish Twin Cohort. Diabetes Res Clin Prakt 1990; 10 (Suppl 1): S33–6.
Vargas-Ruiz AG, Hernández-Rivera G, Herrera MF. Prevalence of iron, folate, and Vitamin B_{12} deficiency anemia after laparoscopic Roux-en-Y gastric bypass. Obes Surg 2008; 18:288–93.
Varma S, Baz W, Badine E, Nakhl F, McMullen H, Nicastro J et al. Need for parenteral iron therapy after bariatric surgery. Surg Obes Relat Dis 2008; 4:715–20.
Wadden TA, Butryn ML, Sarwer DB et al. Comparison of psychosocial status in treatment-seeking women with class III vs. class I–II obesity. Surg Obes Relat Dis 2006; 2:138–45.
Wadden TA, Sarwer DB, Womble LG, Foster GD, McGuckin BG, Schimmel A. Psychosocial aspects of obesity and obesity surgery. Obes Surg 2001; 81:1001–24.
Weiner RA. Adipositaschirurgie – Indikation und Therapieverfahren, 1. Aufl. UNI-MED, Bremen 2006.
WHO Report of a scientific group: Nutritional anaemias. World Health Organ Tech Rep Seri 1968; 405:5–37.
Woodard CB. Pregnancy following bariatric surgery. J Perinat Neonatal Nurs 2004; 18:329–40.
Ybarra J, Sánchez-Hernández J, Gich I, De Leiva A, Rius X, Rodríguez-Espinosa J et al. Unchanged hypovitaminosis D and secondary hyperparathyroidism in morbid obesity after bariatric surgery. Obes Surg 2005; 15:330–335.

Register

A

B

C

N

O

T

U

V

W

Z